内 容 简 介

本书按药理分类顺序，以表格的形式列出各种药物的相互作用和临床建议，数据更新至 2019 年年底。本书还补充了药品说明书中、合理用药软件中相互作用描述的不足，而且纳入了世界各地新批准上市新药的相互作用资料。本书内容简单明了，便于阅读记忆。

本书可供临床医师、药师、护士及患者在用药时进行参考。

图书在版编目（CIP）数据

药物相互作用查询 / 白秋江等主编；中国医药教育协会组织编写. -- 北京：科学出版社，2020.9
ISBN 978-7-03-065761-9

Ⅰ. ①药⋯ Ⅱ. ①白⋯ ②中⋯ Ⅲ. ①药物相互作用 Ⅳ. ①R969.2

中国版本图书馆 CIP 数据核字(2020)第 138412 号

责任编辑：李 玫 / 责任校对：杨 赛
责任印制：赵 博 / 封面设计：龙 岩

版权所有，违者必究。未经本社许可，数字图书馆不得使用

科学出版社 出版
北京东黄城根北街 16 号
邮政编码：100717
http://www.sciencep.com

三河市春园印刷有限公司 印刷
科学出版社发行 各地新华书店经销

*

2020 年 9 月第 一 版　　开本：889×1194　1/16
2020 年 9 月第一次印刷　　印张：57 1/4
字数：1 830 000

定价：**398.00 元**

（如有印装质量问题，我社负责调换）

药物相互作用查询

主编 白秋江 黄正明 雷兵团 杨新波

中国医药教育协会组织编写

科学出版社

北京

编者名单

主　编　白秋江　黄正明　雷兵团　杨新波

副主编　李　庚　徐晓婷　王玉飞　王　楠　王子洋
　　　　方　敏　李　欣　洪　烨　白皎皎　董　晶
　　　　杨　杰　杨　然　王丽娟

编　者（按姓氏笔画排序）

丁小英　马　洁　王　楠　王子洋　王玉飞
王丽娟　王倩倩　方　敏　白　静　白秋江
白皎皎　朱文婷　朱慧东　祁从川　许辰辰
孙　杰　李　欣　李　庚　李　健　李振兴
李蓉蓉　杨　杰　杨　然　杨　蔚　杨孟雅
杨姗姗　杨新波　杨慧波　张文娟　张松松
张海欧　庞素凤　郑　颖　屈杨杨　赵婕青
洪　烨　袁　莉　夏文捷　徐晓婷　黄正明
韩　梅　董　晶　蒋京京　谢智勇　雷兵团
蔡姗姗　颜佩文　潘艳琼

前　　言

本书由中国医药教育协会组织相关专家精心编写。

随着新药的不断问世，药物品种的日益增多，联合用药的现象越来越普遍。随着老龄化社会的到来，用药的品种越来越多，药物相互作用发生的概率越来越大。

药物相互作用常常引发不良后果，包括疗效降低或不良反应增多、增强，偶尔还会出现一种药物使另一种药物的作用发生反转的情况。联合用药越多，出现药品不良反应的概率越高，情况越复杂。

药品说明书常常对药物相互作用语焉不详，有的遗漏现象严重，有些甚至遗漏的是致命的相互作用，这给临床医师、药师及患者带来很大的困扰，因此中国医药教育协会组织有关专家编写了本书。本书参考了美国、加拿大、欧盟、日本等国家或组织药品说明书中关于相互作用方面的资料、药物相互作用的研究资料等国内外资料，选取重要的、对临床有意义的相互作用资料汇编整合而成，旨在为医师开具处方、药师审核处方时提供参考，也为患者提供借鉴，以期减少不良相互作用的发生，促进临床用药安全。

白秋江

2020 年 6 月

目 录

| 第一章 | 概述 | 1 |

第二章 抗感染药 … 4
- 第一节 青霉素类 … 4
- 第二节 头孢菌素类 … 18
- 第三节 碳青霉烯类及单环β-内酰胺类 … 28
- 第四节 头霉素与头孢烯类 … 30
- 第五节 大环内酯类 … 31
- 第六节 四环素类 … 37
- 第七节 酰胺醇类 … 39
- 第八节 氨基糖苷类 … 42
- 第九节 糖肽类 … 44
- 第十节 其他抗生素类 … 47
- 第十一节 磺胺类及其增效剂 … 60
- 第十二节 喹诺酮类 … 63
- 第十三节 硝基咪唑类 … 66
- 第十四节 其他抗菌药物 … 67
- 第十五节 抗结核药 … 69
- 第十六节 抗真菌药 … 84
- 第十七节 抗病毒药 … 95

第三章 抗肿瘤药 … 127
- 第一节 烷化剂 … 127
- 第二节 抗代谢药 … 131
- 第三节 抗生素类抗肿瘤药 … 140
- 第四节 源于植物的抗肿瘤药 … 144
- 第五节 激素类抗肿瘤药 … 150
- 第六节 单克隆抗体 … 155
- 第七节 酶类及生物制剂 … 157
- 第八节 铂类化合物 … 159
- 第九节 酪氨酸激酶抑制剂 … 162
- 第十节 蛋白酶体抑制剂 … 276
- 第十一节 Hedgehog通道抑制剂 … 279
- 第十二节 组蛋白去乙酰化酶（HDAC）抑制剂 … 292
- 第十三节 其他抗肿瘤药和抗肿瘤辅助药 … 301

第四章 镇痛、解热、抗炎和抗痛风药 … 326
- 第一节 中枢性镇痛药 … 326
- 第二节 解热镇痛药、抗炎药、抗风湿药 … 338
- 第三节 抗痛风药物 … 356

第五章 全身麻醉药、局部麻醉药和骨骼肌松弛药 … 363
- 第一节 全身麻醉药 … 363
- 第二节 局部麻醉药 … 372
- 第三节 骨骼肌松弛药 … 376

第六章 自主神经系统用药 … 391
- 第一节 拟胆碱能药 … 391
- 第二节 抗胆碱药 … 393
- 第三节 拟肾上腺素能药 … 398
- 第四节 抗肾上腺素能药 … 405

第七章 心血管系统用药 … 411
- 第一节 抗心律失常药 … 411
- 第二节 抗心绞痛药 … 465
- 第三节 治疗慢性心功能不全药 … 466
- 第四节 抗高血压药 … 473
- 第五节 周围血管扩张药 … 499
- 第六节 抗氧化药 … 507
- 第七节 治疗肺动脉高压药 … 507
- 第八节 调血脂药及减肥药 … 511

第八章 中枢神经系统用药 … 526
- 第一节 精神兴奋药 … 526
- 第二节 抗精神病药 … 533
- 第三节 抗抑郁药 … 560
- 第四节 抗躁狂药物 … 593
- 第五节 抗癫痫药 … 595
- 第六节 镇静催眠药及调整睡眠节律药 … 622
- 第七节 抗震颤麻痹及其他药物 … 635

第九章　血液系统用药 …… 646

　　第一节　抗贫血药 …… 646
　　第二节　促凝血药和止血药 …… 647
　　第三节　抗凝血药 …… 650
　　第四节　抗血小板聚集药 …… 660
　　第五节　溶栓药 …… 687
　　第六节　血容量扩充剂 …… 693

第十章　呼吸系统用药 …… 694

第十一章　消化系统用药 …… 716

第十二章　内分泌系统用药 …… 740

　　第一节　下丘脑及影响内分泌的药物 …… 740
　　第二节　皮质激素 …… 751
　　第三节　抗糖尿病药 …… 772
　　第四节　甲状腺疾病用药 …… 778
　　第五节　性激素、雌激素类药物 …… 778
　　第六节　治疗男女性功能障碍的药物 …… 779
　　第七节　雌激素和孕激素 …… 787
　　第八节　性激素拮抗药 …… 793

第十三章　利尿药 …… 798

　　第一节　碳酸酐酶抑制药 …… 798
　　第二节　袢利尿药 …… 800
　　第三节　噻嗪类及噻嗪样利尿药 …… 809
　　第四节　保钾利尿药 …… 818
　　第五节　醛固酮拮抗剂 …… 819
　　第六节　渗透性利尿药 …… 823
　　第七节　其他类利尿药 …… 824

第十四章　抗变态反应药 …… 826

第十五章　免疫系统用药 …… 839

　　第一节　免疫抑制剂 …… 839
　　第二节　免疫增强药 …… 856

第十六章　水电解质平衡调整药 …… 859

第十七章　钙磷调节药 …… 862

第十八章　维生素、肠内外营养药及矿物质类药物 …… 865

　　第一节　维生素 …… 865
　　第二节　肠内营养药 …… 870
　　第三节　矿物质 …… 872

第十九章　妇产科和计划生育用药 …… 877

　　第一节　妇产科用药 …… 877
　　第二节　计划生育用药 …… 882

第二十章　专科用药 …… 891

第一章 概 述

一、药物相互作用的概念

药物相互作用（drug interaction）是指两种或两种以上的药物，无论通过什么途径，包括相同或不同的途径，同时或先后合用，在人、实验动物、离体器官、组织细胞或细胞内通过生化反应而产生的相互影响。其表现为一种药物改变其他药物的吸收、分布、排泄、代谢和药理作用。

二、药物相互作用的分类

本书中，我们讨论的药品相互作用是按照相互作用的性质分类的。

药效学的相互作用是指药物相互作用使药物效应发生改变或出现毒性、不良反应，药代动力学的相互作用是指联合用药，使药物在体内的吸收、分布、生物转化和排泄等过程发生变化。在临床上表现出两种不同效能：一是有益的相互作用，这是指合用药物后可使药效增强、不良反应减轻的相互作用。例如，①左旋多巴加用苄丝肼，抗震颤麻痹作用得到加强，对周围的不良反应减弱；②阿托品和解磷定合用抢救有机磷中毒，阿托品有对抗乙酰胆碱的作用，而解磷定可使胆碱酯酶复活，水解乙酰胆碱以减少乙酰胆碱的蓄积；③联合应用磺胺甲噁唑和甲氧苄啶可大幅度提高抗菌效能。二是不良的相互作用。药物联合应用后疗效降低或不良反应增强，则为不良的相互作用。例如，①磺胺与普鲁卡因合用使抗菌效能降低；②甲氧氯普胺和山莨菪碱合用可使作用相互抵消；③氨基糖苷类与呋塞米合用可使耳毒性增强。应当注意的是，在众多的药物相互作用中，有益的相互作用很少，不良的相互作用和有争议的相互作用却较为普遍，而大多数不良的药物相互作用尚未引起人们的察觉，其所引起的不良反应和意外事件却往往是很严重的。因此，不良的相互作用和有争议的相互作用更值得关注。按照药物相互作用发生的原理，其可分为药效学相互作用和药代动力学相互作用两大类。这两大类相互作用都可以引起药物作用的性质或强度发生变化。此外，还有一种掩盖不良反应的相互作用，此种相互作用不涉及药物的正常治疗作用，只起到掩盖某些药物不良反应或毒性临床表现的作用，会形成一种安全假象。

1. **药效学的相互作用** 药效学相互作用可能把药物作用的发挥视为其与机体的效应器官、特定的组织、细胞受体或某些生理活性物质（如酶等）相互作用的结果，如不同性质的药物对"受体"可起激动（兴奋）或阻断（拮抗、抑制）作用。两种药物作用于同一"受体"或同一生化过程中，就可发生药效学相互作用。

一般来说，作用性质相同的药物合用可使效应增强（相加、协同），作用性质相反的药物联合，其结果是药效减弱（拮抗）。联合用药作用增加的协同作用分为以下几种。

（1）相加作用（additive action）：这里说的相加作用指的是合用的两种药物必须要作用于同一个靶点或受体，其各自产生的效应量不完全相等，但效应的药理依据是相同的。例如，硫酸镁和氨基糖苷类均有阻断外周神经肌肉接头的作用，都可能引起呼吸抑制，各自分用时，作用可能不明显，合用时就有可能出现呼吸抑制。相加作用常易与协同作用混淆。

（2）增强作用（potentiation）：是指两药合用的效应大于两药各自效应的代数和。例如，青霉素与丙磺舒合用可使青霉素的抗菌作用增强，SMZ（磺胺甲噁唑）与TMP（甲氧苄啶）合用可使前者的抗菌活性增加。

（3）增敏作用（sensitization）：是指一种药物可使组织或受体对另一种药物的敏感性增强。例如，可卡因可抑制交感神经末梢对去甲肾上腺素的再摄取，使去甲肾上腺素或肾上腺素作用增强。

（4）拮抗作用（antagonism）：是指两药合用的效应小于分别作用的总和。①药理性拮抗。指一种药物与特异性受体结合时可阻止激动剂与其受体结合。例如，H_1组胺受体拮抗剂苯海拉明可阻断H_1组胺受体激动剂的作用，β受体阻滞剂普萘洛尔可拮抗异丙肾上腺素的β受体激动作用。②生理性拮抗。人体内的一些生化物质都有其固有的生理作用，如两种生化物质具有各自的受体激动作用，分别产生的生理作用恰好是相反的，则可称为生理性拮抗。例如，组胺可作用于H_1组胺受体，引起支气管平滑肌收缩，使小动脉、小静脉和毛细血管扩张，毛细血管通透性增加，血压剧烈下降，甚至发生休克。肾上腺素可作用于β肾上腺素受体，使支气管平滑肌松弛，同时也可使小动脉及毛细血管前括约肌收缩，迅速缓解休克，故可用于抢救过敏性休克。③生化性拮抗。例如，巴比妥能诱导肝微粒体P450酶系，使保泰松、苯妥英钠的代谢加速，效应降低。这种类型的拮抗称为生化性拮抗。④化学性拮抗。例如，重金属或类金属中毒用二巯丙醇解救，因两者可形成络合物而排泄。肝素是一大分子藻酸双酯钠，其带强大的负电荷，过量使用可引起出血，静脉注射鱼精蛋白注射液可解救。因后者是带强大正电荷的蛋白，能与肝素形成稳定的复合物，使肝素的凝血作用迅速消失。这种类型的拮抗称为化学性拮抗。

2. 药代动力学的相互作用 某一种药物的吸收、分布、代谢、排泄、清除速率等常可因合用其他药物而受到影响，从而使体内的血药浓度上升或降低，药效随之增强或减弱，即为药代动力学相互作用。

（1）影响药物吸收的相互作用：此类相互作用发生于消化道中。经口给予的药物，其吸收可受到种种因素的影响。此类相互作用尚可进一步分类：①加速或延缓胃排空。加速胃肠蠕动的药物如西沙必利等可使胃中的其他药物迅速入肠，使其在肠道的吸收提前。反之，抗胆碱药则抑制胃肠蠕动，使同服药物在胃内滞留而延缓在肠中的吸收。②影响药物与吸收部位的接触。某些药物在消化道内有固定的吸收部位，如地高辛只能在十二指肠和小肠的某一部位吸收，多潘立酮能增强胃肠蠕动，使肠内容物加速移行，从而使同服药物加快离开吸收部位，使吸收量下降，疗效减弱。反之，抗胆碱药可减缓胃肠蠕动，使同服药物在吸收部位停留的时间延长，吸收量随之增加，疗效得到增强，而左旋多巴则可因并用抗胆碱药延迟而减缓入肠吸收，因而降低疗效。③消化液分泌及其pH改变。消化液是某些药物吸收的重要条件，如硝酸甘油（舌下含服）需要充分的唾液帮助其崩解和吸收。若使用抗胆碱药，由于唾液分泌减少而使之降效。许多药物在pH较低的条件下吸收较好，合用抗酸药则妨碍吸收。抗胆碱药、H_2受体拮抗剂及质子泵抑制剂均可减少胃酸分泌，也起阻断吸收的作用。大环内酯类抗生素在pH较高的肠液中吸收差。麦迪霉素肠溶片虽然可减少在胃中被胃液破坏的量，但实际上进入肠道崩解后，在pH≥6.5的环境中吸收极差。故现已不再生产该肠溶片而改制胃溶片。

（2）竞争血浆蛋白：许多药物在血浆内可与血浆蛋白结合。例如，药物本来是有活性的，而当其与蛋白结合形成大分子后，不能透过膜进入作用部位，就变成无活性的。不过这种结合具有可逆性。

各种药物与蛋白的结合率高低不等，如氨基比林为15%，卡马西平为75%，利福平为80%，吲哚美辛为90%，福美坦为85%，华法林为95%，磺胺多辛95%，甲苯磺丁脲为95%。

如果由于某些原因（如白蛋白含量低），药物不能充分与之结合或由于药物相互作用使结合率降低，则体内未结合型药物的比率相应升高，而药物的组织分布随之增多，使得药物效应增强，药物的消除也往往加快。

不过，这种竞争血浆蛋白的现象必须要发生在有较高蛋白结合率的药物分子之间才有临床意义。例如，甲苯磺丁脲的正常结合率为95%，游离型占5%，若有另一种药物与之竞争蛋白结合，使其结合率下降为90%，那么游离型就升高为10%，即血药浓度升高了1倍，药效可明显增强。如果某药物蛋白结合率为30%，游离型占70%，置换20%出来，则使该药的游离型增高为90%，游离型比原来增高20%，其药效的提高程度远不如甲苯磺丁脲显著。

特别值得注意的是，蛋白结合率较高的药物如果与口服降血糖药、抗凝血药、抗肿瘤药（如甲氨蝶呤）等合用，可使被合用药物的血药浓度升高，容易导致意外。

（3）酶抑制作用：药物在体内的代谢一般是经酶的催化，使药物由有活性的物质转为无活性的代谢物。也有少数药物（前体药物）在体内转化为有活性的药物而起作用。体内酶活性的变化必然会对药物代谢产生影响，而使其疗效相应出现变化。一种药物可延缓和抑制另一种药物的代谢，可使另一种药物的消除减慢，从而升高其血药浓度，增强药效，甚至还可引起毒性反应。

（4）酶促进作用：和酶抑制作用恰好相反，某些药物具有酶诱导作用，能促使酶的活性增强，使得底物的代谢加速而减弱活性，如果底物为前体药物，具有酶诱导作用的药物（酶促药物）则可使其加速转化为具有活性的成分而发挥作用。

（5）竞争排泄：许多药物和（或）其代谢产物通过肾脏排泄。其中有些是通过肾小球滤过进入原尿的，有些是通过肾小管而进入原尿的，有时这两种排泄途径可能同时存在。有些进入原尿的原药可能又有一部分通过肾小管被重新吸收入血。

当合用两种或两种以上通过相同途径排泄的药物时，就可能在同一排泄途径中发生竞争。此时易于排泄的药物就会主要占用排泄通道，而相比之下不易排泄的药物就会受排斥，从而较长时间地留在体内，导致持效时间延长。例如，丙磺舒可减少青霉素和头孢菌素类的排泄而使后两者增效，甲氨蝶呤排泄减少则可能加剧其毒性反应。

（6）影响药物的重吸收：药物进入原尿后，伴随尿液浓缩，相当多的水分、溶质（包括部分药物）能透膜重新进入血流。多数药物是以被动转运的方式透膜而重吸收的。被动透膜与药物分子的电离状态有关。离子状态的药物因其脂溶性差且易为细胞膜所吸附，而不能以被动转运方式透膜，只有分子态的药物才能透膜被重吸收。

人体血浆 pH 为 7.4，此值相对稳定。当有外来的酸或碱进入血液时，血浆缓冲系统就会加以调整。多余的酸或碱可排泄进入尿液而影响其 pH（可为 5~8）。某些食物也可影响尿的 pH。

3. **掩盖不良反应**　并不是真正的药物相互作用，而是当使用某种药物出现不良反应时，同时使用的其他药物可掩盖前者不良反应的症状。掩盖不良反应并非削弱了前者的不良反应，而只能给患者以虚假的自我良好感觉。例如，①β受体阻滞剂可掩盖降血糖药引起低血糖反应（出汗、心悸等），而并不能升高血糖水平；②抗组胺药可掩盖氨基糖苷类所引起的眩晕，并不减轻其耳毒性；③掩盖不良反应可能加重不良反应，造成更严重的后果。

三、药物相互作用的分级

1. **无已知相互作用**　无数据证明在药效学和药代动力学方面有相互作用。
2. **无须采取措施**　有证据显示特殊品种之间可能有相互作用，但临床意义不大。
3. **需监测治疗**　有证据显示特殊药品间存在有临床意义的相互作用，两种合用的益处大于危险，合理监测以排除可能的不良反应，少数患者可能需要调整其中一种或两种药物的剂量。
4. **考虑调整治疗**　有证据显示特殊药品间存在有临床意义的相互作用，针对患者个体化评估合用是否有益，为实现受益和（或）最小化合用的毒性，必须采取特殊措施，可能包括强化监测、经验剂量调整或选择替代药物。
5. **有证据显示特殊药品间存在有临床意义的相互作用**　合用的危险常常大于受益，其配伍常为禁忌。

第二章 抗感染药

第一节 青霉素类

一、青霉素

与青霉素合用药物临床评价见表 2-1。

表 2-1 与青霉素合用药物临床评价

合用药物	临床评价
阿米洛利	阿米洛利可增强青霉素的作用，与青霉素钾盐合用可导致高血钾
阿司匹林（包括其复方制剂）	通过竞争蛋白结合，两者的血药浓度均可升高，合用时应密切监测
阿昔洛韦	通减少肾脏排泄，使两者的血药浓度升高，合用时应密切监测
安非他酮	安非他酮增加青霉素的毒性，合用时安非他酮应使用最低剂量，并密切监测
氨苯蝶啶	青霉素可增强氨苯蝶啶的作用，作用机制尚未完全阐明，与青霉素钾盐合用，可导致高血钾
丙磺舒	丙磺舒可减少青霉素类的排泄（升高其血药浓度）
地高辛	青霉素抑制肠道细菌，可能会升高地高辛的血药浓度，合用时应密切监测
非甾体抗炎药	非甾体抗炎药（布洛芬、酮洛芬、酮咯酸、萘普生、双水杨酸、氟比洛芬、吲哚美辛、双氯芬酸、托美丁）通过与青霉素竞争蛋白结合，可使两者的血药浓度均升高
更昔洛韦	合用可减少肾脏排泄，而使两者的血药浓度升高，合用时应密切监测
枸橼酸钾	与青霉素钾盐合用可增加高血钾的风险，合用时应密切监测
甲氨蝶呤	可减少甲氨蝶呤的排泄（增加中毒的风险），合用时应密切监测
口服避孕药	青霉素可抑制胃肠道菌群，影响口服避孕药的吸收，但避孕失败的风险低
螺内酯	青霉素可增强螺内酯的作用，青霉素钾盐与螺内酯合用可导致高血钾
吗替麦考酚酯	合用可减少肾脏排泄，而使两者的血药浓度升高
美沙拉秦	通过竞争蛋白结合，两者的血药浓度均升高，合用时应密切监测
美托拉宗	合用可减少肾脏排泄，而使两者的血药浓度升高，合用时应密切监测
噻嗪类利尿药	噻嗪类利尿药（氢氯噻嗪、氯噻酮、苄氟噻嗪）可减少肾脏排泄，而使两者的血药浓度升高
四环素类	青霉素可降低四环素类（多西环素、米诺环素）的作用
头孢菌素类	合用可减少肾脏排泄，而使两者的血药浓度升高
维生素 C	合用可减少肾脏排泄，而使两者的血药浓度升高
细胞毒性药物	青霉素类抗生素可减少甲氨蝶呤的排泄（增加中毒的风险），合用时应密切监测
缬更昔洛韦	可相互减少肾脏排泄，而使两者的血药浓度升高，合用时应密切监测

二、阿莫西林

与阿莫西林合用药物临床评价见表 2-2。

表 2-2　与阿莫西林合用药物临床评价

合用药物	临床评价
阿比特龙	可减少阿莫西林的代谢
阿米卡星	阿莫西林可降低阿米卡星的血药浓度
埃索美拉唑	可减少阿莫西林的代谢
艾司利卡西平	可减少阿莫西林的代谢
奥美拉唑	可减少阿莫西林的代谢
巴龙霉素	阿莫西林可降低巴龙霉素的血药浓度
苯丙香豆素	阿莫西林可增强苯丙香豆素的抗凝作用
苯妥英	可加速阿莫西林的代谢
苯茚二酮	阿莫西林可增强苯茚二酮的抗凝作用
表柔比星	阿莫西林可降低表柔比星的血药浓度
别嘌醇	可增加阿莫西林皮疹的发生率
丙磺舒	减少阿莫西林的排泄，从而导致血药浓度升高
醋硝香豆素	阿莫西林可能会增强醋硝香豆素的作用
达拉非尼	达拉非尼可降低阿莫西林的血药浓度
大观霉素	阿莫西林可降低大观霉素的血药浓度
地拉夫定	可减少阿莫西林的代谢
多柔比星	阿莫西林可降低多柔比星的血药浓度
多西环素	阿莫西林可拮抗多西环素的作用
反苯环丙胺	可减少阿莫西林的代谢
伏立康唑	可减少阿莫西林的代谢
氟伏沙明	可减少阿莫西林的代谢
氟西汀	可减少阿莫西林的代谢
华法林	阿莫西林可增强华法林的抗凝作用
吉非贝齐	可减少阿莫西林的代谢
甲氨蝶呤	阿莫西林可升高甲氨蝶呤的血药浓度
甲泛葡胺	阿莫西林可降低甲泛葡胺的血药浓度
卡介苗	可降低卡介苗的作用
卡马西平	可减少阿莫西林的代谢
卡那霉素	阿莫西林可降低卡那霉素的血药浓度
克霉唑	可减少阿莫西林的代谢
利福平	可加速阿莫西林的代谢
利奈唑胺	可减少阿莫西林的代谢
链霉素	阿莫西林可降低链霉素的血药浓度
链佐星	阿莫西林可降低链佐星的血药浓度
磷苯妥英	可加速阿莫西林的代谢
卢立康唑	可升高阿莫西林的血药浓度
洛匹那韦	可加速阿莫西林的代谢
氯霉素	可减少阿莫西林的代谢
吗氯贝胺	可降低阿莫西林的血药浓度
吗替麦考酚酯	相互减少肾脏排泄，而使两者的血药浓度升高，合用时应密切监测

续表

合用药物	临床评价
米诺环素	阿莫西林可拮抗米诺环素的作用
莫达非尼	可减少阿莫西林的代谢
奈非那韦	可减少阿莫西林的代谢
奈替米星	阿莫西林可降低奈替米星的血药浓度
尼卡地平	可减少阿莫西林的代谢
泮托拉唑	可减少阿莫西林的代谢
硼替佐米	可减少阿莫西林的代谢
普卡霉素	阿莫西林可降低普卡霉素的血药浓度
庆大霉素	阿莫西林可降低庆大霉素的血药浓度
柔红霉素	阿莫西林可降低柔红霉素的血药浓度
噻氯匹定	可减少阿莫西林的排泄
舍曲林	可减少阿莫西林的代谢
双香豆素	阿莫西林可增强双香豆素的抗凝作用
司替戊醇	可减少阿莫西林的代谢
四环素	阿莫西林可拮抗四环素的作用
酮康唑	酮康唑可减少阿莫西林的代谢
托吡酯	可减少阿莫西林的代谢
妥布霉素	阿莫西林可降低妥布霉素的血药浓度
维生素 D_3	可减少阿莫西林的代谢
西咪替丁	可减少阿莫西林的代谢
西酞普兰	可减少阿莫西林的代谢
新霉素	阿莫西林可降低新霉素的血药浓度
伊达比星	阿莫西林可降低伊达比星的血药浓度
依法韦仑	可减少阿莫西林的代谢
依曲韦林	可减少阿莫西林的代谢
茚地那韦	可减少阿莫西林的代谢

三、氨苄西林

与氨苄西林合用药物临床评价见表 2-3。

表 2-3 与氨苄西林合用药物临床评价

合用药物	临床评价
阿替洛尔	氨苄西林可能减弱阿替洛尔的作用，阿替洛尔可能增加氨苄西林的过敏反应
苯唑西林	合用可相互增强对肠球菌的抗菌作用
别嘌醇	可增加氨苄西林皮疹的发生率，多见于高尿酸血症
丙磺舒	减少氨苄西林的排泄，从而导致其血药浓度升高
醋硝香豆素	可能增强维生素 K 拮抗剂（如醋硝香豆素）的抗凝血效应
多西环素	可干扰氨苄西林的杀菌活性
甲氨蝶呤	可降低甲氨蝶呤的肾清除率，使其血药浓度上升，半衰期延长，应密切观察甲氨蝶呤毒性
卡那霉素	合用时对大肠埃希菌、变形杆菌具有协同抗菌作用

续表

合用药物	临床评价
口服避孕药	氨苄西林可降低口服避孕药的效果，合用时可导致避孕失败
柳氮磺吡啶	氨苄西林可降低柳氮磺吡啶的生物利用度，合用时应密切监测治疗效果
氯喹	可降低氨苄西林的血药浓度
氯霉素	可干扰氨苄西林的杀菌活性，因此不宜合用，尤其是合用治疗细菌性脑膜炎时，远期后遗症的发生率较两者单用时高
吗替麦考酚酯	可降低吗替麦考酚酯活性代谢物的血药浓度
米诺环素	可干扰氨苄西林的杀菌活性
生物素	可干扰氨苄西林的杀菌活性
碳酸镧	可降低氨苄西林的血药浓度

四、氨苄西林-丙磺舒

与氨苄西林-丙磺舒合用药物临床评价见表2-4。

表2-4　与氨苄西林-丙磺舒合用药物临床评价

合用药物	临床评价
阿司匹林	可抑制丙磺舒的作用
阿昔洛韦	丙磺舒可减少阿昔洛韦的排出，使后者的血药浓度增高
氨苯砜	丙磺舒可抑制肾小管对氨苯砜的排出，使后者的血药浓度增高，毒性增大
苯丁酸钠	丙磺舒可能减少络合状态的苯丁酸钠的排出
苯甲酸钠	丙磺舒可能减少络合状态的苯甲酸钠的排出
吡嗪酰胺	合用可升高血尿酸浓度
别嘌醇	可增加氨苄西林皮疹的发生率，多见于高尿酸血症
多利培南	丙磺舒可减少多利培南的排出，避免合用
泛昔洛韦	丙磺舒可减少泛昔洛韦的排出，使后者的血药浓度增高
呋喃妥因	丙磺舒可减少呋喃妥因的排出，使后者毒性不良反应增加
肝素	丙磺舒可影响肝素的代谢，使后者毒性增加
红霉素	可干扰氨苄西林的杀菌活性
环丙沙星	丙磺舒可减少环丙沙星的排出，使后者的血药浓度增高
磺胺类药物	丙磺舒可使磺胺类药物的血药浓度增高，毒性增大
甲氨蝶呤	丙磺舒可使甲氨蝶呤的血药浓度增高，毒性增大
卡托普利	丙磺舒可减少卡托普利的排出，使后者的血药浓度增高
口服避孕药	氨苄西林可降低口服避孕药效果，合用时可导致避孕失败
口服降血糖药	氨苄西林-丙磺舒可使降血糖药的降糖效应增强
劳拉西泮	丙磺舒可减少劳拉西泮的排出，使后者的血药浓度增高
利福平	丙磺舒可影响利福平的代谢，使后者毒性增加
利尿药	合用可升高血尿酸浓度
硫喷妥钠	丙磺舒可增强硫喷妥钠的效果
氯霉素	合用治疗细菌性脑膜炎时，远期后遗症的发生率较两者单用时高
美罗培南	丙磺舒可减少美罗培南的排出，应避免合用
萘啶酸	丙磺舒可减少萘啶酸的排出，使后者的血药浓度增高

合用药物	临床评价
萘普生	丙磺舒可抑制肾小管对萘普生的排出，使后者的血药浓度增高，毒性增大
诺氟沙星	丙磺舒可减少诺氟沙星的排出，使后者的血药浓度增高
齐多夫定	丙磺舒可减少齐多夫定的排出，使后者的血药浓度增高，毒性不良反应增加
水杨酸盐	可抑制丙磺舒的作用
四环素类	可干扰氨苄西林的杀菌活性
酮咯酸	丙磺舒可减少酮咯酸的排出，避免合用
硝西泮	丙磺舒可减少硝西泮的排出，使后者的血药浓度增高
吲哚美辛	丙磺舒可抑制肾小管对吲哚美辛的排出，使后者的血药浓度增高，毒性增大

五、氨苄西林-氯唑西林

与氨苄西林-氯唑西林合用药物临床评价见表2-5。

表2-5 与氨苄西林-氯唑西林合用药物临床评价

合用药物	临床评价
阿司匹林	可抑制氯唑西林对血清蛋白的结合，升高氯唑西林的游离血药浓度
阿替洛尔	氨苄西林可能减弱阿替洛尔的作用，阿替洛尔可能增加氨苄西林的过敏反应
别嘌醇	可增加氨苄西林皮疹的发生率，多见于高尿酸血症
丙磺舒	可减少氨苄西林、氯唑西林的肾小管分泌，延长半衰期
卡那霉素	合用时对大肠埃希菌、变形杆菌具有协同抗菌作用
口服避孕药	氨苄西林可降低口服避孕药效果，合用时可导致避孕失败
柳氮磺吡啶	氨苄西林可降低柳氮磺吡啶的生物利用度，合用时应密切监测治疗效果
氯霉素	可干扰氨苄西林的杀菌活性，因此不宜合用，尤其是合用治疗细菌性脑膜炎时，远期后遗症的发生率较两者单用时高

六、氨苄西林舒巴坦

参见氨苄西林。

七、巴氨西林

与巴氨西林合用药物（食物）临床评价见表2-6。

表2-6 与巴氨西林合用药物（食物）临床评价

合用药物（食物）	临床评价
阿司匹林	可减少巴氨西林在肾小管的排泄，升高巴氨西林的血药浓度，同时加重巴氨西林毒性
氨基糖苷类	巴氨西林可致氨基糖苷类在体内和体外都失活，导致氨基糖苷类的药效降低
保泰松	可减少巴氨西林在肾小管的排泄，升高巴氨西林的血药浓度，同时加重巴氨西林的毒性
别嘌醇	合用可使皮疹发生率显著增高
丙磺舒	可减少巴氨西林在肾小管的排泄，升高巴氨西林的血药浓度，同时加重巴氨西林的毒性
醋硝香豆素	可能增强维生素K拮抗剂（如醋硝香豆素）的抗凝血效应
多西环素	可干扰巴氨西林的杀菌活性
红霉素	可干扰巴氨西林的杀菌活性

续表

合用药物（食物）	临床评价
华法林	可增强华法林的抗凝血作用
口服避孕药	刺激雌激素代谢或减少其肠肝循环，降低口服避孕药的药效，可导致避孕失败
柳氮磺吡啶	可减少巴氨西林在肾小管的排泄，升高巴氨西林的血药浓度，同时加重巴氨西林毒性
氯喹	可降低巴氨西林的生物利用度
氯霉素	可干扰巴氨西林的杀菌活性，因此不宜合用，尤其是合用治疗细菌性脑膜炎时，远期后遗症的发生率较两者单用时高
吗替麦考酚酯	可降低吗替麦考酚酯活性代谢物的血药浓度
米诺环素	可干扰巴氨西林的杀菌活性
伤寒活疫苗	巴氨西林可降低伤寒活疫苗的免疫效应
生物素	可干扰巴氨西林的杀菌活性
食物	可致巴氨西林吸收率、生物利用度、曲线下面积、血药浓度峰值均显著降低
四环素类	可干扰巴氨西林的杀菌活性
乙醇	理论上易使患者产生双硫仑样反应
乙酰半胱氨酸	合用可使乙酰半胱氨酸血药峰值降低，应注意监测乙酰半胱氨酸的血药浓度，调整给药剂量
吲哚美辛	可减少巴氨西林在肾小管的排泄，升高巴氨西林的血药浓度，同时加重巴氨西林的毒性

八、苯唑西林

与苯唑西林合用药物临床评价见表 2-7。

表 2-7 与苯唑西林合用药物临床评价

合用药物	临床评价
阿米卡星	可能降低阿米卡星的血药浓度，尤其是肾功能障碍的患者
阿司匹林	可抑制苯唑西林对血清蛋白的结合，升高苯唑西林游离的血药浓度
氨苄西林	合用可相互增强对肠球菌的抗菌作用
丙磺舒	可减少苯唑西林的肾小管分泌，延长苯唑西林的血清半衰期
醋硝香豆素	可能增强维生素 K 拮抗剂（如醋硝香豆素）的抗凝血效应
地美环素	可能降低苯唑西林的疗效
多西环素	可干扰苯唑西林的杀菌活性
华法林	可增强华法林的抗凝血效应
磺胺类药物	可抑制苯唑西林与血清蛋白的结合，升高苯唑西林游离的血药浓度
甲氨蝶呤	升高甲氨蝶呤的血药浓度，使其毒性增加
吗替麦考酚酯	可降低吗替麦考酚酯活性代谢物的血药浓度
米诺环素	可干扰苯唑西林的杀菌活性
匹可硫酸钠	可降低匹可硫酸钠的疗效
生物素	可干扰苯唑西林的杀菌活性
双香豆素	可能增强双香豆素的抗凝血效应
土霉素	降低苯唑西林疗效

九、氯唑西林

与氯唑西林合用药物临床评价见表 2-8。

表 2-8　与氯唑西林合用药物临床评价

合用药物	临床评价
阿司匹林	可抑制氯唑西林对血清蛋白的结合，升高氯唑西林的游离血药浓度
氨基糖苷类	可能降低氨基糖苷类的血药浓度，尤其是肾功能不全的患者使用广谱青霉素时
丙磺舒	可减少氯唑西林的肾小管分泌，延长氯唑西林的血清半衰期
醋硝香豆素	可能增强维生素K拮抗剂（如醋硝香豆素）的抗凝血效果
多西环素	可能降低氯唑西林的疗效
磺胺类药物	可抑制氯唑西林对血清蛋白的结合，升高氯唑西林游离的血药浓度
甲氨蝶呤	可能升高甲氨蝶呤的血药浓度
吗替麦考酚酯	可能降低吗替麦考酚酯活性代谢物的血药浓度
米诺环素	可能降低氯唑西林的疗效
生物素	生物素可能降低氯唑西林的疗效
四环素	可能降低氯唑西林的疗效

十、哌拉西林

与哌拉西林合用药物临床评价见表 2-9。

表 2-9　与哌拉西林合用药物临床评价

合用药物	临床评价
氨基糖苷类	合用可对铜绿假单胞菌、沙雷菌、克雷伯菌、吲哚阳性变形杆菌、普鲁威登菌、其他肠科细菌和葡萄球菌的敏感菌株发生协同作用
丙磺舒	可使哌拉西林半衰期延长
非甾体抗炎药	合用可使出血危险增加，尤其是大剂量水杨酸盐
肝素	合用可使出血危险增加，合用时应更频繁地进行适当的凝血检验并定期监测
甲氨蝶呤	合用时由于两药竞争肾脏分泌，哌拉西林可减少甲氨蝶呤的排泄，合用时应监测甲氨蝶呤的血清浓度，避免中毒
溶栓药	可发生严重出血，合用时应密切监测
头孢西丁	合用因头孢西丁可诱导细菌产生β-内酰胺酶而对铜绿假单胞菌、沙雷菌属、变形杆菌属和肠杆菌属产生拮抗作用
万古霉素	可加重万古霉素的肾毒性
维库溴铵	可延长维库溴铵对神经肌肉的阻滞作用，由于作用机制相似，哌拉西林可延长任何非去极化型肌松药产生的神经肌肉的阻滞作用
茚满二酮	合用可使出血危险增加，合用时应更频繁地进行适当的凝血检验并定期监测

十一、哌拉西林-他唑巴坦

参见哌拉西林。

十二、替卡西林

与替卡西林合用药物临床评价见表 2-10。

表 2-10 与替卡西林合用药物临床评价

合用药物	临床评价
氨基糖苷类	合用对铜绿假单胞菌有协同抗菌作用，但可能降低氨基糖苷类的血药浓度，尤其是肾功能不全的患者使用广谱青霉素时
丙磺舒	可抑制替卡西林从肾小管分泌，使替卡西林的血药浓度升高且半衰期延长
醋硝香豆素	可能增强维生素K拮抗剂（如醋硝香豆素）的抗凝血效果
多西环素	四环素类药物可能降低替卡西林的疗效
环孢素	替卡西林可升高环孢素的血药浓度
甲氨蝶呤	可能升高甲氨蝶呤的血药浓度
克拉维酸	合用对多种产β-内酰胺酶的细菌有协同抗菌作用
喹诺酮类	合用对铜绿假单胞菌有协同抗菌作用
吗替麦考酚酯	可能降低吗替麦考酚酯活性代谢物的血药浓度
米诺环素	可能降低替卡西林的疗效
伤寒活疫苗	替卡西林可减弱伤寒活疫苗的免疫效应
生物素	生物素可能降低替卡西林的疗效
四环素	可能降低替卡西林的疗效

十三、替卡西林钠-克拉维酸钾

参见替卡西林。

十四、阿洛西林

与阿洛西林合用药物临床评价见表 2-11。

表 2-11 与阿洛西林合用药物临床评价

合用药物	临床评价
阿司匹林	阿司匹林可减少阿洛西林自肾脏排泄，使阿洛西林的血药浓度升高，排泄时间延长，毒性可能增加
保泰松	保泰松可减少阿洛西林自肾脏排泄，使阿洛西林的血药浓度升高，排泄时间延长，毒性可能增加
丙磺舒	丙磺舒可减少阿洛西林自肾脏排泄，使阿洛西林的血药浓度升高，排泄时间延长，毒性可能增加
红霉素	红霉素可干扰阿洛西林杀菌活性，不宜合用，尤其是在治疗脑膜炎或急需杀菌剂的严重感染时
华法林	阿洛西林可增强华法林的作用
环丙沙星	阿洛西林可减慢环丙沙星自体内清除，合用时应减少环丙沙星的剂量
磺胺类药物	磺胺类药物可干扰阿洛西林杀菌活性，同时可减少阿洛西林自肾脏排泄，使阿洛西林的血药浓度升高，排泄时间延长，毒性可能增加，不宜合用，尤其是在治疗脑膜炎或急需杀菌剂的严重感染时
氯霉素	可干扰阿洛西林杀菌活性，不宜合用，尤其是在治疗脑膜炎或急需杀菌剂的严重感染时
四环素	可干扰阿洛西林杀菌活性，不宜合用，尤其是在治疗脑膜炎或急需杀菌剂的严重感染时
头孢噻吩	阿洛西林可减慢头孢噻吩自体内清除，合用时应减少头孢噻吩的剂量
维库溴铵	阿洛西林可延长维库溴铵的作用时间
吲哚美辛	吲哚美辛可减少阿洛西林自肾脏排泄，使阿洛西林的血药浓度升高，排泄时间延长，毒性可能增加

十五、美洛西林

与美洛西林合用药物临床评价见表 2-12。

表 2-12 与美洛西林合用药物临床评价

合用药物	临床评价
氨基糖苷类	合用有协同抗菌作用，但可能降低氨基糖苷类的血药浓度，尤其是肾功能不全的患者使用广谱青霉素时
丙磺舒	丙磺舒可升高美洛西林的血药浓度
醋硝香豆素	可能增强维生素 K 拮抗剂（如醋硝香豆素）的抗凝血效果
多西环素	多西环素可能降低美洛西林的疗效
肝素	合用可使出血危险增加，合用时应更频繁地进行适当的凝血检验并定期检测
红霉素	可干扰美洛西林杀菌活性，不宜合用，尤其是在治疗脑膜炎或急需杀菌剂的严重感染时
华法林	美洛西林可增强华法林的作用
磺胺类药物	可干扰美洛西林的杀菌活性，同时可减少美洛西林自肾脏排泄，使美洛西林的血药浓度升高，排泄时间延长，毒性可能增加。不宜合用，尤其是在治疗脑膜炎或急需杀菌剂的严重感染时
甲氨蝶呤	可减少甲氨蝶呤的肾清除率，使其血药浓度上升，半衰期延长，应密切观察甲氨蝶呤毒性
氯霉素	氯霉素可干扰美洛西林杀菌活性，不宜合用，尤其是在治疗脑膜炎或急需杀菌剂的严重感染时
吗替麦考酚酯	美洛西林可能降低吗替麦考酚酯活性代谢物的血药浓度
生物素	生物素可能降低美洛西林的疗效
四环素类	四环素类可干扰美洛西林杀菌活性，不宜合用，尤其是在治疗脑膜炎或急需杀菌剂的严重感染时
维库溴铵	美洛西林可延长维库溴铵的作用时间
香豆素	合用可使出血危险增加，合用时应更频繁地进行适当的凝血检验并定期监测
茚满二酮	合用可使出血危险增加，合用时应更频繁地进行适当的凝血检验并定期监测

十六、美洛西林舒巴坦

参见美洛西林。

十七、磺苄西林

与磺苄西林合用药物临床评价见表 2-13。

表 2-13 与磺苄西林合用药物临床评价

合用药物	临床评价
丙磺舒	可减少磺苄西林自肾脏排泄，使磺苄西林的血药浓度升高，排泄时间延长
庆大霉素	合用可相互增强对肠球菌的抗菌作用

十八、阿帕西林

与阿帕西林合用药物临床评价见表 2-14。

表 2-14 与阿帕西林合用药物临床评价

合用药物	临床评价
氯霉素	合用对沙门杆菌有协同抗菌作用
庆大霉素	合用对革兰氏阴性菌（如铜绿假单胞菌）有协同抗菌作用，颅内感染除外，因氨基糖苷类不能透过血脑屏障，其他氨基糖苷类与阿帕西林合用有相似的相互作用

十九、舒他西林

与舒他西林合用药物临床评价见表 2-15。

表 2-15　与舒他西林合用药物临床评价

合用药物	临床评价
阿司匹林	阿司匹林可减少舒他西林自肾脏排泄，使舒他西林的血药浓度升高，排泄时间延长，毒性可能增加
保泰松	保泰松可减少舒他西林自肾脏排泄，使舒他西林的血药浓度升高，排泄时间延长，毒性可能增加
别嘌醇	合用皮疹发生率显著增加，避免合用
丙磺舒	丙磺舒可减少舒他西林自肾脏排泄，使舒他西林的血药浓度升高，排泄时间延长，毒性可能增加
红霉素	红霉素干扰舒他西林杀菌活性，不宜合用，尤其是在治疗脑膜炎或急需杀菌药的严重感染时
华法林	舒他西林可增强华法林的抗凝作用
磺胺类药物	磺胺类药物可减少舒他西林自肾脏排泄，使舒他西林的血药浓度升高，排泄时间延长，毒性可能增加。还可干扰舒他西林的杀菌活性，不宜合用，尤其是在治疗脑膜炎或急需杀菌药的严重感染时
口服避孕药	舒他西林可加速雌激素代谢或减少其肠肝循环，可降低口服避孕药效果，导致避孕失败
氯霉素	氯霉素可干扰舒他西林杀菌活性，不宜合用，尤其是在治疗细菌性脑膜炎时，远期后遗症发生率较两药单用时高
四环素类	四环素类可干扰舒他西林杀菌活性，不宜合用，尤其是在治疗脑膜炎或急需杀菌药的严重感染时
吲哚美辛	可减少舒他西林自肾脏排泄，使舒他西林的血药浓度升高，排泄时间延长，毒性可能增加

二十、呋布西林

与呋布西林合用药物临床评价见表 2-16。

表 2-16　与呋布西林合用药物临床评价

合用药物	临床评价
阿司匹林	无论是合用或先后使用，均可增加耳毒性及肾毒性，必须合用时，应监测听力及肾功能
氨基糖苷类	无论是合用或先后使用，都具有协同抗菌作用，但均可增加耳毒性及肾毒性，必须合用时，应监测听力及肾功能
布克力嗪	可能掩盖耳鸣、头晕、眩晕等耳毒性症状，合用时应监测听力
布美他尼	无论是合用或先后使用，均可增加耳毒性及肾毒性，必须合用时，应监测听力及肾功能
多黏菌素类	无论是合用或先后使用，均可增加耳毒性及肾毒性，必须合用时，应监测听力及肾功能
吩噻嗪类	可能掩盖耳鸣、头晕、眩晕等耳毒性症状，合用时应监测听力
杆菌肽	无论是合用或先后使用，均可增加耳毒性及肾毒性，必须合用时，应监测听力及肾功能
环孢素	无论是合用或先后使用，均可增加耳毒性及肾毒性，必须合用时，应监测听力及肾功能
卷曲霉素	无论是合用或先后使用，均可增加耳毒性及肾毒性，必须合用时，应监测听力及肾功能
卡莫司汀	无论是合用或先后使用，均可增加耳毒性及肾毒性，必须合用时，应监测听力及肾功能
抗组胺药	可能掩盖耳鸣、头晕、眩晕等耳毒性症状，合用时应监测听力
两性霉素 B	无论是合用或先后使用，均可增加耳毒性及肾毒性，必须合用时，应监测听力及肾功能
麻醉药	呋布西林与麻醉药同时使用可能出现红斑、类组胺样潮红和过敏反应
曲美苄胺	可能掩盖耳鸣、头晕、眩晕等耳毒性症状，合用时应监测听力
噻吨类	可能掩盖耳鸣、头晕、眩晕等耳毒性症状，合用时应监测听力
赛克利嗪	可能掩盖耳鸣、头晕、眩晕等耳毒性症状，合用时应监测听力
水杨酸盐	无论是合用或先后使用，均可增加耳毒性及肾毒性，必须合用时，应监测听力及肾功能
顺铂	无论是合用或先后使用，均可增加耳毒性及肾毒性，必须合用时，应监测听力及肾功能
万古霉素	呋布西林与万古霉素同时使用可能出现红斑、类组胺样潮红和过敏反应
依他尼酸	无论是合用或先后使用，均可增加耳毒性及肾毒性，必须合用时，应监测听力及肾功能

二十一、氟氯西林

参见呋布西林。

二十二、阿莫西林-氟氯西林

与阿莫西林-氟氯西林合用药物临床评价见表 2-17。

表 2-17　与阿莫西林-氟氯西林合用药物临床评价

合用药物	临床评价
别嘌醇	增加发生皮肤不良反应的发生率和危险性
丙磺舒	抑制阿莫西林、氟氯西林排泄,使阿莫西林、氟氯西林的血药浓度升高,半衰期延长,毒性可能增加
红霉素	可干扰阿莫西林、氟氯西林杀菌活性,不宜合用,尤其是在治疗脑膜炎或急需杀菌剂的严重感染时
磺胺类药物	可干扰阿莫西林、氟氯西林杀菌活性,同时可减少阿莫西林、氟氯西林自肾脏排泄,使阿莫西林、氟氯西林的血药浓度升高,排泄时间延长,毒性可能增加。不宜合用,尤其是在治疗脑膜炎或急需杀菌剂的严重感染时
甲氨蝶呤	可降低甲氨蝶呤的清除率,引起中毒,合用时需要严密监测病情并需要增加亚叶酸的用量和用药频次
口服避孕药	可能降低含雌激素的口服避孕药效果,导致避孕失败
氯霉素	可干扰阿莫西林、氟氯西林杀菌活性,不宜合用,尤其是在治疗脑膜炎或急需杀菌剂的严重感染时
伤寒活疫苗	对伤寒活疫苗有抗菌活性,可降低伤寒活疫苗的免疫效应
四环素	可干扰阿莫西林、氟氯西林杀菌活性,不宜合用,尤其是在治疗脑膜炎或急需杀菌剂的严重感染时

二十三、阿度西林

与阿度西林合用药物临床评价见表 2-18。

表 2-18　与阿度西林合用药物临床评价

合用药物	临床评价
氨基糖苷类	阿度西林可致氨基糖苷类在体内和体外都失活,导致氨基糖苷类的药效降低
丙磺舒	抑制阿度西林排泄,使阿度西林的血药浓度升高,半衰期延长,毒性可能增加
醋硝香豆素	阿度西林可能增强维生素 K 拮抗剂(如醋硝香豆素)的抗凝血效应
甲氨蝶呤	阿度西林可降低甲氨蝶呤的肾清除率,使其血药浓度上升,半衰期延长,应密切观察甲氨蝶呤毒性
吗替麦考酚酯	阿度西林可降低吗替麦考酚酯活性代谢物的血药浓度
生物素	生物素可干扰阿度西林的杀菌活性
四环素类	四环素类可干扰阿度西林的杀菌活性

二十四、苄星青霉素

与苄星青霉素合用药物临床评价见表 2-19。

表 2-19　与苄星青霉素合用药物临床评价

合用药物	临床评价
丙磺舒	丙磺舒能升高苄星青霉素的血药浓度
甲氨蝶呤	苄星青霉素能升高甲氨蝶呤的血药浓度
麦考酚酸	苄星青霉素能降低麦考酚酸生物代谢的血药浓度,导致其失效
匹可硫酸钠	苄星青霉素能降低匹可硫酸钠的疗效

续表

合用药物	临床评价
双香豆素	苄星青霉素可增强双香豆素的抗凝作用
特立氟胺	特立氟胺能升高苄星青霉素的血药浓度
土霉素	土霉素能降低苄星青霉素的疗效

二十五、海他西林

与海他西林合用药物临床评价见表2-20。

表2-20 与海他西林合用药物临床评价

合用药物	临床评价
氨基糖苷类	海他西林可能降低氨基糖苷类的血药浓度，尤其是肾功能不全的患者使用广谱青霉素时
丙磺舒	丙磺舒可升高海他西林的血药浓度
醋硝香豆素	海他西林可能增强维生素K拮抗剂的抗凝血效果
多西环素	多西环素可能降低海他西林的疗效
甲氨蝶呤	海他西林可能升高甲氨蝶呤的血药浓度
吗替麦考酚酯	海他西林可能降低吗替麦考酚酯活性代谢物的血药浓度
生物素	生物素可能降低海他西林的疗效
四环素	四环素可能降低海他西林的疗效

二十六、萘夫西林

临床试验证实萘夫西林是CYP3A4诱导剂。与萘夫西林合用药物临床评价见表2-21。

表2-21 与萘夫西林合用药物临床评价

合用药物	临床评价
阿法替尼	萘夫西林可能会明显降低阿法替尼的血药浓度，应避免合用
阿立哌唑	萘夫西林可能降低阿立哌唑的血药浓度，应避免合用
阿米卡星	萘夫西林可能降低阿米卡星的血药浓度，尤其是肾功能不全的患者使用广谱青霉素时
阿昔替尼	萘夫西林可能降低阿昔替尼的血药浓度，应避免合用
氨氯地平	萘夫西林可能增加氨氯地平的代谢
胺碘酮	萘夫西林可降低胺碘酮的血药浓度，导致治疗失败，合用时应监测胺碘酮的效果
奥拉替尼	萘夫西林可能降低奥拉替尼的血药浓度，应避免合用
贝达喹啉	萘夫西林可降低贝达喹啉的血药浓度，应避免合用
苄普地尔	萘夫西林可能增加苄普地尔的代谢，但不包括氯维地平
丙磺舒	丙磺舒可升高青霉素类药物的血药浓度，应避免合用
博舒替尼	萘夫西林可能降低博舒替尼的血药浓度，应避免合用
布托啡诺	萘夫西林可能降低布托啡诺的血药浓度
醋硝香豆素	萘夫西林可能增强维生素K拮抗剂的抗凝血效果
达卡他韦	萘夫西林可能降低达卡他韦的血药浓度，合用时达卡他韦的剂量应增加至90mg，以减少耐药
地尔硫䓬	萘夫西林可能增加钙通道阻滞剂的代谢
地夫可特	萘夫西林可能降低地夫可特的血药浓度，应避免合用
地美环素	萘夫西林可能降低青霉素类药物的疗效

合用药物	临床评价
多拉韦林	萘夫西林可能降低多拉韦林的血药浓度，降低其药效，应避免合用
多西环素	可能降低青霉素类药物的疗效
厄达替尼	萘夫西林可能降低厄达替尼的血药浓度，降低其药效，应避免合用
恩克芬尼	萘夫西林可能降低恩克芬尼的血药浓度，降低其药效，应避免合用
恩曲替尼	萘夫西林可能降低恩曲替尼的血药浓度，降低其药效，应避免合用
恩杂鲁胺	萘夫西林可能降低恩杂鲁胺的血药浓度
非达替尼	萘夫西林可能降低非达替尼的血药浓度，降低其药效，应避免合用
非洛地平	萘夫西林可能增加钙通道阻滞剂的代谢。但不包括氯维地平
芬太尼	萘夫西林可中度降低芬太尼的血药浓度
氟桂利嗪	萘夫西林可能增加钙通道阻滞剂的代谢。但不包括氯维地平
胍法辛	萘夫西林可中度降低胍法辛的血药浓度
华法林	萘夫西林能抵消华法林的抗凝效应，可能是因为萘夫西林可诱导华法林的肝代谢
加巴喷丁	萘夫西林可能增加钙通道阻滞剂的代谢。但不包括氯维地平
甲氨蝶呤	萘夫西林可能升高甲氨蝶呤的血药浓度
卡介苗	萘夫西林可能会降低卡介苗的抗肿瘤活性，应避免合用
卡那霉素	萘夫西林可能降低氨基糖苷类的血药浓度，尤其是肾功能不全的患者使用广谱青霉素时
可比替尼	萘夫西林可能会降低可比替尼的血药浓度，应避免合用
克拉霉素	萘夫西林可能中度降低克拉霉素的血药浓度，同时中度增加克拉霉素活性代谢物的血药浓度
拉莫三嗪	萘夫西林可能增加钙通道阻滞剂的代谢。但不包括氯维地平
来伐木林	萘夫西林可能会降低来伐木林的血药浓度，应避免合用
劳拉替尼	萘夫西林可能降低劳拉替尼的血药浓度，应避免合用
乐卡地平	萘夫西林可能增加钙通道阻滞剂的代谢。但不包括氯维地平
雷诺嗪	萘夫西林可能显著降低雷诺嗪的血药浓度，禁止合用
利塞膦酸钠	萘夫西林可能增加钙通道阻滞剂的代谢。但不包括氯维地平
链霉素	萘夫西林可能降低氨基糖苷类的血药浓度，尤其是肾功能不全的患者使用广谱青霉素时
鲁拉西酮	萘夫西林可能会降低鲁拉西酮的血药浓度，应避免合用
吗替麦考酚酯	萘夫西林可能降低吗替麦考酚酯活性代谢物的血药浓度
麦考酚酸	萘夫西林可能降低麦考酚酸的血药浓度
美雌醇	萘夫西林可能增加雌激素的代谢
美沙酮	萘夫西林可能降低美沙酮的血药浓度
奈拉替尼	萘夫西林可能会降低奈拉替尼的血药浓度，应避免合用
尼卡地平	萘夫西林可能增加钙通道阻滞剂的代谢
尼莫地平	萘夫西林可能增加钙通道阻滞剂的代谢
尼群地平	萘夫西林可能增加钙通道阻滞剂的代谢
尼索地平	萘夫西林可能增加钙通道阻滞剂的代谢
哌克昔林	萘夫西林可能增加钙通道阻滞剂的代谢
普瑞玛尼	萘夫西林可降低普瑞玛尼的血药浓度，减弱其抗结核作用，应避免合用
羟考酮	萘夫西林可能中度降低羟考酮的血药浓度
庆大霉素	萘夫西林可降低庆大霉素的血药浓度
去氧孕烯	萘夫西林可能增加雌激素的代谢
炔雌醇	萘夫西林可能增加雌激素的代谢

续表

合用药物	临床评价
炔诺醇	萘夫西林可能增加雌激素的代谢
沙格列汀	萘夫西林可能降低沙格列汀的血药浓度
伤寒疫苗	萘夫西林可降低伤寒疫苗的效果，禁止合用
生物素	生物素可能降低萘夫西林的疗效
双香豆素	萘夫西林可能减弱双香豆素的作用，机制未明
四环素	四环素可能降低青霉素类药物的疗效
索尼吉德	萘夫西林可能会降低索尼吉德的血药浓度，应避免合用
他泽司他	萘夫西林可能会降低他泽司他的血药浓度，应避免合用
妥布霉素	萘夫西林可能会降低妥布霉素的血药浓度
维拉帕米	萘夫西林可能增加钙通道阻滞剂的代谢。但不包括氯维地平
维奈托克	萘夫西林可能会降低维奈托克的血药浓度，应避免合用
西波莫德	萘夫西林可能中度降低西波莫德的血药浓度，应避免合用
硝苯地平	萘夫西林可能增加钙通道阻滞剂的代谢
新霉素	萘夫西林可能降低氨基糖苷类的血药浓度，尤其是肾功能不全的患者使用广谱青霉素时
伊拉地平	萘夫西林可能增加钙通道阻滞剂的代谢
异环磷酰胺	萘夫西林可能中度降低异环磷酰胺的血药浓度，同时中度增加异环磷酰胺活性代谢物的血药浓度
左醋美沙朵	萘夫西林可能升高活性代谢产物的血药浓度，缩短左醋美沙朵的作用时间

二十七、匹氨西林

参见呋布西林。

二十八、匹美西林

参见呋布西林。

二十九、普鲁卡因青霉素

与普鲁卡因青霉素合用药物临床评价见表2-22。

表2-22 与普鲁卡因青霉素合用药物临床评价

合用药物	临床评价
氨基糖苷类	可能降低氨基糖苷类的血药浓度，尤其是肾功能不全的患者使用广谱青霉素时
胺碘酮	可能增强普鲁卡因对QTc间期延长的影响，也可能升高普鲁卡因的血药浓度
醋硝香豆素	可能增强维生素K拮抗剂的抗凝血效果
达芦那韦	可能升高达芦那韦的血药浓度
多西环素	可能降低青霉素类药物的疗效
芬戈莫德	可能增加普鲁卡因致心律失常的影响
磺胺类药物	普鲁卡因可能减弱磺胺类药物的疗效
甲氨蝶呤	可能升高甲氨蝶呤的血药浓度
甲氧苄啶	普鲁卡因与甲氧苄啶可相互升高血药浓度
卡那霉素	可能降低氨基糖苷类的血药浓度，尤其是肾功能不全的患者使用广谱青霉素时
拉莫三嗪	可能升高普鲁卡因的血药浓度

续表

合用药物	临床评价
雷尼替丁	可能升高普鲁卡因的血药浓度，也能升高 N-乙酰普鲁卡因酰胺（NAPA）代谢物浓度
鲁拉西酮	可能增强普鲁卡因对 QTc 间期延长的影响
吗替麦考酚酯	可能降低吗替麦考酚酯活性代谢物的血药浓度
米非司酮	可增加有 QTc 间期延长作用的药物对 QTc 间期延长作用的高风险
米诺环素	可能降低青霉素类药物的疗效
普罗帕酮	可能增加普鲁卡因致心律失常的影响
生物素	生物素可能降低青霉素类药物的疗效
四环素	可能降低青霉素类药物的疗效
西咪替丁	可能减少普鲁卡因的排泄

三十、双氯西林

与双氯西林合用药物临床评价见表 2-23。

表 2-23　与双氯西林合用药物临床评价

合用药物	临床评价
华法林	双氯西林可降低华法林的作用，可能的机制为双氯西林诱导华法林在肝内的代谢，合用时应密切监测
霍乱疫苗	双氯西林可降低霍乱疫苗的作用，应避免合用
卡介苗	双氯西林可降低卡介苗的抗肿瘤活性，应避免合用
伤寒疫苗	双氯西林可降低伤寒疫苗的作用，应避免合用

第二节　头孢菌素类

一、头孢氨苄

与头孢氨苄合用药物临床评价见表 2-24。

表 2-24　与头孢氨苄合用药物临床评价

合用药物	临床评价
氨基糖苷类	对某些敏感菌株有协同抗菌作用，但肾毒性增加
保泰松	合用可使肾毒性增加
苯妥英钠	可延缓苯妥英钠在肾小管的排泄，延长半衰期
丙磺舒	可抑制头孢氨苄在肾脏的排泄，使其血药浓度升高约 30%，半衰期延长
醋硝香豆素	头孢氨苄可能增强维生素 K 拮抗剂的抗凝效应
二甲双胍	可能会升高二甲双胍的血药浓度
华法林	可增加出血危险
卡莫司汀	可能增加肾毒性
抗肿瘤药	合用可使肾毒性增加
考来烯胺	可使头孢氨苄平均血药峰值降低
克拉维酸	可增强头孢氨苄对某些因产生 β-内酰胺酶而对头孢氨苄耐药的革兰氏阴性杆菌的抗菌活性
利尿药	合用可能增加肾毒性
锌	可增加头孢氨苄的吸收

二、头孢唑林

与头孢唑林合用药物临床评价见表2-25。

表2-25　与头孢唑林合用药物临床评价

合用药物	临床评价
氨基糖苷类	对某些敏感菌株有协同抗菌作用，但肾毒性增加
保泰松	合用可使肾毒性增加
苯妥英钠	可延缓苯妥英钠在肾小管的排泄，半衰期延长
丙磺舒	可抑制头孢唑林在肾脏的排泄，使其血药浓度升高约30%，半衰期延长
华法林	因维生素K依赖性凝血因子的合成减少，可增加出血危险
伤寒活疫苗	使伤寒疫苗的免疫活性下降
抗肿瘤药	合用可使肾毒性增加
强效利尿药	合用可使肾毒性增加
乙醇	可发生双硫仑样反应

三、头孢拉定

与头孢拉定合用药物临床评价见表2-26。

表2-26　与头孢拉定合用药物临床评价

合用药物	临床评价
氨基糖苷类	对某些敏感菌株有协同抗菌作用，但肾毒性增加
保泰松	合用可使肾毒性增加
苯妥英钠	可延缓苯妥英钠在肾小管的排泄，半衰期延长
丙磺舒	可抑制头孢拉定在肾脏的排泄，使其血药浓度升高约30%，半衰期延长
华法林	因维生素K依赖性凝血因子的合成减少，可增加出血危险
抗肿瘤药	合用可使肾毒性增加
强效利尿药	合用可使肾毒性增加

四、头孢呋辛

与头孢呋辛合用药物临床评价见表2-27。

表2-27　与头孢呋辛合用药物临床评价

合用药物	临床评价
H_2受体拮抗剂	可使头孢呋辛吸收减少，使其血药浓度降低和潜在的疗效降低
氨基糖苷类	对某些敏感菌株有协同抗菌作用，但肾毒性增加
保泰松	合用可使肾毒性增加
苯妥英钠	可延缓苯妥英钠在肾小管的排泄，半衰期延长
丙磺舒	可抑制头孢呋辛在肾脏的排泄，使其血药浓度升高约30%，半衰期延长
华法林	因维生素K依赖性凝血因子的合成减少，可增加出血危险
抗酸药	可降低口服头孢呋辛酯的血药浓度
抗肿瘤药	合用可使肾毒性增加

续表

合用药物	临床评价
克拉维酸	可增强头孢呋辛对某些因产生β-内酰胺酶而对之耐药的革兰氏阴性杆菌的抗菌活性
匹可硫酸钠	可使匹可硫酸钠的疗效降低
强效利尿药	合用可使肾毒性增加
香豆素类抗凝血药	可增强抗凝血药的作用

五、头孢曲松

与头孢唑林合用药物临床评价见表2-28。

表2-28 与头孢唑林合用药物临床评价

合用药物	临床评价
氨基糖苷类	对某些敏感菌株有协同抗菌作用，但肾毒性增加
匹可硫酸钠	可使匹可硫酸钠的疗效降低
强效利尿药	合用可使肾毒性增加
香豆素类抗凝血药	抗凝活性增强
乙醇	可影响乙醇代谢，使血中乙醛浓度升高，发生双硫仑样反应
注射用钙剂	可使头孢曲松的不良反应发生率和严重性增加，禁止合用

六、头孢他啶

与头孢他啶合用药物临床评价见表2-29。

表2-29 与头孢他啶合用药物临床评价

合用药物	临床评价
氨基糖苷类	对某些敏感菌株有协同抗菌作用，但肾毒性增加
抗肿瘤药	合用可使肾毒性增加
氯霉素	有相互拮抗作用
匹可硫酸钠	可使匹可硫酸钠的疗效降低
强效利尿药	合用可使肾毒性增加
注射用钙剂	可使头孢他啶的不良反应发生率和严重性增加，禁止合用

七、头孢丙烯

与头孢丙烯合用药物临床评价见表2-30。

表2-30 与头孢丙烯合用药物临床评价

合用药物	临床评价
氨基糖苷类	对某些敏感菌株有协同抗菌作用，但肾毒性增加
丙磺舒	可抑制头孢丙烯在肾脏的排泄，使其血药浓度升高约30%，半衰期延长
抗肿瘤药	合用可使肾毒性增加
匹可硫酸钠	可使匹可硫酸钠的疗效降低
强效利尿药	合用可使肾毒性增加
香豆素类抗凝血药	抗凝活性增强

八、头孢克洛

与头孢克洛合用药物临床评价见表 2-31。

表 2-31 与头孢克洛合用药物临床评价

合用药物	临床评价
氨基糖苷类	对某些敏感菌株有协同抗菌作用，但肾毒性增加
丙磺舒	可抑制头孢克洛在肾脏的排泄，使其血药浓度升高，半衰期延长
抗肿瘤药	合用可使肾毒性增加
克拉维酸	可增强头孢克洛对某些因产生β-内酰胺酶而对之耐药的革兰氏阴性杆菌的抗菌活性
匹可硫酸钠	可使匹可硫酸钠的疗效降低
强效利尿药	合用可使肾毒性增加
特立氟胺	可升高头孢克洛的血药浓度
香豆素类抗凝血药	抗凝活性增强

九、头孢克肟

与头孢克肟合用药物临床评价见表 2-32。

表 2-32 与头孢克肟合用药物临床评价

合用药物	临床评价
氨基糖苷类	对某些敏感菌株有协同抗菌作用，但肾毒性增加
丙磺舒	可抑制头孢克肟在肾脏的排泄，使其血药浓度升高，半衰期延长
抗肿瘤药	合用可使肾毒性增加
克拉维酸	可增强头孢克肟对某些因产生β-内酰胺酶而对之耐药的革兰氏阴性杆菌的抗菌活性
匹可硫酸钠	可使匹可硫酸钠的疗效降低
强效利尿药	合用可使肾毒性增加
特立氟胺	可升高头孢克肟的血药浓度
香豆素类抗凝血药	抗凝活性增强

十、头孢妥仑匹酯

与头孢妥仑匹酯合用药物临床评价见表 2-33。

表 2-33 与头孢妥仑匹酯合用药物临床评价

合用药物	临床评价
H_2受体拮抗剂	可降低头孢妥仑匹酯的血药浓度
阿莫沙平	可降低头孢妥仑匹酯的血药浓度
奥氮平	可降低头孢妥仑匹酯的血药浓度
丙磺舒	可延迟头孢妥仑匹酯的排泄，使其半衰期延长
次枸橼酸铋	可降低头孢妥仑匹酯的血药浓度
多塞平	可降低头孢妥仑匹酯的血药浓度
抗酸药	可降低头孢妥仑匹酯的血药浓度
匹可硫酸钠	可使匹可硫酸钠的疗效降低
溴丙胺太林	可降低头孢妥仑匹酯的血药浓度

合用药物	临床评价
依匹斯汀	可降低头孢妥仑匹酯的血药浓度
质子泵抑制剂	可降低头孢妥仑匹酯的血药浓度

十一、头孢他美酯

与头孢他美酯合用药物临床评价见表 2-34。

表 2-34　与头孢他美酯合用药物临床评价

合用药物	临床评价
氨基糖苷类	合用可使肾毒性增加
丙磺舒	可延迟头孢他美酯的排泄，半衰期延长
伤寒疫苗	头孢他美酯可降低伤寒疫苗的免疫原性，疫苗应该在抗菌药物停用 24 小时后使用

十二、头孢孟多

与头孢孟多合用药物临床评价见表 2-35。

表 2-35　与头孢孟多合用药物临床评价

合用药物	临床评价
氨基糖苷类	合用可使肾毒性增加
丙磺舒	可延迟头孢孟多的排泄，使其半衰期延长
非甾体抗炎药	合用可增加出血的危险
抗肿瘤药	合用可使肾毒性增加
克拉维酸	可增强头孢孟多对某些因产生β-内酰胺酶而对之耐药的革兰氏阴性杆菌的抗菌活性
强效利尿药	合用可使肾毒性增加
香豆素类抗凝血药	合用可增加出血的风险
乙醇	合用可发生双硫仑样反应

十三、头孢哌酮

与头孢哌酮合用药物临床评价见表 2-36。

表 2-36　与头孢哌酮合用药物临床评价

合用药物	临床评价
阿司匹林	由于对血小板的累加抑制作用而增加出血危险
氨基糖苷类	对肠杆菌科细菌和铜绿假单胞菌的某些敏感菌株有协同作用，肾毒性增加
丙磺舒	可延迟头孢哌酮的排泄，延长半衰期
非甾体抗炎药	合用可增加出血的危险
肝素	合用可使肾毒性增加
磺吡酮	合用可增加出血的危险
香豆素类抗凝血药	合用可增加出血的危险
乙醇	可抑制乙醛脱氢酶的活性，使血中乙醛蓄积，出现双硫仑样反应，在应用头孢哌酮期间直至用药后 5 天内禁止饮酒或含乙醇的饮料，禁止口服或静脉输入含乙醇的药物

十四、头孢噻吩

与头孢噻吩合用药物临床评价见表 2-37。

表 2-37　与头孢噻吩合用药物临床评价

合用药物	临床评价
氨基糖苷类	合用可使肾毒性增加
丙磺舒	可延迟头孢噻吩的排泄，使其半衰期延长
多黏菌素 E	合用可使肾毒性增加
抗肿瘤药	合用可使肾毒性增加
克拉维酸	可增强头孢噻吩对某些因产生β-内酰胺酶而对之耐药的革兰氏阴性杆菌的抗菌活性
利尿药	合用可使肾毒性增加

十五、头孢噻肟

与头孢噻肟合用药物临床评价见表 2-38。

表 2-38　与头孢噻肟合用药物临床评价

合用药物	临床评价
阿洛西林	使头孢噻肟的总清除率降低，合用需适当减少剂量
氨基糖苷类	合用可使肾毒性增加
丙磺舒	可延迟头孢噻肟的排泄，使其半衰期延长
利尿药	合用可使肾毒性增加
美洛西林	使头孢噻肟的总清除率降低，合用需适当减少剂量
匹可硫酸钠	合用可降低匹可硫酸钠的疗效
香豆素类抗凝血药	可能增强抗凝作用

十六、头孢来星

与头孢来星合用药物临床评价见表 2-39。

表 2-39　头孢来星合用药物临床评价

合用药物	临床评价
丙磺舒	可延迟头孢来星的排泄，使其半衰期延长
匹可硫酸钠	可降低匹可硫酸钠的疗效
伤寒疫苗	可降低伤寒疫苗免疫效果
香豆素类抗凝血药	可能增强抗凝效应

十七、头孢唑肟、头孢替安

参见头孢来星。

十八、头孢替唑

与头孢替唑合用药物临床评价见表 2-40。

表 2-40　与头孢替唑合用药物临床评价

合用药物	临床评价
氨基糖苷类	对某些敏感菌株有协同抗菌作用，但肾毒性增加
保泰松	合用可使肾毒性增加
苯妥英钠	可延缓苯妥英钠在肾小管的排泄，使其半衰期延长
丙磺舒	可延迟头孢替唑排泄，使其半衰期延长
抗肿瘤药	合用可使肾毒性增加
匹可硫酸钠	可降低匹可硫酸钠的疗效
强效利尿药	合用可使肾毒性增加
伤寒疫苗	可降低伤寒疫苗的免疫效果
香豆素类抗凝血药	可能增强维生素 K 拮抗剂的抗凝效应
乙醇	可发生双硫仑样反应

十九、头孢硫脒

与头孢硫脒合用药物临床评价见表 2-41。

表 2-41　与头孢硫脒合用药物临床评价

合用药物	临床评价
氨基糖苷类	合用可使肾毒性增加
丙磺舒	可延迟头孢硫脒的排泄，使其半衰期延长
强效利尿药	合用可使肾毒性增加

二十、头孢尼西

与头孢尼西合用药物临床评价见表 2-42。

表 2-42　与头孢尼西合用药物临床评价

合用药物	临床评价
氨基糖苷类	合用可使肾毒性增加
丙磺舒	可延迟头孢尼西的排泄，使其半衰期延长
多黏菌素	合用可使肾毒性增加
环孢素	合用可使肾毒性增加
口服避孕药	可降低口服避孕药的作用
两性霉素 B	合用可使肾毒性增加
强效利尿药	合用可使肾毒性增加
伤寒疫苗	合用可使伤寒疫苗的免疫性降低
顺铂	合用可使肾毒性增加
万古霉素	合用可使肾毒性增加
香豆素类抗凝血药	可能增强维生素 K 拮抗剂的抗凝效应

二十一、头孢地秦

与头孢地秦合用药物临床评价见表 2-43。

表 2-43　与头孢地秦合用药物临床评价

合用药物	临床评价
氨基糖苷类	合用可使肾毒性增加
丙磺舒	可延迟头孢地秦的排泄,半衰期延长
多黏菌素	合用可使肾毒性增加
环孢素	合用可使肾毒性增加
两性霉素 B	合用可使肾毒性增加
黏菌素	合用可使肾毒性增加
强效利尿药	合用可使肾毒性增加
伤寒疫苗	伤寒疫苗的免疫性降低
顺铂	合用可使肾毒性增加
万古霉素	合用可使肾毒性增加
香豆素类抗凝血药	可能增强维生素 K 拮抗剂的抗凝效应

二十二、头孢泊肟酯

与头孢泊肟酯合用药物临床评价见表 2-44。

表 2-44　与头孢泊肟酯合用药物临床评价

合用药物	临床评价
H_2 受体拮抗剂	可使头孢泊肟酯的吸收减少,使其血药浓度和疗效降低
氨基糖苷类	合用可使肾毒性增加
丙磺舒	可延迟头孢泊肟酯的排泄,使其半衰期延长
抗酸药	可使头孢泊肟酯的血药浓度降低
匹可硫酸钠	可使匹可硫酸钠的疗效降低
伤寒疫苗	伤寒疫苗的免疫性降低
香豆素类抗凝血药	合用可增强抗凝活性

二十三、头孢地尼

与头孢地尼合用药物临床评价见表 2-45。

表 2-45　与头孢地尼合用药物临床评价

合用药物	临床评价
氨基糖苷类	合用可增加肾毒性
丙磺舒	头孢地尼的血药浓度峰值可升高约 54%,药-时曲线下面积增大约 1 倍,半衰期延长 50%
醋硝香豆素	增加抗凝活性
钙剂	可减少头孢地尼的吸收
华法林	可能抵制肠道细菌产生维生素 K,使华法林效应增强
镁剂	可减少头孢地尼的吸收
双香豆素	合用可增强抗凝活性
铁剂	可减少头孢地尼的吸收

二十四、头孢吡肟

与头孢吡肟合用药物临床评价见表 2-46。

表 2-46 与头孢吡肟合用药物临床评价

合用药物	临床评价
氨基糖苷类	合用可增加肾毒性
丙磺舒	丙磺舒可升高头孢吡肟的血药浓度
香豆素类抗凝血药	合用可增强抗凝活性

二十五、头孢布烯

与头孢布烯合用药物临床评价见表 2-47。

表 2-47 与头孢布烯合用药物临床评价

合用药物	临床评价
氨基糖苷类	合用可增加肾毒性
丙磺舒	丙磺舒可升高头孢布烯的血药浓度
口服锌制剂	可使头孢布烯的血药浓度降低
匹可硫酸钠	可使匹可硫酸钠的疗效降低
香豆素类抗凝血药	合用可增强抗凝活性

二十六、头孢雷特

与头孢雷特合用药物临床评价见表 2-48。

表 2-48 与头孢雷特合用药物临床评价

合用药物	临床评价
丙磺舒	丙磺舒可升高头孢雷特的血药浓度
香豆素类抗凝血药	合用可增强抗凝活性

二十七、头孢洛林酯

与头孢洛林酯合用药物临床评价见表 2-49。

表 2-49 与头孢洛林酯合用药物临床评价

合用药物	临床评价
丙磺舒	丙磺舒可升高头孢洛林的血药浓度
匹可硫酸钠	可使匹可硫酸钠的疗效降低
香豆素类抗凝血药	合用可增强抗凝活性,增加出血的风险

二十八、头孢匹林

与头孢匹林合用药物临床评价见表 2-50。

表 2-50　与头孢匹林合用药物临床评价

合用药物	临床评价
丙磺舒	丙磺舒可升高头孢匹林的血药浓度
香豆素类抗凝血药	合用可增强抗凝活性，增加出血的风险

二十九、头孢羟氨苄

与头孢羟氨苄合用药物临床评价见表 2-51。

表 2-51　与头孢羟氨苄合用药物临床评价

合用药物	临床评价
丙磺舒	丙磺舒可升高头孢羟氨苄的血药浓度
匹可硫酸钠	可使匹可硫酸钠的疗效降低
香豆素类抗凝血药	合用可增强抗凝活性，增加出血的风险

三十、头孢替坦

与头孢替坦合用药物临床评价见表 2-52。

表 2-52　与头孢替坦合用药物临床评价

合用药物	临床评价
氨基糖苷类	合用可增加肾毒性
丙磺舒	丙磺舒可升高头孢替坦的血药浓度
匹可硫酸钠	可使匹可硫酸钠的疗效降低
羧甲司坦	增加头孢替坦不良反应的发生率和严重性
香豆素类抗凝血药	合用可增强抗凝活性
乙醇	可发生双硫仑样反应

三十一、头孢托仑

与头孢托仑合用药物临床评价见表 2-53。

表 2-53　与头孢托仑合用药物临床评价

合用药物	临床评价
H_2受体拮抗剂	可降低头孢托仑的血药浓度
丙磺舒	可抑制头孢托仑在肾脏的排泄，使其血药浓度升高，半衰期延长
抗酸药	可降低头孢托仑的血药浓度
香豆素类抗凝血药	合用可增强抗凝活性
质子泵抑制剂	可降低头孢托仑的血药浓度

三十二、头孢乙腈

与头孢乙腈合用药物临床评价见表 2-54。

表 2-54 与头孢乙腈合用药物临床评价

合用药物	临床评价
丙磺舒	丙磺舒可升高头孢乙腈的血药浓度
香豆素类抗凝血药	可增强抗凝活性，增加出血的风险

三十三、头孢洛赞-他唑巴坦

与头孢洛赞-他唑巴坦合用药物临床评价见表 2-55。

表 2-55 与头孢洛赞-他唑巴坦合用药物临床评价

合用药物	临床评价
霍乱疫苗	可减弱霍乱疫苗的作用
卡介苗	可能会干扰膀胱内卡介苗的抗肿瘤活性
伤寒疫苗	可减弱伤寒疫苗的作用

三十四、头孢地尔

与头孢地尔合用药物临床评价见表 2-56。

表 2-56 与头孢地尔合用药物临床评价

合用药物	临床评价
霍乱疫苗	可减弱霍乱疫苗的作用
卡介苗	可能会干扰膀胱内卡介苗的抗肿瘤活性
伤寒疫苗	可减弱伤寒疫苗的作用

第三节 碳青霉烯类及单环β-内酰胺类

一、亚胺培南-西司他丁

与亚胺培南-西司他丁合用药物临床评价见表 2-57。

表 2-57 与亚胺培南-西司他丁合用药物临床评价

合用药物	临床评价
氨基糖苷类	对铜绿假单胞菌有协同抗菌作用
丙磺舒	减少亚胺培南的排泄，使其血药浓度升高，半衰期延长
丙戊酸盐	丙戊酸盐的血药浓度降低
茶碱	两者均与癫痫发作相关，合用可导致癫痫发作
更昔洛韦、缬更昔洛韦	合用可导致癫痫发作
环孢素	合用可增加神经毒性作用
疫苗	可使伤寒疫苗失活

二、美罗培南

与美罗培南合用药物临床评价见表 2-58。

表 2-58　与美罗培南合用药物临床评价

合用药物	临床评价
氨基糖苷类	对铜绿假单胞菌有协同抗菌作用
丙磺舒	减少美罗培南的排泄，使其血药浓度升高，半衰期延长
丙戊酸盐	丙戊酸盐的血药浓度降低
更昔洛韦、缬更昔洛韦	合用可导致癫痫发作
疫苗	可使伤寒疫苗失活

三、帕尼培南-倍他米隆

与帕尼培南-倍他米隆合用药物临床评价见表 2-59。

表 2-59　与帕尼培南-倍他米隆合用药物临床评价

合用药物	临床评价
丙磺舒	减少帕尼培南的排泄，使其血药浓度升高，半衰期延长
丙戊酸盐	丙戊酸盐的血药浓度降低
更昔洛韦、缬更昔洛韦	合用可导致癫痫发作
伤寒疫苗	可使伤寒疫苗失活

四、厄他培南

参见美罗培南。

五、比阿培南

参见美罗培南。

六、多利培南

参见美罗培南。

七、法罗培南

参见美罗培南。

八、氨曲南

与氨曲南合用药物临床评价见表 2-60。

表 2-60　与氨曲南合用药物临床评价

合用药物	临床评价
丙磺舒	减少氨曲南的排泄，使其血药浓度升高，半衰期延长
疫苗	可使伤寒疫苗失活

第四节 头霉素与头孢烯类

一、头孢西丁

与头孢西丁合用药物临床评价见表 2-61。

表 2-61 与头孢西丁合用药物临床评价

合用药物	临床评价
氨基糖苷类	有协同抗菌作用，但合用时会增加肾毒性
丙磺舒	合用时可延迟头孢西丁的排泄，升高头孢西丁的血药浓度及延长 $t_{1/2}$
呋塞米	头孢西丁与呋塞米等强利尿药合用时，可增加肾毒性
霍乱疫苗	可减弱霍乱疫苗的作用
卡介苗	可能会干扰膀胱内卡介苗的抗肿瘤活性
伤寒疫苗	可减弱伤寒疫苗的作用
乙醇	可影响乙醇代谢，使血中乙醛浓度上升，导致双硫仑样反应（面部潮红、头痛、眩晕、腹痛、胃痛、恶心、呕吐、气促、心率加快、血压降低，以及嗜睡、幻觉等）

二、头孢美唑

参见头孢西丁。

三、头孢米诺

参见头孢西丁。

四、氯碳头孢

与氯碳头孢合用药物临床评价见表 2-62。

表 2-62 与氯碳头孢合用药物临床评价

合用药物	临床评价
霍乱疫苗	可减弱霍乱疫苗的作用
卡介苗	可能会干扰膀胱内卡介苗的抗肿瘤活性
伤寒疫苗	可减弱伤寒疫苗的作用
乙醇	可影响乙醇代谢，使血中乙醛浓度上升，导致双硫仑样反应（面部潮红、头痛、眩晕、腹痛、胃痛、恶心、呕吐、气促、心率加快、血压降低，以及嗜睡、幻觉等）

五、氟氧头孢

与氟氧头孢合用药物临床评价见表 2-63。

表 2-63 与氟氧头孢合用药物临床评价

合用药物	临床评价
氨基糖苷类	有协同抗菌作用，但合用时会增加肾毒性
丙磺舒	合用时可延迟氟氧头孢的排泄，升高氟氧头孢的血药浓度及延长 $t_{1/2}$
呋塞米	氟氧头孢与呋塞米等强利尿药合用时，可增加肾毒性

合用药物	临床评价
霍乱疫苗	可减弱霍乱疫苗的作用
卡介苗	可能会干扰膀胱内卡介苗的抗肿瘤活性
伤寒疫苗	可减弱伤寒疫苗的作用
乙醇	可影响乙醇代谢，使血中乙醛浓度上升，导致双硫仑样反应（面部潮红、头痛、眩晕、腹痛、胃痛、恶心、呕吐、气促、心率加快、血压降低，以及嗜睡、幻觉等）

六、拉氧头孢

参见氟氧头孢。

第五节 大环内酯类

一、红霉素

与红霉素合用药物临床评价见表 2-64。

表 2-64 与红霉素合用药物临床评价

合用药物	临床评价
阿瑞匹坦	可能升高阿瑞匹坦的血药浓度
阿司咪唑	可抑制阿司咪唑的代谢，诱发尖端扭转型心律失常，禁止合用
阿托伐他汀	非胃肠道给药的红霉素可增加阿托伐他汀的室性心律失常危险及肌病危险
安泼那韦	两者的血药浓度均增加
氨磺必利	合用可增加室性心律失常的危险，应避免合用
丙吡胺	可能升高丙吡胺的血药浓度，增加中毒的风险
丙戊酸	抑制丙戊酸的代谢，升高其血药浓度
茶碱	可能升高茶碱的血药浓度，使其毒性增加。如果是口服红霉素，则红霉素的血药浓度降低
长春碱	合用可增加长春碱的毒性，应避免合用
雌激素类	合用可能降低雌激素的避孕作用，但风险较小
达非那新	合用可能升高达非那新的血药浓度
地高辛	合用升高地高辛的血药浓度，增加中毒的风险
丁螺环酮	合用升高丁螺环酮的血药浓度，需减少丁螺环酮的给药剂量
多西他赛	合用增加多西他赛的毒性
耳毒性药物	大剂量红霉素与耳毒性药物合用，尤其对肾功能减退者可能增加耳毒性
二甲麦角新碱	增加麦角中毒风险，避免合用
非洛地平	可能抑制非洛地平的代谢，升高非洛地平的血药浓度
肝毒性药物	合用可能增强肝毒性
环孢素	抑制环孢素的代谢，增加环孢素的血药浓度
加兰他敏	合用升高加兰他敏的血药浓度
甲泼尼龙	抑制甲泼尼龙的代谢
卡马西平	抑制卡马西平的代谢，升高其血药浓度
卡麦角林	升高卡麦角林的血药浓度，增加中毒风险

续表

合用药物	临床评价
抗凝血药	长期服用抗凝血药者，合用红霉素可导致凝血酶原时间延长，从而增加出血危险，尤其是老年人，必须合用时，抗凝血药的给药剂量宜适当调整，并严密观察凝血酶原时间
喹硫平	可能升高喹硫平的血药浓度，需减少喹硫平的给药剂量
乐卡地平	可能抑制乐卡地平的代谢，升高乐卡地平的血药浓度
利福布汀	可能升高利福布汀的血药浓度，增加视网膜炎危险，需减少利福布汀剂量
利托那韦	可升高红霉素的血药浓度
林可霉素	因竞争药物的同一结合位点，可产生相互拮抗作用
卢帕他定	可升高卢帕他定的血药浓度
洛伐他汀	可抑制洛伐他汀代谢，引起横纹肌溶解
氯氮平	可能升高氯氮平的血药浓度
氯雷他定	可能抑制氯雷他定的代谢，升高其血药浓度
氯霉素	因竞争药物的同一结合位点，可产生相互拮抗作用
麦角胺	增加麦角中毒风险，避免合用
咪达唑仑	抑制咪达唑仑的代谢，升高咪达唑仑的血药浓度，增强镇静作用
咪唑斯汀	抑制咪唑斯汀的代谢，升高其血药浓度，避免合用
莫西沙星	静脉合用红霉素与莫西沙星可增加室性心律失常危险，避免合用
喷他脒	非肠道用红霉素与喷他脒羟乙磺酸盐合用可增加室性心律失常危险
匹莫齐特	增加室性心律失常危险，避免合用
秋水仙碱	增加秋水仙碱中毒的风险
瑞波西汀	抑制瑞波西汀的代谢，升高其血药浓度，加重不良反应，避免合用
瑞舒伐他汀	降低瑞舒伐他汀的血药浓度
舍曲林	抑制舍曲林的代谢，升高其血药浓度，加重不良反应，避免合用
舍吲哚	增加室性心律失常危险，避免合用
他达那非	两药的血药浓度均升高
他克莫司	两药的血药浓度均升高
特非那定	可抑制特非那定的代谢，诱发尖端扭转型心律失常，禁止合用
托特罗定	可能升高托特罗定的血药浓度，避免合用
维拉帕米	可能抑制维拉帕米的代谢，升高维拉帕米的血药浓度，增加中毒风险
西地那非	升高西地那非的血药浓度，合用时需减少西地那非初始给药剂量
西罗莫司	两药的血药浓度均升高
西洛他唑	两药的血药浓度均升高，避免合用
西咪替丁	升高红霉素的血药浓度，增加中毒的风险，包括耳聋
西沙必利	可抑制西沙必利的代谢，诱发尖端扭转型心律失常，禁止合用
辛伐他汀	增加肌病危险，避免合用
溴吡斯的明	静脉合用红霉素与溴吡斯的明可增加室性心律失常危险，避免合用
溴隐亭	升高溴隐亭的血药浓度，增加中毒的风险
依地那非	升高依地那非的血药浓度，合用需减少依地那非的给药剂量
依立曲坦	升高依立曲坦的血药浓度，增加中毒风险，避免合用
依普利酮	升高依普利酮的血药浓度，合用时需减少依普利酮的给药剂量
扎鲁司特	降低扎鲁司特的血药浓度
佐匹克隆	抑制佐匹克隆的代谢，升高佐匹克隆的血药浓度

二、阿奇霉素

与阿奇霉素合用药物临床评价见表2-65。

表2-65 与阿奇霉素合用药物临床评价

合用药物	临床评价
雌激素类	可阻断性激素类的肠肝循环，可能降低雌激素的避孕作用，但风险较小
地高辛	升高地高辛的血药浓度，增加中毒风险，应注意观察有无不良反应发生
二甲麦角新碱	增加麦角中毒风险，避免合用，应注意观察有无不良反应发生
华法林	合用时严密监测凝血酶原时间
环孢素	抑制环孢素的代谢，升高环孢素的血药浓度，应注意观察有无不良反应发生
卡麦角林	升高卡麦角林的血药浓度，增加中毒风险，应注意观察有无不良反应发生
抗酸药	合用影响阿奇霉素的吸收，可降低其血药峰值，尤其是同时合用含铝或镁的抗酸药时，阿奇霉素应在服用上述药物前1小时或2小时后给予
喹硫平	可能升高喹硫平的血药浓度，需减少喹硫平的给药剂量
利福布汀	可能升高利福布汀的血药浓度，增加视网膜炎危险，需减少利福布汀剂量
利托那韦	阿奇霉素的血药浓度升高
麦角胺	增加麦角中毒风险，避免合用，应注意观察有无不良反应发生
咪唑斯汀	抑制咪唑斯汀的代谢，升高其血药浓度，避免合用
三唑仑	升高三唑仑的血药浓度，显示更强的作用，应注意观察有无不良反应发生
舍吲哚	增加室性心律失常危险，避免合用
溴隐亭	升高溴隐亭的血药浓度，增加中毒的风险

三、克拉霉素

与克拉霉素合用药物临床评价见表2-66。

表2-66 与克拉霉素合用药物临床评价

合用药物	临床评价
阿司咪唑	可抑制阿司咪唑的代谢，诱发尖端扭转型心律失常，禁止合用
阿托伐他汀	升高阿托伐他汀的血药浓度
阿扎那韦	两药的血药浓度均升高
奥美拉唑	两药的血药浓度均升高
苯妥英	抑制苯妥英的代谢，升高其血药浓度
丙吡胺	可能升高丙吡胺的血药浓度（增加中毒的风险）
茶碱	抑制茶碱代谢，升高茶碱的血药浓度
雌激素类	可能降低雌激素的避孕作用，但风险较小
地高辛	升高地高辛的血药浓度，增加中毒风险
二甲麦角新碱	增加麦角中毒风险，禁止合用
氟康唑	可抑制克拉霉素的代谢，使血药浓度升高
环孢素	抑制环孢素的代谢，升高环孢素的血药浓度
甲泼尼龙	抑制甲泼尼龙的代谢，升高甲泼尼龙的血药浓度
卡马西平	抑制卡马西平的代谢，升高其血药浓度

续表

合用药物	临床评价
卡麦角林	升高卡麦角林的血药浓度，增加中毒风险
抗凝血药	增强香豆素类的抗凝作用
喹硫平	可能升高喹硫平的血药浓度，需减少喹硫平的给药剂量
利福布汀	可能升高利福布汀的血药浓度，增加视网膜炎危险，需减少利福布汀剂量
利福霉素	降低克拉霉素的血药浓度
利托那韦	可抑制克拉霉素代谢，使血药浓度升高
麦角胺	增加麦角中毒风险，禁止合用
咪达唑仑	抑制咪达唑仑的代谢，升高咪达唑仑的血药浓度，增强其镇静作用
咪唑斯汀	抑制咪唑斯汀的代谢，升高其血药浓度，避免合用
匹莫齐特	可抑制匹莫齐特的代谢，诱发尖端扭转型心律失常，禁止合用
齐多夫定	减少齐多夫定的吸收
秋水仙碱	增加秋水仙碱中毒的风险
瑞格列奈	增强瑞格列奈的降血糖作用
三唑仑	升高三唑仑的血药浓度，显示更强的作用
双氢麦角胺	增加麦角中毒风险，禁止合用
他达那非	两药的血药浓度均升高
他克莫司	两药的血药浓度均升高
特非那定	可抑制特非那定的代谢，诱发尖端扭转型心律失常，禁止合用
替拉那韦	两药相互升高彼此的血药浓度，肾功能不全者应减少克拉霉素的给药剂量
托特罗定	可能升高托特罗定的血药浓度，避免合用
维拉帕米	可能抑制维拉帕米的代谢，升高维拉帕米的血药浓度，增加中毒风险
西地那非	升高西地那非的血药浓度，合用时需减少西地那非初始给药剂量
西罗莫司	升高西罗莫司的血药浓度，避免合用
西沙必利	可抑制西沙必利的代谢，诱发尖端扭转型心律失常，禁止合用
辛伐他汀	增加肌病危险，避免合用
溴隐亭	升高溴隐亭的血药浓度，增加中毒风险
伊伐布雷定	可能升高伊伐布雷定的血药浓度，避免合用
伊曲康唑	升高伊曲康唑的血药浓度
依法韦仑	增加皮疹的发生率
依立曲坦	升高依立曲坦的血药浓度，增加中毒风险，避免合用
依普利酮	升高依普利酮的血药浓度，避免合用

四、泰利霉素

参见克拉霉素。

五、依托红霉素（无味红霉素）

与依托红霉素合用药物临床评价见表 2-67。

表 2-67 与依托红霉素合用药物临床评价

合用药物	临床评价
阿司咪唑	可抑制阿司咪唑的代谢,诱发尖端扭转型心律失常,禁止合用
雌激素类	可能降低雌激素的避孕作用,但风险较小
地高辛	可升高地高辛的血药浓度,增加中毒风险
二甲麦角新碱	增加麦角中毒风险,避免合用
环孢素	抑制环孢素的代谢,升高环孢素的血药浓度
卡麦角林	升高卡麦角林的血药浓度,增加中毒风险
喹硫平	可能升高喹硫平的血药浓度,需减少喹硫平的给药剂量
利福布汀	可能升高利福布汀的血药浓度,增加视网膜炎危险,需减少利福布汀剂量
麦角胺	增加麦角中毒风险,避免合用
咪唑斯汀	抑制咪唑斯汀的代谢,升高其的血药浓度,避免合用
匹莫齐特	可抑制匹莫齐特的代谢,诱发尖端扭转型心律失常,禁止合用
舍吲哚	增加室性心律失常危险,避免合用
西沙必利	可抑制西沙必利的代谢,诱发尖端扭转型心律失常,禁止合用
溴隐亭	升高溴隐亭的血药浓度,增加中毒风险

六、琥乙红霉素

与琥乙红霉素合用药物临床评价见表 2-68。

表 2-68 与琥乙红霉素合用药物临床评价

合用药物	临床评价
雌激素类	可能降低雌激素的避孕作用,但风险较小
地高辛	升高地高辛的血药浓度,增加中毒风险
二甲麦角新碱	增加麦角中毒风险,避免合用
环孢素	抑制环孢素的代谢,升高环孢素的血药浓度
卡麦角林	升高卡麦角林的血药浓度,增加中毒风险
喹硫平	可能升高喹硫平的血药浓度,需减少喹硫平的给药剂量
利福布汀	可能升高利福布汀的血药浓度,增加视网膜炎危险,需减少利福布汀剂量
麦角胺	增加麦角中毒风险,避免合用
咪唑斯汀	抑制咪唑斯汀的代谢,升高其的血药浓度,避免合用
舍吲哚	增加室性心律失常危险,避免合用
溴隐亭	升高溴隐亭的血药浓度,增加中毒风险

七、罗红霉素

与罗红霉素合用药物临床评价见表 2-69。

表 2-69 与罗红霉素合用药物临床评价

合用药物	临床评价
阿司咪唑	阿司咪唑的血药浓度升高,引发严重的室性心律失常,禁止合用
茶碱	罗红霉素与茶碱合用,可升高其茶碱的血药浓度,导致茶碱中毒
地高辛	罗红霉素可增加地高辛吸收,合用时应监测心电图和地高辛的血药浓度

续表

合用药物	临床评价
麦角类生物碱	增加麦角中毒风险，避免合用
咪达唑仑	罗红霉素可增加咪达唑仑 AUC（曲线下面积），延长其半衰期
匹莫齐特	可导致 QT 间期延长，禁止合用
特非那定	特非那定的血药浓度升高，引发严重的室性心律失常，禁止合用
西沙必利	可导致 QT 间期延长，禁止合用

八、吉他霉素

与吉他霉素合用药物临床评价见表 2-70。

表 2-70　与吉他霉素合用药物临床评价

合用药物	临床评价
雌激素类	可能降低雌激素的避孕作用，但风险较小
地高辛	升高地高辛的血药浓度，增加中毒风险
二甲麦角新碱	增加麦角中毒风险，避免合用
环孢素	抑制环孢素的代谢，升高环孢素的血药浓度
卡麦角林	升高卡麦角林的血药浓度，增加中毒风险
喹硫平	可能升高喹硫平的血药浓度，需减少喹硫平的给药剂量
利福布汀	可能升高利福布汀的血药浓度，增加视网膜炎危险，需减少利福布汀剂量
麦角胺	增加麦角中毒风险，避免合用
咪唑斯汀	抑制咪唑斯汀的代谢，升高其的血药浓度，避免合用
舍吲哚	增加室性心律失常危险，避免合用
溴隐亭	升高溴隐亭的血药浓度，增加中毒风险

九、麦迪霉素

参见吉他霉素。

十、乙酰麦迪霉素

参见吉他霉素。

十一、罗他霉素

参见吉他霉素。

十二、麦白霉素

参见吉他霉素。

十三、地红霉素

与地红霉素合用药物临床评价见表 2-71。

表 2-71 与地红霉素合用药物临床评价

合用药物	临床评价
H_2 受体拮抗剂	服用 H_2 受体拮抗剂后立即口服,可增加地红霉素的吸收
茶碱	对茶碱的代谢影响不显著,但合用仍需谨慎
抗酸药	服用抗酸药后立即口服,可增加地红霉素的吸收
特非那定	合用对特非那定的代谢影响不显著,但合用仍需谨慎

十四、非达米星

与非达米星合用药物临床评价见表 2-72。

表 2-72 与非达米星合用药物临床评价

合用药物	临床评价
霍乱疫苗	非达米星可影响霍乱疫苗的效果
伤寒疫苗	非达米星可影响伤寒疫苗的效果
维奈托克	非达米星可能升高维奈托克的血药浓度,可能增加肿瘤溶解综合征的风险,特别是在开始治疗和剂量增加阶段,也会增加其他不良反应,如腹泻、恶心、呕吐、中性粒细胞减少、贫血和血小板减少,应避免合用

第六节 四 环 素 类

一、四环素

与四环素合用药物临床评价见表 2-73。

表 2-73 与四环素合用药物临床评价

合用药物	临床评价
阿托伐醌	降低四环素的血药浓度
白陶土	可减少四环素吸收
苯乙双胍	可加重苯乙双胍导致的乳酸酸中毒,避免合用,尤其是肾功能不全者
苯茚二酮	增强苯茚二酮的抗凝作用
布美他尼	强利尿药可加重四环素对肾功能的损害,导致高氮质血症
地塞米松	增加二重感染的发生率
地维烯胺	可影响四环素吸收,有指征合用时需间隔数小时
呋塞米	强利尿药可加重四环素对肾功能的损害,导致高氮质血症
含金属离子药物	四环素与含钙、镁、铝、铁、铋等金属离子的药物合用时,可与后者所含的金属离子形成不溶性络合物,尤其是与铝离子的结合最为稳定,其他较弱,使四环素的吸收减少
环噻嗪	环噻嗪是中效利尿药,可加重四环素对肾功能的损害,导致高氮质血症
磺酰脲类	增强降血糖效应
甲氯噻嗪	甲氯噻嗪是中效利尿药,可加重四环素对肾功能的损害,导致高氮质血症
甲泼尼龙	增加二重感染的发生率
甲氧氟烷	可增加肾毒性,可致肾衰竭,严重者可死亡
考来替泊	可影响四环素吸收,有指征合用时需间隔数小时
考来烯胺	可影响四环素吸收,有指征合用时需间隔数小时

续表

合用药物	临床评价
口服避孕药	可降低口服含雌激素类避孕药的效果，并能增加经期外出血危险
喹那普利	可减少四环素吸收
雷尼酸锶	减少四环素吸收
雷尼替丁	减少四环素吸收
硫柳汞	当使用含硫柳汞的隐形眼镜护理液时，合用时可引起眼部不适
麦角碱	增加麦角中毒的风险
美西麦角	增加麦角中毒的风险
培西达替尼	可加重肝损伤
氢氯噻嗪	氢氯噻嗪为中效利尿药，可加重四环素对肾功能的损害，导致高氮质血症
双香豆素	增加抗凝效应
碳酸氢钠	抗酸药可使四环素胃内 pH 增高、吸收减少 50%、活性降低，因此在服用四环素后 1～3 小时内不应服用抗酸药
维生素 A	可轻微增加颅内高压的危险
西咪替丁	可降低四环素的血药浓度和生物利用度
锌	相互减少吸收
依他尼酸	强利尿药可加重四环素对肾功能的损害，导致高氮质血症

二、土霉素

参见四环素。

三、多西环素

参见四环素。

四、米诺环素

参见四环素。

五、美他环素

参见四环素。

六、替加环素

与替加环素合用药物临床评价见表 2-74。

表 2-74　与替加环素合用药物临床评价

合用药物	临床评价
氨基乙酰丙酸	合用可增加皮肤光毒性，应避免合用
贝沙罗汀	合用可增加发生胰腺炎的风险
霍乱疫苗	替加环素可减弱霍乱疫苗的作用
卡介苗	替加环素可能会干扰膀胱内卡介苗的抗肿瘤活性
伤寒疫苗	替加环素可减弱伤寒疫苗的作用

七、奥马环素

与奥马环素合用药物临床评价见表 2-75。

表 2-75　与奥马环素合用药物临床评价

合用药物	临床评价
阿维 A	奥马环素合用维生素 A 或相关化合物可能会增加假性脑瘤的风险，禁止合用
阿维 A 酯	奥马环素合用维生素 A 或相关化合物可能会增加假性脑瘤的风险，禁止合用
氨基乙酰丙酸	合用可增加皮肤光毒性
霍乱疫苗	奥马环素可减弱霍乱疫苗的作用
卡介苗	奥马环素可能会干扰膀胱内卡介苗的抗肿瘤活性
伤寒疫苗	奥马环素可减弱伤寒疫苗的作用
维生素 A	奥马环素合用维生素 A 或相关化合物可能会增加假性脑瘤的风险，禁止合用
异维 A 酸	奥马环素合用维生素 A 或相关化合物可能会增加假性脑瘤的风险，禁止合用

八、沙瑞环素

与沙瑞环素合用药物临床评价见表 2-76。

表 2-76　与沙瑞环素合用药物临床评价

合用药物	临床评价
阿维 A	合用可能会增加假性脑瘤的风险，禁止合用
阿维 A 酯	合用可能会增加假性脑瘤的风险，禁止合用
氨基乙酰丙酸	合用可增加皮肤光毒性
地高辛	沙瑞环素可升高地高辛的血药浓度，合用时应监测地高辛的血药浓度
多价阳离子	与含铝、钙、镁或铁的制剂及次水杨酸铋合用时，可能影响沙瑞环素的吸收，降低沙瑞环素的疗效，建议沙瑞环素与上述药物分开服用
霍乱疫苗	沙瑞环素可减弱霍乱疫苗的作用
卡介苗	沙瑞环素可能会干扰膀胱内卡介苗的抗肿瘤活性
抗酸药	可能影响沙瑞环素的吸收，降低沙瑞环素的疗效，建议分开服用
秋水仙碱	沙瑞环素可升高秋水仙碱的血药浓度，合用时应减少秋水仙碱的剂量
伤寒疫苗	沙瑞环素可减弱伤寒疫苗的作用
维生素 A	合用可能会增加假性脑瘤的风险，禁止合用
异维 A 酸	合用可能会增加假性脑瘤的风险，禁止合用

第七节　酰胺醇类

一、氯霉素

与氯霉素合用药物临床评价见表 2-77。

表 2-77　与氯霉素合用药物临床评价

合用药物	临床评价
阿芬太尼	氯霉素抑制肝药酶的活性，可降低阿芬太尼的清除，延长其作用时间
保泰松	氯霉素与能引起骨髓抑制作用的药物合用时，加重骨髓抑制作用

续表

合用药物	临床评价
苯巴比妥	药酶诱导剂可增强氯霉素的代谢，降低其血药浓度
苯妥英	氯霉素抑制肝药酶的活性，导致乙内酰脲类抗癫痫药代谢减少，或氯霉素置换该类药物的血浆蛋白结合部位，可使该类药物作用增强，毒性增加
雌激素避孕药	降低避孕效果，以及增加经期外出血风险
大环内酯类	可替代或阻止氯霉素与细菌核糖体 50S 亚基的结合，可发生拮抗作用，不宜合用
华法林	氯霉素置换该类药物的血浆蛋白结合部位，可增强其抗凝作用
环孢素	可能升高环孢素的血药浓度
甲苯磺丁脲	氯霉素置换该类药物的血浆蛋白结合部位，可增强磺酰脲类的降血糖作用
抗肿瘤药物	氯霉素与能引起骨髓抑制作用的药物合用时，在加重骨髓抑制作用的同时进行放射治疗，应用氯霉素也可加重骨髓抑制作用，需调整骨髓抑制药或放射治疗的剂量
利福平	药酶诱导剂可增强氯霉素的代谢，降低其血药浓度
林可霉素类	可替代或阻止氯霉素与细菌核糖体 50S 亚基的结合，可发生拮抗作用，不宜合用
氯吡格雷	可能减少氯吡格雷的抗血小板效应
氯氮平	增加粒细胞缺乏风险
扑米酮	可增强氯霉素的代谢，降低其血药浓度
羟布宗	氯霉素与能引起骨髓抑制作用的药物合用时，加重骨髓抑制作用
羟钴胺	降低羟钴胺的治疗效果
青霉胺	氯霉素与能引起骨髓抑制作用的药物合用时，加重骨髓抑制作用
秋水仙碱	氯霉素与能引起骨髓抑制作用的药物合用时，加重骨髓抑制作用
双香豆素	氯霉素置换双香豆素的血浆蛋白结合部位，可增强其抗凝作用
他克莫司	可能升高他克莫司的血药浓度
维生素 B_{12}	可拮抗维生素 B_{12} 的造血作用
维生素 B_6	氯霉素具有维生素 B_6 拮抗药的作用或是后者经肾排泄量增加，可导致贫血或周围神经炎的发生
叶酸	可减弱叶酸的作用
疫苗	抗菌药物可使伤寒疫苗失活

二、甲砜霉素

与甲砜霉素合用药物临床评价见表 2-78。

表 2-78 与甲砜霉素合用药物临床评价

合用药物	临床评价
保泰松	肾毒性增加
苯妥英钠	可延缓苯妥英钠在肾小管的排泄，使其半衰期延长
丙磺舒	可抑制甲砜霉素在肾脏的排泄，使其血药浓度升高约 30%，半衰期延长
醋硝香豆素	增加抗凝活性
大观霉素	肾毒性增加
法莫替丁	可使甲砜霉素吸收减少，血药浓度降低和潜在的疗效降低
核糖霉素	肾毒性增加
华法林	增加抗凝活性
卡那霉素	肾毒性增加
抗肿瘤药	肾毒性增加

续表

合用药物	临床评价
克拉维酸	可增强甲砜霉素对某些因产生β-内酰胺酶而对之耐药的革兰氏阴性杆菌的抗菌活性
雷尼替丁	可使甲砜霉素吸收减少,血药浓度降低和潜在的疗效降低
奈替米星	肾毒性增加
尼扎替丁	可使甲砜霉素吸收减少,血药浓度降低和潜在的疗效降低
匹可硫酸钠	可使匹可硫酸钠的疗效降低
强效利尿药	肾毒性增加
氢氧化铝	甲砜霉素与大剂量氢氧化铝合用,血药浓度峰值降低24%,吸收减少27%
氢氧化镁	可使甲砜霉素的血药浓度降低
庆大霉素	对某些敏感菌株有协同抗菌作用,但肾毒性增加
双香豆素	增加抗凝活性
碳酸钙	可降低甲砜霉素的血药浓度
碳酸氢钠	甲砜霉素与大剂量碳酸氢钠合用,血药浓度峰值降低24%,吸收减少27%
妥布霉素	肾毒性增加
西咪替丁	可使甲砜霉素的吸收减少,血药浓度降低和潜在的疗效降低
新霉素	肾毒性增加
氧化镁	可使甲砜霉素的血药浓度降低

三、琥珀氯霉素

与琥珀氯霉素合用药物临床评价见表2-79。

表2-79　与琥珀氯霉素合用药物临床评价

合用药物	临床评价
阿芬太尼	琥珀氯霉素抑制肝药酶的活性,可降低阿芬太尼的清除,延长其作用时间
保泰松	琥珀氯霉素与能引起骨髓抑制作用的药物合用时,可加重骨髓抑制作用
苯巴比妥	药酶诱导剂可增强琥珀氯霉素的代谢,降低其血药浓度
苯妥英	琥珀氯霉素可抑制肝药酶的活性,导致乙内酰脲类抗癫痫药代谢减少,或琥珀氯霉素置换该类药物的血浆蛋白结合部位,可使该类药物作用增强,毒性增加
雌激素避孕药	降低避孕效果,以及增加经期外出血风险
大环内酯类	可替代或阻止氯霉素与细菌核糖体50S亚基的结合,可发生拮抗作用,不宜合用
甲苯磺丁脲	琥珀氯霉素置换该类药物的血浆蛋白结合部位,可增强磺酰脲类的降血糖作用
抗肿瘤药物	琥珀氯霉素与能引起骨髓抑制作用的药物合用时,可加重骨髓抑制作用。同时进行放射治疗时,应用琥珀氯霉素也可加重骨髓抑制作用,需调整骨髓抑制药或放射治疗的剂量
利福平	药酶诱导剂可增强琥珀氯霉素的代谢,降低其血药浓度
林可霉素类	可替代或阻止氯霉素与细菌核糖体50S亚基的结合,可发生拮抗作用,不宜合用
扑米酮	可增强琥珀氯霉素的代谢,降低其血药浓度
羟布宗	琥珀氯霉素与能引起骨髓抑制作用的药物合用时,可加重骨髓抑制作用
青霉胺	琥珀氯霉素与能引起骨髓抑制作用的药物合用时,可加重骨髓抑制作用
秋水仙碱	琥珀氯霉素与能引起骨髓抑制作用的药物合用时,可加重骨髓抑制作用
维生素B_{12}	可拮抗维生素B_{12}的造血作用
维生素B_6	琥珀氯霉素具有维生素B_6拮抗药的作用或是后者经肾排泄量增加,可导致贫血或周围神经炎

第八节 氨基糖苷类

一、链霉素

与链霉素合用药物临床评价见表 2-80。

表 2-80　与链霉素合用药物临床评价

合用药物	临床评价
氨苄西林	对草绿色链球菌、李斯特菌及某些敏感的肠球菌属有协同作用，但能增加肾毒性
氨茶碱	与碱性药物合用，抗菌效能可能增加，但毒性也增加
苯唑西林	对于金黄色葡萄球菌有协同作用，但能增加肾毒性
铂类化合物	增加肾毒性和耳毒性
茶苯海明	可掩盖链霉素及其他氨基糖苷类的耳毒性症状
地西泮	可增加神经肌肉阻滞作用
多黏菌素类	可增加肾毒性和神经肌肉阻滞作用，可导致骨骼肌软弱无力、呼吸抑制或呼吸麻痹（呼吸暂停）
放射性造影药	多数的放射性造影药由肾排泄，与氨基糖苷类药物合用则肾损伤加重，在使用造影剂前后不可注射氨基糖苷类药物
呋塞米	与潜在的耳毒性药物合用，或先后连续局部或全身应用，可能增加耳毒性，听力损害可能发生，且停药后仍可能发展至耳聋，听力损害可能减轻、恢复或呈永久性
氟达拉滨	与其他肾毒性药物局部或全身合用可能增加肾毒性
红霉素	可增加耳毒性
环孢素	与其他肾毒性药物局部或全身合用可能增加肾毒性
卷曲霉素	与潜在的耳毒性药物合用，或先后连续局部或全身应用，可能增加耳毒性，听力损害可能发生，且停药后仍可能发展至耳聋，听力损害可能减轻、恢复或呈永久性
两性霉素	增加肾毒性
氯化铵	氯化铵可使尿液酸化，增加氨基糖苷类药物的尿排泄，降低其血药浓度而降效
氯化琥珀胆碱	增加非去极化型肌松药的效应
黏菌素	可能增加肾毒性
哌拉西林	对于铜绿假单胞菌有协同作用，但能增加肾毒性
其他氨基糖苷类	可加重神经肌肉阻滞作用，导致骨骼肌软弱无力，呼吸抑制或呼吸麻痹（呼吸暂停），用抗胆碱酯酶药或钙盐有助于恢复
青霉素	对于草绿色链球菌、李斯特菌及某些敏感的肠球菌属有协同作用，但能增加肾毒性
双膦酸盐	增加低钙血症风险
顺铂	与其他肾毒性药物局部或全身合用可能增加肾毒性
他克莫司	增加肾毒性
碳酸氢钠	与碱性药物合用，抗菌效能可能增加，但毒性也增加
头孢菌素类	对于肺炎克雷伯菌有协同作用，但能增加肾毒性
万古霉素	对于草绿色链球菌及某些敏感的肠球菌属有协同作用，但能增加肾毒性
溴吡斯的明	发生拮抗作用
依他尼酸	与潜在的耳毒性药物合用，或先后连续局部或全身应用，可能增加耳毒性，听力损害可能发生，且停药后仍可能发展至耳聋，听力损害可能减轻、恢复或呈永久性
疫苗	抗菌药物可使疫苗失活

续表

合用药物	临床评价
右旋糖酐	可增加肾毒性
扎西他滨	可减少扎西他滨的肾脏排泄

二、庆大霉素

与庆大霉素合用药物临床评价见表 2-81。

表 2-81 与庆大霉素合用药物临床评价

合用药物	临床评价
α半乳糖苷酶和β半乳糖苷酶	可能抑制α半乳糖苷酶和β半乳糖苷酶的活性，避免合用
氨苄西林	对于草绿色链球菌、李斯特菌及某些敏感的肠球菌属有协同作用，但能增加肾毒性
氨茶碱	与碱性药物合用，抗菌效能可能增加，但毒性也增加
苯唑西林	对于金黄色葡萄球菌有协同作用，但能增加肾毒性
铂类化合物	增加肾毒性和耳毒性
地高辛	可能增加地高辛的吸收
地西泮	可增加神经肌肉阻滞作用
多黏菌素	可能增加肾毒性
放射性造影药	多数的放射性造影药由肾排泄，与氨基糖苷类药物合用则加重肾损伤，在使用造影剂前后不可注射氨基糖苷类药物
呋塞米	与潜在的耳毒性药物合用，或先后连续局部或全身应用，可能增加耳毒性，听力损害可能发生，且停药后仍可能发展至耳聋，听力损害可能减轻、恢复或呈永久性
红霉素	可增加耳毒性
环孢素	增加肾毒性
卷曲霉素	与潜在的耳毒性药物合用，或先后连续局部或全身应用，可能增加耳毒性，听力损害可能发生，且停药后仍可能发展至耳聋，听力损害可能减轻、恢复或呈永久性
克林霉素	已有报道引起急性肾衰竭
两性霉素	增加肾毒性
氯化铵	氯化铵可使尿液酸化，增加氨基糖苷类药物的尿排泄，降低其血药浓度而降效，其他尿酸化药物也有相同作用
氯化琥珀胆碱	增强非去极化型肌松药的作用
黏菌素	可能增加肾毒性
尿液碱化剂	可增强对泌尿系统的抗菌活性
哌拉西林	对于铜绿假单胞菌有协同作用，但能增加肾毒性
其他氨基糖苷类	可加重神经肌肉阻滞作用，导致骨骼肌软弱无力，呼吸抑制或呼吸麻痹（呼吸暂停），用抗胆碱酯酶药或钙盐有助于恢复
青霉素	对于草绿色链球菌、李斯特菌及某些敏感的肠球菌属有协同作用，但能增加肾毒性
双膦酸盐	增加低钙血症风险
他克莫司	增加肾毒性
碳酸氢钠	与碱性药物合用，抗菌效能可能增加，但毒性也增加
头孢菌素类	对于肺炎克雷伯菌有协同作用，但能增加肾毒性
万古霉素	对于草绿色链球菌及某些敏感的肠球菌属有协同作用，但能增加肾毒性

续表

合用药物	临床评价
溴吡斯的明	发生拮抗作用
依他尼酸	与潜在的耳毒性药物合用，或先后连续局部或全身应用，可能增加耳毒性，听力损害可能发生，且停药后仍可能发展至耳聋，听力损害可能减轻、恢复或呈永久性
疫苗	抗菌药物可使疫苗失活
吲哚美辛	可升高庆大霉素在新生儿期应用时的血药浓度
右旋糖酐	可增加肾毒性

三、卡那霉素、阿米卡星、异帕米星、新霉素、妥布霉素、奈替米星、西索米星、小诺米星、依替米星、大观霉素、核糖霉素、巴龙霉素

参见链霉素。

第九节 糖肽类

一、万古霉素

与万古霉素合用药物临床评价见表2-82。

表2-82 与万古霉素合用药物临床评价

合用药物	临床评价
阿德福韦	合用或先后应用有增加耳毒性及（或）肾毒性的潜在可能，可能发生听力减退，即使停药后仍有可能继续进展至耳聋。反应可呈可逆性，但往往成为永久性的。合用时应监测听力、肾功能及血药浓度，以调整给药剂量和给药间期
阿司匹林	与阿司匹林（大剂量）或其他水杨酸盐合用或先后应用，有增加耳毒性及（或）肾毒性的潜在可能，可能发生听力减退，即使停药后仍有可能继续进展至耳聋。反应可呈可逆性，但往往成为永久性的。合用时应监测听力
氨基糖苷类	合用或先后应用有增加耳毒性及（或）肾毒性的潜在可能，可能发生听力减退，即使停药后仍有可能继续进展至耳聋。反应可呈可逆性，但往往成为永久性的。合用时应监测听力、肾功能及血药浓度，以调整给药剂量和给药间期
布克力嗪	万古霉素与抗组胺药合用可能掩盖耳鸣、头晕、眩晕等耳毒性症状
布美他尼	合用或先后应用有增加耳毒性及（或）肾毒性的潜在可能，可能发生听力减退，即使停药后仍有可能继续进展至耳聋。反应可呈可逆性，但往往成为永久性的。合用时应监测听力
雌激素	不诱导肝药酶的抗菌药可减弱含雌激素避孕药的避孕作用
地拉罗司	理论上存在肾毒性相加的风险
多黏菌素类	合用或先后应用有增加耳毒性及（或）肾毒性的潜在可能，可能发生听力减退，即使停药后仍有可能继续进展至耳聋。反应可呈可逆性，但往往成为永久性的。合用时应监测听力
二甲双胍	可减少二甲双胍的清除，从而使二甲双胍的血药浓度升高
泛影酸盐	合用可增加肾毒性，应避免合用
吩噻嗪类	万古霉素与吩噻嗪类抗精神病药合用可能掩盖耳鸣、头晕、眩晕等耳毒性症状
呋塞米	合用或先后应用有增加耳毒性及（或）肾毒性的潜在可能，可能发生听力减退，即使停药后仍有可能继续进展至耳聋。反应可呈可逆性，但往往成为永久性的。合用时应监测听力

续表

合用药物	临床评价
杆菌肽	合用或先后应用有增加耳毒性及（或）肾毒性的潜在可能，可能发生听力减退，即使停药后仍有可能继续进展至耳聋。反应可呈可逆性，但往往成为永久性的。合用时应监测听力
含碘造影剂	合用可能增加肾毒性风险
琥珀酰胆碱	可能增强琥珀酰胆碱的神经肌肉阻滞作用
华法林	可能增加出血风险
环孢素	合用或先后应用有增加耳毒性及（或）肾毒性的潜在可能，可能发生听力减退，即使停药后仍有可能继续进展至耳聋。反应可呈可逆性，但往往成为永久性的。合用时应监测听力
霍乱疫苗	可减弱霍乱疫苗的作用
卷曲霉素	合用或先后应用有增加耳毒性及（或）肾毒性的潜在可能，可能发生听力减退，即使停药后仍有可能继续进展至耳聋。反应可呈可逆性，但往往成为永久性的。合用时应监测听力
卡介苗	可能会干扰膀胱内卡介苗的抗肿瘤活性
卡莫司汀	合用或先后应用有增加耳毒性及（或）肾毒性的潜在可能，可能发生听力减退，即使停药后仍有可能继续进展至耳聋。反应可呈可逆性，但往往成为永久性的。合用时应监测听力
链佐星	合用或先后应用有增加耳毒性及（或）肾毒性的潜在可能，可能发生听力减退，即使停药后仍有可能继续进展至耳聋。反应可呈可逆性，但往往成为永久性的。合用时应监测听力
两性霉素B	合用或先后应用有增加耳毒性及（或）肾毒性的潜在可能，可能发生听力减退，即使停药后仍有可能继续进展至耳聋。反应可呈可逆性，但往往成为永久性的。合用时应监测听力
曲美苄胺	可能掩盖耳鸣、头晕、眩晕等耳毒性症状
全身性麻醉药	静脉用万古霉素与全身性麻醉药合用可发生超敏反应
噻吨类	万古霉素与噻吨类抗精神病药合用可能掩盖耳鸣、头晕、眩晕等耳毒性症状
赛克利嗪	万古霉素与抗组胺药合用可能掩盖耳鸣、头晕、眩晕等耳毒性症状
伤寒疫苗	可减弱伤寒疫苗的作用
顺铂	合用或先后应用有增加耳毒性及（或）肾毒性的潜在可能，可能发生听力减退，即使停药后仍有可能继续进展至耳聋。反应可呈可逆性，但往往成为永久性的。合用时应监测听力
他克莫司	合用或先后应用有增加耳毒性及（或）肾毒性的潜在可能
西多福韦	合用或先后应用有增加耳毒性及（或）肾毒性的潜在可能，可能发生听力减退，即使停药后仍有可能继续进展至耳聋。反应可呈可逆性，但往往成为永久性的。合用时应监测听力
西罗莫司	合用或先后应用有增加耳毒性及（或）肾毒性的潜在可能
伊诺特森	合用或先后应用有增加耳毒性及（或）肾毒性的潜在可能
依他尼酸	合用或先后应用有增加耳毒性及（或）肾毒性的潜在可能，可能发生听力减退，即使停药后仍有可能继续进展至耳聋。反应可呈可逆性，但往往成为永久性的。合用时应监测听力
依维莫司	合用或先后应用有增加耳毒性及（或）肾毒性的潜在可能

二、去甲万古霉素

与去甲万古霉素合用药物临床评价见表2-83。

表2-83 与去甲万古霉素合用药物临床评价

合用药物	临床评价
阿司匹林	与阿司匹林或其他水杨酸盐合用或先后应用均可增加耳毒性和（或）肾毒性的可能，还可能发生听力减退，此反应呈可逆性或永久性

续表

合用药物	临床评价
博来霉素	两者合用或先后应用均可增加耳毒性和（或）肾毒性的可能，还可能发生听力减退，此反应呈可逆性或永久性
布克力嗪	合用可能掩盖耳鸣、头晕、眩晕等耳毒性症状
多黏菌素类	两者合用或先后应用均可增加耳毒性和（或）肾毒性的可能，还可能发生听力减退，此反应呈可逆性或永久性
吩噻嗪类	合用可能掩盖耳鸣、头晕、眩晕等耳毒性症状
呋塞米	与利尿药合用或先后应用均可增加耳毒性和（或）肾毒性的可能，还可能发生听力减退，此反应呈可逆性或永久性
杆菌肽	两者合用或先后应用均可增加耳毒性和（或）肾毒性的可能，还可能发生听力减退，此反应呈可逆性或永久性
环孢素	两者合用或先后应用均可增加耳毒性和（或）肾毒性的可能，还可能发生听力减退，此反应呈可逆性或永久性
卷曲霉素	两者合用或先后应用均可增加耳毒性和（或）肾毒性的可能，还可能发生听力减退，此反应呈可逆性或永久性
抗组胺药	合用可能掩盖耳鸣、头晕、眩晕等耳毒性症状
考来烯胺	可能因为阴离子交换树脂可与去甲万古霉素结合，导致其灭活
链霉素	对肠球菌有协同抗菌作用，两者合用或先后应用均可增加耳毒性和（或）肾毒性的可能，还可能发生听力减退，此反应呈可逆性或永久性
两性霉素 B	两者合用或先后应用均可增加耳毒性和（或）肾毒性的可能，还可能发生听力减退，此反应呈可逆性或永久性
庆大霉素	对肠球菌有协同抗菌作用，两者合用或先后应用均可增加耳毒性和（或）肾毒性的可能，还可能发生听力减退，此反应呈可逆性或永久性
曲美苄胺	合用可能掩盖耳鸣、头晕、眩晕等耳毒性症状
噻吨类	合用可能掩盖耳鸣、头晕、眩晕等耳毒性症状
赛克利嗪	合用可能掩盖耳鸣、头晕、眩晕等耳毒性症状
依他尼酸	与利尿药合用或先后应用均可增加耳毒性和（或）肾毒性的可能，还可能发生听力减退，此反应呈可逆性或永久性

三、替考拉宁

与替考拉宁合用药物临床评价见表 2-84。

表 2-84 与替考拉宁合用药物临床评价

合用药物	临床评价
氨基糖苷类抗生素	合用或先后应用均可增加耳毒性和（或）肾毒性的可能，还可能发生听力减退，此反应呈可逆性或永久性
环丙沙星	增加癫痫发作风险
环磷酰胺	合用或先后应用均可增加耳毒性和（或）肾毒性的可能，还可能发生听力减退，此反应呈可逆性或永久性
利尿药	与利尿药合用或先后应用均可增加耳毒性和（或）肾毒性的可能，还可能发生听力减退，此反应呈可逆性或永久性
两性霉素 B	合用或先后应用均可增加耳毒性和（或）肾毒性的可能，还可能发生听力减退，此反应呈可逆性或永久性
麻醉药	静脉麻醉药成瘾者对替考拉宁的肾清除率加快，常需加大剂量
顺铂	合用或先后应用均可增加耳毒性和（或）肾毒性的可能，还可能发生听力减退，此反应呈可逆性或永久性

四、特拉万星

与特拉万星合用药物临床评价见表 2-85。

表 2-85　与特拉万星合用药物临床评价

合用药物	临床评价
氨基糖苷类抗生素	合用或先后应用均可增加耳毒性和（或）肾毒性的可能，还可能发生听力减退，此反应呈可逆性或永久性
环丙沙星	增加癫痫发作风险
环磷酰胺	合用或先后应用均可增加耳毒性和（或）肾毒性的可能，还可能发生听力减退，此反应呈可逆性或永久性
利尿药	与利尿药合用或先后应用均可增加耳毒性和（或）肾毒性的可能，还可能发生听力减退，此反应呈可逆性或永久性
两性霉素 B	合用或先后应用均可增加耳毒性和（或）肾毒性的可能，还可能发生听力减退，此反应呈可逆性或永久性
麻醉药	静脉麻醉药成瘾者对特拉万星的肾清除率加快，常需加大剂量
顺铂	合用或先后应用均可增加耳毒性和（或）肾毒性的可能，还可能发生听力减退，此反应呈可逆性或永久性

五、奥利万星

与奥利万星合用药物临床评价见表 2-86。

表 2-86　与奥利万星合用药物临床评价

合用药物	临床评价
肝素	奥利万星可能会干扰肝素的治疗监测，如出凝血时间检测结果，但奥利万星并不真正影响凝血
霍乱疫苗	可减弱霍乱疫苗的作用
卡介苗	可能会干扰膀胱内卡介苗的抗肿瘤活性
伤寒疫苗	可减弱伤寒疫苗的作用

六、达巴万星

与达巴万星合用药物临床评价见表 2-87。

表 2-87　与达巴万星合用药物临床评价

合用药物	临床评价
霍乱疫苗	可减弱霍乱疫苗的作用
卡介苗	可能会干扰膀胱内卡介苗的抗肿瘤活性
伤寒疫苗	可减弱伤寒疫苗的作用

第十节　其他抗生素类

一、克林霉素

与克林霉素合用药物临床评价见表 2-88。

表 2-88　与克林霉素合用药物临床评价

合用药物	临床评价
阿片类镇痛药	中枢呼吸抑制作用可因累加现象而有导致呼吸抑制延长或有引起呼吸麻痹（呼吸暂停）的可能
氨苄西林	可降低氨苄西林对金黄色葡萄球菌的活性
白陶土	可减少克林霉素吸收
伯氨喹	可增强伯氨喹对抗卡氏肺囊虫的活性
红霉素	在靶位上可置换克林霉素，或阻抑后者与细菌核糖体 50S 亚基的结合，可发生相互拮抗作用，不可合用
琥珀胆碱	可增强并延长肌松药的作用
环丙沙星	可增强对某些厌氧菌作用
抗肌无力药	导致抗肌无力药对骨骼肌的效果减弱。为控制重症肌无力的症状，在合用的疗程中抗肌无力药的剂量应予调整
抗蠕动止泻药	导致腹泻延长和加剧
口服避孕药	口服避孕药、克林霉素和头孢氨苄三者合用可导致避孕失败
奎宁	合用可治疗巴贝虫病
氯霉素	在靶位上可置换克林霉素，或阻抑后者与细菌核糖体 50S 亚基的结合，可发生相互拮抗作用，不可合用
黏菌素	增强抗菌作用
泮库溴铵	可增强并延长肌松药的作用
神经肌肉阻滞药	可增强神经肌肉阻滞药的作用，两者应避免合用
吸入性麻醉药	可增强吸入性麻醉药的神经肌肉阻滞现象，导致骨骼肌软弱和呼吸抑制或麻痹（呼吸暂停），在手术中或术后合用时应注意。以抗胆碱酯酶药物或钙盐治疗有效
疫苗	抗菌药物可使伤寒疫苗失活

二、林可霉素

参见克林霉素。

三、磷霉素

与磷霉素合用药物临床评价见表 2-89。

表 2-89　与磷霉素合用药物临床评价

合用药物	临床评价
氨基糖苷类	具有协同作用，并可减少或延迟细菌耐药性的产生
大环内酯类	有相加或协同作用，并减少耐药菌株的产生
红霉素	合用有益于治疗金黄色葡萄球菌感染
甲氧氯普胺	可降低磷霉素的血药浓度，与其他胃肠动力药合用也有可能发生类似情况
喹诺酮类	有相加或协同作用，并减少耐药菌株的产生
拉氧头孢	先给磷霉素，1 小时后再给拉氧头孢可使两者的抗菌后效应分别延长为 1.8 小时和 3.0 小时
利福平	合用有益于治疗金黄色葡萄球菌感染
舒巴坦	对金黄色葡萄球菌、铜绿假单胞菌有协同杀菌作用
头孢哌酮	对金黄色葡萄球菌、铜绿假单胞菌有协同杀菌作用
头孢他啶	对金黄色葡萄球菌、铜绿假单胞菌有协同杀菌作用

四、多黏菌素 B

与多黏菌素 B 合用药物临床评价见表 2-90。

表 2-90　与多黏菌素 B 合用药物临床评价

合用药物	临床评价
氨基糖苷类	氨基糖苷类可加重多黏菌素 B 的肾毒性
半合成青霉素	增强多黏菌素类对大肠埃希菌、肠杆菌属、肺炎杆菌、铜绿假单胞菌等的抗菌作用
吡哌酸	合用协同增强对大肠埃希菌、变形杆菌、铜绿假单胞菌的作用
丙氯拉嗪	可引起严重的呼吸暂停，其他吩噻嗪类与多肽类抗菌药物有类似的相互作用
琥珀胆碱	两者均有去极化肌松作用，琥珀胆碱的作用强度和时间均延长
磺胺类	可产生协同抗菌作用，尤其是增加对变形杆菌的抗菌作用
甲氧苄啶	增强多黏菌素类对大肠埃希菌、肠杆菌属、肺炎杆菌、铜绿假单胞菌等的抗菌作用
甲氧氟烷	加重多黏菌素 B 的肾毒性
卷曲霉素	增强耳毒性和肾毒性
利福平	增强多黏菌素类对大肠埃希菌、肠杆菌属、肺炎杆菌、铜绿假单胞菌等的抗菌作用
两性霉素 B	加重多黏菌素 B 的肾毒性
氯霉素	可加强对假单胞菌的作用
麻醉药	加重麻醉药的神经肌肉阻滞作用
镁盐	加重神经肌肉阻滞作用
普鲁卡因胺	两者均有一定的神经肌肉阻滞作用，普鲁卡因胺可加强多黏菌素 B 的作用
神经肌肉阻滞药	加重神经肌肉阻滞药的神经肌肉阻滞作用
头孢菌素	增加多黏菌素 B 的肾毒性
万古霉素	加重多黏菌素 B 的肾毒性
乙醚	神经肌肉阻滞作用加强，有引起呼吸麻痹的危险

五、多黏菌素 E

与多黏菌素 E 合用药物临床评价见表 2-91。

表 2-91　与多黏菌素 E 合用药物临床评价

合用药物	临床评价
氨基糖苷类	合用可致肌无力与呼吸暂停
半合成青霉素	增强多黏菌素类对大肠埃希菌、肠杆菌属、肺炎杆菌、铜绿假单胞菌等的抗菌作用
吡哌酸	合用协同增强对大肠埃希菌、变形杆菌、铜绿假单胞菌的作用
丙氯拉嗪	可引起严重的呼吸暂停，其他吩噻嗪类与多肽类抗菌药物有类似的相互作用
红霉素	产生相互拮抗作用
磺胺类药物	增强多黏菌素类对大肠埃希菌、肠杆菌属、肺炎杆菌、铜绿假单胞菌等的抗菌作用
肌松药	增强肌松药的作用，可致肌无力与呼吸暂停
甲氧苄啶	增强多黏菌素类对大肠埃希菌、肠杆菌属、肺炎杆菌、铜绿假单胞菌等的抗菌作用
甲氧氟烷	可加重多黏菌素 E 的肾毒性
利福平	增强多黏菌素类对大肠埃希菌、肠杆菌属、肺炎杆菌、铜绿假单胞菌等的抗菌作用
头孢噻吩	曾报道合用可致急性肾衰竭

六、夫西地酸

与夫西地酸合用药物临床评价见表 2-92。

表 2-92　与夫西地酸合用药物临床评价

合用药物	临床评价
阿托伐他汀	可使两者的血药浓度明显上升，出现肌无力、疼痛等
利福平	导致肝毒性增加，尤其是肝功能不全或胆道异常的患者，应定期检查肝功能
利托那韦	两者相互抑制代谢，可使两者的血药浓度明显上升，导致肝毒性增加
林可霉素	导致肝毒性增加，尤其是肝功能不全或胆道异常的患者，应定期检查肝功能
沙奎那韦	可使两者的血药浓度明显上升，导致肝酶升高和黄疸
辛伐他汀	辛伐他汀由 CYP3A4 代谢，夫西地酸可抑制辛伐他汀的代谢，出现肌病或横纹肌溶解的风险增加

七、杆菌肽

与杆菌肽合用药物临床评价见表 2-93。

表 2-93　与杆菌肽合用药物临床评价

合用药物	临床评价
多黏菌素类	合用可扩大抗菌谱
琥珀胆碱	杆菌肽可增强琥珀胆碱的作用
万古霉素	合用或先后应用有增加耳毒性及（或）肾毒性的潜在可能，可能发生听力减退，即使停药后仍有可能继续进展至耳聋。反应可呈可逆性，但往往成为永久性的。合用时应监测听力
新霉素	合用可扩大抗菌谱

八、利奈唑胺

与利奈唑胺合用药物（食物）临床评价见表 2-94。

表 2-94　与利奈唑胺合用药物（食物）临床评价

合用药物（食物）	临床评价
艾司西酞普兰	利奈唑胺为可逆性非选择性单胺氧化酶抑制剂，可抑制 5-羟色胺的代谢，当与选择性 5-羟色胺再摄取抑制剂合用可能引起中枢神经系统毒性或 5-羟色胺综合征，故与利奈唑胺合用时至少应间隔 14 日
丁螺环酮	5-羟色胺活性叠加，出现 5-羟色胺综合征的风险增加，禁止合用
氟伏沙明	利奈唑胺为可逆性非选择性单胺氧化酶抑制剂，可抑制 5-羟色胺的代谢，当与选择性 5-羟色胺再摄取抑制剂合用可能引起中枢神经系统毒性或 5-羟色胺综合征，故与利奈唑胺合用时至少应间隔 14 日
氟西汀	利奈唑胺为可逆性非选择性单胺氧化酶抑制剂，可抑制 5-羟色胺的代谢，当与选择性 5-羟色胺再摄取抑制剂合用可能引起中枢神经系统毒性或 5-羟色胺综合征，故与利奈唑胺合用时至少应间隔 14 日
抗组胺药	抗组胺药的抗胆碱能作用延长并增加，禁止合用
利福平	可减低利奈唑胺的血药浓度峰值和药-时曲线下面积
萘法唑酮	利奈唑胺为可逆性非选择性单胺氧化酶抑制剂，可抑制 5-羟色胺的代谢，当与选择性 5-羟色胺再摄取抑制剂合用可能引起中枢神经系统毒性或 5-羟色胺综合征，故与利奈唑胺合用时至少应间隔 14 日

续表

合用药物（食物）	临床评价
帕罗西汀	利奈唑胺为可逆性非选择性单胺氧化酶抑制剂，可抑制 5-羟色胺的代谢，当与选择性 5-羟色胺再摄取抑制剂合用可能引起中枢神经系统毒性或 5-羟色胺综合征，故与利奈唑胺合用时至少应间隔 14 日
哌替啶	5-羟色胺活性叠加，出现 5-羟色胺综合征的风险增加，禁止合用。
齐美定	利奈唑胺为可逆性非选择性单胺氧化酶抑制剂，可抑制 5-羟色胺的代谢，当与选择性 5-羟色胺再摄取抑制剂合用可能引起中枢神经系统毒性或 5-羟色胺综合征，故与利奈唑胺合用时至少应间隔 14 日
曲唑酮	利奈唑胺为可逆性非选择性单胺氧化酶抑制剂，可抑制 5-羟色胺的代谢，当与选择性 5-羟色胺再摄取抑制剂合用可能引起中枢神经系统毒性或 5-羟色胺综合征，故与利奈唑胺合用时至少应间隔 14 日
舍曲林	利奈唑胺为可逆性非选择性单胺氧化酶抑制剂，可抑制 5-羟色胺的代谢，当与选择性 5-羟色胺再摄取抑制剂合用可能引起中枢神经系统毒性或 5-羟色胺综合征，故与利奈唑胺合用时至少应间隔 14 日
肾上腺素能药物	利奈唑胺与拟交感活性药物、血管收缩药、多巴胺活性药物合用可使血压上升，禁止合用
食物	同时饮食富含酪胺的食物或饮料可引起血压升高，应避免
文拉法辛	利奈唑胺为可逆性非选择性单胺氧化酶抑制剂，可抑制 5-羟色胺的代谢，当与选择性 5-羟色胺再摄取抑制剂合用可能引起中枢神经系统毒性或 5-羟色胺综合征，故与利奈唑胺合用时至少应间隔 14 日
西酞普兰	利奈唑胺为可逆性非选择性单胺氧化酶抑制剂，可抑制 5-羟色胺的代谢，当与选择性 5-羟色胺再摄取抑制剂合用可能引起中枢神经系统毒性或 5-羟色胺综合征，故与利奈唑胺合用时至少应间隔 14 日
右美沙芬	利奈唑胺与 5-羟色胺类药物合用可能出现高热、认知功能障碍、反射亢进、动作不协调等 5-羟色胺综合征，禁止合用

九、达托霉素

与达托霉素合用药物临床评价见表 2-95。

表 2-95 与达托霉素合用药物临床评价

合用药物	临床评价
霍乱疫苗	可减弱霍乱疫苗的作用
卡介苗	可能会干扰膀胱内卡介苗的抗肿瘤活性
伤寒疫苗	可减弱伤寒疫苗的作用

十、泰地唑胺

与泰地唑胺合用药物临床评价见表 2-96。

表 2-96 与泰地唑胺合用药物临床评价

合用药物	临床评价
霍乱疫苗	可减弱霍乱疫苗的作用
卡介苗	可能会干扰膀胱内卡介苗的抗肿瘤活性
伤寒疫苗	可减弱伤寒疫苗的作用

十一、来伐木林

与来伐木林合用药物临床评价见表2-97。

表2-97 与来伐木林合用药物临床评价

合用药物	临床评价
阿巴瑞克	一般应避免将来伐木林与其他可以延长QT间期的药物合用，否则会导致累加效应并增加心律失常的风险，如需同时使用，建议谨慎监测
阿比特龙	一般应避免将来伐木林与其他可以延长QT间期的药物合用，否则会导致累加效应并增加心律失常的风险，如需同时使用，建议谨慎监测
阿夫唑嗪	一般应避免将来伐木林与其他可以延长QT间期的药物合用，否则会导致累加效应并增加心律失常的风险，如需同时使用，建议谨慎监测
阿利马嗪	一般应避免将来伐木林与其他可以延长QT间期的药物合用，否则会导致累加效应并增加心律失常的风险，如需同时使用，建议谨慎监测
阿米替林	一般应避免将来伐木林与其他可以延长QT间期的药物合用，否则会导致累加效应并增加心律失常的风险，如需同时使用，建议谨慎监测
阿莫沙平	一般应避免将来伐木林与其他可以延长QT间期的药物合用，否则会导致累加效应并增加心律失常的风险，如需同时使用，建议谨慎监测
阿那格雷	一般应避免将来伐木林与其他可以延长QT间期的药物合用，否则会导致累加效应并增加心律失常的风险，如需同时使用，建议谨慎监测
阿帕鲁胺	合用时会降低来伐木林的血药浓度，导致疗效降低
阿扑吗啡	一般应避免将来伐木林与其他可以延长QT间期的药物合用，否则会导致累加效应并增加心律失常的风险，如需同时使用，建议谨慎监测
阿奇霉素	一般应避免将来伐木林与其他可以延长QT间期的药物合用，否则会导致累加效应并增加心律失常的风险，如需同时使用，建议谨慎监测
阿塞那平	一般应避免将来伐木林与其他可以延长QT间期的药物合用，否则会导致累加效应并增加心律失常的风险，如需同时使用，建议谨慎监测
阿司咪唑	合用时可能显著升高主要由CYP 3A4代谢药物的血药浓度，延长QT间期，增加心律失常的风险
阿扎那韦	合用时会显著升高来伐木林的血药浓度，一般应避免合用
艾代拉里斯	合用时会显著升高来伐木林的血药浓度，一般应避免合用
艾日布林	一般应避免将来伐木林与其他可以延长QT间期的药物合用，否则会导致累加效应并增加心律失常的风险，如需同时使用，建议谨慎监测
安泼那韦	合用会显著升高来伐木林的血药浓度，一般应避免合用
胺碘酮	合用时可能显著升高主要由CYP 3A4代谢药物的血药浓度，延长QT间期，增加心律失常的风险
昂丹司琼	一般应避免将来伐木林与其他可以延长QT间期的药物合用，否则会导致累加效应并增加心律失常的风险，如需同时使用，建议谨慎监测
奥沙利铂	一般应避免将来伐木林与其他可以延长QT间期的药物合用，否则会导致累加效应并增加心律失常的风险，如需同时使用，建议谨慎监测
奥西那林	一般应避免将来伐木林与其他可以延长QT间期的药物合用，否则会导致累加效应并增加心律失常的风险，如需同时使用，建议谨慎监测
奥西替尼	一般应避免将来伐木林与其他可以延长QT间期的药物合用，否则会导致累加效应并增加心律失常的风险，如需同时使用，建议谨慎监测
奥英妥珠单抗	一般应避免将来伐木林与奥英妥珠单抗药物合用，否则会导致累加效应并增加心律失常的风险，如需同时使用，建议谨慎监测

续表

合用药物	临床评价
贝达喹啉	一般应避免将来伐木林与其他可以延长 QT 间期的药物合用，否则会导致累加效应并增加心律失常的风险，如需同时使用，建议谨慎监测
苯巴比妥	合用时会降低来伐木林的血药浓度，导致疗效降低
苯妥英钠	合用时会降低来伐木林的血药浓度，导致疗效降低
比卡鲁胺	一般应避免将来伐木林与其他可以延长 QT 间期的药物合用，否则会导致累加效应并增加心律失常的风险，如需同时使用，建议谨慎监测
苄普地尔	合用时可能显著升高主要由 CYP 3A4 代谢药物的血药浓度，延长 QT 间期，增加心律失常的风险
表柔比星	一般应避免将来伐木林与其他可以延长 QT 间期的药物合用，否则会导致累加效应并增加心律失常的风险，如需同时使用，建议谨慎监测
丙吡胺	合用时可能显著升高主要由 CYP 3A5 代谢药物的血药浓度，延长 QT 间期，增加心律失常的风险
丙氯拉嗪	一般应避免将来伐木林与其他可以延长 QT 间期的药物合用，否则会导致累加效应并增加心律失常的风险，如需同时使用，建议谨慎监测
丙米嗪	一般应避免将来伐木林与其他可以延长 QT 间期的药物合用，否则会导致累加效应并增加心律失常的风险，如需同时使用，建议谨慎监测
丙嗪	一般应避免将来伐木林与其他可以延长 QT 间期的药物合用，否则会导致累加效应并增加心律失常的风险，如需同时使用，建议谨慎监测
丙氧芬	一般应避免将来伐木林与其他可以延长 QT 间期的药物合用，否则会导致累加效应并增加心律失常的风险，如需同时使用，建议谨慎监测
波生坦	合用时会降低来伐木林的血药浓度，导致疗效降低
伯氨喹	一般应避免将来伐木林与其他可以延长 QT 间期的药物合用，否则会导致累加效应并增加心律失常的风险，如需同时使用，建议谨慎监测
泊沙康唑	合用时会显著升高来伐木林的血药浓度，一般应避免合用
博赛普韦	合用时会显著升高来伐木林的血药浓度，一般应避免合用
博舒替尼	合用时可能显著升高主要由 CYP 3A4 代谢药物的血药浓度，延长 QT 间期，增加心律失常的风险
醋竹桃霉素	合用时会显著升高来伐木林的血药浓度，一般应避免合用
达拉非尼	合用时会降低来伐木林的血药浓度，导致疗效降低
达沙替尼	合用时可能显著升高主要由 CYP 3A5 代谢药物的血药浓度，延长 QT 间期，增加心律失常的风险
氘代丁苯那嗪	一般应避免将来伐木林与其他可以延长 QT 间期的药物合用，否则会导致累加效应并增加心律失常的风险，如需同时使用，建议谨慎监测
地尔硫䓬	合用时会显著升高来伐木林的血药浓度，一般应避免合用
地加瑞克	一般应避免将来伐木林与其他可以延长 QT 间期的药物合用，否则会导致累加效应并增加心律失常的风险，如需同时使用，建议谨慎监测
地拉夫定	合用时会显著升高来伐木林的血药浓度，一般应避免合用
地塞米松	合用时会降低来伐木林的血药浓度，导致疗效降低
地昔帕明	一般应避免将来伐木林与其他可以延长 QT 间期的药物合用，否则会导致累加效应并增加心律失常的风险，如需同时使用，建议谨慎监测
丁苯那嗪	一般应避免将来伐木林与其他可以延长 QT 间期的药物合用，否则会导致累加效应并增加心律失常的风险，如需同时使用，建议谨慎监测
丁丙诺啡	一般应避免将来伐木林与其他可以延长 QT 间期的药物合用，否则会导致累加效应并增加心律失常的风险，如需同时使用，建议谨慎监测

续表

合用药物	临床评价
多非利特	一般应避免将来伐木林与其他可以延长 QT 间期的药物合用，否则会导致累加效应并增加心律失常的风险，如需同时使用，建议谨慎监测
多拉司琼	一般应避免将来伐木林与其他可以延长 QT 间期的药物合用，否则会导致累加效应并增加心律失常的风险，如需同时使用，建议谨慎监测
多柔比星	一般应避免将来伐木林与其他可以延长 QT 间期的药物合用，否则会导致累加效应并增加心律失常的风险，如需同时使用，建议谨慎监测
多塞平(包括外用)	一般应避免将来伐木林与其他可以延长 QT 间期的药物合用，否则会导致累加效应并增加心律失常的风险，如需同时使用，建议谨慎监测
恩克芬尼	合用时可能显著升高主要由 CYP 3A4 代谢药物的血药浓度，延长 QT 间期，增加心律失常的风险
恩曲替尼	合用时可能显著升高主要由 CYP 3A4 代谢药物的血药浓度，延长 QT 间期，增加心律失常的风险
恩杂鲁胺	合用时会降低来伐木林的血药浓度，导致疗效降低
伐地那非	合用时可能显著升高主要由 CYP 3A4 代谢药物的血药浓度，延长 QT 间期，增加心律失常的风险
凡德他尼	一般应避免将来伐木林与其他可以延长 QT 间期的药物合用，否则会导致累加效应并增加心律失常的风险，如需同时使用，建议谨慎监测
芬戈莫德	由于其显著的心动过缓作用，合用时会导致 QT 间期延长，增加心律失常的风险
奋乃静	一般应避免将来伐木林与其他可以延长 QT 间期的药物合用，否则会导致累加效应并增加心律失常的风险，如需同时使用，建议谨慎监测
伏立康唑	合用时会显著升高来伐木林的血药浓度，一般应避免合用
氟奋乃静	一般应避免将来伐木林与其他可以延长 QT 间期的药物合用，否则会导致累加效应并增加心律失常的风险，如需同时使用，建议谨慎监测
氟卡尼	一般应避免将来伐木林与其他可以延长 QT 间期的药物合用，否则会导致累加效应并增加心律失常的风险，如需同时使用，建议谨慎监测
氟康唑	一般应避免将来伐木林与其他可以延长 QT 间期的药物合用，否则会导致累加效应并增加心律失常的风险，如需同时使用，建议谨慎监测
氟哌啶醇	一般应避免将来伐木林与其他可以延长 QT 间期的药物合用，否则会导致累加效应并增加心律失常的风险，如需同时使用，建议谨慎监测
氟哌利多	一般应避免将来伐木林与其他可以延长 QT 间期的药物合用，否则会导致累加效应并增加心律失常的风险，如需同时使用，建议谨慎监测
氟他胺	一般应避免将来伐木林与其他可以延长 QT 间期的药物合用，否则会导致累加效应并增加心律失常的风险，如需同时使用，建议谨慎监测
氟烷	一般应避免将来伐木林与其他可以延长 QT 间期的药物合用，否则会导致累加效应并增加心律失常的风险，如需同时使用，建议谨慎监测
氟西汀	一般应避免将来伐木林与其他可以延长 QT 间期的药物合用，否则会导致累加效应并增加心律失常的风险，如需同时使用，建议谨慎监测
福沙那韦	合用时会显著升高来伐木林的血药浓度，一般应避免合用
戈舍瑞林	一般应避免将来伐木林与其他可以延长 QT 间期的药物合用，否则会导致累加效应并增加心律失常的风险，如需同时使用，建议谨慎监测
格拉德吉	合用时可能显著升高主要由 CYP 3A4 代谢药物的血药浓度，延长 QT 间期，增加心律失常的风险
格拉司琼	一般应避免将来伐木林与其他可以延长 QT 间期的药物合用，否则会导致累加效应并增加心律失常的风险，如需同时使用，建议谨慎监测

续表

合用药物	临床评价
格帕沙星	一般应避免将来伐木林与其他可以延长 QT 间期的药物合用，否则会导致累加效应并增加心律失常的风险，如需同时使用，建议谨慎监测
贯叶连翘	合用时会降低来伐木林的血药浓度，导致疗效降低
红霉素	一般应避免将来伐木林与其他可以延长 QT 间期的药物合用，否则会导致累加效应并增加心律失常的风险，如需同时使用，建议谨慎监测
环丙沙星	一般应避免将来伐木林与其他可以延长 QT 间期的药物合用，否则会导致累加效应并增加心律失常的风险，如需同时使用，建议谨慎监测
吉列替尼	合用时可能显著升高主要由 CYP 3A5 代谢药物的血药浓度，延长 QT 间期，增加心律失常的风险
吉米沙星	一般应避免将来伐木林与其他可以延长 QT 间期的药物合用，否则会导致累加效应并增加心律失常的风险，如需同时使用，建议谨慎监测
加替沙星	一般应避免将来伐木林与其他可以延长 QT 间期的药物合用，否则会导致累加效应并增加心律失常的风险，如需同时使用，建议谨慎监测
加压素	一般应避免将来伐木林与其他可以延长 QT 间期的药物合用，否则会导致累加效应并增加心律失常的风险，如需同时使用，建议谨慎监测
甲氨蝶呤	一般应避免将来伐木林与其他可以延长 QT 间期的药物合用，否则会导致累加效应并增加心律失常的风险，如需同时使用，建议谨慎监测
甲氟喹	一般应避免将来伐木林与其他可以延长 QT 间期的药物合用，否则会导致累加效应并增加心律失常的风险，如需同时使用，建议谨慎监测
决奈达隆	一般应避免将来伐木林与其他可以延长 QT 间期的药物合用，否则会导致累加效应并增加心律失常的风险，如需同时使用，建议谨慎监测
卡博替尼	一般应避免将来伐木林与其他可以延长 QT 间期的药物合用，否则会导致累加效应并增加心律失常的风险，如需同时使用，建议谨慎监测
卡马西平	合用时会降低来伐木林的血药浓度，导致疗效降低
考尼伐坦	合用时会显著升高来伐木林的血药浓度，一般应避免合用
可比司他	合用时会显著升高来伐木林的血药浓度，一般应避免合用
克拉霉素	合用时会显著升高来伐木林的血药浓度，一般应避免合用
克唑替尼	合用时可能显著升高主要由 CYP 3A4 代谢药物的血药浓度，延长 QT 间期，增加心律失常的风险
奎尼丁	合用时可能显著升高主要由 CYP 3A4 代谢药物的血药浓度，延长 QT 间期，增加心律失常的风险
奎宁	一般应避免将来伐木林与其他可以延长 QT 间期的药物合用，否则会导致累加效应并增加心律失常的风险，如需同时使用，建议谨慎监测
喹硫平	合用时可能显著升高主要由 CYP 3A4 代谢药物的血药浓度，延长 QT 间期，增加心律失常的风险
拉帕替尼	合用时可能显著升高主要由 CYP 3A4 代谢药物的血药浓度，延长 QT 间期，增加心律失常的风险
劳拉替尼	合用时会显著升高来伐木林的血药浓度，一般应避免合用
乐伐替尼	一般应避免将来伐木林与其他可以延长 QT 间期的药物合用，否则会导致累加效应并增加心律失常的风险，如需同时使用，建议谨慎监测
雷诺嗪	合用时可能显著升高主要由 CYP 3A4 代谢药物的血药浓度，延长 QT 间期，增加心律失常的风险
锂剂	一般应避免将来伐木林与其他可以延长 QT 间期的药物合用，否则会导致累加效应并增加心律失常的风险，如需同时使用，建议谨慎监测
利多君	一般应避免将来伐木林与其他可以延长 QT 间期的药物合用，否则会导致累加效应并增加心律失常的风险，如需同时使用，建议谨慎监测
利福布汀	合用时会降低来伐木林的血药浓度，导致疗效降低

续表

合用药物	临床评价
利福喷丁	合用时会降低来伐木林的血药浓度，导致疗效降低
利福平	合用时会降低来伐木林的血药浓度，导致疗效降低
利培酮	一般应避免将来伐木林与其他可以延长 QT 间期的药物合用，否则会导致累加效应并增加心律失常的风险，如需同时使用，建议谨慎监测
利匹韦林	一般应避免将来伐木林与其他可以延长 QT 间期的药物合用，否则会导致累加效应并增加心律失常的风险，如需同时使用，建议谨慎监测
利托那韦	合用时可能显著升高主要由 CYP 3A4 代谢药物的血药浓度，延长 QT 间期，增加心律失常的风险
亮丙瑞林	一般应避免将来伐木林与其他可以延长 QT 间期的药物合用，否则会导致累加效应并增加心律失常的风险，如需同时使用，建议谨慎监测
磷苯妥英	合用时会降低来伐木林的血药浓度，导致疗效降低
膦甲酸钠	一般应避免将来伐木林与其他可以延长 QT 间期的药物合用，否则会导致累加效应并增加心律失常的风险，如需同时使用，建议谨慎监测
硫利达嗪	一般应避免将来伐木林与其他可以延长 QT 间期的药物合用，否则会导致累加效应并增加心律失常的风险，如需同时使用，建议谨慎监测
卤泛群	一般应避免将来伐木林与其他可以延长 QT 间期的药物合用，否则会导致累加效应并增加心律失常的风险，如需同时使用，建议谨慎监测
罗米地辛	一般应避免将来伐木林与其他可以延长 QT 间期的药物合用，否则会导致累加效应并增加心律失常的风险，如需同时使用，建议谨慎监测
洛非西定	一般应避免将来伐木林与其他可以延长 QT 间期的药物合用，否则会导致累加效应并增加心律失常的风险，如需同时使用，建议谨慎监测
洛美沙星	一般应避免将来伐木林与其他可以延长 QT 间期的药物合用，否则会导致累加效应并增加心律失常的风险，如需同时使用，建议谨慎监测
氯丙嗪	一般应避免将来伐木林与其他可以延长 QT 间期的药物合用，否则会导致累加效应并增加心律失常的风险，如需同时使用，建议谨慎监测
氯氮平	一般应避免将来伐木林与其他可以延长 QT 间期的药物合用，否则会导致累加效应并增加心律失常的风险，如需同时使用，建议谨慎监测
氯法齐明	一般应避免将来伐木林与其他可以延长 QT 间期的药物合用，否则会导致累加效应并增加心律失常的风险，如需同时使用，建议谨慎监测
氯喹	一般应避免将来伐木林与其他可以延长 QT 间期的药物合用，否则会导致累加效应并增加心律失常的风险，如需同时使用，建议谨慎监测
氯米帕明	一般应避免将来伐木林与其他可以延长 QT 间期的药物合用，否则会导致累加效应并增加心律失常的风险，如需同时使用，建议谨慎监测
马普替林	一般应避免将来伐木林与其他可以延长 QT 间期的药物合用，否则会导致累加效应并增加心律失常的风险，如需同时使用，建议谨慎监测
马西瑞林	一般应避免将来伐木林与其他可以延长 QT 间期的药物合用，否则会导致累加效应并增加心律失常的风险，如需同时使用，建议谨慎监测
美沙酮	合用时可能显著升高主要由 CYP 3A6 代谢药物的血药浓度，延长 QT 间期，增加心律失常的风险
美索达嗪	一般应避免将来伐木林与其他可以延长 QT 间期的药物合用，否则会导致累加效应并增加心律失常的风险，如需同时使用，建议谨慎监测
米贝地尔	合用时会显著升高来伐木林的血药浓度，一般应避免合用
米哚妥林	合用时可能显著升高主要由 CYP 3A6 代谢药物的血药浓度，延长 QT 间期，增加心律失常的风险

续表

合用药物	临床评价
米非司酮	一般应避免将来伐木林与其他可以延长 QT 间期的药物合用，否则会导致累加效应并增加心律失常的风险，如需同时使用，建议谨慎监测
米塔扎平	一般应避免将来伐木林与其他可以延长 QT 间期的药物合用，否则会导致累加效应并增加心律失常的风险，如需同时使用，建议谨慎监测
米托坦	合用时会降低来伐木林的血药浓度，导致疗效降低
莫达非尼	合用时会降低来伐木林的血药浓度，导致疗效降低
莫西沙星	一般应避免将来伐木林与其他可以延长 QT 间期的药物合用，否则会导致累加效应并增加心律失常的风险，如需同时使用，建议谨慎监测
奈非那韦	合用时会显著升高来伐木林的血药浓度，一般应避免合用
奈韦拉平	合用时会降低来伐木林的血药浓度，导致疗效降低
萘法唑酮	合用时会显著升高来伐木林的血药浓度，一般应避免合用
萘夫西林	合用时会降低来伐木林的血药浓度，导致疗效降低
尼鲁米特	一般应避免将来伐木林与其他可以延长 QT 间期的药物合用，否则会导致累加效应并增加心律失常的风险，如需同时使用，建议谨慎监测
尼洛替尼	合用时可能显著升高主要由 CYP 3A6 代谢药物的血药浓度，延长 QT 间期，增加心律失常的风险
诺氟沙星	一般应避免将来伐木林与其他可以延长 QT 间期的药物合用，否则会导致累加效应并增加心律失常的风险，如需同时使用，建议谨慎监测
帕比司他	一般应避免将来伐木林与其他可以延长 QT 间期的药物合用，否则会导致累加效应并增加心律失常的风险，如需同时使用，建议谨慎监测
帕利哌酮	一般应避免将来伐木林与其他可以延长 QT 间期的药物合用，否则会导致累加效应并增加心律失常的风险，如需同时使用，建议谨慎监测
帕洛诺司琼	一般应避免将来伐木林与其他可以延长 QT 间期的药物合用，否则会导致累加效应并增加心律失常的风险，如需同时使用，建议谨慎监测
帕瑞肽	一般应避免将来伐木林与其他可以延长 QT 间期的药物合用，否则会导致累加效应并增加心律失常的风险，如需同时使用，建议谨慎监测
帕唑帕尼	合用时可能显著升高主要由 CYP 3A6 代谢药物的血药浓度，延长 QT 间期，增加心律失常的风险
喷他脒	一般应避免将来伐木林与其他可以延长 QT 间期的药物合用，否则会导致累加效应并增加心律失常的风险，如需同时使用，建议谨慎监测
匹莫范色林	一般应避免将来伐木林与其他可以延长 QT 间期的药物合用，否则会导致累加效应并增加心律失常的风险，如需同时使用，建议谨慎监测
匹莫齐特	一般应避免将来伐木林与其他可以延长 QT 间期的药物合用，否则会导致累加效应并增加心律失常的风险，如需同时使用，建议谨慎监测
扑米酮	合用时会降低来伐木林的血药浓度，导致疗效降低
普鲁卡因胺	一般应避免将来伐木林与其他可以延长 QT 间期的药物合用，否则会导致累加效应并增加心律失常的风险，如需同时使用，建议谨慎监测
普罗布考	一般应避免将来伐木林与其他可以延长 QT 间期的药物合用，否则会导致累加效应并增加心律失常的风险，如需同时使用，建议谨慎监测
普罗帕酮	一般应避免将来伐木林与其他可以延长 QT 间期的药物合用，否则会导致累加效应并增加心律失常的风险，如需同时使用，建议谨慎监测
普罗替林	一般应避免将来伐木林与其他可以延长 QT 间期的药物合用，否则会导致累加效应并增加心律失常的风险，如需同时使用，建议谨慎监测

续表

合用药物	临床评价
七氟烷	一般应避免将来伐木林与其他可以延长 QT 间期的药物合用，否则会导致累加效应并增加心律失常的风险，如需同时使用，建议谨慎监测
齐拉西酮	一般应避免将来伐木林与其他可以延长 QT 间期的药物合用，否则会导致累加效应并增加心律失常的风险，如需同时使用，建议谨慎监测
羟氯喹	一般应避免将来伐木林与其他可以延长 QT 间期的药物合用，否则会导致累加效应并增加心律失常的风险，如需同时使用，建议谨慎监测
羟嗪	一般应避免将来伐木林与其他可以延长 QT 间期的药物合用，否则会导致累加效应并增加心律失常的风险，如需同时使用，建议谨慎监测
曲马多	一般应避免将来伐木林与其他可以延长 QT 间期的药物合用，否则会导致累加效应并增加心律失常的风险，如需同时使用，建议谨慎监测
曲米帕明	一般应避免将来伐木林与其他可以延长 QT 间期的药物合用，否则会导致累加效应并增加心律失常的风险，如需同时使用，建议谨慎监测
曲普瑞林	一般应避免将来伐木林与其他可以延长 QT 间期的药物合用，否则会导致累加效应并增加心律失常的风险，如需同时使用，建议谨慎监测
曲唑酮	一般应避免将来伐木林与其他可以延长 QT 间期的药物合用，否则会导致累加效应并增加心律失常的风险，如需同时使用，建议谨慎监测
去甲替林	一般应避免将来伐木林与其他可以延长 QT 间期的药物合用，否则会导致累加效应并增加心律失常的风险，如需同时使用，建议谨慎监测
全氟丙烷	一般应避免将来伐木林与其他可以延长 QT 间期的药物合用，否则会导致累加效应并增加心律失常的风险，如需同时使用，建议谨慎监测
柔红霉素	一般应避免将来伐木林与其他可以延长 QT 间期的药物合用，否则会导致累加效应并增加心律失常的风险，如需同时使用，建议谨慎监测
瑞博西利	一般应避免将来伐木林与其他可以延长 QT 间期的药物合用，否则会导致累加效应并增加心律失常的风险，如需同时使用，建议谨慎监测
三氟丙嗪	一般应避免将来伐木林与其他可以延长 QT 间期的药物合用，否则会导致累加效应并增加心律失常的风险，如需同时使用，建议谨慎监测
三氟拉嗪	一般应避免将来伐木林与其他可以延长 QT 间期的药物合用，否则会导致累加效应并增加心律失常的风险，如需同时使用，建议谨慎监测
三氯苯哒唑	一般应避免将来伐木林与其他可以延长 QT 间期的药物合用，否则会导致累加效应并增加心律失常的风险，如需同时使用，建议谨慎监测
三氧化二砷	三氧化二砷可导致 QT 间期延长和完全房室传导阻滞，与其他可以延长 QT 间期的药物合用会导致累加效应并增加心律失常的风险，如需同时使用，建议谨慎监测
色瑞替尼	合用时会显著升高来伐木林的血药浓度，一般应避免合用
沙奎那韦	一般应避免将来伐木林与其他可以延长 QT 间期的药物合用，否则会导致累加效应并增加心律失常的风险，如需同时使用，建议谨慎监测
舍曲林	一般应避免将来伐木林与其他可以延长 QT 间期的药物合用，否则会导致累加效应并增加心律失常的风险，如需同时使用，建议谨慎监测
舒尼替尼	一般应避免将来伐木林与其他可以延长 QT 间期的药物合用，否则会导致累加效应并增加心律失常的风险，如需同时使用，建议谨慎监测
司帕沙星	一般应避免将来伐木林与其他可以延长 QT 间期的药物合用，否则会导致累加效应并增加心律失常的风险，如需同时使用，建议谨慎监测

续表

合用药物	临床评价
索非那新	一般应避免将来伐木林与其他可以延长 QT 间期的药物合用，否则会导致累加效应并增加心律失常的风险，如需同时使用，建议谨慎监测
索拉非尼	一般应避免将来伐木林与其他可以延长 QT 间期的药物合用，否则会导致累加效应并增加心律失常的风险，如需同时使用，建议谨慎监测
索他洛尔	一般应避免将来伐木林与其他可以延长 QT 间期的药物合用，否则会导致累加效应并增加心律失常的风险，如需同时使用，建议谨慎监测
他克莫司	合用时可能显著升高主要由 CYP 3A4 代谢药物的血药浓度，延长 QT 间期，增加心律失常的风险
他莫昔芬	一般应避免将来伐木林与其他可以延长 QT 间期的药物合用，否则会导致累加效应并增加心律失常的风险，如需同时使用，建议谨慎监测
泰利霉素	合用时会显著升高来伐木林的血药浓度，一般应避免合用
特布他林	一般应避免将来伐木林与其他可以延长 QT 间期的药物合用，否则会导致累加效应并增加心律失常的风险，如需同时使用，建议谨慎监测
特非那定	合用时可能显著升高主要由 CYP 3A7 代谢药物的血药浓度，延长 QT 间期，增加心律失常的风险
特拉万星	一般应避免将来伐木林与其他可以延长 QT 间期的药物合用，否则会导致累加效应并增加心律失常的风险，如需同时使用，建议谨慎监测
特罗司他	一般应避免将来伐木林与其他可以延长 QT 间期的药物合用，否则会导致累加效应并增加心律失常的风险，如需同时使用，建议谨慎监测
替拉那韦	合用时会显著升高来伐木林的血药浓度，一般应避免合用
替扎尼定	一般应避免将来伐木林与其他可以延长 QT 间期的药物合用，否则会导致累加效应并增加心律失常的风险，如需同时使用，建议谨慎监测
酮康唑	合用时会显著升高来伐木林的血药浓度，一般应避免合用
托莫西汀	一般应避免将来伐木林与其他可以延长 QT 间期的药物合用，否则会导致累加效应并增加心律失常的风险，如需同时使用，建议谨慎监测
托瑞米芬	合用时可能显著升高主要由 CYP 3A4 代谢药物的血药浓度，延长 QT 间期，增加心律失常的风险
维拉非尼	一般应避免将来伐木林与其他可以延长 QT 间期的药物合用，否则会导致累加效应并增加心律失常的风险，如需同时使用，建议谨慎监测
维拉帕米	合用时会显著升高来伐木林的血药浓度，一般应避免合用
文拉法辛	一般应避免将来伐木林与其他可以延长 QT 间期的药物合用，否则会导致累加效应并增加心律失常的风险，如需同时使用，建议谨慎监测
西波莫德	一般应避免将来伐木林与其他可以延长 QT 间期的药物合用，否则会导致累加效应并增加心律失常的风险，如需同时使用，建议谨慎监测
西沙必利	一般应避免将来伐木林与其他可以延长 QT 间期的药物合用，否则会导致累加效应并增加心律失常的风险，如需同时使用，建议谨慎监测
西酞普兰	一般应避免将来伐木林与其他可以延长 QT 间期的药物合用，否则会导致累加效应并增加心律失常的风险，如需同时使用，建议谨慎监测
腺苷	合用时会增加心律失常的风险，应谨慎使用，如发生严重心动过缓，应立即停用
缬苯那嗪	一般应避免将来伐木林与其他可以延长 QT 间期的药物合用，否则会导致累加效应并增加心律失常的风险，如需同时使用，建议谨慎监测
氧氟沙星	一般应避免将来伐木林与其他可以延长 QT 间期的药物合用，否则会导致累加效应并增加心律失常的风险，如需同时使用，建议谨慎监测

续表

合用药物	临床评价
伊达比星	一般应避免将来伐木林与其他可以延长 QT 间期的药物合用，否则会导致累加效应并增加心律失常的风险，如需同时使用，建议谨慎监测
伊伐布雷定	合用时可能显著升高主要由 CYP 3A6 代谢药物的血药浓度，延长 QT 间期，增加心律失常的风险
伊潘立酮	一般应避免将来伐木林与其他可以延长 QT 间期的药物合用，否则会导致累加效应并增加心律失常的风险，如需同时使用，建议谨慎监测
伊曲康唑	合用时会显著升高来伐木林的血药浓度，一般应避免合用
依布利特	一般应避免将来伐木林与其他可以延长 QT 间期的药物合用，否则会导致累加效应并增加心律失常的风险，如需同时使用，建议谨慎监测
依法韦仑	合用时会降低来伐木林的血药浓度，导致疗效降低
依福德尼	合用时可能显著升高主要由 CYP 3A4 代谢药物的血药浓度，延长 QT 间期，增加心律失常的风险
依曲韦林	一般应避免将来伐木林与其他可以延长 QT 间期的药物合用，否则会导致累加效应并增加心律失常的风险，如需同时使用，建议谨慎监测
依他普仑	一般应避免将来伐木林与其他可以延长 QT 间期的药物合用，否则会导致累加效应并增加心律失常的风险，如需同时使用，建议谨慎监测
依佐加滨	一般应避免将来伐木林与其他可以延长 QT 间期的药物合用，否则会导致累加效应并增加心律失常的风险，如需同时使用，建议谨慎监测
异丙嗪	一般应避免将来伐木林与其他可以延长 QT 间期的药物合用，否则会导致累加效应并增加心律失常的风险，如需同时使用，建议谨慎监测
异丙肾上腺素	一般应避免将来伐木林与其他可以延长 QT 间期的药物合用，否则会导致累加效应并增加心律失常的风险，如需同时使用，建议谨慎监测
茚地那韦	合用时会显著升高来伐木林的血药浓度，一般应避免合用
罂粟碱	一般应避免将来伐木林与其他可以延长 QT 间期的药物合用，否则会导致累加效应并增加心律失常的风险，如需同时使用，建议谨慎监测
组氨瑞林	一般应避免将来伐木林与其他可以延长 QT 间期的药物合用，否则会导致累加效应并增加心律失常的风险，如需同时使用，建议谨慎监测
左醋美沙朵	一般应避免将来伐木林与其他可以延长 QT 间期的药物合用，否则会导致累加效应并增加心律失常的风险，如需同时使用，建议谨慎监测
左氧氟沙星	一般应避免将来伐木林与其他可以延长 QT 间期的药物合用，否则会导致累加效应并增加心律失常的风险，如需同时使用，建议谨慎监测

第十一节　磺胺类及其增效剂

一、磺胺甲𫫇唑

与磺胺甲𫫇唑合用药物临床评价见表 2-98。

表 2-98　与磺胺甲𫫇唑合用药物临床评价

合用药物	临床评价
2,4-二氨基嘧啶类	可能产生骨髓再生不良或巨幼红细胞性贫血
B 族维生素	复方磺胺甲𫫇唑妨碍 B 族维生素的合成，合用必要时补充 B 族维生素以防其缺乏
阿司匹林	可使一些中效或短效磺胺的游离血浓度升高，组织浓度也相对升高，但消除也加速

续表

合用药物	临床评价
氨苯砜	因氨苯砜与磺胺甲噁唑的TMP合用两者的血药浓度均可升高，氨苯砜浓度的升高使不良反应增多且加重，尤其是高铁血红蛋白血症的发生
保泰松	磺胺甲噁唑可取代保泰松的血浆蛋白结合部位，当两者合用时可增强保泰松的作用
苯妥英钠	相互竞争药物的蛋白结合部位，或抑制其代谢，使其作用时间延长或毒性增加
苯佐卡因	两者结构相似，对氨基苯甲酸可代替磺胺甲噁唑被细菌摄取，两者相互拮抗
避孕药（雌激素类）	长时间合用可导致避孕的可靠性减小，并增加经期外出血的机会
丁卡因	两者结构相似，丁卡因可代替磺胺甲噁唑被细菌摄取，两者相互拮抗
对氨基苯甲酸	两者结构相似，对氨基苯甲酸可代替磺胺甲噁唑被细菌摄取，两者相互拮抗
肝毒性药物	可能增高肝毒性发生率，对此类患者尤其是用药时间较长及以往有肝病史者应监测肝功能
骨髓抑制药	可能增强此类药物对造血系统的不良反应，如白细胞、血小板减少等，如确有指征需两药合用时，应严密观察可能发生的毒性反应
光敏药物	可能发生光敏作用的相加
华法林	可抑制华法林的代谢而增强其抗凝作用
环孢素	可增强肾毒性
磺吡酮	合用时可减少磺吡酮自肾小管的分泌，其血药浓度持久升高易产生毒性反应，因此在应用磺吡酮期间或在应用其治疗后可能需要调整本品的剂量。当磺吡酮疗程较长时，宜对本品的血药浓度进行监测，从而有助于剂量的调整
甲氨蝶呤	相互竞争药物的蛋白结合部位，或抑制其代谢，使其作用时间延长或毒性增加
降血糖药	相互竞争药物的蛋白结合部位，或抑制其代谢，使其作用时间延长或毒性增加
抗肿瘤药	可能产生骨髓再生不良或巨幼红细胞性贫血
口服抗凝血药	相互竞争药物的蛋白结合部位，或抑制其代谢，使其作用时间延长或毒性增加
利福平	可明显增加磺胺甲噁唑中的TMP清除和缩短消除半衰期
硫喷妥钠	相互竞争药物的蛋白结合部位，或抑制其代谢，使其作用时间延长或毒性增加
尿碱化药	可增加磺胺甲噁唑在碱性尿中的溶解度，使排泄增多
普鲁卡因	两者结构相似，对氨基苯甲酸可代替磺胺甲噁唑被细菌摄取，两者相互拮抗
青霉素类药物	磺胺甲噁唑有可能干扰青霉素的杀菌作用，避免合用
溶栓药	可能增大磺胺甲噁唑潜在的毒性作用
维生素C	易导致结晶尿、血尿
维生素K	接受磺胺甲噁唑治疗者对维生素K的需要量增加
乌洛托品	乌洛托品在酸性尿中可分解产生甲醛，后者可与磺胺甲噁唑形成不溶性沉淀物，使发生结晶尿的危险性增加
叶酸拮抗药	可能产生骨髓再生不良或巨幼红细胞性贫血

二、磺胺嘧啶、磺胺异噁唑、磺胺米隆、复方磺胺嘧啶（含磺胺嘧啶与甲氧苄啶）、磺胺二甲嘧啶、磺胺对甲氧嘧啶、磺胺多辛、磺胺地托辛、磺胺甲二唑、柳氮磺胺吡啶

参见磺胺二甲嘧啶。

三、甲氧苄啶

与甲氧苄啶合用药物临床评价见表2-99。

表 2-99　与甲氧苄啶合用药物临床评价

合用药物	临床评价
2,4-二氨基嘧啶类	有产生骨髓再生不良或巨幼红细胞贫血的可能
氨苯砜	两者的血药浓度均可升高，氨苯砜浓度的升高可使不良反应增多且加重，尤其是高铁血红蛋白血症的发生有产生骨髓再生不良或巨幼红细胞贫血的可能
苯妥英	甲氧苄啶可干扰苯妥英的肝内代谢，延长苯妥英的半衰期达 50%，并使其清除率降低 30%，苯妥英可能升高甲氧苄啶的血药浓度
苯乙肼	甲氧苄啶可使苯乙肼的血药浓度和不良反应均增加，必要时停用其中一种
吡格列酮	可能减少降血糖药代谢，升高其血药浓度
波生坦	可能降低波生坦的血药浓度
达拉非尼	可能降低达拉非尼的血药浓度
地高辛	可升高地高辛的血药浓度
地拉罗司	可能降低地拉罗司的血药浓度
多非利特	可减少多非利特的吸收
二甲双胍	可能升高二甲双胍的血药浓度
伐尼克兰	可能升高伐尼克兰的血药浓度
骨髓抑制剂	发生白细胞、血小板减少的机会增多
华法林	可抑制华法林的代谢而增强华法林的抗凝作用
环孢素	可增加肾毒性
甲氨蝶呤	可能增加或加重甲氨蝶呤的不良反应和毒性
金刚烷胺	两者的血药浓度均升高，可能增加金刚烷胺的不良反应和毒性，如肌阵挛和（或）谵妄可能性增加
卡维地洛	可升高卡维地洛的血药浓度
坎地沙坦酯	增加高钾血症的发生率
抗肿瘤药	有产生骨髓再生不良或巨幼红细胞贫血的可能
拉米夫定	可能减少拉米夫定的排泄
磷苯妥英	甲氧苄啶可能升高磷苯妥英的血药浓度，磷苯妥英可能减少甲氧苄啶的血药浓度
硫唑嘌呤	甲氧苄啶增加硫唑嘌呤的骨髓抑制作用
罗格列酮	可能减少降血糖药代谢，升高其血药浓度
螺内酯	增加高钾血症的发生率
美金刚	两者的血药浓度均升高，但甲氧苄啶可能增加美金刚的不良反应和毒性，如肌阵挛和（或）谵妄可能性增加
米非司酮	可能降低米非司酮的血药浓度
米托坦	可能降低米托坦的血药浓度
萘啶酸	有相互拮抗作用
普拉曲沙	减少普拉曲沙的排泄，升高其血药浓度
普鲁卡因胺	可能升高普鲁卡因胺和其活性代谢物的血药浓度
巯嘌呤	甲氧苄啶增加巯嘌呤的骨髓抑制作用
屈大麻酚	可能升高屈大麻酚的血药浓度
群多普利	增加高钾血症的发生率
瑞格列奈	可减少瑞格列奈的代谢
噻嗪类利尿药	可引起罕见的异常出血，尤其多见于老年患者
赛妥珠单抗	可能降低赛妥珠单抗的血药浓度

续表

合用药物	临床评价
西妥昔单抗	甲氧苄啶可能减少CYP3A4底物的血药浓度
血管紧张素Ⅱ受体拮抗剂	增加高钾血症的发生率
血管紧张素转换酶抑制剂	增加高钾血症的发生率
叶酸拮抗药	有产生骨髓再生不良或巨幼红细胞贫血的可能
依普利酮	增加高钾血症的发生率

第十二节 喹诺酮类

一、吡哌酸

与吡哌酸合用药物临床评价见表2-100。

表2-100 与吡哌酸合用药物临床评价

合用药物	临床评价
H_2受体拮抗剂	可降低胃液酸度而使吡哌酸的吸收减少
阿洛西林	对铜绿假单胞菌、金黄色葡萄球菌和不动杆菌菌属细菌有协同作用
阿米卡星	体外证实两者的抗菌作用均增强
阿司咪唑	阻滞阿司咪唑的正常代谢,加强心脏毒性、增加尖端扭转型室性心律失常的发生
氨基糖苷类	通过抑制脱氧核糖核酸(DNA)回旋酶并阻碍细胞蛋白质合成的双重作用而发挥协同作用
丙磺舒	丙磺舒可抑制吡哌酸的肾小管分泌,合用时后者的血药浓度升高,半衰期延长,吡哌酸外用时,丙磺舒可抑制由创面吸收后的吡哌酸的肾小管分泌,与内服有相同的相互作用
茶碱	抑制茶碱的代谢,可升高茶碱的血药浓度,出现茶碱的毒性反应
多柔比星	增加多柔比星毒性,尤其是肾功能不全者
非甾体抗炎药	与除阿司匹林外的非甾体抗炎药合用,可增加中枢毒性反应,诱发惊厥、癫痫发作
呋喃妥因	增加呋喃妥因毒性,尤其是肾功能不全者
呋塞米	袢利尿药可竞争吡哌酸经肾小管排泄,导致其清除率下降,血药浓度升高
氟尿嘧啶	可部分拮抗氟尿嘧啶的作用
含钙多价阳离子制剂	可降低胃液酸度而使吡哌酸的吸收减少
含铝多价阳离子制剂	可降低胃液酸度而使吡哌酸的吸收减少
含铁多价阳离子制剂	可降低胃液酸度而使吡哌酸的吸收减少
蒿甲醚	吡哌酸可致蒿甲醚的血药浓度升高,毒性增加
红霉素	吡哌酸与速效抑菌剂(如红霉素)合用可产生贝达喹啉,可使吡哌酸的作用降低,且肝毒性等不良反应加重
华法林	可使华法林血中游离型增多,抗凝作用加强并可导致出血
磺胺类	合用可明显增加抗铜绿假单胞菌和金黄色葡萄球菌的作用
碱性药物	可降低胃液酸度而使吡哌酸的吸收减少
降血糖药	合用任何降血糖药均可引起高血糖或低血糖,禁止合用
咖啡因	可抑制咖啡因代谢,致心动过速等不良反应加重
抗胆碱药	可降低胃液酸度而使吡哌酸的吸收减少

合用药物	临床评价
克林霉素	对链球菌、葡萄球菌有协同作用，对革兰氏阳性菌作用增强
口服抗凝血药	增加出血的风险
镧	可减少喹诺酮类药物吸收，镧应在喹诺酮类药物使用前2小时或使用后4小时给予
利福平	可使吡哌酸的作用降低
两性霉素B	可拮抗两性霉素B的作用
氯霉素	吡哌酸与速效抑菌剂合用可发生药理拮抗，可使吡哌酸的作用降低，且肝毒性等不良反应加重
美帕曲星	可拮抗美帕曲星的作用
蒙脱石散	蒙脱石散吸附肠道内药物，降低了喹诺酮类药物的抗菌作用，此外，蒙脱石散既吸附抗菌药物又吸附细菌，有利于杀灭吸附于蒙脱石散内的细菌
木芴醇	吡哌酸可致其血药浓度升高，毒性增加
普萘洛尔	增加心脏毒性
特非那定	阻滞特非那定的正常代谢，加强心脏毒性，增加尖端扭转型室性心律失常的发生
万古霉素	增加万古霉素毒性，尤其是肾功能不全者
西沙必利	可增加心脏毒性
亚胺培南	体外证实两者的抗菌作用均增强
洋地黄类	可增加心脏毒性
伊曲康唑	可使吡哌酸的作用降低
佐米曲坦	吡哌酸可抑制佐米曲坦的代谢

二、诺氟沙星

与诺氟沙星合用药物（食物）临床评价见表2-101。

表2-101　与诺氟沙星合用药物（食物）临床评价

合用药物（食物）	临床评价
H_2受体拮抗剂	可降低胃液酸度而使诺氟沙星的吸收减少
阿洛西林	对铜绿假单胞菌、金黄色葡萄球菌和不动杆菌菌属细菌有协同作用
阿米卡星	体外证实两者的抗菌作用均增强
阿司咪唑	阻滞阿司咪唑的正常代谢，加强心脏毒性，增加尖端扭转型室性心律失常的发生
布洛芬	合用可致中枢兴奋、癫痫发作
茶碱	抑制茶碱的代谢，可使茶碱的血药浓度升高，出现茶碱的毒性反应
呋喃妥因	两者可产生拮抗作用，且增加呋喃妥因毒性，尤其是肾功能不全者
呋塞米	袢利尿药可竞争诺氟沙星经肾小管排泄，导致其清除率下降，血药浓度升高
氟尿嘧啶	可部分拮抗氟尿嘧啶的作用
含钙多价阳离子制剂	可降低胃液酸度而使诺氟沙星的吸收减少
含铝多价阳离子制剂	可降低胃液酸度而使诺氟沙星的吸收减少
含铁多价阳离子制剂	可降低胃液酸度而使诺氟沙星的吸收减少
蒿甲醚	诺氟沙星可致其血药浓度升高，毒性增加
红霉素	诺氟沙星与红霉素合用可发生药理拮抗，可使诺氟沙星的作用降低，且肝毒性等不良反应加重
华法林	可使华法林血中游离型增多，抗凝作用加强并可导致出血
磺胺类	合用可明显增加抗铜绿假单胞菌和金黄色葡萄球菌的作用

续表

合用药物	临床评价
碱性药物	可降低胃液酸度而使诺氟沙星的吸收减少
降血糖药	诺氟沙星合用任何降血糖药均可引起高血糖或低血糖,禁止合用
咖啡因	可抑制咖啡因代谢,致心动过速等不良反应加重
抗胆碱药	可降低胃液酸度而使诺氟沙星的吸收减少
克林霉素	对链球菌、葡萄球菌有协同作用,对革兰氏阳性菌作用增强
口服抗凝血药	与诺氟沙星同时使用有增加出血的风险
镧	可减少诺氟沙星吸收,镧应在诺氟沙星使用前2小时或使用后4小时给予
利福平	可使诺氟沙星的作用完全消失
两性霉素B	可拮抗两性霉素B的作用
氯霉素	诺氟沙星与速效抑菌剂合用可发生药理拮抗,可使诺氟沙星的作用降低,且肝毒性等不良反应加重
美帕曲星	可拮抗美帕曲星的作用
蒙脱石散	蒙脱石散吸附肠道内药物降低了喹诺酮类药物的抗菌作用,此外,蒙脱石散既吸附抗菌药物又吸附细菌,有利于杀灭吸附于蒙脱石散内的细菌,诺氟沙星与蒙脱石散联合应用,即使被吸附,对侵袭性腹泻的治疗也有协同作用
木芴醇	诺氟沙星可致其血药浓度升高,毒性增加
牛奶	牛奶中的钙离子与诺氟沙星中羧基络合而影响吸收,因此不宜同服
普萘洛尔	增加心脏毒性
特非那定	阻滞特非那定的正常代谢,加强心脏毒性,增加尖端扭转型室性心律失常的发生
万古霉素	增加万古霉素毒性,尤其是肾功能不全者
西沙必利	增加心脏毒性
亚胺培南	体外证实两者的抗菌作用均增强
洋地黄类	增加心脏毒性
伊曲康唑	可使诺氟沙星的作用降低
正胃片	正胃片中所含 Mg^{2+}、Al^{3+} 与邻近羧基发生络合作用,形成不吸收和(或)无抗菌活性或低抗菌活性的络合物,从而减少吸收和药物活性
佐米曲坦	诺氟沙星可抑制佐米曲坦代谢

三、氧氟沙星、左氧氟沙星、环丙沙星、洛美沙星、培氟沙星、芦氟沙星、司帕沙星、氟罗沙星、莫西沙星、加替沙星、帕珠沙星、托氟沙星、吉米沙星、普卢利沙星、加雷沙星、曲伐沙星等

参见诺氟沙星。

四、奈诺沙星

与奈诺沙星合用药物临床评价见表2-102。

表2-102 与奈诺沙星合用药物临床评价

合用药物	临床评价
含钙多价阳离子制剂	可降低胃液酸度而使奈诺沙星的吸收减少,应避免同时服用
含铝多价阳离子制剂	可降低胃液酸度而使奈诺沙星的吸收减少,应避免同时服用
含铁多价阳离子制剂	可降低胃液酸度而使奈诺沙星的吸收减少,应避免同时服用

第十三节 硝基咪唑类

一、甲硝唑

与甲硝唑合用药物临床评价见表2-103。

表2-103 与甲硝唑合用药物临床评价

合用药物	临床评价
胺碘酮	可导致QT间期延长和尖端扭转型室性心律失常
白消安	升高白消安的血药浓度,增加毒性危险
苯巴比妥	合用可加速甲硝唑的代谢,使其血药浓度下降
苯妥英钠	合用可加速甲硝唑的代谢,使其血药浓度下降,而苯妥英钠的排泄减慢
雌激素	可能降低雌激素的避孕作用
地奥司明	减少甲硝唑的代谢,升高AUC和血药浓度
氟尿嘧啶	甲硝唑抑制氟尿嘧啶的代谢,升高氟尿嘧啶的血药浓度,增加毒性危险
华法林	甲硝唑能抑制华法林和其他口服抗凝血药的代谢,增强抗凝作用,延长凝血酶原时间
卡马西平	甲硝唑可选择性抑制卡马西平的芳环羟基化反应,增加卡马西平的作用和神经毒性
奎尼丁	甲硝唑可减少奎尼丁的代谢
锂剂	增加锂剂的毒性
氯喹	可产生急性张力障碍,避免合用
扑米酮	可加速甲硝唑代谢,使血药浓度下降
双硫仑	合用可能引起谵妄或神志不清
水飞蓟宾	加速甲硝唑及其主要代谢物羟基甲硝唑的代谢
他克莫司	减少他克莫司的代谢清除,升高他克莫司的血药浓度和生物利用度,慎重合用
西咪替丁	甲硝唑与抑制肝药酶活性的药物合用,可减慢其在肝内的代谢及其排泄,延长甲硝唑半衰期,应根据其血药浓度测定结果调整剂量
乙醇	产生双硫仑样反应,服用甲硝唑者2周内禁止饮酒或含乙醇的饮品

二、替硝唑

参见甲硝唑。

三、奥硝唑

与奥硝唑合用药物临床评价见表2-104。

表2-104 与奥硝唑合用药物临床评价

合用药物	临床评价
巴比妥类	可加快奥硝唑清除,降低其疗效,并可影响凝血
华法林	奥硝唑能抑制华法林和其他口服抗凝血药的代谢,增强抗凝作用,延长凝血酶原时间
雷尼替丁	可加快奥硝唑清除,降低其疗效,并可影响凝血
酮康唑	可抑制CYP3A和P糖蛋白而增加奥硝唑的生物利用度,减慢其代谢。谨慎合用
维库溴铵	可延长维库溴铵的肌肉松弛作用
西咪替丁	可加快奥硝唑清除,降低其疗效,并可影响凝血

四、左奥硝唑

参见奥硝唑。

五、吗啉硝唑

与吗啉硝唑合用药物临床评价见表2-105。

表2-105　与吗啉硝唑合用药物临床评价

合用药物	临床评价
白消安	升高白消安的血药浓度，增加毒性危险
苯巴比妥	吗啉硝唑与诱导肝药酶的药物合用可加速吗啉硝唑代谢，使其血药浓度下降
苯妥英钠	吗啉硝唑与诱导肝药酶的药物合用可加速吗啉硝唑代谢，使其血药浓度下降，而苯妥英钠的排泄减慢
雌激素	不诱导肝药酶的抗菌药物可能降低雌激素的避孕作用
氟尿嘧啶	抑制氟尿嘧啶的代谢，升高氟尿嘧啶的血药浓度，增加毒性危险
华法林	吗啉硝唑能抑制华法林和其他口服抗凝血药的代谢，增强抗凝作用，延长凝血酶原时间
锂剂	增加锂剂的毒性
扑米酮	可加速吗啉硝唑的代谢，使其血药浓度下降
双硫仑	合用可能引起谵妄或神志不清
土霉素	可干扰吗啉硝唑清除阴道毛滴虫的作用
西咪替丁	吗啉硝唑与西咪替丁合用可减慢吗啉硝唑在肝内的代谢及其排泄，延长吗啉硝唑的半衰期，应根据其血药浓度测定结果调整剂量
乙醇	产生双硫仑样反应，服用吗啉硝唑者2周内禁止饮酒或含乙醇的饮品

第十四节　其他抗菌药物

一、乌洛托品

与乌洛托品合用药物临床评价见表2-106。

表2-106　与乌洛托品合用药物临床评价

合用药物	临床评价
枸橼酸盐	可使尿液变为碱性，影响乌洛托品的疗效
含镁或钙的抗酸药	可使尿液变为碱性，影响乌洛托品的疗效
磺胺类	可增加尿结晶的危险
磷酸盐	与磷酸盐合用可酸化尿液，促进甲醛的释放，增强乌洛托品的疗效
氯化铵	与氯化铵合用可酸化尿液，促进甲醛的释放，增强乌洛托品的疗效
噻嗪类利尿药	可使尿液变为碱性，影响乌洛托品的疗效
碳酸酐酶抑制药	可使尿液变为碱性，影响乌洛托品的疗效
碳酸氢钠	与碳酸氢钠合用可减轻不良反应，但同时也会降低乌洛托品的疗效
维生素C	与维生素C合用可酸化尿液，促进甲醛的释放，增强乌洛托品的疗效

二、小檗碱

与小檗碱合用药物临床评价见表2-107。

表 2-107 与小檗碱合用药物临床评价

合用药物	临床评价
弹性酶	与酶类药物合用可使酶的活性受到抑制，从而降低或消失酶的作用
地巴唑	现代中药药理学证实小檗碱有一定的降压作用，合用有相加性的降压作用
地高辛	因小檗碱能抑制肠道细菌，使强心苷类的血药浓度升高，易发生强心苷类中毒
碘化钾	与含碘的药物合用，在胃酸的作用下发生沉淀反应，影响吸收，从而导致各自药效降低
碘化钠	与含碘的药物合用，在胃酸的作用下发生沉淀反应，影响吸收，从而导致各自药效降低
复方阿嗪米特	与酶类药物合用可使酶的活性受到抑制，从而降低或消失酶的作用
甘氨酸	含氨基酸的药物可对抗小檗碱的抗菌作用
枸橼酸铁铵糖浆	可产生沉淀反应，使合用的各药间的疗效降低或丧失
含碘喉片	与含碘的药物合用，在胃酸的作用下发生沉淀反应，影响吸收，从而导致各自药效降低
华素片	与含碘的药物合用，在胃酸的作用下发生沉淀反应，影响吸收，从而导致各自药效降低
甲硫氨酸	含氨基酸的药物可对抗小檗碱的抗菌作用
甲氧苄啶	可使甲氧苄啶的抗菌活性增强 25 倍以上
碱式碳酸铋	可产生沉淀反应，使两药疗效降低或丧失
硫酸镁	可产生沉淀反应，使合用的各药间的疗效降低或丧失
硫酸亚铁	可产生沉淀反应，使合用的各药间的疗效降低或丧失
硫糖铝	可产生沉淀反应，使合用的各药间的疗效降低或丧失
门冬氨酸	含氨基酸的药物可对抗小檗碱的抗菌作用
氢氧化铝	可产生沉淀反应，使合用的各药间的疗效降低或丧失
色氨酸	含氨基酸的药物可对抗小檗碱的抗菌作用
鼠李铋镁	可产生沉淀反应，使合用的各药间的疗效降低或丧失
四环素	可产生抗菌相加作用
苏氨酸	含氨基酸的药物可对抗小檗碱的抗菌作用
烟酸	可对抗小檗碱的抗菌作用
烟酰胺	可对抗小檗碱的抗菌作用
胰酶	与酶类药物合用可使酶的活性受到抑制，从而降低或消失酶的作用
组氨酸	含氨基酸的药物可对抗小檗碱的抗菌作用

三、呋喃唑酮

与呋喃唑酮合用药物临床评价见表 2-108。

表 2-108 与呋喃唑酮合用药物临床评价

合用药物	临床评价
苯丙胺	呋喃唑酮可以抑制单胺氧化酶，使去甲肾上腺素的释放增多，代谢减慢，从而造成苯丙胺作用的增强。两药同时应用会产生高血压危象
单胺氧化酶抑制剂	可增强呋喃唑酮的作用
地西泮	呋喃唑酮可增强地西泮的作用
丁螺环酮	导致血压升高
氯硝西泮	导致酪胺型反应（如头痛、面色潮红、高血压）
麻黄碱	呋喃唑酮可增加麻黄碱的升压作用
哌替啶	呋喃唑酮可以抑制单胺氧化酶，使中枢神经系统兴奋或抑制，导致深度昏迷甚至死亡

续表

合用药物	临床评价
三环类抗抑郁药	可引起急性中毒性精神病，避免合用
食欲抑制药	可增强呋喃唑酮的作用
水合氯醛	呋喃唑酮或其代谢物可抑制水合氯醛的代谢，增强对中枢神经系统的抑制作用
胰岛素	可增加和延长胰岛素的降血糖作用
乙醇	可发生双硫仑样反应，易致乙醛蓄积引起中毒
左旋多巴	可增强左旋多巴的作用

四、呋喃妥因

与呋喃妥因合用药物临床评价见表 2-109。

表 2-109　与呋喃妥因合用药物临床评价

合用药物	临床评价
苯妥英	呋喃妥因可使苯妥英的血药浓度降低，可能和呋喃妥因影响苯妥英吸收及加速苯妥英代谢有关。两药可以合用，但需监测癫痫发作频率，必要时需增加苯妥英剂量或停用呋喃妥因。呋喃妥因和其他乙内酰脲类抗惊厥药物之间有类似的相互作用
丙磺舒	减少呋喃妥因的排泄，增加不良反应危险
雌激素类	不诱导肝药酶的抗菌药物可能减弱含雌激素类避孕药的避孕作用
磺吡酮	减少呋喃妥因的排泄，增加中毒的危险
三硅酸镁	口服镁盐抗酸药可减少呋喃妥因的吸收
溴丙胺太林（普鲁本辛）	两药同时应用会导致呋喃妥因延迟吸收，但生物利用度则增大。两药合用无禁忌，但服药间隔应尽量延长

第十五节　抗结核药

一、异烟肼

与异烟肼合用药物临床评价见表 2-110。

表 2-110　与异烟肼合用药物临床评价

合用药物	临床评价
阿司匹林	阿司匹林乙酰化作用较强，可使异烟肼部分乙酰化，减少吸收和排泄，疗效降低
氨茶碱	异烟肼可抑制茶碱代谢，减少茶碱清除而升高其血药浓度，应按常规监测茶碱的血药浓度
苯妥英钠	可抑制苯妥英钠的代谢
吡嗪酰胺	合用有协同抗结核菌作用，肝毒性可能增强
丙戊酸	可以抑制丙戊酸代谢，使丙戊酸水平升高，而丙戊酸则可使异烟肼产生毒性反应
茶	茶中所含茶碱能抑制 cAMP（环腺苷酸）的代谢，导致严重失眠和高血压
茶碱	抑制茶碱代谢，减少茶碱清除而升高其血药浓度，应按常规监测茶碱的血药浓度
地西泮	异烟肼抑制肝药酶的活性，导致地西泮的半衰期延长，血药浓度升高，清除率下降
对乙酰氨基酚	可诱导 CYP，使对乙酰氨基酚形成毒性代谢物的量增加，可增加肝毒性及肾毒性

合用药物	临床评价
恩氟烷	可通过酶诱导作用促进恩氟烷的代谢,增加肝微粒体对恩氟烷的脱氟作用,导致明显的血浆氟水平升高和一时性多尿症和诱发中毒性肾损伤,需要监测肾功能,其他氟吸入麻醉剂也可发生相似的反应
环丝氨酸	与环丝氨酸同服可升高环丝氨酸的血药浓度,增加头晕或嗜睡等中枢神经系统反应发生率
甲氧氟烷	可通过酶诱导作用促进恩氟烷的代谢,增加肝微粒体对甲氧氟烷的脱氟作用,导致明显的血浆氟水平升高和一时性多尿症,诱发中毒性肾损伤,需要监测肾功能,其他氟吸入麻醉剂也可发生相似的反应
肼屈嗪	肼屈嗪与乙酰化酶的结合力强,阻挠异烟肼的代谢灭活,可出现蓄积中毒
咖啡	咖啡中所含咖啡因能抑制 cAMP 的代谢,合用导致产生严重失眠和高血压
卡马西平	可抑制卡马西平代谢,使其血药浓度增高,引起毒性反应,卡马西平也可诱导异烟肼的微粒体代谢,导致具有肝毒性的中间代谢物增加
抗胆碱药	可使抗胆碱药作用加强
抗高血压药	可使抗高血压药作用增强
利福平	与利福平有协同抗结核作用,肝毒性可能增强
利血平	利血平可加快去甲肾上腺素的释放,异烟肼阻挠去甲肾上腺素的破坏,使在体液中去甲肾上腺素的浓度升高,可出现血压升高
链霉素	有防止耐药菌发生的作用,提高治疗效果
氯唑沙宗	抑制氯唑沙宗的代谢,增加氯唑沙宗的 AUC,延长氯唑沙宗的半衰期,建议监测氯唑沙宗的血药浓度,氯唑沙宗的剂量可能需要调整
美沙拉秦	能减弱异烟肼的乙酰化,使其血药浓度增高
哌替啶	两药合用会造成疲倦和高血压,建议如果患者出现类似症状,立即停药,目前吗啡没有显示有此相互作用,可以替换哌替啶使用
普萘洛尔	可能抑制异烟肼的肝内乙酰化,合用时需密切监测,必要时调整异烟肼的剂量
氢氧化铝	抗酸药尤其是氢氧化铝可抑制异烟肼的吸收,不宜同服
三环类抗抑郁药	可使三环类抗抑郁药作用加强
神经毒性药物	增加神经毒性
碳酸钙	可能减少异烟肼的吸收
糖皮质激素(全身)	降低异烟肼的血药浓度
酮康唑	可降低酮康唑的血药浓度
维生素 B_6	异烟肼是维生素 B_6 拮抗剂,可能导致周围神经炎,合用时维生素 B_6 的量需要增加
香豆素类抗凝血药	可使香豆素类的抗凝血药作用加强
胰岛素	异烟肼通过干扰碳水化合物的代谢,可增加血糖水平,减弱对葡萄糖的耐受,对抗胰岛素的降血糖作用,需监测血糖,对于肝功能不全和异烟肼慢乙酰化者更具临床意义
乙醇	乙醇易引起异烟肼诱发的肝脏毒性反应,应加速异烟肼代谢,需调整异烟肼给药剂量
乙琥胺	可抑制乙琥胺的代谢
异氟烷	可通过酶诱导作用促进异氟烷的代谢,增加肝微粒体对异氟烷的脱氟作用,导致明显的血浆氟水平升高和一时性多尿症,诱发中毒性肾损伤,需要监测肾功能,其他氟吸入麻醉剂也可发生相似的反应
疫苗	抗菌药可使伤寒疫苗失活
左旋多巴	异烟肼可能降低左旋多巴的效应

二、利福平

与利福平合用药物（食物）临床评价见表2-111。

表2-111 与利福平合用药物（食物）临床评价

合用药物（食物）	临床评价
阿巴卡韦	可能降低阿巴卡韦的血药浓度
阿立哌唑	可能降低阿立哌唑的血药浓度
阿瑞匹坦	降低阿瑞匹坦的血药浓度
阿托伐醌	降低阿托伐醌的血药浓度，阿托伐醌的治疗可能失败
阿扎那韦	降低阿扎那韦的血药浓度
埃索美拉唑	可降低埃索美拉唑的血药浓度
氨苯砜	使氨苯砜加速代谢而降效
氨硫脲	加速氨硫脲的代谢而致其降效
昂丹司琼	加速昂丹司琼代谢，降低其效应
奥美拉唑	可降低奥美拉唑的血药浓度
苯巴比妥	互相促进代谢，两者均加速代谢而减效
比索洛尔	加速比索洛尔的代谢，使其血药浓度显著降低
吡嗪酰胺	合用有协同抗结核菌作用，肝毒性可能增强，利福平可减少吡嗪酰胺所致的关节痛
丙吡胺	可加快丙吡胺的代谢
波生坦	降低波生坦的血药浓度
泊沙康唑	相互降低血药浓度
茶	影响利福平吸收，降低药物的生物利用度
雌激素	长期服用利福平可降低雌激素的作用而导致无月经、月经延长、出血或避孕失败
达芦那韦	显著降低达芦那韦的血药浓度
达沙替尼	加速达沙替尼的代谢，降低其血药浓度
地尔硫䓬	加速地尔硫䓬的代谢，使其血药浓度显著降低
地高辛	可能降低地高辛的血药浓度
地拉罗司	降低地拉罗司的血药浓度
地西泮	加速地西泮的代谢而致其降效
丁螺环酮	降低丁螺环酮的血药浓度和药效
豆浆	影响利福平吸收，降低药物的生物利用度
对氨基水杨酸盐	影响利福平吸收，二者合用应间隔8小时以上
对乙酰水杨酸钠	合用可加强肝毒性
厄洛替尼	加速厄洛替尼的代谢，降低其血药浓度
非索非那定	可能降低非索非那定的效应
非索罗定	可能降低非索罗定活性代谢物的血药浓度
氟伐他汀	加速氟伐他汀的代谢
氟康唑	加速氟康唑的代谢，降低其血药浓度
氟哌啶醇	加速氟哌啶醇的代谢，降低其血药浓度
氟烷	由于两药的协同作用，可导致严重的肝毒性
福沙那韦	显著降低福沙那韦的血药浓度
钙通道阻滞剂	利福霉素衍生物降低钙通道阻滞剂的血药浓度，主要影响钙通道阻滞剂口服剂型

续表

合用药物（食物）	临床评价
格列本脲	促进格列本脲的代谢，降低其血药浓度
环孢素	加速环孢素的代谢
环丙沙星	可使环丙沙星的抗菌效能降低
吉非替尼	降低吉非替尼的血药浓度
甲苯磺丁脲	加速甲苯磺丁脲的代谢而致其降效
甲氧苄啶	可能降低甲氧苄啶的血药浓度
甲状腺素	加速左甲状腺素的代谢，在甲状腺功能减退情况下可能增加需要量
决奈达隆	降低决奈达隆的血药浓度
卡泊芬净	利福平使用初期升高卡泊芬净的血药浓度，然后降低其血药浓度
卡维地洛	降低卡维地洛的血药浓度
口服避孕药	长期服用利福平可降低口服避孕药的作用而导致无月经、月经延长、出血或避孕失败
奎尼丁	可以导致奎尼丁抗心律失常的作用降低
拉莫三嗪	降低拉莫三嗪的血药浓度
拉帕替尼	显著加速拉帕替尼的代谢，降低其血药浓度，避免合用
来氟米特	可能升高来氟米特活性代谢物的血药浓度
硫酸镁	可降低硫酸镁的血药浓度
罗格列酮	降低罗格列酮的血药浓度
洛匹那韦	降低洛匹那韦的血药浓度
氯贝丁酯	可能降低氯贝丁酯的血药浓度
氯氮平	可能降低氯氮平的血药浓度
氯霉素	加速氯霉素的代谢，降低其血药浓度
氯沙坦	降低氯沙坦及其活性代谢物的血药浓度
麦乳精	影响利福平吸收，降低药物的生物利用度
美沙酮	可降低美沙酮的镇痛作用
美托洛尔	降低美托洛尔的血药浓度
美西律	加速美西律的代谢而致其降效
咪达普利	降低咪达普利活性代谢物的血药浓度，降低其抗高血压效应
米非司酮	可降低米非司酮的血药浓度
那格列奈	升高那格列奈的血药浓度
奈非那韦	显著降低奈非那韦的血药浓度
奈韦拉平	降低奈韦拉平的血药浓度
萘啶酸	可使萘啶酸的作用消失
尼卡地平	加速尼卡地平的代谢，使其血药浓度显著降低
尼莫地平	加速尼莫地平的代谢，使其血药浓度显著降低
牛奶	影响利福平吸收，降低药物的生物利用度
诺氟沙星	可使诺氟沙星的作用消失
皮质激素	使皮质激素加速代谢而降效
普罗帕酮	加速普罗帕酮的代谢而致其降效
普萘洛尔	加速普萘洛尔的代谢，使其血药浓度显著降低
去甲替林	加速去甲替林的代谢，降低其血药浓度

续表

合用药物（食物）	临床评价
瑞格列奈	可能对抗瑞格列奈的降血糖效应
塞利洛尔	降低塞利洛尔的血药浓度
沙奎那韦	显著降低沙奎那韦的血药浓度
舍曲林	利福平诱导CYP3A4，使舍曲林的血药浓度降低，降低抗抑郁剂的药效
舒尼替尼	加速舒尼替尼的代谢，降低其血药浓度
双香豆素类抗凝血药	利福平使双香豆素类抗凝血药加速代谢而降效
四环素	对某些细菌有协同作用，四环素的代谢加速
他达那非	降低他达那非的血药浓度
他克莫司	降低他克莫司的血药浓度
泰利霉素	降低泰利霉素的血药浓度，停用利福平2周内和使用利福平期间避免应用
特比奈芬	降低特比奈芬的血药浓度
替勃龙	利福平加速替勃龙的代谢，降低其血药浓度
酮康唑	相互降低血药浓度
维拉帕米	加速维拉帕米的代谢，使其血药浓度显著降低
西罗莫司	降低西罗莫司的血药浓度
西咪替丁	加速西咪替丁的代谢，降低其血药浓度
硝苯地平	加速硝苯地平的代谢，使其血药浓度显著降低
洋地黄类	使洋地黄类加速代谢而降效
氧氟沙星	可使氧氟沙星的抗菌效能降低
伊拉地平	加速伊拉地平的代谢，使其血药浓度显著降低
伊马替尼	加速伊马替尼的代谢，降低其血药浓度
伊曲康唑	加速伊曲康唑的代谢，降低其血药浓度
依法韦仑	降低依法韦仑的血药浓度
依那普利	加速依那普利的清除，导致降压效果降低
依普利酮	降低依普利酮的血药浓度
依托考昔	降低依托考昔的血药浓度
依维莫司	降低依维莫司的血药浓度
依西美坦	可能降低依西美坦的血药浓度
乙胺丁醇	合用有加强视力损害的可能
异烟肼	联合使用对结核杆菌有协同的抗菌作用，但肝毒性也加强
茚地那韦	加速茚地那韦的代谢，降低其血药浓度
右美沙芬	可能由于右美沙芬抑制神经突触对5-羟色胺的再摄取，与利福平产生相加作用，加剧5-羟色胺综合征
孕三烯酮	加速孕三烯酮的代谢，降低其血药浓度

三、利福定

与利福定合用药物临床评价见表2-112。

表 2-112 与利福定合用药物临床评价

合用药物	临床评价
氨苯砜	利福定可刺激肝药酶活性，降低与其合用药物的药效，在用利福定前和疗程中，氨苯砜剂量无须调整
氨基硫脲	与氨基硫脲有协同作用，无交叉耐药
苯妥英钠	可增加苯妥英钠在肝脏中的代谢，合用时应测定苯妥英钠的血药浓度并调整用量
丙吡胺	利福定可刺激肝药酶活性，降低与其合用药物的药效，在用利福定前和疗程中，与其合用的药物需调整剂量
丙磺舒	丙磺舒可与利福定竞争被肝细胞的摄入，使利福定的血药浓度升高并产生毒性反应但该作用不稳定，故通常不宜加用丙磺舒，以防升高利福定的血药浓度
茶碱	可增加茶碱的清除
雌激素	可刺激雌激素的代谢或减少其肠肝循环，降低口服避孕药的作用，导致月经不规则、月经间期出血和计划外妊娠，患者服用利福定时应改用其他避孕方法
促皮质素	利福定可刺激肝药酶活性，降低与其合用药物的药效，在用利福定前和疗程中，与其合用的药物需调整剂量
达卡巴嗪	可诱导肝药酶，增加抗肿瘤药的代谢，促使白细胞减低，因此需调整剂量
地高辛	利福定可刺激肝药酶活性，降低与其合用药物的药效，在用利福定前和疗程中，地高辛剂量无须调整
地西泮	可增加地西泮的消除，使其血药浓度减低，故需调整剂量
对氨基水杨酸	与对氨基水杨酸有协同作用，无交叉耐药
环磷酰胺	可诱导肝药酶，增加抗肿瘤药的代谢，促使白细胞减低，因此需调整剂量
磺胺类	对磺胺类有协同作用，无交叉耐药
甲氧苄啶	可增加甲氧苄啶的消除
口服降血糖药	利福定可刺激肝药酶活性，降低与其合用药物的药效，在用利福定前和疗程中，与其合用的药物需调整剂量
奎尼丁	利福定可刺激肝药酶活性，降低与其合用药物的药效，在用利福定前和疗程中，与其合用的药物需调整剂量
链霉素	与链霉素有协同作用，无交叉耐药
美沙酮	可增加美沙酮在肝脏中的代谢，引起美沙酮撤药症状
美西律	可增加美西律在肝脏中的代谢，引起美西律的血药浓度降低
咪康唑（静脉）	合用可增加肝毒性发生的危险，尤其是原有肝功能不全者和异烟肼快乙酰化患者，且合用可降低咪唑类药物的血药浓度，不宜合用
四环素类	对四环素类有协同作用，无交叉耐药
糖皮质激素	利福定可刺激肝药酶活性，降低与其合用药物的药效，在用利福定前和疗程中，与其合用的药物需调整剂量
酮康唑	合用可增加肝毒性发生的危险，尤其是原有肝功能不全者和异烟肼快乙酰化患者，且合用可降低咪唑类药物的血药浓度，不宜合用
维生素 D	可干扰维生素 D 的代谢，可导致骨软化，在营养不良的人群或孕妇，其发病危险性较大
香豆素类抗凝血药	利福定可刺激肝药酶活性，降低抗凝血药物的药效，在用利福定前和疗程中，应定期检测凝血酶原时间，据此调整剂量
盐皮质激素	利福定可刺激肝药酶活性，降低与其合用药物的药效，在用利福定前和疗程中，与其合用的药物需调整剂量

续表

合用药物	临床评价
乙胺丁醇	与乙胺丁醇有协同作用，无交叉耐药但可能加强视力损害
乙醇	服药期间饮酒可导致肝毒性增加
乙硫异烟胺	可加重乙硫异烟胺的不良反应
异烟肼	与异烟肼有协同作用，无交叉耐药
茚满二酮衍生物	利福定可刺激肝药酶活性，降低抗凝血药物的药效，在用利福定前和疗程中，应定期检测凝血酶原时间，据此调整剂量
左甲状腺素	可增加左甲状腺素在肝脏中的降解，两者合用时左甲状腺素剂量应增加

四、利福喷丁

参见利福定。

五、利福霉素钠

与利福霉素钠合用药物临床评价见表 2-113。

表 2-113　与利福霉素钠合用药物临床评价

合用药物	临床评价
氨苯砜	利福霉素可降低氨苯砜的血药浓度
氨基糖苷类	与氨基糖苷类合用时具有协同作用
苯妥英	加速苯妥英的代谢，降低其血药浓度
丙吡胺	利福霉素可加速丙吡胺的代谢，降低其血药浓度
雌激素	加速雌激素代谢，减弱避孕作用
达福普汀	增加肝毒性，合用需监测肝功能
钙通道阻滞剂	降低钙通道阻滞剂的血药浓度，主要影响钙通道阻滞剂口服剂型
甲苯磺丁脲	利福霉素可加快磺酰脲类的代谢，使其效应降低
抗酸药	抗酸药可减少利福霉素的吸收
抗抑郁药	可能减弱三环类的血药浓度
克拉霉素	降低克拉霉素的血药浓度
奎奴普丁	增加肝毒性，合用需监测肝功能
拉莫三嗪	减少拉莫三嗪的 AUC
氯霉素	加速氯霉素的代谢，升高其血药浓度
美沙酮	加速美沙酮代谢，减弱其作用
美西律	加速美西律代谢，减弱其作用
咪达普利	利福霉素降低血管紧张素转换酶抑制剂（ACEI）活性代谢产物的血药浓度，减弱其降血压作用
普罗帕酮	加速普罗帕酮代谢，减弱其作用
他克莫司	降低他克莫司的血药浓度
西罗莫司	降低西罗莫司的血药浓度
香豆素	利福霉素降低香豆素类抗凝血药物的药效
依托考昔	降低依托考昔的血药浓度
孕激素	加速孕激素类代谢，减弱避孕作用

六、乙胺丁醇

与乙胺丁醇合用药物临床评价见表 2-114。

表 2-114　与乙胺丁醇合用药物临床评价

合用药物	临床评价
氢氧化铝	氢氧化铝能减少乙胺丁醇的吸收
神经毒性药物	与神经毒性药物合用可增加乙胺丁醇的神经毒性，如视神经炎或周围神经炎
维拉帕米	可减少维拉帕米的吸收
乙硫异烟胺	与乙硫异烟胺合用可增加黄疸性肝炎、视神经炎等不良反应

七、乙硫异烟胺

与乙硫异烟胺合用药物临床评价见表 2-115。

表 2-115　与乙硫异烟胺合用药物临床评价

合用药物	临床评价
氨基比林	增加造血系统毒性
环丝氨酸	与环丝氨酸同服可使中枢神经系统反应发生率增加，尤其是全身抽搐症状，应适当调整剂量，并严格监测中枢神经系统毒性症状
链霉素	可加重对前庭的毒性作用
硫酸铜	加用小量硫酸铜能增加疗效
氯霉素	增加造血系统毒性
其他抗结核药	与其他抗结核药合用可能加重其不良反应
碳酸氢钠	如合用碳酸氢钠或服肠溶片可减轻反应，在发生呕吐时可同时使用止吐药物
维生素 B_6	乙硫异烟胺是维生素 B_6 拮抗剂，可增加其肾脏排泄，因此接受乙硫异烟胺治疗的患者，维生素 B_6 的需要量可能增加
异烟肼	可防止耐异烟肼菌的发生

八、丙硫异烟胺

与丙硫异烟胺合用药物临床评价见表 2-116。

表 2-116　与丙硫异烟胺合用药物临床评价

合用药物	临床评价
环丝氨酸	与环丝氨酸同服可使中枢神经系统反应发生率增加，尤其是全身抽搐症状，应适当调整剂量，并严格监测中枢神经系统毒性症状
其他抗结核药	与其他抗结核药合用可能加重其不良反应
碳酸氢钠	合用碳酸氢钠或服肠溶片可减轻反应，在发生呕吐时可同时使用止吐药物
维生素 B_6	丙硫异烟胺是维生素 B_6 拮抗剂，可增加其肾脏排泄，因此接受丙硫异烟胺治疗的患者，维生素 B_6 的需要量可能增加

九、吡嗪酰胺

与吡嗪酰胺合用药物临床评价见表 2-117。

表 2-117　与吡嗪酰胺合用药物临床评价

合用药物	临床评价
别嘌醇	吡嗪酰胺可增加血尿酸浓度，从而降低别嘌醇对痛风的疗效，合用时应调整剂量，以便控制高尿酸血症和痛风
丙磺舒	吡嗪酰胺可增加血尿酸浓度，从而降低丙磺舒对痛风的疗效，合用时应调整剂量，以便控制高尿酸血症和痛风
雌激素	不诱导肝药酶的抗菌药物可能减弱雌激素的避孕作用
环孢素	同时服用时可能降低环孢素的血药浓度，需监测环孢素的血药浓度，调整给药剂量
磺吡酮	吡嗪酰胺可增加血尿酸浓度，从而降低磺吡酮对痛风的疗效，合用时应调整剂量，以便控制高尿酸血症和痛风
利福平	合用有协同作用，并可延缓耐药的产生，但要注意肝毒性可显著加强
齐多夫定	可减少吡嗪酰胺的吸收
秋水仙碱	吡嗪酰胺可增加血尿酸浓度，从而降低秋水仙碱对痛风的疗效，合用时应调整剂量，以便控制高尿酸血症和痛风
乙硫异烟胺	合用时可增加不良反应
异烟肼	合用有协同作用，并可延缓耐药的产生

十、氨硫脲

与氨硫脲合用药物临床评价见表 2-118。

表 2-118　与氨硫脲合用药物临床评价

合用药物	临床评价
氨基比林	不宜合用，以防增加造血系统毒性
利福平	可加速氨硫脲代谢，降低药效
链霉素	可加重对前庭的毒性作用
硫酸铜	加用小量硫酸铜能增加疗效
氯霉素	不宜合用，以防增加造血系统毒性

十一、对氨基水杨酸钠

与对氨基水杨酸钠合用药物临床评价见表 2-119。

表 2-119　与对氨基水杨酸钠合用药物临床评价

合用药物	临床评价
氨基苯甲酸	有拮抗作用，不宜合用
苯海拉明	竞争肠道吸收，可使对氨基水杨酸钠的血药浓度降低，避免同服
丙磺舒	可减少对氨基水杨酸钠从肾小管的分泌量，导致血药浓度增高、持续时间延长及发生毒性反应
磺吡酮	可减少对氨基水杨酸钠从肾小管的分泌量，导致血药浓度增高、持续时间延长及发生毒性反应
甲氨蝶呤	水杨酸盐可升高甲氨蝶呤的血药浓度
利福平	能干扰利福平的吸收，合用两者给药时间最好间隔 6～8 小时
普鲁卡因	降低对氨基水杨酸钠的效能
水杨酸类	禁与水杨酸类同服，以免胃肠道反应加重及导致胃溃疡
维生素 B_{12}	可影响维生素 B_{12} 从胃肠道的吸收，因此服用氨基水杨酸类的患者对维生素 B_{12} 的需要量可能增加

续表

合用药物	临床评价
香豆素	可增强抗凝血药的作用，因此在用对氨基水杨酸类时或用后，口服抗凝剂的剂量应适当调整
乙硫异烟胺	与乙硫异烟胺合用时可增加不良反应
异烟肼	对氨基水杨酸钠可抑制异烟肼乙酰化而增强作用，且有防止耐药菌发生的作用
茚满二酮	可增强抗凝血药的作用，因此在用对氨基水杨酸类时或用后，口服抗凝剂的剂量应适当调整

十二、环丝氨酸

与环丝氨酸合用药物临床评价见表2-120。

表2-120 与环丝氨酸合用药物临床评价

合用药物	临床评价
苯妥英	升高苯妥英的血药浓度，导致毒性反应发生率升高
乙醇	合用增加抽搐风险
乙硫异烟胺	合用增加中枢神经系统毒性的风险
异烟肼	合用增加中枢神经系统毒性的风险

十三、卷曲霉素

与卷曲霉素合用药物临床评价见表2-121。

表2-121 与卷曲霉素合用药物临床评价

合用药物	临床评价
氨基糖苷类药	两药合用，会增加耳毒性、肾毒性和神经肌肉阻滞作用的危险
呋塞米	两药合用，会增加耳毒性、肾毒性和神经肌肉阻滞作用的危险
环孢素	两药合用，会增加耳毒性、肾毒性和神经肌肉阻滞作用的危险
两性霉素B	两药合用，会增加耳毒性、肾毒性和神经肌肉阻滞作用的危险
顺铂	两药合用，会增加耳毒性、肾毒性和神经肌肉阻滞作用的危险

十四、贝达喹啉

与贝达喹啉合用药物临床评价见表2-122。

表2-122 与贝达喹啉合用药物临床评价

合用药物	临床评价
阿巴瑞克	可能会增加发生严重心律失常的风险
阿比特龙	可能会增加发生严重心律失常的风险
阿夫唑嗪	可能会增加发生严重心律失常的风险
阿米替林	可能会增加发生严重心律失常的风险
阿莫沙平	可能会增加发生严重心律失常的风险
阿那格雷	可能会增加发生严重心律失常的风险
阿帕鲁胺	可能会降低贝达喹啉的血药浓度，降低其治疗结核病的疗效
阿扑吗啡	可能会增加发生严重心律失常的风险
阿奇霉素	可能会增加发生严重心律失常的风险

续表

合用药物	临床评价
阿利马嗪	可能会增加发生严重心律失常和猝死的风险，应避免合用
阿塞那平	可能会增加发生严重心律失常的风险
阿司咪唑	可能会增加发生严重心律失常的风险
艾日布林	可能会增加发生严重心律失常的风险
艾司利卡西平	可能会降低贝达喹啉的血药浓度，应避免合用
胺碘酮	可能会增加发生严重心律失常的风险
昂丹司琼	可能会增加发生严重心律失常的风险
奥沙利铂	可能会增加发生严重心律失常的风险
奥西替尼	可能会增加发生严重心律失常的风险
奥英妥珠单抗	可能会增加发生严重心律失常的风险
苯巴比妥	可能会降低贝达喹啉的血药浓度，降低其治疗结核病的疗效
苯妥英	可能会降低贝达喹啉的血药浓度，降低其治疗结核病的疗效
比卡鲁胺	可能会增加发生严重心律失常的风险
苄普地尔	可能会增加发生严重心律失常的风险
表柔比星	可能会增加发生严重心律失常的风险
丙吡胺	可能会增加发生严重心律失常的风险
丙米嗪	可能会增加发生严重心律失常的风险
丙嗪	可能会增加发生严重心律失常的风险
丙氧芬	可能会增加发生严重心律失常的风险
波生坦	可能会降低贝达喹啉的血药浓度，应避免合用。
伯胺喹	可能会增加发生严重心律失常的风险
泊沙康唑	可能会升高贝达喹啉的血药浓度，出现罕见但严重的不良反应，如心律失常和肝损伤
博舒替尼	可能会增加发生严重心律失常的风险
达拉非尼	可能会降低贝达喹啉的血药浓度，降低其治疗结核病的疗效
达沙替尼	可能会增加发生严重心律失常的风险
地加瑞克	可能会增加发生严重心律失常的风险
地塞米松	可能会降低贝达喹啉的血药浓度，应避免合用
地昔帕明	可能会增加发生严重心律失常的风险
丁苯那嗪	可能会增加发生严重心律失常的风险
丁丙诺啡	可能会增加发生严重心律失常的风险
多非利特	可能会增加发生严重心律失常的风险
多拉司琼	可能会增加发生严重心律失常的风险
多柔比星	可能会增加发生严重心律失常的风险
多塞平（包括外用）	可能会增加发生严重心律失常的风险
恩克芬尼	可能会增加发生严重心律失常的风险
恩曲替尼	可能会增加发生严重心律失常和猝死的风险，应避免合用
恩杂鲁胺	可能会降低贝达喹啉的血药浓度，降低其治疗结核病的疗效
伐地那非	可能会增加发生严重心律失常的风险
凡德他尼	可能会增加发生严重心律失常的风险
芬戈莫德	可能会增加发生严重心律失常和猝死的风险，应避免合用
奋乃静	可能会增加发生严重心律失常的风险

续表

合用药物	临床评价
伏立康唑	可能会升高贝达喹啉的血药浓度，出现罕见但严重的不良反应，如心律失常和肝损伤
氟卡尼	可能会增加发生严重心律失常的风险
氟康唑	可能会增加发生严重心律失常的风险
氟哌啶醇	可能会增加发生严重心律失常的风险
氟哌利多	可能会增加发生严重心律失常的风险
氟哌嗪	可能会增加发生严重心律失常的风险
氟他胺	可能会增加发生严重心律失常的风险
氟烷	可能会增加发生严重心律失常的风险
氟西汀	可能会增加发生严重心律失常的风险
复方聚乙二醇电解质	可能会增加发生严重心律失常的风险
戈舍瑞林	可能会增加发生严重心律失常的风险
格拉德吉	可能会增加发生严重心律失常的风险
格拉司琼	可能会增加发生严重心律失常的风险
格帕沙星	可能会增加发生严重心律失常和猝死的风险，应避免合用
贯叶连翘	可能会降低贝达喹啉的血药浓度，降低其治疗结核病的疗效
红霉素	可能会增加发生严重心律失常的风险
环丙沙星	可能会增加发生严重心律失常的风险
霍乱疫苗	可能会影响霍乱疫苗活性，应避免合用
吉列替尼	可能会增加发生严重心律失常的风险
吉米沙星	可能会增加发生严重心律失常的风险
加替沙星	可能会增加发生严重心律失常的风险
甲氟喹	可能会增加发生严重心律失常的风险
决奈达隆	可能会增加发生严重心律失常和猝死的风险，应避免合用
卡博替尼	可能会增加发生严重心律失常的风险
卡介苗	可能会影响卡介苗活性，应避免合用
卡马西平	可能会降低贝达喹啉的血药浓度，降低其治疗结核病的疗效
克拉霉素	可能会升高贝达喹啉的血药浓度，出现罕见但严重的不良反应，如心律失常和肝损伤
克唑替尼	可能会增加发生严重心律失常的风险
奎尼丁	可能会增加发生严重心律失常的风险
奎宁	可能会增加发生严重心律失常的风险
喹硫平	可能会增加发生严重心律失常的风险
拉帕替尼	可能会增加发生严重心律失常的风险
来伐米林	可能会增加发生严重心律失常和猝死的风险，应避免合用
来氟米特	可能会增加引起肝损伤的风险
乐伐替尼	可能会增加发生严重心律失常的风险
雷诺嗪	可能会增加发生严重心律失常的风险
锂剂	可能会增加发生严重心律失常的风险
利多君	可能会增加发生严重心律失常的风险
利福布汀	可能会降低贝达喹啉的血药浓度，降低其治疗结核病的疗效
利福喷丁	可能会降低贝达喹啉的血药浓度，降低其治疗结核病的疗效
利福平	可能会降低贝达喹啉的血药浓度，降低其治疗结核病的疗效

续表

合用药物	临床评价
利培酮	可能会增加发生严重心律失常的风险
利匹韦林	可能会增加发生严重心律失常的风险
亮丙瑞林	可能会增加发生严重心律失常的风险
磷苯妥英	可能会降低贝达喹啉的血药浓度，降低其治疗结核病的疗效
膦甲酸	可能会增加发生严重心律失常的风险
硫利达嗪	可能会增加发生严重心律失常的风险，应避免合用
卤泛群	可能会增加发生严重心律失常和猝死的风险，应避免合用
罗米地辛	可能会增加发生严重心律失常的风险
洛非西定	可能会增加发生严重心律失常的风险
洛美沙星	可能会增加发生严重心律失常的风险
洛美他派	可能会增加引起肝损伤的风险
氯丙嗪	可能会增加发生严重心律失常的风险
氯氮平	可能会增加发生严重心律失常的风险
氯法齐明	可能会增加发生严重心律失常的风险
氯喹	可能会增加发生严重心律失常的风险
氯米帕明	可能会增加发生严重心律失常的风险
马普替林	可能会增加发生严重心律失常的风险
马西瑞林	可能会增加发生严重心律失常的风险
美沙酮	可能会增加发生严重心律失常的风险
美索达嗪	可能会增加发生严重心律失常和猝死的风险，应避免合用
米泊美生	可能会增加引起肝损伤的风险
米哚妥林	可能会增加发生严重心律失常的风险
米非司酮	可能会增加发生严重心律失常的风险
米塔扎平	可能会增加引起肝损伤的风险
米托坦	可能会降低贝达喹啉的血药浓度，降低其治疗结核病的疗效
莫达非尼	可能会降低贝达喹啉的血药浓度，应避免合用
莫西沙星	可能会增加发生严重心律失常的风险
奈夫西林	可能会降低贝达喹啉的血药浓度，应避免合用
尼鲁米特	可能会增加发生严重心律失常的风险
尼洛替尼	可能会增加发生严重心律失常的风险
诺氟沙星	可能会增加发生严重心律失常的风险
帕比司他	可能会增加发生严重心律失常的风险
帕利哌酮	可能会增加发生严重心律失常的风险
帕洛诺司琼	可能会增加发生严重心律失常的风险
帕潘立酮	可能会增加发生严重心律失常的风险
帕瑞肽	可能会增加发生严重心律失常的风险
帕唑帕尼	可能会增加发生严重心律失常的风险
喷他脒	可能会增加发生严重心律失常的风险
匹多桑特	可能会增加发生严重心律失常的风险，应避免合用
匹莫范色林	可能会增加发生严重心律失常的风险
匹莫齐特	可能会增加发生严重心律失常的风险，应避免合用

续表

合用药物	临床评价
扑米酮	可能会降低贝达喹啉的血药浓度，应避免合用
普鲁卡因胺	可能会增加发生严重心律失常的风险
普鲁替林	可能会增加发生严重心律失常的风险
普罗布考	可能会增加发生严重心律失常的风险
普罗帕酮	可能会增加发生严重心律失常的风险
七氟烷	可能会增加发生严重心律失常的风险
齐拉西酮	可能会增加发生严重心律失常的风险，应避免合用
羟氯喹	可能会增加发生严重心律失常的风险
曲马多	可能会增加发生严重心律失常的风险
曲米帕明	可能会增加发生严重心律失常的风险
曲普瑞林	可能会增加发生严重心律失常的风险
曲唑酮	可能会增加发生严重心律失常的风险
去甲替林	可能会增加发生严重心律失常的风险
全氟丙烷	可能会增加发生严重心律失常的风险
柔红霉素	可能会增加发生严重心律失常的风险
三苯氯达唑	可能会增加发生严重心律失常的风险
三氟丙嗪	可能会增加发生严重心律失常的风险
三氟拉嗪	可能会增加发生严重心律失常的风险
三氧化二砷	可能会增加发生严重心律失常的风险
色瑞替尼	可能会升高贝达喹啉的血药浓度，应避免合用
沙奎那韦	可能会升高贝达喹啉的血药浓度，出现罕见但严重的不良反应，如心律失常和肝损伤
伤寒疫苗	可能会影响伤寒疫苗活性，应避免合用
舍曲林	可能会增加发生严重心律失常的风险
舒尼替尼	可能会增加发生严重心律失常的风险
司帕沙星	可能会增加发生严重心律失常和猝死的风险，应避免合用
索非那新	可能会增加发生严重心律失常的风险
索拉非尼	可能会增加发生严重心律失常的风险
索他洛尔	可能会增加发生严重心律失常的风险
他克莫司	可能会增加发生严重心律失常的风险
他莫昔芬	可能会增加发生严重心律失常的风险
泰利霉素	可能会升高贝达喹啉的血药浓度，出现罕见但严重的不良反应，如心律失常和肝损伤
特布他林	可能会增加发生严重心律失常的风险
特非那定	可能会增加发生严重心律失常的风险
特拉万星	可能会增加发生严重心律失常的风险
特立氟胺	可能会增加引起肝损伤的风险
替扎尼定	可能会增加发生严重心律失常的风险
酮康唑	可能会升高贝达喹啉的血药浓度，出现罕见但严重的不良反应，如心律失常和肝损伤
托莫西汀	可能会增加发生严重心律失常的风险
托瑞米芬	可能会增加发生严重心律失常的风险
威罗非尼	可能会增加发生严重心律失常的风险
文拉法辛	可能会增加发生严重心律失常的风险

合用药物	临床评价
西波莫德	可能会增加发生严重心律失常的风险，应避免合用
西达替尼	可能会增加肝损伤的风险，应避免合用。
西沙必利	可能会增加发生严重心律失常和猝死的风险，应避免合用
西酞普兰	可能会增加发生严重心律失常的风险
腺苷	可能会增加发生严重心律失常的风险
缬苯那嗪	可能会增加发生严重心律失常的风险
血管加压素	可能会增加发生严重心律失常的风险
氧氟沙星	可能会增加发生严重心律失常的风险
伊布利特	可能会增加发生严重心律失常的风险
伊达比星	可能会增加发生严重心律失常的风险
伊伐布雷定	可能会增加发生严重心律失常的风险
依法韦仑	可能会降低贝达喹啉的血药浓度，应避免合用
依他普仑	可能会增加发生严重心律失常的风险
依维替尼	可能会增加发生严重心律失常的风险
依佐加滨	可能会增加发生严重心律失常的风险
异丙嗪	可能会增加发生严重心律失常的风险
异丙肾上腺素	可能会增加发生严重心律失常的风险
罂粟碱	可能会增加发生严重心律失常的风险
组氨瑞林	可能会增加发生严重心律失常的风险
左醋美沙朵	可能会增加发生严重心律失常和猝死的风险，应避免合用
左美丙嗪	可能会增加发生严重心律失常的风险
左氧氟沙星	可能会增加发生严重心律失常的风险

十五、德拉马尼

与德拉马尼合用药物临床评价见表 2-123。

表 2-123　与德拉马尼合用药物临床评价

合用药物	临床评价
强效 CYP3A4 诱导剂	强效 CYP3A4 诱导剂可降低德拉马尼的血药浓度，降低药效，应避免合用
延长 QT 间期的药物	可增加 QT 间期延长的风险，导致致命性心律失常，禁止合用

十六、普瑞玛尼

与普瑞玛尼合用药物临床评价见表 2-124。

表 2-124　与普瑞玛尼合用药物临床评价

合用药物	临床评价
强效 CYP3A4 诱导剂	强效 CYP3A4 诱导剂可降低普瑞玛尼的血药浓度，降低药效，应避免合用

第十六节 抗真菌药

一、酮康唑

与酮康唑合用药物（食物）临床评价见表 2-125。

表 2-125　与酮康唑合用药物（食物）临床评价

合用药物（食物）	临床评价
H_2 受体拮抗剂	同时应用时可使酮康唑吸收明显减少，因此应与酮康唑间隔 2 小时后应用
阿夫唑嗪	升高阿夫唑嗪的血药浓度
阿立哌唑	抑制阿立哌唑的代谢（减少阿立哌唑的剂量）
阿利吉仑	升高阿利吉仑的血药浓度
阿莫曲坦	升高阿莫曲坦的血药浓度，增加中毒风险
阿瑞匹坦	升高阿瑞匹坦的血药浓度
阿司咪唑	可导致心律失常，禁止合用
氨茶碱	合用氨茶碱的血药浓度降低
奥美拉唑	合用时可使酮康唑吸收明显减少，因此应与酮康唑间隔 2 小时后应用
苯妥英	可使苯妥英的代谢减缓，导致苯妥英血药浓度升高，同时酮康唑的血药浓度降低
丙吡胺	合用增强室性心律失常风险，避免合用
波生坦	酮康唑升高波生坦的血药浓度
布地奈德	酮康唑升高吸入和口服用布地奈德的血药浓度
茶碱	酮康唑可能升高茶碱的血药浓度
长春氟宁	酮康唑升高长春氟宁的血药浓度，避免合用
达非那新	升高达非那新的血药浓度，避免合用
达芦那韦	合用两者的血药浓度都升高
达沙替尼	酮康唑可能升高达沙替尼的血药浓度
丁丙诺啡	抑制丁丙诺啡的代谢（减少丁丙诺啡的剂量）
多潘立酮	酮康唑可升高多潘立酮的血药浓度
多西他赛	酮康唑与多西他赛存在可能的相互作用，合用需谨慎
厄洛替尼	酮康唑可升高厄洛替尼的血药浓度
伐地那非	酮康唑升高伐地那非的血药浓度，避免合用
福沙那韦	酮康唑升高酮康唑的血药浓度（福沙那韦的血药浓度也可能升高）
肝毒性药物	合用时，增加肝毒性
戈舍瑞林	合用增加戈舍瑞林的 QTc 间期延长效应
华法林	酮康唑与抗凝血药同时应用可增强其作用，导致凝血酶原时间延长，对患者应严密观察，监测凝血酶原时间，调整抗凝血药的剂量
环孢素	酮康唑可升高环孢素的血药浓度，并可能使肾毒性发生的危险性增加，合用时应对环孢素的血药浓度进行监测
环索奈德	酮康唑升高环索奈德活性代谢物的血药浓度
加兰他敏	酮康唑升高加兰他敏的血药浓度
甲氟喹	酮康唑升高甲氟喹的血药浓度
甲泼尼龙	酮康唑升高甲泼尼龙的血药浓度

续表

合用药物（食物）	临床评价
降血糖药	合用可引起低血糖
解痉药	合用时可使酮康唑吸收明显减少，应间隔 2 小时服用
决奈达隆	酮康唑升高决奈达隆的血药浓度，避免合用
卡马西平	酮康唑可能升高卡马西平的血药浓度
抗胆碱药物	合用时可使酮康唑吸收明显减少，应间隔 2 小时服用
抗酸药	同时应用时可使本品吸收明显减少，因此应与酮康唑间隔 2 小时后应用
喹硫平	酮康唑可能升高喹硫平的血药浓度，合用时应减少喹硫平的剂量
拉帕替尼	酮康唑升高拉帕替尼的血药浓度，避免合用
镧	酮康唑可能减少镧的吸收（合用时至少间隔 2 小时）
雷诺嗪	酮康唑升高雷诺嗪的血药浓度，避免合用
类视黄醇	酮康唑升高阿利维 A 酸的血药浓度
利福平	利福平降低酮康唑的血药浓度，增加肝脏毒性，避免合用
利莫那班	酮康唑升高利莫那班的血药浓度
利尿药	酮康唑升高依普利酮的血药浓度，避免合用
利托那韦	两者的血药浓度均升高
两性霉素 B	酮康唑与两性霉素 B 有拮抗作用，合用时疗效减弱
亮丙瑞林	酮康唑增加亮丙瑞林的 QTc 间期延长效应
硫酸镁	合用时风险性或不良反应的严重性增加
硫糖铝	同时应用时可使酮康唑吸收明显减少，应间隔 2 小时服用
卢帕他定	酮康唑升高卢帕他定的血药浓度
氯吡格雷	酮康唑可能减少氯吡格雷的抗血小板效应
氯雷他定	酮康唑升高氯雷他定的血药浓度
马拉维若	酮康唑升高马拉维若的血药浓度（建议减少马拉维若的给药剂量）
麦角生物碱	合用增加麦角中毒风险，避免合用
咪唑斯汀	酮康唑抑制咪唑斯汀的代谢，避免合用
米非司酮	酮康唑可升高米非司酮的血药浓度
米塔扎平	酮康唑升高米塔扎平的血药浓度
莫米松	酮康唑升高吸入用莫米松的血药浓度
奈韦拉平	酮康唑降低奈韦拉平的血药浓度，避免合用
尼洛替尼	酮康唑升高尼洛替尼的血药浓度，避免合用
帕唑帕尼	酮康唑升高帕唑帕尼的血药浓度，避免合用
硼替佐米	酮康唑升高硼替佐米的血药浓度
匹莫齐特	合用增加室性心律失常风险，避免合用
泼尼松	酮康唑升高泼尼松的血药浓度
秋水仙碱	酮康唑可能增加秋水仙碱的毒性风险，终止秋水仙碱的使用或减少其给药剂量（避免肝、肾损伤）
去羟肌苷	去羟肌苷所含缓冲剂可使消化道 pH 升高，影响酮康唑的吸收，必须合用时需间隔 2 小时以上
三唑仑	可导致三唑仑的代谢发生改变，使其清除率下降，血药浓度升高、疗效增强，必要时减少三唑仑的剂量
沙奎那韦	升高沙奎那韦的血药浓度
沙美特罗	酮康唑抑制沙美特罗的代谢（升高血药浓度）

续表

合用药物（食物）	临床评价
食物	酮康唑与食物或广柑汁等饮料同服，可获得更高的血药浓度，与高碳水化合物和高脂肪食物同服会降低吸收速率和吸收总量
索利那新	酮康唑升高索利那新的血药浓度
他达那非	酮康唑升高他达那非的血药浓度，避免合用
他克莫司	酮康唑升高他克莫司的血药浓度（建议减少他克莫司的给药剂量）
坦西莫司	酮康唑升高坦西莫司活性代谢物的血药浓度，避免合用
特非那定	合用可导致心律失常，禁止合用
托伐普坦	酮康唑升高托伐普坦的血药浓度
托特罗定	可使托特罗定的浓度升高，避免合用
维生素类	酮康唑可能升高帕立骨化醇（维生素 D 类似物）的血药浓度
西地那非	酮康唑升高西地那非的血药浓度（减少西地那非的初始剂量）
西罗莫司	酮康唑升高西罗莫司的血药浓度
西洛他唑	酮康唑升高西洛他唑的血药浓度（建议减少西洛他唑的给药剂量）
西那卡塞	酮康唑抑制西那卡塞的代谢，升高其血药浓度
西沙必利	合用可导致心律失常，合用属禁忌
香豆素	酮康唑与抗凝血药同时应用可增强其作用，导致凝血酶原时间延长，对患者应严密观察，监测凝血酶原时间，调整抗凝血药的剂量
伊伐布雷定	酮康唑升高伊伐布雷定的血药浓度，避免合用
伊立替康	酮康唑可降低伊立替康的血药浓度（但是其可升高伊立替康活性代谢物的血药浓度），避免合用
伊马替尼	酮康唑升高伊马替尼的血药浓度
依立曲坦	酮康唑升高依立曲坦的血药浓度（增加中毒风险），避免合用
依维莫司	酮康唑升高依维莫司的血药浓度，避免合用
乙醇	合用时增加肝毒性
异烟肼	异烟肼可降低酮康唑的血药浓度，故应谨慎合用
茚地那韦	酮康唑升高茚地那韦的血药浓度（建议减少茚地那韦的给药剂量）
茚满二酮衍生物	酮康唑与抗凝血药同时应用可增强其作用，导致凝血酶原时间延长，对患者应严密观察，监测凝血酶原时间，调整抗凝血药的剂量
正胃片	复方中所含成分使胃内 pH 升高，减少酮康唑的溶解及随后的吸收

二、伊曲康唑

与伊曲康唑合用药物（食物）临床评价见表 2-126。

表 2-126　与伊曲康唑合用药物（食物）临床评价

合用药物（食物）	临床评价
H_2 受体拮抗剂	H_2 受体拮抗剂可降低口服伊曲康唑的血药浓度
阿芬太尼	伊曲康唑可能抑制阿芬太尼的代谢
阿立哌唑	伊曲康唑可能抑制阿立哌唑的代谢（应降低阿立哌唑的给药剂量）
阿普唑仑	伊曲康唑升高阿普唑仑的血药浓度
阿司咪唑	伊曲康唑升高阿司咪唑的血药浓度

续表

合用药物（食物）	临床评价
阿托伐他汀	合用增加肌病的风险，避免合用
安泼那韦	安泼那韦可升高伊曲康唑的血药浓度
白消安	伊曲康唑抑制白消安的代谢（增强中毒风险）
苯妥英	苯妥英可明显降低伊曲康唑的口服生物利用度，合用时应监测伊曲康唑的血药浓度
丙吡胺	伊曲康唑可升高丙吡胺的血药浓度，增加发生心律失常的风险，避免合用
波生坦	伊曲康唑可升高波生坦的血药浓度
布地奈德	伊曲康唑可升高吸入用布地奈德的血药浓度
长春氟宁	伊曲康唑可能升高长春氟宁的血药浓度，避免合用
长春瑞滨	伊曲康唑可能抑制长春瑞滨的代谢（增强神经毒性风险）
长春新碱	伊曲康唑可能抑制长春新碱的代谢（增强神经毒性风险）
雌激素	雌激素升高伊曲康唑的血药浓度
达非那新	伊曲康唑显著升高达非那新的血药浓度，避免合用
达芦那韦-利托那韦	伊曲康唑和达芦那韦的血药浓度均会升高
地高辛	已报道伊曲康唑与地高辛有相互作用，与伊曲康唑合用时，应减少地高辛的剂量
丁螺环酮	伊曲康唑升高丁螺环酮的血药浓度，应减少丁螺环酮的剂量
多非利特	伊曲康唑可升高多非利特的血药浓度，避免合用
多潘立酮	伊曲康唑可升高多潘立酮的血药浓度
伐地那非	伊曲康唑可能升高伐地那非的血药浓度，避免合用
非索罗定	伊曲康唑可升高非索罗定的血药浓度，合用时应减少非索罗定的剂量
氟哌利多	可能升高氟哌利多的血药浓度
福沙那韦	合用两者的血药浓度均升高
钙通道阻滞剂	伊曲康唑有一定的负性肌力作用，不宜与其合用
戈舍瑞林	增加戈舍瑞林的QTc间期延长效应
华法林	伊曲康唑可增强华法林的抗凝作用，合用时应调整华法林的剂量
环孢素	伊曲康唑超过推荐剂量时，与环孢素有相互作用，应减少环孢素的剂量
环磷酰胺	伊曲康唑可能增强环磷酰胺的不良反应
吉非替尼	伊曲康唑可升高吉非替尼的血药浓度
甲泼尼龙	伊曲康唑可升高甲泼尼龙的血药浓度
决奈达隆	决奈达隆的生产商建议其避免与伊曲康唑合用
卡马西平	卡马西平可能降低伊曲康唑的血药浓度
克拉霉素	克拉霉素升高伊曲康唑的血药浓度
奎尼丁	伊曲康唑可升高奎尼丁的血药浓度，避免合用
拉帕替尼	伊曲康唑可升高拉帕替尼的血药浓度，避免合用
雷诺嗪	伊曲康唑可升高雷诺嗪的血药浓度，建议避免合用
利伐沙班	伊曲康唑升可高利伐沙班的血药浓度，建议避免合用
利福布汀	利福布汀可降低伊曲康唑的血药浓度，避免合用
利福平	利福平可加速伊曲康唑的代谢，降低其血药浓度
利托那韦	合用可能升高其中任意一种（或两者）的血药浓度
亮丙瑞林	伊曲康唑增加亮丙瑞林的QTc间期延长效应
硫酸镁	合用时风险性或不良反应的严重性增加
洛伐他汀	伊曲康唑可升高洛伐他汀的血药浓度

续表

合用药物（食物）	临床评价
氯吡格雷	伊曲康唑可能降低氯吡格雷的抗血小板效应
麦角新碱	伊曲康唑可升高麦角新碱的血药浓度
咪达唑仑	伊曲康唑可升高咪达唑仑的血药浓度（延长镇静作用）
咪唑斯汀	伊曲康唑可升高咪唑斯汀的血药浓度
米非司酮	米非司酮可升高伊曲康唑的血药浓度
米卡芬净	米卡芬净可升高伊曲康唑的血药浓度（建议降低伊曲康唑的给药剂量）
奈韦拉平	奈韦拉平可能降低伊曲康唑的血药浓度，建议增加伊曲康唑的给药剂量
尼洛替尼	伊曲康唑可显著升高尼洛替尼的血药浓度，避免合用
帕唑帕尼	伊曲康唑可显著升高帕唑帕尼的血药浓度，避免合用
匹莫齐特	伊曲康唑可显著升高匹莫齐特的血药浓度，避免合用
泼尼松	伊曲康唑可升高泼尼松的血药浓度
氢氯噻嗪	氢氯噻嗪可升高伊曲康唑的血药浓度
氢氧化铝	氢氧化铝可降低伊曲康唑的血药浓度
秋水仙碱	伊曲康唑可能升高秋水仙碱的毒性，暂停或减少秋水仙碱的给药剂量（避免应用于肝、肾功能不全的患者）
去羟肌苷	去羟肌苷可以影响胃液的 pH，从而使伊曲康唑的吸收减少和治疗效果降低，建议两药同时应用时，服药间隔大于 2 小时，注意监测伊曲康唑的血药浓度
瑞格列奈	伊曲康唑可能增强瑞格列奈的降血糖效应
三唑仑	伊曲康唑可升高三唑仑的血药浓度
食物	在早餐中或早餐后服用伊曲康唑，血药浓度较高
索利那新	伊曲康唑升高索利那新的血药浓度
他达那非	伊曲康唑可能升高他达那非的血药浓度
他克莫司	伊曲康唑升高他克莫司的血药浓度，建议减少他克莫司的剂量
碳酸钙	碳酸钙降低口服伊曲康唑的血药浓度
特非那丁	伊曲康唑可能升高特非那丁的血药浓度
托特罗定	伊曲康唑可升高托特罗定的血药浓度，避免合用
西地那非	伊曲康唑可升高西地那非的血药浓度，减少西地那非的初始剂量
西罗莫司	伊曲康唑可升高西罗莫司的血药浓度，避免合用
西沙必利	伊曲康唑可升高西沙必利的血药浓度，增加心律失常的风险，避免合用
香豆素类	伊曲康唑增强香豆素类的抗凝血效应
辛伐他汀	伊曲康唑可升高辛伐他汀的血药浓度
伊伐布雷定	伊曲康唑可能升高伊伐布雷定的血药浓度，避免合用
依法韦仑	依法韦仑降低伊曲康唑的血药浓度
依立曲坦	伊曲康唑升高依立曲坦的血药浓度（毒性增加），避免合用
依普利酮	伊曲康唑升高依普利酮的血药浓度，避免合用
依维莫司	伊曲康唑可能升高依维莫司的血药浓度，建议避免合用
茚地那韦	伊曲康唑升高茚地那韦的血药浓度，建议降低茚地那韦的给药剂量

三、氟胞嘧啶

与氟胞嘧啶合用药物临床评价见表 2-127。

表 2-127　与氟胞嘧啶合用药物临床评价

合用药物	临床评价
阿糖胞苷	阿糖胞苷可通过竞争抑制灭活氟胞嘧啶的抗真菌活性
骨髓抑制药物	合用可增加毒性反应，尤其是造血系统的不良反应
两性霉素 B	具协同作用，两性霉素 B 亦可增强氟胞嘧啶的毒性，此与两性霉素 B 可使细胞摄入药物量增加及肾排泄受损有关

四、氟康唑

与氟康唑合用药物临床评价见表 2-128。

表 2-128　与氟康唑合用药物临床评价

合用药物	临床评价
阿芬太尼	氟康唑抑制阿芬太尼的代谢（有延长或延迟呼吸抑制的风险）
阿米替林	合用时阿米替林水平升高至 1464ng/ml（治疗范围：150～250ng/ml），并引起阿米替林毒性。阿米替林治疗中加入氟康唑或其他三唑和咪唑类抗真菌药时，需仔细监测三环类抗抑郁药的血清水平，调整剂量
苯妥英	氟康唑升高苯妥英的血药浓度
波生坦	氟康唑升高波生坦的血药浓度，避免合用
茶碱	合用时茶碱血药浓度约可升高 13%，可导致毒性反应，故需监测茶碱的血药浓度
雌激素	合用有避孕失败的报道
多潘立酮	氟康唑升高多潘立酮血药浓度
氟伐他汀	氟康唑升高氟伐他汀的血药浓度
钙通道阻滞剂	氟康唑升高钙通道阻滞剂的血药浓度
戈舍瑞林	合用增加戈舍瑞林的 QTc 间期延长效应
华法林	合用可延长凝血酶原时间
环孢素	肾移植后使用环孢素者，合用氟康唑可使环孢素血药浓度升高，致毒性反应发生的危险性增加，因此必须在监测环孢素血药浓度并调整剂量的情况下方可谨慎合用
卡马西平	氟康唑可能升高卡马西平的血药浓度
口服降血糖药	氟康唑可抑制口服降血糖药的代谢，可能导致低血糖，因此需监测血糖，并减少降血糖药的剂量
利福平	利福平可加速氟康唑的消除，可使氟康唑的血药浓度降低
利托那韦	氟康唑升高利托那韦的血药浓度
亮丙瑞林	合用增加亮丙瑞林的 QTc 间期延长效应
硫酸镁	氟康唑升高硫酸镁的血药浓度
氯吡格雷	氟康唑可能降低氯吡格雷的抗血小板效应
麦角新碱	氟康唑减少麦角新碱的代谢
美沙酮	合用时美沙酮的峰浓度、谷浓度都升高
咪达唑仑	氟康唑升高咪达唑仑的血药浓度（延长镇静作用的风险）
米非司酮	氟康唑会增加米非司酮的 QTc 间期延长效应
那格列奈	可能增强那格列奈的降血糖效应
奈韦拉平	氟康唑升高奈韦拉平的血药浓度
帕瑞昔布	氟康唑升高帕瑞昔布的血药浓度，应降低帕瑞昔布的给药剂量
泼尼松	氟康唑升高泼尼松的血药浓度

续表

合用药物	临床评价
齐多夫定	氟康唑升高齐多夫定的血药浓度（增强中毒风险）
氢氯噻嗪	氢氯噻嗪可使氟康唑的血药浓度升高
塞来昔布	氟康唑升高塞来昔布的血药浓度，塞来昔布剂量应减半
沙奎那韦	氟康唑轻微升高沙奎那韦的血药浓度
他克莫司	氟康唑升高他克莫司的血药浓度，建议减少他克莫司的剂量
替拉那韦	氟康唑升高替拉那韦的血药浓度
香豆素类	氟康唑增强香豆素类的抗凝血效应
伊伐布雷定	氟康唑升高伊伐布雷定的血药浓度，减少伊伐布雷定的初始剂量
依普利酮	氟康唑升高依普利酮的血药浓度（减少依普利酮的剂量）
依曲韦林	氟康唑升高依曲韦林的血药浓度
异烟肼	异烟肼可使氟康唑的血药浓度降低
质子泵抑制剂	氟康唑升高质子泵抑制剂的血药浓度

五、两性霉素 B

与两性霉素 B 合用药物临床评价见表 2-129。

表 2-129　与两性霉素 B 合用药物临床评价

合用药物	临床评价
氨基糖苷类	两性霉素 B 与氨基糖苷类药物合用可加重肾毒性
茶碱	合用可导致血压下降，哮喘复发
多黏菌素类	合用可加重肾毒性
放射治疗	合用可加重患者贫血，与两性霉素 B 合用时宜减少其剂量
氟胞嘧啶	两性霉素 B 与氟胞嘧啶合用，两药药效增加，但氟胞嘧啶的毒性增加
氟康唑	两性霉素 B 与吡咯类抗真菌药在体外具拮抗作用
骨髓抑制剂	可加重患者贫血，与两性霉素 B 合用时宜降低剂量
环孢素	加重环孢素的肾毒性
卷曲霉素	合用可加重肾毒性
抗肿瘤药	合用可加重肾毒性
喷他脒	合用可加重肾毒性
皮质激素	与皮质激素合用时，可能加重两性霉素 B 诱发的低钾血症
神经肌肉阻滞药	两性霉素 B 诱发的低钾血症可加强神经肌肉阻滞药的作用，两者合用时需监测血钾浓度
酮康唑	两性霉素 B 与吡咯类抗真菌药在体外具有拮抗作用
万古霉素	与万古霉素合用可加重肾毒性
洋地黄苷	两性霉素 B 所致的低钾血症可增强潜在的洋地黄毒性，两者合用时应严密监测血钾浓度和心脏功能
伊曲康唑	两性霉素 B 与吡咯类抗真菌药在体外具有拮抗作用

六、伏立康唑

与伏立康唑合用药物临床评价见表 2-130。

表2-130 与伏立康唑合用药物临床评价

合用药物	临床评价
阿芬太尼	伏立康唑可升高阿芬太尼的血药浓度，建议降低阿芬太尼的给药剂量
阿司咪唑	伏立康唑可升高阿司咪唑的血药浓度
阿扎那韦-利托那韦	具有 CYP2C19 等位基因者，合用阿扎那韦-利托那韦与伏立康唑时，阿扎那韦和伏立康唑的血药浓度均降低；CYP2C19 等位基因缺失者，阿扎那韦-利托那韦与伏立康唑合用，阿扎那韦的血药浓度降低，伏立康唑的血药浓度升高
埃索美拉唑	伏立康唑可能升高埃索美拉唑的血药浓度
安泼那韦	体外研究显示两药的血药浓度均可能升高，密切监测两药的毒性反应，并相应地调整剂量
奥美拉唑	伏立康唑升高奥美拉唑的血药浓度（建议减少奥美拉唑的给药剂量）
苯巴比妥	两药合用，可明显降低伏立康唑的血药浓度
苯妥英	伏立康唑升高苯妥英的血药浓度，苯妥英降低伏立康唑的血药浓度（增加伏立康唑的给药剂量并监测苯妥英的毒性）
布洛芬	伏立康唑升高布洛芬的血药浓度
雌激素	雌激素升高伏立康唑的血药浓度
达芦那韦-利托那韦	可降低伏立康唑的血药浓度，不推荐达芦那韦-利托那韦与伏立康唑合用，除非经过评估认为益处大于风险
地尔硫䓬	合用加重地尔硫䓬的负性肌力作用
地拉夫定	合用时地拉夫定的血药浓度可能会升高，密切监测地拉夫定的毒性
多潘立酮	雌激素可升高多潘立酮的血药浓度
福沙那韦	体外研究显示两药的血药浓度均可能升高，密切监测两药的毒性反应，并相应地调整剂量
戈舍瑞林	伏立康唑增加戈舍瑞林的QTc间期延长效应
贯叶连翘	可降低伏立康唑的血药浓度，避免合用
环孢素	伏立康唑抑制环孢素的代谢（升高其血药浓度）
磺酰脲类降血糖药	伏立康唑可能升高磺酰脲类降血糖药的血药浓度
甲泼尼龙	伏立康唑升高甲泼尼龙的血药浓度
决奈达隆	伏立康唑升高决奈达隆的血药浓度，建议避免合用
卡马西平	两药合用，可明显降低伏立康唑的血药浓度
奎尼丁	两药合用，伏立康唑可升高奎尼丁的血药浓度
拉帕替尼	伏立康唑升高拉帕替尼的血药浓度，建议避免合用
雷诺嗪	伏立康唑升高雷诺嗪的血药浓度，建议避免合用
利伐沙班	伏立康唑升高伏立康唑的血药浓度，建议避免合用
利福喷丁	两药合用可明显降低伏立康唑的血药浓度
利福平	两药合用可明显降低伏立康唑的血药浓度
利托那韦	利托那韦降低伏立康唑的血药浓度，避免合用
硫酸镁	合用风险性或不良反应的严重性增加
洛匹那韦-利托那韦	具有 CYP2C19 等位基因者，洛匹那韦-利托那韦与伏立康唑合用，洛匹那韦和伏立康唑的血药浓度均降低；CYP2C19 等位基因缺失者，洛匹那韦-利托那韦与伏立康唑合用，洛匹那韦的血药浓度降低，伏立康唑的血药浓度升高，不推荐合用，除非经过评估认为益处大于风险
氯吡格雷	利托那韦可能降低氯吡格雷的抗血小板效应
麦角新碱	伏立康唑可升高麦角新碱的血药浓度
美沙酮	伏立康唑可升高美沙酮的血药浓度，建议降低美沙酮的给药剂量

合用药物	临床评价
米非司酮	米非司酮可升高伏立康唑的血药浓度
奈非那韦	奈非那韦可降低伏立康唑的血药浓度，不推荐奈非那韦与伏立康唑合用，除非经过评估认为益处大于风险
奈韦拉平	伏立康唑的血药浓度会降低，密切监测，可能须调整伏立康唑的剂量
尼洛替尼	伏立康唑可升高尼洛替尼的血药浓度，避免合用
帕唑帕尼	伏立康唑可升高帕唑帕尼的血药浓度，避免合用
匹莫齐特	伏立康唑可升高匹莫齐特的血药浓度，避免合用
泼尼松	伏立康唑可升高泼尼松的血药浓度
扑米酮	伏立康唑可升高扑米酮的血药浓度
沙奎那韦-利托那韦	合用会出现QT间期延长的叠加效应，使心律失常的风险增加，禁止合用
双氯芬酸	伏立康唑可升高双氯芬酸的血药浓度
他克莫司	伏立康唑可升高他克莫司的血药浓度
特非那定	伏立康唑可升高特非那定的血药浓度
维拉帕米	加重维拉帕米的负性肌力作用
西罗莫司	伏立康唑可升高西罗莫司的血药浓度
西沙必利	伏立康唑可升高西沙必利的血药浓度，避免合用
香豆素类	伏立康唑可增强香豆素类的抗凝效应
依法韦仑	依法韦仑可降低伏立康唑的血药浓度，依法韦仑的血药浓度升高（增加伏立康唑给药剂量的同时，应减少依法韦仑的给药剂量）
依曲韦林	依曲韦林和伏立康唑的血药浓度均见升高，密切监测，可能须调整伏立康唑的剂量
依维莫司	伏立康唑可能升高依维莫司的血药浓度，避免合用
茚地那韦	体外研究显示两药的血药浓度均可能升高，密切监测两药的毒性反应，并相应地调整剂量
孕激素	孕激素可能升高伏立康唑的血药浓度
质子泵抑制剂	两者的血药浓度均升高

七、特比萘芬

与特比萘芬合用药物临床评价见表2-131。

表2-131　与特比萘芬合用药物临床评价

合用药物	临床评价
β受体阻滞剂	特比萘芬可抑制由CYP2D6介导的代谢反应，可导致β受体阻滞剂的血药浓度改变
茶碱	合用可以改变茶碱的药代动力学参数（增大茶碱的AUC和延长半衰期，降低消除速率常数和清除），茶碱的C_{max}或T_{max}没有大的改变，应监测茶碱血药浓度、疗效及中毒征兆，并密切观察茶碱浓度接近治疗范围上限的患者，茶碱的剂量可能需要调整
华法林	内服特比萘芬可抑制肝药酶，抑制华法林代谢而使抗凝作用增强
环孢素	特比萘芬可能降低环孢素的血药浓度
利福平	利福平能加速特比萘芬代谢，降低特比萘芬的血药浓度
去甲替林	特比萘芬可升高去甲替林的血药浓度
三环类抗抑郁药	特比萘芬可抑制由CYP2D6介导的代谢反应，导致三环类抗抑郁药的血药浓度改变
西咪替丁	西咪替丁抑制特比萘芬代谢，升高特比萘芬的血药浓度

续表

合用药物	临床评价
选择性 5-羟色胺再摄取抑制剂	特比萘芬可抑制由 CYP2D6 介导的代谢反应，可导致选择性 5-羟色胺再摄取抑制剂的血药浓度改变
孕激素	合用（用于避孕）偶尔有出血的报道

八、卢立康唑

参见氟康唑。

九、泊沙康唑

与泊沙康唑合用药物临床评价见表 2-132。

表 2-132　与泊沙康唑合用药物临床评价

合用药物	临床评价
阿普唑仑	合用会导致苯二氮䓬类药物的血药浓度升高，必须密切监测因苯二氮䓬类药物血药浓度过高导致的不良反应，并且必须准备好苯二氮䓬受体拮抗剂用于逆转这些反应
阿托伐他汀	合用增强肌病风险，避免合用
阿扎那韦	阿扎那韦通过 CYP3A4 代谢，而泊沙康唑会导致其血药浓度升高。在与泊沙康唑合用期间，应频繁监测不良反应和毒性，并且调整阿扎那韦的剂量
奥美拉唑	奥美拉唑可降低泊沙康唑的血药浓度，除非获益超过风险，否则应避免合用，如必须合用，推荐对暴发性真菌感染进行密切监测
苯妥英	苯妥英与泊沙康唑合用会导致苯妥英血药浓度升高，除非对患者的获益超过风险，否则应避免合用，如必须合用，推荐对暴发性真菌感染进行密切监测，频繁监测苯妥英的血药浓度，并且考虑减少苯妥英的剂量
长春碱	大多数长春碱都是 CYP3A4 底物，泊沙康唑可升高长春碱的血药浓度，从而导致神经毒性，须调整长春碱的剂量
长春新碱	大多数长春碱都是 CYP3A4 底物，泊沙康唑可升高长春碱如长春新碱的血药浓度，从而导致神经毒性，须调整长春新碱的剂量
达芦那韦-利托那韦	利托那韦的血药浓度可能升高
地尔硫䓬	泊沙康唑可能会升高经 CYP3A4 代谢的钙通道阻滞剂的血药浓度，在联合治疗期间，建议频繁监测钙通道阻滞剂相关的不良反应和毒性，可能须减少钙通道阻滞剂的剂量
地高辛	泊沙康唑可升高地高辛的血药浓度，建议对地高辛的血药浓度进行监测
多潘立酮	泊沙康唑可升高多潘立酮的血药浓度
非洛地平	泊沙康唑可能会升高经 CYP3A4 代谢的钙通道阻滞剂的血药浓度，在联合治疗期间，建议频繁监测钙通道阻滞剂相关的不良反应和毒性，可能须减少钙通道阻滞剂的剂量
福沙那韦	福沙那韦可降低泊沙康唑的血药浓度，尽量避免合用
戈舍瑞林	合用可增加戈舍瑞林的 QTc 间期延长效应
格列吡嗪	尽管合用时不必调整格列吡嗪的剂量，但推荐对血糖进行监测
环孢素	泊沙康唑可升高环孢素的血药浓度，建议在开始泊沙康唑治疗时，将环孢素的剂量减至初始剂量的 3/4，在泊沙康唑治疗期间和停止治疗后应该频繁监测环孢素的血药谷浓度，并且依据此调整环孢素的剂量
甲泼尼龙	泊沙康唑可升高甲泼尼龙的血药浓度
甲氧氯普胺	甲氧氯普胺可降低泊沙康唑的血药浓度，合用时对暴发性真菌感染进行密切监测

续表

合用药物	临床评价
卡马西平	卡马西平可能降低泊沙康唑的血药浓度
奎尼丁	泊沙康唑可升高奎尼丁的血药浓度，导致 QTc 间期延长和罕见的尖端扭转型室性心动过速，禁止合用
拉帕替尼	泊沙康唑可升高拉帕替尼的血药浓度，建议避免合用
卡马西平	卡马西平可能降低泊沙康唑的血药浓度
雷诺嗪	泊沙康唑可能升高雷诺嗪的血药浓度
利伐沙班	利伐沙班的血药浓度明显升高，避免合用
利福布汀	利福布汀降低泊沙康唑的血药浓度，同时利福布汀的血药浓度升高，除非对患者的获益超过风险，否则应避免合用，如果必须合用，推荐对暴发性真菌感染进行密切监测，并且频繁监测全血计数和不良反应（如葡萄膜炎、白细胞减少症）
利托那韦	泊沙康唑可升高利托那韦的血药浓度，合用期间应频繁监测不良反应和毒性，并且调整利托那韦的剂量
硫酸镁	合用时风险性或不良反应的严重性增加
麦角衍生物	大多数麦角生物碱都是 CYP3A4 底物，泊沙康唑会导致麦角生物碱血药浓度升高，可能会导致麦角中毒，禁止合用
咪达唑仑	泊沙康唑可使咪达唑仑的血药浓度升高约 5 倍，必须密切监测因苯二氮䓬类药物血药浓度过高导致的不良反应，并且必须准备好苯二氮䓬受体拮抗剂用于逆转这些反应
米非司酮	泊沙康唑可升高米非司酮的血药浓度
奈韦拉平	奈韦拉平的血药浓度可能会升高，密切监测奈韦拉平的毒性
尼卡地平	泊沙康唑可能会升高经 CYP3A4 代谢的钙通道阻滞剂的血药浓度，在联合治疗期间，建议频繁监测钙通道阻滞剂相关的不良反应和毒性，可能须减少钙通道阻滞剂的剂量
匹莫齐特	泊沙康唑可升高匹莫齐特的血药浓度，导致 QTc 间期延长和罕见的尖端扭转型室性心动过速，禁止合用
泼尼松	泊沙康唑升高泼尼松的血药浓度
扑米酮	扑米酮可能降低泊沙康唑的血药浓度
三唑仑	泊沙康唑会导致苯二氮䓬类药物血药浓度升高，必须密切监测因苯二氮䓬类药物血药浓度过高导致的不良反应，并且必须准备好苯二氮䓬受体拮抗剂用于逆转这些反应
他克莫司	泊沙康唑显著升高他克莫司的 C_{max} 和 AUC，在开始泊沙康唑治疗时，他克莫司的剂量应减至初始剂量的 1/3，在泊沙康唑治疗期间和停止治疗后应该频繁监测他克莫司的血药谷浓度，并且据此调整他克莫司的剂量
维拉帕米	泊沙康唑可能会升高经 CYP3A4 代谢的钙通道阻滞剂的血药浓度，在联合治疗期间，建议频繁监测钙通道阻滞剂相关的不良反应和毒性，可能须减少钙通道阻滞剂的剂量
西罗莫司	合用可导致西罗莫司血药浓度约升高 9 倍，从而会导致西罗莫司中毒，禁止合用
西咪替丁	西咪替丁可降低泊沙康唑的血药浓度，除非获益超过风险，否则应避免合用，如必须合用，推荐对暴发性真菌感染进行密切监测
硝苯地平	泊沙康唑可能会升高经 CYP3A4 代谢的钙通道阻滞剂的血药浓度，在联合治疗期间，建议频繁监测钙通道阻滞剂相关的不良反应和毒性，可能须减少钙通道阻滞剂的剂量
辛伐他汀	合用可导致辛伐他汀血药浓度约升高 10 倍，禁止合用
依法韦仑	依法韦仑显著降低泊沙康唑的血药浓度，除非获益超过风险，否则应避免合用
依曲韦林	依曲韦林的血药浓度会升高，密切监测依曲韦林的毒性
依维莫司	泊沙康唑可能升高依维莫司的血药浓度

十、卡泊芬净

与卡泊芬净合用药物临床评价见表 2-133。

表 2-133　与卡泊芬净合用药物临床评价

合用药物	临床评价
苯妥英	合用可能使卡泊芬净的血药浓度降低，应考虑给予卡泊芬净每日 70mg 的剂量
地塞米松	合用可能使卡泊芬净的血药浓度降低，应考虑给予卡泊芬净每日 70mg 的剂量
环孢素	环孢素能使卡泊芬净的 AUC 增加大约 35%，还会出现肝酶 ALT（丙氨酸转氨酶）和 AST（天冬氨酸转氨酶）水平的一过性升高
卡马西平	合用可能使卡泊芬净的血药浓度降低，应考虑给予卡泊芬净每日 70mg 的剂量
利福平	合用可能使卡泊芬净的血药浓度降低，应考虑给予卡泊芬净每日 70mg 的剂量
奈韦拉平	合用可能使卡泊芬净的血药浓度降低，应考虑给予卡泊芬净每日 70mg 的剂量
他克莫司	卡泊芬净使他克莫司的血药浓度降低 26%，合用时建议对他克莫司的血药浓度进行监测，同时适当调整他克莫司的剂量
头孢菌素类	合用可使血清氨基转移酶一过性升高
依法韦仑	合用可能使卡泊芬净的血药浓度降低，应考虑给予卡泊芬净每日 70mg 的剂量

十一、米卡芬净

与米卡芬净合用药物临床评价见表 2-134。

表 2-134　与米卡芬净合用药物临床评价

合用药物	临床评价
两性霉素	米卡芬净可能升高两性霉素的血药浓度
西罗莫司	米卡芬净可使西罗莫司血药浓度升高
硝苯地平	米卡芬净可使硝苯地平血药浓度升高
伊曲康唑	米卡芬净升高伊曲康唑的血药浓度，建议降低伊曲康唑的给药剂量

第十七节　抗病毒药

一、阿昔洛韦

与阿昔洛韦合用药物临床评价见表 2-135。

表 2-135　与阿昔洛韦合用药物临床评价

合用药物	临床评价
氨基糖苷类	合用可增加肾毒性
丙磺舒	丙磺舒可使阿昔洛韦的排泄减慢，半衰期延长，体内药物量蓄积
茶碱	可能升高茶碱的血药浓度
干扰素	有协同或相加作用，但可能引起精神异常
更昔洛韦	有协同或相加作用
环孢素	增加肾毒性风险
甲氨蝶呤	阿昔洛韦静脉给药时与甲氨蝶呤（鞘内）合用可能引起精神异常

续表

合用药物	临床评价
膦甲酸	有协同或相加作用
吗替麦考酚酯	吗替麦考酚酯可升高阿昔洛韦的血药浓度，阿昔洛韦也升高吗替麦考酚酯无活性代谢物的血药浓度
齐多夫定	合用可引起肾毒性，表现为深度昏迷和疲劳
他克莫司	合用可能增加肾毒性风险
碳酸锂	两药均以原型经肾排泄、竞争排泄，静脉注射阿昔洛韦可使碳酸锂的血药浓度升高，毒性增加

二、更昔洛韦

与更昔洛韦合用药物临床评价见表 2-136。

表 2-136　与更昔洛韦合用药物临床评价

合用药物	临床评价
氨苯砜	可增加不良反应的发生，避免合用
丙磺舒	使更昔洛韦的肾清除量明显减少
长春碱	可增加不良反应的发生，避免合用
多柔比星	可增加不良反应的发生，避免合用
放射治疗	可增强对骨髓的抑制作用
氟胞嘧啶	可增加不良反应的发生，避免合用
骨髓抑制剂	可增强对骨髓的抑制作用
核苷类抗病毒药	可增加不良反应的发生，避免合用
环孢素	与环孢素合用时可能加强肾损伤，使更昔洛韦经肾排出量减少而引起毒性反应
磺胺类	可增加不良反应的发生，避免合用
甲氧苄啶	可增加不良反应的发生，避免合用
拉米夫定	可增加不良反应的发生，避免合用
两性霉素 B	与两性霉素 B 合用时可能加强肾损伤，使更昔洛韦经肾排出量减少而引起毒性反应
喷他脒	可增加不良反应的发生，避免合用
齐多夫定	可致深度骨髓抑制
去羟肌苷	可能升高去羟肌苷的血药浓度
亚胺培南/西司他汀	可发生全身抽搐，不宜合用
影响造血系统的药物	可增强对骨髓的抑制作用

三、伐昔洛韦

与伐昔洛韦合用药物临床评价见表 2-137。

表 2-137　与伐昔洛韦合用药物临床评价

合用药物	临床评价
β-内酰胺类	可升高伐昔洛韦的血药浓度
氨基糖苷类	合用可增加肾毒性
丙磺舒	丙磺舒可使伐昔洛韦的排泄减慢，半衰期延长，体内药物量蓄积
茶碱	可能升高茶碱的血药浓度

续表

合用药物	临床评价
干扰素	有协同或相加作用,但可能引起精神异常
更昔洛韦	有协同或相加作用
环孢素	合用增加肾毒性风险
甲氨蝶呤	伐昔洛韦静脉给药时与甲氨蝶呤(鞘内)合用可能引起精神异常
膦甲酸	有协同或相加作用
吗替麦考酚酯	吗替麦考酚酯可升高伐昔洛韦的血药浓度,伐昔洛韦也升高吗替麦考酚酯无活性代谢物的血药浓度
齐多夫定	合用可引起肾毒性,表现为深度昏迷和疲劳
他克莫司	合用可能增加肾毒性风险
碳酸锂	两药均以原型经肾排泄、竞争排泄,静脉注射伐昔洛韦可使碳酸锂的血药浓度升高,毒性增加

四、泛昔洛韦

与泛昔洛韦合用药物临床评价见表2-138。

表2-138 与泛昔洛韦合用药物临床评价

合用药物	临床评价
丙磺舒	可升高泛昔洛韦的血药浓度

五、奥司他韦

与奥司他韦合用药物临床评价见表2-139。

表2-139 与奥司他韦合用药物临床评价

合用药物	临床评价
减毒活流感疫苗	在使用减毒活流感疫苗两周内不应该服用奥司他韦,在服用奥司他韦后48小时内不应使用减毒活流感疫苗

六、扎那米韦

与扎那米韦合用药物临床评价见表2-140。

表2-140 与扎那米韦合用药物临床评价

合用药物	临床评价
减毒活流感疫苗	吸入扎那米韦前2周内及吸入后48小时内不要接种减毒活流感疫苗

七、阿巴卡韦

与阿巴卡韦合用药物临床评价见表2-141。

表2-141 与阿巴卡韦合用药物临床评价

合用药物	临床评价
巴比妥类	巴比妥类可能降低阿巴卡韦的血药浓度
抗病毒药	阿巴卡韦可能降低利巴韦林的效应

续表

合用药物	临床评价
抗癫痫药	苯妥英可能降低阿巴卡韦的血药浓度
抗菌药	利福平可能降低阿巴卡韦的血药浓度
利巴韦林	合用可致乳酸酸中毒
替拉瑞韦	可能降低阿巴卡韦的血药浓度
乙醇	可使阿巴卡韦的 AUC 增加 41%、半衰期延长 26%
镇痛药	可能降低美沙酮的血药浓度

八、阿糖胞苷

与阿糖胞苷合用药物临床评价见表 2-142。

表 2-142　与阿糖胞苷合用药物临床评价

合用药物	临床评价
苯妥英	阿糖胞苷可能减少苯妥英的吸收
别嘌醇	别嘌醇有黄嘌呤氧化酶抑制作用，使阿拉伯糖次黄嘌呤的消除减慢而蓄积，可致较严重的神经系统毒性反应
地高辛	阿糖胞苷可减少地高辛片剂的吸收
氟胞嘧啶	可能降低氟胞嘧啶的血药浓度
氟达拉滨	氟达拉滨可升高阿糖胞苷的胞内浓度
干扰素	与干扰素合用可加重不良反应
甲氨蝶呤	两药合用可增效，甲氨蝶呤治疗前使用阿糖胞苷可增加甲氨蝶呤的疗效，反之，用阿糖胞苷治疗前使用甲氨蝶呤，阿糖胞苷的疗效也增强，需密切观察，防止药效过度
氯氮平	阿糖胞苷避免与氯氮平合用，以避免粒细胞缺乏的风险

九、利巴韦林

与利巴韦林合用药物临床评价见表 2-143。

表 2-143　与利巴韦林合用药物临床评价

合用药物	临床评价
核苷类似物	合用可引发致命或非致命的乳酸酸中毒
硫唑嘌呤	升高硫唑嘌呤活性代谢物的血药浓度。具体地说，潜在的骨髓中毒的甲基代谢物的浓度可能增加，活性 6-巯鸟嘌呤核苷酸的浓度可能升高
齐多夫定	可抑制齐多夫定转变成活性型的磷酸齐多夫定，同时用有拮抗作用
去羟肌苷	合用可引发致命或非致命的乳酸酸中毒
司他夫定	可能抑制司他夫定的作用

十、齐多夫定

与齐多夫定合用药物临床评价见表 2-144。

表 2-144　与齐多夫定合用药物临床评价

合用药物	临床评价
阿司匹林	抑制齐多夫定的葡萄糖醛酸化，降低消除率，应避免使用
阿托伐醌	可能抑制齐多夫定的代谢，升高其血药浓度
氨苯砜	两药骨髓毒性相加，注意血常规变化
保泰松	抑制齐多夫定的葡萄糖醛酸化，降低消除率，应避免使用
苯二氮䓬类	抑制齐多夫定的葡萄糖醛酸化，降低消除率，应避免使用
苯妥英	升高或降低苯妥英的血药浓度
丙磺舒	抑制齐多夫定的葡萄糖醛酸化，并减少肾排泄，可引起中毒的风险
丙戊酸钠	可能升高齐多夫定的血药浓度，增加中毒的风险
对乙酰氨基酚	抑制齐多夫定的葡萄糖醛酸化，降低消除率，应避免使用
伐昔洛韦	合用可引起神经系统毒性，如昏睡、疲劳等
更昔洛韦	合用有极强的血液病风险，如可能尽量避免，特别避免在使用更昔洛韦治疗初期时合用
磺胺类药物	抑制齐多夫定的葡萄糖醛酸化，降低消除率，应避免使用
抗真菌药	氟康唑可能升高齐多夫定的血药浓度，增加毒性风险
克拉霉素	减少齐多夫定的吸收
利巴韦林	可抑制齐多夫定转变成活性型的磷酸齐多夫定，同时用有拮抗作用
利福平	明显降低齐多夫定的血药浓度，避免合用
吗啡	抑制齐多夫定的葡萄糖醛酸化，降低消除率，应避免使用
美沙酮	可能升高齐多夫定的血药浓度
司他夫定	可能抑制司他夫定的作用，避免合用
替拉瑞韦	降低齐多夫定的血药浓度
西咪替丁	抑制齐多夫定的葡萄糖醛酸化，降低消除率，应避免使用
乙胺嘧啶	合用增加抗叶酸作用
左醋美沙朵	齐多夫定可造成以左醋美沙朵维持治疗的患者产生戒断症状

十一、拉米夫定

与拉米夫定合用药物临床评价见表 2-145。

表 2-145　与拉米夫定合用药物临床评价

合用药物	临床评价
贝沙罗汀	合用可增加发生胰腺炎的风险，贝沙罗汀每天仅需服用一次，且进餐时服用
恩曲他滨	合用会抑制另一种药物在细胞内的磷酸化，避免合用
更昔洛韦	静脉给更昔洛韦时应避免与拉米夫定合用
抗菌药物	甲氧苄啶（同磺胺甲基异恶唑）升高拉米夫定的血药浓度。拉米夫定避免与高剂量的磺胺甲基异恶唑合用
来氟米特	合用可增加发生肝毒性的风险
洛美他派	合用可增加发生肝毒性的风险
米泊美生	合用可增加发生肝毒性的风险

续表

合用药物	临床评价
培西达替尼	合用可增加发生肝毒性的风险
齐多夫定	会使齐多夫定的血药浓度增加13%，血药峰浓度升高约28%，但生物利用度无明显变化
特立氟胺	合用可增加发生肝毒性的风险
扎西他滨	可抑制扎西他滨在细胞内的磷酸化，避免合用

十二、阿德福韦

与阿德福韦合用药物临床评价见表2-146。

表2-146 与阿德福韦合用药物临床评价

合用药物	临床评价
氨基糖苷类	合用可能引起肾损伤
布洛芬	合用可使阿德福韦的口服生物利用度增加
非甾体抗炎药	合用可能引起肾损伤
环孢素	合用可能引起肾损伤
他克莫司	合用可能引起肾损伤
替诺福韦	可能升高替诺福韦的血药浓度
万古霉素	合用可能引起肾损伤

十三、替比夫定

与替比夫定合用药物临床评价见表2-147。

表2-147 与替比夫定合用药物临床评价

合用药物	临床评价
聚乙二醇干扰素α-2a	合用会增加发生周围神经病变的风险

十四、聚乙二醇干扰素α-2a

与聚乙二醇干扰素α-2a合用药物临床评价见表2-148。

表2-148 与聚乙二醇干扰素α-2a合用药物临床评价

合用药物	临床评价
茶碱	由于抑制CYP1A2的活性，可能引起茶碱中毒
替比夫定	合用会增加发生周围神经病变的风险

十五、奈韦拉平

与奈韦拉平合用药物临床评价见表2-149。

表 2-149 与奈韦拉平合用药物临床评价

合用药物	临床评价
大环内酯类	可明显抑制奈韦拉平羟化代谢，使其血药浓度升高
氟西汀	可使奈韦拉平的血药浓度谷值升高50%
口服避孕药和其他激素类避孕药	奈韦拉平可降低口服避孕药和其他激素类避孕药的血药浓度，从而影响避孕效果
利福布汀	利福布汀可降低奈韦拉平的血药浓度
利福平	利福平可降低奈韦拉平的血药浓度
美沙酮	奈韦拉平可降低美沙酮的血药浓度
酮康唑	可使奈韦拉平的血药浓度谷值升高50%，而酮康唑的血药浓度则降低
西咪替丁	可明显抑制奈韦拉平羟化代谢，使其血药浓度升高

十六、司他夫定

与司他夫定合用药物临床评价见表 2-150。

表 2-150 与司他夫定合用药物临床评价

合用药物	临床评价
利巴韦林	与利巴韦林合用，曾引起致死性或非致死性乳酸酸中毒
齐多夫定	禁止与齐多夫定合用，齐多夫定可竞争性抑制司他夫定的细胞内磷酸化，导致其失效
羟基脲	与羟基脲合用时，乳酸酸中毒、胰腺炎及严重脂肪肝发生的风险可能增加
去羟肌苷	与去羟肌苷合用时，乳酸酸中毒、胰腺炎及严重脂肪肝发生的风险可能增加

十七、利托那韦

与利托那韦合用药物临床评价见表 2-151。

表 2-151 与利托那韦合用药物临床评价

合用药物	临床评价
吡罗昔康	利托那韦可升高吡罗昔康的血药浓度
茶碱	可使茶碱的血药浓度下降
地昔帕明	利托那韦可升高地昔帕明的血药浓度
氟康唑	可使利托那韦生物利用度增加
氟西汀	利托那韦可升高氟西汀的血药浓度
环孢素	利托那韦可升高环孢素的血药浓度
甲苯磺丁脲	利托那韦可升高甲苯磺丁脲的血药浓度
卡马西平	利托那韦可升高卡马西平的血药浓度
匹莫齐特	利托那韦可升高匹莫齐特的血药浓度
酮康唑	相互升高血药浓度
伊曲康唑	相互升高血药浓度
茚地那韦	可使茚地那韦的血药浓度升高

十八、去羟肌苷

与去羟肌苷合用药物临床评价见表 2-152。

表 2-152　与去羟肌苷合用药物临床评价

合用药物	临床评价
利巴韦林	可引起乳酸酸中毒
司坦夫定	有导致致命性胰腺炎和肝毒性的危险
茚地那韦	可减少茚地那韦的吸收，降低其生物利用度及疗效

十九、茚地那韦

与茚地那韦合用药物临床评价见表 2-153。

表 2-153　与茚地那韦合用药物临床评价

合用药物	临床评价
阿司咪唑	禁止合用，茚地那韦抑制 CYP3A4 而引起阿司咪唑的血药浓度升高，可能会导致严重的甚至危及生命的不良反应
胺碘酮	可能导致室性心律失常
苯巴比妥	可能降低茚地那韦的血药浓度
苯妥英	可能降低茚地那韦的血药浓度
茶碱	茚地那韦可能自我诱导代谢，从而降低茶碱的血药浓度
达芦那韦	茚地那韦与达芦那韦具有竞争 CYP 的作用，使达芦那韦的血药浓度升高，出现不良反应
蛋白酶抑制剂	所有的蛋白酶抑制剂在合用其中 2 种时均具有相互升高对方的血药浓度的作用，应避免合用或减量合用
地那韦啶	可能升高茚地那韦的血药浓度
地塞米松	可能降低茚地那韦的血药浓度
氟卡尼	可能导致室性心律失常
钙通道阻滞剂	茚地那韦可能升高钙通道阻滞剂的血药浓度，应加倍警惕和监护
红霉素	茚地那韦可升高红霉素的血药浓度，须从其最高剂量水平上降低用量
环孢素	升高环孢素的血药浓度
激素类避孕药	茚地那韦可能自我诱导代谢，从而降低激素类避孕药的血药浓度
卡马西平	可能降低茚地那韦的血药浓度
克拉霉素	茚地那韦可升高克拉霉素的血药浓度，须降低剂量
奎尼丁	可能导致室性心律失常
利福平	利福平可使所有茚地那韦浓度下降，使之失去抗病毒的活性，在这种作用的同时，还可使利福平本身的血药浓度升高到中毒性水平，从而导致眼色素层炎
麦角衍生物	禁止合用，因抑制 CYP3A4 而引起麦角衍生物的血药浓度升高，可能会导致严重的甚至危及生命的不良反应
咪达唑仑	禁止合用，因抑制 CYP3A4 而引起咪达唑仑的血药浓度升高，可能会导致严重的甚至危及生命的不良反应
奈韦拉平	可能降低茚地那韦的血药浓度

续表

合用药物	临床评价
匹莫齐特	禁止合用，因抑制 CYP3A4 而引起匹莫齐特的血药浓度升高，可能会导致严重的甚至危及生命的不良反应
普罗帕酮	可能导致室性心律失常
去羟肌苷	配有缓冲剂的去羟肌苷可能减少茚地那韦的吸收，如必须使用两药，给药的时间至少应相距 1 小时
三唑仑	禁止合用，因抑制 CYP3A4 而引起三唑仑的血药浓度升高，可能会导致严重的甚至危及生命的不良反应
特非那定	禁止合用，因抑制 CYP3A4 而引起特非那定的血药浓度升高，可能会导致严重的甚至危及生命的不良反应
西沙必利	禁止合用，因抑制 CYP3A4 而引起西沙必利的血药浓度升高，可能会导致严重的甚至危及生命的不良反应

二十、金刚烷胺

与金刚烷胺合用药物临床评价见表 2-154。

表 2-154　与金刚烷胺合用药物临床评价

合用药物	临床评价
吩噻嗪类	可增强阿托品样不良反应，特别在有精神错乱、幻觉及噩梦的患者，需调整这些药物或金刚烷胺的用量
抗胆碱药	可增强阿托品样不良反应，特别在有精神错乱、幻觉及噩梦的患者，需调整这些药物或金刚烷胺的用量
抗组胺药	可增强阿托品样不良反应，特别在有精神错乱、幻觉及噩梦的患者，需调整这些药物或金刚烷胺的用量
其他抗震颤麻痹药	可增强阿托品样不良反应，特别在有精神错乱、幻觉及噩梦的患者，需调整这些药物或金刚烷胺的用量
三环类抗抑郁药	可增强阿托品样不良反应，特别在有精神错乱、幻觉及噩梦的患者，需调整这些药物或金刚烷胺的用量
乙醇	不宜与乙醇合用，乙醇可加强中枢神经系统的不良作用，如头晕、头重脚轻、晕厥、精神错乱及循环障碍
中枢神经兴奋药	可增强中枢神经的兴奋，严重者可引起惊厥或心律失常等不良反应

二十一、阿扎那韦

与阿扎那韦合用药物临床评价见表 2-155。

表 2-155　与阿扎那韦合用药物临床评价

合用药物	临床评价
阿替洛尔	阿扎那韦与已知会引起 PR 间期延长的药物合用时，要特别小心
地尔硫䓬	阿扎那韦与已知会引起 PR 间期延长的药物合用时，要特别小心
环孢素	升高环孢素的血药浓度

续表

合用药物	临床评价
抗酸药	阿扎那韦不可与抗酸药合用,如须使用 H_2 受体拮抗剂,应在使用阿扎那韦后 12 小时再给予,否则可降低阿扎那韦的血药浓度
克拉霉素	阿扎那韦可使克拉霉素 C_{max} 和 AUC 分别增加 50%和 90%
利福平	阿扎那韦在肝内经 CYP 代谢,同时服用诱导 CYP3A4 的药物时,可能会使阿扎那韦的血药浓度降低,导致治疗失败和产生耐药性。同时服用阿扎那韦和其他抑制 CYP3A4 的药物,可能会升高阿扎那韦的血药浓度
替诺福韦	可使阿扎那韦的 C_{max} 降低约 25%,替诺福韦酯的 AUC 则增加近 24%
质子泵抑制剂	阿扎那韦不可与质子泵抑制剂合用,如须使用质子泵抑制剂,应在使用阿扎那韦后 12 小时再给予,否则可降低阿扎那韦的血药浓度

二十二、奈非那韦

与奈非那韦合用药物临床评价见表 2-156。

表 2-156　与奈非那韦合用药物临床评价

合用药物	临床评价
阿伐那非	不建议合用,合用可能会显著升高阿伐那非的血药浓度,会增加发生严重不良反应的风险
阿芬太尼	阿芬太尼的血药浓度会明显升高,密切监测,可能需减少阿芬太尼的剂量
阿夫唑嗪	合用可能会显著升高阿夫唑嗪的血药浓度,可能发生严重的低血压和阴茎异常勃起
阿卡替尼	可能会显著升高阿卡替尼的血药浓度,增加发生不良反应的风险
阿司咪唑	合用可能会显著升高阿司咪唑的血药浓度
阿昔替尼	合用会显著升高阿昔替尼的血药浓度,导致不良反应增加
胺碘酮	与奈非那韦合用可能显著升高胺碘酮和奎尼丁的血药浓度,禁止合用
奥拉帕尼	奈非那韦可能会显著升高奥拉帕尼的血药浓度,从而增加不良反应的风险和严重性,合用时应密切监测潜在并发症
奥西替尼	可能会升高奥西替尼的血药浓度,增加发生不良反应的风险和(或)严重性
丙吡胺	合用会升高丙吡胺的血药浓度,增加不良反应
博舒替尼	合用会显著升高博舒替尼的血药浓度,增加不良反应
布地奈德	可能会显著升高布地奈德的血药浓度,增加发生不良反应的风险
布加替尼	奈非那韦可显著升高布加替尼的血药浓度,增加不良反应的发生
长春碱	长春碱的血药浓度会明显升高,尽量避免合用,如必须合用,监测长春碱的不良反应,减少长春碱的剂量
达泊西汀	奈非那韦可显著升高达泊西汀的血药浓度,禁止合用
达沙替尼	合用可能会升高达沙替尼的血药浓度,避免合用
地夫可特	可能会显著升高地夫可特活性成分的血药浓度,增加发生不良反应的风险
多柔比星	多柔比星的血药浓度升高,密切监测,可能须减少多柔比星的剂量
恩克芬尼	可能会显著升高恩克芬尼的血药浓度,增加发生严重不良反应的风险
非索罗定	合用可能会显著升高非索罗定的血药浓度
芬太尼	芬太尼的血药浓度会明显升高,密切监测,可能需减少芬太尼的剂量
氟班色林	奈非那韦会明显升高氟班色林的血药浓度,增加低血压和晕厥的危险,所以禁止合用
氟替卡松	可能会显著升高氟替卡松的血药浓度,增加发生不良反应的风险

续表

合用药物	临床评价
格拉德吉	奈非那韦可显著升高格拉德吉的血药浓度，合用可增加发生严重甚至危及生命的心律失常的风险
环磷酰胺	环磷酰胺的血药浓度会升高，密切监测，可能需减少环磷酰胺的剂量
吉特替尼	可能升高吉特替尼的血药浓度，增加发生严重心律失常的风险，甚至可能危及生命，避免合用
甲泼尼龙	奈非那韦可显著升高甲泼尼龙的血药浓度。可能更容易出现不良反应
决奈达隆	合用可能显著升高决奈达隆的血药浓度，禁止合用
卡博替尼	合用可能会升高卡博替尼的血药浓度，应避免合用
卡赞替尼	可能升高卡赞替尼的血药浓度，增加发生严重心律失常的风险，甚至可能危及生命，避免合用
克拉夫定	克拉夫定可使其血药浓度升高，克拉夫定与蛋白酶抑制剂合用可显著改变蛋白酶抑制剂的血药浓度，禁止合用
克唑替尼	合用可能会升高克唑替尼的血药浓度，避免合用
奎尼丁	与奈非那韦合用可能显著升高奎尼丁的血药浓度，机制是奈非那韦抑制CYP3A4（负责这些抗心律失常药物代谢清除的同工酶），尽管缺乏临床数据，但这种相互作用可能导致严重和（或）危及生命的反应，包括QT间期延长和室性心律失常，如室性心动过速和尖端扭转型室性心动过速
拉帕替尼	合用可能会升高拉帕替尼的血药浓度，避免合用
来伐木林	合用时会显著升高来伐木林的血药浓度，一般应避免合用
劳拉替尼	可能会显著升高劳拉替尼的血药浓度，增加发生严重不良反应的风险
利福平	可明显降低奈非那韦的血药浓度
鲁索替尼	合用会升高鲁索替尼的血药浓度，影响骨髓造血功能，出现贫血、出血或感染
洛哌丁胺	合用可能会显著升高洛哌丁胺的血药浓度，会导致严重和潜在的并发症，如心律失常和心搏骤停
麦角碱衍生物	会抑制麦角碱衍生物的代谢，增加麦角中毒的风险，避免合用
美沙酮	奈非那韦可降低美沙酮的血药浓度
米哚妥林	奈非那韦可显著升高米哚妥林的血药浓度，增加不良反应的发生
奈拉替尼	奈非那韦可显著升高奈拉替尼的血药浓度，可能会导致不良反应增加
帕比司他	可能会升高帕比司他的血药浓度
帕博西利	奈非那韦可能会显著升高帕博西利的血药浓度，更容易出现不良反应，增加贫血、出血和感染的风险，合用时应密切监测
帕立骨化醇	可升高帕立骨化醇的血药浓度，导致甲状旁腺激素（PTH）的过度抑制，应谨慎合用
帕唑帕尼	合用会显著升高帕唑帕尼的血药浓度，增加不良反应
色瑞替尼	合用会升高色瑞替尼的血药浓度，增加不良反应
索利那新	合用可能会显著升高索利那新的血药浓度
索尼德吉	奈非那韦可显著升高索尼德吉的血药浓度，导致不良反应增加
坦罗莫司	可能会升高坦罗莫司的血药浓度
坦洛新	合用可能显著升高坦洛新的血药浓度，可能发生严重的低血压和阴茎异常勃起
特非那定	可能会升高特非那定的血药浓度
文尼克拉	通常不建议合用，合用可能会显著升高文尼克拉的血药浓度和增加肿瘤溶解综合征发生的风险，其他不良反应也可能增加。合用时应密切监测
乌帕替尼	可能会升高乌帕替尼的血药浓度，增加发生不良反应的风险
西地那非	可能会显著升高西地那非的血药浓度，合用时应密切监测
西沙必利	合用会升高西沙必利的血药浓度，增加心律失常的风险，避免合用
伊伐布雷定	合用可能显著升高伊伐布雷定的血药浓度，禁止合用
伊立替康	伊立替康的血药浓度会升高，如必须合用，应密切监测伊立替康的毒性

合用药物	临床评价
依福德尼	合用可能会显著升高依福德尼的血药浓度，可能会增加严重心律失常发生的风险，合用时应密切监测潜在并发症
依鲁替尼	合用会显著升高依鲁替尼的血药浓度，增加不良反应
依普利酮	合用升高依普利酮的血药浓度，避免合用
依维莫司	不建议合用，合用可能会显著升高依维莫司的血药浓度，从而增加严重不良反应发生的风险
赞布替尼	可能会显著升高赞布替尼的血药浓度，增加发生不良反应的风险
紫杉醇	紫杉醇的血药浓度可能会升高，密切监测紫杉醇的毒性，可能需减少紫杉醇的剂量

二十三、依法韦仑

与依法韦仑合用药物临床评价见表2-157。

表2-157 与依法韦仑合用药物临床评价

合用药物	临床评价
环孢素	可能降低环孢素的血药浓度
克拉霉素	可使克拉霉素的AUC下降39%，其羟基化代谢物的AUC上升34%
利福平	可降低依法韦仑的血药浓度峰值和AUC
炔雌醇	可使炔雌醇的AUC明显上升
沙奎那韦	可使沙奎那韦的血药浓度峰值和AUC分别下降50%和62%，不宜合用
茚地那韦	可使茚地那韦的血药浓度峰值和AUC分别下降16%和31%。茚地那韦的用量在合用时应增加

二十四、福沙那韦、沙奎那韦、安泼那韦、达芦那韦、茚地那韦

参见奈非那韦。

二十五、地拉夫定

与地拉夫定合用药物临床评价见表2-158。

表2-158 与地拉夫定合用药物临床评价

合用药物	临床评价
阿夫唑嗪	合用时会导致阿夫唑嗪的血药浓度升高
阿普唑仑	合用时会导致阿普唑仑的血药浓度升高，不良反应加重
阿司咪唑	合用时会导致阿司咪唑的血药浓度升高，不良反应加重
阿托伐他汀	地拉夫定使其血药浓度升高，发生肌病和横纹肌溶解的风险增大
安泼那韦	合用安泼那韦的血药浓度升高，而地拉夫定则降低
氨氯地平	地拉夫定使其血药浓度升高，毒性增强
苯巴比妥	可增强地拉夫定的代谢
苯妥英	可增强地拉夫定的代谢
达福普丁	可抑制地拉夫定赖以代谢的CYP，导致地拉夫定的血药浓度升高
非洛地平	地拉夫定使其血药浓度升高，毒性增强
氟西汀	可使地拉夫定的血药浓度谷值升高50%

续表

合用药物	临床评价
华法林	地拉夫定使其血药浓度升高
卡马西平	可增强地拉夫定的代谢
抗酸药	含铝、镁的抗酸药可使地拉夫定吸收减少，生物利用度降低，两者合用至少应相隔1小时
克拉霉素	地拉夫定使其血药浓度升高
奎尼丁	地拉夫定使其血药浓度升高，毒性增强
奎奴普丁	可抑制地拉夫定赖以代谢的CYP，导致地拉夫定的血药浓度升高
拉西地平	地拉夫定使其血药浓度升高，毒性增强
乐卡地平	地拉夫定使其血药浓度升高，毒性增强
利福布汀	地拉夫定可抑制利福布汀的代谢，而利福布汀、利福平和利福喷丁可诱导地拉夫定的代谢
马尼地平	地拉夫定使其血药浓度升高，毒性增强
麦角新碱	地拉夫定合用时会导致麦角新碱的血药浓度升高，不良反应加重
咪达唑仑	地拉夫定合用时会导致咪达唑仑的血药浓度升高，不良反应加重
尼卡地平	地拉夫定可升高尼卡地平的血药浓度，增加不良反应
尼莫地平	地拉夫定可升高尼莫地平的血药浓度，增加不良反应
尼群地平	地拉夫定可升高尼群地平的血药浓度，增加不良反应
尼索地平	地拉夫定可升高尼索地平的血药浓度，增加不良反应
去羟肌苷	两者的血药浓度均降低
三唑仑	合用时会导致三唑仑的血药浓度升高，不良反应加重
沙奎那韦	地拉夫定可升高沙奎那韦的血药浓度
双氢麦角胺	合用时会导致双氢麦角胺的血药浓度升高，不良反应加重
特非那定	地拉夫定合用时会导致特非那定的血药浓度升高，不良反应加重
酮康唑	可使地拉夫定的血药浓度谷值升高50%
西地那非	地拉夫定可升高西地那非的血药浓度，增加不良反应
西沙必利	地拉夫定合用时会导致西沙必利的血药浓度升高，不良反应加重
硝苯地平	地拉夫定可升高硝苯地平的血药浓度，增加不良反应
伊拉地平	地拉夫定可升高伊拉地平的血药浓度，增加不良反应
依立曲坦	地拉夫定合用时会导致依立曲坦的血药浓度升高
扎西他滨	体外证实，地拉夫定与扎西他滨有协同作用

二十六、克拉夫定

与克拉夫定合用药物临床评价见表2-159。

表2-159 与克拉夫定合用药物临床评价

合用药物	临床评价
阿托伐他汀	克拉夫定的血药浓度无变化，阿托伐他汀及2-羟基阿托伐他汀的血药浓度降低，勿须调整克拉夫定剂量，但需根据临床反应调整阿托伐他汀的剂量
阿扎那韦	克拉夫定可使其血药浓度降低，克拉夫定与蛋白酶抑制剂合用可显著改变蛋白酶抑制剂的血药浓度，克拉夫定禁与蛋白酶抑制剂合用

续表

合用药物	临床评价
阿扎那韦-利托那韦	阿扎那韦的血药浓度降低失去治疗作用，克拉夫定的血药浓度升高且 AUC 升高 100%，避免合用
胺碘酮	克拉夫定可使抗心律失常药的血药浓度降低，应谨慎合用，如可能合用，应监测抗心律失常药的血药浓度
苯巴比妥	CYP 诱导剂可明显降低克拉夫定的血药浓度，导致克拉夫定失效
苯妥英	CYP 诱导剂可明显降低克拉夫定的血药浓度，导致克拉夫定失效
苄普地尔	克拉夫定可使抗心律失常药的血药浓度降低，应谨慎合用，如合用应监测抗心律失常药的血药浓度
丙吡胺	克拉夫定可使抗心律失常药的血药浓度降低，应谨慎合用，如可能合用，应监测抗心律失常药的血药浓度
泊沙康唑	泊沙康唑是强效 CYP3A4 抑制剂，可明显升高克拉夫定的血药浓度，泊沙康唑浓度持平
地拉夫定	克拉夫定的血药浓度升高，但两种非核苷类逆转录酶抑制剂（NNRTI）合用并无临床益处，避免合用
地塞米松（系统性应用）	系统性应用地塞米松可诱导 CYP3A4，降低克拉夫定的血药浓度，造成克拉夫定治疗效果丧失，故应谨慎合用，或用其他药物替代，特别是长期使用时
地西泮	地西泮的血药浓度升高，需减少地西泮的剂量
伏立康唑	伏立康唑是 CYP2C19 的底物，也是 CYP3A4、CYP2C9 及 CYP2C19 的抑制剂，与克拉夫定合用，两者的血药浓度均会升高
氟伐他汀	氟伐他汀由 CYP2C9 代谢，血药浓度可被克拉夫定升高，需适当调整剂量
氟卡尼	克拉夫定可使抗心律失常药的血药浓度降低，应谨慎合用，如可能合用，应监测抗心律失常药的血药浓度
氟康唑	氟康唑是强效 CYP2C9 抑制剂，可明显升高克拉夫定的血药浓度，氟康唑浓度持平
福沙那韦	克拉夫定可使福沙那韦的体内活性形式安泼那韦系统暴露量明显升高，克拉夫定与蛋白酶抑制剂合用可显著改变蛋白酶抑制剂的血药浓度，克拉夫定禁与蛋白酶抑制剂合用
福沙那韦-利托那韦	由于福沙那韦的体内活性形式安泼那韦系统暴露量明显升高，尚不能确定合用时各自的适当剂量，所以禁止合用
贯叶连翘	克拉夫定的血药浓度明显降低，导致克拉夫定丧失治疗效果，禁止合用
华法林	可能升高华法林的血药浓度
环孢素	克拉夫定与免疫抑制剂应谨慎合用，因免疫抑制剂的血药浓度会降低
甲胺呋硫	合用时无须调整剂量
卡马西平	CYP 诱导剂可明显降低克拉夫定的血药浓度，导致克拉夫定失效
克拉霉素	克拉霉素暴露量可见降低，但其活性代谢产物 14-羟基克拉霉素的血药浓度却升高，由于克拉霉素对分枝杆菌复合物（MAC）分子杆菌复合感染的活性降低，总体药理活性可能被改变，可考虑换用阿奇霉素替代克拉霉素
奎尼丁	克拉夫定可使抗心律失常药的血药浓度降低，应谨慎合用，如可能合用，应监测抗心律失常药的血药浓度
利多卡因（全身应用）	克拉夫定可使抗心律失常药的血药浓度降低，应谨慎合用，如可能合用，应监测抗心律失常药的血药浓度
利福布汀	克拉夫定、利福布汀及 25-*O*-去乙酰基利福布汀的血药浓度均降低

续表

合用药物	临床评价
利福喷丁	CYP 诱导剂利福喷丁可明显降低克拉夫定的血药浓度，导致克拉夫定丧失治疗效果，避免合用
利福平	CYP 诱导剂利福平可明显降低克拉夫定的血药浓度，导致克拉夫定丧失治疗效果，避免合用
利托那韦	可导致克拉夫定的血药浓度明显降低，丧失治疗作用，禁止合用
洛伐他汀	洛伐他汀是 CYP3A4 的底物，与克拉夫定合用，血药浓度降低
洛匹那韦-利托那韦	可使克拉夫定的血药浓度升高，谨慎合用
美西律	克拉夫定可使抗心律失常药的血药浓度降低，应谨慎合用，如可能合用，应监测抗心律失常药的血药浓度
奈非那韦	克拉夫定可使其血药浓度升高，克拉夫定与蛋白酶抑制剂合用可显著改变蛋白酶抑制剂的血药浓度，克拉夫定禁与蛋白酶抑制剂合用
奈韦拉平	克拉夫定的血药浓度明显降低，导致克拉夫定丧失治疗效果，避免合用
普罗帕酮	克拉夫定可使抗心律失常药的血药浓度降低，应谨慎合用，如可能合用，应监测抗心律失常药的血药浓度
他克莫司	克拉夫定与免疫抑制剂应谨慎合用，因免疫抑制剂的血药浓度会降低
替拉那韦	可导致克拉夫定的血药浓度明显降低，丧失治疗作用，禁止合用
酮康唑	酮康唑既是强效的 CYP3A4 抑制剂，也是 CYP3A4 的底物，与克拉夫定合用可升高克拉夫定的血药浓度，同时两者的血药浓度降低
西罗莫司	克拉夫定与免疫抑制剂应谨慎合用，因免疫抑制剂的血药浓度会降低
辛伐他汀	辛伐他汀是 CYP3A4 的底物，与克拉夫定合用，血药浓度降低
伊曲康唑	伊曲康唑既是强效的 CYP3A4 抑制剂，也是 CYP3A4 的底物，与克拉夫定合用可升高克拉夫定的血药浓度，同时两者的血药浓度降低
依法韦仑	克拉夫定的血药浓度明显降低，导致克拉夫定丧失治疗效果，避免合用
茚地那韦	克拉夫定可使其血药浓度降低，克拉夫定与蛋白酶抑制剂合用可显著改变蛋白酶抑制剂的血药浓度，克拉夫定禁与蛋白酶抑制剂合用

二十七、利匹韦林

与利匹韦林合用药物临床评价见表 2-160。

表 2-160 与利匹韦林合用药物临床评价

合用药物	临床评价
阿扎那韦	利匹韦林的血药浓度升高，预计利匹韦林不影响其他蛋白酶抑制剂的血药浓度
阿扎那韦-利托那韦	利匹韦林的血药浓度升高，预计利匹韦林不影响其他蛋白酶抑制剂的血药浓度
泊沙康唑	利匹韦林的血药浓度升高，不必调整利匹韦林的剂量，但需监测唑类抗真菌药的效应
地拉夫定	利匹韦林的血药浓度升高，不推荐合用
法莫替丁	利匹韦林的血药浓度明显降低，H_2 受体拮抗剂应在服用利匹韦林前至少 12 小时或服用利匹韦林后至少 4 小时服用
伏立康唑	利匹韦林的血药浓度升高，不必调整利匹韦林的剂量，但需监测唑类抗真菌药的效应
福沙那韦	利匹韦林的血药浓度升高，预计利匹韦林不影响其他蛋白酶抑制剂的血药浓度
福沙那韦-利托那韦	利匹韦林的血药浓度升高，预计利匹韦林不影响其他蛋白酶抑制剂的血药浓度

合用药物	临床评价
红霉素	利匹韦林的血药浓度升高，如可能，可用阿奇霉素替代其他大环内酯类抗生素
克拉霉素	利匹韦林的血药浓度升高，如可能，可用阿奇霉素替代其他大环内酯类抗生素
雷尼替丁	利匹韦林的血药浓度明显降低，H_2受体拮抗剂应在服用利匹韦林前至少12小时或服用利匹韦林后至少4小时服用
美沙酮	美沙酮的血药浓度升高，初始治疗者不必调整剂量，维持治疗者可能需调整美沙酮的剂量
奈韦拉平	利匹韦林的血药浓度降低，不推荐合用
尼扎替丁	利匹韦林的血药浓度明显降低，H_2受体拮抗剂应在服用利匹韦林前至少12小时或服用利匹韦林后至少4小时服用
氢氧化铝	抗酸药可降低利匹韦林的血药浓度，应在服用利匹韦林前至少2小时或后4小时服用抗酸药
氢氧化镁	抗酸药可降低利匹韦林的血药浓度，应在服用利匹韦林前至少2小时或后4小时服用抗酸药
去羟肌苷	两药的血药浓度均不变，去羟肌苷应空腹服用，利匹韦林应在进餐时服用，去羟肌苷应在服用利匹韦林前至少2小时或服用利匹韦林后至少4小时服用
沙奎那韦-利托那韦	利匹韦林的血药浓度升高，预计利匹韦林不影响其他蛋白酶抑制剂的血药浓度
泰利霉素	利匹韦林的血药浓度升高，如可能，可用阿奇霉素替代其他大环内酯类抗生素
碳酸钙	抗酸药可降低利匹韦林的血药浓度，应在服用利匹韦林前至少2小时或服用利匹韦林后4小时服用抗酸药
替拉那韦-利托那韦	利匹韦林的血药浓度升高，预计利匹韦林不影响其他蛋白酶抑制剂的血药浓度
酮康唑	利匹韦林的血药浓度升高，酮康唑的血药浓度降低，不必调整利匹韦林的剂量，但应监测唑类抗真菌药的效应
西咪替丁	利匹韦林的血药浓度明显降低，H_2受体拮抗剂应在服用利匹韦林前至少12小时或服用利匹韦林后至少4小时服用
伊曲康唑	利匹韦林的血药浓度升高，不必调整利匹韦林的剂量，但需监测唑类抗真菌药的效应
依法韦仑	利匹韦林的血药浓度降低，不推荐合用
依曲韦林	利匹韦林的血药浓度降低，不推荐合用
茚地那韦	利匹韦林的血药浓度升高，预计利匹韦林不影响其他蛋白酶抑制剂的血药浓度

二十八、替拉那韦

与替拉那韦合用药物临床评价见表2-161。

表2-161 与替拉那韦合用药物临床评价

合用药物	临床评价
阿司咪唑	替拉那韦-利托那韦合用抗组胺药阿司咪唑，可导致严重的或致死性心律失常
胺碘酮	替拉那韦-利托那韦合用抗心律失常药胺碘酮，可导致严重的或致死性心律失常
贯叶连翘	替拉那韦-利托那韦合用贯叶连翘可能使病毒的应答力丧失，或对替拉那韦或其他蛋白酶抑制剂产生耐药性
克拉霉素	替拉那韦-利托那韦合用克拉霉素时，肾功能正常者，不必调整后者的剂量，但如肾功能不全，CC（肌酐清除率）=30～60ml/min者，后者用量应减少50%，如CC<30ml/min者，应减少75%
利福布汀	替拉那韦合用利福布汀时，后者应降低剂量75%，即每两天给予1次150mg，加强监护

续表

合用药物	临床评价
利福平	替拉那韦-利托那韦合用抗分枝杆菌药可能使病毒的应答力丧失，或对替拉那韦或其他蛋白酶抑制剂产生耐药性
洛伐他汀	合用羟甲基戊二酰辅酶A还原酶抑制剂可致横纹肌溶解
麦角制剂	替拉那韦-利托那韦合用任何一种麦角制剂均可引起致命的心肌缺血
咪达唑仑	合用镇静/催眠药可延长和（或）增加镇静作用，导致呼吸抑制
匹莫齐特	替拉那韦-利托那韦合用匹莫齐特，可导致严重的或致死性心律失常，避免合用
西沙必利	替拉那韦-利托那韦合用西沙必利，可导致严重的或致死性心律失常，避免合用

二十九、可比司他

与可比司他合用药物临床评价见表2-162。

表2-162 与可比司他合用药物临床评价

合用药物	临床评价
H_2受体拮抗剂	可降低阿扎那韦的血药浓度，应间隔2小时服用
阿伐那非	可比司他可升高PDE5抑制剂（磷酸二酯酶Ⅴ型抑制剂）的血药浓度
阿夫唑嗪	可导致严重的不良反应或抗病毒药失效，禁止合用
阿米替林	可比司他可升高三环类抗抑郁药的血药浓度
阿托伐他汀	他汀类的血药浓度升高，以低剂量开始他汀类药物的治疗，并密切监测
阿扎那韦、达芦那韦	不推荐三者合用，可导致治疗失败和病毒耐药
阿扎那韦、奈韦拉平	不推荐三者合用，可导致治疗失败和病毒耐药
阿扎那韦、依法韦仑	不推荐三者合用，可导致治疗失败和病毒耐药
阿扎那韦、依曲韦林	不推荐三者合用，可导致治疗失败和病毒耐药
氨氯地平	钙通道阻滞剂的血药浓度升高，密切监测经CYP3A代谢的钙通道阻滞剂的不良反应
胺碘酮	可比司他可升高抗心律失常药的血药浓度
奥卡西平	可比司他和阿扎那韦的血药浓度降低
奥美拉唑	可降低阿扎那韦的血药浓度
苯巴比妥	可比司他和阿扎那韦的血药浓度降低，对苯巴比妥的作用尚不明确
苯妥英	可比司他和阿扎那韦的血药浓度降低，对苯妥英的作用尚不明确
丙吡胺	可比司他可升高抗心律失常药的血药浓度
丙米嗪	可比司他可升高三环类抗抑郁药的血药浓度
波生坦	波生坦的血药浓度升高，可比司他、阿扎那韦及达芦那韦的血药浓度均见降低
博赛普韦	相互作用尚不明确，不推荐合用
布地奈德	经CYP3A代谢的布地奈德与可比司他合用，可升高布地奈德的血药浓度，导致血浆皮质醇水平降低，考虑更换药物
长春碱	可比司他可升高长春碱的血药浓度，应监测长春碱的血液学毒性和胃肠道不良反应
长春新碱	可比司他可升高长春新碱的血药浓度，应监测长春新碱的血液学毒性和胃肠道不良反应
达沙替尼	可比司他可升高达沙替尼的血药浓度，应减少达沙替尼的剂量

续表

合用药物	临床评价
地尔硫䓬	钙通道阻滞剂的血药浓度升高，密切监测经CYP3A代谢的钙通道阻滞剂的不良反应
地高辛	可比司他可升高地高辛的血药浓度，应密切监测地高辛的血药浓度
地塞米松	诱导CYP3A的地塞米松可降低可比司他、阿扎那韦及达芦那韦的血药浓度，导致阿扎那韦或达芦那韦治疗失败，而地塞米松的血药浓度升高，考虑更换皮质激素，通过CYP3A代谢的皮质激素与可比司他合用，可导致库欣综合征和肾上腺抑制，特别是长期使用时，应权衡治疗益处与风险
地西泮	可比司他可升高镇静催眠药的血药浓度
地昔帕明	可比司他可升高三环类抗抑郁药的血药浓度
丁丙诺啡	相互作用尚不明确，开始可比司他治疗时，可能须减少丁丙诺啡的剂量
丁螺环酮	可比司他可升高镇静催眠药的血药浓度
伐地那非	可比司他可升高PDE5抑制剂的血药浓度
法莫替丁	阿扎那韦的血药浓度降低
非洛地平	钙通道阻滞剂的血药浓度升高，密切监测经CYP3A代谢的钙通道阻滞剂的不良反应
芬太尼	芬太尼的血药浓度升高，合用时密切监测患者的治疗效应和不良反应（包括致命性的呼吸抑制）
奋乃静	可比司他可升高神经安定剂的血药浓度
伏立康唑	可比司他、阿扎那韦及达芦那韦的血药浓度升高，对伏立康唑的作用尚不明确，尽量避免可比司他与伏立康唑合用，除非益处大于风险
氟卡尼	可比司他可升高抗心律失常药的血药浓度
氟替卡松	经CYP3A代谢的氟替卡松与可比司他合用可升高氟替卡松的血药浓度，导致血浆皮质醇水平降低，考虑更换药物
红霉素	大环内酯类可升高可比司他、阿扎那韦及达芦那韦的血药浓度，应考虑选择其他抗菌药物
华法林	对华法林的影响尚不明确，合用时监测INR
环孢素	免疫抑制剂的血药浓度升高，推荐检测免疫抑制剂的血药浓度
决奈达隆	可导致严重的不良反应或抗病毒药失效，禁止合用
卡马西平	卡马西平的血药浓度升高，可比司他和阿扎那韦的血药浓度降低，考虑更换抗惊厥药，以免治疗失败
卡维地洛	卡维地洛的血药浓度升高，密切监测经卡维地洛的不良反应
抗酸药	可降低阿扎那韦的血药浓度，应间隔2小时服用
克拉霉素	大环内酯类可升高可比司他、阿扎那韦及达芦那韦的血药浓度，应考虑选择其他抗菌药物
奎尼丁	可比司他可升高抗心律失常药的血药浓度
利伐沙班	利伐沙班的血药浓度升高，避免与利伐沙班合用，否则出血的风险增加
利福布汀	利福布汀的血药浓度升高，对可比司他、阿扎那韦、达芦那韦的作用尚不明确，密切监测利福布汀的毒性，包括中性粒细胞减少和葡萄膜炎
利福平	可导致严重的不良反应或抗病毒药失效，禁止合用
利培酮	可比司他可升高神经安定剂的血药浓度
硫利达嗪	可比司他可升高神经安定剂的血药浓度
洛伐他汀	可导致严重的不良反应或抗病毒药失效，禁止合用

续表

合用药物	临床评价
氯硝西泮	氯硝西泮的血药浓度升高,可比司他和阿扎那韦的血药浓度降低,考虑更换抗惊厥药,以免治疗失败
马拉维若	可升高马拉维若的血药浓度
麦角碱衍生物	可导致严重的不良反应或抗病毒药失效,禁止合用
美沙酮	相互作用尚不明确,开始可比司他治疗时,可能须减少美沙酮的剂量
美托洛尔	美托洛尔的血药浓度升高,密切监测美托洛尔的不良反应
美西律	可比司他可升高抗心律失常药的血药浓度
咪达唑仑	可比司他可升高镇静催眠药的血药浓度,尤其可显著升高静脉用咪达唑仑的血药浓度,只有可监控和抢救明显呼吸抑制的条件下才能合用
纳洛酮	相互作用尚不明确,开始可比司他治疗时,可能须减少纳洛酮的剂量
尼洛替尼	可比司他可升高尼洛替尼的血药浓度,应降低尼洛替尼的剂量
匹莫齐特	可导致严重的不良反应或抗病毒药失效,禁止合用
普罗帕酮	可比司他可升高抗心律失常药的血药浓度
秋水仙碱	秋水仙碱的血药浓度升高,肝、肾功能不全患者禁止合用
曲马多	曲马多的血药浓度升高,合用时可能须减少美沙酮的剂量
曲唑酮	可比司他可升高曲唑酮的血药浓度
去甲替林	可比司他可升高三环类抗抑郁药去甲替林的血药浓度
瑞舒伐他汀	他汀类的血药浓度升高,以低剂量开始他汀类药物的治疗,并密切监测
噻吗洛尔	β受体阻滞剂噻吗洛尔的血药浓度升高,密切监测经CYP2D6代谢的β受体阻滞剂的不良反应
三唑仑	可导致严重的不良反应或抗病毒药失效,禁止合用
沙美特罗	沙美特罗的血药浓度升高,心脏的不良反应,包括QT间期延长、心悸、窦性心动过速的风险增加,不推荐合用
他达拉非	可比司他可升高PDE5抑制剂的血药浓度
他克莫司	免疫抑制剂的血药浓度升高,推荐检测免疫抑制剂的血药浓度
泰利霉素	大环内酯类可升高可比司他、阿扎那韦及达芦那韦的血药浓度,应考虑选择其他抗菌药物
替拉那韦	相互作用尚不明确,不推荐合用
酮康唑	可比司他、阿扎那韦及达芦那韦的血药浓度升高,酮康唑的血药浓度也可升高
维拉帕米	钙通道阻滞剂的血药浓度升高,密切监测经CYP3A代谢的钙通道阻滞剂的不良反应
西地那非	可比司他可升高PDE5抑制剂的血药浓度
西美瑞韦	西美瑞韦的血药浓度升高,不推荐合用
西酞普兰	可导致严重的不良反应或抗病毒药失效,禁止合用
硝苯地平	钙通道阻滞剂的血药浓度升高,密切监测经CYP3A代谢的钙通道阻滞剂的不良反应
辛伐他汀	可导致严重的不良反应或抗病毒药失效,禁止合用
伊立替康	可导致严重的不良反应或抗病毒药失效,禁止合用
伊曲康唑	可比司他、阿扎那韦及达芦那韦的血药浓度升高,伊曲康唑的血药浓度也可升高
依维莫司	免疫抑制剂的血药浓度升高,推荐检测免疫抑制剂的血药浓度
茚地那韦	可导致严重的不良反应或抗病毒药失效,禁止合用
孕激素/雌激素	对雌激素和孕激素的作用尚不明确,推荐采取其他避孕措施
质子泵抑制剂	可降低阿扎那韦的血药浓度,应间隔2小时服用

三十、埃替格韦

与埃替格韦合用药物临床评价见表2-163。

表2-163 与埃替格韦合用药物临床评价

合用药物	临床评价
阿扎那韦-利托那韦	明显升高埃替格韦的血药浓度
奥卡西平	可明显降低埃替格韦的血药浓度，可导致治疗失败及病毒耐药，不推荐合用
苯巴比妥	可明显降低埃替格韦的血药浓度，可导致治疗失败及病毒耐药，不推荐合用
苯妥英	可明显降低埃替格韦的血药浓度，可导致治疗失败及病毒耐药，不推荐合用
波生坦	波生坦的血药浓度会升高，埃替格韦的血药浓度降低
博赛普韦	蛋白酶抑制剂利托那韦可降低博赛普韦的血药浓度，因埃替格韦须与蛋白酶抑制剂和利托那韦合用，所以不推荐埃替格韦与博赛普韦合用
地塞米松	系统使用地塞米松可降低埃替格韦的血药浓度，导致治疗失败，推荐用其他皮质激素替代地塞米松
贯叶连翘	可降低埃替格韦的血药浓度，导致治疗失败，不推荐合用
卡马西平	可明显降低埃替格韦的血药浓度，可导致治疗失败及病毒耐药，不推荐合用
抗酸药	埃替格韦可与抗酸药中的阳离子结合成不溶性复合物，导致血药浓度降低，两者至少间隔2小时服用
口服避孕药	埃替格韦可影响口服避孕药的效果，推荐采取其他避孕措施
利福布汀	利福布汀及其代谢产物的血药浓度明显升高，推荐减少利福布汀的剂量75%（如150mg，隔日1次或每周3次），同时埃替格韦的血药浓度降低，但如调整利福布汀的剂量，就不必调整埃替格韦的剂量
利福喷丁	可明显降低埃替格韦的血药浓度，可导致治疗失败及病毒耐药，不推荐合用
利福平	可明显降低埃替格韦的血药浓度，可导致治疗失败及病毒耐药，不推荐合用
洛匹那韦-利托那韦	明显升高埃替格韦的血药浓度
去羟肌苷	去羟肌苷需空腹服用，而埃替格韦需在进食时服用，故去羟肌苷需在服用埃替格韦前1小时或2小时后服用
替拉瑞韦	蛋白酶抑制剂利托那韦可降低替拉瑞韦的血药浓度，因埃替格韦须与蛋白酶抑制剂和利托那韦合用，所以不推荐埃替格韦与替拉瑞韦合用
酮康唑	埃替格韦和酮康唑的血药浓度均见升高，但不必调整剂量
依法韦仑	可降低埃替格韦的血药浓度，可导致治疗失败及病毒耐药，不推荐合用

三十一、达芦那韦

与达芦那韦合用药物临床评价见表2-164。

表2-164 与达芦那韦合用药物临床评价

合用药物	临床评价
奥卡西平	降低达芦那韦的血药浓度，避免合用
苯妥英	降低达芦那韦的血药浓度，避免合用
多非利特	可能升高多非利特的血药浓度

续表

合用药物	临床评价
二甲双胍	达芦那韦可降低二甲双胍的血药浓度
钙补充剂及缓冲药物	含阳离子的钙补充剂及缓冲药物可降低达芦那韦的血药浓度
贯叶连翘	降低达芦那韦的血药浓度，避免合用
卡马西平	降低达芦那韦的血药浓度，避免合用
抗酸药	含阳离子的抗酸药可降低达芦那韦的血药浓度
口服铁补充剂	含阳离子的口服铁补充剂可降低达芦那韦的血药浓度
利福平	可降低达芦那韦的血药浓度
硫糖铝	含阳离子的硫糖铝可降低达芦那韦的血药浓度
依曲韦林	明显降低达芦那韦的血药浓度，但依曲韦林的这种作用被同时服用的洛匹那韦-利托那韦或达芦那韦-利托那韦减轻，预计也可被阿扎那韦-利托那韦减轻

三十二、拉替拉韦

与拉替拉韦合用药物临床评价见表 2-165。

表 2-165 与拉替拉韦合用药物临床评价

合用药物	临床评价
阿扎那韦	阿扎那韦是强效 UGT1A1 抑制剂，能升高拉替拉韦的血药浓度
阿扎那韦-利托那韦	升高拉替拉韦的血药浓度
奥美拉唑	与升高胃内 pH 的药物合用，因高 pH 增加拉替拉韦的溶解，可能升高拉替拉韦的血药浓度
利福平	利福平是强效 UGT1A1 诱导剂，降低拉替拉韦的血药浓度
替拉那韦	降低拉替拉韦的血药浓度
依法韦仑	降低拉替拉韦的血药浓度
依曲韦林	降低拉替拉韦的血药浓度

三十三、替拉瑞韦

与替拉瑞韦合用药物临床评价见表 2-166。

表 2-166 与替拉瑞韦合用药物临床评价

合用药物	临床评价
PDE5 抑制剂	替拉瑞韦能升高 PDE5 抑制剂的血药浓度，治疗勃起功能障碍时，西地那非的单剂量在 48 小时内不超过 25mg，伐地那非 72 小时内不超过 2.5mg，他达拉非 72 小时内不超过 10mg。并监测 PDE5 抑制剂相关不良反应，伐地那非有引起 QT 间期延长的报道。PDE5 抑制剂治疗肺动脉高压时，禁用替拉瑞韦
阿普唑仑	替拉瑞韦能升高阿普唑仑的血药浓度，同时使用时应密切监测患者。同时非胃肠道给予咪达唑仑，咪达唑仑的暴露量增加。同时给药应做到临床密切监测，做好呼吸抑制和（或）过度镇静的抢救措施。特别是多次给予咪达唑仑时。禁止同时给予口服的咪达唑仑
阿托伐他汀	替拉瑞韦能明显升高阿托伐他汀的浓度，替拉瑞韦禁与他汀类（包括阿托伐他汀、氟伐他汀、匹伐他汀、瑞舒伐他汀等）合用

续表

合用药物	临床评价
阿扎那韦-利托那韦复合制剂	替拉瑞韦稳态浓度降低,阿扎那韦稳态浓度升高
艾司西酞普兰	替拉瑞韦能降低艾司西酞普兰的血药浓度,虽然选择性5-羟色胺再摄取抑制剂治疗指数比较宽,但是,合用时还是应该调整剂量
氨氯地平	替拉瑞韦能增加氨氯地平的暴露量,慎重合用,并适当降低氨氯地平剂量。可能升高其他钙通道阻滞剂的血药浓度,如需合用应密切监测患者
胺碘酮	替拉瑞韦能升高抗心律失常药的血药浓度,导致严重或致命性不良反应。如需合用应严密监视患者症状
苯巴比妥	替拉瑞韦可改变抗惊厥药的血药浓度,合用时应在监测的血药浓度条件下滴定剂量。替拉瑞韦的血药浓度可被上述药物降低,疗效降低
苯妥英	替拉瑞韦可改变抗惊厥药的血药浓度,合用时应在监测的血药浓度条件下滴定剂量。替拉瑞韦的血药浓度可被上述药物降低,疗效降低
苄普地尔	替拉瑞韦能升高抗心律失常药的血药浓度,导致严重或致命性不良反应。如需合用应严密监视患者症状
波生坦	替拉瑞韦可能升高波生坦的血药浓度,慎重合用,且应密切监测患者
泊沙康唑	两者的血药浓度均升高,谨慎合用,并应密切观察。合用有引起QT间期延长及尖端扭转型心动过速的报道
达芦那韦-利托那韦复合制剂	替拉瑞韦及达芦那韦稳态浓度均降低,不推荐同时使用
地高辛	替拉瑞韦能升高地高辛的血药浓度,地高辛应从最低剂量开始,在监测的血药浓度条件下滴定剂量
伏立康唑	伏立康唑的代谢涉及多种酶,很难预测与替拉瑞韦的相互作用,禁止合用,除非评估的效益风险比支持合用
氟卡尼	替拉瑞韦能升高抗心律失常药的血药浓度,导致严重或致命性不良反应。如需合用,应严密监视患者症状
福沙那韦-利托那韦复合制剂	替拉瑞韦及福沙那韦稳态浓度均降低,不推荐同时使用
红霉素	红霉素可升高替拉瑞韦的血药浓度,应密切监测患者。还可引发QT间期延长和尖端扭转型心动过速
华法林	替拉瑞韦可改变华法林的血药浓度,合用时监测国际标准化比值(INR)
环孢素	替拉瑞韦能显著升高环孢素的血药浓度。应大幅降低剂量,延长给药间隔,监测血药浓度,监测肾功能和免疫抑制剂的相关不良反应
甲泼尼龙	甲泼尼龙是CYP3A的底物,服用替拉瑞韦同时,系统性应用皮质激素,皮质激素的血药浓度会明显降低,不推荐同时使用
卡马西平	替拉瑞韦可改变抗惊厥药的血药浓度,合用时应在监测的血药浓度条件下滴定剂量。替拉瑞韦的血药浓度可被上述药物降低,疗效降低
克拉霉素	克拉霉素可升高替拉瑞韦的血药浓度,应密切监测患者。还可引发QT间期延长和尖端扭转型心动过速
奎尼丁	替拉瑞韦能升高抗心律失常药的血药浓度,导致严重或致命性不良反应。如需合用,应严密监视患者症状

续表

合用药物	临床评价
利多卡因	替拉瑞韦能升高抗心律失常药的血药浓度，导致严重或致命性不良反应。如需合用，应严密监视患者症状
利福布汀	替拉瑞韦的血药浓度可能降低，导致疗效降低，利福布汀的血药浓度可能升高，不推荐合用
洛匹那韦-利托那韦复合制剂	替拉瑞韦稳态浓度降低，洛匹那韦稳态浓度无变化，不推荐同时使用
美沙酮	替拉瑞韦能降低美沙酮的血药浓度，初始治疗不必调整美沙酮剂量，但在维持期，某些患者需调整剂量
泼尼松	泼尼松是 CYP3A 的底物，服用替拉瑞韦同时，系统性应用皮质激素，皮质激素的血药浓度会明显降低，不推荐同时使用
普罗帕酮	替拉瑞韦能升高抗心律失常药的血药浓度，导致严重或致命性不良反应。如需合用，严密监视患者症状
秋水仙碱	肝肾功能不全患者，禁止替拉瑞韦与秋水仙碱合用，肝肾功能正常者合用时，应减少秋水仙碱的剂量
曲唑酮	替拉瑞韦能升高曲唑酮的血药浓度，导致恶心、头晕、低血压及晕厥等不良反应增加。如需合用，密切监测不良反应，应适当降低曲唑酮剂量
炔雌醇	替拉瑞韦能降低炔雌醇的暴露量，服用替拉瑞韦期间应采取其他避孕方式。应密切监测雌激素替代疗法患者雌激素不足的征象
瑞格列奈	替拉瑞韦能升高瑞格列奈的血药浓度，慎重合用，密切监测患者
沙美特罗	替拉瑞韦可能升高沙美特罗的血药浓度，可增加心血管方面的不良反应，包括 QT 间期延长、窦性心动过速等，不推荐合用
他克莫司	替拉瑞韦能显著升高他克莫司的血药浓度。应大幅降低剂量，延长给药间隔，监测血药浓度，监测肾功能和免疫抑制剂的相关不良反应
泰利霉素	泰利霉素升高替拉瑞韦的血药浓度，应密切监测患者。还可引发 QT 间期延长和尖端扭转型心动过速
酮康唑	两者的血药浓度均升高，合用时酮康唑剂量不超过 200mg/d。谨慎合用，并应密切观察。合用有引起 QT 间期延长及尖端扭转型心动过速的报道
伊曲康唑	两者的血药浓度均升高，合用时伊曲康唑剂量不超过 200mg/d。谨慎合用，并应密切观察。合用有引起 QT 间期延长及尖端扭转型心动过速的报道
依法韦伦	两药稳态浓度均降低
唑吡坦	替拉瑞韦可降低唑吡坦的血药浓度，应对唑吡坦的剂量进行滴定，以达到临床最大效益

三十四、博赛普韦

与博赛普韦合用药物临床评价见表 2-167。

表 2-167 与博赛普韦合用药物临床评价

合用药物	临床评价
PDE5 抑制剂	博赛普韦可升高 PDE5 抑制剂的血药浓度，导致不良反应如低血压、晕厥、视觉障碍及勃起功能异常。肺动脉高压患者不可同时使用，治疗勃起功能障碍不能超过下列剂量：西地那非 25mg/48h，他达拉非 10mg/72h，伐地那非 2.5mg/24h

续表

合用药物	临床评价
阿普唑仑	合用注意呼吸抑制不良反应的发生，应降低剂量
阿托伐他汀	与阿托伐他汀合用，应谨慎调整剂量，阿托伐他汀不能超过20mg/d
胺碘酮	与抗心律失常药合用可引发致命的不良事件，合用时应密切观察，并监测血药浓度
苄普地尔	与抗心律失常药合用可引发致命的不良事件，合用时应密切观察，并监测血药浓度
波生坦	博赛普韦可升高波生坦的血药浓度，必须合用时，应密切监测
泊沙康唑	博赛普韦可升高泊沙康唑的血药浓度，应减少真菌药的剂量
布地奈德	博赛普韦可升高吸入性布地奈德的血药浓度，使血液内布地奈德含量降低，如非必要，避免合用
布洛芬	博赛普韦主要被醛-酮还原酶代谢。在与醛-酮还原酶抑制剂布洛芬的药物相互作用试验中，博赛普韦的暴露量增加，但无临床意义。博赛普韦可以与醛-酮还原酶抑制剂合用
地高辛	与抗心律失常药合用可引发致命的不良事件，合用时应密切观察，并监测血药浓度
地塞米松	地塞米松可降低博赛普韦的血药浓度，导致治疗失败，如非必要，不可合用
地昔帕明	博赛普韦可升高抗抑郁药地昔帕明的血药浓度，引起头晕、低血压甚至晕厥。合用时须减少地昔帕明的剂量
二氟尼柳	博赛普韦主要被醛-酮还原酶代谢。在与醛-酮还原酶抑制剂二氟尼柳的药物相互作用试验中，博赛普韦的暴露量增加，但无临床意义。博赛普韦可以与醛-酮还原酶抑制剂合用
伏立康唑	博赛普韦可升高伏立康唑的血药浓度，应减少真菌药的剂量
氟卡尼	与抗心律失常药合用可引发致命的不良事件，合用时应密切观察，并监测血药浓度
氟替卡松	博赛普韦可升高吸入性氟替卡松的血药浓度，使血液内氟替卡松含量降低，如非必要，避免合用
华法林	合用时华法林的血药浓度可能发生变化，应监测INR
环孢素	博赛普韦可显著升高环孢素的血药浓度，应进行血药浓度监测
克拉霉素	博赛普韦可升高克拉霉素的血药浓度，肾功能正常患者不必调整剂量
口服避孕药	理论上可增加口服避孕药的暴露量，在服用博赛普韦期间采取其他避孕措施
奎尼丁	与抗心律失常药合用可引发致命的不良事件，合用时应密切观察，并监测血药浓度
利福喷丁	理论上可使利福喷丁暴露量增加，博赛普韦暴露量降低
利托那韦	可降低博赛普韦的血药浓度，导致治疗失败，不可合用
咪达唑仑	合用注意呼吸抑制不良反应的发生，应降低剂量
普罗帕酮	与抗心律失常药合用可引发致命的不良事件，合用时应密切观察，并监测血药浓度
秋水仙碱	博赛普韦可明显升高秋水仙碱的血药浓度，有秋水仙碱与强效CYP3A4抑制剂合用引发致命毒性的报道。肝肾功能不全患者应避免两药合用
曲唑酮	博赛普韦可升高抗抑郁药曲唑酮的血药浓度，引起头晕、低血压甚至晕厥。合用时须减少曲唑酮的剂量
沙美特罗	禁与沙美特罗合用，可引起心脏方面的不良反应
他克莫司	博赛普韦可显著升高他克莫司的血药浓度，应进行血药浓度监测
酮康唑	博赛普韦可升高酮康唑的血药浓度，应减少真菌药的剂量
西罗莫司	博赛普韦可显著升高西罗莫司的血药浓度，应进行血药浓度监测
伊曲康唑	博赛普韦可升高伊曲康唑的血药浓度，应减少真菌药的剂量
依法韦仑	可降低博赛普韦的血药浓度，导致治疗失败，不可合用

三十五、西美瑞韦

与西美瑞韦合用药物临床评价见表 2-168。

表 2-168 与西美瑞韦合用药物临床评价

合用药物	临床评价
阿普唑仑	合用注意呼吸抑制不良反应的发生，应降低剂量
氨氯地平	西美瑞韦可升高钙通道阻滞剂的血药浓度，密切监测钙通道阻滞剂的不良反应
胺碘酮	西美瑞韦可轻度升高抗心律失常药的血药浓度，合用时应密切观察，并监测血药浓度
奥卡西平	奥卡西平可降低西美瑞韦的血药浓度，导致治疗失败，不推荐合用
苯巴比妥	苯巴比妥可降低西美瑞韦的血药浓度，导致治疗失败，不推荐合用
苯妥英	苯妥英可降低西美瑞韦的血药浓度，导致治疗失败，不推荐合用
苄普地尔	西美瑞韦可轻度升高抗心律失常药的血药浓度，合用时应密切观察，并监测血药浓度
泊沙康唑	唑类抗真菌药可升高西美瑞韦的血药浓度，不推荐合用
达芦那韦-利托那韦	西美瑞韦和达芦那韦的血药浓度均见升高，不推荐合用
地尔硫䓬	西美瑞韦可升高钙通道阻滞剂的血药浓度，密切监测钙通道阻滞剂的不良反应
地高辛	西美瑞韦可升高地高辛的血药浓度，推荐监测地高辛的血药浓度
地拉夫定	可升高西美瑞韦的血药浓度，不推荐合用
地塞米松	CYP3A4 诱导剂可降低西美瑞韦的血药浓度，导致治疗失败，不推荐合用
非洛地平	西美瑞韦可升高钙通道阻滞剂的血药浓度，密切监测钙通道阻滞剂的不良反应
伏立康唑	唑类抗真菌药可升高西美瑞韦的血药浓度，不推荐合用
氟卡尼	西美瑞韦可轻度升高抗心律失常药的血药浓度，合用时应密切观察，并监测血药浓度
贯叶连翘	贯叶连翘可降低西美瑞韦的血药浓度，不推荐合用
红霉素	西美瑞韦和红霉素的血药浓度均见升高
卡马西平	CYP3A4 诱导剂可降低西美瑞韦的血药浓度，导致治疗失败，不推荐合用
可比司他	可升高西美瑞韦的血药浓度，不推荐与含可比司他的制剂合用
克拉霉素	可升高西美瑞韦的血药浓度，不推荐合用
奎尼丁	西美瑞韦可轻度升高抗心律失常药奎尼丁的血药浓度，合用时应密切观察，并监测血药浓度
利福喷丁	CYP3A4 诱导剂可降低西美瑞韦的血药浓度，导致治疗失败，不推荐合用
利福平	CYP3A4 诱导剂可降低西美瑞韦的血药浓度，导致治疗失败，不推荐合用
利托那韦	可升高西美瑞韦的血药浓度，不推荐合用
咪达唑仑	合用注意呼吸抑制不良反应的发生，应降低剂量
奈韦拉平	可降低西美瑞韦的血药浓度，不推荐合用
尼卡地平	西美瑞韦可升高钙通道阻滞剂的血药浓度，密切监测钙通道阻滞剂的不良反应
尼索地平	西美瑞韦可升高钙通道阻滞剂的血药浓度，密切监测钙通道阻滞剂的不良反应
普罗帕酮	西美瑞韦可轻度升高抗心律失常药的血药浓度，合用时应密切观察，并监测血药浓度
水飞蓟宾	水飞蓟宾可升高西美瑞韦的血药浓度，不推荐合用
泰利霉素	可升高西美瑞韦的血药浓度，不推荐合用
酮康唑	唑类抗真菌药酮康唑可升高西美瑞韦的血药浓度，不推荐合用
维拉帕米	西美瑞韦可升高钙通道阻滞剂维拉帕米的血药浓度，密切监测钙通道阻滞剂的不良反应

合用药物	临床评价
西沙必利	西美瑞韦可升高西沙必利的血药浓度，增加心律失常的风险，不推荐合用
硝苯地平	西美瑞韦可升高钙通道阻滞剂硝苯地平的血药浓度，密切监测钙通道阻滞剂的不良反应
伊曲康唑	唑类抗真菌药伊曲康唑可升高西美瑞韦的血药浓度，不推荐合用
依法韦仑	可降低西美瑞韦的血药浓度，导致治疗失败，不可合用
依曲韦林	可降低西美瑞韦的血药浓度，不推荐合用

三十六、达卡他韦

与达卡他韦合用药物临床评价见表2-169。

表2-169 与达卡他韦合用药物临床评价

合用药物	临床评价
阿扎那韦-利托那韦	可升高达卡他韦的血药浓度，达卡他韦的剂量应降至30mg，每日1次
氨氯地平	钙通道阻滞剂可升高达卡他韦的血药浓度
奥卡西平	可明显降低达卡他韦的血药浓度，禁止合用
苯巴比妥	可明显降低达卡他韦的血药浓度，禁止合用
苯二氮䓬类	相互作用无临床意义，不必调整剂量
苯妥英	可明显降低达卡他韦的血药浓度，禁止合用
泊沙康唑	可升高达卡他韦的血药浓度，合用时达卡他韦的剂量应降至30mg，每日1次
博赛普韦	博赛普韦抑制CYP3A4，可升高达卡他韦的血药浓度，达卡他韦与包括博赛普韦在内的CYP3A4强效抑制剂合用，应降低剂量至30mg，每日1次
达比加群酯	可能会升高达比加群酯的血药浓度，监测达比加群酯的不良反应，特别是出血的风险
达芦那韦-利托那韦	可能升高达卡他韦的血药浓度，尚无研究数据，不推荐合用
地尔硫䓬	钙通道阻滞剂可升高达卡他韦的血药浓度
地高辛	达卡他韦可升高地高辛的血药浓度，地高辛的剂量应从低剂量开始仔细滴定，推荐监测地高辛的血药浓度
地塞米松	全身用地塞米松可能会降低达卡他韦的血药浓度，禁止合用
伏立康唑	可升高达卡他韦的血药浓度，合用时达卡他韦的剂量应降至30mg，每日1次
氟康唑	相互作用无临床意义，不必调整剂量
贯叶连翘	可能会降低达卡他韦的血药浓度，禁止合用
红霉素	可能升高达卡他韦的血药浓度，谨慎合用
卡马西平	可明显降低达卡他韦的血药浓度，禁止合用
可比司他	与含可比司他的制剂合用，可能会升高达卡他韦的血药浓度，达卡他韦的剂量应降至30mg，每日1次
克拉霉素	可能升高达卡他韦的血药浓度，合用时达卡他韦的剂量应降至30mg，每日1次
利福布汀	可明显降低达卡他韦的血药浓度，禁止合用
利福喷丁	可明显降低达卡他韦的血药浓度，禁止合用
利福平	可明显降低达卡他韦的血药浓度，禁止合用
洛匹那韦-利托那韦	可能升高达卡他韦的血药浓度，尚无研究数据，不推荐合用

续表

合用药物	临床评价
泰利霉素	可能升高达卡他韦的血药浓度，合用时达卡他韦的剂量应降至 30mg，每日 1 次
替拉那韦	可升高达卡他韦的血药浓度，达卡他韦的剂量应降至 30mg，每日 1 次
酮康唑	可升高达卡他韦的血药浓度，合用时达卡他韦的剂量应降至 30mg，每日 1 次
维拉帕米	钙通道阻滞剂维拉帕米可升高达卡他韦的血药浓度
西美瑞韦	两药的暴露量均见升高，但不必调整两药的剂量
硝苯地平	钙通道阻滞剂硝苯地平可升高达卡他韦的血药浓度
伊曲康唑	可升高达卡他韦的血药浓度，合用时达卡他韦的剂量应降至 30mg，每日 1 次

三十七、阿舒那韦

与阿舒那韦合用药物临床评价见表 2-170。

表 2-170　与阿舒那韦合用药物临床评价

合用药物	临床评价
奥卡西平	与奥卡西平合用，阿舒那韦的血药浓度均可降低，从而减弱阿舒那韦的治疗作用，不宜合用
苯巴比妥	与苯巴比妥合用，阿舒那韦的血药浓度均可降低，从而减弱阿舒那韦的治疗作用，不宜合用
苯妥英钠	与苯妥英钠合用，阿舒那韦的血药浓度均可降低，从而减弱阿舒那韦的治疗作用，不宜合用
贯叶连翘	可显著减少阿舒那韦的血药浓度且可能降低阿舒那韦的治疗效果
卡马西平	与卡马西平合用，阿舒那韦的血药浓度均可降低，从而减弱阿舒那韦的治疗作用，不宜合用
利福布汀	与利福布汀合用，阿舒那韦的血药浓度均可降低，从而减弱阿舒那韦的治疗作用，不宜合用
利福喷丁	与利福喷丁合用，阿舒那韦的血药浓度均可降低，从而减弱阿舒那韦的治疗作用，不宜合用
利福平	与利福平合用，阿舒那韦的血药浓度均可降低，从而减弱阿舒那韦的治疗作用，不宜合用
利托那韦	与利托那韦合用，阿舒那韦的血药浓度会降低，从而减弱阿舒那韦的治疗作用，不宜合用
替拉那韦	与替拉那韦合用，阿舒那韦的血药浓度会降低，从而减弱阿舒那韦的治疗作用，不宜合用

三十八、来地帕韦-索氟布韦

与来地帕韦-索氟布韦合用药物临床评价见表 2-171。

表 2-171　与来地帕韦-索氟布韦合用药物临床评价

合用药物	临床评价
H_2 受体拮抗剂	胃内 pH 升高可降低来地帕韦的溶解度，与 H_2 受体拮抗剂应间隔 12 小时服用
奥卡西平	可降低来地帕韦和索氟布韦的血药浓度，导致治疗失败，不推荐合用
苯巴比妥	可降低来地帕韦和索氟布韦的血药浓度，导致治疗失败，不推荐合用
苯妥英	可降低来地帕韦和索氟布韦的血药浓度，导致治疗失败，不推荐合用
地高辛	来地帕韦可升高地高辛的血药浓度，推荐监测地高辛的血药浓度
贯叶连翘	可降低来地帕韦和索氟布韦的血药浓度，不推荐合用
卡马西平	可降低来地帕韦和索氟布韦的血药浓度，导致治疗失败，不推荐合用
抗酸药	胃内 pH 升高可降低来地帕韦的溶解度，与抗酸药应间隔至少 4 小时服用

合用药物	临床评价
利福布汀	可降低来地帕韦和索氟布韦的血药浓度，导致治疗失败，不推荐合用
利福喷丁	可降低来地帕韦和索氟布韦的血药浓度，导致治疗失败，不推荐合用
利福平	可降低来地帕韦和索氟布韦的血药浓度，导致治疗失败，不推荐合用
瑞舒伐他汀	来地帕韦-索氟布韦可明显升高瑞舒伐他汀的血药浓度，发生横纹肌溶解症的风险升高，不推荐合用
替诺福韦	来地帕韦-索氟布韦能升高替诺福韦的血药浓度，监测替诺福韦的毒性
替拉那韦-利托那韦	降低来地帕韦和索氟布韦的血药浓度，可导致治疗失败，不推荐合用
西美瑞韦	西美瑞韦与来地帕韦合用，两者的血药浓度均升高。来地帕韦-索氟布韦与西美瑞韦的相互作用尚不明确

三十九、奥比他韦-帕他瑞韦-利托那韦片和达沙布韦片组合包装

与奥比他韦-帕他瑞韦-利托那韦片和达沙布韦片组合包装合用药物临床评价见表2-172。

表2-172 与奥比他韦-帕他瑞韦-利托那韦片和达沙布韦片组合包装合用药物临床评价

合用药物	临床评价
阿夫唑嗪	本品禁与α受体阻滞剂合用，因可导致严重的低血压
阿普唑仑	本品可升高阿普唑仑的血药浓度，密切监测患者的不良反应，根据情况减少阿普唑仑的剂量
阿扎那韦	阿扎那韦可升高帕他瑞韦的血药浓度，合用时阿扎那韦300mg，应在早晨服用
胺碘酮	本品可升高抗心律失常药的血药浓度，应谨慎合用，推荐监测抗心律失常药的血药浓度
奥美拉唑	本品可降低奥美拉唑的血药浓度，可适当增加奥美拉唑的剂量，但其剂量不超过40mg/d
苯巴比妥	可明显降低本品所有成分的血药浓度，禁止与本品合用
苯妥英	可明显降低本品所有成分的血药浓度，禁止与本品合用
苄普地尔	本品可升高抗心律失常药的血药浓度，应谨慎合用，推荐监测抗心律失常药的血药浓度
丙吡胺	本品可升高抗心律失常药的血药浓度，应谨慎合用，推荐监测抗心律失常药的血药浓度
达芦那韦-利托那韦	达芦那韦的血药浓度会降低，故避免合用
丁丙诺啡	本品可升高丁丙诺啡的血药浓度，合用时密切监测患者中枢系统的不良反应，如过度镇静和认知障碍
呋塞米	本品可升高呋塞米的血药浓度，密切监测，根据患者的情况调整剂量
伏立康唑	本品可降低伏立康唑的血药浓度，不推荐合用
氟卡尼	本品可升高抗心律失常药的血药浓度，应谨慎合用，推荐监测抗心律失常药的血药浓度
氟替卡松	本品可升高吸入性氟替卡松的血药浓度，不推荐合用，推荐用其他皮质激素替代，特别是长期使用时
贯叶连翘	可明显降低本品所有成分的血药浓度，禁止与本品合用
环孢素	本品可明显升高环孢素的血药浓度，合用时环孢素的剂量应减少至原剂量的1/5，推荐监测环孢素的血药浓度和不良反应，定期监测患者肾功能
吉非贝齐	可升高帕他瑞韦的血药浓度10倍，增加发生QT间期延长的风险，故禁止与本品合用
卡马西平	可明显降低本品所有成分的血药浓度，禁止与本品合用
口服避孕药	本品禁止与含炔雌醇的口服避孕药合用，因可导致ALT升高

续表

合用药物	临床评价
奎尼丁	本品可升高抗心律失常药奎尼丁的血药浓度,应谨慎合用,推荐监测抗心律失常药的血药浓度
利多卡因	本品可升高抗心律失常药利多卡因的血药浓度,应谨慎合用,推荐监测抗心律失常药的血药浓度
利福平	可明显降低本品所有成分的血药浓度,禁止与本品合用
利匹韦林	本品可升高利匹韦林的血药浓度,使 QT 间期延长的风险增加,不推荐合用
洛伐他汀	可升高洛伐他汀的血药浓度,导致肌病包括横纹肌溶解症的风险增加
麦角衍生物	利托那韦与麦角衍生物合用可导致麦角中毒,本品禁与麦角衍生物合用
美西律	本品可升高抗心律失常药的血药浓度,应谨慎合用,推荐监测抗心律失常药的血药浓度
咪达唑仑	本品可大幅升高口服咪达唑仑的血药浓度,禁止合用
纳洛酮	本品可升高纳洛酮的血药浓度,合用时密切监测患者中枢系统的不良反应,如过度镇静和认知障碍
匹伐他汀	本品可升高匹伐他汀的血药浓度,合用时匹伐他汀的血药浓度不超过 40mg/d
匹莫齐特	本品禁止与匹莫齐特合用,因可导致心律失常
普罗帕酮	本品可升高抗心律失常药普罗帕酮的血药浓度,应谨慎合用,推荐监测抗心律失常药的血药浓度
瑞舒伐他汀	本品可升高瑞舒伐他汀的血药浓度,合用时瑞舒伐他汀的血药浓度不超过 10mg/d
三唑仑	本品可大幅升高三唑仑的血药浓度,禁止合用
沙美特罗	本品可升高沙美特罗的血药浓度,不推荐合用,因沙美特罗相关的心脏不良反应会增加
他克莫司	本品可升高他克莫司的血药浓度,合用时须降低他克莫司的剂量,如 0.5mg,每 7 天一次,根据他克莫司的血药浓度调整其用量,监测患者肾功能及他克莫司的不良反应
酮康唑	本品可升高酮康唑的血药浓度,合用时酮康唑的剂量不能超过 200mg/d
西地那非	本品禁止与西地那非合用(治疗肺动脉高压的剂量),因可导致西地那非的不良反应明显增加
辛伐他汀	本品可升高辛伐他汀的血药浓度,导致肌病包括横纹肌溶解症的风险增加
依法韦仑	本品禁止与依法韦仑合用,因可导致肝酶升高

四十、福米韦生

与福米韦生合用药物临床评价见表 2-173。

表 2-173 与福米韦生合用药物临床评价

合用药物	临床评价
更昔洛韦	合用可增加抗 CMV(巨细胞病毒)活性
膦甲酸钠	合用可增加抗 CMV 活性
齐多夫定	与本品合用时,本品的抗病毒活性不受影响
双脱氧胞苷	本品与高浓度(300μmol/L)的双脱氧胞苷合用时可增加抗病毒活性

四十一、马拉维若

与马拉维若合用药物临床评价见表 2-174。

表 2-174 与马拉维若合用药物临床评价

合用药物	临床评价
贯叶连翘制剂	不推荐与贯叶连翘制剂合用,与其合用可显著降低本品的血药浓度,造成治疗失败

四十二、阿比朵尔

与阿比朵尔合用药物临床评价见表 2-175。

表 2-175 与阿比朵尔合用药物临床评价

合用药物	临床评价
丙磺舒	与丙磺舒同时应用,阿比朵尔的 $t_{1/2}$ 延长至 10 小时
茶碱	茶碱的血药浓度会升高
铝制剂	与铝制剂同时服用,则影响阿比朵尔的吸收。如果在服用阿比朵尔 1~2 小时后,再服用铝制剂,则不影响药物的吸收

四十三、达诺瑞韦

与达诺瑞韦合用药物临床评价见表 2-176。

表 2-176 与达诺瑞韦合用药物临床评价

合用药物	临床评价
阿扎那韦	阿扎那韦可升高达诺瑞韦的血药浓度
苯巴比妥	苯巴比妥可降低达诺瑞韦的血药浓度
苯妥英	苯妥英可降低达诺瑞韦的血药浓度
达芦那韦	达芦那韦可升高达诺瑞韦的血药浓度
伏立康唑	伏立康唑可升高达诺瑞韦的血药浓度
环孢素	环孢素可升高达诺瑞韦的血药浓度,应避免合用
卡马西平	卡马西平可降低达诺瑞韦的血药浓度
克拉霉素	克拉霉素可升高达诺瑞韦的血药浓度
利福布汀	利福布汀可降低达诺瑞韦的血药浓度
利福平	利福平可降低达诺瑞韦的血药浓度
瑞舒伐他汀	瑞舒伐他汀可升高达诺瑞韦的血药浓度,应避免合用
酮康唑	酮康唑可升高达诺瑞韦的血药浓度
伊曲康唑	伊曲康唑可升高达诺瑞韦的血药浓度

四十四、来特莫韦

与来特莫韦合用药物临床评价见表 2-177。

表 2-177 与来特莫韦合用药物临床评价

合用药物	临床评价
阿伐那非	可能会显著升高阿伐那非的血药浓度,合用时应减少阿伐那非的剂量
阿法替尼	可能会显著升高阿法替尼的血药浓度,合用时应减少阿法替尼的剂量
阿芬太尼	可能会显著升高阿芬太尼的血药浓度,合用时应减少阿芬太尼的剂量
阿卡替尼	可能会显著升高阿卡替尼的血药浓度,合用时应减少阿卡替尼的剂量
阿托伐他汀	可能会显著升高阿托伐他汀的血药浓度,合用时应减少阿托伐他汀的剂量
奥拉帕尼	可能会显著升高奥拉帕尼的血药浓度,合用时应减少奥拉帕尼的剂量

续表

合用药物	临床评价
博舒替尼	可能会显著升高博舒替尼的血药浓度，合用时应减少博舒替尼的剂量
布托啡诺	可能会显著升高布托啡诺的血药浓度，合用时应减少布托啡诺的剂量
地夫可特	可能会显著升高地夫可特活性成分的血药浓度，合用时应减少地夫可特的剂量
恩曲替尼	可能会显著升高恩曲替尼的血药浓度，合用时应减少恩曲替尼的剂量
芬太尼	可能会显著升高芬太尼的血药浓度，合用时应减少芬太尼的剂量
氟班色林	可能会显著升高氟班色林的血药浓度，合用时应减少氟班色林的剂量
胍法辛	可能会显著升高胍法辛的血药浓度，合用时应减少胍法辛的剂量
贯叶连翘	可能会降低来特莫韦的血药浓度和疗效，合用时应减少贯叶连翘的剂量
环孢素	可能会显著升高来特莫韦的血药浓度，合用时应减少环孢素的剂量
甲麦角新碱	可能会显著升高甲麦角新碱衍生物的血药浓度，导致麦角中毒，应避免合用
可比替尼	可能会显著升高可比替尼的血药浓度，合用时应减少可比替尼的剂量
雷诺嗪	可能会显著升高雷诺嗪的血药浓度，合用时应减少雷诺嗪的剂量
卤泛群	可能会显著升高卤泛群的血药浓度，合用时应减少卤泛群的剂量
鲁比前列酮	可能会显著升高鲁比前列酮的血药浓度，合用时应减少鲁比前列酮的剂量
鲁拉西酮	可能会显著升高鲁拉西酮的血药浓度，合用时应减少鲁拉西酮的剂量
洛伐他汀	可能会显著升高洛伐他汀的血药浓度，合用时应减少洛伐他汀的剂量
洛美他派	可能会显著升高洛美他派的血药浓度，合用时应减少洛美他派的剂量
麦角胺	可能会显著升高麦角胺衍生物的血药浓度，导致麦角中毒，应避免合用
麦角新碱	可能会显著升高麦角新碱衍生物的血药浓度，导致麦角中毒，应避免合用
美西麦角	可能会显著升高马来酸美西麦角衍生物的血药浓度，导致麦角中毒，应避免合用
纳洛塞醇	可能会显著升高纳洛塞醇的血药浓度，合用时应减少纳洛塞醇的剂量
奈拉替尼	可能会显著升高奈拉替尼的血药浓度，合用时应减少奈拉替尼的剂量
匹伐他汀	可能会显著升高匹伐他汀的血药浓度，合用时应减少匹伐他汀的剂量
匹莫齐特	可能会显著升高匹莫齐特的血药浓度，合用时应减少匹莫齐特的剂量
羟考酮	可能会显著升高羟考酮的血药浓度，合用时应减少羟考酮的剂量
氢可酮	可能会显著升高氢可酮的血药浓度，合用时应减少氢可酮的剂量
秋水仙碱	可能会显著升高秋水仙碱的血药浓度，合用时应减少秋水仙碱的剂量
舒沃占特	可能会显著升高舒沃占特的血药浓度，合用时应减少舒沃占特的剂量
双氢麦角胺	可能会显著升高双氢麦角胺的血药浓度，导致麦角中毒，应避免合用
索尼德吉	可能会显著升高索尼德吉的血药浓度，合用时应减少索尼德吉的剂量
他克莫司	可能会显著升高他克莫司的血药浓度，合用时应减少他克莫司的剂量
他泽司他	可能会显著升高他泽司他的血药浓度，合用时应减少他泽司他的剂量
维奈托克	可能会显著升高维奈托克的血药浓度，合用时应减少维奈托克的剂量
西波莫德	可能会显著升高西波莫德的血药浓度，合用时应减少西波莫德的剂量
西罗莫司	可能会显著升高西罗莫司的血药浓度，合用时应减少西罗莫司的剂量
西洛他唑	可能会显著升高西洛他唑的血药浓度，合用时应减少西洛他唑的剂量
西沙必利	可能会显著升高西沙必利的血药浓度，合用时应减少西沙必利的剂量
辛伐他汀	可能会显著升高辛伐他汀的血药浓度，合用时应减少辛伐他汀的剂量
伊伐布雷定	可能会显著升高伊伐布雷定的血药浓度，合用时应减少伊伐布雷定的剂量
依伐卡托	可能会显著升高依伐卡托的血药浓度，合用时应减少依伐卡托的剂量
依福德尼	可能会显著升高依福德尼的血药浓度，合用时应减少依福德尼的剂量

合用药物	临床评价
依利格鲁司特	可能会显著升高依利格鲁司特的血药浓度,合用时应减少依利格鲁司特的剂量
依匹哌唑	可能会显著升高依匹哌唑的血药浓度,合用时应减少依匹哌唑的剂量
依维莫司	可能会显著升高依维莫司的血药浓度,合用时应减少依维莫司的剂量
赞布替尼	可能会显著升高赞布替尼的血药浓度,合用时应减少赞布替尼的剂量

四十五、索氟布韦-维帕他韦

与索氟布韦-维帕他韦合用药物临床评价见表2-178。

表2-178 与索氟布韦-维帕他韦合用药物临床评价

合用药物	临床评价
H_2受体拮抗剂	索氟布韦-维帕他韦与H_2受体拮抗剂应间隔12小时服用,H_2受体拮抗剂的剂量不超过相当于法莫替丁40mg,每日2次,与H_2受体拮抗剂应间隔12小时服用,H_2受体拮抗剂的剂量不超过相当于法莫替丁40mg,每日2次
阿托伐他汀	合用可使阿托伐他汀的血药浓度升高,从而使肌病风险升高,包括横纹肌溶解。应密切监测HMG-CoA还原酶抑制剂相关不良反应,如肌病和横纹肌溶解
胺碘酮	同时服用胺碘酮与索氟布韦-维帕他韦的患者可能发生严重的症状性心动过缓,尤其是同时接受β受体阻滞剂者,或有潜在心脏合并症和(或)严重肝病的患者。索氟布韦-维帕他韦应避免与胺碘酮合用
奥卡西平	奥卡西平可降低索氟布韦的血药浓度,导致治疗失败,不推荐合用
苯巴比妥	苯巴比妥可降低索氟布韦-维帕他韦的血药浓度,导致治疗失败,不推荐合用
苯妥英	苯妥英可降低索氟布韦-维帕他韦的血药浓度,导致治疗失败,不推荐合用
贯叶连翘	贯叶连翘可降低索氟布韦的血药浓度,不推荐合用
卡马西平	卡马西平可降低索氟布韦的血药浓度,导致治疗失败,不推荐合用
利福布汀	利福布汀可降低索氟布韦的血药浓度,导致治疗失败,不推荐合用
利福平	利福平可降低索氟布韦的血药浓度,导致治疗失败,不推荐合用
瑞舒伐他汀	合用可明显升高瑞舒伐他汀的血药浓度,从而使肌病风险升高,包括横纹肌溶解。二者合用时瑞舒伐他汀的剂量不可超过10mg/d
替诺福韦	索氟布韦-维帕他韦能升高替诺福韦的血药浓度,监测替诺福韦的毒性
替拉那韦	替拉那韦-利托那韦降低索氟布韦的血药浓度,可导致治疗失败,不推荐合用
质子泵抑制剂	不建议索氟布韦-维帕他韦与质子泵抑制剂合用

第三章 抗肿瘤药

第一节 烷化剂

一、环磷酰胺

与环磷酰胺合用药物临床评价见表 3-1。

表 3-1 与环磷酰胺合用药物临床评价

合用药物	临床评价
安泼那韦	环磷酰胺的血药浓度会升高,密切监测,可能需减少环磷酰胺的剂量
巴比妥类	大剂量巴比妥类药物可影响环磷酰胺的代谢,同时应用可增加环磷酰胺的急性毒性
别嘌醇	环磷酰胺可增加血清尿酸水平,合用应调整别嘌醇的剂量,别嘌醇可增加环磷酰胺的骨髓毒性,合用应密切观察其毒性作用。环磷酰胺可使血清中假胆碱酯酶减少,使血清尿酸水平增高,合用时应调整抗痛风药的剂量。还可能增强环磷酰胺引起的骨髓抑制作用,应加强全血监测
丙磺舒	环磷酰胺可使血清中假胆碱酯酶减少,使血清尿酸水平增高,合用时应调整抗痛风药的剂量
多柔比星	两药合用可增加心脏毒性,多柔比星总剂量应不超过 $400mg/m^2$
福沙那韦	环磷酰胺的血药浓度会升高,密切监测,可能需减少环磷酰胺的剂量
琥珀胆碱	增强琥珀胆碱的神经肌肉阻滞作用,可使呼吸暂停延长
环孢素	增强环孢素(全身)免疫抑制剂作用,环磷酰胺可降低环孢素(全身)的血药浓度
甲氨蝶呤	两药合用可能抑制环磷酰胺的生物代谢,而降低抗癌活性,使疗效降低
抗癫痫药	细环磷酰胺可能减少抗癫痫药如苯妥英的吸收
可卡因	环磷酰胺可抑制胆碱酯酶的活性,延长可卡因的作用并增加毒性
硫唑嘌呤	加重环磷酰胺肝毒性
氯氮平	增加粒细胞缺乏症风险,避免合用
氯霉素	由于环磷酰胺需生物转化后才具有抗癌活性,两药合用因氯霉素影响肝药酶活性,抑制了环磷酰胺的转化而使疗效降低
美司钠	可消除大剂量使用环磷酰胺时所致出血性膀胱炎的不良反应
奈非那韦	环磷酰胺的血药浓度会升高,应密切监测,可能需减少环磷酰胺的剂量
喷司他丁	高剂量的环磷酰胺与喷司他丁合用可增加毒性,避免合用
皮质激素类	大剂量皮质激素类药物可影响环磷酰胺的代谢,同时应用可增加环磷酰胺的急性毒性
秋水仙碱	环磷酰胺可使血清中假胆碱酯酶减少,使血清尿酸水平增高,合用时应调整抗痛风药的剂量
伊曲康唑	可能增强环磷酰胺的不良反应
乙酰半胱氨酸	可消除大剂量使用环磷酰胺时所致出血性膀胱炎的不良反应
吲哚美辛	非甾体抗炎药可增加抗利尿激素的分泌,两药合用可能导致急性水中毒,必要时进行监测
茚地那韦	环磷酰胺的血药浓度会升高,密切监测,可能需减少环磷酰胺的剂量

二、异环磷酰胺

与异环磷酰胺合用药物临床评价见表 3-2。

表 3-2　与异环磷酰胺合用药物临床评价

合用药物	临床评价
苯妥英	异环磷酰胺可能减少苯妥英的吸收
别嘌醇	两药同服可引起更严重的骨髓抑制
地高辛	异环磷酰胺可减少地高辛片的吸收
华法林	异环磷酰胺能从血浆蛋白结合处置换华法林,并可能抑制 CYP,而使华法林的抗凝作用增强。以华法林维持治疗者使用异环磷酰胺前后应严密检查华法林抗凝作用的变化,华法林的剂量可依需要进行调整,但有人认为环磷酰胺相反可减弱华法林的抗凝作用
磺酰脲类降血糖药	异环磷酰胺可增强其降血糖的作用,也可能增强抗凝作用
抗凝血药	同时服用可引起凝血机制紊乱而导致出血危险性增高
氯氮平	增加粒细胞缺乏症风险,避免合用
美司钠	可消除大剂量使用异环磷酰胺时所致出血性膀胱炎的不良反应
米非司酮	会减少异环磷酰胺的活性代谢物的血药浓度,从而使其失去疗效
顺铂	合用增加中毒风险。儿童同时使用顺铂和异环磷酰胺或原先使用过顺铂者,会使异环磷酰胺代谢物自体内清除减少而致毒性增加
香豆素类	增强香豆素类的抗凝血效应

三、白消安

与白消安合用药物临床评价见表 3-3。

表 3-3　与白消安合用药物临床评价

合用药物	临床评价
α干扰素	合用会出现严重血细胞减少
苯妥英	白消安为细胞毒性药物,可能减少苯妥英的吸收,使白消安的清除率增加,苯妥英可能降低白消安的血药浓度
地高辛	白消安为细胞毒性药物,可减少地高辛片的吸收
对乙酰氨基酚	可能抑制静脉用白消安的代谢(在应用对乙酰氨基酚 72 小时内合用静脉用白消安时应特别注意)
甲硝唑	使用高剂量白消安作为干细胞移植前清髓治疗的患者,使用甲硝唑显著升高白消安的血药浓度和相关毒性反应,包括肝功能指标升高、静脉闭塞性病变和黏膜炎
硫鸟嘌呤	合用治疗慢性髓性白血病时,出现了多例肝结节再生性增生,伴肝功能检测异常、门静脉高压和食管静脉曲张
氯氮平	白消安为细胞毒性药物,避免与氯氮平合用(增加粒细胞缺乏症风险)
细胞毒性药物	合用增加肝毒性
伊曲康唑	抑制白消安的代谢(增强中毒风险)

四、美法仑

与美法仑合用药物临床评价见表 3-4。

表 3-4　与美法仑合用药物临床评价

合用药物	临床评价
苯妥英	美法仑为细胞毒性药物,可能减少苯妥英的吸收
别嘌醇	美法仑可引起血及尿中尿酸增高,别嘌醇可防止或缓解不良反应

合用药物	临床评价
地高辛	美法仑为细胞毒性药物,减少地高辛片的吸收
环孢素	加重环孢素(全身)肾毒性
氯氮平	美法仑为细胞毒性药物,避免与氯氮平合用(增加粒细胞缺乏症风险)
萘啶酸	合用增加美法仑中毒的危险

五、氮芥

与氮芥合用药物临床评价见表3-5。

表3-5　与氮芥合用药物临床评价

合用药物	临床评价
保泰松	氮芥有骨髓抑制作用,合用可能加重骨髓损害
磺胺类药	氮芥有骨髓抑制作用,合用可能加重骨髓损害
咖啡因	烷化剂的耐药性与DNA受损后的修复能力有关,咖啡因可阻止其修复,故可增效
氯喹	烷化剂的耐药性与DNA受损后的修复能力有关,氯喹可阻止其修复,故可增效
氯霉素	氮芥有骨髓抑制作用,合用可能加重骨髓损害

六、卡莫司汀

与卡莫司汀合用药物临床评价见表3-6。

表3-6　与卡莫司汀合用药物临床评价

合用药物	临床评价
苯妥英	卡莫司汀为细胞毒性药物,可能减少苯妥英的吸收。有数据显示卡莫司汀会增加局部癫痫发生率,苯妥英剂量可能需调整
地高辛	卡莫司汀为细胞毒性药物,可减少地高辛片的吸收
氯氮平	卡莫司汀为细胞毒性药物,避免与氯氮平合用(增加粒细胞缺乏症风险)
西咪替丁	两药合用,可使卡莫司汀代谢减慢,引起骨髓抑制加重
细胞毒性药物	以卡莫司汀组成联合化疗方案时,应避免合用有严重降低白细胞和血小板的抗肿瘤药物

七、洛莫司汀

与洛莫司汀合用药物临床评价见表3-7。

表3-7　与洛莫司汀合用药物临床评价

合用药物	临床评价
茶碱	茶碱可抑制血小板内磷酸二酯酶的活性,增加cAMP的水平并破坏正常血小板的功能
细胞毒性药物	以洛莫司汀组成联合化疗方案时,应避免合用严重降低白细胞和血小板的抗肿瘤药物

八、雌莫司汀

与雌莫司汀合用药物(食物)临床评价见表3-8。

表 3-8　与雌莫司汀合用药物（食物）临床评价

合用药物（食物）	临床评价
ACEI	使用 ACEI 的患者使用雌莫司汀偶尔会出现超敏反应，包括血管神经性水肿
含钙、镁、铝的药物	可能影响雌莫司汀的吸收，故应避免同时服用。其临床评价的机制为本品与多价的金属离子可形成不溶性的盐
牛奶、奶制品	可能影响雌莫司汀的吸收，故应避免同时服用。其临床评价的机制为本品与多价的金属离子可形成不溶性的盐
三环类抗抑郁药	雌激素可能通过抑制代谢而增加三环类抗抑郁药的疗效和毒性

九、福莫司汀

与福莫司汀合用药物临床评价见表 3-9。

表 3-9　与福莫司汀合用药物临床评价

合用药物	临床评价
苯妥英钠	通常不与苯妥英钠（为了预防某些抗肿瘤药物诱发的惊厥时应用）合用
达卡巴嗪	合用可发生成人型呼吸窘迫综合征。必须合用时，应交替使用
抗凝剂	抗肿瘤治疗中，若决定患者口服抗凝剂治疗，须增加 INR 检验的次数
免疫抑制剂	合用可出现过度的免疫抑制，有导致淋巴细胞增生的危险

十、链佐星

与链佐星合用药物临床评价见表 3-10。

表 3-10　与链佐星合用药物临床评价

合用药物	临床评价
肾毒性药物	合用任一具肾毒性的药物将可能加重肾毒性

十一、达卡巴嗪

与达卡巴嗪合用药物临床评价见表 3-11。

表 3-11　与达卡巴嗪合用药物临床评价

合用药物	临床评价
福莫司汀	合用可发生成人型呼吸窘迫综合征。必须合用时，应交替使用
骨髓抑制药	达卡巴嗪与其他对骨髓有抑制作用的药物或放疗联合应用时，应降低剂量

十二、苯达莫司汀

与苯达莫司汀合用药物临床评价见表 3-12。

表 3-12　与苯达莫司汀合用药物临床评价

合用药物	临床评价
奥美拉唑	奥美拉唑可能会降低苯达莫司汀的血药浓度，而且可能会升高苯达莫司汀代谢产物的血药浓度，合用时应密切注意

续表

合用药物	临床评价
氟伏沙明	苯达莫司汀的活性代谢产物 γ-羟基苯达司汀和 N-去甲基苯达司汀均通过 CYP1A2 形成。CYP1A2 抑制剂不但可升高苯达莫司汀的血药浓度，而且能降低苯达莫司汀活性代谢物的血药浓度
环丙沙星	苯达莫司汀的活性代谢产物 γ-羟基苯达司汀和 N-去甲基苯达司汀均通过 CYP1A2 形成。CYP1A2 抑制剂不但可升高苯达莫司汀的血药浓度，而且能降低苯达莫司汀活性代谢物的血药浓度
尼古丁	尼古丁可能会降低苯达莫司汀的血药浓度，而且可能会升高苯达莫司汀代谢产物的血药浓度。当苯达莫司汀与 CYP1A2 诱导剂或抑制剂必须合用时应密切注意

十三、塞替派

与塞替派合用药物临床评价见表 3-13。

表 3-13 与塞替派合用药物临床评价

合用药物	临床评价
琥珀胆碱	合用可使呼吸暂停延长，接受塞替派治疗的患者应用琥珀胆碱前必须测定血中假胆碱酯酶水平
尿激酶	合用可增加塞替派治疗膀胱癌的疗效，尿激酶为纤维蛋白溶酶原的活化剂，可增加药物在肿瘤组织中的浓度

十四、六甲蜜胺

与六甲蜜胺合用药物临床评价见表 3-14。

表 3-14 与六甲蜜胺合用药物临床评价

合用药物	临床评价
甲氧氯普胺	合用可发生肌张力障碍，应谨慎合用
抗抑郁药	合用可发生直立性低血压
维生素 B_6	同时使用可能减轻周围神经毒性

第二节 抗代谢药

一、甲氨蝶呤

与甲氨蝶呤合用药物临床评价见表 3-15。

表 3-15 与甲氨蝶呤合用药物临床评价

合用药物	临床评价
阿达木单抗	增加严重感染的风险，谨慎合用
阿德福韦酯	合用可增加肾毒性，合用时密切监测
阿司匹林	可使甲氨蝶呤的血药浓度升高，引起急性毒性，严重可致命
阿糖胞苷	使用甲氨蝶呤前 24 小时或使用后 10 分钟，使用阿糖胞苷可使细胞加强摄取甲氨蝶呤，增加抗癌活性
阿维 A	两药合用可能干扰甲氨蝶呤的代谢和排泄而致肝毒性，应监测血药浓度及肝功能，必要时调整剂量
埃索美拉唑	可升高甲氨蝶呤的血药浓度
艾曲波帕	可升高甲氨蝶呤的血药浓度

续表

合用药物	临床评价
安乃近	粒细胞缺乏和血细胞减少的风险可能增加
氨苯蝶啶	有叶酸拮抗剂作用，两药合用，可增加甲氨蝶呤毒性不良反应
氨基乙酰丙酸	合用可增加光毒性，应避免合用
胺碘酮	使甲氨蝶呤清除受影响，毒性升高
巴瑞替尼	可增加严重感染、淋巴瘤及其他恶性肿瘤的风险
苯妥英	降低苯妥英的血药浓度，升高甲氨蝶呤的血药浓度
吡美莫司	加重甲氨蝶呤的不良反应/毒性作用
丙磺舒	丙磺舒能减少肾小管的转运功能，因此合用时应仔细监测
丙卡巴肼	丙卡巴肼可一时性地影响肾功能，减少甲氨蝶呤的清除。大剂量甲氨蝶呤与丙卡巴肼合用，可增加肾毒性，密切观察肾功能，必要时停药
博来霉素	使细胞减少摄取甲氨蝶呤
不能口服吸收的广谱抗生素	可能通过抑制肠道菌群或通过细菌抑制药物代谢，从而降低甲氨蝶呤肠道吸收或干扰肠肝循环
布美他尼	减弱袢利尿药布美他尼的治疗作用，升高甲氨蝶呤的血药浓度
茶碱	可能升高茶碱的血药浓度
长春碱类	合用可增加毒性，特别是骨髓抑制和胃肠道毒性
胆汁酸结合树脂	胆汁酸结合树脂可减少口服甲氨蝶呤的吸收
地拉罗司	理论上存在增加肾毒性的风险
地诺单抗	可增加严重感染的风险
碘造影剂	理论上存在增加肾毒性的风险
多西环素	增加甲氨蝶呤的毒性
泛影酸盐	合用可增加肾毒性
非甾体抗炎药	当甲氨蝶呤在蛋白质结合位点上被非甾体抗炎药替代时，将发生潜在的药物毒性的临床评价，甚至可发生致死性毒性
芬戈莫德	合用可增加严重感染的风险
氟尿嘧啶	两药合用或先用氟尿嘧啶均可发生拮抗作用，如先用甲氨蝶呤，4~6 小时后再用氟尿嘧啶，可发生协同作用
戈利木单抗	合用可增加严重感染的风险
环孢素	环孢素（全身）升高甲氨蝶呤的血药浓度。这可能导致恶心、呕吐、口腔溃疡、肝毒性和（或）肾毒性，甲氨蝶呤可升高环孢素（全身）的血药浓度
环丙沙星（全身）	升高甲氨蝶呤的血药浓度
环磷酰胺	两药合用可能抑制环磷酰胺的生物代谢，而降低抗癌活性，疗效降低
甲氧苄啶	干扰甲氨蝶呤的肾清除，并在结合位点上替换甲氨蝶呤
碱式水杨酸铋	干扰甲氨蝶呤的肾清除，并在结合位点上替换甲氨蝶呤
卡那霉素	口服卡那霉素会增加口服甲氨蝶呤的吸收
抗凝血药	甲氨蝶呤可增加抗凝血作用，引起肝脏凝血因子的减少和血小板减少
抗痛风药	甲氨蝶呤会引起血中尿酸水平增高，抗痛风药应增加剂量
克拉屈滨	合用可增加严重感染的风险，应避免合用
来氟米特	合用增加肝损伤的风险，应避免合用
雷诺嗪	升高甲氨蝶呤的血药浓度
利尿药	干扰甲氨蝶呤的肾清除，并在结合位点上替换甲氨蝶呤

续表

合用药物	临床评价
磷苯妥英	降低磷苯妥英和苯妥英的血药浓度。磷苯妥英和苯妥英可升高甲氨蝶呤的血药浓度
膦甲酸	加重甲氨蝶呤的肾毒性
柳氮磺胺吡啶	合用增加肝毒性的风险
罗氟司特	增强甲氨蝶呤的免疫抑制作用
洛美他派	合用增加肝毒性的风险
氯氮平	可能增加粒细胞缺乏的风险
氯霉素	可能通过抑制肠道菌群或通过细菌抑制药物代谢，从而减少甲氨蝶呤肠道吸收或干扰肠肝循环
美洛昔康	非甾体抗炎药可升高甲氨蝶呤的血药浓度
门冬酰胺酶	两药合用会导致减效，如用门冬酰胺酶10天或用甲氨蝶呤后24小时内给门冬酰胺酶，可增效而减少对胃肠道和骨髓的毒性不良反应
米泊美生	加重甲氨蝶呤肝毒性
那他珠单抗	合用可增加严重感染的风险
皮质激素	使细胞减少摄取甲氨蝶呤
平阳霉素	合用增加肺毒性
羟基脲	使细胞减少摄取甲氨蝶呤
青霉素类	升高甲氨蝶呤血药浓度
巯嘌呤	使细胞减少摄取甲氨蝶呤
曲妥珠单抗	加重免疫抑制剂中性粒细胞减少作用
去铁酮	合用可加重血液学毒性
色瑞替尼	可增加严重感染、淋巴瘤及其他恶性肿瘤的风险
双氯西林	升高甲氨蝶呤的血药浓度
顺铂	同时使用具有肝毒性或肾毒性的药物（包括顺铂）可加重甲氨蝶呤的毒性
碳酸氢钠	使用大剂量碳酸氢钠，尿液pH大于8时，甲氨蝶呤的排泄增加，使其血药浓度降低，需进行监测。其他能碱化尿液的药物也可能发生相似的相互作用
特立氟胺	升高甲氨蝶呤的血药浓度
托法替尼	甲氨蝶呤加重托法替尼免疫抑制作用
西多福韦	合用可增加肾毒性的风险
新霉素	口服新霉素可减少口服甲氨蝶呤的吸收
氧化亚氮	增强甲氨蝶呤的抗叶酸效应（避免同时应用）
叶酸及其衍生物	可以降低甲氨蝶呤的有效性
伊诺特森	合用可增加肾毒性
依那西普	合用可增加严重感染的风险
乙胺嘧啶	有叶酸拮抗剂作用，两药合用可增加甲氨蝶呤毒性不良反应
乙醇	使用甲氨蝶呤时，如过量饮酒可使肝硬化发生率增高
乙酰唑胺	乙酰唑胺所致碱性尿液可增加甲氨蝶呤的排泄
异维A酸	两药合用可能干扰甲氨蝶呤的代谢和排泄而致肝毒性，应监测血药浓度及肝功能，必要时调整剂量
疫苗	增加播散性感染的风险
英夫利昔单抗	合用可增加严重感染的风险
质子泵抑制剂	升高口服甲氨蝶呤的血药浓度

二、氟尿嘧啶

与氟尿嘧啶合用药物临床评价见表 3-16。

表 3-16　与氟尿嘧啶合用药物临床评价

合用药物	临床评价
氨基糖苷类	减少氟尿嘧啶肠道吸收
苯妥英	可能抑制苯妥英的代谢（增加中毒风险），氟尿嘧啶可能减少苯妥英的吸收
别嘌醇	可以减低氟尿嘧啶所引起的骨髓抑制，但可抑制氟尿嘧啶活化代谢过程，降低疗效，避免合用
地高辛	可减少地高辛片的吸收
地塞米松	可降低氟尿嘧啶的脱氧尿苷的肝毒性
厄洛替尼	卡培他滨是氟尿嘧啶的前体药物，卡培他滨可能升高厄洛替尼的血药浓度
非格司亭	合用可能加重中性粒细胞减少症
甲氨蝶呤	可在生物化学上影响氟尿嘧啶的抗癌作用或毒性，合用时应先给甲氨蝶呤 4~6 小时后再给予氟尿嘧啶
甲硝唑	可在生物化学上影响氟尿嘧啶的抗癌作用或毒性
氯氮平	避免与氯氮平合用（增加粒细胞缺乏症风险）
氢氯噻嗪	氢氯噻嗪加入氟尿嘧啶-甲氨蝶呤联合化疗中，可导致中性粒细胞下降，密切观察，必要时减量或停药，其他噻嗪类利尿药也可能发生相似的相互作用
索利夫定	可引起氟尿嘧啶类代谢紊乱，导致造血功能障碍，应避免合用
替莫泊芬	合用时增加皮肤光敏感性
西咪替丁	可抑制氟尿嘧啶代谢相关的酶，使其血药浓度升高
香豆素类	增强香豆素类的抗凝血效应
胸腺嘧啶	合用可提高肿瘤组织的氟尿嘧啶浓度，提高疗效
亚叶酸	可在生物化学上影响氟尿嘧啶的抗癌作用或毒性，先给予亚叶酸，再用氟尿嘧啶可增加疗效

三、替加氟

与替加氟合用药物临床评价见表 3-17。

表 3-17　与替加氟合用药物临床评价

合用药物	临床评价
苯妥英	有报道合用替加氟、氟尿嘧啶与苯妥英时，可升高苯妥英的血药浓度，出现毒性症状
索立夫定	合用替加氟、索立夫定的患者中出现死亡
亚叶酸钙	合用时风险性和不良反应的严重性增加

四、安西他滨

与安西他滨合用药物临床评价见表 3-18。

表 3-18　与安西他滨合用药物临床评价

合用药物	临床评价
门冬酰胺酶	两药合用时，应先用安西他滨

五、巯嘌呤

与巯嘌呤合用药物临床评价见表 3-19。

表 3-19 与巯嘌呤合用药物临床评价

合用药物	临床评价
安乃近	粒细胞缺乏和血细胞减少的风险可能增加
氨基水杨酸盐	与巯嘌呤合用可增加白细胞减少症的风险
奥沙拉秦	增加骨髓抑制的风险,合用时应密切监测,水杨酸衍生物应使用最低有效剂量
吡美莫司	加重免疫抑制剂的不良反应/毒性作用
别嘌醇	别嘌醇会增强巯嘌呤的毒性和作用,合用时巯嘌呤剂量应降低至常规剂量的 1/4
醋硝香豆素	减弱维生素 K 拮抗剂的抗凝作用
地高辛	巯嘌呤可减少地高辛片的吸收
地诺单抗	严重感染的风险可能增加
多柔比星	多柔比星(常规)加重巯嘌呤的肝毒性
非布司他	升高巯嘌呤的血药浓度
非布索坦	非布索坦应避免与巯嘌呤合用
肝毒性药物	巯嘌呤与其他具有肝毒性药物合用,会使肝毒性明显加重
骨髓抑制药	巯嘌呤与其他对骨髓有抑制作用的抗肿瘤药物或放射治疗合并应用时,会增强巯嘌呤的效应,因而必须考虑调整巯嘌呤的剂量与疗程
华法林	可降低华法林的抗凝效果,合用时应密切监测 INR,并根据 INR 调整巯嘌呤的剂量
磺胺甲噁唑	加重巯嘌呤的骨髓抑制作用
甲氨蝶呤	合用增加血液毒性
甲氧苄啶	加重巯嘌呤的骨髓抑制作用
来氟米特	免疫抑制剂加重来氟米特的不良反应/毒性作用、血液系统毒性的风险,如血细胞减少、粒细胞缺乏和(或)血小板减少可能增加
硫唑嘌呤	加重巯嘌呤的骨髓抑制作用
柳氮磺胺吡啶	合用可增强对 TPMT(一种非金属依赖性酶)的抑制作用,增加骨髓抑制的风险,合用时应密切监测
罗氟司特	加重免疫抑制剂的免疫抑制作用
氯氮平	骨髓抑制药物可加重氯氮平的不良反应/毒性作用,粒细胞缺乏的风险可能增加
美沙拉秦	与水杨酸衍生物合用可增强对 TPMT 的抑制作用,增加骨髓抑制的风险,合用时应密切监测,水杨酸衍生物应使用最低有效剂量
那他珠单抗	免疫抑制剂可加重那他珠单抗的不良反应/毒性作用,合并感染的风险可能增加
其他细胞毒性药物	巯嘌呤的疗效和骨髓抑制毒性反应均增加
曲妥珠单抗	加重免疫抑制剂的中性粒细胞减少作用
托法替尼	免疫抑制剂加重托法替尼的免疫抑制作用
疫苗	增加播散性感染的风险

六、三甲曲沙

与三甲曲沙合用药物临床评价见表 3-20。

表 3-20 与三甲曲沙合用药物临床评价

合用药物	临床评价
茶碱	由于三甲曲沙通过 CYP 代谢，凡是酶诱导剂都会使三甲曲沙代谢加强，使其血药浓度降低
红霉素	由于三甲曲沙通过 CYP 代谢，凡是酶抑制剂都会使三甲曲沙代谢减缓，使其血药浓度升高
利福平	由于三甲曲沙通过 CYP 代谢，凡是酶诱导剂都会使三甲曲沙代谢加强，使其血药浓度降低
酮康唑等唑类抗真菌药	由于三甲曲沙通过 CYP 代谢，凡是酶抑制剂都会使三甲曲沙代谢减缓，使其血药浓度升高
西咪替丁	由于三甲曲沙通过 CYP 代谢，凡是酶抑制剂都会使三甲曲沙代谢减缓，使其血药浓度升高
异烟肼	由于三甲曲沙通过 CYP 代谢，凡是酶诱导剂都会使三甲曲沙代谢加强，使其血药浓度降低

七、去氧氟尿苷

与去氧氟尿苷合用药物临床评价见表 3-21。

表 3-21 与去氧氟尿苷合用药物临床评价

合用药物	临床评价
多柔比星	合用时应减少去氧氟尿苷的剂量
顺铂	合用时应减少去氧氟尿苷的剂量
丝裂霉素	合用时应减少去氧氟尿苷的剂量
索立夫定	索立夫定代谢受阻，血液中浓度上升，可引起严重的血液障碍等不良反应

八、硫鸟嘌呤

与硫鸟嘌呤合用药物临床评价见表 3-22。

表 3-22 与硫鸟嘌呤合用药物临床评价

合用药物	临床评价
白消安	合用增加肝毒性风险
苯妥英	硫鸟嘌呤可能减少苯妥英的吸收
地高辛	硫鸟嘌呤可减少地高辛片剂的吸收
骨髓抑制药	与其他对骨髓有抑制作用的抗肿瘤药物或放射治疗合并应用时，会增强硫鸟嘌呤的效应，因而必须考虑调整硫鸟嘌呤的剂量与疗程
抗痛风药物	硫鸟嘌呤有升高血尿酸的作用，和抗痛风药物同时使用时，须调整抗痛风药的剂量，以控制高尿酸及痛风性疾病
氯氮平	增加粒细胞缺乏症的危险，避免合用

九、喷司他丁

与喷司他丁合用药物临床评价见表 3-23。

表 3-23 与喷司他丁合用药物临床评价

合用药物	临床评价
阿糖胞苷	合用时将同时增加两药的不良反应
苯妥英	喷司他丁可能减少苯妥英的吸收
地高辛	喷司他丁可减少地高辛片剂的吸收
氟达拉滨	可能会发生肺毒性（难以接受的高死亡事故）

合用药物	临床评价
环磷酰胺	高剂量的环磷酰胺与喷司他丁合用增加毒性,避免合用
两性霉素B	合用可发生肾毒性、低血压、支气管痉挛等不良反应
氯氮平	增加粒细胞缺乏症的危险,避免合用
其他抗肿瘤药物	联合应用时可能会发生严重的毒性不良反应

十、羟基脲

与羟基脲合用药物临床评价见表3-24。

表3-24 与羟基脲合用药物临床评价

合用药物	临床评价
巴比妥类	羟基脲对中枢神经系统有抑制作用,故用羟基脲时慎用巴比妥类
苯二氮䓬类	羟基脲对中枢神经系统有抑制作用,故用羟基脲时慎用苯二氮䓬类
苯妥英	羟基脲可能减少苯妥英的吸收
别嘌醇	羟基脲可能提高服用者血尿酸的水平,合用治疗痛风时,必须调整别嘌醇剂量,以控制痛风病变及血尿酸的浓度,合用时能预防并逆转羟基脲所致的高尿酸血症
丙磺舒	羟基脲可能提高服用者血尿酸的浓度,合用治疗痛风时,必须调整丙磺舒剂量,以控制痛风病变及血尿酸的浓度
地高辛	羟基脲可减少地高辛片剂的吸收
氟尿嘧啶	可能减少氟尿嘧啶转变为活性代谢物(Fd-UMP),二者合用应慎重
甲氨蝶呤	羟基脲使细胞减少摄取甲氨蝶呤
氯氮平	增加粒细胞缺乏症的危险,避免合用
麻醉药	羟基脲对中枢神经系统有抑制作用,故用羟基脲时慎用麻醉药
秋水仙碱	羟基脲可能提高服用者血尿酸的浓度,合用治疗痛风时,必须调整秋水仙碱剂量,以控制痛风病变及血尿酸的浓度
去羟肌苷	合用增加中毒风险,避免合用
司他夫定	合用增加中毒风险,避免合用

十一、阿糖胞苷

与阿糖胞苷合用药物临床评价见表3-25。

表3-25 与阿糖胞苷合用药物临床评价

合用药物	临床评价
胞苷	可抑制脱氨酶,延长阿糖胞苷血浆半衰期,提高血中浓度,起增效作用
苯妥英	阿糖胞苷可能减少苯妥英的吸收
别嘌醇	合用可引起严重的神经毒性
地高辛	阿糖胞苷可减少地高辛片剂的吸收
多柔比星	阿糖胞苷可使细胞部分同步化,合用增效,但可导致坏死性结肠炎
氟胞嘧啶	可能减少氟胞嘧啶的血药浓度
氟达拉滨	可增加阿糖胞苷的胞内浓度
环磷酰胺	阿糖胞苷可使细胞部分同步化,合用增效

合用药物	临床评价
甲氨蝶呤	动物实验表明，阿糖胞苷和甲氨蝶呤在体内可发生相互抑制作用
氯氮平	增加粒细胞缺乏症的危险，避免合用
门冬酰胺酶	先接受过 L-门冬酰胺酶的患者再使用阿糖胞苷就可能发生急性胰腺炎，两药合用时，应先用阿糖胞苷
巯嘌呤	在用药后 6~8 小时，再用嘌呤可加强对粒细胞白血病的疗效
柔红霉素	阿糖胞苷可使细胞部分同步化，合用增效
亚硝脲类药物	阿糖胞苷可使细胞部分同步化，合用增效

十二、吉西他滨

与吉西他滨合用药物临床评价见表 3-26。

表 3-26　与吉西他滨合用药物临床评价

合用药物	临床评价
苯妥英	吉西他滨可能减少苯妥英的吸收
地高辛	吉西他滨可减少地高辛片剂的吸收
放疗	对胸部进行根治性放疗时，同时合用吉西他滨可能导致危及生命的食管炎和肺炎
华法林	可能增强华法林的抗凝血效应
氯氮平	增加粒细胞缺乏症的危险，避免合用
其他抗肿瘤药	合用或序贯化疗时，应考虑骨髓抑制作用的累积加重
疫苗	存在引起全身性并可能是致命性疾病的风险，因此不推荐使用黄热病疫苗和其他减毒活疫苗，特别是对免疫抑制患者

十三、卡培他滨

与卡培他滨合用药物临床评价见表 3-27。

表 3-27　与卡培他滨合用药物临床评价

合用药物	临床评价
α干扰素	合用后卡培他滨的最大耐受剂量降低
苯丙香豆素	合用出现凝血参数改变和出血
苯妥英	卡培他滨可能减少苯妥英的吸收
别嘌醇	卡培他滨避免与别嘌醇合用
地高辛	卡培他滨可减少地高辛片剂的吸收
厄洛替尼	可能升高厄洛替尼的血药浓度
华法林	合用出现凝血参数改变和出血
甲硝唑	升高卡培他滨代谢物的血药浓度
氯氮平	增加粒细胞缺乏症的危险，避免合用
氢氧化铝	会引起卡培他滨的血药浓度小幅度升高
氢氧化镁	会引起卡培他滨的血药浓度小幅度升高
索立夫定	禁止合用，会导致致命的氟尿嘧啶毒性
西咪替丁	升高卡培他滨活性代谢物的血药浓度，即升高氟尿嘧啶浓度
亚叶酸	合用后卡培他滨的最大耐受剂量降低，风险性和不良反应的严重性增加

十四、氟达拉滨

与氟达拉滨合用药物临床评价见表 3-28。

表 3-28 与氟达拉滨合用药物临床评价

合用药物	临床评价
阿糖胞苷	可降低氟达拉滨的代谢活化,且使阿糖胞苷的细胞内浓度上升
苯妥英	氟达拉滨可能减少苯妥英的吸收
地高辛	氟达拉滨可减少地高辛片剂的吸收
氯氮平	增加粒细胞缺乏症的危险,避免合用
喷司他丁	不推荐合用,因合用治疗难治性慢性淋巴白血病时可发生致命性肺毒性
双嘧达莫	可降低氟达拉滨的治疗效果

十五、培美曲塞

与培美曲塞合用药物临床评价见表 3-29。

表 3-29 与培美曲塞合用药物临床评价

合用药物	临床评价
阿司匹林	高剂量阿司匹林可能降低培美曲塞的消除
非甾体抗炎药	高剂量非甾体抗炎药可能降低培美曲塞的消除
肾毒性药物	同时给予肾毒性药物可延迟清除培美曲塞,从而加重肾毒性,同时合用经肾小管排泄的药物也会使培美曲塞延迟清除,均应避免

十六、雷替曲塞

与雷替曲塞合用药物临床评价见表 3-30。

表 3-30 与雷替曲塞合用药物临床评价

合用药物	临床评价
亚叶酸钙	会减弱雷替曲塞的治疗效应
叶酸	避免与雷替曲塞合用

十七、卡莫氟

与卡莫氟合用药物临床评价见表 3-31。

表 3-31 与卡莫氟合用药物临床评价

合用药物	临床评价
贝伐珠单抗	可能增加卡莫氟的心脏毒性
地高辛	可能降低卡莫氟的心脏毒性
毒毛花苷 G	可能降低卡莫氟的心脏毒性
多西他赛	发生严重不良反应的风险增加
环磷酰胺	可能增加卡莫氟的心脏毒性
卡巴他赛	发生严重不良反应的风险增加
毛花苷丙	可能降低卡莫氟的心脏毒性

合用药物	临床评价
曲妥珠单抗	合用可提高肿瘤组织的氟尿嘧啶浓度,提高疗效
洋地黄毒苷	可能降低卡莫氟的心脏毒性
紫杉醇	发生严重不良反应的风险增加

十八、替吉奥

与替吉奥合用药物临床评价见表 3-32。

表 3-32　与替吉奥合用药物临床评价

合用药物	临床评价
苯妥英钠	合用可发生苯妥英钠中毒(恶心、呕吐、眼球震颤、运动障碍等)。替吉奥可抑制苯妥英钠代谢,使其血药浓度升高
放射线照射	在替吉奥使用过程中,放射线照射等可增强血液系统、消化系统的不良反应
氟尿嘧啶类	替吉奥不能与氟尿嘧啶类抗肿瘤药合用,如氟尿嘧啶、替加氟尿嘧啶复方制剂、替加氟、去氧氟尿苷、卡培他滨
卡莫氟	替吉奥与卡莫氟合用早期即可导致严重的血液系统障碍,以及腹泻、口腔炎等消化道功能障碍
双香豆素	可增强双香豆素的作用,导致凝血功能异常

十九、普拉曲沙

与普拉曲沙合用药物临床评价见表 3-33。

表 3-33　与普拉曲沙合用药物临床评价

合用药物	临床评价
丙磺舒	可延缓普拉曲沙的清除
非甾体抗炎药	可延缓普拉曲沙的清除
磺胺甲噁唑	可延缓普拉曲沙的清除
甲氧苄啶	可延缓普拉曲沙的清除

第三节　抗生素类抗肿瘤药

一、多柔比星

与多柔比星合用药物临床评价见表 3-34。

表 3-34　与多柔比星合用药物临床评价

合用药物	临床评价
阿糖胞苷	合用可导致坏死性结肠炎
氟尿嘧啶	有不同程度的协同作用
肝素	混合应用易发生沉淀
环孢素	可加重多柔比星的神经毒性
环磷酰胺	合用大剂量环磷酰胺时一次量或总剂量应酌减,有不同程度的协同作用
活病毒疫苗	用药期间慎用活病毒疫苗

续表

合用药物	临床评价
甲氨蝶呤	合用时使用甲氨蝶呤一次量或酌减总剂量,可能由于减少肝脏清除,使本品的血药浓度升高,导致肝功能受损
克林霉素	可能存在交叉敏感性,合用可加重心脏毒性
链佐星	链佐星可延长多柔比星的半衰期,多柔比星剂量应酌减
洛匹那韦	多柔比星的血药浓度升高,应密切监测,心律失常的风险增加
米托蒽环	可能存在交叉敏感性,合用可加重心脏毒性
奈非那韦	多柔比星的血药浓度升高,密切监测,可能须减少多柔比星的剂量
巯嘌呤	可加重巯嘌呤的肝毒性
丝裂霉素	合用时使用丝裂霉素一次量或酌减总剂量

二、丝裂霉素

与丝裂霉素合用药物临床评价见表3-35。

表3-35 与丝裂霉素合用药物临床评价

合用药物	临床评价
苯妥英	丝裂霉素可能减少苯妥英的吸收
长春碱	会增加丝裂霉素的肺毒性
地高辛	丝裂霉素可减少地高辛片剂的吸收
多柔比星	合用可增加心脏毒性,建议多柔比星的总量限制在 $450mg/m^2$(按体表面积计算)以下。在含有多柔比星的方案治疗乳腺癌失败时,如以丝裂霉素作为二线药使用会发生心脏毒性
氟尿嘧啶	合用会增加溶血性尿毒综合征的风险
氯氮平	增加粒细胞缺乏症的危险,避免合用
去氧氟尿苷	合用时剂量酌减
他莫昔芬	合用会增加溶血性尿毒综合征
依托泊苷	可能导致呼吸困难、心动过速、出汗、支气管痉挛或啰音

三、博来霉素

与博来霉素合用药物临床评价见表3-36。

表3-36 与博来霉素合用药物临床评价

合用药物	临床评价
苯妥英	可能由于减少了苯妥英的胃肠吸收,苯妥英的血药浓度会降低,以致抗惊厥力丧失,其剂量按需要调整
长春碱	合用可加重肺毒性
达卡巴嗪	合用可加重肺毒性
地高辛	博来霉素可降低地高辛的治疗作用,继发心脏代偿失调。对必须合用者,须密切监测
多柔比星	合用可加重肺毒性
活疫苗	使用博来霉素时接种活疫苗(如轮状病毒疫苗)将增加活疫苗所致感染的风险,故接受免疫抑制化疗的患者禁止注射活疫苗,处于缓解期的白血病患者,化疗结束后至少间隔3个月才能注射活疫苗
粒细胞集落刺激因子	合用可加重肺毒性
顺铂	可使博来霉素的肾排泄减少而增加肺毒性

四、平阳霉素

与平阳霉素合用药物临床评价见表 3-37。

表 3-37 与平阳霉素合用药物临床评价

合用药物	临床评价
贝伐单抗	增加发生严重不良反应的风险
苯妥英	苯妥英的血药浓度降低
吡美莫司	增加发生严重不良反应的风险
醋洋地黄毒苷	增加发生严重不良反应的风险
地高辛	降低平阳霉素的心脏毒性
多西他赛	增加发生严重不良反应的风险
非格司亭	增加发生严重不良反应的风险
环磷酰胺	增加心脏毒性
吉西他滨	增加发生严重不良反应的风险
卡巴他赛	增加发生严重不良反应的风险
卡介苗	卡介苗的治疗作用降低
狂犬病疫苗	增加发生严重不良反应的风险，同时疫苗的治疗作用减弱
来氟米特	增加发生严重不良反应的风险
罗氟司特	增加平阳霉素的免疫抑制作用
毛花苷丙	降低平阳霉素的心脏毒性
那他珠单抗	增加发生严重不良反应的风险
曲妥珠单抗	增加平阳霉素的心脏毒性
去乙酰毛花苷	降低平阳霉素的心脏毒性
沙格司亭	增加发生严重不良反应的风险
他克莫司	增加发生严重不良反应的风险
托法替尼	平阳霉素增强托法替尼的免疫抑制作用
维布妥昔单抗	增加发生严重不良反应的风险
洋地黄毒苷	降低平阳霉素的心脏毒性
紫杉醇	增加发生严重不良反应的风险

五、柔红霉素

与柔红霉素合用药物临床评价见表 3-38。

表 3-38 与柔红霉素合用药物临床评价

合用药物	临床评价
肝毒性药物	加重肝毒性，禁止合用
心脏毒性药物	加重心脏毒性，禁止合用
氧烯洛尔	加重心脏毒性
疫苗	接种活疫苗将增加活疫苗所致感染的危险，故用药期间不能接种活疫苗。化疗停止至少 3 个月才能接种活疫苗

六、表柔比星

与表柔比星合用药物临床评价见表 3-39。

表 3-39 与表柔比星合用药物临床评价

合用药物	临床评价
多西他赛	在表柔比星给药前使用多西他赛会引起表柔比星及代谢物的血药浓度升高，其中代谢物既没有活性也没有毒性。多西他赛和表柔比星联合用药时，先给表柔比星则对其药代动力学没有影响
曲妥珠单抗	表柔比星禁与有心脏毒性的曲妥珠单抗合用
西咪替丁	可升高表柔比星的血药浓度，并增加活性代谢物的形成
紫杉醇	在表柔比星给药前使用紫杉醇会引起表柔比星及代谢物的血药浓度升高，其中代谢物既没有活性也没有毒性。紫杉醇和表柔比星联合用药时，先给表柔比星则对紫杉醇药代动力学无影响

七、米托蒽环

与米托蒽环合用药物临床评价见表 3-40。

表 3-40 与米托蒽环合用药物临床评价

合用药物	临床评价
蒽环类	如与其他蒽环类药合用，会加重毒性
放射治疗	不可与胸部放疗同时进行
其他抗癌药	可加重对骨髓的抑制

八、放线菌素 D

与放线菌素 D 合用药物临床评价见表 3-41。

表 3-41 与放线菌素 D 合用药物临床评价

合用药物	临床评价
放射治疗	放线菌素 D 可提高放射敏感性，与放射治疗同时应用可能加重放射治疗的降低白细胞作用和局部组织损害作用
维生素 K	可能会减弱维生素 K 的疗效

九、培洛霉素

与培洛霉素合用药物临床评价见表 3-42。

表 3-42 与培洛霉素合用药物临床评价

合用药物	临床评价
放射治疗	培洛霉素与放射疗法合用可加剧肺部不良反应，特别应避免对胸部及周边部位进行放射线治疗时使用培洛霉素
经胃肠道吸收的药物	培洛霉素胃肠道的不良反应明显，故与经胃肠道吸收的药物合用会影响后者的吸收
其他抗恶性肿瘤药	可能加剧肺部不良反应
顺铂	可增加肾毒性，因为顺铂引起的肾损伤会导致培洛霉素在体内的蓄积
维生素 K	可能会减弱维生素 K 的疗效

十、匹杉琼

与匹杉琼合用药物临床评价见表 3-43。

表 3-43　与匹杉琼合用药物临床评价

合用药物	临床评价
减毒活疫苗	使用匹杉琼的过程中不可接种减毒活疫苗

十一、伊沙匹隆

与伊沙匹隆合用药物临床评价见表 3-44。

表 3-44　与伊沙匹隆合用药物临床评价

合用药物	临床评价
苯巴比妥	苯巴比妥可能降低伊沙匹隆的血药浓度
苯妥英钠	苯妥英钠可能降低伊沙匹隆的血药浓度
地塞米松	地塞米松可能降低伊沙匹隆的血药浓度
氟康唑	轻、中度 CYP3A4 抑制剂，未进行与伊沙匹隆合用的研究，合用时应谨慎
琥乙红霉素	轻、中度 CYP3A4 抑制剂，未进行与伊沙匹隆合用的研究，合用时应谨慎
卡培他滨	合用伊沙匹隆的 C_{max} 降低 19%，卡培他滨的 C_{max} 降低 27%，与氟尿嘧啶合用，氟尿嘧啶 AUC 降低 14%
利福喷丁	利福喷丁可能降低伊沙匹隆的血药浓度
利福平	利福平可能降低伊沙匹隆的血药浓度
酮康唑	与强效 CYP3A4 抑制剂酮康唑合用，伊沙匹隆的 AUC 增加 79%，如两者必须合用，应考虑降低剂量
维拉帕米	未进行维拉帕米与伊沙匹隆合用的研究，合用时应谨慎

第四节　源于植物的抗肿瘤药

一、长春碱

与长春碱合用药物临床评价见表 3-45。

表 3-45　与长春碱合用药物临床评价

合用药物	临床评价
阿地白介素	避免与长春碱合用
阿糖胞苷	可使细胞加强摄取长春碱类，增加抗癌活性
安泼那韦	长春碱的血药浓度会明显升高，尽量避免合用，如必须合用，监测长春碱的不良反应，减少长春碱的剂量
苯妥英	长春碱可能减少苯妥英的吸收
别嘌醇	可升高血中尿酸浓度
丙磺舒	可升高血中尿酸浓度
泊沙康唑	可能抑制长春碱的代谢（增强神经毒性风险）
博来霉素	两药合用有严重心血管毒性发生的报告
地高辛	长春碱可减少地高辛片剂的吸收
福沙那韦	长春碱的血药浓度会明显升高，尽量避免合用，如必须合用，应监测长春碱的不良反应，降低长春碱的剂量

续表

合用药物	临床评价
红霉素	两药合用，由于红霉素抑制肝药酶对长春碱的代谢，可使其血药浓度升高，毒性增加，导致严重的中性粒细胞减少和肌痛
卡马西平	卡马西平可诱导肝药酶，增加了长春碱的代谢，两药合用可导致长春碱的血药浓度下降，抗肿瘤疗效下降，注意观察
洛匹那韦	长春碱的血药浓度会明显升高，尽量避免合用，如必须合用，监测长春碱的不良反应，减少长春碱的剂量
氯氮平	增加粒细胞缺乏症的危险，避免合用
米非司酮	可以升高硫酸长春碱的血药浓度
奈非那韦	长春碱的血药浓度会明显升高，尽量避免合用，如必须合用，监测长春碱的不良反应，减少长春碱的剂量
秋水仙碱	可升高血中尿酸浓度
顺铂	两药合用有严重心血管毒性发生的报告
丝裂霉素	两药合用会增加丝裂霉素的肺毒性
茚地那韦	长春碱的血药浓度会明显升高，尽量避免合用，如必须合用，应监测长春碱的不良反应，减少长春碱的剂量

二、长春新碱

与长春新碱合用药物临床评价见表 3-46。

表 3-46　与长春新碱合用药物临床评价

合用药物	临床评价
苯妥英	长春新碱可能减少苯妥英的吸收
泊沙康唑	可能抑制长春新碱的代谢（增强神经毒性风险）
地高辛	长春新碱可减少地高辛片剂的吸收
红霉素	两药合用，由于红霉素可抑制肝药酶对长春碱的代谢，使其血药浓度升高，毒性增加，导致严重的中性粒细胞减少和肌痛，长春新碱也可发生相似的相互作用
甲氨蝶呤	长春新碱可提高甲氨蝶呤的细胞内浓度，使用时应先注射长春新碱再用甲氨蝶呤
卡马西平	卡马西平诱导肝药酶，增加长春新碱的代谢，可导致长春碱的血药浓度下降，抗肿瘤疗效下降
氯氮平	增加粒细胞缺乏症的危险，避免合用
门冬酰胺酶	两药合用可加重神经系统毒性
米非司酮	可以升高硫酸长春新碱的血药浓度
丝裂霉素	两药合用会增加丝裂霉素的肺毒性
硝苯地平	可能抑制长春新碱的代谢
伊曲康唑	可能抑制长春新碱的代谢（增强神经毒性风险）
异烟肼	两药合用可加重神经系统毒性

三、长春瑞滨

与长春瑞滨合用药物临床评价见表 3-47。

表 3-47 与长春瑞滨合用药物临床评价

合用药物	临床评价
CYP3A 抑制剂	同时给予 CYP3A 抑制剂时，或者肝功能异常的患者使用长春瑞滨时应引起注意，不良反应会增加
苯妥英	长春瑞滨可能减少苯妥英的吸收
地高辛	长春瑞滨可减少地高辛片剂的吸收
多西他赛	同时使用长春瑞滨和多西他赛的患者，同时使用或随后使用，应监测神经病症状，之前进行过放疗的患者给予长春瑞滨时可增加对放射作用的敏感性
环孢素	合用过度的免疫抑制剂环孢素会造成淋巴组织增生
卡马西平	卡马西平可诱导肝药酶，增加长春瑞滨的代谢，可导致长春瑞滨的血药浓度下降，抗肿瘤疗效下降
抗凝血药	在肿瘤疾病期间，血栓形成的危险性增加，所以抗凝血药使用比较普遍，由于个体内的凝血变异及口服抗凝血药与抗癌化学药物可能会发生相互作用，在这种情况下，如果决定给患者使用口服抗凝血药，需要增加 INR 检查的次数
氯氮平	增加粒细胞缺乏症的危险，避免合用
米非司酮	可以升高硫酸长春瑞滨的血药浓度
顺铂	尽管长春瑞滨的药代动力学不受同时给予顺铂的影响，但与顺铂合用时的粒细胞减少的发病率比单独使用长春瑞滨时显著增加
丝裂霉素	合用肺毒性增加
伊曲康唑	可使抗有丝分裂的药物在肝脏的代谢减少，从而增加神经毒性
疫苗	长春瑞滨与黄热病疫苗合用会发生致命的全身疫苗疾病，由于所患疾病造成免疫功能减弱，患者危险性会增加，在可能的情况下尽量使用非活性疫苗

四、长春地辛

与长春地辛合用药物临床评价见表 3-48。

表 3-48 与长春地辛合用药物临床评价

合用药物	临床评价
华法林	长春地辛可以将华法林从结合部位置换出来，并可以竞争抑制肝脏华法林代谢酶，合用时可增强其抗凝作用
米非司酮	米非司酮可以升高长春地辛的血药浓度
其他降低白细胞的药物	联合化疗方案内若有其他降低白细胞的药物时，应减量。与脊髓放疗等合用可加重神经系统毒性

五、长春氟宁

与长春氟宁合用药物（食物）临床评价见表 3-49。

表 3-49 与长春氟宁合用药物（食物）临床评价

合用药物（食物）	临床评价
CYP3A4 抑制剂	长春氟宁应避免与强效 CYP3A4 抑制剂合用，否则可导致长春氟宁的血药浓度升高
CYP3A4 诱导剂	长春氟宁应避免与强效 CYP3A4 诱导剂合用，否则可导致长春氟宁的血药浓度降低
阿片类	长春氟宁与阿片类药物合用，可加重便秘
多柔比星	长春氟宁慎与多柔比星合用，合用时长春氟宁的 AUC 升高 15%～20%，多柔比星的 AUC 降低至原来的 1/3～1/2

续表

合用药物（食物）	临床评价
多西他赛	多西他赛轻度抑制长春氟宁代谢
葡萄柚汁	葡萄柚汁可能升高长春氟宁的血药浓度
酮康唑	酮康唑可升高长春氟宁的血药浓度
延长QT间期的药物	避免同时使用能延长QT间期的药物
伊曲康唑	伊曲康唑可能升高长春氟宁的血药浓度
紫杉醇	紫杉醇可轻度抑制长春氟宁的代谢

六、紫杉醇

与紫杉醇合用药物临床评价见表3-50。

表3-50 与紫杉醇合用药物临床评价

合用药物	临床评价
阿扎那韦	紫杉醇的血药浓度可能会升高，密切监测紫杉醇的毒性，可能需减少紫杉醇的剂量
安泼那韦	紫杉醇的血药浓度可能会升高，密切监测紫杉醇的毒性，可能需减少紫杉醇的剂量
苯妥英	紫杉醇可能减少苯妥英的吸收
表柔比星	在给药前使用紫杉醇类药物会引起表柔比星药物原型及代谢物的血药浓度升高，其中代谢物既没有活性也没有毒性联合用药时，先给予表柔比星则对药代动力学没有影响
长春氟宁	紫杉醇轻度抑制长春氟宁的代谢
地高辛	细胞毒性药物可减少地高辛片的吸收
福沙那韦	紫杉醇的血药浓度可能会升高，密切监测紫杉醇的毒性，可能需减少紫杉醇的剂量
拉帕替尼	合用增加中性粒细胞缺乏症的风险
利托那韦	紫杉醇的血药浓度可能会升高，密切监测紫杉醇的毒性，可能需减少紫杉醇的剂量
罗格列酮	可能抑制罗格列酮的代谢
洛匹那韦	紫杉醇的血药浓度可能会升高，密切监测紫杉醇的毒性，可能需减少紫杉醇的剂量
氯氮平	避免与细胞毒性药物合用，增加粒细胞缺乏症的危险
米非司酮	可以升高紫杉醇的血药浓度
奈非那韦	紫杉醇的血药浓度可能会升高，密切监测紫杉醇的毒性，可能需减少紫杉醇的剂量
顺铂	先给顺铂会使紫杉醇清除率降低约1/3，可发生更为严重的骨髓抑制，就骨髓抑制而言，两药合用时，应先用紫杉醇，后用顺铂
酮康唑	可抑制紫杉醇的代谢，使用紫杉醇期应慎用酮康唑
茚地那韦	紫杉醇的血药浓度可能会升高，密切监测紫杉醇的毒性，可能需减少紫杉醇的剂量

七、多西他赛

与多西他赛合用药物临床评价见表3-51。

表3-51 与多西他赛合用药物临床评价

合用药物	临床评价
长春瑞滨	同时使用长春瑞滨和多西他赛的患者，同时使用或随后使用时应监测神经病症状
地高辛	多西他赛可减少地高辛片的吸收
蒽环类药物	宜先给予蒽环类药物再给多西他赛
拉帕替尼	合用可能增加中性粒细胞缺乏症的风险

续表

合用药物	临床评价
利托那韦	可能升高多西他赛的血药浓度（增加中毒风险）
氯氮平	避免与多西他赛合用，否则会增加粒细胞缺乏症危险
米非司酮	可以升高多西他赛的血药浓度
顺铂	先用多西他赛后用顺铂，以免降低多西他赛的清除率
索拉非尼	升高多西他赛的血药浓度
酮康唑	可能发生相互作用，合用时应格外小心
托泊替康	有降低多西他赛清除率的报道

八、高三尖杉酯碱

与高三尖杉酯碱合用药物临床评价见表 3-52。

表 3-52　与高三尖杉酯碱合用药物临床评价

合用药物	临床评价
多柔比星	应避免用于反复使用多柔比星的患者，以免增加心脏毒性
蒽环类	蒽环类抗生素有慢性心肌毒性作用，因此在高三尖杉酯碱用量偏大或用于老年患者时会发生急性心肌毒性，应避免对已反复采用多柔比星或柔红霉素等蒽环类抗生素治疗的患者使用高三尖杉酯碱，以免增加心脏毒性的可能
放射疗法	高三尖杉酯碱与其他可能抑制骨髓功能的抗癌药物或放射疗法合并应用时，应调整高三尖杉酯碱的剂量与疗程
骨髓抑制药	高三尖杉酯碱与其他可能抑制骨髓功能的抗癌药物或放射疗法合并应用时，应调整高三尖杉酯碱的剂量与疗程
柔红霉素	应避免用于反复使用柔红霉素的患者，以免增加心脏毒性

九、依托泊苷

与依托泊苷合用药物临床评价见表 3-53。

表 3-53　与依托泊苷合用药物临床评价

合用药物	临床评价
苯巴比妥	可能减少依托泊苷的血药浓度
苯妥英	苯妥英可能降低依托泊苷的血药浓度，细胞毒性药物可能减少苯妥英的吸收
地高辛	依托泊苷可减少地高辛片的吸收
华法林	依托泊苷可以将华法林从结合部位置换出来并可以竞争抑制肝脏华法林代谢酶，合用时可增强其抗凝作用。合用时应检查患者的凝血时间，并调整华法林的剂量
环孢素（全身）	减少依托泊苷代谢，可能升高依托泊苷的血药浓度（增加中毒风险）
氯氮平	氯氮平应避免与依托泊苷合用，否则会增加粒细胞缺乏症危险
米非司酮	米非司酮可升高依托泊苷的血药浓度
其他抗肿瘤药物	由于依托泊苷有明显骨髓抑制作用，与其他抗肿瘤药物联合应用时应注意
丝裂霉素	两药合用可能导致呼吸困难、心动过速、出汗、支气管痉挛或啰音
香豆素类	增强香豆素类的抗凝血效应
疫苗	依托泊苷可抑制机体免疫防御机制，使疫苗接种不能激发人体抗体发生。化疗结束后 3 个月以内，不宜接种病毒疫苗

十、替尼泊苷

与替尼泊苷合用药物临床评价见表3-54。

表3-54 与替尼泊苷合用药物临床评价

合用药物	临床评价
苯巴比妥	显著提高替尼泊苷的清除率,可能降低疗效,避免合用,可能需要提高剂量以保证疗效
苯妥英	显著提高替尼泊苷的清除率,可能降低疗效,避免合用,可能需要提高剂量以保证疗效
环孢素	使替尼泊苷清除率下降,终末半衰期、血浆峰浓度和毒性升高
磺胺甲噻二唑	降低替尼泊苷与蛋白的结合率,导致游离药物增加,增加药物作用和毒性反应
甲苯磺丁脲	降低替尼泊苷与蛋白的结合率,导致游离药物增加,增加药物作用和毒性反应
米非司酮	可以升高替尼泊苷的血药浓度
水杨酸	降低替尼泊苷与蛋白的结合率,导致游离药物增加,增加药物作用和毒性反应

十一、伊立替康

与伊立替康合用药物临床评价见表3-55。

表3-55 与伊立替康合用药物临床评价

合用药物	临床评价
阿扎那韦-利托那韦	会明显升高伊立替康的血药浓度,禁止合用
安泼那韦	伊立替康的血药浓度会升高,如必须合用,密切监测伊立替康的毒性
奥沙利铂	合用时发生胆碱能综合征的危险增高,应注意观察并应用阿托品预防
苯巴比妥	降低伊立替康和其活性代谢物的血药浓度
苯妥英	伊立替康可能减少苯妥英的吸收
达芦那韦	伊立替康的血药浓度会升高,如必须合用,密切监测伊立替康的毒性
地高辛	伊立替康可减少地高辛片的吸收
卡马西平	降低伊立替康和其活性代谢物的血药浓度
拉帕替尼	升高伊立替康活性代谢物的血药浓度
洛匹那韦	伊立替康的血药浓度会升高,如必须合用,密切监测伊立替康的毒性
氯氮平	伊立替康应避免与氯氮平合用,否则会增加粒细胞缺乏症的风险
米非司酮	可升高伊立替康的血药浓度
奈非那韦	伊立替康的血药浓度会升高,如必须合用,密切监测伊立替康的毒性
神经肌肉阻滞剂	伊立替康具有抗胆碱酯酶的活性,可延长琥珀胆碱的神经肌肉阻滞作用,非去极化神经肌肉阻滞剂可能被拮抗
索拉非尼	可能升高伊立替康的血药浓度
酮康唑	减少伊立替康的血药浓度(但是其可增强伊立替康活性代谢物的血药浓度)
茚地那韦	伊立替康的血药浓度会升高,如必须合用,密切监测伊立替康的毒性

十二、拓扑替康

与拓扑替康合用药物临床评价见表3-56。

表 3-56　与拓扑替康合用药物临床评价

合用药物	临床评价
BCRP/ABCG2 抑制剂	升高拓扑替康的血药浓度
P 糖蛋白/ABCB1 抑制剂	升高拓扑替康的血药浓度
多西他赛	有降低多西他赛清除率的报道

十三、托泊替康

与托泊替康合用药物临床评价见表 3-57。

表 3-57　与托泊替康合用药物临床评价

合用药物	临床评价
骨髓抑制药	与其他骨髓抑制药物合用可增加骨髓抑制的严重程度
粒细胞集落刺激因子	若需使用粒细胞集落刺激因子，可能会增强托泊替康的骨髓抑制作用，应避免在最后一次服用托泊替康前 24 小时和 24 小时后使用粒细胞集落刺激因子

第五节　激素类抗肿瘤药

一、他莫昔芬

与他莫昔芬合用药物临床评价见表 3-58。

表 3-58　与他莫昔芬合用药物临床评价

合用药物	临床评价
CYP2D6 抑制剂	降低他莫昔芬活性代谢物的血药浓度
安非他酮	可能抑制他莫昔芬代谢为活性代谢物
雌激素	可影响他莫昔芬的治疗效果
氟哌利多	合用有室性心律失常风险
氟西汀	可能抑制他莫昔芬代谢物的活性
华法林	合用时抗凝作用可能显著增强，不可合用，以免引起大出血
来曲唑	在一项研究中，患有乳腺癌的绝经后妇女加用他莫昔芬使来曲唑的血药浓度平均降低 38% 左右
雷尼替丁	可在胃内改变 pH，使他莫昔芬肠衣提前分解，对胃有刺激作用
帕罗西汀	可能抑制他莫昔芬代谢物的活性
其他香豆素类	合用时抗凝作用可能显著增高
噻嗪类利尿药	可能增加高钙血症的风险
丝裂霉素	合用会增加溶血性尿毒综合征
西咪替丁	可在胃内改变 pH，使他莫昔芬肠衣提前分解，对胃有刺激作用
西那卡塞	可能抑制他莫昔芬代谢为活性代谢物
细胞毒性药物	血栓栓塞的风险增加
溴隐亭	可增强溴隐亭的作用

二、氨鲁米特

与氨鲁米特合用药物临床评价见表 3-59。

表 3-59　与氨鲁米特合用药物临床评价

合用药物	临床评价
氨茶碱	氨鲁米特可能使同时合用的氨茶碱的血药浓度下降，应增加后者的用量
苄氟噻嗪	两药合用可引起低血钠，应停用苄氟噻嗪
地高辛	氨鲁米特可加速地高辛的清除
地塞米松	氨鲁米特可加速地塞米松的代谢，需补充皮质激素时，应以氢化可的松代替地塞米松
华法林	氨鲁米特可能使同时合用的华法林的血药浓度下降，应增加后者的用量
甲羟孕酮	氨鲁米特诱导肝酶，降低甲羟孕酮的治疗作用（但有争议），合用时应监测甲羟孕酮的治疗效果，其剂量可能需要增加
口服降血糖药	氨鲁米特可能使同时合用的口服降血糖药的血药浓度下降，应增加后者的用量
利尿药	合用可导致低钠血症
普萘洛尔	一例转移癌患者服用普萘洛尔后加用氨鲁米特，出现昏睡、皮疹和低血压。氨鲁米特有抗甲状腺样作用，而普萘洛尔可使这一作用增强，引起血管扩张和低血压。其他的β受体阻滞剂有可能发生同样的临床评价
其他香豆素	氨鲁米特可能使同时合用的其他香豆素抗凝血药的血药浓度下降，应增加后者的用量
乙醇	乙醇可加重氨鲁米特的中枢神经系统不良反应
孕激素	氨鲁米特可降低某些孕激素的血药浓度

三、米托坦

与米托坦合用药物临床评价见表 3-60。

表 3-60　与米托坦合用药物临床评价

合用药物	临床评价
苯丙香豆素	米托坦为酶诱导剂，可使抗凝血药的代谢增强，减弱抗凝作用
华法林	米托坦可增加华法林的肝药酶代谢，减弱抗凝作用，需要增加华法林的剂量
茴茚二酮	米托坦为酶诱导剂，可使抗凝血药的代谢增强，减弱抗凝作用
螺内酯	有报道，合用使库欣综合征的治疗无效，也不发生不良反应。其他保钾利尿药也可能发生相似的相互作用
香豆素类	米托坦为酶诱导剂，可使香豆素类抗凝血药的代谢增强，减弱抗凝作用

四、氟他胺

与氟他胺合用药物临床评价见表 3-61。

表 3-61　与氟他胺合用药物临床评价

合用药物	临床评价
促性腺激素释放激素类似物	可抑制睾酮的分泌，与氟他胺合用可增加疗效
华法林	合用能增加出血倾向，可以调整华法林的剂量
米非司酮	可以升高氟他胺的血药浓度
他莫昔芬	增强香豆素类的抗凝血效应
亚硝酸钠	合用时风险性和不良反应的严重性增加

五、比卡鲁胺

与比卡鲁胺合用药物临床评价见表 3-62。

表 3-62　与比卡鲁胺合用药物临床评价

合用药物	临床评价
阿那格雷	可能会增加发生（严重甚至危及生命）心律失常的风险
氨磺必利	可能会增加发生（严重甚至危及生命）心律失常的风险
氨基乙酰丙酸	可能会增加发生皮肤光毒性反应（严重晒伤）的风险
胺碘酮	可能会增加发生（严重甚至危及生命）心律失常的风险
奥西替尼	可能会增加发生（严重甚至危及生命）心律失常的风险
贝达喹啉	可能会增加发生（严重甚至危及生命）心律失常的风险
苄普地尔	可能会增加发生（严重甚至危及生命）心律失常的风险
丙吡胺	可能会增加发生（严重甚至危及生命）心律失常的风险
多非利特	可能会增加发生（严重甚至危及生命）心律失常的风险
多拉司琼	可能会增加发生（严重甚至危及生命）心律失常的风险
凡德他尼	可能会增加发生（严重甚至危及生命）心律失常的风险
芬戈莫德	可能会增加发生（严重甚至危及生命）心律失常的风险
氟哌啶醇	可能会增加发生（严重甚至危及生命）心律失常的风险
氟哌利多	可能会增加发生（严重甚至危及生命）心律失常的风险
决奈达隆	可能会增加发生（严重甚至危及生命）心律失常的风险
卡博替尼	可能会增加发生（严重甚至危及生命）心律失常的风险
克唑替尼	可能会增加发生（严重甚至危及生命）心律失常的风险
奎尼丁	可能会增加发生（严重甚至危及生命）心律失常的风险
喹诺酮药物	可能会增加发生（严重甚至危及生命）心律失常的风险
来伐木林	可能会增加发生（严重甚至危及生命）心律失常的风险
来氟米特	可能会增加肝损伤的风险
硫利达嗪	可能会增加发生（严重甚至危及生命）心律失常的风险
卤泛群	可能会增加发生（严重甚至危及生命）心律失常的风险
洛美他派	可能会升高洛美他派的血药浓度
氯氮平	可能会增加发生（严重甚至危及生命）心律失常的风险
美沙酮	可能会增加发生（严重甚至危及生命）心律失常的风险
美索达嗪	可能会增加发生（严重甚至危及生命）心律失常的风险
米泊美生	可能会增加肝损伤的风险
米非司酮	可能会增加发生（严重甚至危及生命）心律失常的风险
莫西沙星	可能会增加发生（严重甚至危及生命）心律失常的风险
尼洛替尼	可能会增加发生（严重甚至危及生命）心律失常的风险
帕比司他	可能会增加发生（严重甚至危及生命）心律失常的风险
帕瑞肽	可能会增加发生（严重甚至危及生命）心律失常的风险
培西达替尼	可能会增加肝损伤的风险
匹莫齐特	可能会增加发生（严重甚至危及生命）心律失常的风险
普鲁卡因胺	可能会增加发生（严重甚至危及生命）心律失常的风险
齐拉西酮	可能会增加发生（严重甚至危及生命）心律失常的风险
瑞博西利	可能会增加发生（严重甚至危及生命）心律失常的风险
三氧化二砷	可能会增加发生（严重甚至危及生命）心律失常的风险

续表

合用药物	临床评价
色瑞替尼	可能会增加发生（严重甚至危及生命）心律失常的风险
沙奎那韦	可能会增加发生（严重甚至危及生命）心律失常的风险
索他洛尔	可能会增加发生（严重甚至危及生命）心律失常的风险
特非那定	可能会增加发生（严重甚至危及生命）心律失常的风险
特立氟胺	可能会增加肝损伤的风险
托瑞米芬	可能会增加发生（严重甚至危及生命）心律失常的风险
威罗非尼	可能会增加发生（严重甚至危及生命）心律失常的风险
西波莫德	可能会增加发生（严重甚至危及生命）心律失常的风险
西沙必利	可能会增加发生（严重甚至危及生命）心律失常的风险
西酞普兰	可能会增加发生（严重甚至危及生命）心律失常的风险
伊布利特	可能会增加发生（严重甚至危及生命）心律失常的风险
伊伐布雷定	可能会增加发生（严重甚至危及生命）心律失常的风险
伊潘立酮	可能会增加发生（严重甚至危及生命）心律失常的风险
依福德尼	可能会增加发生（严重甚至危及生命）心律失常的风险
依他普仑	可能会增加发生（严重甚至危及生命）心律失常的风险
罂粟碱	可能会增加发生（严重甚至危及生命）心律失常的风险
左醋美沙朵	可能会增加发生（严重甚至危及生命）心律失常的风险

六、尼鲁米特

参见比卡鲁胺。

七、来曲唑

与来曲唑合用药物临床评价见表 3-63。

表 3-63 与来曲唑合用药物临床评价

合用药物	临床评价
沙利度胺	合用可增加血栓栓塞的风险

八、托瑞米芬

与托瑞米芬合用药物临床评价见表 3-64。

表 3-64 与托瑞米芬合用药物临床评价

合用药物	临床评价
苯巴比妥	可增加托瑞米芬的排泄，使稳态的血药浓度下降，出现这种情况时可能要将每日剂量加倍
苯妥英钠	可增加托瑞米芬的排泄，使稳态的血药浓度下降，出现这种情况时可能要将每日剂量加倍
醋竹桃霉素	抑制托瑞米芬代谢
戈舍瑞林	会增加托瑞米芬的 QTc 间期延长效应
红霉素	抑制托瑞米芬代谢
华法林	有协同作用，引起出血时间严重延长，应避免同时服用
卡马西平	可增加托瑞米芬的排泄，使稳态的血药浓度下降，出现这种情况时可能要将每日剂量加倍

合用药物	临床评价
米非司酮	会增加托瑞米芬的 QTc 间期延长效应
扑米酮	托瑞米芬可加速扑米酮代谢
噻嗪类利尿药	可增加高钙血症
酮康唑	抑制托瑞米芬代谢

九、阿那曲唑

不宜合用雌激素类药物，因可降低阿那曲唑疗效。

十、乙酸阿比特龙酯

与乙酸阿比特龙酯合用药物临床评价见表 3-65。

表 3-65　与乙酸阿比特龙酯合用药物临床评价

合用药物	临床评价
CYP2C8 底物	体外研究得知，阿比特龙可抑制 CYP2C8。暂无阿比特龙与 CYP2C8 底物合用的临床资料。但当阿比特龙与 CYP2C8 底物同时应用时，应密切监测患者出现与 CYP2C8 底物相关的毒性反应
CYP3A4 抑制剂	阿比特龙是 CYP3A4 的底物。使用阿比特龙治疗期间，应避免与强效 CYP3A4 抑制剂合用
CYP3A4 诱导剂	阿比特龙是 CYP3A4 的底物。使用阿比特龙治疗期间，应避免与强效 CYP3A4 诱导剂合用
硫利达嗪	阿比特龙是 CYP2D6 的抑制剂，应避免与治疗指数窄的 CYP2D6 底物如硫利达嗪等同服

十一、恩杂鲁胺

与恩杂鲁胺合用药物临床评价见表 3-66。

表 3-66　与恩杂鲁胺合用药物临床评价

合用药物	临床评价
阿芬太尼	恩杂鲁胺是 CYP3A4 的强效诱导剂，CYP2C9、CYP2C19 的中效诱导剂，应避免与治疗窗窄的 CYP3A4 的底物（如阿芬太尼）合用
奥美拉唑	恩杂鲁胺是 CYP3A4 的强效诱导剂，CYP2C9、CYP2C19 的中效诱导剂，恩杂鲁胺可降低奥美拉唑的血药浓度
苯巴比妥	尚未进行 CYP3A4 强效诱导剂与恩杂鲁胺合用的研究。但推测与 CYP3A4 强效诱导剂苯巴比妥合用时，恩杂鲁胺的暴露量会降低，应尽量避免合用
苯妥英	恩杂鲁胺是 CYP3A4 强效诱导剂，CYP2C9 的中效诱导剂和抑制剂，应避免与 CYP2C9 的底物（如苯妥英）合用
苯妥英钠	尚未进行 CYP3A4 强效诱导剂与恩杂鲁胺合用的研究。但推测与强效 CYP3A4 诱导剂苯妥英钠合用时，恩杂鲁胺的暴露量会降低，应尽量避免合用
波生坦	尚未进行 CYP3A4 强效诱导剂与恩杂鲁胺合用的研究。但推测与中效 CYP3A4 诱导剂波生坦也可能会降低恩杂鲁胺的暴露量，应尽量避免合用
芬太尼	恩杂鲁胺是 CYP3A4 强效诱导剂，CYP2C9、CYP2C19 的中效诱导剂，应避免与治疗窗窄的 CYP3A4 的底物（如芬太尼）合用
华法林	恩杂鲁胺是 CYP3A4 强效诱导剂，CYP2C9 的中效诱导剂和抑制剂。恩杂鲁胺可降低华法林的血药浓度，应避免与华法林合用，必须与华法林合用，应密切监测 INR 并根据检测结果调整华法林的剂量

续表

合用药物	临床评价
环孢素	恩杂鲁胺是 CYP3A4 强效诱导剂,CYP2C9、CYP2C19 的中效诱导剂,应避免与治疗窗窄的 CYP3A4 的底物(如环孢素)合用
吉非贝齐	CYP2C8 强效抑制剂吉非贝齐可升高恩杂鲁胺及 N-去甲恩杂鲁胺的总暴露量 2.2 倍,应尽量避免合用,如须合用,应减少恩杂鲁胺的剂量
卡马西平	尚未进行 CYP3A4 强效诱导剂与恩杂鲁胺合用的研究。但推测与强效 CYP3A4 诱导剂卡马西平合用时,恩杂鲁胺的暴露量会降低,应尽量避免合用
奎尼丁	恩杂鲁胺是 CYP3A4 强效诱导剂,CYP2C9、CYP2C19 的中效诱导剂,应避免与治疗窗窄的 CYP3A4 的底物(如奎尼丁)合用
利福平	尚未进行 CYP2C8 强效诱导剂与恩杂鲁胺合用的研究。但推测与 CYP2C8 强效诱导剂利福平合用时,恩杂鲁胺的暴露量会降低,应尽量避免合用
咪达唑仑	恩杂鲁胺是 CYP3A4 强效诱导剂,CYP2C9、CYP2C19 的中效诱导剂,恩杂鲁胺可降低咪达唑仑的血药浓度
匹莫齐特	恩杂鲁胺是 CYP3A4 强效诱导剂,CYP2C9、CYP2C19 的中效诱导剂,应避免与治疗窗窄的 CYP3A4 的底物(如匹莫齐特)合用
双氢麦角胺	恩杂鲁胺是强效 CYP3A4 诱导剂,CYP2C9、CYP2C19 的中效诱导剂,应避免与治疗窗窄的 CYP3A4 的底物(如双氢麦角胺)合用
他克莫司	恩杂鲁胺是强效 CYP3A4 诱导剂,CYP2C9、CYP2C19 的中效诱导剂,应避免与治疗窗窄的 CYP3A4 的底物(如他克莫司)合用
西罗莫司	恩杂鲁胺是强效 CYP3A4 诱导剂,CYP2C9、CYP2C19 的中效诱导剂,应避免与治疗窗窄的 CYP3A4 的底物(如西罗莫司)合用
伊曲康唑	与 CYP3A4 强效抑制剂伊曲康唑合用,可升高恩杂鲁胺及 N-去甲恩杂鲁胺总暴露量 1.3 倍
依法韦仑	尚未进行 CYP3A4 强效诱导剂与恩杂鲁胺合用的研究。但推测 CYP3A4 中效诱导剂依法韦仑也可能会降低恩杂鲁胺的暴露量,应尽量避免合用
依曲韦林	尚未进行 CYP3A4 强效诱导剂与恩杂鲁胺合用的研究。但推测 CYP3A4 中效诱导剂依曲韦林也可能会降低恩杂鲁胺的暴露量,应尽量避免合用

第六节 单克隆抗体

一、利妥昔单抗

与利妥昔单抗合用药物临床评价见表 3-67。

表 3-67 与利妥昔单抗合用药物临床评价

合用药物	临床评价
活疫苗	利妥昔单抗治疗后接种活疫苗的安全性尚未确定,类风湿关节炎患者在使用利妥昔单抗前至少 4 周接种非活性疫苗
抗高血压药	可能会加重低血压反应

二、曲妥珠单抗

与曲妥珠单抗合用药物临床评价见表 3-68。

表 3-68 与曲妥珠单抗合用药物临床评价

合用药物	临床评价
华法林	合用有增加出血的危险
紫杉醇	合用可使曲妥珠单抗的血药谷值升高约 1.5 倍

三、曲妥珠单抗-美坦新偶联物

与曲妥珠单抗-美坦新偶联物合用药物临床评价见表 3-69。

表 3-69 与曲妥珠单抗-美坦新偶联物合用药物临床评价

合用药物	临床评价
阿扎那韦	体外实验表明，应用本品时应避免同时使用强效 CYP3A4 抑制剂如阿扎那韦，如必须合用，应在强效 CYP3A4 抑制剂清除后（约 3 个半衰期）再开始应用，同时应密切监测患者的不良反应
伏立康唑	体外实验表明，应用本品时应避免同时使用强效 CYP3A4 抑制剂如伏立康唑，如必须合用，应在强效 CYP3A4 抑制剂清除后（约 3 个半衰期）再开始应用，同时应密切监测患者的不良反应
克拉霉素	体外实验表明，应用本品时应避免同时使用强效 CYP3A4 抑制剂如克拉霉素，如必须合用，应在强效 CYP3A4 抑制剂清除后（约 3 个半衰期）再开始应用，同时应密切监测患者的不良反应
利托那韦	体外实验表明，应用本品时应避免同时使用强效 CYP3A4 抑制剂如利托那韦，如必须合用，应在强效 CYP3A4 抑制剂清除后（约 3 个半衰期）再开始应用，同时应密切监测患者的不良反应
萘法唑酮	体外实验表明，应用本品时应避免同时使用强效 CYP3A4 抑制剂如萘法唑酮，如必须合用，应在强效 CYP3A4 抑制剂清除后（约 3 个半衰期）再开始应用，同时应密切监测患者的不良反应
沙奎那韦	体外实验表明，应用本品时应避免同时使用强效 CYP3A4 抑制剂如沙奎那韦，如必须合用，应在强效 CYP3A4 抑制剂清除后（约 3 个半衰期）再开始应用，同时应密切监测患者的不良反应
泰利霉素	体外实验表明，应用本品时应避免同时使用强效 CYP3A4 抑制剂如泰利霉素，如必须合用，应在强效 CYP3A4 抑制剂清除后（约 3 个半衰期）再开始应用，同时应密切监测患者的不良反应
酮康唑	体外实验表明，应用本品时应避免同时使用强效 CYP3A4 抑制剂如酮康唑，如必须合用，应在强效 CYP3A4 抑制剂清除后（约 3 个半衰期）再开始应用，同时应密切监测患者的不良反应
伊曲康唑	体外实验表明，应用本品时应避免同时使用强效 CYP3A4 抑制剂如伊曲康唑，如必须合用，应在强效 CYP3A4 抑制剂清除后（约 3 个半衰期）再开始应用，同时应密切监测患者的不良反应
茚地那韦	体外实验表明，应用本品时应避免同时使用强效 CYP3A4 抑制剂如茚地那韦，如必须合用，应在强效 CYP3A4 抑制剂清除后（约 3 个半衰期）再开始应用，同时应密切监测患者的不良反应

四、贝伐单抗

与贝伐单抗合用药物临床评价见表 3-70。

表 3-70 与贝伐单抗合用药物临床评价

合用药物	临床评价
舒尼替尼	合用可导致微血管病性溶血性贫血（MAHA），不推荐两者合用

五、西妥昔单抗

与西妥昔单抗合用药物临床评价见表 3-71。

表 3-71 与西妥昔单抗合用药物临床评价

合用药物	临床评价
阿托伐他汀	西妥昔单抗治疗的患者 IL-6 的信号转导受到抑制,可能恢复 CYP 活性至较高水平,导致 CYP 底物的代谢比用西妥昔单抗治疗前增加。谨慎与 CYP3A4 底物如阿托伐他汀合用
茶碱	西妥昔单抗治疗的患者 IL-6 的信号转导受到抑制,可能恢复 CYP 活性至较高水平,导致 CYP 底物的代谢比用西妥昔单抗治疗前增加。正在使用治疗指数窄的 CYP 底物治疗的患者,在开始或终止西妥昔单抗治疗时,茶碱需进行治疗性监测,并调整剂量。在停止治疗后西妥昔单抗对 CYP 活性的影响可能持续几周
华法林	西妥昔单抗治疗的患者 IL-6 的信号转导受到抑制,可能恢复 CYP 活性至较高水平,导致 CYP 底物的代谢比用西妥昔单抗治疗前增加。正在使用治疗指数窄的 CYP 底物治疗的患者,在开始或终止西妥昔单抗治疗时,华法林需进行治疗性监测,并调整剂量。在停止治疗后西妥昔单抗对 CYP 活性的影响可能持续几周
环孢素	西妥昔单抗治疗的患者 IL-6 的信号转导受到抑制,可能恢复 CYP 活性至较高水平,导致 CYP 底物的代谢比用西妥昔单抗治疗前增加。正在使用治疗指数窄的 CYP 底物治疗的患者,在开始或终止西妥昔单抗治疗时,环孢素需进行治疗性监测,并调整剂量。在停止治疗后西妥昔单抗对 CYP 活性的影响可能持续几周
口服避孕药	西妥昔单抗治疗的患者 IL-6 的信号转导受到抑制,可能恢复 CYP 活性至较高水平,导致 CYP 底物的代谢比用西妥昔单抗治疗前增加。谨慎与 CYP3A4 底物如口服避孕药合用
洛伐他汀	西妥昔单抗治疗的患者 IL-6 的信号转导受到抑制,可能恢复 CYP 活性至较高水平,导致 CYP 底物的代谢比用西妥昔单抗治疗前增加。谨慎与 CYP3A4 底物如洛伐他汀合用

六、地诺单抗

与地诺单抗合用药物临床评价见表 3-72。

表 3-72 与地诺单抗合用药物临床评价

合用药物	临床评价
贝利木单抗	合用可增强免疫抑制作用,临床评价明显,应密切监测
甲氨蝶呤	地诺单抗可加重免疫抑制剂的不良反应/毒性作用,严重感染的风险可能增加
利纳西普	地诺单抗慎与利纳西普等免疫抑制剂合用,以免增加严重感染的风险
硫唑嘌呤	地诺单抗可加重免疫抑制剂的不良反应/毒性作用,严重感染的风险可能增加
巯嘌呤	地诺单抗可加重免疫抑制剂的不良反应/毒性作用,严重感染的风险可能增加
托法替尼	地诺单抗可加重免疫抑制剂的不良反应/毒性作用,严重感染的风险可能增加
英夫利昔单抗	地诺单抗可加重免疫抑制剂的不良反应/毒性作用,严重感染的风险可能增加

第七节 酶类及生物制剂

一、门冬酰胺酶

与门冬酰胺酶合用药物临床评价见表 3-73。

表 3-73 与门冬酰胺酶合用药物临床评价

合用药物	临床评价
阿糖胞苷	合用时，先用阿糖胞苷
苯丁酸氮芥	两药合用可提高门冬酰胺酶疗效，应考虑减少剂量
别嘌醇	门冬酰胺酶可升高血尿酸水平，为防止高尿酸血症可给予别嘌醇
长春新碱	合用会增强门冬酰胺酶的致高血糖作用，并能增加致神经病变及红细胞生成紊乱的危险性
促皮质素	合用会增强门冬酰胺酶的致高血糖作用，并能增加致神经病变及红细胞生成紊乱的危险性
环孢素	合用可提高门冬酰胺酶的疗效，应考虑降低剂量
环磷酰胺	合用可提高门冬酰胺酶的疗效，应考虑降低剂量
甲氨蝶呤	门冬酰胺酶可通过抑制细胞复制阻断甲氨蝶呤的抗肿瘤作用
泼尼松	会增强门冬酰胺酶的致高血糖作用，并能增加致神经病变及红细胞生成紊乱的危险性
巯嘌呤	合用可提高门冬酰胺酶的疗效，应考虑降低剂量

二、培门冬酶

与培门冬酶合用药物临床评价见表 3-74。

表 3-74 与培门冬酶合用药物临床评价

合用药物	临床评价
阿司匹林	使用培门冬酶后患者可能有出血或栓塞倾向，故应特别谨慎合用阿司匹林
芬戈莫德	芬戈莫德与抗肿瘤药、免疫抑制剂合用可能会增加感染的风险
肝素	使用培门冬酶后患者可能有出血或栓塞倾向，故应特别谨慎合用肝素
高蛋白结合率药物	因培门冬酶可损耗血清蛋白，故可增强高蛋白结合率药物的毒性
戈利木单抗	合用可增加发生严重且威胁生命的感染的风险
活疫苗	培门冬酶可增加活疫苗感染的风险，故在使用培门冬酶时应禁用活疫苗，白血病患者在化疗结束后至少 3 个月才能接种活疫苗
氯氮平	氯氮平与其他可引起中性粒细胞减少或粒细胞缺乏症的药物合用可能会增加血液毒性的风险和（或）严重程度，不建议合用
培西达替尼	培西达替尼可导致严重的肝毒性，甚至致命，合用其他潜在的肝毒性药物可能会增加肝损伤的风险，应避免合用
赛妥珠单抗	合用可导致免疫抑制和骨髓抑制，发生严重感染的风险增加
沙利度胺	合用可增加发生血栓栓塞时间的风险
双嘧达莫	使用培门冬酶后患者可能有出血或栓塞倾向，故应特别谨慎合用双嘧达莫
特立氟胺	合用可导致免疫抑制和骨髓抑制，发生严重感染的风险增加
托法替尼	合用可导致免疫抑制和骨髓抑制，发生严重感染的风险增加
乌帕替尼	合用可导致免疫抑制和骨髓抑制，发生严重感染的风险增加
依那西普	合用可导致免疫抑制和骨髓抑制，发生严重感染的风险增加
英夫利昔单抗	芬戈莫德与抗肿瘤药、免疫抑制剂合用可能会增加感染的风险

三、重组人 p53 腺病毒

与重组人 p53 腺病毒合用药物临床评价见表 3-75。

表 3-75　与重组人 p53 腺病毒合用药物临床评价

合用药物	临床评价
抗病毒药物	重组人 p53 腺病毒属可复制型病毒，勿与抗病毒药物同时使用
免疫抑制剂	重组人 p53 腺病毒属可复制型病毒，勿与免疫抑制剂同时使用
糖皮质激素	重组人 p53 腺病毒属可复制型病毒，勿与大剂量糖皮质激素同时使用

四、重组人 5 型腺病毒

与重组人 5 型腺病毒合用药物临床评价见表 3-76。

表 3-76　与重组人 5 型腺病毒合用药物临床评价

合用药物	临床评价
抗病毒药物	重组人 5 型腺病毒属可复制型病毒，勿与抗病毒药物同时使用
免疫抑制剂	重组人 5 型腺病毒属可复制型病毒，勿与免疫抑制剂同时使用
皮质激素	重组人 5 型腺病毒属可复制型病毒，勿与大剂量皮质激素同时使用

五、卡介苗

与卡介苗合用药物临床评价见表 3-77。

表 3-77　与卡介苗合用药物临床评价

合用药物	临床评价
抗菌药物	卡介苗为活菌制剂，治疗期间避免使用杀菌药品
免疫抑制剂	合用有导致全身性卡介菌病的风险
皮质激素	合用有导致全身性卡介菌病的风险

第八节　铂类化合物

一、顺铂

与顺铂合用药物临床评价见表 3-78。

表 3-78　与顺铂合用药物临床评价

合用药物	临床评价
阿达木单抗	合用可增加严重感染的风险
阿德福韦	肾毒性相加，可能会导致严重肾损伤，合用时密切监测肾功能
阿地白介素	合用可导致肿瘤溶解综合征，应避免合用
胺碘酮	合用可能导致室性心律失常风险升高，包括室性心动过速和房性心律失常
巴瑞替尼	合用可能增加感染、淋巴瘤和其他恶性肿瘤的风险
地拉罗司	理论上存在肾毒性相加的风险，合用时应密切监测肾功能
多非利特	合用可能导致室性心律失常风险升高，包括室性心动过速和房性心律失常
泛影酸盐	顺铂与其他肾毒性药物同时使用，包括血管内放射性造影剂，可能会增加造影剂引起的肾病和肾损伤的风险
芬戈莫德	合用可增加严重感染的风险

续表

合用药物	临床评价
氟哌利多	合用可能导致室性心律失常风险升高，包括室性心动过速和房性心律失常
戈利木单抗	合用可增加严重感染的风险
活疫苗	合用增加全身性感染的风险
决奈达隆	合用可能导致室性心律失常风险升高，包括室性心动过速和房性心律失常
卡介苗	合用增加全身性感染的风险
克拉屈滨	合用可增加严重感染的风险
来氟米特	合用增加全身性感染的风险
硫利达嗪	合用可增加血栓栓塞的风险
氯氮平	氯氮平与其他可引起中性粒细胞减少或粒细胞缺乏症的药物合用可能会增加血液毒性的风险和（或）严重程度
那他珠单抗	合用增加全身性感染的风险
去铁酮	合用可能会增加血液毒性的风险和（或）严重程度
塞替派	塞替派可能会增强顺铂的毒性，而不是增强治疗效应
赛妥珠单抗	合用可增加严重感染的风险
三氧化二砷	合用可能导致室性心律失常风险升高，包括室性心动过速和房性心律失常
索拉非尼	索拉非尼与卡铂、紫杉醇合用增加鳞状细胞肺癌患者的死亡风险，禁止合用
他莫基因拉帕维克（talimogene laherparepvec，T-VEC）	他莫基因拉帕维克是减毒的单纯性疱疹病毒。在免疫抑制剂或抗肿瘤治疗期间给药可能发生危及生命的播散性疱疹病毒感染，禁止合用
特立氟胺	合用可增加严重感染的风险
托泊替康	托泊替康与铂类药物合用可发生协同的细胞毒性，对某些生殖细胞癌有效。然而，骨髓抑制也可能更严重
托法替尼	合用可增加严重感染的风险
乌帕替尼	合用可能增加感染、淋巴瘤和其他恶性肿瘤的风险
西波莫德	合用可增加严重感染的风险
西多福韦	肾毒性相加，可能会导致严重肾损伤，禁止合用
伊诺特森	合用可增加严重感染的风险
依那西普	合用可增加严重感染的风险
依替卡肽	合用可增加低血钙的风险
英夫利昔单抗	合用可增加严重感染的风险

二、卡铂

与卡铂合用药物临床评价见表 3-79。

表 3-79　与卡铂合用药物临床评价

合用药物	临床评价
阿达木单抗	合用可增加严重感染的风险
巴瑞替尼	合用可能增加感染、淋巴瘤和其他恶性肿瘤的风险

合用药物	临床评价
芬戈莫德	合用可增加严重感染的风险
戈利木单抗	合用可增加严重感染的风险
活疫苗	合用可增加全身性感染的风险
卡介苗	合用可增加全身性感染的风险
克拉屈滨	合用可增加严重感染的风险
来氟米特	合用可增加全身性感染的风险
硫利达嗪	合用可增加血栓栓塞的风险
氯氮平	氯氮平与其他可引起中性粒细胞减少或粒细胞缺乏症的药物合用可能会增加血液毒性的风险和（或）严重程度
那他珠单抗	合用增加全身性感染的风险
去铁酮	合用可能会增加血液毒性的风险和（或）严重程度
塞替派	塞替派可能会增强其他烷基化剂（或辐射剂）的毒性，而不是增强治疗效应
赛妥珠单抗	合用可增加严重感染的风险
索拉非尼	索拉非尼与卡铂、紫杉醇合用会增加鳞状细胞肺癌患者的死亡风险，禁止合用
他莫基因拉帕维克	他莫基因拉帕维克是减毒的单纯性疱疹病毒。在免疫抑制剂或抗肿瘤治疗期间给药可能发生危及生命的播散性疱疹病毒感染，禁止合用
特立氟胺	合用可增加严重感染的风险
托泊替康	托泊替康与铂类药物合用可发生协同的细胞毒性，对某些生殖细胞癌有效。然而，骨髓抑制也可能更严重
托法替尼	合用可增加严重感染的风险
乌帕替尼	合用可能增加感染、淋巴瘤和其他恶性肿瘤的风险
西波莫德	合用可增加严重感染的风险
西多福韦	肾毒性相加，可能会导致严重肾损伤，禁止合用
伊诺特森	合用可增加严重感染的风险
依那西普	合用可增加严重感染的风险
英夫利昔单抗	合用可增加严重感染的风险

三、奥沙利铂

参见卡铂。

四、奈达铂

与奈达铂合用药物临床评价见表 3-80。

表 3-80　与奈达铂合用药物临床评价

合用药物	临床评价
氨基糖苷类	可加重肾毒性及耳毒性
抗代谢类抗肿瘤药	合用时可加重骨髓抑制
万古霉素	合用对肾功能和听觉器官的损害可能增加

第九节 酪氨酸激酶抑制剂

一、阿乐替尼

与阿乐替尼合用药物临床评价见表 3-81。

表 3-81 与阿乐替尼合用药物临床评价

合用药物	临床评价
氨基乙酰丙酸	合用可能会增加发生光毒性皮肤反应（严重晒伤）的风险
来氟米特	合用可能会增加与来氟米特相关的肝损伤的风险
洛美他派	合用可能会增加肝损伤的风险
米泊美生	合用可能会增加肝损伤的风险
培达西替尼	合用可能会增加肝损伤的风险，应避免合用
特立氟胺	合用可增加肝毒性的风险
西波莫德	合用可能会增加严重心动过缓和房室传导阻滞的风险

二、乐伐替尼

与乐伐替尼合用药物临床评价见表 3-82。

表 3-82 与乐伐替尼合用药物临床评价

合用药物	临床评价
阿那格雷	阿那格雷可导致剂量相关的 QT 间期延长，合用可能会导致累加效应，并增加室性心律失常的风险，包括尖端扭转型室性心动过速和猝死，应避免合用
胺碘酮	胺碘酮可引起剂量相关的 QT 间期延长，合用可能会导致累加效应，并增加室性心律失常的风险，包括尖端扭转型室性心动过速和猝死，应避免合用
奥西替尼	奥西替尼可能会导致剂量相关的 QT 间期延长，合用可能会导致累加效应，并增加室性心律失常的风险，包括尖端扭转型室性心动过速和猝死，应避免合用
贝达喹啉	合用可增加 QT 间期延长的风险，应避免合用
苄普地尔	苄普地尔可引起剂量相关的 QT 间期延长，合用可能会导致累加效应，并增加室性心律失常的风险，包括尖端扭转型室性心动过速和猝死，应避免合用
丙吡胺	丙吡胺可引起剂量相关的 QT 间期延长，合用可能会导致累加效应，并增加室性心律失常的风险，包括尖端扭转型室性心动过速和猝死，应避免合用
多非利特	多非利特可引起剂量相关的 QT 间期延长，合用可能会导致累加效应，并增加室性心律失常的风险，包括尖端扭转型室性心动过速和猝死，应避免合用
多拉司琼	多拉司琼可以通过其药理活性代谢产物氢多拉西酮引起剂量相关的 QT 间期延长，合用可能会导致累加效应，并增加室性心律失常的风险，包括尖端扭转型室性心动过速和猝死，应避免合用
凡德他尼	凡德他尼可能导致 QT 间期的浓度依赖性延长，合用可能会导致累加效应，并增加室性心律失常的风险，包括尖端扭转型室性心动过速和猝死，应避免合用
芬戈莫德	由于其显著的心动过缓作用，在芬戈莫德治疗开始期间接受延长 QT 间期药物的患者中，QT 间期延长和尖端扭转型心律失常的风险可能增加
氟哌啶醇	合用可增加 QT 间期延长的风险，应避免合用
氟哌利多	合用可增加 QT 间期延长的风险，应避免合用，合用可能会增加长 QT 间期综合征的风险

续表

合用药物	临床评价
决奈达隆	决奈达隆可能会导致剂量相关的 QT 间期延长，合用可能会导致累加效应，并增加室性心律失常的风险，包括尖端扭转型室性心动过速和猝死，应避免合用
卡博替尼	卡博替尼可导致 QT 间期延长，合用可能会导致累加效应，并增加室性心律失常的风险，包括尖端扭转型室性心动过速和猝死，应避免合用，合用建议谨慎和严格的临床监测
克唑替尼	克唑替尼会导致 QT 间期的浓度依赖性延长，合用可能会导致累加效应，并增加室性心律失常的风险，包括尖端扭转型室性心动过速和猝死，谨慎合用
奎尼丁	奎尼丁可引起剂量相关的 QT 间期延长，合用可能会导致累加效应，并增加室性心律失常的风险，包括尖端扭转型室性心动过速和猝死，应避免合用
喹诺酮类药物	合用可能会导致累加效应，并增加室性心律失常的风险，包括尖端扭转型室性心动过速和猝死，应避免合用
来伐木林	来伐木林可能导致剂量相关的 QT 间期延长，合用可能会导致累加效应，并增加室性心律失常的风险，包括尖端扭转型室性心动过速和猝死，应避免合用
来氟米特	合用可能会增加与来氟米特相关的肝损伤的风险，这种风险扩展到其主要的活性代谢产物特立氟胺
硫利达嗪	合用可增加 QT 间期延长的风险，禁止合用
卤泛群	卤泛群可以导致 QT 间期的剂量相关性延长，合用会导致 QTc 间期延长和死亡，也可能会导致累加效应，并增加室性心律失常的风险，包括尖端扭转型室性心动过速和猝死，应避免合用
洛美他派	洛美他派与其他已知可引起肝毒性的药物合用可能会增加肝损伤的风险，洛美他派可导致血清氨基转移酶升高和肝脂肪变性，谨慎合用
氯氮平	氯氮平可能会延长心电图的 QT 间期，与可能导致 QT 间期延长的其他药物合用可能导致加和效应，并增加室性心律失常的风险，包括尖端扭转型室性心动过速和猝死
美沙酮	美沙酮可能会导致剂量相关的 QT 间期延长，合用可能会导致累加效应，并增加室性心律失常的风险，包括尖端扭转型室性心动过速和猝死，应避免合用
美索达嗪	美索达嗪合用可增加 QT 间期延长的风险，禁止合用
米泊美生	合用可能会增加肝损伤的风险
米非司酮	米非司酮可能以剂量相关的方式延长 QTc 间期，合用可能会导致累加效应，并增加室性心律失常的风险，包括尖端扭转型室性心动过速和猝死，应避免合用
尼洛替尼	尼洛替尼会导致 QT 间期的浓度依赖性延长，并增加室性心律失常的风险，包括尖端扭转型室性心动过速和猝死，应避免合用
帕比司他	帕比司他可能导致 QT 间期的剂量依赖性延长，合用可能会导致累加效应，并增加室性心律失常的风险，包括尖端扭转型室性心动过速和猝死，应避免合用
帕瑞肽	帕瑞肽可导致心动过缓和 QT 间期延长，合用可能会导致累加效应，并增加室性心律失常的风险，包括尖端扭转型室性心动过速和猝死，应避免合用
培达西替尼	培达西替尼治疗的患者有发生严重肝毒性的病例，有的是致命的，同时使用其他潜在的肝毒性药物可能会增加肝损伤的风险，避免合用
匹莫齐特	匹莫齐特可导致 QT 间期的剂量相关性延长，合用可能会导致累加效应，并增加室性心律失常的风险，包括尖端扭转型室性心动过速和猝死，应避免合用
普鲁卡因胺	普鲁卡因胺可引起剂量相关的 QT 间期延长，合用可能会导致累加效应，并增加室性心律失常的风险，包括尖端扭转型室性心动过速和猝死，应避免合用
齐拉西酮	齐拉西酮合用可增加 QT 间期延长的风险，禁止合用
瑞博西利	瑞博西利合用可增加 QT 间期延长的风险，应避免合用

合用药物	临床评价
三氧化二砷	三氧化二砷可导致QT间期延长和完全房室传导阻滞，合用可能会导致累加效应，并增加室性心律失常的风险，包括尖端扭转型室性心动过速和猝死，应避免合用
色瑞替尼	色瑞替尼可引起QT间期的浓度依赖性延长，合用可能会导致累加效应，并增加室性心律失常的风险，包括尖端扭转型室性心动过速和猝死，应避免合用
沙奎那韦	沙奎那韦与利托那韦合用可能导致剂量相关的QT间期延长，合用可能会导致累加效应，并增加室性心律失常的风险，包括尖端扭转型室性心动过速和猝死，应避免合用
索他洛尔	索他洛尔可引起剂量相关的QT间期延长，合用可能会导致累加效应，并增加室性心律失常的风险，包括尖端扭转型室性心动过速和猝死，应避免合用
特立氟胺	合用可增加肝损伤的风险
托瑞米芬	托瑞米芬有可能延长某些患者的心电图QT间期，合用可能会导致累加效应，并增加室性心律失常的风险，包括尖端扭转型室性心动过速和猝死，应避免合用
威罗非尼	威罗非尼可引起QT间期的浓度依赖性延长，合用可能会导致累加效应，并增加室性心律失常的风险，包括尖端扭转型室性心动过速和猝死，应避免合用
西波莫德	合用可能会增加QT间期延长和尖端扭转型心律失常的风险
西沙必利	合用可增加QT间期延长的风险，应避免合用
西酞普兰	西酞普兰可导致QT间期的剂量依赖性延长，合用可能会导致累加效应，并增加室性心律失常的风险，包括尖端扭转型室性心动过速和猝死，应避免合用
伊伐布雷定	伊伐布雷定与延长QT间期的药物一起使用，由于其心动过缓作用，QT间期延长和扭转型心律失常的风险可能会增加，避免合用
伊潘立酮	伊潘立酮可能会导致剂量相关的QT间期延长，合用可能会导致累加效应，并增加室性心律失常的风险，包括尖端扭转型室性心动过速和猝死，应避免合用
依布利特	合用可增加QT间期延长的风险，应避免合用
依法韦仑	合用可增加QT间期延长的风险，谨慎合用，合用可能会导致累加效应，并增加室性心律失常的风险，包括尖端扭转型室性心动过速和猝死，应避免合用
依他普仑	依他普仑可能导致QT间期的剂量依赖性延长，合用可能会导致累加效应，并增加室性心律失常的风险，包括尖端扭转型室性心动过速和猝死，谨慎合用
依维替尼	依维替尼可能会延长QT间期，合用可能会导致累加效应，并增加室性心律失常的风险，包括尖端扭转型室性心动过速和猝死，应避免合用
罂粟碱	合用可增加室性心律失常的风险，包括尖端扭转型室性心动过速和猝死，禁止合用
左醋美沙朵	左醋美沙朵可能导致剂量相关的QT间期延长，合用可能会导致累加效应，并增加室性心律失常的风险，包括尖端扭转型室性心动过速和猝死，禁止合用

三、伊马替尼

与伊马替尼合用药物临床评价见表3-83。

表3-83 与伊马替尼合用药物临床评价

合用药物	临床评价
阿达木单抗	伊马替尼与其他免疫抑制剂或肿瘤坏死因子（TNF）抑制剂合用可能会增加感染的风险
阿伐那非	伊马替尼与中效CYP3A4抑制剂合用可能会升高阿伐那非的血药浓度
阿法替尼	合用可能显著升高阿法替尼的血药浓度，应避免合用
阿芬太尼	合用可能显著升高阿芬太尼的血药浓度

合用药物	临床评价
阿卡替尼	合用可能显著升高阿卡替尼的血药浓度
阿曲波帕	合用可能会增加阿曲波帕的全身暴露量,可能会导致阿曲波帕中毒的风险增加
氨基乙酰丙酸	合用可能会增加发生光毒性皮肤反应(严重晒伤)的风险
奥拉帕尼	合用可能显著升高奥拉帕尼的血药浓度,谨慎合用,应避免合用
巴瑞替尼	合用可能会增加感染、淋巴瘤及其他恶性肿瘤的风险
博舒替尼	合用可显著升高博舒替尼的血药浓度,应避免合用
布托啡诺	合用可能会增加血浆中布托啡诺的浓度,可能会增加药物的不良反应,并可能导致致命的呼吸抑制
达帕替尼	合用可能会增加感染,淋巴瘤和其他恶性肿瘤的风险,应避免合用
地夫可特	合用可能显著升高地夫可特的活性代谢产物的血药浓度
恩克芬尼	合用可能显著升高恩克芬尼的血药浓度,应避免合用
恩曲替尼	合用可能会显著升高恩曲替尼的血药浓度,应避免合用
芬戈莫德	合用可能会增加感染的风险,应避免合用
芬太尼	合用可能升高芬太尼的血药浓度,芬太尼浓度升高可能会增加或延长药物不良反应,并可能导致致命的呼吸抑制,谨慎合用
氟班色林	合用可能显著升高氟班色林的血药浓度,可能增加发生严重低血压、晕厥和中枢神经系统抑制的风险,应避免合用
戈利木单抗	合用可能会增加感染的风险,谨慎合用
胍法辛	合用可能显著升高胍法辛的血药浓度
华法林	合用可能由于抑制 CYP2C9 介导的代谢而导致华法林的血药浓度升高
卡介苗	在免疫抑制剂或抗肿瘤药治疗期间膀胱内使用卡介苗,可能与播散性感染的风险有关,因为在免疫能力下降的情况下,卡介苗的复制能力增强
克拉屈滨	合用可能会增加感染的风险
来氟米特	合用可能会增加感染的风险
来昔决南钐[153Sm]	理论上存在骨髓抑制作用增加的风险
雷诺嗪	合用可能会升高雷诺嗪的血药浓度,由于雷诺嗪以剂量依赖性方式延长 QT 间期,可能会增加室性心律失常的风险,应避免合用
硫利达嗪	合用可能会升高硫利达嗪及其两种活性代谢产物美索达嗪和磺硝哒嗪的血药浓度
卢美哌隆	合用可能会升高卢美哌隆的血药浓度
卤泛群	合用可能会升高卤泛群的血药浓度,导致 QT 间期延长和室性心律失常的风险增加,应避免合用
鲁拉西酮	合用可能显著升高血浆中鲁拉西酮及其活性代谢物的血药浓度
洛美他派	合用可能会显著升高洛美他派的血药浓度
氯氮平	合用可增加血液学毒性的风险和(或)严重性
米泊美生	合用可能会增加肝损伤的风险,应谨慎合用
那他珠单抗	在接受那他珠单抗治疗的患者中同时使用或近期使用免疫抑制剂、免疫调整剂或抗肿瘤药可能会增加感染的风险,包括进行性多灶性白质脑病(PML),这是一种严重致死性、潜在致命性的机会性脑部病毒性感染
纳洛塞醇	合用可能会显著升高纳洛塞醇的血药浓度

续表

合用药物	临床评价
奈拉替尼	合用可能显著升高奈拉替尼的血药浓度，应避免合用
帕博西利	合用可能显著升高帕博西利的血药浓度，应避免合用
培达西替尼	合用可能会增加肝损伤的风险
匹莫齐特	合用可能显著升高匹莫齐特的血药浓度，可能会增加室性心律失常的风险，如室性心动过速、扭转型心律失常、心搏骤停和猝死，应避免合用
羟考酮	合用可能会升高羟考酮的血药浓度，羟考酮浓度升高可能会增加或延长药物不良反应，并可能导致致命的呼吸抑制，应避免合用
氢可酮	合用可能会升高氢可酮的血药浓度，可能会增加或延长药物不良反应，并可能导致致命的呼吸抑制
秋水仙碱	合用可能显著升高秋水仙碱的血药浓度
去铁酮	合用可能会增加血液学毒性的风险和（或）严重性
人参	人参可能会升高伊马替尼的血药浓度并增加其不良反应，应避免合用
赛妥珠单抗	合用可能会增加感染的风险，使用TNF阻滞剂会导致严重的感染和败血症，包括死亡，特别是在接受免疫抑制治疗的患者中
舒沃占特	合用可能显著升高舒沃占特的血药浓度，应避免合用
索尼德吉	合用可能显著升高索尼德吉的血药浓度，应避免合用
他莫基因拉帕维克	他莫基因拉帕维克含活的减毒单纯疱疹病毒，在免疫抑制剂或抗肿瘤药治疗期间给药可能与潜在危及生命的弥漫性疱疹感染有关，应避免合用
他泽司他	合用可能显著升高他泽司他的血药浓度
特立氟胺	合用可能会增加感染的风险
托法替尼	合用可能会增加感染、淋巴瘤和其他恶性肿瘤的风险，应避免合用
维奈托克	合用可能会升高维奈托克的血药浓度
西波莫德	合用可能会升高西波莫德的血药浓度
西洛他唑	合用可能会升高西洛他唑和（或）其药理活性代谢物的血药浓度
西沙必利	合用可能会升高西沙必利的血药浓度
伊伐布雷定	合用可能显著升高伊伐布雷定的血药浓度，应避免合用
依伐卡托	合用可能显著升高依伐卡托的血药浓度
依利格鲁司特	合用可能显著升高依利格鲁司特的血药浓度
依鲁替尼	合用可能显著升高依鲁替尼的血药浓度，应避免合用
依那西普	合用可能会增加感染的风险
依匹哌唑	合用可能显著升高依匹哌唑的血药浓度
依维莫司	合用可能会显著升高依维莫司的血药浓度，应避免合用
依维替尼	合用可能会显著升高依维替尼的血药浓度，应避免合用
疫苗	在免疫抑制或抗肿瘤治疗期间用减毒的活病毒或细菌疫苗可能会导致播散性感染的风险
英夫利昔单抗	合用可能会增加感染的风险
赞布替尼	合用可能显著升高赞布替尼的血药浓度，应避免合用
左醋美沙朵	合用可能会升高左醋美沙朵的血药浓度和作用时间，禁止合用

四、舒尼替尼

与舒尼替尼合用药物临床评价见表3-84。

表 3-84　与舒尼替尼合用药物临床评价

合用药物	临床评价
阿那格雷	阿那格雷可导致 QT 间期的剂量依赖性延长，合用可能会导致累加效应，并增加室性心律失常的风险，包括尖端扭转型室性心动过速和猝死，应避免合用
胺碘酮	胺碘酮可引起剂量相关的 QT 间期延长，合用可能会导致累加效应，并增加室性心律失常的风险，包括尖端扭转型室性心动过速和猝死，应避免合用
奥西替尼	奥西替尼可能会导致剂量相关的 QT 间期延长，合用可能会导致累加效应，并增加室性心律失常的风险，包括尖端扭转型室性心动过速和猝死，应避免合用
贝达喹啉	合用可增加 QT 间期延长的风险，应避免合用
贝伐单抗	在实体瘤患者中，贝伐单抗和舒尼替尼的共同给药与微血管性溶血性贫血（MAHA）有关，MAHA 是一种罕见的溶血性贫血，主要由微血管中的血栓性病变引起
贝沙罗丁	合用可能会增加与使用贝沙罗汀有关的胰腺炎的风险，谨慎合用
苄普地尔	苄普地尔可引起剂量相关的 QT 间期延长，合用可能会导致累加效应，并增加室性心律失常的风险，包括尖端扭转型室性心动过速和猝死，应避免合用
丙吡胺	丙吡胺可引起剂量相关的 QT 间期延长，合用可能会导致累加效应，并增加室性心律失常的风险，包括尖端扭转型室性心动过速和猝死，应避免合用
多非利特	多非利特可引起剂量相关的 QT 间期延长，合用可能会导致累加效应，并增加室性心律失常的风险，包括尖端扭转型室性心动过速和猝死，应避免合用
多拉司琼	多拉司琼可以通过其药理活性代谢产物氢多拉西酮引起剂量相关的 QT 间期延长，合用可能会导致累加效应，并增加室性心律失常的风险，包括尖端扭转型室性心动过速和猝死，应避免合用
凡德他尼	凡德他尼可能导致 QT 间期的浓度依赖性延长，合用可能会导致累加效应，并增加室性心律失常的风险，包括尖端扭转型室性心动过速和猝死，应避免合用
芬戈莫德	由于芬戈莫德显著的心动过缓作用，在治疗开始期间接受延长 QT 间期药物的患者中，QT 间期延长和尖端扭转型心律失常的风险可能增加
氟哌啶醇	氟哌啶醇合用可增加 QT 间期延长的风险，应避免合用
氟哌利多	合用可增加 QT 间期延长的风险，应避免合用，合用可能会增加先天性长 QT 间期综合征延长的风险
格帕沙星	格帕沙星合用可增加 QT 间期延长的风险，应避免合用
加替沙星	加替沙星可能会导致某些患者的 QT 间期与剂量相关的延长，合用可能会导致累加效应，并增加室性心律失常的风险，包括尖端扭转型室性心动过速和猝死，应避免合用
决奈达隆	决奈达隆可能会导致剂量相关的 QT 间期延长，合用可能会导致累加效应，并增加室性心律失常的风险，包括尖端扭转型室性心动过速和猝死，应避免合用
卡博替尼	卡博替尼可导致 QT 间期延长，合用可能会导致累加效应，并增加室性心律失常的风险，包括尖端扭转型室性心动过速和猝死，应避免合用，合用建议谨慎并进行严格的临床监测
克唑替尼	克唑替尼会导致 QT 间期的浓度依赖性延长，合用可能会导致累加效应，并增加室性心律失常的风险，包括尖端扭转型室性心动过速和猝死，谨慎合用
奎尼丁	奎尼丁可引起剂量相关的 QT 间期延长，合用可能会导致累加效应，并增加室性心律失常的风险，包括尖端扭转型室性心动过速和猝死，应避免合用
来伐木林	来伐木林可能导致剂量相关的 QT 间期延长，合用可能会导致累加效应，并增加室性心律失常的风险，包括尖端扭转型室性心动过速和猝死，应避免合用
来氟米特	合用可能会增加与来氟米特相关的肝损伤的风险
硫利达嗪	硫利达嗪合用可增加 QT 间期延长的风险，禁止合用

续表

合用药物	临床评价
卤泛群	卤泛群可以导致 QT 间期的剂量相关性延长，合用会导致 QTc 间期延长和死亡，也可能会导致累加效应，并增加室性心律失常的风险，包括尖端扭转型室性心动过速和猝死，应避免合用
洛美他派	洛美他派与其他已知可引起肝毒性的药物并用可能会增加肝损伤的风险，洛美他派可导致血清氨基转移酶升高和肝脂肪变性，谨慎合用
氯氮平	氯氮平可能会延长心电图的 QT 间期，与可能导致 QT 间期延长的其他药物合用可能导致加和效应，并增加室性心律失常的风险，包括尖端扭转型室性心动过速和猝死
美沙酮	美沙酮可能会导致剂量相关的 QT 间期延长，合用可能会导致累加效应，并增加室性心律失常的风险，包括尖端扭转型室性心动过速和猝死，应避免合用
美索达嗪	美索达嗪合用可增加 QT 间期延长的风险，禁止合用
米泊美生	合用可能会增加肝损伤的风险
米非司酮	米非司酮可能以剂量相关的方式延长 QTc 间期，合用可能会导致累加效应，并增加室性心律失常的风险，包括尖端扭转型室性心动过速和猝死，应避免合用
莫西沙星	合用可增加 QT 间期延长的风险，应避免合用
尼洛替尼	尼洛替尼会导致 QT 间期的浓度依赖性延长，合用可能会导致累加效应，并增加室性心律失常的风险，包括尖端扭转型室性心动过速和猝死，应避免合用
帕比司他	帕比司他可能导致 QT 间期的剂量依赖性延长，合用可能会导致累加效应，并增加室性心律失常的风险，包括尖端扭转型室性心动过速和猝死，应避免合用
帕瑞肽	帕瑞肽可导致心动过缓和 QT 间期延长，合用可能会导致累加效应，并增加室性心律失常的风险，包括尖端扭转型室性心动过速和猝死，应避免合用
培达西替尼	培达西替尼治疗的患者有发生严重肝毒性的病例，有的是致命的，同时使用其他潜在的肝毒性药物可能会增加肝损伤的风险，避免合用
匹莫齐特	匹莫齐特可导致 QT 间期的剂量相关性延长，合用可能会导致累加效应，并增加室性心律失常的风险，包括尖端扭转型室性心动过速和猝死，应避免合用
普鲁卡因胺	普鲁卡因胺可引起剂量相关的 QT 间期延长，合用可能会导致累加效应，并增加室性心律失常的风险，包括尖端扭转型室性心动过速和猝死，应避免合用
齐拉西酮	合用可增加 QT 间期延长的风险，禁止合用
去铁酮	合用可能会增加血液学毒性的风险和（或）严重性，应避免合用
瑞博西利	瑞博西利合用可增加 QT 间期延长的风险，应避免合用
三氧化二砷	三氧化二砷可导致 QT 间期延长和完全房室传导阻滞，合用可能会导致累加效应，并增加室性心律失常的风险，包括尖端扭转型室性心动过速和猝死，应避免合用
色瑞替尼	色瑞替尼可引起 QT 间期的浓度依赖性延长，合用可能会导致累加效应，并增加室性心律失常的风险，包括尖端扭转型室性心动过速和猝死，应避免合用
沙奎那韦	沙奎那韦与利托那韦合用可能导致剂量相关的 QT 间期延长，合用可能会导致累加效应，并增加室性心律失常的风险，包括尖端扭转型室性心动过速和猝死，应避免合用
司帕沙星	司帕沙星可能会导致某些患者的 QT 间期剂量相关性延长，合用可能会导致累加效应，并增加室性心律失常的风险，包括尖端扭转型室性心动过速和猝死，禁止合用
索他洛尔	索他洛尔可引起剂量相关的 QT 间期延长，合用可能会导致累加效应，并增加室性心律失常的风险，包括尖端扭转型室性心动过速和猝死，应避免合用
特立氟胺	合用可增加肝损伤的风险
托瑞米芬	托瑞米芬有可能延长某些患者的心电图 QT 间期，合用可能会导致累加效应，并增加室性心律失常的风险，包括尖端扭转型室性心动过速和猝死，应避免合用

续表

合用药物	临床评价
威罗非尼	威罗非尼可引起QT间期的浓度依赖性延长,合用可能会导致累加效应,并增加室性心律失常的风险,包括尖端扭转型室性心动过速和猝死,应避免合用
西波莫德	合用可能会增加QT间期延长和尖端扭转型心律失常的风险
西沙必利	西沙必利合用可增加QT间期延长的风险,应避免合用
西酞普兰	西酞普兰可导致QT间期的剂量依赖性延长,合用可能会导致累加效应,并增加室性心律失常的风险,包括尖端扭转型室性心动过速和猝死,应避免合用
伊伐布雷定	伊伐布雷定与延长QT间期的药物一起使用,由于其心动过缓作用,QT间期延长和扭转型心律失常的风险可能会增加,避免合用
伊潘立酮	伊潘立酮可能会导致剂量相关的QT间期延长,合用可能会导致累加效应,并增加室性心律失常的风险,包括尖端扭转型室性心动过速和猝死,应避免合用
依布利特	依布利特合用可增加QT间期延长的风险,谨慎合用
依法韦仑	合用可增加QT间期延长的风险,谨慎合用,合用可能会导致累加效应,包括尖端扭转型室性心动过速和猝死,应避免合用
依他普仑	依他普仑可能导致QT间期的剂量依赖性延长,合用可能会导致累加效应,并增加室性心律失常的风险,包括尖端扭转型室性心动过速和猝死,谨慎合用
依维替尼	依维替尼可能会延长QT间期,合用可能会导致累加效应,并增加室性心律失常的风险,包括尖端扭转型室性心动过速和猝死,应避免合用
罂粟碱	合用可增加室性心律失常的风险,包括尖端扭转型室性心动过速和猝死,禁止合用
左醋美沙朵	左醋美沙朵可能导致剂量相关的QT间期延长,合用可能会导致累加效应,并增加室性心律失常的风险,包括尖端扭转型室性心动过速和猝死,禁止合用

五、吉非替尼

与吉非替尼合用药物临床评价见表3-85。

表3-85 与吉非替尼合用药物临床评价

合用药物	临床评价
氨基乙酰丙酸	合用可能会增加发生光毒性皮肤反应(严重晒伤)的风险
来氟米特	合用可能会增加与来氟米特相关的肝损伤的风险
硫利达嗪	合用可能会升高血浆中的硫利达嗪及其两种活性代谢产物美索达嗪和磺达嗪(sulforidazine)的血药浓度,合用可能会增加室性心律失常的风险,如室性心动过速、扭转型室性心动过速、心搏骤停和猝死,禁止合用
洛美他派	合用可能会增加肝损伤的风险
米泊美生	合用可能会增加肝损伤的风险
培达西替尼	培达西替尼治疗的患者有发生严重肝毒性的病例,有的是致命的,合用可能会增加肝损伤的风险,应避免合用
特立氟胺	合用可能会增加肝损伤的风险

六、厄洛替尼

与厄洛替尼合用药物临床评价见表3-86。

表 3-86 与厄洛替尼合用药物临床评价

合用药物	临床评价
埃索美拉唑	合用可能会降低厄洛替尼的口服生物利用度并降低其血药浓度，应避免合用
氨基乙酰丙酸	合用可能会增加发生光毒性皮肤反应（严重晒伤）的风险
奥美拉唑	合用可能会降低厄洛替尼的口服生物利用度并降低其血药浓度，避免合用
来氟米特	合用可增加肝损伤的风险
兰索拉唑	合用可能会降低厄洛替尼的口服生物利用度并降低其血药浓度，避免合用
雷贝拉唑	合用可能会降低厄洛替尼的口服生物利用度并降低其血药浓度，避免合用
洛美他派	合用可能会增加肝损伤的风险，洛美他派可导致血清氨基转移酶升高和肝脂肪变性
米泊美生	合用可能会增加肝损伤的风险
泮托拉唑	合用可能会降低厄洛替尼的口服生物利用度并降低其血药浓度，避免合用
培达西替尼	合用可能会增加肝损伤的风险，应避免合用
特立氟胺	合用可增加肝损伤的风险
右旋兰索拉唑	合用可能会降低厄洛替尼的口服生物利用度并降低其血药浓度，避免合用

七、达沙替尼

与达沙替尼合用药物临床评价见表 3-87。

表 3-87 与达沙替尼合用药物临床评价

合用药物	临床评价
阿达木单抗	合用可能会增加感染的风险
阿地肝素钠	合用可能会增加出血并发症的风险，谨慎合用
阿加曲班	合用可能会增加出血并发症的风险，谨慎合用
阿卡替尼	合用可能会增加出血并发症的风险，谨慎合用
阿那格雷	阿那格雷可导致 QT 间期的剂量依赖性延长，合用可能会导致累加效应，并增加室性心律失常的风险，包括尖端扭转型室性心动过速和猝死，应避免合用
阿帕鲁胺	合用可能会升高达沙替尼的血药浓度，避免合用
阿哌沙班	合用可能会增加出血并发症的风险，谨慎合用
阿司匹林	合用可能会增加出血并发症的风险，谨慎合用
阿替普酶	合用可能会增加出血并发症的风险，谨慎合用
阿昔单抗	合用可能会增加出血并发症的风险，谨慎合用
阿扎那韦	合用可能会升高达沙替尼的血药浓度，避免合用
埃索美拉唑	合用可能会降低达沙替尼的全身暴露量
艾代拉里斯	合用可能会升高达沙替尼的血药浓度，避免合用
安泼那韦	合用可能会升高达沙替尼的血药浓度，避免合用
胺碘酮	胺碘酮可引起剂量相关的 QT 间期延长，合用可能会导致累加效应，并增加室性心律失常的风险，包括尖端扭转型室性心动过速和猝死，应避免合用
奥美拉唑	合用可能会降低达沙替尼的全身暴露量
奥沙普秦	合用可能会增加出血并发症的风险，谨慎合用
奥西替尼	奥西替尼可能会导致剂量相关的 QT 间期延长，合用可能会导致累加效应，并增加室性心律失常的风险，包括尖端扭转型室性心动过速和猝死，谨慎合用
巴瑞替尼	合用可能会增加感染、淋巴瘤和其他恶性肿瘤的风险，避免合用

续表

合用药物	临床评价
保泰松	合用可能会增加出血并发症的风险，谨慎合用
贝达喹啉	合用可增加 QT 间期延长的风险，谨慎合用
贝曲西班	合用可能会增加出血并发症的风险，谨慎合用
苯巴比妥	合用可能会升高达沙替尼的血药浓度，避免合用
苯妥英	合用可能会升高达沙替尼的血药浓度，避免合用
比伐卢定	合用可能会增加出血并发症的风险，谨慎合用
比美替尼	合用可能会增加出血并发症的风险，谨慎合用
吡罗昔康	合用可能会增加出血并发症的风险，谨慎合用
苄普地尔	苄普地尔可引起剂量相关的 QT 间期延长，合用可能会导致累加效应，并增加室性心律失常的风险，包括尖端扭转型室性心动过速和猝死，应避免合用
丙吡胺	丙吡胺可引起剂量相关的 QT 间期延长。从理论上讲，合用可能会导致累加效应，并增加室性心律失常的风险，包括尖端扭转型室性心动过速和猝死，应避免合用
泊那替尼	合用可能会增加出血并发症的风险，谨慎合用
泊沙康唑	合用可能会升高达沙替尼的血药浓度，避免合用
博赛普韦	合用可能会升高达沙替尼的血药浓度，避免合用
布洛芬	合用可能会增加出血并发症的风险，谨慎合用
醋竹桃霉素	合用可能会升高达沙替尼的血药浓度，避免合用
达比加群酯	合用可能会增加出血并发症的风险，谨慎合用
达肝素	合用可能会增加出血并发症的风险，谨慎合用
达芦那韦	合用可能会升高达沙替尼的血药浓度，避免合用
达帕替尼	将达帕替尼与其他免疫抑制剂或骨髓抑制药物合用可能会增加感染、淋巴瘤和其他恶性肿瘤的风险
单克隆抗体	在接受单克隆抗体治疗的患者中同时或近期使用免疫抑制剂，免疫调整剂或抗肿瘤药可能会增加感染的风险，包括进行性多灶性白质脑病，这是一种严重致死性、潜在致命性的机会性脑部病毒性感染
地拉夫定	合用可能会升高达沙替尼的血药浓度，避免合用
地拉罗司	与已知具有致溃疡或出血风险的药物合用可能增加与使用地拉罗司相关的胃肠道出血的风险
地塞米松	合用可能会升高达沙替尼的血药浓度，避免合用
地西卢定	合用可能会增加出血并发症的风险，谨慎合用
多非利特	多非利特可引起剂量相关的 QT 间期延长，合用可能会导致累加效应，并增加室性心律失常的风险，包括尖端扭转型室性心动过速和猝死，应避免合用
多拉司琼	多拉司琼可以通过其药理活性代谢产物氢多拉西酮引起剂量相关的 QT 间期延长，合用可能会导致累加效应，并增加室性心律失常的风险，包括尖端扭转型室性心动过速和猝死，应避免合用
恩杂鲁胺	合用可能会升高达沙替尼的血药浓度，避免合用
二氟尼柳	合用可能会增加出血并发症的风险，谨慎合用
法莫替丁	合用很可能会降低达沙替尼的全身暴露量，不建议合用
凡德他尼	凡德他尼可能导致 QT 间期的浓度依赖性延长，合用可能会导致累加效应，并增加室性心律失常的风险，包括尖端扭转型室性心动过速和猝死，应避免合用
非达替尼	合用可能会增加出血并发症的风险，谨慎合用
非诺洛芬	合用可能会增加出血并发症的风险，谨慎合用
芬戈莫德	合用可能会增加感染的风险

续表

合用药物	临床评价
芬太尼	合用可能升高芬太尼的血药浓度，可能会增加或延长药物不良反应，并可能导致致命的呼吸抑制
风疹病毒疫苗	合用可能会导致播散性感染的风险
伏立康唑	合用可能会升高达沙替尼的血药浓度，避免合用
氟比洛芬	合用可能会增加出血并发症的风险，谨慎合用
氟哌啶醇	合用可增加 QT 间期延长的风险，应避免合用
氟哌利多	合用可增加严重心律失常的风险，应避免合用
福沙那韦	合用可能会升高达沙替尼的血药浓度，避免合用
肝素	合用可能会增加出血并发症的风险，谨慎合用
戈利木单抗	合用可能会增加感染的风险
格帕沙星	合用可增加 QT 间期延长的风险，禁止合用
枸橼酸铋雷尼替丁	合用很可能会降低达沙替尼的全身暴露量
红霉素	合用可能会升高达沙替尼的血药浓度，避免合用
华法林	合用可能会增加出血并发症的风险，谨慎合用
黄热病疫苗	合用可能会导致播散性感染的风险
磺吡酮	合用可能会增加出血并发症的风险，谨慎合用
磺达肝素	合用可能会增加出血并发症的风险，谨慎合用
茴茚二酮	合用可能会增加出血并发症的风险，谨慎合用
加替沙星	合用可增加 QT 间期延长的风险，应避免合用
甲芬那酸	合用可能会增加出血并发症的风险，谨慎合用
甲氯芬那酸	合用可能会增加出血并发症的风险，谨慎合用
决奈达隆	合用可增加 QT 间期延长的风险，禁止合用
卡博替尼	卡博替尼可导致 QT 间期延长，与其他可延长 QT 间期的药物合用，建议进行谨慎和严格的临床监测
卡介苗	牛分枝杆菌的卡介苗菌株复制增强，在免疫抑制剂或抗肿瘤治疗期间膀胱内给予卡介苗可能与播散性感染的风险有关
卡马西平	合用可能会升高达沙替尼的血药浓度，避免合用
卡普利珠单抗	合用可能会增加出血并发症的风险，谨慎合用
坎格瑞洛	合用可能会增加出血并发症的风险，谨慎合用
抗凝血酶Ⅲ	合用可能会增加出血并发症的风险，谨慎合用
考尼伐坦	合用可能会升高达沙替尼的血药浓度，避免合用
可比司他	合用可能会升高达沙替尼的血药浓度，避免合用
克拉霉素	合用可能会升高达沙替尼的血药浓度，避免合用
克拉屈滨	合用可能会增加感染的风险
克唑替尼	合用会导致 QT 间期延长，增加室性心律失常的风险，包括尖端扭转型室性心动过速和猝死，谨慎合用
奎尼丁	合用会导致 QT 间期延长，增加室性心律失常的风险，包括尖端扭转型室性心动过速和猝死，应避免合用
来伐木林	合用会导致 QT 间期延长，增加室性心律失常的风险，包括尖端扭转型室性心动过速和猝死，应谨慎合用
来氟米特	合用可能会增加感染的风险
来匹卢定	合用可能会增加出血并发症的风险，谨慎合用

续表

合用药物	临床评价
来昔决南钐[153Sm]	合用可能会增加影响骨髓功能的风险，从而导致不同类型的血细胞数量减少
兰索拉唑	合用很可能会降低达沙替尼的全身暴露量，不建议合用
酪洛芬	合用可能会增加出血并发症的风险，谨慎合用
雷贝拉唑	合用很可能会降低达沙替尼的全身暴露量
雷莫芦单抗	合用可能会增加出血并发症的风险
雷尼替丁	合用很可能会降低达沙替尼的全身暴露量
利伐沙班	合用可能会增加出血并发症的风险，谨慎合用
利福布汀	合用可能会升高达沙替尼的血药浓度，避免合用
利福喷丁	合用可能会升高达沙替尼的血药浓度，避免合用
利福平	合用可能会升高达沙替尼的血药浓度，避免合用
利托那韦	合用可能会升高达沙替尼的血药浓度，避免合用
链激酶	合用可能会增加出血并发症的风险，谨慎合用
磷苯妥英	合用可能会升高达沙替尼的血药浓度，避免合用
硫利达嗪	合用可增加 QT 间期延长的风险，禁止合用
卤泛群	合用可增加 QT 间期延长的风险，禁止合用
鲁索替尼	合用可能会增加出血并发症的风险，谨慎合用
氯吡格雷	合用可能会增加出血并发症的风险，谨慎合用
氯氮平	合用可增加血液学毒性的风险和（或）严重性
麻疹病毒疫苗	合用可能会导致播散性感染的风险
美洛昔康	合用可能会增加出血并发症的风险，谨慎合用
美沙酮	美沙酮可能会导致剂量相关的 QT 间期延长，合用可能会导致累加效应，并增加室性心律失常的风险，包括尖端扭转型室性心动过速和猝死，应避免合用
美索达嗪	合用可增加 QT 间期延长的风险，禁止合用
咪拉地尔	合用可能会升高达沙替尼的血药浓度，避免合用
米非司酮	米非司酮可能以剂量相关的方式延长 QTc 间期，合用可能会导致累加效应，并增加室性心律失常的风险，包括尖端扭转型室性心动过速和猝死，应避免合用
米托坦	合用可能会升高达沙替尼的血药浓度，避免合用
莫西沙星	合用可增加 QT 间期延长的风险，应避免合用
奈非那韦	合用可能会升高达沙替尼的血药浓度，避免合用
萘丁美酮	合用可能会增加出血并发症的风险，谨慎合用
萘法唑酮	合用可能会升高达沙替尼的血药浓度，避免合用
萘普生	合用可能会增加出血并发症的风险，谨慎合用
尼洛替尼	尼洛替尼可导致 QT 间期的浓度依赖性延长，合用可能会导致累加效应，并增加室性心律失常的风险，包括尖端扭转型室性心动过速和猝死，应避免合用
尼扎替丁	合用很可能会降低达沙替尼的全身暴露量
尿激酶	合用可能会增加出血并发症的风险，谨慎合用
帕比司他	帕比司他可能会导致 QT 间期的剂量依赖性延长，合用可能会导致累加效应，并增加室性心律失常的风险，包括尖端扭转型室性心动过速和猝死，应避免合用
帕瑞肽	帕瑞肽可导致心动过缓和 QT 间期延长，合用可能会导致累加效应，并增加室性心律失常的风险，包括尖端扭转型室性心动过速和猝死，谨慎合用
泮托拉唑	合用很可能会降低达沙替尼的全身暴露量

合用药物	临床评价
匹莫齐特	匹莫齐特可导致 QT 间期的剂量相关性延长，合用可能会导致累加效应，并增加室性心律失常的风险，包括尖端扭转型室性心动过速和猝死，应避免合用
扑米酮	合用可能会升高达沙替尼的血药浓度，避免合用
普卡霉素	合用可能会增加出血并发症的风险，谨慎合用
普拉格雷	合用可能会增加出血并发症的风险，谨慎合用
普鲁卡因胺	普鲁卡因胺可引起剂量相关的 QT 间期延长，合用可能会导致累加效应，并增加室性心律失常的风险，包括尖端扭转型室性心动过速和猝死，应避免合用
齐拉西酮	齐拉西酮合用可增加 QT 间期延长的风险，禁止合用
曲前列尼尔	合用可能会增加出血并发症的风险，谨慎合用
曲妥珠单抗-美坦新偶联物	合用可能会增加出血并发症的风险，谨慎合用
去铁酮	合用可能会增加血液学毒性的风险和（或）严重程度
去纤苷酸	合用可能会增加出血并发症的风险，谨慎合用
瑞戈非尼	合用可能会增加出血并发症的风险，谨慎合用
瑞替普酶	合用可能会增加出血并发症的风险，谨慎合用
噻氯匹定	合用可能会增加出血并发症的风险，谨慎合用
赛妥珠单抗	合用可能会增加感染的风险
三氧化二砷	三氧化二砷可导致 QT 间期延长和完全房室传导阻滞，合用可能会导致累加效应，并增加室性心律失常的风险，包括尖端扭转型室性心动过速和猝死，谨慎合用
色瑞替尼	合用可能会升高达沙替尼的血药浓度，避免合用
沙奎那韦	可能导致剂量相关的 QT 间期延长，合用可能会导致累加效应，并增加室性心律失常的风险，包括尖端扭转型室性心动过速和猝死，应避免合用
舒林酸	合用可能会增加出血并发症的风险，谨慎合用
双氯芬酸	合用可能会增加出血并发症的风险，谨慎合用
双嘧达莫	合用可能会增加出血并发症的风险，谨慎合用
双香豆素	合用可能会增加出血并发症的风险，谨慎合用
司帕沙星	合用可增加 QT 间期延长的风险，禁止合用
索他洛尔	索他洛尔可引起剂量相关的 QT 间期延长，合用可能会导致累加效应，并增加室性心律失常的风险，包括尖端扭转型室性心动过速和猝死，应避免合用
他莫基因拉帕维克	合用可能与潜在危及生命的弥漫性疱疹感染有关
泰利霉素	合用可能会升高达沙替尼的血药浓度，避免合用
特拉匹韦	合用可能会升高达沙替尼的血药浓度，避免合用
特立氟胺	合用可能会增加严重感染的风险
替格瑞洛	合用可能会增加出血并发症的风险，谨慎合用
替拉那韦	合用可能会增加出血并发症的风险，谨慎合用
替罗非班	合用可能会增加出血并发症的风险，谨慎合用
替奈普酶	合用可能会增加出血并发症的风险，谨慎合用
替伊莫单抗	合用可能会增加出血并发症的风险，谨慎合用
亭扎肝素	合用可能会增加出血并发症的风险，谨慎合用
酮咯酸	合用可能会增加出血并发症的风险，谨慎合用
酮康唑	合用可能会升高达沙替尼的血药浓度，避免合用

续表

合用药物	临床评价
托法替尼	合用可能会增加感染、淋巴瘤和其他恶性肿瘤的风险
托美丁	合用可能会增加出血并发症的风险,谨慎合用
托瑞米芬	合用可增加 QT 间期延长的风险,应避免合用
托西莫单抗	合用可能会增加出血并发症的风险
威罗非尼	合用可增加 QT 间期延长的风险,应避免合用
沃拉帕沙	合用可能会增加出血并发症的风险,谨慎合用
西波莫德	合用可能会增加 QT 间期延长和尖端扭转型心律失常的风险
西洛他唑	合用可能会增加出血并发症的风险,谨慎合用
西咪替丁	合用很可能会降低达沙替尼的全身暴露量,不建议合用
西沙必利	合用可增加 QT 间期延长的风险,禁止合用
西酞普兰	西酞普兰可导致 QT 间期的剂量依赖性延长,合用可能会导致累加效应,并增加室性心律失常的风险,包括尖端扭转型室性心动过速和猝死,应避免合用
溴芬酸	合用可能会增加出血并发症的风险,谨慎合用
伊伐布雷定	合用可能会增加 QT 间期延长和扭转型心律失常的风险,避免合用
伊洛前列素	合用可能会增加出血并发症的风险,谨慎合用
伊诺特森	合用可能会增加严重的、可能危及生命的出血并发症(包括自发性颅内和肺内出血)的风险
伊潘立酮	伊潘立酮可能会导致剂量相关的 QT 间期延长,合用可能会导致累加效应,并增加室性心律失常的风险,包括尖端扭转型室性心动过速和猝死,应避免合用
伊曲康唑	合用可能会升高达沙替尼的血药浓度,避免合用
依布利特	依布利特合用可增加 QT 间期延长的风险,谨慎合用
依度沙班	合用可能会增加出血并发症的风险,谨慎合用
依法韦仑	合用可能会增加室性心律失常的风险,包括尖端扭转型室性心动过速和猝死,应避免合用
依鲁替尼	合用可能会增加出血并发症的风险,谨慎合用
依那西普	合用可能会增加感染的风险
依诺肝素	合用可能会增加出血并发症的风险,谨慎合用
依前列醇	合用可能会增加出血并发症的风险,谨慎合用
依他普仑	依他普仑可能导致 QT 间期的剂量依赖性延长,合用可能会导致累加效应,并增加室性心律失常的风险,包括尖端扭转型室性心动过速和猝死,谨慎合用
依替巴肽	合用可能会增加出血并发症的风险,谨慎合用
依托度酸	合用可能会增加出血并发症的风险,谨慎合用
依维替尼	依维替尼可能会延长 QT 间期,合用可能会导致累加效应,并增加室性心律失常的风险,包括尖端扭转型室性心动过速和猝死,应避免合用
疫苗	合用可能会导致播散性感染的风险
吲哚美辛	合用可能会增加出血并发症的风险,谨慎合用
茚地那韦	合用可能会升高达沙替尼的血药浓度,避免合用
英夫利昔单抗	合用可能会增加感染的风险
罂粟碱	合用可增加室性心律失常的风险,包括尖端扭转型室性心动过速和猝死,禁止合用
右兰索拉唑	合用很可能会降低达沙替尼的全身暴露量
赞布替尼	合用可能会增加出血并发症的风险,谨慎合用
左醋美沙朵	左醋美沙朵可能导致剂量相关的 QT 间期延长,合用可能会导致累加效应,并增加室性心律失常的风险,包括尖端扭转型室性心动过速和猝死,禁止合用

八、博那替尼

与博那替尼合用药物临床评价见表3-88。

表3-88 与博那替尼合用药物临床评价

合用药物	临床评价
阿达木单抗	合用可能会增加感染的风险
阿卡替尼	合用可能会增加出血并发症的风险，谨慎合用
阿扎那韦	合用可能会升高博那替尼的血药浓度，避免合用
安泼那韦	合用可能会升高博那替尼的血药浓度，避免合用
巴瑞替尼	合用可能会增加感染、淋巴瘤和其他恶性肿瘤的风险
贝曲西班	合用可能会增加出血并发症的风险，谨慎合用
贝沙罗丁	合用可能会增加与使用贝沙罗丁有关的胰腺炎的风险，谨慎合用
比美替尼	合用可能会增加出血并发症的风险，谨慎合用
泊沙康唑	合用可能会升高博那替尼的血药浓度，避免合用
博赛普韦	合用可能会升高博那替尼的血药浓度，避免合用
醋竹桃霉素	合用可能会升高博那替尼的血药浓度，避免合用
达帕替尼	合用可能会增加感染、淋巴瘤和其他恶性肿瘤的风险
达沙替尼	合用可能会增加出血并发症的风险，谨慎合用
地拉夫定	合用可能会升高博那替尼的血药浓度，避免合用
地拉罗司	合用可能增加与地拉罗司相关的胃肠道出血的风险
痘苗	合用可能会导致播散性感染的风险
恩克芬尼	合用可能会增加出血并发症的风险，谨慎合用
非甾体抗炎药	合用可能会增加出血并发症的风险，谨慎合用
芬戈莫德	合用可能会增加感染的风险
伏立康唑	合用可能会升高博那替尼的血药浓度，避免合用
福沙那韦	合用可能会升高博那替尼的血药浓度，避免合用
戈利木单抗	合用可能会增加感染的风险
卡博替尼	合用可能会增加出血并发症的风险，谨慎合用
卡介苗	在免疫抑制力减弱的情况下，卡介苗菌株复制增强，在免疫抑制剂或抗肿瘤治疗期间给予膀胱内卡介苗可能与播散性感染的风险有关
卡普利珠单抗	合用可能会增加出血并发症的风险，谨慎合用
抗凝血药	合用可能会增加出血并发症的风险，谨慎合用
抗血小板药	合用可能会增加出血并发症的风险，谨慎合用
考尼伐坦	合用可能会升高博那替尼的血药浓度，避免合用
可比司他	合用可能会升高博那替尼的血药浓度，避免合用
克拉霉素	合用可能会升高博那替尼的血药浓度，避免合用
克拉屈滨	将克拉屈滨与其他免疫抑制剂或骨髓抑制剂一起使用可能会增加感染的风险
来氟米特	合用可能会增加感染的风险
来昔决南钐[153Sm]	合用可能会增加骨髓抑制的风险，从而导致不同类型的血细胞数量减少
雷莫芦单抗	雷莫芦单抗与干扰血小板功能或凝血的药物合用可能会增加出血并发症的风险
鲁索替尼	合用可能会增加出血并发症的风险，谨慎合用

续表

合用药物	临床评价
洛美他派	洛美他派与其他已知可引起肝毒性的药物并用可能会增加肝损伤的风险，洛美他派可导致血清氨基转移酶升高和肝脂肪变性
氯氮平	合用可增加血液学毒性的风险和（或）严重性
米泊美生	合用可能会增加肝损伤的风险
奈非那韦	合用可能会升高博那替尼的血药浓度，避免合用
萘法唑酮	合用可能会升高博那替尼的血药浓度，避免合用
帕比司他	帕比司他可能导致 QT 间期的剂量依赖性延长，合用可能会导致累加效应，并增加室性心律失常的风险，包括尖端扭转型室性心动过速和猝死，应避免合用
培达西替尼	培达西替尼治疗的患者发生了严重的肝毒性病例，有的是致命的
前列腺素类似物	合用可能会增加出血并发症的风险，谨慎合用
秋水仙碱	合用可能显著升高秋水仙碱的血药浓度，该机制包括由于抑制肠、肾近端小管和肝脏中 P 糖蛋白外排转运蛋白而增强了秋水仙碱的吸收，并减少了其排泄
曲妥珠单抗-美坦新偶联物	合用可能会增加出血并发症的风险，谨慎合用
去铁酮	合用可能会增加血液学毒性的风险和（或）严重性
溶栓药	合用可能会增加出血并发症的风险，谨慎合用
瑞戈非尼	合用可能会增加出血并发症的风险，谨慎合用
赛妥珠单抗	合用可能会增加感染的风险
色瑞替尼	合用可能会升高博那替尼的血药浓度，避免合用
沙奎那韦	沙奎那韦可显著升高博那替尼的血药浓度，避免合用
沙利度胺	沙利度胺与糖皮质激素和（或）抗肿瘤药并用可能会增加血栓栓塞的风险
伤寒活疫苗	合用可能会导致播散性感染的风险
泰利霉素	合用可能会升高博那替尼的血药浓度，避免合用
特拉匹韦	合用可能会升高博那替尼的血药浓度，避免合用
特立氟胺	特立氟胺与博那替尼一起使用可能会增加严重感染的风险
替拉那韦	合用可增加出血的风险
替伊莫单抗	合用可能会增加出血并发症的风险，谨慎合用
酮康唑	合用可能会升高博那替尼的血药浓度，避免合用
托法替尼	合用可能会增加感染、淋巴瘤和其他恶性肿瘤的风险
托西莫单抗	合用可能会增加出血并发症的风险
维奈托克	合用可能会升高维奈托克的血药浓度，避免合用
西波莫德	合用可能会增加 QT 间期延长和尖端扭转型心律失常的风险
伊诺特森	合用可能会增加严重的、可能危及生命的出血并发症（包括自发性颅内出血和肺内出血）的风险，谨慎合用
伊曲康唑	合用可能会升高博那替尼的血药浓度，避免合用
依鲁替尼	合用可能会增加出血并发症的风险，谨慎合用
依那西普	合用可能会增加感染的风险
依替巴肽	合用可能会增加出血并发症的风险，谨慎合用
茚地那韦	合用可能会升高博那替尼的血药浓度，避免合用
英夫利昔单抗	合用可能会增加感染的风险
赞布替尼	合用可能会增加出血并发症的风险，谨慎合用

九、拉帕替尼

与拉帕替尼合用药物临床评价见表 3-89。

表 3-89　与拉帕替尼合用药物临床评价

合用药物	临床评价
阿那格雷	阿那格雷可导致 QT 间期的剂量依赖性延长，合用可能会导致累加效应，并增加室性心律失常的风险，包括尖端扭转型室性心动过速和猝死，应避免合用
阿扎那韦	合用可能显著升高拉帕替尼的血药浓度，避免合用
艾代拉里斯	合用可能会升高拉帕替尼的血药浓度，避免合用
安泼那韦	合用可能显著升高拉帕替尼的血药浓度，避免合用
氨基乙酰丙酸	合用可能会增加发生光毒性皮肤反应（严重晒伤）的风险
胺碘酮	胺碘酮可引起剂量相关的 QT 间期延长，合用可能会导致累加效应，并增加室性心律失常的风险，包括尖端扭转型室性心动过速和猝死，应避免合用
奥西替尼	奥西替尼可能会导致剂量相关的 QT 间期延长，合用可能会导致累加效应，并增加室性心律失常的风险，包括尖端扭转型室性心动过速和猝死，谨慎合用
贝达喹啉	合用可增加 QT 间期延长的风险，应避免合用
贝曲西班	合用可能显著升高血浆贝曲西班的浓度
苄普地尔	苄普地尔可引起剂量相关的 QT 间期延长。从理论上讲，合用可能会导致累加效应，并增加室性心律失常的风险，包括尖端扭转型室性心动过速和猝死，应避免合用
丙吡胺	丙吡胺可引起剂量相关的 QT 间期延长，合用可能会导致累加效应，并增加室性心律失常的风险，包括尖端扭转型室性心动过速和猝死，应避免合用
泊沙康唑	合用可能会升高拉帕替尼的血药浓度，避免合用
博赛普韦	合用可能显著升高拉帕替尼的血药浓度，避免合用
醋竹桃霉素	合用可能会升高拉帕替尼的血药浓度，避免合用
地高辛	与拉帕替尼合用可能会显著升高地高辛的血药浓度
地拉夫定	合用可能显著升高拉帕替尼的血药浓度，避免合用
多非利特	多非利特可引起剂量相关的 QT 间期延长，合用可能会导致累加效应，并增加室性心律失常的风险，包括尖端扭转型室性心动过速和猝死，应避免合用
多拉司琼	多拉司琼的活性代谢产物氢多拉西酮可引起剂量相关的 QT 间期延长，合用可能会导致累加效应，并增加室性心律失常的风险，包括尖端扭转型室性心动过速和猝死，应避免合用
凡德他尼	凡德他尼可能导致 QT 间期的浓度依赖性延长，合用可能会导致累加效应，并增加室性心律失常的风险，包括尖端扭转型室性心动过速和猝死，应避免合用
芬戈莫德	合用会增加 QT 间期延长和尖端扭转型心律失常的风险
芬太尼	合用可能显著升高拉帕替尼的血药浓度，避免合用
伏立康唑	合用可能会升高拉帕替尼的血药浓度，避免合用
氟哌啶醇	合用可增加 QT 间期延长的风险，应避免合用
氟哌利多	合用增加室性心律失常的风险，包括尖端扭转型室性心动过速和猝死，应避免合用
福沙那韦	合用可能显著升高拉帕替尼的血药浓度，避免合用
决奈达隆	决奈达隆可能会导致剂量相关的 QT 间期延长，合用可能会导致累加效应，并增加室性心律失常的风险，包括尖端扭转型室性心动过速和猝死，应避免合用
卡博替尼	卡博替尼可导致 QT 间期延长
考尼伐坦	合用可能显著升高拉帕替尼的血药浓度，避免合用

续表

合用药物	临床评价
可比司他	合用可能显著升高拉帕替尼的血药浓度,避免合用
克拉霉素	合用可能显著升高拉帕替尼的血药浓度,避免合用
克唑替尼	克唑替尼会导致QT间期的浓度依赖性延长,合用可能会导致累加效应,并增加室性心律失常的风险,包括尖端扭转型室性心动过速和猝死,应避免合用
奎尼丁	奎尼丁可引起剂量相关的QT间期延长,合用可能会导致累加效应,并增加室性心律失常的风险,包括尖端扭转型室性心动过速和猝死,应避免合用
喹诺酮类	合用增加室性心律失常的风险,包括尖端扭转型室性心动过速和猝死,应避免合用
来伐木林	口服来伐木林可能显著升高拉帕替尼的血药浓度,避免合用,可增加室性心律失常的风险,包括尖端扭转型室性心动过速和猝死
来氟米特	合用可能会增加感染的风险
雷诺嗪	合用可能会升高拉帕替尼的血药浓度,避免合用
利托那韦	合用可能会升高拉帕替尼的血药浓度,避免合用
硫利达嗪	合用可增加QT间期延长的风险,禁止合用
卤泛群	合用可增加QT间期延长的风险,禁止合用
洛美他派	合用可能显著升高洛美他派的血药浓度
洛哌丁胺	合用可能会增加血浆和中枢神经系统中洛哌丁胺的浓度
氯氮平	氯氮平可能会延长心电图的QT间期。从理论上讲,与可能导致QT间期延长的其他药物合用可能导致加和效应,并增加室性心律失常的风险
美沙酮	美沙酮可能会导致剂量相关的QT间期延长,合用可能会导致累加效应,并增加室性心律失常的风险,包括尖端扭转型室性心动过速和猝死,应避免合用
美索达嗪	美索达嗪合用可增加QT间期延长的风险,禁止合用
咪拉地尔	合用可能会升高拉帕替尼的血药浓度,避免合用
米泊美生	合用可能会增加肝损伤的风险
米非司酮	米非司酮可能以剂量相关的方式延长QTc间期,合用可能会导致累加效应,并增加室性心律失常的风险,包括尖端扭转型室性心动过速和猝死,应避免合用
奈非那韦	合用可能会升高拉帕替尼的血药浓度,避免合用
萘法唑酮	合用可能会升高拉帕替尼的血药浓度,避免合用
尼洛替尼	尼洛替尼可导致QT间期的浓度依赖性延长,合用可能会导致累加效应,并增加室性心律失常的风险,包括尖端扭转型室性心动过速和猝死,应避免合用
帕比司他	帕比司他可能导致QT间期的剂量依赖性延长,合用可能会导致累加效应,并增加室性心律失常的风险,包括尖端扭转型室性心动过速和猝死,应避免合用
帕瑞肽	帕瑞肽可导致心动过缓和QT间期延长,合用可能会导致累加效应,并增加室性心律失常的风险,包括尖端扭转型室性心动过速和猝死,谨慎合用
培达西替尼	培达西替尼治疗的患者发生了严重的肝毒性病例,有的是致命的,同时使用其他潜在的肝毒性药物可能会增加肝损伤的风险
匹莫齐特	匹莫齐特可导致QT间期的剂量相关性延长,合用可能会导致累加效应,并增加室性心律失常的风险,包括尖端扭转型室性心动过速和猝死,应避免合用
普鲁卡因胺	普鲁卡因胺可引起剂量相关的QT间期延长,合用可能会导致累加效应,并增加室性心律失常的风险,包括尖端扭转型室性心动过速和猝死,应避免合用
齐拉西酮	合用可增加QT间期延长的风险,禁止合用
秋水仙碱	合用可能显著升高秋水仙碱的血药浓度

合用药物	临床评价
瑞博西利	瑞博西利合用可增加 QT 间期延长的风险，应避免合用
三氧化二砷	三氧化二砷可导致 QT 间期延长和完全房室传导阻滞，合用可能会导致累加效应，并增加室性心律失常的风险，包括尖端扭转型室性心动过速和猝死，应避免合用
色瑞替尼	合用可能显著升高拉帕替尼的血药浓度，避免合用
沙奎那韦	合用可能导致剂量相关的 QT 间期延长，合用可能会导致累加效应，并增加室性心律失常的风险，包括尖端扭转型室性心动过速和猝死，应避免合用
索他洛尔	索他洛尔可引起剂量相关的 QT 间期延长，合用可能会导致累加效应，并增加室性心律失常的风险，包括尖端扭转型室性心动过速和猝死，应避免合用
泰利霉素	合用可能会升高拉帕替尼的血药浓度，避免合用
特立氟胺	合用可能会增加严重感染的风险
替拉那韦	合用可能会升高拉帕替尼的血药浓度，避免合用
酮康唑	合用可能会升高拉帕替尼的血药浓度，避免合用
托瑞米芬	托瑞米芬有可能延长某些患者的 QT 间期，合用可能会导致累加效应，并增加室性心律失常的风险，包括尖端扭转型室性心动过速和猝死，应避免合用
威罗非尼	威罗非尼可引起 QT 间期的浓度依赖性延长，合用可能会导致累加效应，并增加室性心律失常的风险，包括尖端扭转型室性心动过速和猝死，应避免合用
维奈托克	合用可能会升高维奈托克的血药浓度，避免合用
西波莫德	合用可能会增加 QT 间期延长和尖端扭转型心律失常的风险
西沙必利	合用可增加 QT 间期延长的风险，应避免合用
西酞普兰	西酞普兰可导致 QT 间期的剂量依赖性延长，合用可能会导致累加效应，并增加室性心律失常的风险，包括尖端扭转型室性心动过速和猝死，应避免合用
伊伐布雷定	合用可能会增加 QT 间期延长和扭转型心律失常的风险，避免合用
伊卢多啉	拉帕替尼可能会显著升高伊卢多啉的血药浓度，这可能会增加不良反应的风险和（或）严重性，如嗜睡、恶心、呕吐、便秘、腹痛，很少有胰腺炎（胰腺炎症）
伊潘立酮	伊潘立酮可能会导致剂量相关的 QT 间期延长，合用可能会导致累加效应，并增加室性心律失常的风险，包括尖端扭转型室性心动过速和猝死，应避免合用
伊曲康唑	合用可能会升高拉帕替尼的血药浓度，避免合用
依布利特	合用可增加 QT 间期延长的风险，谨慎合用
依度沙班	合用可能会升高依度沙班的血药浓度
依法韦仑	合用可增加 QT 间期延长的风险，谨慎合用
依他普仑	依他普仑可能导致 QT 间期的剂量依赖性延长，合用可能会导致累加效应，并增加室性心律失常的风险，包括尖端扭转型室性心动过速和猝死，应避免合用
依维替尼	依维替尼可能会延长 QT 间期，合用可能会导致累加效应，并增加室性心律失常的风险，包括尖端扭转型室性心动过速和猝死，应避免合用
茚地那韦	合用可能会升高拉帕替尼的血药浓度，避免合用
罂粟碱	罂粟碱冠状动脉内给药与 QT 间期延长和尖端扭转型室性心律失常有关，合用可能会增加 QT 间期延长的风险
左醋美沙朵	左醋美沙朵可能导致剂量相关的 QT 间期延长，合用可能会导致累加效应，并增加室性心律失常的风险，包括尖端扭转型室性心动过速和猝死，禁止合用

十、索拉非尼

与索拉非尼合用药物临床评价见表 3-90。

表 3-90　与索拉非尼合用药物临床评价

合用药物	临床评价
阿那格雷	阿那格雷可导致 QT 间期的剂量依赖性延长,合用可能会导致累加效应,并增加室性心律失常的风险,包括尖端扭转型室性心动过速和猝死,应避免合用
阿扎那韦	合用可能显著升高索拉非尼的血药浓度,避免合用
胺碘酮	胺碘酮可引起剂量相关的 QT 间期延长,合用可能会导致累加效应,并增加室性心律失常的风险,包括尖端扭转型室性心动过速和猝死,应避免合用
奥西替尼	奥西替尼可能会导致剂量相关的 QT 间期延长,合用可能会导致累加效应,并增加室性心律失常的风险,包括尖端扭转型室性心动过速和猝死,谨慎合用
贝达喹啉	合用可增加 QT 间期延长的风险,应避免合用
丙吡胺	丙吡胺可引起剂量相关的 QT 间期延长,合用可能会导致累加效应,并增加室性心律失常的风险,包括尖端扭转型室性心动过速和猝死,应避免合用
多非利特	多非利特可引起剂量相关的 QT 间期延长,合用可能会导致累加效应,并增加室性心律失常的风险,包括尖端扭转型室性心动过速和猝死,应避免合用
多拉司琼	多拉司琼的活性代谢产物氢多拉西酮引起剂量相关的 QT 间期延长,合用可能会导致累加效应,并增加室性心律失常的风险,包括尖端扭转型室性心动过速和猝死,应避免合用
凡德他尼	凡德他尼可能导致 QT 间期的浓度依赖性延长,合用可能会导致累加效应,并增加室性心律失常的风险,包括尖端扭转型室性心动过速和猝死,应避免合用
芬戈莫德	由于其显著的心动过缓作用,在芬戈莫德治疗开始期间接受延长 QT 间期药物的患者中,QT 间期延长和尖端扭转型心律失常的风险可能增加
氟哌啶醇	合用可增加 QT 间期延长的风险,应避免合用
氟哌利多	合用可增加 QT 间期延长的风险,应避免合用
格帕沙星	格帕沙星合用可增加 QT 间期延长的风险,应避免合用
加替沙星	合用可能会导致累加效应,并增加室性心律失常的风险,包括尖端扭转型室性心动过速和猝死,应避免合用
决奈达隆	决奈达隆可能会导致剂量相关的 QT 间期延长,合用可能会导致累加效应,并增加室性心律失常的风险,包括尖端扭转型室性心动过速和猝死,应避免合用
卡铂	索拉非尼与卡铂和紫杉醇的联合给药与鳞状细胞癌患者的死亡风险增加相关
卡博替尼	卡博替尼可导致 QT 间期延长
克唑替尼	克唑替尼会导致 QT 间期的浓度依赖性延长,合用可能会导致累加效应,并增加室性心律失常的风险,包括尖端扭转型室性心动过速和猝死,应避免合用
奎尼丁	奎尼丁可引起剂量相关的 QT 间期延长,合用可能会导致累加效应,并增加室性心律失常的风险,包括尖端扭转型室性心动过速和猝死,应避免合用
来伐木林	合用可能会增加室性心律失常的风险,包括尖端扭转型室性心动过速和猝死
来氟米特	合用可能会增加感染的风险
硫利达嗪	合用可增加 QT 间期延长的风险,禁止合用
卤泛群	合用可增加 QT 间期延长的风险,避免合用
洛美他派	合用可能显著升高洛美他派的血药浓度
氯氮平	氯氮平可能会延长 QT 间期,合用可增加室性心律失常的风险

续表

合用药物	临床评价
美沙酮	美沙酮可能会导致剂量相关的 QT 间期延长，合用可能会导致累加效应，并增加室性心律失常的风险，包括尖端扭转型室性心动过速和猝死，应避免合用
美索达嗪	合用可增加 QT 间期延长的风险，禁止合用
米泊美生	合用可能会增加肝损伤的风险
米非司酮	米非司酮可能以剂量相关的方式延长 QTc 间期，合用可能会导致累加效应，并增加室性心律失常的风险，包括尖端扭转型室性心动过速和猝死，应避免合用
莫西沙星	合用可增加 QT 间期延长的风险，应避免合用
尼洛替尼	尼洛替尼可导致 QT 间期的浓度依赖性延长，合用可能会导致累加效应，并增加室性心律失常的风险，包括尖端扭转型室性心动过速和猝死，应避免合用
帕比司他	帕比司他可能导致 QT 间期的剂量依赖性延长，合用可能会导致累加效应，并增加室性心律失常的风险，包括尖端扭转型室性心动过速和猝死，应避免合用
帕瑞肽	帕瑞肽可导致心动过缓和 QT 间期延长，合用可能会导致累加效应，并增加室性心律失常的风险，包括尖端扭转型室性心动过速和猝死，谨慎合用
培达西替尼	培达西替尼治疗的患者发生了严重的肝毒性病例，有的是致命的，同时使用其他潜在的肝毒性药物可能会增加肝损伤的风险
匹莫齐特	匹莫齐特可导致 QT 间期的剂量相关性延长，合用可能会导致累加效应，并增加室性心律失常的风险，包括尖端扭转型室性心动过速和猝死，应避免合用
普鲁卡因胺	普鲁卡因胺可引起剂量相关的 QT 间期延长，合用可能会导致累加效应，并增加室性心律失常的风险，包括尖端扭转型室性心动过速和猝死，应避免合用
齐拉西酮	合用可增加 QT 间期延长的风险，禁止合用
秋水仙碱	合用可能显著升高秋水仙碱的血药浓度
去铁酮	合用可能会增加血液学毒性的风险和（或）严重性
瑞博西利	合用可增加 QT 间期延长的风险，应避免合用
三氧化二砷	三氧化二砷可导致 QT 间期延长和完全房室传导阻滞，合用可能会导致累加效应，并增加室性心律失常的风险，包括尖端扭转型室性心动过速和猝死，应避免合用
色瑞替尼	合用可能显著升高索拉非尼的血药浓度，避免合用
沙奎那韦	合用可能导致剂量相关的 QT 间期延长，合用可能会导致累加效应，并增加室性心律失常的风险，包括尖端扭转型室性心动过速和猝死，应避免合用
司帕沙星	司帕沙星可能会导致某些患者的 QT 间期剂量相关性延长，合用可能会导致累加效应，并增加室性心律失常的风险，包括尖端扭转型室性心动过速和猝死，应避免合用
索他洛尔	索他洛尔可引起剂量相关的 QT 间期延长，合用可能会导致累加效应，并增加室性心律失常的风险，包括尖端扭转型室性心动过速和猝死，应避免合用
特立氟胺	合用可能会增加严重感染的风险
托瑞米芬	托瑞米芬有可能延长某些患者的心电图 QT 间期，合用可能会导致累加效应，并增加室性心律失常的风险，包括尖端扭转型室性心动过速和猝死，应避免合用
威罗非尼	威罗非尼可引起 QT 间期的浓度依赖性延长，合用可能会导致累加效应，并增加室性心律失常的风险，包括尖端扭转型室性心动过速和猝死，应避免合用
维奈托克	合用可能会升高维奈托克的血药浓度，避免合用
西波莫德	合用可能会增加 QT 间期延长和尖端扭转型心律失常的风险
西沙必利	西沙必利合用可增加 QT 间期延长的风险，应避免合用

合用药物	临床评价
西酞普兰	西酞普兰可导致QT间期的剂量依赖性延长，合用可能会导致累加效应，并增加室性心律失常的风险，包括尖端扭转型室性心动过速和猝死，应避免合用
伊伐布雷定	合用会导致QT间期延长和扭转型心律失常的风险增加，避免合用
伊潘立酮	伊潘立酮可能会导致剂量相关的QT间期延长，合用可能会导致累加效应，并增加室性心律失常的风险，包括尖端扭转型室性心动过速和猝死，应避免合用
依布利特	依布利特合用可增加QT间期延长的风险，谨慎合用
依度沙班	合用可能会升高依度沙班的血药浓度
依法韦仑	合用可增加QT间期延长的风险，谨慎合用
依他普仑	依他普仑可能导致QT间期的剂量依赖性延长，合用可能会导致累加效应，并增加室性心律失常的风险，包括尖端扭转型室性心动过速和猝死，应避免合用
依维替尼	依维替尼可能会延长QT间期，合用可能会导致累加效应，并增加室性心律失常的风险，包括尖端扭转型室性心动过速和猝死，应避免合用
罂粟碱	合用可增加室性心律失常的风险，包括尖端扭转型室性心动过速和猝死，禁止合用
左醋美沙朵	左醋美沙朵可能导致剂量相关的QT间期延长，合用可能会导致累加效应，并增加室性心律失常的风险，包括尖端扭转型室性心动过速和猝死，禁止合用

十一、阿法替尼

与阿法替尼合用药物临床评价见表3-91。

表3-91 与阿法替尼合用药物临床评价

合用药物	临床评价
氨基乙酰丙酸	合用可能会增加发生光毒性皮肤反应（严重晒伤）的风险
来氟米特	合用可能会增加与来氟米特相关的肝损伤的风险
洛美他派	合用可能会增加肝损伤的风险，洛美他派可导致血清氨基转移酶升高和肝脂肪变性，谨慎合用
米泊美生	合用可能会增加肝损伤的风险，米泊美生可引起血清氨基转移酶升高和肝脂肪变性，谨慎合用
培达西替尼	培达西替尼治疗的患者可发生严重的肝毒性，有的是致命的，合用可能会增加肝损伤的风险，避免合用
特立氟胺	合用可增加肝损伤的风险

十二、卡博替尼

与卡博替尼合用药物临床评价见表3-92。

表3-92 与卡博替尼合用药物临床评价

合用药物	临床评价
阿巴瑞克	合用可能会增加室性心律失常的风险，包括尖端扭转型室性心动过速和猝死，应避免合用
阿比特龙	合用可能会增加室性心律失常的风险，包括尖端扭转型室性心动过速和猝死，应避免合用
阿地肝素钠	合用可能会增加出血并发症的风险，谨慎合用
阿夫唑嗪	合用可能会增加室性心律失常的风险，包括尖端扭转型室性心动过速和猝死，应避免合用
阿加曲班	合用可能会增加出血并发症的风险，谨慎合用
阿卡替尼	合用可能会增加出血并发症的风险，谨慎合用
阿米替林	合用可能会增加室性心律失常的风险，包括尖端扭转型室性心动过速和猝死，应避免合用

续表

合用药物	临床评价
阿莫沙平	合用可能会增加室性心律失常的风险，包括尖端扭转型室性心动过速和猝死，应避免合用
阿莫司汀	合用可能会增加室性心律失常的风险，包括尖端扭转型室性心动过速和猝死，应避免合用
阿那格雷	阿那格雷可导致QT间期的剂量依赖性延长，合用可能会导致累加效应，并增加室性心律失常的风险，包括尖端扭转型室性心动过速和猝死，应避免合用
阿帕鲁胺	合用可能会升高卡博替尼的血药浓度，应避免合用
阿哌沙班	合用可能会增加出血并发症的风险，谨慎合用
阿扑吗啡	合用可能会增加室性心律失常的风险，包括尖端扭转型室性心动过速和猝死，应避免合用
阿奇霉素	合用可能会增加室性心律失常的风险，包括尖端扭转型室性心动过速和猝死，应避免合用
阿司咪唑	合用可能会增加室性心律失常的风险，包括尖端扭转型室性心动过速和猝死，应避免合用
阿司匹林	合用可能会增加出血并发症的风险，谨慎合用
阿替普酶	合用可能会增加出血并发症的风险，谨慎合用
阿昔单抗	合用可能会增加出血并发症的风险，谨慎合用
阿扎那韦	合用可能会升高卡博替尼的血药浓度，应避免合用
艾日布林	合用可能会增加室性心律失常的风险，包括尖端扭转型室性心动过速和猝死，应避免合用
安泼那韦	合用可能会升高卡博替尼的血药浓度，应避免合用
胺碘酮	胺碘酮可引起剂量相关的QT间期延长，合用可能会导致累加效应，并增加室性心律失常的风险，包括尖端扭转型室性心动过速和猝死，应避免合用
昂丹司琼	合用可能会增加室性心律失常的风险，包括尖端扭转型室性心动过速和猝死，应避免合用
奥沙利铂	合用可能会增加室性心律失常的风险，包括尖端扭转型室性心动过速和猝死，应避免合用
奥沙普秦	合用可能会增加出血并发症的风险，谨慎合用
奥西替尼	奥西替尼可能会导致剂量相关的QT间期延长，合用可能会导致累加效应，并增加室性心律失常的风险，包括尖端扭转型室性心动过速和猝死，谨慎合用
奥英妥珠单抗	合用可能会增加室性心律失常的风险，包括尖端扭转型室性心动过速和猝死，应避免合用
贝达喹啉	贝达喹啉合用可增加QT间期延长的风险，谨慎合用
贝曲西班	合用可能会增加出血并发症的风险，谨慎合用
苯巴比妥	合用可能会升高卡博替尼的血药浓度，应避免合用
苯基丁氮酮	合用可能会增加出血并发症的风险，谨慎合用
苯妥英	合用可能会升高卡博替尼的血药浓度，应避免合用
比伐卢定	合用可能会增加出血并发症的风险，谨慎合用
比卡鲁胺	合用可以增加不规则心律的风险，这可能是严重和潜在的生命威胁，虽然这是一个相对罕见的不良反应
比美替尼	合用可能会增加出血并发症的风险，谨慎合用
吡罗昔康	合用可能会增加出血并发症的风险，谨慎合用
苄普地尔	苄普地尔可引起剂量相关的QT间期延长，合用可能会导致累加效应，并增加室性心律失常的风险，包括尖端扭转型室性心动过速和猝死，应避免合用
表柔比星	合用可能会增加室性心律失常的风险，包括尖端扭转型室性心动过速和猝死，应避免合用
丙吡胺	丙吡胺可引起剂量相关的QT间期延长。从理论上讲，合用可能会导致累加效应，并增加室性心律失常的风险，包括尖端扭转型室性心动过速和猝死，应避免合用
丙米嗪	合用可能会增加室性心律失常的风险，包括尖端扭转型室性心动过速和猝死，应避免合用
丙嗪	合用可能会增加室性心律失常的风险，包括尖端扭转型室性心动过速和猝死，应避免合用
丙氧芬	合用可能会增加室性心律失常的风险，包括尖端扭转型室性心动过速和猝死，应避免合用
伯氨喹	合用可能会增加室性心律失常的风险，包括尖端扭转型室性心动过速和猝死，应避免合用

续表

合用药物	临床评价
泊那替尼	合用可能会增加出血并发症的风险，谨慎合用
泊沙康唑	合用可能会升高卡博替尼的血药浓度，应避免合用
博赛普韦	合用可能会升高卡博替尼的血药浓度，应避免合用
博舒替尼	合用可能会增加室性心律失常的风险，包括尖端扭转型室性心动过速和猝死，应避免合用
布洛芬	合用可能会增加出血并发症的风险，谨慎合用
醋竹桃霉素	合用可能会升高卡博替尼的血药浓度，应避免合用
达比加群	合用可能会增加出血并发症的风险，谨慎合用
达肝素钠	合用可能会增加出血并发症的风险，谨慎合用
达沙替尼	合用可能会增加室性心律失常的风险，包括尖端扭转型室性心动过速和猝死，应避免合用
氘代丁苯那嗪	合用可能会增加室性心律失常的风险，包括尖端扭转型室性心动过速和猝死，应避免合用
地加瑞克	合用可能会增加室性心律失常的风险，包括尖端扭转型室性心动过速和猝死，应避免合用
地拉夫定	合用可能会升高卡博替尼的血药浓度，应避免合用
地拉罗司	与已知具有致溃疡或出血风险的药物合用可能增加与使用地拉罗司相关的胃肠道出血的风险
地西卢定	合用可能会增加出血并发症的风险，谨慎合用
地昔帕明	合用可能会增加室性心律失常的风险，包括尖端扭转型室性心动过速和猝死，应避免合用
丁苯那嗪	合用可能会增加室性心律失常的风险，包括尖端扭转型室性心动过速和猝死，应避免合用
丁丙诺啡	合用可以增加不规则心律的风险，这可能是严重和潜在的生命威胁，虽然这是一个相对罕见的不良反应
多非利特	多非利特可引起剂量相关的QT间期延长，合用可能会导致累加效应，并增加室性心律失常的风险，包括尖端扭转型室性心动过速和猝死，应避免合用
多拉司琼	多拉司琼可以通过其药理活性代谢产物氢多拉西酮引起剂量相关的QT间期延长，合用可能会导致累加效应，并增加室性心律失常的风险，包括尖端扭转型室性心动过速和猝死，应避免合用
多柔比星	合用可能会增加室性心律失常的风险，包括尖端扭转型室性心动过速和猝死，应避免合用
多塞平（包括外用）	合用可能会增加室性心律失常的风险，包括尖端扭转型室性心动过速和猝死，应避免合用
恩克芬尼	合用可能会增加室性心律失常的风险，包括尖端扭转型室性心动过速和猝死，应避免合用
恩曲替尼	合用可能会增加室性心律失常的风险，包括尖端扭转型室性心动过速和猝死，应避免合用
恩杂鲁胺	合用可能会升高卡博替尼的血药浓度，应避免合用
二氟尼柳	合用可能会增加出血并发症的风险，谨慎合用
伐地那非	合用可能会增加室性心律失常的风险，包括尖端扭转型室性心动过速和猝死，应避免合用
凡德他尼	凡德他尼可能导致QT间期的浓度依赖性延长，合用可能会导致累加效应，并增加室性心律失常的风险，包括尖端扭转型室性心动过速和猝死，应避免合用
非达替尼	合用可能会增加出血并发症的风险，谨慎合用
非诺洛芬	合用可能会增加出血并发症的风险，谨慎合用
芬戈莫德	合用可能会增加感染的风险
伏立康唑	合用可能会升高卡博替尼的血药浓度，应避免合用
氟比洛芬	合用可能会增加出血并发症的风险，谨慎合用
氟奋乃静	合用可能会增加室性心律失常的风险，包括尖端扭转型室性心动过速和猝死，应避免合用
氟卡尼	合用可能会增加室性心律失常的风险，包括尖端扭转型室性心动过速和猝死，应避免合用
氟康唑	合用可能会增加室性心律失常的风险，包括尖端扭转型室性心动过速和猝死，应避免合用
氟哌啶醇	氟哌啶醇合用可增加QT间期延长的风险，应避免合用
氟哌利多	合用可增加QT间期延长的风险，应避免合用

续表

合用药物	临床评价
氟他胺	合用可能会增加室性心律失常的风险，包括尖端扭转型室性心动过速和猝死，应避免合用
氟烷	合用可能会增加室性心律失常的风险，包括尖端扭转型室性心动过速和猝死，应避免合用
氟西汀	合用可能会增加室性心律失常的风险，包括尖端扭转型室性心动过速和猝死，应避免合用
肝素	合用可能会增加出血并发症的风险，谨慎合用
高三尖杉酯碱	合用可能会增加出血并发症的风险
戈舍瑞林	合用可能会增加室性心律失常的风险，包括尖端扭转型室性心动过速和猝死，应避免合用
格拉德吉	合用可能会增加室性心律失常的风险，包括尖端扭转型室性心动过速和猝死，应避免合用
格拉司琼	合用可能会增加室性心律失常的风险，包括尖端扭转型室性心动过速和猝死，应避免合用
格雷沙星	格雷沙星合用可增加QT间期延长的风险，禁止合用
红霉素	合用可能会升高卡博替尼的血药浓度，应避免合用
华法林	合用可能会增加出血并发症的风险，谨慎合用
环丙沙星	合用可能会增加室性心律失常的风险，包括尖端扭转型室性心动过速和猝死，应避免合用
磺吡酮	合用可能会增加出血并发症的风险，谨慎合用
磺达肝素	合用可能会增加出血并发症的风险，谨慎合用
茴茚二酮	合用可能会增加出血并发症的风险，谨慎合用
吉米沙星	合用可能会增加室性心律失常的风险，包括尖端扭转型室性心动过速和猝死，应避免合用
吉特替尼	合用可能会增加室性心律失常的风险，包括尖端扭转型室性心动过速和猝死，应避免合用
加替沙星	合用可增加QT间期延长的风险，应避免合用
加压素	合用可能会增加室性心律失常的风险，包括尖端扭转型室性心动过速和猝死，应避免合用
甲芬那酸	合用可能会增加出血并发症的风险，谨慎合用
甲氟喹	合用可能会增加室性心律失常的风险，包括尖端扭转型室性心动过速和猝死，应避免合用
甲氯芬那酸	合用可能会增加出血并发症的风险，谨慎合用
决奈达隆	合用可增加QT间期延长的风险，禁止合用
卡马西平	合用可能会升高卡博替尼的血药浓度，应避免合用
卡普利珠单抗	合用可能会增加出血并发症的风险，谨慎合用
坎格瑞洛	合用可能会增加出血并发症的风险，谨慎合用
抗凝血酶Ⅲ	合用可能会增加出血并发症的风险，谨慎合用
考尼伐坦	合用可能会升高卡博替尼的血药浓度，应避免合用
可比司他	合用可能会升高卡博替尼的血药浓度，应避免合用
克拉霉素	合用可能会升高卡博替尼的血药浓度，应避免合用
克唑替尼	克唑替尼会导致QT间期的浓度依赖性延长，合用可能会导致累加效应，并增加室性心律失常的风险，包括尖端扭转型室性心动过速和猝死，谨慎合用
奎尼丁	奎尼丁可引起剂量相关的QT间期延长，合用可能会导致累加效应，并增加室性心律失常的风险，包括尖端扭转型室性心动过速和猝死，应避免合用
奎宁	合用可能会增加室性心律失常的风险，包括尖端扭转型室性心动过速和猝死，应避免合用
喹硫平	合用可能会增加室性心律失常的风险，包括尖端扭转型室性心动过速和猝死，应避免合用
拉帕替尼	合用可能会增加室性心律失常的风险，包括尖端扭转型室性心动过速和猝死，应避免合用
来伐木林	合用可能会增加室性心律失常的风险，包括尖端扭转型室性心动过速和猝死
来匹卢定	合用可能会增加出血并发症的风险，谨慎合用
兰索拉唑	非临床数据表明卡博替尼的溶解度是pH依赖性的；因此，通过H$_2$受体拮抗剂或质子泵抑制剂长期抑制胃酸分泌很可能会降低卡博替尼的全身暴露量，不建议合用

续表

合用药物	临床评价
酪洛芬	合用可能会增加出血并发症的风险，谨慎合用
乐伐替尼	合用可能会增加室性心律失常的风险，包括尖端扭转型室性心动过速和猝死，应避免合用
雷莫芦单抗	雷莫芦单抗与干扰血小板功能或凝血的药物合用可能会增加出血并发症的风险
雷诺嗪	合用可能会增加室性心律失常的风险，包括尖端扭转型室性心动过速和猝死，应避免合用
锂剂	合用可能会增加室性心律失常的风险，包括尖端扭转型室性心动过速和猝死，应避免合用
利伐沙班	合用可能会增加出血并发症的风险，谨慎合用
利福布汀	合用可能会升高卡博替尼的血药浓度，应避免合用
利福喷丁	合用可能会升高卡博替尼的血药浓度，应避免合用
利福平	合用可能会升高卡博替尼的血药浓度，应避免合用
利培酮	合用可能会增加室性心律失常的风险，包括尖端扭转型室性心动过速和猝死，应避免合用
利匹韦林	合用可能会增加室性心律失常的风险，包括尖端扭转型室性心动过速和猝死，应避免合用
利托君	β_2肾上腺素能激动剂可引起QT间期的剂量相关延长和钾丢失，与其他能延长QT间期的药物联合用药可能会导致加性效应，增加室性心律失常的风险，包括尖端扭转型室性心动过速和猝死，应避免合用
利托那韦	合用可能会升高卡博替尼的血药浓度，应避免合用
链激酶	合用可能会增加出血并发症的风险，谨慎合用
磷苯妥英	合用可能会升高卡博替尼的血药浓度，应避免合用
膦甲酸	合用可能会增加室性心律失常的风险，包括尖端扭转型室性心动过速和猝死，应避免合用
硫利达嗪	硫利达嗪合用可增加QT间期延长的风险，禁止合用
卤泛群	卤泛群可以导致QT间期的剂量相关性延长；从理论上讲，合用可能会导致累加效应，并增加室性心律失常的风险，包括尖端扭转型室性心动过速和猝死，应避免合用
鲁索替尼	合用可能会增加出血并发症的风险，谨慎合用
罗米地辛	合用可能会增加室性心律失常的风险，包括尖端扭转型室性心动过速和猝死，应避免合用
洛非西定	合用可能会增加室性心律失常的风险，包括尖端扭转型室性心动过速和猝死，应避免合用
洛美沙星	合用可能会增加室性心律失常的风险，包括尖端扭转型室性心动过速和猝死，应避免合用
氯吡格雷	合用可能会增加出血并发症的风险，谨慎合用
氯丙嗪	合用可能会增加室性心律失常的风险，包括尖端扭转型室性心动过速和猝死，应避免合用
氯氮平	合用可增加血液学毒性的风险和（或）严重性
氯法齐明	合用可能会增加室性心律失常的风险，包括尖端扭转型室性心动过速和猝死，应避免合用
氯喹	合用可能会增加室性心律失常的风险，包括尖端扭转型室性心动过速和猝死，应避免合用
氯喹	合用可能会增加室性心律失常的风险，包括尖端扭转型室性心动过速和猝死，应避免合用
氯米帕明	合用可能会增加室性心律失常的风险，包括尖端扭转型室性心动过速和猝死，应避免合用
马普替林	合用可能会增加室性心律失常的风险，包括尖端扭转型室性心动过速和猝死，应避免合用
马西瑞林	马西瑞林可引起QT间期延长，与其他能延长QT间期的药物联合用药可能会导致加性效应，增加室性心律失常的风险，包括尖端扭转型室性心动过速和猝死，应避免合用
美洛昔康	合用可能会增加出血并发症的风险，谨慎合用
美沙酮	美沙酮可能会导致剂量相关的QT间期延长，合用可能会导致累加效应，并增加室性心律失常的风险，包括尖端扭转型室性心动过速和猝死，应避免合用
美索达嗪	美索达嗪合用可增加QT间期延长的风险，禁止合用
咪拉地尔	合用可能会升高卡博替尼的血药浓度，应避免合用
米哚妥林	合用可能会增加室性心律失常的风险，包括尖端扭转型室性心动过速和猝死，应避免合用

续表

合用药物	临床评价
米非司酮	米非司酮可能以剂量相关的方式延长QTc间期,合用可能会导致累加效应,并增加室性心律失常的风险,包括尖端扭转型室性心动过速和猝死,应避免合用
米托坦	合用可能会升高卡博替尼的血药浓度,应避免合用
莫西沙星	合用可增加QT间期延长的风险,应避免合用
奈非那韦	合用可能会升高卡博替尼的血药浓度,应避免合用
萘丁美酮	合用可能会增加出血并发症的风险,谨慎合用
萘法唑酮	合用可能会升高卡博替尼的血药浓度,应避免合用
萘普生	合用可能会增加出血并发症的风险,谨慎合用
尼鲁米特	合用可能会增加室性心律失常的风险,包括尖端扭转型室性心动过速和猝死,应避免合用
尼罗替尼	尼罗替尼可导致QT间期的浓度依赖性延长,合用可能会导致累加效应,并增加室性心律失常的风险,包括尖端扭转型室性心动过速和猝死,应避免合用
尿激酶	合用可能会增加出血并发症的风险,谨慎合用
诺氟沙星	合用可能会增加室性心律失常的风险,包括尖端扭转型室性心动过速和猝死,应避免合用
帕比司他	帕比司他可能导致QT间期的剂量依赖性延长,合用可能会导致累加效应,并增加室性心律失常的风险,包括尖端扭转型室性心动过速和猝死,应避免合用
帕洛诺司琼	合用可能会增加室性心律失常的风险,包括尖端扭转型室性心动过速和猝死,应避免合用
帕潘立酮	合用可能会增加室性心律失常的风险,包括尖端扭转型室性心动过速和猝死,应避免合用
帕瑞肽	帕瑞肽可导致心动过缓和QT间期延长,合用可能会导致累加效应,并增加室性心律失常的风险,包括尖端扭转型室性心动过速和猝死,谨慎合用
帕唑帕尼	合用可能会增加室性心律失常的风险,包括尖端扭转型室性心动过速和猝死,应避免合用
喷他脒	合用可能会增加室性心律失常的风险,包括尖端扭转型室性心动过速和猝死,应避免合用
匹多桑特	合用可能会增加室性心律失常的风险,包括尖端扭转型室性心动过速和猝死,应避免合用
匹莫范色林	合用可能会增加室性心律失常的风险,包括尖端扭转型室性心动过速和猝死,应避免合用
匹莫齐特	匹莫齐特可导致QT间期的剂量相关性延长,合用可能会导致累加效应,并增加室性心律失常的风险,包括尖端扭转型室性心动过速和猝死,应避免合用
扑米酮	合用可能会升高卡博替尼的血药浓度,应避免合用
普卡霉素	合用可能会增加出血并发症的风险,谨慎合用
普拉格雷	合用可能会增加出血并发症的风险,谨慎合用
普鲁卡因胺	普鲁卡因胺可引起剂量相关的QT间期延长,合用可能会导致累加效应,并增加室性心律失常的风险,包括尖端扭转型室性心动过速和猝死,应避免合用
普罗布考	合用可能会增加室性心律失常的风险,包括尖端扭转型室性心动过速和猝死,应避免合用
普罗帕酮	合用可能会增加室性心律失常的风险,包括尖端扭转型室性心动过速和猝死,应避免合用
普罗替林	合用可能会增加室性心律失常的风险,包括尖端扭转型室性心动过速和猝死,应避免合用
七氟烷	合用可能会增加室性心律失常的风险,包括尖端扭转型室性心动过速和猝死,应避免合用
齐拉西酮	齐拉西酮合用可增加QT间期延长的风险,禁止合用
羟氯喹	合用可能会增加室性心律失常的风险,包括尖端扭转型室性心动过速和猝死,应避免合用
羟嗪	合用可能会增加室性心律失常的风险,包括尖端扭转型室性心动过速和猝死,应避免合用
秋水仙碱	与P糖蛋白抑制剂合用可显著提高秋水仙碱的血药浓度;其机制包括通过抑制肠、肾近端小管和肝脏中的P糖蛋白外排转运体,增加秋水仙碱的吸收,减少秋水仙碱的排泄
曲马多	合用可能会增加室性心律失常的风险,包括尖端扭转型室性心动过速和猝死,应避免合用
阿利马嗪	合用可能会增加室性心律失常的风险,包括尖端扭转型室性心动过速和猝死,应避免合用

续表

续表

合用药物	临床评价
曲米帕明	合用可能会增加室性心律失常的风险，包括尖端扭转型室性心动过速和猝死，应避免合用
曲普瑞林	合用可能会增加室性心律失常的风险，包括尖端扭转型室性心动过速和猝死，应避免合用
曲前列尼尔	合用可能会增加出血并发症的风险，谨慎合用
曲妥珠单抗-美坦新偶联物	合用可能会增加出血并发症的风险，谨慎合用
曲唑酮	合用可能会增加室性心律失常的风险，包括尖端扭转型室性心动过速和猝死，应避免合用
去甲替林	合用可能会增加室性心律失常的风险，包括尖端扭转型室性心动过速和猝死，应避免合用
去纤核苷酸	合用可能会增加出血并发症的风险，谨慎合用
全氟丙烷	合用增加室性心律失常的风险，包括尖端扭转型室性心动过速和猝死，应避免合用
柔红霉素	合用可能会增加室性心律失常的风险，包括尖端扭转型室性心动过速和猝死，应避免合用
瑞博西利	瑞博西利可引起QT间期的剂量相关延长，与其他能延长QT间期的药物联合用药可能会导致加性效应，增加室性心律失常的风险，包括尖端扭转型室性心动过速和猝死，应避免合用
瑞戈非尼	合用可能会增加出血并发症的风险，谨慎合用
瑞替普酶	合用可能会增加出血并发症的风险，谨慎合用
噻氯匹定	合用可能会增加出血并发症的风险，谨慎合用
三氟丙嗪	合用可能会增加室性心律失常的风险，包括尖端扭转型室性心动过速和猝死，应避免合用
三氟拉嗪	合用可能会增加室性心律失常的风险，包括尖端扭转型室性心动过速和猝死，应避免合用
三氯苯咪唑	合用可能会增加室性心律失常的风险，包括尖端扭转型室性心动过速和猝死，应避免合用
三氧化二砷	三氧化二砷可导致QT间期延长和完全房室传导阻滞，合用可能会导致累加效应，并增加室性心律失常的风险，包括尖端扭转型室性心动过速和猝死，谨慎合用
色瑞替尼	合用可能会升高卡博替尼的血药浓度，应避免合用
沙奎那韦	沙奎那韦与利托那韦合用可能导致剂量相关的QT间期延长，合用可能会导致累加效应，并增加室性心律失常的风险，包括尖端扭转型室性心动过速和猝死，应避免合用
沙利度胺	沙利度胺与糖皮质激素和（或）抗肿瘤药物合用可增加血栓栓塞的风险
舍曲林	合用可能会增加室性心律失常的风险，包括尖端扭转型室性心动过速和猝死，应避免合用
舒林酸	合用可能会增加出血并发症的风险，谨慎合用
舒尼替尼	合用可能会增加室性心律失常的风险，包括尖端扭转型室性心动过速和猝死，应避免合用
双氯芬酸	合用可能会增加出血并发症的风险，谨慎合用
双嘧达莫	合用可能会增加出血并发症的风险，谨慎合用
双香豆素	合用可能会增加出血并发症的风险，谨慎合用
司帕沙星	合用可增加QT间期延长的风险，禁止合用
索拉非尼	合用可能会增加室性心律失常的风险，包括尖端扭转型室性心动过速和猝死，应避免合用
索利那新	合用可能会增加室性心律失常的风险，包括尖端扭转型室性心动过速和猝死，应避免合用
索他洛尔	索他洛尔可引起剂量相关的QT间期延长，合用可能会导致累加效应，并增加室性心律失常的风险，包括尖端扭转型室性心动过速和猝死，应避免合用
他克莫司	合用可能会增加室性心律失常的风险，包括尖端扭转型室性心动过速和猝死，应避免合用
他莫昔芬	合用可能会增加室性心律失常的风险，包括尖端扭转型室性心动过速和猝死，应避免合用
泰利霉素	合用可能会升高卡博替尼的血药浓度，应避免合用
特布他林	β_2肾上腺素能激动剂可引起QT间期的剂量相关延长和钾丢失，与其他能延长QT间期的药物联合用药可能会导致加性效应，增加室性心律失常的风险，包括尖端扭转型室性心动过速和猝死，应避免合用
特非那定	合用可能会增加室性心律失常的风险，包括尖端扭转型室性心动过速和猝死，应避免合用

合用药物	临床评价
特拉那韦	合用可能会升高卡博替尼的血药浓度，应避免合用
特拉万星	合用可能会增加室性心律失常的风险，包括尖端扭转型室性心动过速和猝死，应避免合用
替格瑞洛	合用可能会增加出血并发症的风险，谨慎合用
替拉那韦	合用可增加出血的风险
替罗非班	合用可能会增加出血并发症的风险，谨慎合用
替奈普酶	合用可能会增加出血并发症的风险，谨慎合用
替伊莫单抗	替伊莫单抗与干扰血小板功能或凝血的药物合用可能会增加出血并发症的风险，谨慎合用
替扎尼定	合用可能会增加室性心律失常的风险，包括尖端扭转型室性心动过速和猝死，应避免合用
亭扎肝素	合用可能会增加出血并发症的风险，谨慎合用
酮咯酸	合用可能会增加出血并发症的风险，谨慎合用
酮康唑	合用可能会升高卡博替尼的血药浓度，应避免合用
托美丁	合用可能会增加出血并发症的风险，谨慎合用
托瑞米芬	托瑞米芬有可能延长某些患者的心电图 QT 间期，合用可能会导致累加效应，并增加室性心律失常的风险，包括尖端扭转型室性心动过速和猝死，应避免合用
托西莫单抗	合用可能会增加出血并发症的风险
维罗非尼	维罗非尼可引起 QT 间期的浓度依赖性延长，合用可能会导致累加效应，并增加室性心律失常的风险，包括尖端扭转型室性心动过速和猝死，应避免合用
维奈托克	合用可能会升高维奈托克的血药浓度
文拉法辛	合用可能会增加室性心律失常的风险，包括尖端扭转型室性心动过速和猝死，应避免合用
沃拉帕沙	合用可能会增加出血并发症的风险，谨慎合用
西波莫德	合用可能会增加 QT 延长和尖端扭转性心律失常的风险
西洛他唑	合用可能会增加出血并发症的风险，谨慎合用
西沙必利	西沙必利合用可增加 QT 间期延长的风险，应避免合用；西沙必利与其他可延长 QT 间期的药物并用被认为是禁忌的
西酞普兰	西酞普兰可导致 QT 间期的剂量依赖性延长，合用可能会导致累加效应，并增加室性心律失常的风险，包括尖端扭转型室性心动过速和猝死，应避免合用
腺苷	腺苷可诱发长 QT 间期综合征患者出现扭转型室性心律失常；理论上，腺苷与延长 QT 间期的药物合用也会增加这种风险
缬苯那嗪	合用可能会增加室性心律失常的风险，包括尖端扭转型室性心动过速和猝死，应避免合用
溴芬酸	合用可能会增加出血并发症的风险，谨慎合用
氧氟沙星	合用可能会增加室性心律失常的风险，包括尖端扭转型室性心动过速和猝死，应避免合用
伊达比星	合用可能会增加室性心律失常的风险，包括尖端扭转型室性心动过速和猝死，应避免合用
伊伐布雷定	合用会导致 QT 延长和扭转性心律失常的风险增加，避免合用
伊洛前列素	合用可能会增加出血并发症的风险，谨慎合用
伊诺特森	合用伊诺特森和干扰血小板功能或凝血的药物可能会增加发生严重的、可能危及生命的出血并发症的风险，包括自发性颅内出血和肺出血；伊诺特森导致血小板数量减少，这可能导致突然和不可预测的血小板减少
伊潘立酮	伊潘立酮可能会导致剂量相关的 QT 间期延长，合用可能会导致累加效应，并增加室性心律失常的风险，包括尖端扭转型室性心动过速和猝死，应避免合用
伊曲康唑	合用可能会升高卡博替尼的血药浓度，应避免合用
依布利特	依布利特合用可增加 QT 间期延长的风险，谨慎合用

续表

合用药物	临床评价
依度沙班	合用可能会增加出血并发症的风险,谨慎合用
依法韦仑	合用可增加QT间期延长的风险,谨慎合用,合用可能会导致累加效应,并增加室性心律失常的风险,包括尖端扭转型室性心动过速和猝死,应避免合用
依鲁替尼	合用可能会增加出血并发症的风险,谨慎合用
依诺肝素	合用可能会增加出血并发症的风险,谨慎合用
依前列醇	合用可能会增加出血并发症的风险,谨慎合用
依他普仑	依他普仑可能导致QT间期的剂量依赖性延长,合用可能会导致累加效应,并增加室性心律失常的风险,包括尖端扭转型室性心动过速和猝死,谨慎合用
依替巴肽	合用可能会增加出血并发症的风险,谨慎合用
依托度酸	合用可能会增加出血并发症的风险,谨慎合用
依维替尼	依维替尼可能会延长QT间期,合用可能会导致累加效应,并增加室性心律失常的风险,包括尖端扭转型室性心动过速和猝死,应避免合用
依佐加滨	合用可能会增加室性心律失常的风险,包括尖端扭转型室性心动过速和猝死,应避免合用
异丙嗪	合用可能会增加室性心律失常的风险,包括尖端扭转型室性心动过速和猝死,应避免合用
异丙肾上腺素	β_2肾上腺素能激动剂可引起QT间期的剂量相关延长和钾丢失,与其他能延长QT间期的药物联合用药可能会导致加性效应,增加室性心律失常的风险,包括尖端扭转型室性心动过速和猝死,应避免合用
吲哚美辛	合用可能会增加出血并发症的风险,谨慎合用
茚地那韦	合用可能会升高卡博替尼的血药浓度,应避免合用
罂粟碱	合用可增加室性心律失常的风险,包括尖端扭转型室性心动过速和猝死,禁止合用
赞布替尼	合用可能会增加出血并发症的风险,谨慎合用
组氨瑞林	合用可能会增加室性心律失常的风险,包括尖端扭转型室性心动过速和猝死,应避免合用
左醋美沙朵	左醋美沙朵可能导致剂量相关的QT间期延长,合用可能会导致累加效应,并增加室性心律失常的风险,包括尖端扭转型室性心动过速和猝死,禁止合用
左美丙嗪	合用可能会增加室性心律失常的风险,包括尖端扭转型室性心动过速和猝死,应避免合用

十三、克唑替尼

与克唑替尼合用药物临床评价见表3-93。

表3-93 与克唑替尼合用药物临床评价

合用药物	临床评价
阿巴瑞克	合用可导致QT间期延长,增加室性心律失常的风险,包括尖端扭转型室性心动过速和猝死,应避免合用
阿比特龙	合用可导致QT间期延长,增加室性心律失常的风险,包括尖端扭转型室性心动过速和猝死,应避免合用
阿伐那非	合用可能会升高阿伐那非的血药浓度
阿法替尼	合用可能显著增加阿法替尼的血药浓度,阿法替尼的血药浓度在体外已显示主要被CYP3A4代谢,在较小程度上被CYP2C9代谢
阿芬太尼	合用可能显著升高阿芬太尼的血药浓度
阿夫唑嗪	合用可导致QT间期延长,增加室性心律失常的风险,包括尖端扭转型室性心动过速和猝死,应避免合用
阿卡替尼	合用可显著升高阿卡替尼的血药浓度
阿米替林	合用可导致QT间期延长,增加室性心律失常的风险,包括尖端扭转型室性心动过速和猝死,应避免合用
阿莫沙平	合用可导致QT间期延长,增加室性心律失常的风险,包括尖端扭转型室性心动过速和猝死,应避免合用

续表

合用药物	临床评价
阿那格雷	阿那格雷可导致QT间期的剂量依赖性延长，合用可能会导致累加效应，并增加室性心律失常的风险，包括尖端扭转型室性心动过速和猝死，应避免合用
阿帕鲁胺	合用可能会升高克唑替尼的血药浓度，避免合用
阿扑吗啡	合用可导致QT间期延长，增加室性心律失常的风险，包括尖端扭转型室性心动过速和猝死，应避免合用
阿奇霉素	合用可导致QT间期延长，增加室性心律失常的风险，包括尖端扭转型室性心动过速和猝死，应避免合用
阿塞那平	克唑替尼会导致QT间期的浓度依赖性延长，合用可能会导致累加效应，并增加室性心律失常的风险，包括尖端扭转型室性心动过速和猝死，应避免合用
阿司咪唑	合用可导致QT间期延长，增加室性心律失常的风险，包括尖端扭转型室性心动过速和猝死，应避免合用
阿司匹林	克唑替尼与干扰血小板功能或凝血的药物合用可能会增加出血并发症的风险，谨慎合用
阿扎那韦	合用可能会升高克唑替尼的血药浓度，避免合用
艾代拉里斯	与CYP3A4的强效抑制剂共同给药可能显著升高艾代拉里斯的血药浓度
艾日布林	合用可导致QT间期延长，增加室性心律失常的风险，包括尖端扭转型室性心动过速和猝死，应避免合用
安泼那韦	合用可能会升高克唑替尼的血药浓度，避免合用
胺碘酮	胺碘酮可引起剂量相关的QT间期延长，合用可能会导致累加效应，并增加室性心律失常的风险，包括尖端扭转型室性心动过速和猝死，应避免合用
昂丹司琼	合用可导致QT间期延长，增加室性心律失常的风险，包括尖端扭转型室性心动过速和猝死，应避免合用
奥拉帕尼	合用可能显著升高奥拉帕尼的血药浓度
奥沙利铂	合用可导致QT间期延长，增加室性心律失常的风险，包括尖端扭转型室性心动过速和猝死，应避免合用
奥西替尼	奥西替尼可能会导致剂量相关的QT间期延长，合用可能会导致累加效应，并增加室性心律失常的风险，包括尖端扭转型室性心动过速和猝死，谨慎合用
奥英妥珠单抗	合用可导致QT间期延长，增加室性心律失常的风险，包括尖端扭转型室性心动过速和猝死，应避免合用
贝达喹啉	贝达喹啉合用可增加QT间期延长的风险，谨慎合用
贝曲西班	克唑替尼与干扰血小板功能或凝血的药物合用可能会增加出血并发症的风险，谨慎合用
苯巴比妥	合用可能会升高克唑替尼的血药浓度，避免合用
苯妥英	合用可能会升高克唑替尼的血药浓度，避免合用
比卡鲁胺	合用可以增加不规则心律的风险，这可能是严重和潜在的生命威胁，虽然这是一个相对罕见的不良反应
苄普地尔	苄普地尔可引起剂量相关的QT间期延长，合用可能会导致累加效应，并增加室性心律失常的风险，包括尖端扭转型室性心动过速和猝死，应避免合用
表柔比星	合用可导致QT间期延长，增加室性心律失常的风险，包括尖端扭转型室性心动过速和猝死，应避免合用
丙吡胺	丙吡胺可引起剂量相关的QT间期延长。从理论上讲，合用可能会导致累加效应，并增加室性心律失常的风险，包括尖端扭转型室性心动过速和猝死，应避免合用
丙米嗪	合用可导致QT间期延长，增加室性心律失常的风险，包括尖端扭转型室性心动过速和猝死，应避免合用
丙嗪	合用可导致QT间期延长，增加室性心律失常的风险，包括尖端扭转型室性心动过速和猝死，应避免合用
丙氧芬	合用可导致QT间期延长，增加室性心律失常的风险，包括尖端扭转型室性心动过速和猝死，应避免合用
伯氨喹	合用可导致QT间期延长，增加室性心律失常的风险，包括尖端扭转型室性心动过速和猝死，应避免合用
泊沙康唑	合用可能会升高克唑替尼的血药浓度，避免合用
博赛普韦	合用可能会升高克唑替尼的血药浓度，避免合用
博舒替尼	合用可导致QT间期延长，增加室性心律失常的风险，包括尖端扭转型室性心动过速和猝死，应避免合用
布托啡诺	合用可能会增加血浆中丁啡诺的浓度，可能会增加或延长药物不良反应，并可能导致致命的呼吸抑制
醋竹桃霉素	合用可能会升高克唑替尼的血药浓度，避免合用

续表

合用药物	临床评价
达沙替尼	合用可导致 QT 间期延长，增加室性心律失常的风险，包括尖端扭转型室性心动过速和猝死，应避免合用
氘代丁苯那嗪	合用可导致 QT 间期延长，增加室性心律失常的风险，包括尖端扭转型室性心动过速和猝死，应避免合用
地夫可特	与 CYP3A4 的强效或中度抑制剂共同给药可能显著升高 21-地夫可特的血药浓度，这是地夫可特的活性代谢产物，是口服给药后由酯酶形成的，并被 CYP3A4 代谢成几种惰性代谢产物
地加瑞克	合用可导致 QT 间期延长，增加室性心律失常的风险，包括尖端扭转型室性心动过速和猝死，应避免合用
地拉夫定	合用可能会升高克唑替尼的血药浓度，避免合用
地昔帕明	合用可导致 QT 间期延长，增加室性心律失常的风险，包括尖端扭转型室性心动过速和猝死，应避免合用
丁苯那嗪	合用可导致 QT 间期延长，增加室性心律失常的风险，包括尖端扭转型室性心动过速和猝死，应避免合用
丁丙诺啡	合用可以增加不规则心律的风险，这可能是严重和潜在的生命威胁，虽然这是一个相对罕见的不良反应
多非利特	多非利特可引起剂量相关的 QT 间期延长，合用可能会导致累加效应，并增加室性心律失常的风险，包括尖端扭转型室性心动过速和猝死，应避免合用
多拉司琼	多拉司琼可以通过其药理活性代谢物氢多拉西酮引起剂量相关的 QT 间期延长，合用可能会导致累加效应，并增加室性心律失常的风险，包括尖端扭转型室性心动过速和猝死，应避免合用
多柔比星	合用可导致 QT 间期延长，增加室性心律失常的风险，包括尖端扭转型室性心动过速和猝死，应避免合用
多塞平（包括外用）	合用可导致 QT 间期延长，增加室性心律失常的风险，包括尖端扭转型室性心动过速和猝死，应避免合用
多西他赛	与强效 CYP3A4 抑制剂或 CYP3A4 双重抑制剂和 P 糖蛋白抑制剂共同给药可能显著升高多西他赛的血药浓度，多西紫杉醇是 CYP3A4 和 P 糖蛋白的底物
恩克芬尼	合用可导致 QT 间期延长，增加室性心律失常的风险，包括尖端扭转型室性心动过速和猝死，应避免合用
恩曲替尼	合用可导致 QT 间期延长，增加室性心律失常的风险，包括尖端扭转型室性心动过速和猝死，应避免合用
恩杂鲁胺	合用可能会升高克唑替尼的血药浓度，避免合用
伐地那非	合用可导致 QT 间期延长，增加室性心律失常的风险，包括尖端扭转型室性心动过速和猝死，应避免合用
凡德他尼	凡德他尼可能导致 QT 间期的浓度依赖性延长，合用可能会导致累加效应，并增加室性心律失常的风险，包括尖端扭转型室性心动过速和猝死，应避免合用
芬戈莫德	合用可能会增加感染的风险
芬太尼	合用可能升高芬太尼的血药浓度，芬太尼浓度升高可能会增加或延长药物不良反应，并可能导致致命的呼吸抑制
奋乃静	克唑替尼会导致 QT 间期的浓度依赖性延长，合用可能会导致累加效应，并增加室性心律失常的风险，包括尖端扭转型室性心动过速和猝死，应避免合用
伏立康唑	合用可能会升高克唑替尼的血药浓度，避免合用
氟班色林	合用可能显著升高氟班色林的血药浓，可能增加发生严重低血压、晕厥和中枢神经系统抑制的风险
氟奋乃静	合用可导致 QT 间期延长，增加室性心律失常的风险，包括尖端扭转型室性心动过速和猝死，应避免合用
氟卡尼	合用可导致 QT 间期延长，增加室性心律失常的风险，包括尖端扭转型室性心动过速和猝死，应避免合用
氟康唑	合用可导致 QT 间期延长，增加室性心律失常的风险，包括尖端扭转型室性心动过速和猝死，应避免合用
氟哌啶醇	氟哌啶醇合用可增加 QT 间期延长的风险，应避免合用
氟哌利多	合用可增加 QT 间期延长的风险，应避免合用
氟他胺	合用可导致 QT 间期延长，增加室性心律失常的风险，包括尖端扭转型室性心动过速和猝死，应避免合用
氟烷	合用可导致 QT 间期延长，增加室性心律失常的风险，包括尖端扭转型室性心动过速和猝死，应避免合用
氟西汀	合用可导致 QT 间期延长，增加室性心律失常的风险，包括尖端扭转型室性心动过速和猝死，应避免合用
福沙那韦	合用可能显著升高福沙那韦的血药浓度

续表

合用药物	临床评价
戈舍瑞林	合用可导致QT间期延长，增加室性心律失常的风险，包括尖端扭转型室性心动过速和猝死，应避免合用
格拉德吉	合用可导致QT间期延长，增加室性心律失常的风险，包括尖端扭转型室性心动过速和猝死，应避免合用
格拉司琼	合用可导致QT间期延长，增加室性心律失常的风险，包括尖端扭转型室性心动过速和猝死，应避免合用
胍法辛	合用可能显著升高胍法辛的血药浓度
贯叶连翘	合用可能会降低克唑替尼的血药浓度，避免合用
红霉素	合用可能会升高克唑替尼的血药浓度，避免合用
吉特替尼	合用可导致QT间期延长，增加室性心律失常的风险，包括尖端扭转型室性心动过速和猝死，应避免合用
加压素	合用可导致QT间期延长，增加室性心律失常的风险，包括尖端扭转型室性心动过速和猝死，应避免合用
甲氟喹	合用可导致QT间期延长，增加室性心律失常的风险，包括尖端扭转型室性心动过速和猝死，应避免合用
决奈达隆	合用可增加QT间期延长的风险，禁止合用
卡博替尼	克唑替尼会导致QT间期的浓度依赖性延长，合用可能会导致累加效应，并增加室性心律失常的风险，包括尖端扭转型室性心动过速和猝死，应避免合用
卡马西平	合用可能会降低克唑替尼的血药浓度，避免合用
考尼伐坦	合用可能会升高克唑替尼的血药浓度，避免合用
可比司他	合用可能会升高克唑替尼的血药浓度，避免合用
可比替尼	合用可能显著升高可比替尼的血药浓度
克拉霉素	合用可能会升高克唑替尼的血药浓度，避免合用
奎尼丁	奎尼丁可引起剂量相关的QT间期延长，合用可能会导致累加效应，并增加室性心律失常的风险，包括尖端扭转型室性心动过速和猝死，应避免合用
奎宁	合用可导致QT间期延长，增加室性心律失常的风险，包括尖端扭转型室性心动过速和猝死，应避免合用
喹硫平	合用可导致QT间期延长，增加室性心律失常的风险，包括尖端扭转型室性心动过速和猝死，应避免合用
喹诺酮药物	合用可导致QT间期延长，增加室性心律失常的风险，包括尖端扭转型室性心动过速和猝死，应避免合用
拉帕替尼	合用可导致QT间期延长，增加室性心律失常的风险，包括尖端扭转型室性心动过速和猝死，应避免合用
来伐木林	合用可能会增加室性心律失常的风险，包括尖端扭转型室性心动过速和猝死
来氟米特	合用可能会增加与来氟米特相关的肝损伤的风险
乐伐替尼	合用可导致QT间期延长，增加室性心律失常的风险，包括尖端扭转型室性心动过速和猝死，应避免合用
雷诺嗪	合用可导致QT间期延长，增加室性心律失常的风险，包括尖端扭转型室性心动过速和猝死，应避免合用
锂剂	合用可导致QT间期延长，增加室性心律失常的风险，包括尖端扭转型室性心动过速和猝死，应避免合用
利福布汀	合用可能会升高克唑替尼的血药浓度，避免合用
利福喷丁	合用可能会升高克唑替尼的血药浓度，避免合用
利福平	合用可能会升高克唑替尼的血药浓度，避免合用
利培酮	合用可导致QT间期延长，增加室性心律失常的风险，包括尖端扭转型室性心动过速和猝死，应避免合用
利匹韦林	合用可导致QT间期延长，增加室性心律失常的风险，包括尖端扭转型室性心动过速和猝死，应避免合用
利托君	β_2肾上腺素能激动剂可引起QT间期的剂量相关延长和钾丢失，与其他能延长QT间期的药物联合用药可能会导致加性效应，增加室性心律失常的风险，包括尖端扭转型室性心动过速和猝死，应避免合用
利托那韦	合用可能会升高克唑替尼的血药浓度，避免合用
亮丙瑞林	克唑替尼会导致QT间期的浓度依赖性延长，合用可能会导致累加效应，并增加室性心律失常的风险，包括尖端扭转型室性心动过速和猝死，应避免合用
磷苯妥英	合用可能会升高克唑替尼的血药浓度，避免合用
膦甲酸	合用可导致QT间期延长，增加室性心律失常的风险，包括尖端扭转型室性心动过速和猝死，应避免合用
硫利达嗪	硫利达嗪合用可增加QT间期延长的风险，禁止合用

合用药物	临床评价
卢美哌隆	合用可能会升高卢美哌隆的血药浓度
卤泛群	卤泛群可以导致QT间期的剂量相关性延长,从理论上讲,合用可能会导致累加效应,并增加室性心律失常的风险,包括尖端扭转型室性心动过速和猝死,应避免合用
鲁拉西酮	合用可能显著升高鲁拉西酮及其活性代谢物的血药浓度
罗米地辛	合用可导致QT间期延长,增加室性心律失常的风险,包括尖端扭转型室性心动过速和猝死,应避免合用
洛非西定	合用可导致QT间期延长,增加室性心律失常的风险,包括尖端扭转型室性心动过速和猝死,应避免合用
洛美他派	合用可能会显著升高洛美他派的血药浓度
氯丙嗪	合用可导致QT间期延长,增加室性心律失常的风险,包括尖端扭转型室性心动过速和猝死,应避免合用
氯氮平	合用可增加血液学毒性的风险和(或)严重性
氯法齐明	合用可导致QT间期延长,增加室性心律失常的风险,包括尖端扭转型室性心动过速和猝死,应避免合用
氯喹	合用可导致QT间期延长,增加室性心律失常的风险,包括尖端扭转型室性心动过速和猝死,应避免合用
氯米帕明	合用可导致QT间期延长,增加室性心律失常的风险,包括尖端扭转型室性心动过速和猝死,应避免合用
马普替林	合用可导致QT间期延长,增加室性心律失常的风险,包括尖端扭转型室性心动过速和猝死,应避免合用
马西瑞林	马西瑞林可引起QT间期延长,与其他能延长QT间期的药物联合用药可能会导致加性效应,增加室性心律失常的风险,包括尖端扭转型室性心动过速和猝死,应避免合用
美沙酮	美沙酮可能会导致剂量相关的QT间期延长,合用可能会导致累加效应,并增加室性心律失常的风险,包括尖端扭转型室性心动过速和猝死,应避免合用
美索达嗪	合用可增加QT间期延长的风险,禁止合用
米泊美生	合用可能会增加肝损伤的风险
米哚妥林	合用可导致QT间期延长,增加室性心律失常的风险,包括尖端扭转型室性心动过速和猝死,应避免合用
米非司酮	米非司酮可能以剂量相关的方式延长QTc间期,合用可能会导致累加效应,并增加室性心律失常的风险,包括尖端扭转型室性心动过速和猝死,应避免合用
米塔扎平	克唑替尼会导致QT间期的浓度依赖性延长,合用可能会导致累加效应,并增加室性心律失常的风险,包括尖端扭转型室性心动过速和猝死,应避免合用
米托坦	合用可能会升高克唑替尼的血药浓度,避免合用
奈非那韦	合用可能会升高克唑替尼的血药浓度,避免合用
奈拉替尼	合用可能显著升高奈拉替尼的血药浓度
萘法唑酮	合用可能会升高克唑替尼的血药浓度,避免合用
尼鲁米特	合用可导致QT间期延长,增加室性心律失常的风险,包括尖端扭转型室性心动过速和猝死,应避免合用
尼洛替尼	尼洛替尼可导致QT间期的浓度依赖性延长,合用可能会导致累加效应,并增加室性心律失常的风险,包括尖端扭转型室性心动过速和猝死,应避免合用
帕比司他	帕比司他可能导致QT间期的剂量依赖性延长,合用可能会导致累加效应,并增加室性心律失常的风险,包括尖端扭转型室性心动过速和猝死,应避免合用
帕洛诺司琼	合用可导致QT间期延长,增加室性心律失常的风险,包括尖端扭转型室性心动过速和猝死,应避免合用
帕潘立酮	合用可导致QT间期延长,增加室性心律失常的风险,包括尖端扭转型室性心动过速和猝死,应避免合用
帕瑞肽	帕瑞肽可导致心动过缓和QT间期延长,合用可能会导致累加效应,并增加室性心律失常的风险,包括尖端扭转型室性心动过速和猝死,谨慎合用
帕唑帕尼	合用可导致QT间期延长,增加室性心律失常的风险,包括尖端扭转型室性心动过速和猝死,应避免合用
培达西替尼	培达西替尼治疗的患者有发生严重肝毒性的病例,有的是致命的,同时使用其他潜在的肝毒性药物可能会增加肝损伤的风险
喷他脒	合用可导致QT间期延长,增加室性心律失常的风险,包括尖端扭转型室性心动过速和猝死,应避免合用

合用药物	临床评价
匹多桑特	合用可导致 QT 间期延长，增加室性心律失常的风险，包括尖端扭转型室性心动过速和猝死，应避免合用
匹莫范色林	合用可导致 QT 间期延长，增加室性心律失常的风险，包括尖端扭转型室性心动过速和猝死，应避免合用
匹莫齐特	匹莫齐特可导致 QT 间期的剂量相关性延长，合用可能会导致累加效应，并增加室性心律失常的风险，包括尖端扭转型室性心动过速和猝死，应避免合用
扑米酮	合用可能会升高克唑替尼的血药浓度，避免合用
普拉格雷	克唑替尼与干扰血小板功能或凝血的药物合用可能会增加出血并发症的风险，谨慎合用
普鲁卡因胺	普鲁卡因胺可引起剂量相关的 QT 间期延长，合用可能会导致累加效应，并增加室性心律失常的风险，包括尖端扭转型室性心动过速和猝死，应避免合用
普罗布考	合用可导致 QT 间期延长，增加室性心律失常的风险，包括尖端扭转型室性心动过速和猝死，应避免合用
普罗帕酮	合用可导致 QT 间期延长，增加室性心律失常的风险，包括尖端扭转型室性心动过速和猝死，应避免合用
普罗替林	合用可导致 QT 间期延长，增加室性心律失常的风险，包括尖端扭转型室性心动过速和猝死，应避免合用
七氟烷	合用可导致 QT 间期延长，增加室性心律失常的风险，包括尖端扭转型室性心动过速和猝死，应避免合用
齐拉西酮	合用可增加 QT 间期延长的风险，禁止合用
羟考酮	合用可能会升高羟考酮的血药浓度，可能会增加或延长药物不良反应，并可能导致致命的呼吸抑制
羟氯喹	合用可导致 QT 间期延长，增加室性心律失常的风险，包括尖端扭转型室性心动过速和猝死，应避免合用
羟嗪	合用可导致 QT 间期延长，增加室性心律失常的风险，包括尖端扭转型室性心动过速和猝死，应避免合用
氢可酮	合用可能会升高氢可酮的血药浓度，可能会增加或延长药物不良反应，并可能导致致命的呼吸抑制
秋水仙碱	合用可显著升高秋水仙碱的血药浓度
曲马多	合用可导致 QT 间期延长，增加室性心律失常的风险，包括尖端扭转型室性心动过速和猝死，应避免合用
阿利马嗪	合用可导致 QT 间期延长，增加室性心律失常的风险，包括尖端扭转型室性心动过速和猝死，应避免合用
曲米帕明	合用可导致 QT 间期延长，增加室性心律失常的风险，包括尖端扭转型室性心动过速和猝死，应避免合用
曲普瑞林	合用可导致 QT 间期延长，增加室性心律失常的风险，包括尖端扭转型室性心动过速和猝死，应避免合用
曲唑酮	合用可导致 QT 间期延长，增加室性心律失常的风险，包括尖端扭转型室性心动过速和猝死，应避免合用
去甲替林	合用可导致 QT 间期延长，增加室性心律失常的风险，包括尖端扭转型室性心动过速和猝死，应避免合用
去铁酮	合用可能会增加血液学毒性的风险和（或）严重性
全氟丙烷	合用增加室性心律失常的风险，包括尖端扭转型室性心动过速和猝死，应避免合用
柔红霉素	合用可导致 QT 间期延长，增加室性心律失常的风险，包括尖端扭转型室性心动过速和猝死，应避免合用
瑞博西利	瑞博西利可引起 QT 间期的剂量相关延长，与其他能延长 QT 间期的药物联合用药可能会导致加性效应，增加室性心律失常的风险，包括尖端扭转型室性心动过速和猝死，应避免合用
三氟丙嗪	合用可导致 QT 间期延长，增加室性心律失常的风险，包括尖端扭转型室性心动过速和猝死，应避免合用
三氟拉嗪	合用可导致 QT 间期延长，增加室性心律失常的风险，包括尖端扭转型室性心动过速和猝死，应避免合用
三氯苯达唑	合用可导致 QT 间期延长，增加室性心律失常的风险，包括尖端扭转型室性心动过速和猝死，应避免合用
三氧化二砷	三氧化二砷可导致 QT 间期延长和完全房室传导阻滞，合用可能会导致累加效应，并增加室性心律失常的风险，包括尖端扭转型室性心动过速和猝死，谨慎合用
色瑞替尼	合用可能会升高克唑替尼的血药浓度，避免合用
沙奎那韦	合用可能导致剂量相关的 QT 间期延长，合用可能会导致累加效应，并增加室性心律失常的风险，包括尖端扭转型室性心动过速和猝死，应避免合用
舒尼替尼	合用可导致 QT 间期延长，增加室性心律失常的风险，包括尖端扭转型室性心动过速和猝死，应避免合用
舒沃占特	合用可能显著升高舒沃占特的血药浓度
索拉非尼	合用可导致 QT 间期延长，增加室性心律失常的风险，包括尖端扭转型室性心动过速和猝死，应避免合用
索利那新	合用可导致 QT 间期延长，增加室性心律失常的风险，包括尖端扭转型室性心动过速和猝死，应避免合用

续表

合用药物	临床评价
索尼德吉	合用可能显著升高索尼德吉的血药浓度
索他洛尔	索他洛尔可引起剂量相关的 QT 间期延长,合用可能会导致累加效应,并增加室性心律失常的风险,包括尖端扭转型室性心动过速和猝死,应避免合用
他克莫司	合用可导致 QT 间期延长,增加室性心律失常的风险,包括尖端扭转型室性心动过速和猝死,应避免合用
他莫昔芬	合用可导致 QT 间期延长,增加室性心律失常的风险,包括尖端扭转型室性心动过速和猝死,应避免合用
他泽司他	合用可能显著升高他泽司他的血药浓度
泰利霉素	合用可能会升高克唑替尼的血药浓度,避免合用
特布他林	β_2 肾上腺素能激动剂可引起 QT 间期的剂量相关延长和钾丢失,与其他能延长 QT 间期的药物联合用药可能会导致加性效应,增加室性心律失常的风险,包括尖端扭转型室性心动过速和猝死,应避免合用
特非那定	合用可导致 QT 间期延长,增加室性心律失常的风险,包括尖端扭转型室性心动过速和猝死,应避免合用
特拉万星	合用可导致 QT 间期延长,增加室性心律失常的风险,包括尖端扭转型室性心动过速和猝死,应避免合用
特立氟胺	特立氟胺可能会引起肝脏问题,将它与克唑替尼等其他也会影响肝脏的药物一起使用可能会增加这种风险
替拉那韦	合用可能会升高克唑替尼的血药浓度,避免合用
替扎尼定	合用可导致 QT 间期延长,增加室性心律失常的风险,包括尖端扭转型室性心动过速和猝死,应避免合用
酮康唑	合用可能会升高克唑替尼的血药浓度,避免合用
托莫西汀	合用可导致 QT 间期延长,增加室性心律失常的风险,包括尖端扭转型室性心动过速和猝死,应避免合用
托瑞米芬	托瑞米芬有可能延长某些患者的心电图 QT 间期,合用可能会导致累加效应,并增加室性心律失常的风险,包括尖端扭转型室性心动过速和猝死,应避免合用
威罗非尼	威罗非尼可引起 QT 间期的浓度依赖性延长,合用可能会导致累加效应,并增加室性心律失常的风险,包括尖端扭转型室性心动过速和猝死
维奈托克	合用可能会升高维奈托克的血药浓度
文拉法辛	合用可导致 QT 间期延长,增加室性心律失常的风险,包括尖端扭转型室性心动过速和猝死,应避免合用
西波莫德	合用可能会增加 QT 间期延长和尖端扭转型心律失常的风险
西沙必利	合用可增加 QT 间期延长的风险,应避免合用,西沙必利与其他可延长 QT 间期的药物合用被认为是禁忌的
西酞普兰	西酞普兰可导致 QT 间期的剂量依赖性延长,合用可导致累加效应,并增加室性心律失常的风险,包括尖端扭转型室性心动过速和猝死,应避免合用
腺苷	腺苷可诱发长 QT 间期综合征患者出现扭转型室性心律失常,理论上,腺苷与延长 QT 间期的药物合用也会增加这种风险
缬苯那嗪	合用可导致 QT 间期延长,增加室性心律失常的风险,包括尖端扭转型室性心动过速和猝死,应避免合用
伊达比星	合用可导致 QT 间期延长,增加室性心律失常的风险,包括尖端扭转型室性心动过速和猝死,应避免合用
伊伐布雷定	合用会导致 QT 间期延长和扭转型心律失常的风险增加,避免合用
伊潘立酮	伊潘立酮可能会导致剂量相关的 QT 间期延长,合用可能会导致累加效应,并增加室性心律失常的风险,包括尖端扭转型室性心动过速和猝死,应避免合用
伊曲康唑	合用可能会升高克唑替尼的血药浓度,避免合用
依布利特	依布利特合用可增加 QT 间期延长的风险,谨慎合用
依度沙班	克唑替尼与干扰血小板功能或凝血的药物合用可能会增加出血并发症的风险,谨慎合用
依伐卡托	合用可能显著升高依伐卡托的血药浓度
依法韦仑	合用可增加 QT 间期延长的风险,谨慎合用,合用可能会导致累加效应,并增加室性心律失常的风险,包括尖端扭转型室性心动过速和猝死,应避免合用

合用药物	临床评价
依利格鲁司特	合用可能显著升高依利格鲁司特的血药浓度，可能会增加心动过缓、房室传导阻滞、心搏骤停和严重的室性心律失常（如扭转型心律失常）的风险
依鲁替尼	克唑替尼与依鲁替尼合用可能会增加出血并发症的风险，谨慎合用
依他普仑	依他普仑可能导致 QT 间期的剂量依赖性延长，合用可能会导致累加效应，并增加室性心律失常的风险，包括尖端扭转型室性心动过速和猝死，谨慎合用
依维莫司	与强效或中效的 CYP3A4 和（或）P 糖蛋白抑制剂合用可能会显著升高口服依维莫司的血药浓度
依维替尼	依维替尼可能会延长 QT 间期，合用可能会导致累加效应，并增加室性心律失常的风险，包括尖端扭转型室性心动过速和猝死，应避免合用
依佐加滨	合用可导致 QT 间期延长，增加室性心律失常的风险，包括尖端扭转型室性心动过速和猝死，应避免合用
异丙嗪	合用可导致 QT 间期延长，增加室性心律失常的风险，包括尖端扭转型室性心动过速和猝死，应避免合用
异丙肾上腺素	β_2 肾上腺素能激动剂可引起 QT 间期的剂量相关延长和钾丢失，与其他能延长 QT 间期的药物联合用药可能会导致加和效应，增加室性心律失常的风险，包括尖端扭转型室性心动过速和猝死，应避免合用
罂粟碱	合用可增加室性心律失常的风险，包括尖端扭转型室性心动过速和猝死，禁止合用
赞布替尼	合用可能会增加出血并发症的风险，谨慎合用
组氨瑞林	合用可导致 QT 间期延长，增加室性心律失常的风险，包括尖端扭转型室性心动过速和猝死，应避免合用
左醋美沙朵	左醋美沙朵可能导致剂量相关的 QT 间期延长，合用可能会导致累加效应，并增加室性心律失常的风险，包括尖端扭转型室性心动过速和猝死，禁止合用
左美丙嗪	合用可导致 QT 间期延长，增加室性心律失常的风险，包括尖端扭转型室性心动过速和猝死，应避免合用

十四、鲁索替尼

与鲁索替尼合用药物临床评价见表 3-94。

表 3-94　与鲁索替尼合用药物临床评价

合用药物	临床评价
阿达木单抗	合用会增加严重甚至致命感染的风险
阿卡替尼	合用会增加出血的风险
阿扎那韦	合用会升高鲁索替尼的血药浓度，影响骨髓造血功能，出现贫血、出血或感染
艾代拉里斯	合用会升高鲁索替尼的血药浓度，影响骨髓造血功能，出现贫血、出血或感染
安泼那韦	合用会升高鲁索替尼的血药浓度，影响骨髓造血功能，出现贫血、出血或感染
巴瑞替尼	合用会增加发生严重和潜在致命感染及某些癌症的风险
泊那替尼	合用会增加出血的风险
泊沙康唑	合用会升高鲁索替尼的血药浓度，影响骨髓造血功能，出现贫血、出血或感染
博赛普韦	合用会升高鲁索替尼的血药浓度，影响骨髓造血功能，出现贫血、出血或感染
醋竹桃霉素	合用会升高鲁索替尼的血药浓度，影响骨髓造血功能，出现贫血、出血或感染
重组人活化 C 蛋白（卓曲可近α）	合用会增加出血的风险
达沙替尼	合用会增加出血的风险
地拉夫定	合用会升高鲁索替尼的血药浓度，影响骨髓造血功能，出现贫血、出血或感染
地拉罗司	合用会增加胃溃疡和出血的风险

续表

合用药物	临床评价
芬戈莫德	合用会增加严重甚至致命感染的风险
伏立康唑	合用会升高鲁索替尼的血药浓度，影响骨髓造血功能，出现贫血、出血或感染
氟康唑	合用会升高鲁索替尼的血药浓度，影响骨髓造血功能，出现贫血、出血或感染
福沙那韦	合用会升高鲁索替尼的血药浓度，影响骨髓造血功能，出现贫血、出血或感染
高三尖杉酯碱	合用会增加出血的风险
戈利木单抗	合用会增加严重甚至致命感染的风险
卡博替尼	合用会增加出血的风险
卡介苗	合用可能会发生播散性感染
抗血小板药	合用会增加出血的风险
考尼伐坦	合用会升高鲁索替尼的血药浓度，影响骨髓造血功能，出现贫血、出血或感染
可比司他	合用会升高鲁索替尼的血药浓度，影响骨髓造血功能，出现贫血、出血或感染
克拉霉素	合用会升高鲁索替尼的血药浓度，影响骨髓造血功能，出现贫血、出血或感染
克拉屈滨	合用会增加严重甚至致命感染的风险
来氟米特	合用会增加严重甚至致命感染的风险
来昔屈南钐(^{153}Sm)	合用时会影响骨髓造血功能，增加患病风险，出现严重感染
雷莫芦单抗	合用会增加出血的风险
利托那韦	合用会升高鲁索替尼的血药浓度，影响骨髓造血功能，出现贫血、出血或感染
氯氮平	合用时会降低白细胞数，影响骨髓造血功能，增加患病风险，出现严重感染
米贝地尔	合用会升高鲁索替尼的血药浓度，影响骨髓造血功能，出现贫血、出血或感染
那他珠单抗	合用会增加严重甚至致命感染的风险
奈非那韦	合用会升高鲁索替尼的血药浓度，影响骨髓造血功能，出现贫血、出血或感染
萘法唑酮	合用会升高鲁索替尼的血药浓度，影响骨髓造血功能，出现贫血、出血或感染
帕比司他	合用会增加出血的风险
去铁酮	合用时会降低白细胞数，影响骨髓造血功能，增加患病风险，出现严重感染
瑞戈非尼	合用会增加出血的风险
赛瑞替尼	合用会升高鲁索替尼的血药浓度
赛妥珠单抗	合用会增加严重甚至致命感染的风险
沙奎那韦	合用会升高鲁索替尼的血药浓度，影响骨髓造血功能，出现贫血、出血或感染
他莫基因拉帕维克	合用会出现严重的疱疹感染
泰利霉素	合用会升高鲁索替尼的血药浓度，影响骨髓造血功能，出现贫血、出血或感染
特立氟胺	合用会增加严重甚至致命感染的风险
替拉那韦	合用会升高鲁索替尼的血药浓度，影响骨髓造血功能，出现贫血、出血或感染
替依莫单抗	合用会增加出血的风险
酮康唑	合用会升高鲁索替尼的血药浓度，影响骨髓造血功能，出现贫血、出血或感染
托法替布	合用会增加严重甚至致命感染的风险
托西莫单抗	合用会增加出血的风险
西波莫德	合用会增加免疫抑制作用的风险

合用药物	临床评价
伊诺特森	合用可能会出现危及生命的出血并发症
伊曲康唑	合用会升高鲁索替尼的血药浓度，影响骨髓造血功能，出现贫血、出血或感染
依布替尼	合用会增加出血的风险
依那西普	合用会增加严重甚至致命感染的风险
疫苗	合用会发生疫苗感染或机体对疫苗反应降低
茚地那韦	合用会升高鲁索替尼的血药浓度，影响骨髓造血功能，出现贫血、出血或感染
英夫利昔单抗	合用会增加严重甚至致命感染的风险
赞布替尼	治疗期间会产生出血并发症，应密切监测

十五、瑞戈非尼

与瑞戈非尼合用药物临床评价见表3-95。

表3-95　与瑞戈非尼合用药物临床评价

合用药物	临床评价
阿卡替尼	合用会增加出血的风险
比美替尼	合用会增加出血的风险
泊那替尼	合用会增加出血的风险
重组人活化C蛋白	合用会增加出血的风险
达沙替尼	合用会增加出血的风险
地拉罗司	合用会增加胃溃疡和出血的风险
恩克芬尼	合用会增加出血的风险
非达替尼	合用可能会增加出血并发症的风险
非甾体抗炎药	合用会增加出血的风险
高三尖杉酯碱	合用会增加出血的风险
卡博替尼	合用会增加出血的风险
卡普利珠单抗	合用会增加出血的风险
抗凝血药	合用会增加出血的风险
抗血小板药	合用会增加出血的风险
来氟米特	合用会增加肝损伤的风险
雷莫芦单抗	合用会增加出血的风险
鲁索替尼	合用会增加出血的风险
洛美他派	合用会增加肝损伤的风险
米泊美生	合用会增加肝损伤的风险
萘丁美酮	合用会增加出血的风险
萘普生	合用会增加出血的风险
尿激酶	合用会增加出血的风险
帕比司他	合用会增加出血的风险

续表

合用药物	临床评价
曲妥珠单抗-美坦新偶联物	合用会增加出血的风险
溶栓药	合用会增加出血的风险
特立氟胺	合用会增加肝损伤的风险
替拉那韦	合用会增加出血的风险
替伊莫单抗	合用会增加出血的风险
托西莫单抗	合用会增加出血的风险
维奈托克	合用可能会显著升高维奈托克的血药浓度，增加肿瘤溶解综合征的风险
伊诺特森	合用会导致严重的出血并发症
依度沙班	合用会增加出血的风险
依鲁替尼	合用会增加出血的风险
赞布替尼	合用可能会增加出血并发症的风险

十六、凡德他尼

与凡德他尼合用药物临床评价见表3-96。

表3-96 与凡德他尼合用药物临床评价

合用药物	临床评价
阿巴瑞克	合用会增加心律失常的风险
阿比特龙	合用会增加心律失常的风险
阿夫唑嗪	合用会增加心律失常的风险
阿利马嗪	合用会增加心律失常的风险
阿米替林	合用会增加心律失常的风险
阿莫沙平	合用会增加心律失常的风险
阿那格雷	合用会增加心律失常的风险
阿帕鲁胺	合用会增加心律失常的风险
阿扑吗啡	合用会增加心律失常的风险
阿奇霉素	合用会增加心律失常的风险
阿塞那平	合用会增加心律失常的风险
阿司咪唑	合用会增加心律失常的风险
艾日布林	合用会增加心律失常的风险
艾司西酞普兰	合用会增加心律失常的风险
氨磺必利	合用会增加心律失常的风险
氨基乙酰丙酸	与其他具有光敏性的药物合用会增加晒伤的风险
胺碘酮	合用会增加心律失常的风险
昂丹司琼	合用会增加心律失常的风险
奥沙利铂	合用会增加心律失常的风险
奥西那林	合用会增加心律失常的风险

续表

合用药物	临床评价
奥西替尼	合用会增加心律失常的风险
奥英妥珠单抗	合用会增加心律失常的风险
奥卓司他（osilodrostat）	合用会增加心律失常的风险
贝达喹啉	合用会增加心律失常的风险
比卡鲁胺	合用会增加心律失常的风险
苄普地尔	合用会增加心律失常的风险
表柔比星	合用会增加心律失常的风险
丙吡胺	合用会增加心律失常的风险
丙氯拉嗪	合用会增加心律失常的风险
丙米嗪	合用会增加心律失常的风险
伯氨喹	合用会增加心律失常的风险
泊沙康唑	合用会增加心律失常的风险
博舒替尼	合用会增加心律失常的风险
达沙替尼	合用会增加心律失常的风险
氘代丁苯那嗪	合用会增加心律失常的风险
地加瑞克	合用会增加心律失常的风险
地昔帕明	合用会增加心律失常的风险
丁苯那嗪	合用会增加心律失常的风险
丁丙诺啡	合用会增加心律失常的风险
多非利特	合用会增加心律失常的风险
多拉司琼	合用会增加心律失常的风险
多柔比星	合用会增加心律失常的风险
多塞平(包括外用)	合用会增加心律失常的风险
恩克芬尼	合用会增加心律失常的风险
恩曲替尼	合用会增加心律失常的风险
恩杂鲁胺	合用会增加心律失常的风险
伐地那非	合用会增加心律失常的风险
芬戈莫德	合用会增加心律失常的风险
奋乃静	合用会增加心律失常的风险
伏立康唑	合用会增加心律失常的风险
氟奋乃静	合用会增加心律失常的风险
氟卡尼	合用会增加心律失常的风险
氟康唑	合用会增加心律失常的风险
氟哌啶醇	合用会增加心律失常的风险
氟哌利多	合用会增加心律失常的风险
氟他胺	合用会增加心律失常的风险
氟烷	合用会增加心律失常的风险

续表

合用药物	临床评价
氟西汀	合用会增加心律失常的风险
复方聚乙二醇电解质	合用会增加心律失常的风险
戈舍瑞林	合用会增加心律失常的风险
格拉德吉	合用会增加心律失常的风险
格拉司琼	合用会增加心律失常的风险
格帕沙星	合用会导致累加效应，增加心律失常的风险
红霉素	合用会增加心律失常的风险
吉特替尼	合用会增加心律失常的风险
加压素	合用会增加心律失常的风险
甲氟喹	合用会增加心律失常的风险
决奈达隆	合用会增加心律失常的风险
卡博替尼	合用会增加心律失常的风险
克拉霉素	合用会增加心律失常的风险
克唑替尼	合用会增加心律失常的风险
奎尼丁	合用会增加心律失常的风险
奎宁	合用会增加心律失常的风险
喹硫平	合用会增加心律失常的风险
喹诺酮药物	合用会增加心律失常的风险
拉帕替尼	合用会增加心律失常的风险
来伐木林	合用会增加心律失常的风险
乐伐替尼	合用会增加心律失常的风险
雷诺嗪	合用会增加心律失常的风险
利培酮	合用会增加心律失常的风险
利匹韦林	合用会增加心律失常的风险
利托君	合用会增加心律失常的风险
亮丙瑞林	合用会增加心律失常的风险
膦甲酸钠	合用会增加心律失常的风险
硫利达嗪	合用会增加心律失常的风险
卤泛群	合用会增加心律失常的风险
罗米地辛	合用会增加心律失常的风险
洛非西定	合用会增加心律失常的风险
氯丙嗪	合用会增加心律失常的风险
氯氮平	合用会增加心律失常的风险
氯法齐明	合用会增加心律失常的风险
氯喹	合用会增加心律失常的风险
氯米帕明	合用会增加心律失常的风险
马昔瑞林	合用会增加心律失常的风险

续表

合用药物	临床评价
美沙酮	合用会增加心律失常的风险
美索达嗪	合用会增加心律失常的风险
米哚妥林	合用会增加心律失常的风险
米非司酮	合用会增加心律失常的风险
米塔扎平	合用会增加心律失常的风险
尼鲁米特	合用会增加心律失常的风险
尼洛替尼	合用会增加心律失常的风险
帕比司他	合用会增加心律失常的风险
帕利哌酮	合用会增加心律失常的风险
帕洛诺司琼	合用会增加心律失常的风险
帕瑞肽	合用会增加心律失常的风险
帕唑帕尼	合用会增加心律失常的风险
喷他脒	合用会增加心律失常的风险
匹多桑特	合用会增加心律失常的风险
匹莫范色林	合用会增加心律失常的风险
匹莫齐特	合用会增加心律失常的风险
普鲁卡因胺	合用会增加心律失常的风险
普罗帕酮	合用会增加心律失常的风险
普罗替林	合用会增加心律失常的风险
七氟烷	合用会增加心律失常的风险
齐拉西酮	合用会增加心律失常的风险
羟氯喹	合用会增加心律失常的风险
羟嗪	合用会增加心律失常的风险
曲马多	合用会增加心律失常的风险
曲米帕明	合用会增加心律失常的风险
曲普瑞林	合用会增加心律失常的风险
曲唑酮	合用会增加心律失常的风险
去甲替林	合用会增加心律失常的风险
全氟丙烷	合用会增加心律失常的风险
柔红霉素	合用会增加心律失常的风险
瑞博西利	合用会增加心律失常的风险
三氟拉嗪	合用会增加心律失常的风险
三氯苯达唑	合用会增加心律失常的风险
三氯丙嗪	合用会增加心律失常的风险
三氧化二砷	合用会增加心律失常的风险
色瑞替尼	合用会增加心律失常的风险
沙奎那韦	合用会增加心律失常的风险

续表

合用药物	临床评价
舍曲林	合用会增加心律失常的风险
舒尼替尼	合用会增加心律失常的风险
司帕沙星	合用会导致累加效应，增加心律失常的风险
索拉非尼	合用会增加心律失常的风险
索利那新	合用会增加心律失常的风险
索他洛尔	合用会增加心律失常的风险
他克莫司	合用会增加心律失常的风险
他莫昔芬	合用会增加心律失常的风险
泰利霉素	合用会增加心律失常的风险
碳酸锂	合用会增加心律失常的风险
特布他林	合用会增加心律失常的风险
特非那定	合用会增加心律失常的风险
特拉万星	合用会增加心律失常的风险
替扎尼定	合用会增加心律失常的风险
酮康唑	合用会增加心律失常的风险
托莫西汀	合用会增加心律失常的风险
托瑞米芬	合用会增加心律失常的风险
威罗非尼	合用会增加心律失常的风险
维奈托克	合用会显著提高其血药浓度，增加肾衰竭的风险
文拉法辛	合用会增加心律失常的风险
西波莫德	合用会增加心律失常的风险
西沙必利	合用会增加心律失常的风险
西酞普兰	合用会增加心律失常的风险
腺苷	合用会增加心律失常的风险
缬苯那嗪	合用会增加心律失常的风险
伊布利特	合用会增加心律失常的风险
伊达比星	合用会增加心律失常的风险
伊伐布雷定	合用会增加心律失常的风险
伊潘立酮	合用会增加心律失常的风险
依法韦仑	合用会增加心律失常的风险
依福德尼	合用会增加心律失常的风险
依佐加滨	合用会增加心律失常的风险
异丙嗪	合用会增加心律失常的风险
异丙肾上腺素	合用会增加心律失常的风险
罂粟碱	合用会增加心律失常的风险
右丙氧芬	合用会增加心律失常的风险
组氨瑞林	合用会增加心律失常的风险

合用药物	临床评价
左醋美沙朵	合用会增加心律失常的风险
左美丙嗪	合用会增加心律失常的风险

十七、阿昔替尼

与阿昔替尼合用药物临床评价见表3-97。

表3-97 与阿昔替尼合用药物临床评价

合用药物	临床评价
阿帕鲁胺	合用会显著降低阿昔替尼的血药浓度，使药物疗效降低
阿扎那韦	合用会显著升高阿昔替尼的血药浓度，导致不良反应增加
艾代拉里斯	合用会显著升高阿昔替尼的血药浓度，导致不良反应增加
安泼那韦	合用会显著升高阿昔替尼的血药浓度，导致不良反应增加
苯巴比妥	合用会显著降低阿昔替尼的血药浓度，使药物疗效降低
苯妥英钠	合用会显著降低阿昔替尼的血药浓度，使药物疗效降低
波生坦	合用会显著降低阿昔替尼的血药浓度，使药物疗效降低
泊沙康唑	合用会显著升高阿昔替尼的血药浓度，导致不良反应增加
博赛普韦	合用会显著升高阿昔替尼的血药浓度，导致不良反应增加
长春碱	合用会升高阿昔替尼的血药浓度，增加不良反应
长春瑞滨	合用会升高阿昔替尼的血药浓度，增加不良反应
长春新碱	合用会升高阿昔替尼的血药浓度，增加不良反应
醋竹桃霉素	合用会显著升高阿昔替尼的血药浓度，导致不良反应增加
达拉非尼	合用会显著降低阿昔替尼的血药浓度，使药物疗效降低
地拉夫定	合用会显著升高阿昔替尼的血药浓度，导致不良反应增加
地塞米松	合用会显著降低阿昔替尼的血药浓度，使药物疗效降低
恩杂鲁胺	合用会显著降低阿昔替尼的血药浓度，使药物疗效降低
伏立康唑	合用会显著升高阿昔替尼的血药浓度，导致不良反应增加
福沙那韦	合用会显著升高阿昔替尼的血药浓度，导致不良反应增加
贯叶连翘	合用会显著降低阿昔替尼的血药浓度，使药物疗效降低
红霉素	合用会显著升高阿昔替尼的血药浓度，导致不良反应增加
卡马西平	合用会显著降低阿昔替尼的血药浓度，使药物疗效降低
考尼伐坦	合用会显著升高阿昔替尼的血药浓度，导致不良反应增加
可比司他	合用会显著升高阿昔替尼的血药浓度，导致不良反应增加
克拉霉素	合用会显著升高阿昔替尼的血药浓度，导致不良反应增加
来氟米特	与影响肝脏的药物合用会增加风险
劳拉替尼	合用会显著降低阿昔替尼的血药浓度，使药物疗效降低
利福布汀	合用会显著降低阿昔替尼的血药浓度，使药物疗效降低
利福喷丁	合用会显著降低阿昔替尼的血药浓度，使药物疗效降低

合用药物	临床评价
利福平	合用会显著降低阿昔替尼的血药浓度,使药物疗效降低
利托那韦	合用会显著升高阿昔替尼的血药浓度,导致不良反应增加
磷苯妥英	合用会显著降低阿昔替尼的血药浓度,使药物疗效降低
洛美他派	与影响肝脏的药物合用会增加风险
米贝地尔	合用会显著升高阿昔替尼的血药浓度,导致不良反应增加
米泊美生	与影响肝脏的药物合用会增加风险
米托坦	合用会显著降低阿昔替尼的血药浓度,使药物疗效降低
莫达非尼	合用会显著降低阿昔替尼的血药浓度,使药物疗效降低
奈非那韦	合用会显著升高阿昔替尼的血药浓度,导致不良反应增加
萘法唑酮	合用会显著升高阿昔替尼的血药浓度,导致不良反应增加
萘夫西林	合用会显著降低阿昔替尼的血药浓度,使药物疗效降低
培西达替尼	与其他潜在的肝毒性药物合用可能会增加肝损伤的风险
扑米酮	合用会显著降低阿昔替尼的血药浓度,使药物疗效降低
色瑞替尼	与有效的CYP3A4抑制剂合用会显著升高阿昔替尼的血药浓度
沙奎那韦	合用会显著升高阿昔替尼的血药浓度,导致不良反应增加
沙利度胺	合用可能增加血栓的风险
泰利霉素	合用会显著升高阿昔替尼的血药浓度,导致不良反应增加
特立氟胺	与影响肝脏的药物合用会增加风险
替拉那韦	合用会显著升高阿昔替尼的血药浓度,导致不良反应增加
酮康唑	合用会显著升高阿昔替尼的血药浓度,导致不良反应增加
伊曲康唑	合用会显著升高阿昔替尼的血药浓度,导致不良反应增加
依法韦仑	合用会显著降低阿昔替尼的血药浓度,使药物疗效降低
依曲韦林	合用会显著降低阿昔替尼的血药浓度,使药物疗效降低
茚地那韦	合用会显著升高阿昔替尼的血药浓度,导致不良反应增加

十八、博舒替尼

与博舒替尼合用药物临床评价见表3-98。

表3-98 与博舒替尼合用药物临床评价

合用药物	临床评价
阿达木单抗	合用会增加发生严重感染的风险
阿那格雷	合用会增加心律失常的风险
阿帕鲁胺	合用会降低博舒替尼的血药浓度,使疗效降低
阿瑞匹坦	合用会显著升高博舒替尼的血药浓度,增加不良反应
阿扎那韦	合用会显著升高博舒替尼的血药浓度,增加不良反应
艾沙康唑	合用会显著升高博舒替尼的血药浓度,增加不良反应
艾司西酞普兰	合用会增加心律失常的风险

续表

合用药物	临床评价
安泼那韦	合用会显著升高博舒替尼的血药浓度，增加不良反应
氨磺必利	合用会增加心律失常的风险
胺碘酮	合用会增加心律失常的风险
奥西替尼	合用会增加心律失常的风险
巴瑞替尼	合用会增加发生严重感染的风险
贝达喹啉	合用会增加心律失常的风险
苯巴比妥	合用会降低博舒替尼的血药浓度，使疗效降低
苯妥英	合用会降低博舒替尼的血药浓度，使疗效降低
苄普地尔	合用会增加心律失常的风险
丙吡胺	合用会显著升高博舒替尼的血药浓度，增加不良反应
波生坦	合用会降低博舒替尼的血药浓度，使疗效降低
泊沙康唑	合用会显著升高博舒替尼的血药浓度，增加不良反应
博赛普韦	合用会显著升高博舒替尼的血药浓度，增加不良反应
醋竹桃霉素	合用会显著升高博舒替尼的血药浓度，增加不良反应
达芦那韦	合用会显著升高博舒替尼的血药浓度，增加不良反应
地尔硫䓬	合用会显著升高博舒替尼的血药浓度，增加不良反应
地拉夫定	合用会显著升高博舒替尼的血药浓度，增加不良反应
地塞米松	合用会降低博舒替尼的血药浓度，使疗效降低
多非利特	合用会增加心律失常的风险
多拉司琼	合用会增加心律失常的风险
恩杂鲁胺	合用会降低博舒替尼的血药浓度，使疗效降低
凡德替尼	合用会增加心律失常的风险
非达替尼	合用会显著升高博舒替尼的血药浓度，增加不良反应
芬戈莫德	合用会增加心律失常的风险
伏立康唑	合用会显著升高博舒替尼的血药浓度，增加不良反应
氟康唑	合用会显著升高博舒替尼的血药浓度，增加不良反应
氟哌啶醇	合用会增加心律失常的风险
氟哌利多	合用会增加心律失常的风险
福沙那韦	合用会显著升高博舒替尼的血药浓度，增加不良反应
福沙匹坦	合用会显著升高博舒替尼的血药浓度，增加不良反应
戈利木单抗	合用会增加发生严重感染的风险
贯叶连翘	合用会降低博舒替尼的血药浓度，使疗效降低
红霉素	合用会显著升高博舒替尼的血药浓度，增加不良反应
环丙沙星	合用会显著升高博舒替尼的血药浓度，增加不良反应
加替沙星	合用会增加心律失常的风险
决奈达隆	合用会显著升高博舒替尼的血药浓度，增加不良反应
卡博替尼	合用会增加心律失常的风险

续表

合用药物	临床评价
卡介苗	合用会增加播散性感染的风险
卡介苗疫苗	合用会增加疫苗感染的风险或对疫苗的有效反应降低
卡马西平	合用会降低博舒替尼的血药浓度，使疗效降低
考尼伐坦	合用会显著升高博舒替尼的血药浓度，增加不良反应
可比司他	合用会显著升高博舒替尼的血药浓度，增加不良反应
克拉霉素	合用会显著升高博舒替尼的血药浓度，增加不良反应
克拉屈滨	合用会增加发生严重感染的风险
克唑替尼	合用会显著升高博舒替尼的血药浓度，增加不良反应
奎尼丁	合用会增加心律失常的风险
来伐木林	合用会增加心律失常的风险
来氟米特	合用会增加发生严重感染的风险
来特莫韦	合用会显著升高博舒替尼的血药浓度，增加不良反应
来昔屈南钐（^{153}Sm）	合用会增加发生严重感染的风险，影响骨髓造血功能
劳拉替尼	合用会降低博舒替尼的血药浓度，使疗效降低
利福布汀	合用会降低博舒替尼的血药浓度，使疗效降低
利福喷丁	合用会降低博舒替尼的血药浓度，使疗效降低
利福平	合用会降低博舒替尼的血药浓度，使疗效降低
利托那韦	合用会显著升高博舒替尼的血药浓度，增加不良反应
磷苯妥英	合用会降低博舒替尼的血药浓度，使疗效降低
硫利达嗪	合用会增加心律失常的风险
卤泛群	合用会增加心律失常的风险
洛美他派	合用会增加肝损伤的风险
氯氮平	合用会增加患粒细胞缺乏症的风险，严重情况下会增加心律失常的风险
美沙酮	合用会增加心律失常的风险
美索达嗪	合用会增加心律失常的风险
米贝地尔	合用会显著升高博舒替尼的血药浓度，增加不良反应
米泊美生	合用会增加肝损伤的风险
米托坦	合用会降低博舒替尼的血药浓度，使疗效降低
莫达非尼	合用会降低博舒替尼的血药浓度，使疗效降低
莫西沙星	合用会增加心律失常的风险
那他珠单抗	合用会增加发生严重感染的风险
奈非那韦	合用会显著升高博舒替尼的血药浓度，增加不良反应
萘法唑酮	合用会显著升高博舒替尼的血药浓度，增加不良反应
萘夫西林	合用会降低博舒替尼的血药浓度，使疗效降低
帕比司他	合用会增加心律失常的风险
帕瑞肽	合用会增加心律失常的风险
培西达替尼	合用会增加肝损伤的风险

续表

合用药物	临床评价
匹莫齐特	合用会增加心律失常的风险
扑米酮	合用会降低博舒替尼的血药浓度，使疗效降低
普鲁卡因胺	合用会增加心律失常的风险
齐拉西酮	合用会增加心律失常的风险
去铁酮	与可影响骨髓造血功能的药合用会增加患病风险，更易出现感染
瑞波西利	合用会增加心律失常的风险
赛妥珠单抗	合用会显著升高博舒替尼的血药浓度，增加不良反应
三氧化二砷	合用会增加心律失常的风险
色瑞替尼	合用会显著升高博舒替尼的血药浓度，增加不良反应
沙奎那韦	合用会显著升高博舒替尼的血药浓度，增加不良反应
司替戊醇	合用会显著升高博舒替尼的血药浓度，增加不良反应
索他洛尔	合用会增加心律失常的风险
他莫基因拉帕维克	合用会增加发生严重感染的风险
泰利霉素	合用会显著升高博舒替尼的血药浓度，增加不良反应
特立氟胺	合用会增加发生严重感染的风险
替拉那韦	合用会显著升高博舒替尼的血药浓度，增加不良反应
酮康唑	合用会显著升高博舒替尼的血药浓度，增加不良反应
托法替布	合用会增加发生严重感染的风险
托瑞米芬	合用会增加心律失常的风险
威罗非尼	合用会增加心律失常的风险
维拉帕米	合用会显著升高博舒替尼的血药浓度，增加不良反应
乌帕替尼	合用会增加发生严重感染的风险
西波莫德	合用会增加心律失常的风险
西沙必利	合用会增加心律失常的风险
西酞普兰	合用会增加心律失常的风险
伊布利特	合用会增加心律失常的风险
伊伐布雷定	合用会增加心律失常的风险
伊马替尼	合用会显著升高博舒替尼的血药浓度，增加不良反应
伊潘立酮	合用会增加心律失常的风险
伊曲康唑	合用会显著升高博舒替尼的血药浓度，增加不良反应
依法韦仑	合用会降低博舒替尼的血药浓度，使疗效降低
依福德尼	合用会增加心律失常的风险
依那西普	合用会增加发生严重感染的风险
依曲韦林	合用会降低博舒替尼的血药浓度，使疗效降低
疫苗	合用会增加疫苗感染的风险或对疫苗的有效反应降低
茚地那韦	合用会显著升高博舒替尼的血药浓度，增加不良反应
英夫利昔单抗	合用会增加发生严重感染的风险

续表

合用药物	临床评价
罂粟碱	合用会增加心律失常的风险
左醋美沙朵	合用会增加心律失常的风险

十九、帕唑帕尼

与帕唑帕尼合用药物临床评价见表3-99。

表3-99 与帕唑帕尼合用药物临床评价

合用药物	临床评价
阿达木单抗	合用会增加发生严重感染的风险
阿那格雷	合用会增加心律失常的风险
阿扎那韦	合用会显著升高帕唑帕尼的血药浓度，增加不良反应
艾拉德尼	合用会显著升高帕唑帕尼的血药浓度，增加不良反应
艾司奥美拉唑	合用会干扰帕唑帕尼的吸收并降低疗效，避免合用
艾司西酞普兰	合用会增加心律失常的风险
安泼那韦	合用会显著升高帕唑帕尼的血药浓度，增加不良反应
氨磺必利	合用会增加心律失常的风险
胺碘酮	合用会增加心律失常的风险
奥美拉唑	合用会干扰帕唑帕尼的吸收并降低疗效，避免合用
奥西替尼	合用会增加心律失常的风险
巴瑞替尼	合用会增加发生严重感染的风险
贝达喹啉	合用会增加心律失常的风险
苄普地尔	合用会增加心律失常的风险
丙吡胺	合用会增加心律失常的风险
博赛普韦	合用会显著升高帕唑帕尼的血药浓度，增加不良反应
醋竹桃霉素	合用会显著升高帕唑帕尼的血药浓度，增加不良反应
地拉夫定	合用会显著升高帕唑帕尼的血药浓度，增加不良反应
地塞米松	合用会干扰帕唑帕尼的吸收并降低疗效，避免合用
多非利特	合用会增加心律失常的风险
多拉司琼	合用会增加心律失常的风险
法莫替丁	合用会干扰帕唑帕尼的吸收并降低疗效，避免合用
凡德他尼	合用会增加心律失常的风险
芬戈莫德	合用会增加心律失常的风险
伏立康唑	合用会显著升高帕唑帕尼的血药浓度，增加不良反应
氟哌啶醇	合用会增加心律失常的风险
氟哌利多	合用会增加心律失常的风险
福沙那韦	合用会增加心律失常的风险
戈利木单抗	合用会增加发生严重感染的风险

合用药物	临床评价
格帕沙星	合用会增加心律失常的风险
枸橼酸铋雷尼替丁	合用会干扰帕唑帕尼的吸收并降低疗效，避免合用
红霉素	合用会显著升高帕唑帕尼的血药浓度，增加不良反应
加替沙星	合用会增加心律失常的风险
决奈达隆	合用会增加心律失常的风险
卡博替尼	合用会增加心律失常的风险
卡介苗	合用会增加疫苗感染的风险或对疫苗的有效反应降低
考尼伐坦	合用会显著升高帕唑帕尼的血药浓度，增加不良反应
可比司他	合用会显著升高帕唑帕尼的血药浓度，增加不良反应
克拉霉素	合用会显著升高帕唑帕尼的血药浓度，增加不良反应
克拉屈滨	合用会增加发生严重感染的风险
克唑替尼	合用会显著升高帕唑帕尼的血药浓度，增加不良反应
奎尼丁	合用会增加心律失常的风险
来伐木林	合用会增加心律失常的风险
来氟米特	合用会增加发生严重感染的风险
来昔屈南钐（^{153}Sm）	合用会增加发生严重感染的风险
兰索拉唑	合用会干扰帕唑帕尼的吸收并降低疗效，避免合用
雷贝拉唑	合用会干扰帕唑帕尼的吸收并降低疗效，避免合用
雷尼替丁	合用会干扰帕唑帕尼的吸收并降低疗效，避免合用
利托那韦	合用会显著升高帕唑帕尼的血药浓度，增加不良反应
硫利达嗪	合用会增加心律失常的风险
卤泛群	合用会增加心律失常的风险
洛美他派	合用会增加其血药浓度，产生不良反应
氯氮平	合用会增加发生严重感染的风险
美沙酮	合用会增加心律失常的风险
美索达嗪	合用会增加心律失常的风险
米泊美生	合用会增加肝损伤的风险
米非司酮	合用会增加心律失常的风险
莫西沙星	合用会增加心律失常的风险
那他珠单抗	合用会增加发生严重感染的风险
奈非那韦	合用会显著升高帕唑帕尼的血药浓度，增加不良反应
萘法唑酮	合用会显著升高帕唑帕尼的血药浓度，增加不良反应
尼洛替尼	合用会增加心律失常的风险
尼扎替丁	合用会干扰帕唑帕尼的吸收并降低疗效，避免合用
帕比司他	合用会增加心律失常的风险
帕瑞肽	合用会增加心律失常的风险
泮托拉唑	合用会干扰帕唑帕尼的吸收并降低疗效，避免合用

续表

合用药物	临床评价
培西达替尼	合用会显著升高帕唑帕尼的血药浓度,增加不良反应
匹莫齐特	合用会增加心律失常的风险
扑米酮	合用会增加心律失常的风险
齐拉西酮	合用会增加心律失常的风险
羟考酮	合用会升高羟考酮的血药浓度,产生不良反应
氢可酮	合用会升高氢可酮的血药浓度,产生不良反应
去铁酮	合用会增加发生严重感染的风险
瑞波西利	合用会增加心律失常的风险
赛妥珠单抗	合用会显著升高帕唑帕尼的血药浓度,增加不良反应
三氧化二砷	合用会增加心律失常的风险
色瑞替尼	合用会显著升高帕唑帕尼的血药浓度,增加不良反应
沙奎那韦	合用会增加心律失常的风险
沙利度胺	合用会增加血栓形成的风险
司帕沙星	合用会导致累加效应,并增加心律失常的风险
索他洛尔	合用会增加发生严重感染的风险
他莫基因拉帕维克	合用会增加发生严重感染的风险
泰利霉素	合用会显著升高帕唑帕尼的血药浓度,增加不良反应
特立氟胺	合用会增加发生严重感染的风险
替拉那韦	合用会显著升高帕唑帕尼的血药浓度,增加不良反应
酮康唑	合用会显著升高帕唑帕尼的血药浓度,增加不良反应
托法替布	合用会增加发生严重感染的风险
托瑞米芬	合用会增加心律失常的风险
威罗非尼	合用会增加心律失常的风险
乌帕替尼	合用会增加发生严重感染的风险
西波莫德	合用会增加心律失常的风险
西咪替丁	合用会干扰帕唑帕尼的吸收并降低疗效,避免合用
西沙必利	合用会增加心律失常的风险
西酞普兰	合用会增加心律失常的风险
伊布利特	合用会增加心律失常的风险
伊伐布雷定	合用会增加心律失常的风险
伊潘立酮	合用会增加心律失常的风险
伊曲康唑	合用会显著升高帕唑帕尼的血药浓度,增加不良反应
依法韦仑	合用会增加心律失常的风险
依福德尼	合用会增加心律失常的风险
依那西普	合用会增加发生严重感染的风险
疫苗	合用会增加疫苗感染的风险或对疫苗的有效反应降低
茚地那韦	合用会显著升高帕唑帕尼的血药浓度,增加不良反应

合用药物	临床评价
英夫利昔单抗	合用会增加发生严重感染的风险
罂粟碱	合用会增加心律失常的风险
左醋美沙朵	合用会增加心律失常的风险

二十、色瑞替尼

与色瑞替尼合用药物临床评价见表 3-100。

表 3-100 与色瑞替尼合用药物临床评价

合用药物	临床评价
β受体阻滞剂（包括滴眼液）	合用会增加心律失常的风险
阿巴瑞克	合用会增加心律失常的风险
阿贝西利	合用会升高色瑞替尼的血药浓度，增加不良反应
阿比特龙	合用会增加心律失常的风险
阿伐那非	合用会升高色瑞替尼的血药浓度，增加不良反应
阿法替尼	合用会升高色瑞替尼的血药浓度，增加不良反应
阿芬太尼	合用会升高色瑞替尼的血药浓度，增加不良反应
阿夫唑嗪	合用会升高色瑞替尼的血药浓度，增加不良反应
阿卡替尼	合用会升高色瑞替尼的血药浓度，增加不良反应
阿利马嗪	合用会增加心律失常的风险
阿米替林	合用会增加心律失常的风险
阿莫沙平	合用会增加心律失常的风险
阿那格雷	合用会增加心律失常的风险
阿帕鲁胺	合用会降低色瑞替尼的血药浓度，导致疗效降低
阿扑吗啡	合用会增加心律失常的风险
阿奇霉素	合用会增加心律失常的风险
阿塞那平	合用会增加心律失常的风险
阿司咪唑	合用会增加心律失常的风险
阿昔替尼	合用会升高色瑞替尼的血药浓度，增加不良反应
阿扎那韦	合用会升高色瑞替尼的血药浓度，增加不良反应
艾代拉里斯	合用会升高色瑞替尼的血药浓度，增加不良反应
艾日布林	合用会增加心律失常的风险
艾沙康唑	合用会升高色瑞替尼的血药浓度，增加不良反应
艾司西酞普兰	合用会增加心律失常的风险
安泼那韦	合用会升高色瑞替尼的血药浓度，增加不良反应
氨磺必利	合用会增加心律失常的风险
氨氯地平	合用会增加心律失常的风险
胺碘酮	合用会增加心律失常的风险

续表

合用药物	临床评价
昂丹司琼	合用会增加心律失常的风险
奥拉帕尼	合用会升高色瑞替尼的血药浓度，增加不良反应
奥利司他	合用会升高色瑞替尼的血药浓度，增加不良反应
奥沙利铂	合用会增加心律失常的风险
奥西替尼	合用会升高色瑞替尼的血药浓度，增加不良反应
奥英妥珠单抗（inotuzumab ozogamicin）	合用会增加心律失常的风险
贝达喹啉	合用会升高色瑞替尼的血药浓度，增加不良反应
苯巴比妥	合用会降低色瑞替尼的血药浓度，导致疗效降低
苯妥英	合用会降低色瑞替尼的血药浓度，导致疗效降低
比卡鲁胺	合用会增加心律失常的风险
表柔比星	合用会增加心律失常的风险
丙吡胺	合用会增加心律失常的风险
丙氯拉嗪	合用会增加心律失常的风险
丙米嗪	合用会增加心律失常的风险
丙嗪	合用会增加心律失常的风险
伯氨喹	合用会增加心律失常的风险
泊那替尼	合用会升高色瑞替尼的血药浓度，增加不良反应
泊沙康唑	合用会升高色瑞替尼的血药浓度，增加不良反应
博赛普韦	合用会升高色瑞替尼的血药浓度，增加不良反应
博舒替尼	合用会升高色瑞替尼的血药浓度，增加不良反应
布地奈德	合用会升高色瑞替尼的血药浓度，增加不良反应
布利替尼	合用会升高色瑞替尼的血药浓度，增加不良反应
布瑞哌唑	合用会升高色瑞替尼的血药浓度，增加不良反应
醋竹桃霉素	合用会升高色瑞替尼的血药浓度，增加不良反应
达非那新	合用会升高色瑞替尼的血药浓度，增加不良反应
达拉他韦	合用会升高色瑞替尼的血药浓度，增加不良反应
达沙替尼	合用会升高色瑞替尼的血药浓度，增加不良反应
氘代丁苯那嗪	合用会增加心律失常的风险
地尔硫䓬	合用会增加心律失常的风险
地夫可特	合用会升高色瑞替尼的血药浓度，增加不良反应
地高辛	合用会增加心律失常的风险
地加瑞克	合用会增加心律失常的风险
地拉夫定	合用会升高色瑞替尼的血药浓度，增加不良反应
地昔帕明	合用会增加心律失常的风险
丁苯那嗪	合用会增加心律失常的风险
丁丙诺啡	合用会增加心律失常的风险

合用药物	临床评价
杜韦利西布（duvelisib）	合用会显著升高杜韦利西布的血药浓度，增加不良反应
多拉司琼	合用会增加心律失常的风险
多柔比星	合用会增加心律失常的风险
多塞平（包括外用）	合用会增加心律失常的风险
多西他赛	合用会升高色瑞替尼的血药浓度，增加不良反应
厄达替尼	合用会升高色瑞替尼的血药浓度，增加不良反应
恩克芬尼	合用会升高色瑞替尼的血药浓度，增加不良反应
恩曲替尼	合用会升高色瑞替尼的血药浓度，增加不良反应
恩杂鲁胺	合用会降低色瑞替尼的血药浓度，导致疗效降低
二甲麦角新碱	合用会升高色瑞替尼的血药浓度，增加不良反应
伐地那非	合用会增加心律失常的风险
凡德他尼	合用会增加心律失常的风险
非达替尼	合用会升高色瑞替尼的血药浓度，增加不良反应
非洛地平	合用会增加心律失常的风险
非索罗定	合用会升高色瑞替尼的血药浓度，增加不良反应
芬戈莫德	合用会增加心律失常的风险
芬太尼	合用会升高色瑞替尼的血药浓度，增加不良反应
奋乃静	合用会增加心律失常的风险
伏立康唑	合用会升高色瑞替尼的血药浓度，增加不良反应
氟班色林	合用会升高色瑞替尼的血药浓度，增加不良反应
氟奋乃静	合用会增加心律失常的风险
氟卡尼	合用会增加心律失常的风险
氟康唑	合用会增加心律失常的风险
氟哌啶醇	合用会增加心律失常的风险
氟哌利多	合用会增加心律失常的风险
氟他胺	合用会增加心律失常的风险
氟替卡松	合用会升高色瑞替尼的血药浓度，增加不良反应
氟烷	合用会增加心律失常的风险
氟西汀	合用会增加心律失常的风险
福马替尼	合用会升高色瑞替尼的血药浓度，增加不良反应
福沙那韦	合用会升高色瑞替尼的血药浓度，增加不良反应
戈舍瑞林	合用会增加心律失常的风险
格拉德吉	合用会增加心律失常的风险
格拉司琼	合用会增加心律失常的风险
胍法辛	合用会升高色瑞替尼的血药浓度，增加不良反应
贯叶连翘	合用会降低色瑞替尼的血药浓度，导致疗效降低
红霉素	合用会增加心律失常的风险

续表

合用药物	临床评价
环孢素	合用会升高色瑞替尼的血药浓度，增加不良反应
吉特替尼	合用会增加心律失常的风险
加压素	合用会增加心律失常的风险
甲氟喹	合用会增加心律失常的风险
甲麦角新碱	合用会升高色瑞替尼的血药浓度，增加不良反应
甲泼尼龙	合用会升高色瑞替尼的血药浓度，增加不良反应
决奈达隆	合用会增加心律失常的风险
卡博替尼	合用会增加心律失常的风险
卡利拉嗪	合用会升高色瑞替尼的血药浓度，增加不良反应
卡马西平	合用会升高色瑞替尼的血药浓度，增加不良反应
考尼伐坦	合用会升高色瑞替尼的血药浓度，增加不良反应
可比司他	合用会升高色瑞替尼的血药浓度，增加不良反应
克拉霉素	合用会升高色瑞替尼的血药浓度，增加不良反应
克潘里斯(copanlisib)	合用会升高色瑞替尼的血药浓度，增加不良反应
克唑替尼	合用会升高色瑞替尼的血药浓度，增加不良反应
奎尼丁	合用会增加心律失常的风险
奎宁	合用会增加心律失常的风险
喹硫平	合用会升高色瑞替尼的血药浓度，增加不良反应
喹诺酮类药物	合用会增加心律失常的风险
拉科酰胺	合用会增加心律失常的风险
拉帕替尼	合用会升高色瑞替尼的血药浓度，增加不良反应
来伐木林	合用会增加心律失常的风险
来氟米特	合用会增加肝损伤的风险
劳拉替尼	合用会升高色瑞替尼的血药浓度，增加不良反应
乐伐替尼	合用会增加心律失常的风险
雷诺嗪	合用会升高色瑞替尼的血药浓度，增加不良反应
利福平	合用会降低色瑞替尼的血药浓度，导致疗效降低
利培酮	合用会增加心律失常的风险
利匹韦林	合用会增加心律失常的风险
利托君	合用会增加心律失常的风险
利托那韦	合用会升高色瑞替尼的血药浓度，增加不良反应
亮丙瑞林	合用会增加心律失常的风险
磷苯妥英	合用会降低色瑞替尼的血药浓度，导致疗效降低
膦甲酸钠	合用会增加心律失常的风险
硫利达嗪	合用会增加心律失常的风险
卢美哌隆	合用会升高色瑞替尼的血药浓度，增加不良反应
卤泛群	合用会增加心律失常的风险

续表

合用药物	临床评价
鲁拉西酮	合用会升高色瑞替尼的血药浓度，增加不良反应
鲁索替尼	合用会升高色瑞替尼的血药浓度，增加不良反应
罗米地辛	合用会增加心律失常的风险
洛伐他汀	合用会升高色瑞替尼的血药浓度，增加不良反应
洛非西定	合用会增加心律失常的风险
洛美他派	合用会升高色瑞替尼的血药浓度，增加不良反应
氯丙嗪	合用会增加心律失常的风险
氯氮平	合用会增加心律失常的风险
氯法齐明	合用会增加心律失常的风险
氯喹	合用会增加心律失常的风险
氯米帕明	合用会增加心律失常的风险
氯维地平	合用会增加心律失常的风险
马拉维若	合用会升高色瑞替尼的血药浓度，增加不良反应
马普替林	合用会增加心律失常的风险
马昔瑞林	合用会增加心律失常的风险
麦角胺	合用会升高色瑞替尼的血药浓度，增加不良反应
麦角新碱	合用会升高色瑞替尼的血药浓度，增加不良反应
美沙酮	合用会增加心律失常的风险
美索达嗪	合用会增加心律失常的风险
咪达唑仑	合用会升高色瑞替尼的血药浓度，增加不良反应
米贝地尔	合用会升高色瑞替尼的血药浓度，增加不良反应
米泊美生	合用会增加肝损伤的风险
米哚妥林	合用会升高色瑞替尼的血药浓度，增加不良反应
米非司酮	合用会升高色瑞替尼的血药浓度，增加不良反应
米塔扎平	合用会增加心律失常的风险
米托坦	合用会降低色瑞替尼的血药浓度，导致疗效降低
莫雷西嗪	合用会增加心律失常的风险
纳洛塞醇	合用会升高色瑞替尼的血药浓度，增加不良反应
奈非那韦	合用会升高色瑞替尼的血药浓度，增加不良反应
萘法唑酮	合用会升高色瑞替尼的血药浓度，增加不良反应
尼卡地平	合用会增加心律失常的风险
尼鲁米特	合用会增加心律失常的风险
尼洛替尼	合用会增加心律失常的风险
尼莫地平	合用会增加心律失常的风险
尼索地平	合用会增加心律失常的风险
帕比司他	合用会增加心律失常的风险
帕博西利	合用会升高色瑞替尼的血药浓度，增加不良反应

续表

合用药物	临床评价
帕利哌酮	合用会增加心律失常的风险
帕洛诺司琼	合用会增加心律失常的风险
帕瑞肽	合用会增加心律失常的风险
帕唑帕尼	合用会升高色瑞替尼的血药浓度,增加不良反应
培西达替尼	合用会升高色瑞替尼的血药浓度,增加不良反应
喷他脒	合用会增加心律失常的风险
匹多桑特	合用会增加心律失常的风险
匹莫范色林	合用会升高色瑞替尼的血药浓度,增加不良反应
匹莫齐特	合用会增加心律失常的风险
扑米酮	合用会降低色瑞替尼的血药浓度,导致疗效降低
普鲁卡因胺	合用会增加心律失常的风险
普罗帕酮	合用会增加心律失常的风险
普罗替林	合用会增加心律失常的风险
普萘洛尔	合用会增加心律失常的风险
七氟烷	合用会增加心律失常的风险
齐拉西酮	合用会增加心律失常的风险
羟考酮	合用会升高色瑞替尼的血药浓度,增加不良反应
羟氯喹	合用会增加心律失常的风险
羟嗪	合用会增加心律失常的风险
氢可酮	合用会升高色瑞替尼的血药浓度,增加不良反应
秋水仙碱	合用会升高色瑞替尼的血药浓度,增加不良反应
屈螺酮	合用会增加高血钾症的风险,严重时会导致肾衰竭、肌肉麻痹及心律失常
曲安奈德	合用会升高色瑞替尼的血药浓度,增加不良反应
曲贝替定	合用会升高色瑞替尼的血药浓度,增加不良反应
曲马多	合用会增加心律失常的风险
曲米帕明	合用会增加心律失常的风险
曲普瑞林	合用会增加心律失常的风险
曲唑酮	合用会增加心律失常的风险
去甲替林	合用会增加心律失常的风险
全氟丙烷	合用会增加心律失常的风险
炔诺孕酮	合用会增加心律失常的风险
柔红霉素	合用会增加心律失常的风险
瑞波西利	合用会增加心律失常的风险
赛洛多辛	合用会升高色瑞替尼的血药浓度,增加不良反应
三氟拉嗪	合用会增加心律失常的风险
三氯苯达唑	合用会增加心律失常的风险
三氯丙嗪	合用会增加心律失常的风险

续表

续表

合用药物	临床评价
三氧化二砷	合用会增加心律失常的风险
三唑仑	合用会升高色瑞替尼的血药浓度，增加不良反应
沙奎那韦	合用会增加心律失常的风险
沙美特罗	合用会升高色瑞替尼的血药浓度，增加心律失常的风险
舍曲林	合用会增加心律失常的风险
舒尼替尼	合用会增加心律失常的风险
舒沃占特	合用会升高色瑞替尼的血药浓度，增加不良反应
双氢麦角胺	合用会升高色瑞替尼的血药浓度，增加不良反应
司帕沙星	合用会导致累加效应，并增加心律失常的风险
索拉非尼	合用会增加心律失常的风险
索利那新	合用会升高色瑞替尼的血药浓度，增加不良反应
索尼德吉	合用会升高色瑞替尼的血药浓度，增加不良反应
他克莫司	合用会升高色瑞替尼的血药浓度，增加不良反应
他莫昔芬	合用会增加心律失常的风险
他泽司他	合用会升高色瑞替尼的血药浓度，增加不良反应
泰利霉素	合用会增加心律失常的风险
坦罗莫司	合用会升高色瑞替尼的血药浓度，增加不良反应
坦索罗辛	合用会升高色瑞替尼的血药浓度，增加不良反应
碳酸锂	合用会增加心律失常的风险
特布他林	合用会增加心律失常的风险
特非那定	合用会增加心律失常的风险
特拉万星	合用会增加心律失常的风险
特立氟胺	合用会增加肝损伤的风险
替格瑞洛	合用会升高色瑞替尼的血药浓度，增加不良反应
替拉那韦	合用会升高色瑞替尼的血药浓度，增加不良反应
替罗布考	合用会增加心律失常的风险
替扎尼定	合用会增加心律失常的风险
酮康唑	合用会升高色瑞替尼的血药浓度，增加不良反应
托伐普坦	合用会升高色瑞替尼的血药浓度，增加不良反应
托法替尼	合用会升高色瑞替尼的血药浓度，增加不良反应
托莫西汀	合用会增加心律失常的风险
托瑞米芬	合用会增加心律失常的风险
威罗非尼	合用会增加心律失常的风险
维泊妥珠单抗	合用会升高色瑞替尼的血药浓度，增加不良反应
维拉帕米	合用会增加心律失常的风险
维拉佐酮	合用会升高色瑞替尼的血药浓度，增加不良反应
维奈托克	合用会升高色瑞替尼的血药浓度，增加不良反应

续表

合用药物	临床评价
维汀-恩弗妥单抗	合用会升高色瑞替尼的血药浓度,增加不良反应
文拉法辛	合用会增加心律失常的风险
沃克洛托	合用会升高色瑞替尼的血药浓度,增加不良反应
沃拉帕沙	合用会升高色瑞替尼的血药浓度,增加不良反应
乌博潘特(ubrogepant)	合用会升高色瑞替尼的血药浓度,增加不良反应
乌帕替尼	合用会升高色瑞替尼的血药浓度,增加不良反应
西波莫德	合用会增加心律失常的风险
西地那非	合用会升高色瑞替尼的血药浓度,增加不良反应
西罗莫司	合用会升高色瑞替尼的血药浓度,增加不良反应
西洛他唑	合用会升高色瑞替尼的血药浓度,增加不良反应
西沙必利	合用会增加心律失常的风险
西酞普兰	合用会增加心律失常的风险
腺苷	合用会增加心律失常的风险
硝苯地平	合用会增加心律失常的风险
缬苯那嗪	合用会升高色瑞替尼的血药浓度,增加不良反应
辛伐他汀	合用会升高色瑞替尼的血药浓度,增加不良反应
洋地黄毒苷	合用会增加心律失常的风险
伊布利特	合用会增加心律失常的风险
伊达比星	合用会增加心律失常的风险
伊伐布雷定	合用会升高色瑞替尼的血药浓度,增加不良反应
伊拉地平	合用会增加心律失常的风险
伊立替康	合用会干扰色瑞替尼在体内的正常代谢,增加不良反应
伊潘立酮	合用会增加心律失常的风险
伊曲茶碱	合用会升高色瑞替尼的血药浓度,增加不良反应
伊曲康唑	合用会升高色瑞替尼的血药浓度,增加不良反应
依伐卡托	合用会升高色瑞替尼的血药浓度,增加不良反应
依法韦仑	合用会增加心律失常的风险
依福德尼	合用会升高色瑞替尼的血药浓度,增加不良反应
依拉戈利	合用会升高色瑞替尼的血药浓度,增加不良反应
依立曲坦	合用会升高色瑞替尼的血药浓度,增加不良反应
依利格鲁司特	合用会升高色瑞替尼的血药浓度,造成心脏的不良反应
依鲁替尼	合用会升高色瑞替尼的血药浓度,增加不良反应
依普利酮	合用会升高色瑞替尼的血药浓度,增加不良反应
依维莫司	合用会升高色瑞替尼的血药浓度,增加不良反应
依佐加滨	合用会增加心律失常的风险
异丙嗪	合用会增加心律失常的风险
异丙肾上腺素	合用会增加心律失常的风险

合用药物	临床评价
茚地那韦	合用会升高色瑞替尼的血药浓度，增加不良反应
罂粟碱	合用会增加心律失常的风险
右丙氧芬	合用会增加心律失常的风险
右佐匹克隆	合用会升高色瑞替尼的血药浓度，增加不良反应
赞布替尼	合用会升高色瑞替尼的血药浓度，增加不良反应
组氨瑞林	合用会增加心律失常的风险
左氨氯地平	合用会增加心律失常的风险
左醋美沙朵	合用会增加心律失常的风险
左美丙嗪	合用会增加心律失常的风险
左米那普伦	合用会升高色瑞替尼的血药浓度，增加不良反应

二十一、依鲁替尼

与依鲁替尼合用药物临床评价见表 3-101。

表 3-101　与依鲁替尼合用药物临床评价

合用药物	临床评价
ω-3 多不饱和脂肪酸	合用会增加出血的风险
阿达木单抗	合用会增加发生严重感染的风险
阿帕鲁胺	合用会降低依鲁替尼的血药浓度，降低疗效，避免合用
阿瑞匹坦	合用会显著升高依鲁替尼的血药浓度，增加不良反应
阿扎那韦	合用会显著升高依鲁替尼的血药浓度，增加不良反应
安泼那韦	合用会显著升高依鲁替尼的血药浓度，增加不良反应
巴瑞替尼	合用会显著升高依鲁替尼的血药浓度，增加不良反应
苯巴比妥	合用会降低依鲁替尼的血药浓度，降低疗效，避免合用
苯妥英	合用会降低依鲁替尼的血药浓度，降低疗效，避免合用
比美替尼	合用会增加出血的风险
泊那替尼	合用会增加出血的风险
泊沙康唑	合用会显著升高依鲁替尼的血药浓度，增加不良反应
博赛普韦	合用会显著升高依鲁替尼的血药浓度，增加不良反应
醋竹桃霉素	合用会显著升高依鲁替尼的血药浓度，增加不良反应
重组人活化 C 蛋白	合用会增加出血的风险
达芦那韦	合用会显著升高依鲁替尼的血药浓度，增加不良反应
达沙替尼	合用会增加出血的风险
地尔硫䓬	合用会显著升高依鲁替尼的血药浓度，增加不良反应
地拉夫定	合用会显著升高依鲁替尼的血药浓度，增加不良反应
地拉罗司	合用会增加胃溃疡和出血的风险
地西卢定	合用会增加出血的风险
恩克芬尼	合用会增加出血的风险

续表

合用药物	临床评价
恩杂鲁胺	合用会降低依鲁替尼的血药浓度，降低疗效，避免合用
非达替尼(fedratinib)	合用会增加出血的风险
非甾体抗炎药	合用会增加出血的风险
芬戈莫德	合用会增加发生严重感染的风险
伏立康唑	合用会显著升高依鲁替尼的血药浓度，增加不良反应
氟康唑	合用会显著升高依鲁替尼的血药浓度，增加不良反应
福沙那韦	合用会显著升高依鲁替尼的血药浓度，增加不良反应
福沙匹坦	合用会显著升高依鲁替尼的血药浓度，增加不良反应
戈利木单抗	合用会增加发生严重感染的风险
贯叶连翘	合用会降低依鲁替尼的血药浓度，降低疗效，避免合用
红霉素	合用会显著升高依鲁替尼的血药浓度，增加不良反应
华法林	合用会增加出血的风险
环丙沙星	合用会显著升高依鲁替尼的血药浓度，增加不良反应
决奈达隆	合用会显著升高依鲁替尼的血药浓度，增加不良反应
卡博替尼	合用会增加出血的风险
卡介苗疫苗	合用会增加疫苗感染的风险或对疫苗的有效反应降低
卡马西平	合用会降低依鲁替尼的血药浓度，降低疗效，避免合用
卡普利珠单抗	合用会增加出血的风险
抗凝血药	合用会增加出血的风险
抗血小板药	合用会增加出血的风险
考尼伐坦	合用会显著升高依鲁替尼的血药浓度，增加不良反应
可比司他	合用会显著升高依鲁替尼的血药浓度，增加不良反应
克拉霉素	合用会显著升高依鲁替尼的血药浓度，增加不良反应
克拉屈滨	合用会增加发生严重感染的风险
克唑替尼	合用会显著升高依鲁替尼的血药浓度，增加不良反应
来氟米特	合用会增加发生严重感染的风险
来昔屈南钐（^{153}Sm）	合用会增加发生严重感染的风险
雷莫芦单抗	合用会增加出血的风险
利福布汀	合用会降低依鲁替尼的血药浓度，降低疗效，避免合用
利福喷丁	合用会降低依鲁替尼的血药浓度，降低疗效，避免合用
利福平	合用会降低依鲁替尼的血药浓度，降低疗效，避免合用
利托那韦	合用会显著升高依鲁替尼的血药浓度，增加不良反应
磷苯妥英	合用会降低依鲁替尼的血药浓度，降低疗效，避免合用
鲁索替尼	合用会增加出血的风险
氯氮平	合用会增加发生严重感染的风险
米贝地尔	合用会显著升高依鲁替尼的血药浓度，增加不良反应
米托坦	合用会降低依鲁替尼的血药浓度，降低疗效，避免合用

续表

合用药物	临床评价
那他珠单抗	合用会增加发生严重感染的风险
奈非那韦	合用会显著升高依鲁替尼的血药浓度，增加不良反应
萘法唑酮	合用会显著升高依鲁替尼的血药浓度，增加不良反应
帕比司他	合用会增加出血的风险
齐拉西酮	合用会增加出血的风险
曲妥珠单抗-美坦新偶联物	合用会增加出血的风险
去铁酮	合用会增加发生严重感染的风险
溶栓药	合用会增加出血的风险
瑞戈非尼	合用会增加出血的风险
赛妥珠单抗	合用会增加发生严重感染的风险
色瑞替尼	合用会显著升高依鲁替尼的血药浓度，增加不良反应
沙奎那韦	合用会增加疫苗感染的风险或对疫苗的有效反应降低
他莫基因拉帕维克	合用会增加发生严重感染的风险
他泽司他	合用会增加出血的风险
泰利霉素	合用会显著升高依鲁替尼的血药浓度，增加不良反应
特立氟胺	合用会增加发生严重感染的风险
替拉那韦	合用会显著升高依鲁替尼的血药浓度，增加不良反应
替拉瑞韦	合用会增加出血的风险
替伊莫单抗	合用会增加出血的风险
酮康唑	合用会显著升高依鲁替尼的血药浓度，增加不良反应
托法替布	合用会增加发生严重感染的风险
托西莫单抗	合用会增加出血的风险
威罗非尼	合用会显著升高依鲁替尼的血药浓度，增加不良反应
维奈托克（venetoclax）	合用会显著升高依鲁替尼的血药浓度，增加不良反应
维生素E	合用会增加出血的风险
沃拉帕沙	合用会增加出血的风险
乌帕替尼	合用会增加发生严重感染的风险
西波莫德	合用会增加发生严重感染的风险
西洛他唑	合用会增加出血的风险
伊马替尼	合用会显著升高依鲁替尼的血药浓度，增加不良反应
伊曲康唑	合用会显著升高依鲁替尼的血药浓度，增加不良反应
依福德尼	合用会显著升高依鲁替尼的血药浓度，增加不良反应
依那西普	合用会增加发生严重感染的风险
依诺特森	合用会增加出血的风险
疫苗	合用会增加疫苗感染的风险或对疫苗的有效反应降低
茚地那韦	合用会显著升高依鲁替尼的血药浓度，增加不良反应
英夫利昔单抗	合用会增加发生严重感染的风险

二十二、达拉非尼

与达拉非尼合用药物临床评价见表 3-102。

表 3-102 与达拉非尼合用药物临床评价

合用药物	临床评价
阿法替尼	合用会显著降低阿法替尼的血药浓度，降低疗效，避免合用
阿昔替尼	合用会显著降低阿昔替尼的血药浓度，降低疗效，避免合用
艾曲波帕	合用会显著降低艾曲波帕的血药浓度，降低疗效，避免合用
氨基乙酰丙酸	合用会增加晒伤的风险
贝达喹啉	合用会显著降低贝达喹啉的血药浓度，降低疗效，避免合用
布托啡诺	合用会显著降低布托啡诺的血药浓度，降低疗效，避免合用
达拉他韦	合用会显著降低达拉他韦的血药浓度，降低疗效，避免合用
地夫可特	合用会显著降低地夫可特的血药浓度，降低疗效，避免合用
多拉韦林	合用会显著降低多拉韦林的血药浓度，降低疗效，避免合用
厄达替尼	合用会显著降低厄达替尼的血药浓度，降低疗效，避免合用
恩考替尼	合用会显著降低恩考替尼的血药浓度，降低疗效，避免合用
恩克芬尼	合用会显著降低恩克芬尼的血药浓度，降低疗效，避免合用
恩曲替尼	合用会显著降低恩曲替尼的血药浓度，降低疗效，避免合用
非达替尼	合用会显著降低非达替尼的血药浓度，降低疗效，避免合用
芬太尼	合用会显著降低芬太尼的血药浓度，降低疗效，避免合用
胍法辛	合用会显著降低胍法辛的血药浓度，降低疗效，避免合用
甲羟孕酮	合用会显著降低甲羟孕酮的血药浓度，降低避孕效果
来伐木林	合用会显著降低来伐木林的血药浓度，降低疗效，避免合用
劳拉替尼	合用会显著降低劳拉替尼的血药浓度，降低疗效，避免合用
雷诺嗪	合用会大幅度降低雷诺嗪的血药浓度，使药物无效，避免合用
卢美哌隆	合用会显著降低卢美哌隆的血药浓度，降低疗效，避免合用
美沙酮	合用会显著降低美沙酮的血药浓度，此外还会导致戒断症状
奈拉替尼	合用会显著降低奈拉替尼的血药浓度，降低疗效，避免合用
普瑞玛尼	合用会显著降低普瑞玛尼的血药浓度，需调整剂量或密切监测
羟考酮	合用会显著降低羟考酮的血药浓度，此外还会导致戒断症状
氢可酮	合用会显著降低氢可酮的血药浓度，降低疗效，避免合用
屈螺酮	合用会显著降低屈螺酮的血药浓度，降低避孕效果，避免合用
炔雌醇	合用会显著降低炔雌醇的血药浓度，降低避孕效果
炔诺酮	合用会显著降低炔诺酮的血药浓度，降低避孕效果
炔诺孕酮	合用会显著降低炔诺孕酮的血药浓度，降低避孕效果
索尼德吉	合用会显著降低索尼德吉的血药浓度，降低疗效，避免合用
他泽司他	合用会显著降低他泽司他的血药浓度，降低疗效，避免合用
维奈托克	合用会显著降低维奈托克的血药浓度，降低疗效，避免合用
沃克洛托	合用会显著降低沃克洛托的血药浓度，降低疗效，避免合用

续表

合用药物	临床评价
西波莫德	合用会显著降低西波莫德的血药浓度，降低疗效，避免合用
依托孕烯	合用会显著降低依托孕烯的血药浓度，降低避孕效果，避免合用
赞布替尼	合用会显著降低达拉非尼的血药浓度，降低疗效，避免合用
左醋美沙朵	合用导致其副产物形成增加，引起严重心血管不良反应，禁止合用
左炔诺孕酮	合用会显著降低左炔诺孕酮的血药浓度，降低避孕效果，避免合用

二十三、威罗非尼

与威罗非尼合用药物临床评价见表3-103。

表3-103 与威罗非尼合用药物临床评价

合用药物	临床评价
阿巴瑞克	合用会增加心律失常的风险
阿比特龙	合用会增加心律失常的风险
阿夫唑嗪	合用会增加心律失常的风险
阿利马嗪	合用会增加心律失常的风险
阿米替林	合用会增加心律失常的风险
阿莫沙平	合用会增加心律失常的风险
阿那格雷	合用会增加心律失常的风险
阿帕鲁胺	合用会降低威罗非尼的血药浓度，从而导致疗效降低
阿扑吗啡	合用会增加心律失常的风险
阿奇霉素	合用会增加心律失常的风险
阿塞那平	合用会增加心律失常的风险
阿司咪唑	合用会增加心律失常的风险
艾日布林	合用会增加心律失常的风险
艾司西酞普兰	合用会增加心律失常的风险
氨磺必利	合用会增加心律失常的风险
氨基乙酰丙酸	与其他具有光敏性的药物合用会增加晒伤的风险
胺碘酮	合用会增加心律失常的风险
昂丹司琼	合用会增加心律失常的风险
奥利司他	合用会增加心律失常的风险
奥沙利铂	合用会增加心律失常的风险
奥西那林	合用会增加心律失常的风险
奥西替尼	合用会增加心律失常的风险
奥英妥珠单抗	合用会增加心律失常的风险
贝达喹啉	合用会增加心律失常的风险
贝曲沙班	合用会升高贝曲沙班的血药浓度，造成出血并发症
苯巴比妥	合用会降低威罗非尼的血药浓度，从而导致疗效降低

续表

合用药物	临床评价
苯妥英	合用会降低威罗非尼的血药浓度，从而导致疗效降低
比卡鲁胺	合用会增加心律失常的风险
吡非尼酮	合用会升高吡非尼酮的血药浓度，增加不良反应的发生风险
苄普地尔	合用会增加心律失常的风险
表柔比星	合用会增加心律失常的风险
丙吡胺	合用会增加心律失常的风险
丙氯拉嗪	合用会增加心律失常的风险
丙米嗪	合用会增加心律失常的风险
丙嗪	合用会增加心律失常的风险
伯氨喹	合用会增加心律失常的风险
泊沙康唑	合用会增加心律失常的风险
博舒替尼	合用会增加心律失常的风险
达沙替尼	合用会增加心律失常的风险
氘代苯那嗪	合用会增加心律失常的风险
地加瑞克	合用会增加心律失常的风险
地昔帕明	合用会增加心律失常的风险
丁苯那嗪	合用会增加心律失常的风险
丁丙诺啡	合用会增加心律失常的风险
多非利特	合用会增加心律失常的风险
多拉司琼	合用会增加心律失常的风险
多柔比星	合用会增加心律失常的风险
多塞平（包括外用）	合用会增加心律失常的风险
恩克芬尼	合用会增加心律失常的风险
恩曲替尼	合用会增加心律失常的风险
恩杂鲁胺	合用会降低威罗非尼的血药浓度，从而导致疗效降低
伐地那非	合用会增加心律失常的风险
凡德他尼	合用会增加心律失常的风险
芬戈莫德	合用会增加心律失常的风险
奋乃静	合用会增加心律失常的风险
伏立康唑	合用会增加心律失常的风险
氟奋乃静	合用会增加心律失常的风险
氟卡尼	合用会增加心律失常的风险
氟康唑	合用会增加心律失常的风险
氟哌啶醇	合用会增加心律失常的风险
氟哌利多	合用会增加心律失常的风险
氟他胺	合用会增加心律失常的风险
氟烷	合用会增加心律失常的风险

合用药物	临床评价
氟西汀	合用会增加心律失常的风险
戈舍瑞林	合用会增加心律失常的风险
格拉德吉	合用会增加心律失常的风险
格拉司琼	合用会增加心律失常的风险
贯叶连翘	合用会降低威罗非尼的血药浓度，从而导致疗效降低
红霉素	合用会增加心律失常的风险
吉特替尼	合用会增加心律失常的风险
加压素	合用会增加心律失常的风险
甲氟喹	合用会增加心律失常的风险
决奈达隆	合用会增加心律失常的风险
卡博替尼	合用会增加心律失常的风险
卡马西平	合用会降低威罗非尼的血药浓度，从而导致疗效降低
克拉霉素	合用会增加心律失常的风险
克唑替尼	合用会增加心律失常的风险
奎尼丁	合用会增加心律失常的风险
奎宁	合用会增加心律失常的风险
喹硫平	合用会增加心律失常的风险
喹诺酮	合用会增加心律失常的风险
拉帕替尼	合用会增加心律失常的风险
来伐木林	合用会增加心律失常的风险
来氟米特	合用会增加肝损伤的风险
乐伐替尼	合用会增加心律失常的风险
雷诺嗪	合用会增加心律失常的风险
雷沙吉兰	合用会升高威罗非尼的血药浓度，增加不良反应的发生风险
利福布汀	合用会降低威罗非尼的血药浓度，从而导致疗效降低
利福喷丁	合用会降低威罗非尼的血药浓度，从而导致疗效降低
利福平	合用会降低威罗非尼的血药浓度，从而导致疗效降低
利培酮	合用会增加心律失常的风险
利匹韦林	合用会增加心律失常的风险
利托君	合用会增加心律失常的风险
亮丙瑞林	合用会增加心律失常的风险
磷苯妥英	合用会降低威罗非尼的血药浓度，从而导致疗效降低
膦甲酸钠	合用会增加心律失常的风险
硫利达嗪	合用会增加心律失常的风险
卢美哌隆	合用会降低威罗非尼的血药浓度，从而导致疗效降低
卤泛群	合用会增加心律失常的风险
罗米地辛	合用会增加心律失常的风险

续表

合用药物	临床评价
洛非西定	合用会增加心律失常的风险
洛美沙星	合用会增加心律失常的风险
洛美他派	合用会增加肝损伤的风险
氯丙嗪	合用会增加心律失常的风险
氯氮平	合用会增加心律失常的风险
氯法齐明	合用会增加心律失常的风险
氯喹	合用会增加心律失常的风险
氯米帕明	合用会增加心律失常的风险
马普替林	合用会增加心律失常的风险
马昔瑞林	合用会增加心律失常的风险
美沙酮	合用会增加心律失常的风险
美索达嗪	合用会增加心律失常的风险
米泊美生	合用会增加肝损伤的风险
米哚妥林	合用会增加心律失常的风险
米非司酮	合用会增加心律失常的风险
米塔扎平	合用会增加心律失常的风险
米托坦	合用会降低威罗非尼的血药浓度，从而导致疗效降低
尼鲁米特	合用会增加心律失常的风险
尼洛替尼	合用会增加心律失常的风险
帕比司他	合用会增加心律失常的风险
帕利哌酮	合用会增加心律失常的风险
帕洛诺司琼	合用会增加心律失常的风险
帕瑞肽	合用会增加心律失常的风险
帕唑帕尼	合用会增加心律失常的风险
培西达替尼	合用会增加肝损伤的风险
喷他脒	合用会增加心律失常的风险
匹多桑特	合用会增加心律失常的风险
匹莫范色林	合用会增加心律失常的风险
匹莫齐特	合用会增加心律失常的风险
扑米酮	合用会降低威罗非尼的血药浓度，从而导致疗效降低
普鲁卡因胺	合用会增加心律失常的风险
普罗帕酮	合用会增加心律失常的风险
普罗替林	合用会增加心律失常的风险
七氟烷	合用会增加心律失常的风险
齐拉西酮	合用会增加心律失常的风险
羟氯喹	合用会增加心律失常的风险
羟嗪	合用会增加心律失常的风险

续表

合用药物	临床评价
秋水仙碱	合用会升高威罗非尼的血药浓度，增加不良反应的发生风险
曲马多	合用会增加心律失常的风险
曲米帕明	合用会增加心律失常的风险
曲普瑞林	合用会增加心律失常的风险
曲唑酮	合用会增加心律失常的风险
去甲替林	合用会增加心律失常的风险
全氟丙烷	合用会增加心律失常的风险
柔红霉素	合用会增加心律失常的风险
瑞波西利	合用会增加心律失常的风险
三氟拉嗪	合用会增加心律失常的风险
三氯苯达唑	合用会增加心律失常的风险
三氯丙嗪	合用会增加心律失常的风险
三氧化二砷	合用会增加心律失常的风险
色瑞替尼	合用会增加心律失常的风险
沙奎那韦	合用会增加心律失常的风险
舍曲林	合用会增加心律失常的风险
舒尼替尼	合用会增加心律失常的风险
索拉非尼	合用会增加心律失常的风险
索利那新	合用会增加心律失常的风险
索他洛尔	合用会增加心律失常的风险
他克莫司	合用会增加心律失常的风险
他莫昔芬	合用会增加心律失常的风险
泰利霉素	合用会增加心律失常的风险
碳酸锂	合用会增加心律失常的风险
特布他林	合用会增加心律失常的风险
特非那定	合用会增加心律失常的风险
特拉万星	合用会增加心律失常的风险
特立氟胺	合用会增加肝损伤的风险
替罗布考	合用会增加心律失常的风险
替扎尼定	合用会升高威罗非尼的血药浓度，增加不良反应的发生风险
酮康唑	合用会增加心律失常的风险
托莫西汀	合用会增加心律失常的风险
托瑞米芬	合用会增加心律失常的风险
维奈托克	合用会增加患上肿瘤溶解综合征的风险，从而导致肾衰竭
文拉法辛	合用会增加心律失常的风险
西波莫德	合用会增加心律失常的风险
西沙必利	合用会导致QT间期延长累加效应，并增加心律失常的风险，避免合用

合用药物	临床评价
西酞普兰	合用会增加心律失常的风险
腺苷	合用会增加心律失常的风险
缬苯那嗪	合用会增加心律失常的风险
氧氟沙星	合用会增加心律失常的风险
伊布利特	合用会增加心律失常的风险
伊达比星	合用会增加心律失常的风险
伊伐布雷定	合用会增加心律失常的风险
伊潘立酮	合用会增加心律失常的风险
依度沙班	合用会升高依度沙班的血药浓度，造成出血并发症
依法韦仑	合用会增加心律失常的风险
依福德尼	合用会增加心律失常的风险
依佐加滨	合用会增加心律失常的风险
异丙嗪	合用会增加心律失常的风险
异丙肾上腺素	合用会增加心律失常的风险
罂粟碱	合用会增加心律失常的风险
右丙氧芬	合用会增加心律失常的风险
组氨瑞林	合用会增加心律失常的风险
左醋美沙朵	合用会增加心律失常的风险
左美丙嗪	合用会增加心律失常的风险

二十四、宁特达尼

与宁特达尼合用药物临床评价见表 3-104。

表 3-104 与宁特达尼合用药物临床评价

合用药物	临床评价
苯巴比妥	合用会显著降低宁特达尼的血药浓度，降低疗效，避免合用
苯妥英	合用会显著降低宁特达尼的血药浓度，降低疗效，避免合用
重组人活化 C 蛋白	合用会增加出血的风险
地塞米松	合用会显著降低宁特达尼的血药浓度，降低疗效，避免合用
贯叶连翘	合用会显著降低宁特达尼的血药浓度，降低疗效，避免合用
卡马西平	合用会显著降低宁特达尼的血药浓度，降低疗效，避免合用
来氟米特	合用会增加肝损伤的风险
利福平	合用会显著降低宁特达尼的血药浓度，降低疗效，避免合用
磷苯妥英	合用会显著降低宁特达尼的血药浓度，降低疗效，避免合用
洛美他派	合用会增加肝损伤的风险
米泊美生	合用会增加肝损伤的风险
米托坦	合用会显著降低宁特达尼的血药浓度，降低疗效，避免合用

合用药物	临床评价
培西达替尼	合用会增加肝损伤的风险
扑米酮	合用会显著降低宁特达尼的血药浓度，降低疗效，避免合用
特立氟胺	合用会增加肝损伤的风险
替拉那韦	合用会显著降低宁特达尼的血药浓度，降低疗效，避免合用

二十五、奥西替尼

与奥西替尼合用药物临床评价见表 3-105。

表 3-105　与奥西替尼合用药物临床评价

合用药物	临床评价
阿巴瑞克	可能会增加发生严重心律失常的风险，甚至可能危及生命，避免合用
阿比特龙	可能会增加发生严重心律失常的风险，甚至可能危及生命，避免合用
阿达木单抗	可能会增加发生严重且可能危及生命的感染的风险
阿夫唑嗪	可能会增加发生严重心律失常的风险，甚至可能危及生命，避免合用
阿利马嗪	可能会增加发生严重心律失常的风险，甚至危及生命，应避免合用
阿米替林	可能会增加发生严重心律失常的风险，甚至可能危及生命，避免合用
阿莫沙平	可能会增加发生严重心律失常的风险，甚至可能危及生命，避免合用
阿那格雷	可能会增加发生严重心律失常的风险，甚至可能危及生命，避免合用
阿帕鲁胺	可能会显著降低奥西替尼的血药浓度，使药物治疗癌症的效果降低
阿扑吗啡	可能会增加发生严重心律失常的风险，甚至可能危及生命，避免合用
阿奇霉素	可能会增加发生严重心律失常的风险，甚至可能危及生命，避免合用
阿塞那平	可能会增加发生严重心律失常的风险，甚至可能危及生命，避免合用
阿扎那韦	可能升高奥西替尼的血药浓度，增加不良反应的风险和（或）严重性
艾代拉里斯	可能升高奥西替尼的血药浓度，增加不良反应的风险和（或）严重性
艾日布林	可能会增加发生严重心律失常的风险，甚至可能危及生命，避免合用
艾司西酞普兰	可能会增加发生严重心律失常的风险，甚至可能危及生命，避免合用
安泼那韦	可能升高奥西替尼的血药浓度，增加不良反应的风险和（或）严重性
氨磺必利	可能会增加发生严重心律失常的风险，甚至可能危及生命，避免合用
胺碘酮	可能会增加发生严重心律失常的风险，甚至可能危及生命，避免合用
昂丹司琼	可能会增加发生严重心律失常的风险，甚至可能危及生命，避免合用
奥沙利铂	可能会增加发生严重心律失常的风险，甚至可能危及生命，避免合用
奥英妥珠单抗	可能会增加发生严重心律失常的风险，甚至可能危及生命，避免合用
奥卓司他	可能会增加发生严重心律失常的风险，甚至可能危及生命，避免合用
巴瑞替尼	可能会增加发生严重且可能致命的感染的风险
贝达喹啉	可能会增加发生严重心律失常的风险，甚至可能危及生命，避免合用
苯巴比妥	可能会显著降低奥西替尼的血药浓度，使药物治疗癌症的效果降低
苯妥英	可能会显著降低奥西替尼的血药浓度，使药物治疗癌症的效果降低
比卡鲁胺	可能会增加发生严重心律失常的风险，甚至可能危及生命，避免合用
苄普地尔	可能会增加发生严重心律失常的风险，甚至可能危及生命，避免合用
表柔比星	可能会增加发生严重心律失常的风险，甚至可能危及生命，避免合用

续表

合用药物	临床评价
丙吡胺	可能会增加发生严重心律失常的风险，甚至可能危及生命，避免合用
丙米嗪	可能会增加发生严重心律失常的风险，甚至可能危及生命，避免合用
伯氨喹	可能会增加发生严重心律失常的风险，甚至可能危及生命，避免合用
泊沙康唑	可能会升高奥西替尼的血药浓度，增加发生不良反应的风险和（或）严重性
博赛普韦	可能会升高奥西替尼的血药浓度，增加不良反应的风险和（或）严重性
博舒替尼	可能会增加发生严重心律失常的风险，甚至可能危及生命，避免合用
醋竹桃霉素	可能会升高奥西替尼的血药浓度，增加发生不良反应的风险和（或）严重性
达沙替尼	可能会增加发生严重心律失常的风险，甚至可能危及生命，避免合用
氘代丁苯那嗪	可能会增加发生严重心律失常的风险，甚至可能危及生命，避免合用
地加瑞克	可能会增加发生严重心律失常的风险，甚至可能危及生命，避免合用
地拉夫定	可能会升高奥西替尼的血药浓度，增加不良反应的风险和（或）严重性
地昔帕明	可能会增加发生严重心律失常的风险，甚至可能危及生命，避免合用
丁苯那嗪	可能会增加发生严重心律失常的风险，甚至可能危及生命，避免合用
丁丙诺啡	可能会增加发生严重心律失常的风险，甚至可能危及生命，避免合用
多非利特	可能会增加发生严重心律失常的风险，甚至可能危及生命，避免合用
多拉司琼	可能会增加发生严重心律失常的风险，甚至可能危及生命，避免合用
多柔比星	可能会增加发生严重心律失常的风险，甚至可能危及生命，避免合用
多塞平（包括外用）	可能会增加发生严重心律失常的风险，甚至可能危及生命，避免合用
恩克芬尼	可能会增加发生严重心律失常的风险，甚至可能危及生命，避免合用
恩曲替尼	可能会增加发生严重心律失常的风险，甚至可能危及生命，避免合用
恩杂鲁胺	可能会显著降低奥西替尼的血药浓度，使药物治疗癌症的效果降低
伐地那非	可能会增加发生严重心律失常的风险，甚至可能危及生命，避免合用
凡德他尼	可能会增加发生严重心律失常的风险，甚至可能危及生命，避免合用
芬戈莫德	可能会增加发生严重心律失常的风险，甚至可能危及生命，避免合用
奋乃静	可能会增加发生严重心律失常的风险，甚至可能危及生命，避免合用
风疹病毒疫苗	可能增加疫苗感染的风险或对疫苗的反应降低
伏立康唑	可能会升高奥西替尼的血药浓度，增加发生不良反应的风险和（或）严重性
氟奋乃静	可能会增加发生严重心律失常的风险，甚至可能危及生命，避免合用
氟卡尼	可能会增加发生严重心律失常的风险，甚至可能危及生命，避免合用
氟康唑	可能会增加发生严重心律失常的风险，甚至可能危及生命，避免合用
氟哌啶醇	可能会增加发生严重心律失常的风险，甚至可能危及生命，避免合用
氟哌利多	可能会增加发生严重心律失常的风险，甚至可能危及生命，避免合用
氟他胺	可能会增加发生严重心律失常的风险，甚至可能危及生命，避免合用
氟烷	可能会增加发生严重心律失常的风险，甚至可能危及生命，避免合用
氟西汀	可能会增加发生严重心律失常的风险，甚至可能危及生命，避免合用
福沙那韦	可能升高奥西替尼的血药浓度，增加不良反应的风险和（或）严重性
戈利木单抗	可能会增加发生严重且可能危及生命的感染的风险
戈舍瑞林	可能会增加发生严重心律失常的风险，甚至可能危及生命，避免合用
格拉德吉	可能会增加发生严重心律失常的风险，甚至可能危及生命，避免合用
格拉司琼	可能会增加发生严重心律失常的风险，甚至可能危及生命，避免合用

续表

合用药物	临床评价
格帕沙星	可能会导致累加效应，增加室性心律失常的风险，包括尖端扭转型室性心动过速和猝死，应避免合用
贯叶连翘	可能会显著降低奥西替尼的血药浓度，使药物治疗癌症的效果降低
红霉素	可能会增加发生严重心律失常的风险，甚至可能危及生命，避免合用
吉特替尼	可能会增加发生严重心律失常的风险，甚至可能危及生命，避免合用
甲氟喹	可能会增加发生严重心律失常的风险，甚至可能危及生命，避免合用
决奈达隆	可能会增加发生严重心律失常的风险，甚至可能危及生命，避免合用
卡博替尼	可能会增加发生严重心律失常的风险，甚至可能危及生命，避免合用
卡介苗疫苗	可能有疫苗感染的风险或对疫苗的反应降低
卡马西平	可能会显著降低奥西替尼的血药浓度，使药物治疗癌症的效果降低
考尼伐坦	可能升高奥西替尼的血药浓度，增加不良反应的风险和（或）严重性
可比司他	可能升高奥西替尼的血药浓度，增加不良反应的风险和（或）严重性
克拉霉素	可能升高奥西替尼的血药浓度，增加不良反应的风险和（或）严重性
克拉屈滨	可能会增加发生严重的感染的风险
克唑替尼	可能会增加发生严重心律失常的风险，甚至可能危及生命，避免合用
奎尼丁	可能会增加发生严重心律失常的风险，甚至可能危及生命，避免合用
奎宁	可能会增加发生严重心律失常的风险，甚至可能危及生命，避免合用
喹硫平	可能会增加发生严重心律失常的风险，甚至可能危及生命，避免合用
喹诺酮类药物	可能会增加发生严重心律失常的风险，甚至可能危及生命，避免合用
拉帕替尼	可能会增加发生严重心律失常的风险，甚至可能危及生命，避免合用
来伐木林	可能会导致累加效应，增加室性心律失常的风险，包括尖端扭转型室性心动过速和猝死，应避免合用
来氟米特	可能会增加严重感染的风险
来昔决南钐（^{153}Sm）	可能会增加骨髓抑制的风险
乐伐替尼	可能会增加发生严重心律失常的风险，甚至可能危及生命，避免合用
雷公藤甲素	可能会增加发生严重心律失常的风险，甚至可能危及生命，避免合用
雷诺嗪	可能会增加发生严重心律失常的风险，甚至可能危及生命，避免合用
锂剂	可能会增加发生严重心律失常的风险，甚至可能危及生命，避免合用
利福布汀	可能会显著降低奥西替尼的血药浓度，使药物治疗癌症的效果降低，避免合用
利福喷丁	可能会显著降低奥西替尼的血药浓度，使药物治疗癌症的效果降低，避免合用
利福平	可能会显著降低奥西替尼的血药浓度，使药物治疗癌症的效果降低，避免合用
利培酮	可能会增加发生严重心律失常的风险，甚至可能危及生命，避免合用
利匹韦林	可能会增加发生严重心律失常的风险，甚至可能危及生命，避免合用
利托君	可能会增加发生严重心律失常的风险，甚至可能危及生命，避免合用
利托那韦	可能会升高奥西替尼的血药浓度，增加发生不良反应的风险和（或）严重性
亮丙瑞林	可能会增加发生严重心律失常的风险，甚至可能危及生命，避免合用
磷苯妥英	可能会显著降低奥西替尼的血药浓度，使药物治疗癌症的效果降低
膦甲酸	可能会增加发生严重心律失常的风险，甚至可能危及生命，避免合用
硫利达嗪	可能会增加发生严重心律失常的风险，甚至危及生命，应避免合用
卤泛群	可能会增加发生严重心律失常的风险，甚至危及生命，应避免合用
罗米地辛	可能会增加发生严重心律失常的风险，甚至可能危及生命，避免合用

续表

合用药物	临床评价
洛非尼定	可能会增加发生严重心律失常的风险，甚至可能危及生命，避免合用
洛美沙星	可能会增加发生严重心律失常的风险，甚至可能危及生命，避免合用
氯丙嗪	可能会增加发生严重心律失常的风险，甚至可能危及生命，避免合用
氯氮平	可能会增加患粒细胞缺乏症和心律失常的风险，应避免合用
氯法齐明	可能会增加发生严重心律失常的风险，甚至可能危及生命，避免合用
氯喹	可能会增加发生严重心律失常的风险，甚至可能危及生命，避免合用
氯米帕明	可能会增加发生严重心律失常的风险，甚至可能危及生命，避免合用
马普替林	可能会增加发生严重心律失常的风险，甚至可能危及生命，避免合用
马西瑞林	可能会增加发生严重心律失常的风险，甚至可能危及生命，避免合用
美沙酮	可能会增加发生严重心律失常的风险，甚至可能危及生命，避免合用
美索达嗪	可能会增加发生严重心律失常的风险，甚至危及生命，应避免合用
米贝地尔	可能升高奥西替尼的血药浓度，增加发生严重心律失常的风险，甚至可能危及生命，避免合用
米哚妥林	可能会增加发生严重心律失常的风险，甚至可能危及生命，避免合用
米非司酮	可能会增加发生严重心律失常的风险，甚至可能危及生命，避免合用
米塔扎平	可能会增加发生严重心律失常的风险，甚至可能危及生命，避免合用
米托坦	可能会显著降低奥西替尼的血药浓度，使药物治疗癌症的效果降低
那他珠单抗	可能会增加发生严重且可能危及生命的感染的风险
奈非那韦	可能会升高奥西替尼的血药浓度，增加发生不良反应的风险和（或）严重性
萘法唑酮	可能会升高奥西替尼的血药浓度，增加发生不良反应的风险和（或）严重性
尼鲁米特	可能会增加发生严重心律失常的风险，甚至可能危及生命，避免合用
尼洛替尼	可能会增加发生严重心律失常的风险，甚至可能危及生命，避免合用
帕比司他	可能会增加发生严重心律失常的风险，甚至可能危及生命，避免合用
帕洛诺司琼	可能会增加发生严重心律失常的风险，甚至可能危及生命，避免合用
帕潘立酮	可能会增加发生严重心律失常的风险，甚至可能危及生命，避免合用
帕瑞肽	可能会增加发生严重心律失常的风险，甚至可能危及生命，避免合用
帕唑帕尼	可能会增加发生严重心律失常的风险，甚至可能危及生命，避免合用
喷他脒	可能会增加发生严重心律失常的风险，甚至可能危及生命，避免合用
匹莫范色林	可能会增加发生严重心律失常的风险，甚至可能危及生命，避免合用
匹莫齐特	可能会增加发生严重心律失常的风险，甚至危及生命，应避免合用
扑米酮	可能会显著降低奥西替尼的血药浓度，使药物治疗癌症的效果降低
普罗布考	可能会增加发生严重心律失常的风险，甚至可能危及生命，避免合用
七氟烷	可能会增加发生严重心律失常的风险，甚至可能危及生命，避免合用
齐拉西酮	可能会增加发生严重心律失常的风险，甚至危及生命，应避免合用
羟氯喹	可能会增加发生严重心律失常的风险，甚至可能危及生命，避免合用
羟嗪	可能会增加发生严重心律失常的风险，甚至可能危及生命，避免合用
曲马多	可能会增加发生严重心律失常的风险，甚至可能危及生命，避免合用
曲米帕明	可能会增加发生严重心律失常的风险，甚至可能危及生命，避免合用
曲唑酮	可能会增加发生严重心律失常的风险，甚至可能危及生命，避免合用
去甲替林	可能会增加发生严重心律失常的风险，甚至可能危及生命，避免合用
去铁酮	去铁酮可以降低白细胞计数，合用可能会增加患病风险
全氟丙烷	可能会增加发生严重心律失常的风险，甚至可能危及生命，避免合用

续表

合用药物	临床评价
柔红霉素	可能会增加发生严重心律失常的风险，甚至可能危及生命，避免合用
瑞博西利	可能会增加发生严重心律失常的风险，甚至可能危及生命，避免合用
赛妥珠单抗	可能会增加发生严重且可能危及生命的感染的风险
三氟丙嗪	可能会增加发生严重心律失常的风险，甚至可能危及生命，避免合用
三氟拉嗪	可能会增加发生严重心律失常的风险，甚至可能危及生命，避免合用
三氯苯达唑	可能会增加发生严重心律失常的风险，甚至可能危及生命，避免合用
三氧化二砷	可能会增加发生严重心律失常的风险，甚至可能危及生命，避免合用
色瑞替尼	可能升高奥西替尼的血药浓度，增加不良反应的风险和（或）严重性
沙奎那韦	可能会增加发生严重心律失常的风险，甚至危及生命，应避免合用
舍曲林	可能会增加发生严重心律失常的风险，甚至可能危及生命，避免合用
舒尼替尼	可能会增加发生严重心律失常的风险，甚至可能危及生命，避免合用
索非那新	可能会增加发生严重心律失常的风险，甚至可能危及生命，避免合用
索拉非尼	可能会增加发生严重心律失常的风险，甚至可能危及生命，避免合用
索他洛尔	可能会增加发生严重心律失常的风险，甚至可能危及生命，避免合用
他莫基因拉帕维克	可能会发生危及生命的疱疹病毒感染的风险
他莫昔芬	可能会增加发生严重心律失常的风险，甚至可能危及生命，避免合用
泰利霉素	可能会升高奥西替尼的血药浓度，增加发生不良反应的风险和（或）严重性
特布他林	可能会增加发生严重心律失常的风险，甚至可能危及生命，避免合用
特拉万星	可能会增加发生严重心律失常的风险，甚至可能危及生命，避免合用
特立氟胺	可能会增加发生严重感染的风险
替拉那韦	可能会升高奥西替尼的血药浓度，增加发生不良反应的风险和（或）严重性
天花疫苗	可能增加疫苗感染的风险或对疫苗的反应降低
酮康唑	可能升高奥西替尼的血药浓度，增加不良反应的风险和（或）严重性
托法替尼	可能会增加发生严重且可能危及生命的感染的风险
托莫西汀	可能会增加发生严重心律失常的风险，甚至可能危及生命，避免合用
托瑞米芬	可能会增加发生严重心律失常的风险，甚至可能危及生命，避免合用
威罗非尼	可能会增加发生严重心律失常的风险，甚至可能危及生命，避免合用
文拉法辛	可能会增加发生严重心律失常的风险，甚至可能危及生命，避免合用
乌帕替尼	可能会增加发生严重且可能危及生命的感染的风险
西波莫德	可能会增加发生严重心律失常的风险，甚至危及生命，应避免合用
西沙必利	可能会增加发生严重心律失常的风险，甚至危及生命，应避免合用
西酞普兰	可能会增加发生严重心律失常的风险，甚至可能危及生命，避免合用
腺苷	可能会增加发生严重心律失常的风险，甚至可能危及生命，避免合用
缬苯那嗪	可能会增加发生严重心律失常的风险，甚至可能危及生命，避免合用
血管加压素	可能会增加发生严重心律失常的风险，甚至可能危及生命，避免合用
氧氟沙星	可能会增加发生严重心律失常的风险，甚至可能危及生命，避免合用
伊布利特	可能会增加发生严重心律失常的风险，甚至可能危及生命，避免合用
伊达比星	可能会增加发生严重心律失常的风险，甚至可能危及生命，避免合用
伊伐布雷定	可能会增加发生严重心律失常的风险，甚至可能危及生命，避免合用
伊曲康唑	可能升高奥西替尼的血药浓度，增加不良反应的风险和（或）严重性
依法韦仑	可能会增加发生严重心律失常的风险，甚至可能危及生命，避免合用

合用药物	临床评价
依那西普	可能会增加发生严重且可能致命的感染的风险
依维替尼	可能会增加发生严重心律失常的风险，甚至可能危及生命，避免合用
依佐加滨	可能会增加发生严重心律失常的风险，甚至可能危及生命，避免合用
异丙肾上腺素	可能会增加发生严重心律失常的风险，甚至可能危及生命，避免合用
茚地那韦	可能升高奥西替尼的血药浓度，增加不良反应的风险和（或）严重性
英夫利昔单抗	可能会增加发生严重且可能危及生命的感染的风险
罂粟碱	可能会增加发生严重心律失常的风险，甚至可能危及生命，避免合用
组氨瑞林	可能会增加发生严重心律失常的风险，甚至可能危及生命，避免合用
左醋美沙朵	可能会增加发生严重心律失常的风险，甚至危及生命，应避免合用
左美丙嗪	可能会增加发生严重心律失常的风险，甚至可能危及生命，避免合用

二十六、卡赞替尼

与卡赞替尼合用药物临床评价见表3-106。

表3-106　与卡赞替尼合用药物临床评价

合用药物	临床评价
阿巴瑞克	可能会增加发生严重心律失常的风险，甚至可能危及生命，避免合用
阿比特龙	可能会增加发生严重心律失常的风险，甚至可能危及生命，避免合用
阿夫唑嗪	可能会增加发生严重心律失常的风险，甚至可能危及生命，避免合用
阿卡替尼	可能会增加出血的风险
阿利马嗪	可能会增加发生严重心律失常的风险，甚至危及生命，应避免合用
阿米替林	可能会增加发生严重心律失常的风险，甚至可能危及生命，避免合用
阿莫沙平	可能会增加发生严重心律失常的风险，甚至可能危及生命，避免合用
阿那格雷	可能会增加发生严重心律失常的风险，甚至可能危及生命，避免合用
阿帕鲁胺	可能会显著降低卡赞替尼的血药浓度，使药物治疗癌症的效果降低
阿哌沙班	可能会增加出血的风险
阿扑吗啡	可能会增加发生严重心律失常的风险，甚至可能危及生命，避免合用
阿奇霉素	可能会增加发生严重心律失常的风险，甚至可能危及生命，避免合用
阿塞那平	可能会增加发生严重心律失常的风险，甚至可能危及生命，避免合用
阿司咪唑	可能会增加发生严重心律失常的风险，甚至可能危及生命，避免合用
阿昔单抗	可能会增加出血的风险
阿扎那韦	可能升高卡赞替尼的血药浓度，增加发生严重心律失常的风险，甚至可能危及生命，避免合用
艾日布林	可能会增加发生严重心律失常的风险，甚至可能危及生命，避免合用
艾司西酞普兰	可能会增加发生严重心律失常的风险，甚至可能危及生命，避免合用
安泼那韦	可能升高卡赞替尼的血药浓度，增加发生严重心律失常的风险，甚至可能危及生命，避免合用
胺碘酮	可能会增加发生严重心律失常的风险，甚至可能危及生命，避免合用
昂丹司琼	可能会增加发生严重心律失常的风险，甚至可能危及生命，避免合用
奥沙利铂	可能会增加发生严重心律失常的风险，甚至可能危及生命，避免合用
奥西替尼	可能会增加发生严重心律失常的风险，甚至可能危及生命，避免合用
奥英妥珠单抗	可能会增加发生严重心律失常的风险，甚至可能危及生命，避免合用

续表

合用药物	临床评价
贝达喹啉	可能会增加发生严重心律失常的风险，甚至可能危及生命，避免合用
苯巴比妥	可能会显著降低卡赞替尼的血药浓度，使药物治疗癌症的效果降低
苯妥英	可能会显著降低卡赞替尼的血药浓度，使药物治疗癌症的效果降低
比卡鲁胺	可能会增加发生严重心律失常的风险，甚至可能危及生命，避免合用
比美替尼	可能会增加出血的风险
苄普地尔	可能会增加发生严重心律失常的风险，甚至可能危及生命，避免合用
表柔比星	可能会增加发生严重心律失常的风险，甚至可能危及生命，避免合用
丙吡胺	可能会增加发生严重心律失常的风险，甚至可能危及生命，避免合用
丙米嗪	可能会增加发生严重心律失常的风险，甚至可能危及生命，避免合用
丙嗪	可能会增加发生严重心律失常的风险，甚至可能危及生命，避免合用
丙氧芬	可能会增加发生严重心律失常的风险，甚至可能危及生命，避免合用
伯氨喹	可能会增加发生严重心律失常的风险，甚至可能危及生命，避免合用
泊那替尼	可能会增加出血的风险
泊沙康唑	可能升高卡赞替尼的血药浓度，增加发生严重心律失常的风险，甚至可能危及生命，避免合用
博赛普韦	可能升高卡赞替尼的血药浓度，增加发生严重心律失常的风险，甚至可能危及生命，避免合用
博舒替尼	可能会增加发生严重心律失常的风险，甚至可能危及生命，避免合用
长春碱	可能会增加发生严重的潜在致命感染的风险
长春瑞滨	可能会增加发生严重的潜在致命感染的风险
长春新碱	可能会增加发生严重的潜在致命感染的风险
醋竹桃霉素	可能升高卡赞替尼的血药浓度，增加发生严重心律失常的风险，甚至可能危及生命，避免合用
达沙替尼	可能会增加发生严重心律失常的风险，甚至可能危及生命，避免合用
氘代丁苯那嗪	可能会增加发生严重心律失常的风险，甚至可能危及生命，避免合用
地加瑞克	可能会增加发生严重心律失常的风险，甚至可能危及生命，避免合用
地拉夫定	可能升高卡赞替尼的血药浓度，增加发生严重心律失常的风险，甚至可能危及生命，避免合用
地拉罗司	可能会增加胃肠道溃疡和出血的风险
地昔帕明	可能会增加发生严重心律失常的风险，甚至可能危及生命，避免合用
丁苯那嗪	可能会增加发生严重心律失常的风险，甚至可能危及生命，避免合用
丁丙诺啡	可能会增加发生严重心律失常的风险，甚至可能危及生命，避免合用
多非利特	可能会增加发生严重心律失常的风险，甚至可能危及生命，避免合用
多拉司琼	可能会增加发生严重心律失常的风险，甚至可能危及生命，避免合用
多柔比星	可能会增加发生严重心律失常的风险，甚至可能危及生命，避免合用
多塞平（包括外用）	可能会增加发生严重心律失常的风险，甚至可能危及生命，避免合用
恩克芬尼	可能会增加发生严重心律失常的风险，甚至可能危及生命，避免合用
恩替替尼	可能会增加发生严重心律失常的风险，甚至危及生命，应避免合用
恩杂鲁胺	可能会显著降低卡赞替尼的血药浓度，使药物治疗癌症的效果降低
伐地那非	可能会增加发生严重心律失常的风险，甚至可能危及生命，避免合用
凡德他尼	可能会增加发生严重心律失常的风险，甚至可能危及生命，避免合用
非达替尼	可能会增加出血并发症的风险，应避免合用
芬戈莫德	可能会增加发生严重心律失常的风险，甚至可能危及生命，避免合用
奋乃静	可能会增加发生严重心律失常的风险，甚至可能危及生命，避免合用
伏立康唑	可能升高卡赞替尼的血药浓度，增加发生严重心律失常的风险，甚至可能危及生命，避免合用

续表

合用药物	临床评价
氟奋乃静	可能会增加发生严重心律失常的风险，甚至可能危及生命，避免合用
氟卡尼	可能会增加发生严重心律失常的风险，甚至可能危及生命，避免合用
氟康唑	可能会增加发生严重心律失常的风险，甚至可能危及生命，避免合用
氟哌啶醇	可能会增加发生严重心律失常的风险，甚至可能危及生命，避免合用
氟哌利多	可能会增加发生严重心律失常的风险，甚至可能危及生命，避免合用
氟他胺	可能会增加发生严重心律失常的风险，甚至可能危及生命，避免合用
氟烷	可能会增加发生严重心律失常的风险，甚至可能危及生命，避免合用
氟西汀	可能会增加发生严重心律失常的风险，甚至可能危及生命，避免合用
福沙那韦	可能升高卡赞替尼的血药浓度，增加发生严重心律失常的风险，甚至可能危及生命，避免合用
戈舍瑞林	可能会增加发生严重心律失常的风险，甚至可能危及生命，避免合用
格拉德吉	可能会增加发生严重心律失常的风险，甚至可能危及生命，避免合用
格拉司琼	可能会增加发生严重心律失常的风险，甚至可能危及生命，避免合用
贯叶连翘	可能会显著降低卡赞替尼的血药浓度，使药物治疗癌症的效果降低
红霉素	可能会增加发生严重心律失常的风险，甚至可能危及生命，避免合用
吉特替尼	可能会增加发生严重心律失常的风险，甚至可能危及生命，避免合用
甲氟喹	可能会增加发生严重心律失常的风险，甚至可能危及生命，避免合用
决奈达隆	可能会增加发生严重心律失常的风险，甚至可能危及生命，避免合用
卡马西平	可能会显著降低卡赞替尼的血药浓度，使药物治疗癌症的效果降低
卡普利珠单抗	可能会增加出血的风险
抗凝血药	可能会增加出血的风险
抗血小板药	可能会增加出血的风险
考尼伐坦	可能升高卡赞替尼的血药浓度，增加发生严重心律失常的风险，甚至可能危及生命，避免合用
可比司他	可能升高卡赞替尼的血药浓度，增加发生严重心律失常的风险，甚至可能危及生命，避免合用
克拉霉素	可能升高卡赞替尼的血药浓度，增加发生严重心律失常的风险，甚至可能危及生命，避免合用
克唑替尼	可能升高卡赞替尼的血药浓度，增加发生严重心律失常的风险，甚至可能危及生命，避免合用
奎尼丁	可能会增加发生严重心律失常的风险，甚至可能危及生命，避免合用
奎宁	可能会增加发生严重心律失常的风险，甚至可能危及生命，避免合用
喹硫平	可能会增加发生严重心律失常的风险，甚至可能危及生命，避免合用
喹诺酮类药物	可能会增加发生严重心律失常的风险，甚至可能危及生命，避免合用
拉帕替尼	可能会增加发生严重心律失常的风险，甚至可能危及生命，避免合用
来伐木林	可能会导致累加效应，增加室性心律失常的风险，包括尖端扭转型室性心动过速和猝死，应避免合用
来匹卢定	可能会增加出血的风险
乐伐替尼	可能会增加发生严重心律失常的风险，甚至可能危及生命，避免合用
雷公藤甲素	可能会增加发生严重心律失常的风险，甚至可能危及生命，避免合用
雷莫芦单抗	可能会增加出血的风险
雷诺嗪	可能会增加发生严重心律失常的风险，甚至可能危及生命，避免合用
锂剂	可能会增加发生严重心律失常的风险，甚至可能危及生命，避免合用
利福布汀	可能会显著降低卡赞替尼的血药浓度，使药物治疗癌症的效果降低
利福喷丁	可能会显著降低卡赞替尼的血药浓度，使药物治疗癌症的效果降低
利福平	可能会显著降低卡赞替尼的血药浓度，使药物治疗癌症的效果降低

续表

合用药物	临床评价
利培酮	可能会增加发生严重心律失常的风险，甚至可能危及生命，避免合用
利匹韦林	可能会增加发生严重心律失常的风险，甚至可能危及生命，避免合用
利托君	可能会增加发生严重心律失常的风险，甚至可能危及生命，避免合用
利托那韦	可能升高卡赞替尼的血药浓度，增加发生严重心律失常的风险，甚至可能危及生命，避免合用
亮丙瑞林	可能会增加发生严重心律失常的风险，甚至可能危及生命，避免合用
磷苯妥英	可能会显著降低卡赞替尼的血药浓度，使药物治疗癌症的效果降低
膦甲酸	可能会增加发生严重心律失常的风险，甚至可能危及生命，避免合用
硫利达嗪	可能会增加发生严重心律失常的风险，甚至危及生命，应避免合用
卤泛群	可能会增加发生严重心律失常的风险，甚至危及生命，应避免合用
鲁索替尼	可能会增加出血的风险
罗米地辛	可能会增加发生严重心律失常的风险，甚至可能危及生命，避免合用
洛非尼定	可能会增加发生严重心律失常的风险，甚至可能危及生命，避免合用
氯丙嗪	可能会增加发生严重心律失常的风险，甚至可能危及生命，避免合用
氯氮平	可能会增加患粒细胞缺乏症和心律失常的风险应避免合用
氯法齐明	可能会增加发生严重心律失常的风险，甚至可能危及生命，避免合用
氯喹	可能会增加发生严重心律失常的风险，甚至可能危及生命，避免合用
氯米帕明	可能会增加发生严重心律失常的风险，甚至可能危及生命，避免合用
马普替林	可能会增加发生严重心律失常的风险，甚至可能危及生命，避免合用
马西瑞林	可能会增加发生严重心律失常的风险，甚至可能危及生命，避免合用
美沙酮	可能会增加发生严重心律失常的风险，甚至可能危及生命，避免合用
美索达嗪	可能会增加发生严重心律失常的风险，甚至危及生命，应避免合用
米贝地尔	可能升高卡赞替尼的血药浓度，增加发生严重心律失常的风险，甚至可能危及生命，避免合用
米哚妥林	可能会增加发生严重心律失常的风险，甚至可能危及生命，避免合用
米非司酮	可能会增加发生严重心律失常的风险，甚至可能危及生命，避免合用
米托坦	可能会显著降低卡赞替尼的血药浓度，使药物治疗癌症的效果降低
奈非那韦	可能升高卡赞替尼的血药浓度，增加发生严重心律失常的风险，甚至可能危及生命，避免合用
萘法唑酮	可能升高卡赞替尼的血药浓度，增加发生严重心律失常的风险，甚至可能危及生命，避免合用
尼鲁米特	可能会增加发生严重心律失常的风险，甚至可能危及生命，避免合用
尼洛替尼	可能会增加发生严重心律失常的风险，甚至可能危及生命，避免合用
帕比司他	可能会增加发生严重心律失常的风险，甚至可能危及生命，避免合用
帕洛诺司琼	可能会增加发生严重心律失常的风险，甚至可能危及生命，避免合用
帕潘立酮	可能会增加发生严重心律失常的风险，甚至可能危及生命，避免合用
帕瑞肽	可能会增加发生严重心律失常的风险，甚至可能危及生命，避免合用
帕唑帕尼	可能会增加发生严重心律失常的风险，甚至可能危及生命，避免合用
喷他脒	可能会增加发生严重心律失常的风险，甚至可能危及生命，避免合用
匹莫范色林	可能会增加发生严重心律失常的风险，甚至可能危及生命，避免合用
匹莫齐特	可能会增加发生严重心律失常的风险，甚至危及生命，应避免合用
扑米酮	可能会显著降低卡赞替尼的血药浓度，使药物治疗癌症的效果降低
普鲁卡因胺	可能会增加发生严重心律失常的风险，甚至可能危及生命，避免合用
普罗布考	可能会增加发生严重心律失常的风险，甚至可能危及生命，避免合用
普罗帕酮	可能会增加发生严重心律失常的风险，甚至可能危及生命，避免合用

续表

合用药物	临床评价
普罗替林	可能会增加发生严重心律失常的风险，甚至可能危及生命，避免合用
七氟烷	可能会增加发生严重心律失常的风险，甚至可能危及生命，避免合用
齐拉西酮	可能会增加发生严重心律失常的风险，甚至危及生命，应避免合用
羟氯喹	可能会增加发生严重心律失常的风险，甚至可能危及生命，避免合用
羟嗪	可能会增加发生严重心律失常的风险，甚至可能危及生命，避免合用
秋水仙碱	卡赞替尼可能将秋水仙碱的血药浓度提高到危险水平，增加发生严重不良反应的风险，影响肌肉、血细胞、神经系统，以及包括肝脏和肾脏在内的多个器官
曲马多	可能会增加发生严重心律失常的风险，甚至可能危及生命，避免合用
曲米帕明	可能会增加发生严重心律失常的风险，甚至可能危及生命，避免合用
曲妥珠单抗-美坦新偶联物	可能会增加出血的风险
曲唑酮	可能会增加发生严重心律失常的风险，甚至可能危及生命，避免合用
去甲替林	可能会增加发生严重心律失常的风险，甚至可能危及生命，避免合用
全氟丙烷	可能会增加发生严重心律失常的风险，甚至可能危及生命，避免合用
溶栓药	可能会增加出血的风险
柔红霉素	可能会增加发生严重心律失常的风险，甚至可能危及生命，避免合用
瑞博西利	可能会增加发生严重心律失常的风险，甚至可能危及生命，避免合用
瑞格非尼	可能会增加出血的风险
三氟丙嗪	可能会增加发生严重心律失常的风险，甚至可能危及生命，避免合用
三氟拉嗪	可能会增加发生严重心律失常的风险，甚至可能危及生命，避免合用
三氯苯达唑	可能会增加发生严重心律失常的风险，甚至可能危及生命，避免合用
三氧化二砷	可能会增加发生严重心律失常的风险，甚至可能危及生命，避免合用
色瑞替尼	可能升高卡赞替尼的血药浓度，增加发生严重心律失常的风险，应避免合用
沙奎那韦	可能会增加发生严重心律失常的风险，甚至危及生命，应避免合用
沙利度胺	会增加发生血栓的风险
舍曲林	可能会增加发生严重心律失常的风险，甚至可能危及生命，避免合用
舒尼替尼	可能会增加发生严重心律失常的风险，甚至可能危及生命，避免合用
索非那新	可能会增加发生严重心律失常的风险，甚至可能危及生命，避免合用
索拉非尼	可能会增加发生严重心律失常的风险，甚至可能危及生命，避免合用
索他洛尔	可能会增加发生严重心律失常的风险，甚至可能危及生命，避免合用
他克莫司	可能会增加发生严重心律失常的风险，甚至可能危及生命，避免合用
他莫昔芬	可能会增加发生严重心律失常的风险，甚至可能危及生命，避免合用
泰利霉素	可能升高卡赞替尼的血药浓度，增加发生严重心律失常的风险，甚至可能危及生命，避免合用
特布他林	可能会增加发生严重心律失常的风险，甚至可能危及生命，避免合用
特非那定	可能会增加发生严重心律失常的风险，甚至可能危及生命，避免合用
特拉万星	可能会增加发生严重心律失常的风险，甚至可能危及生命，避免合用
替拉那韦	可能升高卡赞替尼的血药浓度，增加发生严重心律失常的风险，甚至可能危及生命，避免合用
替拉瑞韦	可能会增加出血的风险

合用药物	临床评价
替伊莫单抗	可能会增加出血的风险
替扎尼定	可能会增加发生严重心律失常的风险，甚至可能危及生命，避免合用
酮康唑	可能升高卡赞替尼的血药浓度，增加发生严重心律失常的风险，甚至可能危及生命，避免合用
托莫西汀	可能会增加发生严重心律失常的风险，甚至可能危及生命，避免合用
托瑞米芬	可能会增加发生严重心律失常的风险，甚至可能危及生命，避免合用
托西莫单抗	可能会增加出血的风险
威罗非尼	可能会增加发生严重心律失常的风险，甚至可能危及生命，避免合用
维奈托克	可能会显著升高维奈托克的血药浓度和治疗效果
文拉法辛	可能会增加发生严重心律失常的风险，甚至可能危及生命，避免合用
沃拉帕沙	可能会增加出血的风险
西波莫德	可能会增加发生严重心律失常的风险，甚至危及生命，应避免合用
西沙必利	可能会增加发生严重心律失常的风险，甚至危及生命，应避免合用
西酞普兰	可能会增加发生严重心律失常的风险，甚至可能危及生命，避免合用
腺苷	可能会增加发生严重心律失常的风险，甚至可能危及生命，避免合用
缬苯那嗪	可能会增加发生严重心律失常的风险，甚至可能危及生命，避免合用
血管加压素	可能会增加发生严重心律失常的风险，甚至可能危及生命，避免合用
伊布利特	可能会增加发生严重心律失常的风险，甚至可能危及生命，避免合用
伊达比星	可能会增加发生严重心律失常的风险，甚至可能危及生命，避免合用
伊伐布雷定	可能会增加发生严重心律失常的风险，甚至可能危及生命，避免合用
伊诺特森	可能会导致严重的并可能危及生命的出血并发症
伊曲康唑	可能升高卡赞替尼的血药浓度，增加发生严重心律失常的风险，甚至可能危及生命，避免合用
依法韦仑	可能会增加发生严重心律失常的风险，甚至可能危及生命，避免合用
依鲁替尼	可能会增加出血的风险
依维替尼	可能会增加发生严重心律失常的风险，甚至可能危及生命，避免合用
依佐加滨	可能会增加发生严重心律失常的风险，甚至可能危及生命，避免合用
异丙嗪	可能会增加发生严重心律失常的风险，甚至可能危及生命，避免合用
异丙肾上腺素	可能会增加发生严重心律失常的风险，甚至可能危及生命，避免合用
吲哚美辛	可能会增加出血的风险
茚地那韦	可能升高卡赞替尼的血药浓度，增加发生严重心律失常的风险，甚至可能危及生命，避免合用
罂粟碱	可能会增加发生严重心律失常的风险，甚至可能危及生命，避免合用
赞布替尼	可能会增加出血并发症的风险，应避免合用
组氨瑞林	可能会增加发生严重心律失常的风险，甚至可能危及生命，避免合用
组胺 H_3 受体拮抗剂	可能会导致累加效应，增加室性心律失常的风险，包括尖端扭转型室性心动过速和猝死，应避免合用
左醋美沙朵	可能会增加发生严重心律失常的风险，甚至危及生命，应避免合用
左美丙嗪	可能会增加发生严重心律失常的风险，甚至可能危及生命，避免合用

二十七、巴瑞替尼

与巴瑞替尼合用药物临床评价见表 3-107。

表 3-107 与巴瑞替尼合用药物临床评价

合用药物	临床评价
阿巴西普	可能会增加发生严重的潜在致命感染和癌症的风险
阿柏西普	可能会增加发生严重的潜在致命感染的风险
阿贝西利	可能会增加发生严重的潜在致命感染的风险
阿达木单抗	可能会增加发生严重的潜在致命感染和癌症的风险
阿地白介素	可能会增加发生严重的潜在致命感染的风险
阿法替尼	可能会增加感染、淋巴瘤和其他恶性肿瘤的风险
阿法西普	可能会增加发生严重的潜在致命感染和癌症的风险
阿卡替尼	可能会增加发生严重的潜在致命感染的风险
阿仑单抗	可能会增加发生严重的潜在致命感染的风险
阿那白滞素	可能会增加发生严重的潜在致命感染和癌症的风险
阿糖胞苷	可能会增加发生严重的潜在致命感染的风险
阿特珠单抗	可能会增加发生严重的潜在致命感染的风险
阿扎胞苷	可能会增加发生严重的潜在致命感染的风险
艾代拉里斯	可能会增加发生严重的潜在致命感染的风险
艾日布林	可能会增加发生严重的潜在致命感染的风险
奥比妥珠单抗	可能会增加发生严重的潜在致命感染的风险
奥滨尤妥珠单抗	可能会增加感染、淋巴瘤和其他恶性肿瘤的风险，应避免合用
奥法木单抗	可能会增加发生严重的潜在致命感染的风险
奥拉单抗	可能会增加发生严重的潜在致命感染的风险
奥拉帕尼	可能会增加发生严重的潜在致命感染的风险
奥马珠单抗	可能会增加发生严重的潜在致命感染的风险
奥沙利铂	可能会增加发生严重的潜在致命感染的风险
奥西替尼	可能会增加发生严重的潜在致命感染的风险
奥英妥珠单抗	可能会增加发生严重的潜在致命感染的风险
巴利昔单抗	可能会增加发生严重的潜在致命感染和癌症的风险
白消安	可能会增加发生严重的潜在致命感染的风险
贝拉西普	可能会增加发生严重的潜在致命感染和癌症的风险
贝利木单抗	可能会增加发生严重的潜在致命感染和癌症的风险
贝利司他	可能会增加发生严重的潜在致命感染的风险
贝沙罗汀	可能会增加发生严重的潜在致命感染的风险
苯达莫司汀	可能会增加发生严重的潜在致命感染的风险
苯丁酸氮芥	可能会增加发生严重的潜在致命感染的风险
表柔比星	可能会增加发生严重的潜在致命感染的风险
丙磺舒	丙磺舒可能会升高巴瑞替尼的血药浓度，增加发生不良反应的风险
伯氨喹	可能会增加发生严重的潜在致命感染的风险
泊马度胺	可能会增加发生严重的潜在致命感染的风险
泊那替尼	可能会增加发生严重的潜在致命感染的风险
柏达路单抗(brodalumab)	可能会增加发生严重的潜在致命感染的风险
博来霉素	可能会增加发生严重的潜在致命感染的风险
博纳吐单抗	可能会增加发生严重的潜在致命感染的风险

续表

合用药物	临床评价
博舒替尼	可能会增加发生严重的潜在致命感染的风险
布加替尼	可能会增加发生严重的潜在致命感染的风险
布伦妥昔单抗	可能会增加发生严重的潜在致命感染的风险
达卡巴嗪	可能会增加发生严重的潜在致命感染的风险
达拉木单抗	可能会增加发生严重的潜在致命感染的风险
达帕替尼	可能会增加感染、淋巴瘤和其他恶性肿瘤的风险，应避免合用
达沙替尼	可能会增加发生严重的潜在致命感染的风险
达珠单抗	可能会增加发生严重的潜在致命感染和癌症的风险
大肠埃希菌门冬酰胺酶	可能会增加发生严重的潜在致命感染的风险
带状疱疹疫苗（活）	可能有疫苗感染的风险或对疫苗的反应降低
地尼白介素	可能会增加发生严重的潜在致命感染的风险
地奴昔单抗	可能会增加发生严重的潜在致命感染的风险
地西他滨	可能会增加发生严重的潜在致命感染的风险
碘[^{131}I]苄胍	可能会增加发生严重的潜在致命感染的风险
杜比单抗	可能会增加发生严重的潜在致命感染的风险
杜韦利西布	可能会增加发生严重的潜在致命感染的风险
度鲁伐单抗	可能会增加发生严重的潜在致命感染的风险
多柔比星	可能会增加发生严重的潜在致命感染的风险
多西他赛	可能会增加发生严重的潜在致命感染的风险
恩诺单抗维多丁	可能会增加感染、淋巴瘤和其他恶性肿瘤的风险，应避免合用
放线菌素	可能会增加发生严重的潜在致命感染的风险
芬戈莫德	可能会增加发生严重的潜在致命感染的风险
氟达拉滨	可能会增加发生严重的潜在致命感染的风险
氟尿苷	可能会增加发生严重的潜在致命感染的风险
氟尿嘧啶	可能会增加发生严重的潜在致命感染的风险
富马酸二甲酯	可能会增加发生严重的潜在致命感染的风险
干扰素	可能会增加发生严重的潜在致命感染的风险
戈利木单抗	可能会增加发生严重的潜在致命感染和癌症的风险
固赛库单抗	可能会增加发生严重的潜在致命感染和癌症的风险
环孢素	可能会增加发生严重的潜在致命感染和癌症的风险
环磷酰胺	可能会增加发生严重的潜在致命感染的风险
吉妥珠单抗	可能会增加发生严重的潜在致命感染的风险
吉西他滨	可能会增加发生严重的潜在致命感染的风险
甲氨蝶呤	可能会增加发生严重的潜在致命感染的风险
卡巴他赛	可能会增加发生严重的潜在致命感染的风险
卡铂	可能会增加发生严重的潜在致命感染的风险
卡非佐米	可能会增加发生严重的潜在致命感染的风险
卡介苗	可能增加患卡介苗感染的风险或对卡介苗的反应降低
卡莫司汀	可能会增加发生严重的潜在致命感染的风险
卡那单抗	可能会增加发生严重的潜在致命感染和癌症的风险
卡培他滨	可能会增加发生严重的潜在致命感染的风险

续表

合用药物	临床评价
抗胸腺细胞球蛋白（兔）	可能会增加发生严重的潜在致命感染和癌症的风险
可比替尼	可能会增加发生严重的潜在致命感染的风险
克拉屈滨	可能会增加感染的风险，应避免合用
来氟米特	可能会增加发生严重感染的风险
来那度胺	可能会增加发生严重的潜在致命感染的风险
来昔决南钐（^{153}Sm）	可能会增强来昔决南钐（^{153}Sm）的骨髓抑制作用
利奈唑胺	可能会增加发生严重的潜在致命感染的风险
利妥昔单抗	可能会增加感染、淋巴瘤和其他恶性肿瘤的风险，应避免合用
链霉素	可能会增加发生严重的潜在致命感染的风险
淋巴细胞免疫球蛋白	可能会增加发生严重的潜在致命感染和癌症的风险
硫鸟嘌呤	可能会增加发生严重的潜在致命感染的风险
硫唑嘌呤	可能会增加发生严重的潜在致命感染和癌症的风险
六甲蜜胺	可能会增加发生严重的潜在致命感染的风险
卢卡帕尼	可能会增加发生严重的潜在致命感染的风险
鲁索替尼	可能会增加发生严重的潜在致命感染和癌症的风险
罗米地辛	可能会增加发生严重的潜在致命感染的风险
洛莫司汀	可能会增加发生严重的潜在致命感染的风险
氯氮平	氯氮平可以降低白细胞计数，合用可能会增加患病风险，应避免合用
氯法拉滨	可能会增加感染的风险，应避免合用
吗替麦考酚酯	可能会增加发生严重的潜在致命感染的风险
美法仑	可能会增加发生严重的潜在致命感染的风险
米哚妥林	可能会增加发生严重的潜在致命感染的风险
米托蒽醌	可能会增加发生严重的潜在致命感染的风险
莫加立珠单抗（mogamulizumab）	可能会增加发生严重的潜在致命感染的风险
莫罗单抗	可能会增加发生严重的潜在致命感染和癌症的风险
那他珠单抗	可能会增加发生严重的潜在致命感染的风险
奈拉滨	可能会增加发生严重的潜在致命感染的风险
尼拉帕利	可能会增加发生严重的潜在致命感染的风险
尼洛替尼	可能会增加发生严重的潜在致命感染的风险
帕比司他	可能会增加发生严重的潜在致命感染的风险
帕博西利	可能会增加发生严重的潜在致命感染的风险
帕尼西布	可能会增加发生严重的潜在致命感染的风险
帕唑帕尼	可能会增加发生严重的潜在致命感染的风险
培美曲塞	可能会增加发生严重的潜在致命感染的风险
培门冬酶	可能会增加发生严重的潜在致命感染的风险
喷司他丁	可能会增加发生严重的潜在致命感染的风险
硼替佐米	可能会增加发生严重的潜在致命感染的风险
皮质激素	可能会增加发生严重的潜在致命感染的风险
普鲁卡因胺	可能会增加发生严重的潜在致命感染的风险
齐多夫定	可能会增加发生严重的潜在致命感染的风险

续表

合用药物	临床评价
羟基脲	可能会增加发生严重的潜在致命感染的风险
巯嘌呤	可能会增加发生严重的潜在致命感染和癌症的风险
曲妥珠单抗	可能会增加发生严重的潜在致命感染的风险
曲妥珠单抗-美坦新偶联物	可能会增加感染、淋巴瘤和其他恶性肿瘤的风险,应避免合用
去铁酮	去铁酮可以降低白细胞计数,合用可能会增加患病风险,应避免合用
柔红霉素	可能会增加发生严重的潜在致命感染的风险
瑞博西利	可能会增加发生严重的潜在致命感染的风险
瑞莎珠单抗	可能会增加感染、淋巴瘤和其他恶性肿瘤的风险,应避免合用
萨瑞鲁单抗	可能会增加发生严重的潜在致命感染和癌症的风险
塞林奈克(selinexor)	可能会增加感染、淋巴瘤和其他恶性肿瘤的风险,应避免合用
塞替派	可能会增加发生严重的潜在致命感染的风险
赛妥珠单抗	可能会增加发生严重的潜在致命感染和癌症的风险
沙利度胺	可能会增加发生严重的潜在致命感染的风险
水痘病毒疫苗	可能有疫苗感染的风险或对疫苗的反应降低
顺铂	可能会增加发生严重的潜在致命感染的风险
丝裂霉素	可能会增加发生严重的潜在致命感染的风险
苏金单抗	可能会增加发生严重的潜在致命感染和癌症的风险
他克莫司	可能会增加发生严重的潜在致命感染和癌症的风险
他拉帕尼	可能会增加发生严重的潜在致命感染的风险
他莫基因拉帕维克	可能发生危及生命的疱疹病毒感染
特拉贝丁	可能会增加发生严重的潜在致命感染的风险
特立氟胺	可能会增加发生严重感染的风险
替可克肽	可能会增加发生严重的潜在致命感染的风险
替拉珠单抗	可能会增加发生严重的潜在致命感染的风险
替莫唑胺	可能会增加发生严重的潜在致命感染的风险
替尼泊苷	可能会增加发生严重的潜在致命感染的风险
替伊莫单抗	可能会增加发生严重的潜在致命感染的风险
托泊替康	可能会增加发生严重的潜在致命感染的风险
托西莫单抗	可能会增加发生严重的潜在致命感染的风险
托西珠单抗	可能会增加发生严重的潜在致命感染的风险
托珠单抗	可能会增加发生严重的潜在致命感染和癌症的风险
维多珠单抗	可能会增加发生严重的潜在致命感染和癌症的风险
维奈托克	可能会增加发生严重的潜在致命感染的风险
乌拉莫司汀	可能会增加发生严重的潜在致命感染的风险
乌特津单抗	可能会增加发生严重的潜在致命感染和癌症的风险
西波莫德	可能会增加发生免疫抑制的风险,应避免合用
西罗莫司	可能会增加发生严重的潜在致命感染和癌症的风险
西妥昔单抗	可能会增加发生严重的潜在致命感染和癌症的风险
伊达比星	可能会增加发生严重的潜在致命感染的风险
伊立替康	可能会增加发生严重的潜在致命感染的风险

续表

合用药物	临床评价
伊马替尼	可能会增加发生严重的潜在致命感染的风险
伊沙匹隆	可能会增加发生严重的潜在致命感染的风险
依法珠单抗	可能会增加发生严重的潜在致命感染和癌症的风险
依库珠单抗	可能会增加发生严重的潜在致命感染的风险
依鲁替尼	可能会增加发生严重的潜在致命感染的风险
依洛珠单抗	可能会增加发生严重的潜在致命感染的风险
依那西普	可能会增加发生严重的潜在致命感染和癌症的风险
依沙佐米	可能会增加发生严重的潜在致命感染的风险
依托泊苷	可能会增加发生严重的潜在致命感染的风险
依维莫司	可能会增加发生严重的潜在致命感染和癌症的风险
异环磷酰胺	可能会增加发生严重的潜在致命感染的风险
英夫利昔单抗	可能会增加发生严重的潜在致命感染和癌症的风险
赞布替尼	可能会增加感染、淋巴瘤和其他恶性肿瘤的风险，应避免合用
紫杉醇	可能会增加发生严重的潜在致命感染的风险
左旋咪唑	可能会增加发生严重的潜在致命感染的风险

二十八、达克替尼

与达克替尼合用药物临床评价见表3-108。

表3-108 与达克替尼合用药物临床评价

合用药物	临床评价
布瑞哌唑	可能会显著升高布瑞哌唑的血药浓度，增加发生不良反应的风险
醋竹桃霉素	可能会显著升高醋竹桃霉素的血药浓度，增加发生严重不良反应的风险
达卡巴嗪	可能会降低治疗乳腺癌中的有效性
氘代丁苯那嗪	可能会显著升高氘代丁苯那嗪的血药浓度，增加发生不良反应的风险
丁苯那嗪	可能会显著升高丁苯那嗪的血药浓度，增加发生不良反应的风险
硫利达嗪	可能会使硫利达嗪的血药浓度升高至危险水平，并导致心律失常
培西达替尼	可能会显著升高培西达替尼的血药浓度及不良反应的发生率和严重性，应该避免合用
匹莫齐特	可能会显著升高匹莫齐特的血药浓度，增加发生不良反应的风险
托莫西汀	可能会显著升高托莫西汀的血药浓度，增加发生不良反应的风险
沃替西汀	可能会显著升高沃替西汀的血药浓度，增加发生不良反应的风险
缬苯那嗪	可能会显著升高缬苯那嗪的血药浓度，增加发生不良反应的风险
伊潘立酮	可能会显著升高伊潘立酮的血药浓度，增加发生不良反应的风险
依利格鲁司特	可能会增加发生严重且可能危及生命的心脏不良反应
质子泵抑制剂	降低胃中的pH，质子泵抑制剂可能会干扰达克替尼的吸收并降低其有效性

二十九、恩克芬尼

与恩克芬尼合用药物临床评价见表3-109。

表3-109 与恩克芬尼合用药物临床评价

合用药物	临床评价
阿卡替尼	可能会增加出血的风险
阿那格雷	可能会增加发生严重心律失常的风险,甚至可能危及生命,避免合用
阿帕鲁胺	可能会显著降低恩克芬尼的血药浓度,使药物治疗癌症的效果降低
阿瑞匹坦	可能会显著升高恩克芬尼的血药浓度,增加发生严重不良反应的风险
阿扎那韦	可能会显著升高恩克芬尼的血药浓度,增加发生严重不良反应的风险
艾代拉里斯	可能会显著升高恩克芬尼的血药浓度,增加发生严重不良反应的风险
艾司西酞普兰	可能会增加发生严重心律失常的风险,甚至可能危及生命,避免合用
安泼那韦	可能会显著升高恩克芬尼的血药浓度,增加发生严重不良反应的风险
胺碘酮	可能会增加发生严重心律失常的风险,甚至可能危及生命,避免合用
奥西替尼	可能会增加发生严重心律失常的风险,甚至可能危及生命,避免合用
贝达喹啉	可能会增加发生严重心律失常的风险,甚至可能危及生命,避免合用
苯巴比妥	可能会显著降低恩克芬尼的血药浓度,使药物治疗癌症的效果降低
苯妥英	可能会显著降低恩克芬尼的血药浓度,使药物治疗癌症的效果降低
苄普地尔	可能会增加发生严重心律失常的风险,甚至可能危及生命,避免合用
丙吡胺	可能会增加发生严重心律失常的风险,甚至可能危及生命,避免合用
波生坦	可能会显著降低恩克芬尼的血药浓度,使药物治疗癌症的效果降低
泊那替尼	可能会增加出血的风险
泊沙康唑	可能会显著升高恩克芬尼的血药浓度,增加发生严重不良反应的风险
博赛普韦	可能会显著升高恩克芬尼的血药浓度,增加发生严重不良反应的风险
达拉非尼	可能会显著降低恩克芬尼的血药浓度,使药物治疗癌症的效果降低
达芦那韦	可能会显著升高恩克芬尼的血药浓度,增加发生严重不良反应的风险
地尔硫䓬	可能会显著升高恩克芬尼的血药浓度,增加发生严重不良反应的风险
地拉夫定	可能会显著升高恩克芬尼的血药浓度,增加发生严重不良反应的风险
地拉罗司	可能会增加胃肠道溃疡和出血的风险
地塞米松	可能会显著降低恩克芬尼的血药浓度,使药物治疗癌症的效果降低
多非利特	可能会增加发生严重心律失常的风险,甚至可能危及生命,避免合用
多拉司琼	可能会增加发生严重心律失常的风险,甚至可能危及生命,避免合用
恩杂鲁胺	可能会显著降低恩克芬尼的血药浓度,使药物治疗癌症的效果降低
凡德他尼	可能会增加发生严重心律失常的风险,甚至可能危及生命,避免合用
芬戈莫德	可能会增加发生严重心律失常的风险,甚至可能危及生命,避免合用
伏立康唑	可能会显著升高恩克芬尼的血药浓度,增加发生严重不良反应的风险
氟康唑	可能会显著升高恩克芬尼的血药浓度,增加发生严重不良反应的风险
氟哌啶醇	可能会增加发生严重心律失常的风险,甚至可能危及生命,避免合用
氟哌利多	可能会增加发生严重心律失常的风险,甚至可能危及生命,避免合用
福沙那韦	可能会显著升高恩克芬尼的血药浓度,增加发生严重不良反应的风险
福沙匹坦	可能会显著升高恩克芬尼的血药浓度,增加发生严重不良反应的风险
格帕沙星	可能会增加室性心律失常的风险,包括尖端扭转型室性心动过速和猝死,应避免合用
贯叶连翘	可能会显著降低恩克芬尼的血药浓度,使药物治疗癌症的效果降低
红霉素	可能会显著升高恩克芬尼的血药浓度,增加发生严重不良反应的风险
加替沙星	可能会增加发生严重心律失常的风险,甚至可能危及生命,避免合用

续表

合用药物	临床评价
甲羟孕酮	恩克芬尼可能降低甲羟孕酮的血药水平和作用，避孕的可靠性降低
决奈达隆	可能会增加发生严重心律失常的风险，甚至危及生命，应避免合用
卡博替尼	可能会增加发生严重心律失常的风险，甚至可能危及生命，避免合用
卡马西平	可能会显著降低恩克芬尼的血药浓度，使药物治疗癌症的效果降低
考尼伐坦	可能会显著升高恩克芬尼的血药浓度，增加发生严重不良反应的风险
可比司他	可能会显著升高恩克芬尼的血药浓度，增加发生严重不良反应的风险
克拉霉素	可能会显著升高恩克芬尼的血药浓度，增加发生严重不良反应的风险
克唑替尼	可能会显著升高恩克芬尼的血药浓度，增加发生严重不良反应的风险
奎尼丁	可能会增加发生严重心律失常的风险，甚至可能危及生命，避免合用
来伐木林	可能会导致累加效应，增加室性心律失常的风险，包括尖端扭转型室性心动过速和猝死，应避免合用
劳拉替尼	可能会显著降低恩克芬尼的血药浓度，使药物治疗癌症的效果降低
雷莫芦单抗	可能会增加出血的风险
利福布汀	可能会显著降低恩克芬尼的血药浓度，使药物治疗癌症的效果降低
利福喷丁	可能会显著降低恩克芬尼的血药浓度，使药物治疗癌症的效果降低
利福平	可能会显著降低恩克芬尼的血药浓度，使药物治疗癌症的效果降低
利托那韦	可能会显著升高恩克芬尼的血药浓度，增加发生严重不良反应的风险
磷苯妥英	可能会显著降低恩克芬尼的血药浓度，使药物治疗癌症的效果降低
硫利达嗪	可能会增加发生严重心律失常的风险，甚至危及生命，应避免合用
卤泛群	可能会增加发生严重心律失常的风险，甚至可能危及生命，应避免合用
氯氮平	可能会增加患粒细胞缺乏症和心律失常的风险，应避免合用
氯霉素	可能会显著升高恩克芬尼的血药浓度，增加发生严重不良反应的风险
美沙酮	可能会增加发生严重心律失常的风险，甚至可能危及生命，避免合用
美索达嗪	可能会增加发生严重心律失常的风险，甚至危及生命，应避免合用
米贝地尔	可能会显著升高恩克芬尼的血药浓度，增加发生严重不良反应的风险
米非司酮	可能会增加发生严重心律失常的风险，甚至可能危及生命，避免合用
米托坦	可能会显著降低恩克芬尼的血药浓度，使药物治疗癌症的效果降低
莫达非尼	可能会显著降低恩克芬尼的血药浓度，使药物治疗癌症的效果降低
莫西沙星	可能会增加发生严重心律失常的风险，甚至可能危及生命，避免合用
奈非那韦	可能会显著升高恩克芬尼的血药浓度，增加发生严重不良反应的风险
萘法唑酮	可能会显著升高恩克芬尼的血药浓度，增加发生严重不良反应的风险
萘夫西林	可能会显著降低恩克芬尼的血药浓度，使药物治疗癌症的效果降低
尼洛替尼	可能会增加发生严重心律失常的风险，甚至可能危及生命，避免合用
帕比司他	可能会增加发生严重心律失常的风险，甚至可能危及生命，避免合用
帕瑞肽	可能会增加发生严重心律失常的风险，甚至可能危及生命，避免合用
匹莫齐特	可能会增加发生严重心律失常的风险，甚至危及生命，应避免合用
扑米酮	可能会显著降低恩克芬尼的血药浓度，使药物治疗癌症的效果降低
普鲁卡因胺	可能会增加发生严重心律失常的风险，甚至可能危及生命，避免合用
齐拉西酮	可能会增加发生严重心律失常的风险，甚至危及生命，应避免合用
屈螺酮	恩克芬尼可能降低屈螺酮的血药水平和作用，避孕的可靠性降低
炔雌醇	恩克芬尼可能降低炔雌醇的血药水平和作用，避孕的可靠性降低
炔诺酮	恩克芬尼可能降低炔诺酮的血药水平和作用，避孕的可靠性降低

续表

合用药物	临床评价
炔诺孕酮	恩克芬尼可能降低炔诺孕酮的血药水平和作用,避孕的可靠性降低
瑞博西利	可能会增加发生严重心律失常的风险,甚至可能危及生命,避免合用
瑞格非尼	可能会增加出血的风险
三氧化二砷	可能会增加发生严重心律失常的风险,甚至可能危及生命,避免合用
色瑞替尼	可能会显著升高恩克芬尼的血药浓度,增加发生严重不良反应的风险,应避免合用
沙奎那韦	可能会增加发生严重心律失常的风险,甚至危及生命,应避免合用
司帕沙星	可能会导致累加效应,增加室性心律失常的风险,包括尖端扭转型室性心动过速和猝死,应避免合用
司替戊醇	可能会显著升高恩克芬尼的血药浓度,增加发生严重不良反应的风险,应避免合用
索他洛尔	可能会增加发生严重心律失常的风险,甚至可能危及生命,避免合用
泰利霉素	可能会显著升高恩克芬尼的血药浓度,增加发生严重不良反应的风险
替拉那韦	可能会显著升高恩克芬尼的血药浓度,增加发生严重不良反应的风险
替拉瑞韦	可能会增加出血的风险
替伊莫单抗	可能会增加出血的风险
酮康唑	可能会增加发生严重心律失常的风险,甚至可能危及生命,避免合用
托瑞米芬	可能会增加发生严重心律失常的风险,甚至可能危及生命,避免合用
威罗非尼	可能会增加发生严重心律失常的风险,甚至可能危及生命,避免合用
维拉帕米	可能会显著升高恩克芬尼的血药浓度,增加发生严重不良反应的风险
西波莫德	可能会增加发生严重心律失常的风险,甚至危及生命,应避免合用
西沙必利	可能会增加发生严重心律失常的风险,甚至危及生命,应避免合用
西酞普兰	可能会增加发生严重心律失常的风险,甚至可能危及生命,避免合用
伊布利特	可能会增加发生严重心律失常的风险,甚至可能危及生命,避免合用
伊伐布雷定	可能会增加发生严重心律失常的风险,甚至可能危及生命,避免合用
伊马替尼	可能会显著升高恩克芬尼的血药浓度,增加发生严重不良反应的风险
伊诺特森	可能会导致严重的并可能危及生命的出血并发症
伊曲康唑	可能会显著升高恩克芬尼的血药浓度,增加发生严重不良反应的风险
依法韦仑	可能会显著降低恩克芬尼的血药浓度,使药物治疗癌症的效果降低
依鲁替尼	可能会增加出血的风险
依曲韦林	可能会显著降低恩克芬尼的血药浓度,使药物治疗癌症的效果降低
依托孕烯	恩克芬尼可能降低依托孕烯的血药水平和作用,避孕的可靠性降低
依维替尼	可能会增加发生严重心律失常的风险,甚至可能危及生命,避免合用
异康唑	可能会显著升高恩克芬尼的血药浓度,增加发生严重不良反应的风险
茚地那韦	可能会显著升高恩克芬尼的血药浓度,增加发生严重不良反应的风险
罂粟碱	可能会增加发生严重心律失常的风险,甚至可能危及生命,避免合用
赞布替尼	可能会增加出血并发症的风险,应避免合用
左醋美沙朵	可能会增加发生严重心律失常的风险,甚至危及生命,应避免合用
左炔诺孕酮	恩克芬尼可能降低左炔诺孕酮的血药水平和作用,避孕的可靠性降低

三十、恩曲替尼

与恩曲替尼合用药物临床评价见表3-110。

表 3-110　与恩曲替尼合用药物临床评价

合用药物	临床评价
阿那格雷	可能会导致累加效应，增加室性心律失常的风险，包括尖端扭转型室性心动过速和猝死，应避免合用
阿帕鲁胺	可能会降低恩曲替尼的血药浓度，降低药物疗效，应避免合用
阿瑞匹坦	可能会升高恩曲替尼的血药浓度，增加发生不良反应的风险和（或）严重性，应避免合用
阿扎那韦	可能会升高恩曲替尼的血药浓度，增加发生不良反应的风险和（或）严重性，应避免合用
艾代拉里斯	可能会升高恩曲替尼的血药浓度，增加发生不良反应的风险和（或）严重性，应避免合用
艾沙康唑	可能会升高恩曲替尼的血药浓度，增加发生不良反应的风险和（或）严重性，应避免合用
安波那韦	可能会升高恩曲替尼的血药浓度，增加发生不良反应的风险和（或）严重性，应避免合用
胺碘酮	可能会导致累加效应，增加室性心律失常的风险，包括尖端扭转型室性心动过速和猝死，应避免合用
奥西替尼	可能会导致累加效应，增加室性心律失常的风险，包括尖端扭转型室性心动过速和猝死，应避免合用
贝达喹啉	可能会导致累加效应，增加室性心律失常的风险，包括尖端扭转型室性心动过速和猝死，应避免合用
苯巴比妥	可能会降低恩曲替尼的血药浓度，降低药物疗效，应避免合用
苯妥英	可能会降低恩曲替尼的血药浓度，降低药物疗效，应避免合用
苄普地尔	可能会导致累加效应，增加室性心律失常的风险，包括尖端扭转型室性心动过速和猝死，应避免合用
丙吡胺	可能会导致累加效应，增加室性心律失常的风险，包括尖端扭转型室性心动过速和猝死，应避免合用
波生坦	可能会降低恩曲替尼的血药浓度，降低药物疗效，应避免合用
泊沙康唑	可能会升高恩曲替尼的血药浓度，增加发生不良反应的风险和（或）严重性，应避免合用
博赛普韦	可能会升高恩曲替尼的血药浓度，增加发生不良反应的风险和（或）严重性，应避免合用
醋竹桃霉素	可能会升高恩曲替尼的血药浓度，增加发生不良反应的风险和（或）严重性，应避免合用
达拉非尼	可能会降低恩曲替尼的血药浓度，降低药物疗效，应避免合用
达芦那韦	可能会升高恩曲替尼的血药浓度，增加发生不良反应的风险和（或）严重性，应避免合用
地尔硫䓬	可能会降低恩曲替尼的血药浓度，降低药物疗效，应避免合用
地拉夫定	可能会升高恩曲替尼的血药浓度，增加发生不良反应的风险和（或）严重性，应避免合用
地塞米松	可能会降低恩曲替尼的血药浓度，降低药物疗效，应避免合用
多非利特	可能会导致累加效应，增加室性心律失常的风险，包括尖端扭转型室性心动过速和猝死，应避免合用
多拉司琼	可能会导致累加效应，增加室性心律失常的风险，包括尖端扭转型室性心动过速和猝死，应避免合用
恩杂鲁胺	可能会降低恩曲替尼的血药浓度，降低药物疗效，应避免合用
凡德他尼	可能会导致累加效应，增加室性心律失常的风险，包括尖端扭转型室性心动过速和猝死，应避免合用
非达替尼	可能会升高恩曲替尼的血药浓度，增加发生不良反应的风险和（或）严重性，应避免合用
芬戈莫德	可能会增加感染的风险，应避免合用
伏立康唑	可能会升高恩曲替尼的血药浓度，增加发生不良反应的风险和（或）严重性，应避免合用
氟康唑	可能会升高恩曲替尼的血药浓度，增加发生不良反应的风险和（或）严重性，应避免合用
氟哌啶醇	可能会导致累加效应，增加室性心律失常的风险，包括尖端扭转型室性心动过速和猝死，应避免合用
氟哌利多	可能会升高恩曲替尼的血药浓度，增加发生不良反应的风险和（或）严重性，应避免合用
福沙那韦	可能会升高恩曲替尼的血药浓度，增加发生不良反应的风险和（或）严重性，应避免合用
福沙匹坦	可能会升高恩曲替尼的血药浓度，增加发生不良反应的风险和（或）严重性，应避免合用
格帕沙星	可能会导致累加效应，增加室性心律失常的风险，包括尖端扭转型室性心动过速和猝死，应避免合用
贯叶连翘	可能会降低恩曲替尼的血药浓度，降低药物疗效，应避免合用
红霉素	可能会升高恩曲替尼的血药浓度，增加发生不良反应的风险和（或）严重性，应避免合用
环丙沙星	可能会升高恩曲替尼的血药浓度，增加发生不良反应的风险和（或）严重性，应避免合用
加替沙星	可能会导致累加效应，增加室性心律失常的风险，包括尖端扭转型室性心动过速和猝死，应避免合用

续表

合用药物	临床评价
决奈达隆	可能会导致累加效应，增加室性心律失常的风险，包括尖端扭转型室性心动过速和猝死，应避免合用
卡马西平	可能会降低恩曲替尼的血药浓度，降低药物疗效，应避免合用
卡赞替尼	可能会导致累加效应，增加室性心律失常的风险，包括尖端扭转型室性心动过速和猝死，应避免合用
考尼伐坦	可能会升高恩曲替尼的血药浓度，增加发生不良反应的风险和（或）严重性，应避免合用
克拉霉素	可能会升高恩曲替尼的血药浓度，增加发生不良反应的风险和（或）严重性，应避免合用
克唑替尼	可能会升高恩曲替尼的血药浓度，增加发生不良反应的风险和（或）严重性，应避免合用
奎尼丁	可能会导致累加效应，增加室性心律失常的风险，包括尖端扭转型室性心动过速和猝死，应避免合用
来伐木林	可能会导致累加效应，增加室性心律失常的风险，包括尖端扭转型室性心动过速和猝死，应避免合用
来氟米特	可能会增加感染的风险，应避免合用
来特莫韦	可能会升高恩曲替尼的血药浓度，增加发生不良反应的风险和（或）严重性，应避免合用
劳拉替尼	可能会降低恩曲替尼的血药浓度，降低药物疗效，应避免合用
利福布汀	可能会降低恩曲替尼的血药浓度，降低药物疗效，应避免合用
利福喷丁	可能会降低恩曲替尼的血药浓度，降低药物疗效，应避免合用
利福平	可能会降低恩曲替尼的血药浓度，降低药物疗效，应避免合用
利托那韦	可能会升高恩曲替尼的血药浓度，增加发生不良反应的风险和（或）严重性，应避免合用
磷苯妥英	可能会降低恩曲替尼的血药浓度，降低药物疗效，应避免合用
硫利达嗪	可能会导致累加效应，增加室性心律失常的风险，包括尖端扭转型室性心动过速和猝死，应避免合用
卤泛群	可能会导致累加效应，增加室性心律失常的风险，包括尖端扭转型室性心动过速和猝死，应避免合用
洛美他派	可能会增加肝损伤的风险，应避免合用
氯氮平	可能会增加血液学毒性的风险和（或）严重性，应避免合用
氯霉素	可能会升高恩曲替尼的血药浓度，增加发生不良反应的风险和（或）严重性，应避免合用
美沙酮	可能会导致累加效应，增加室性心律失常的风险，包括尖端扭转型室性心动过速和猝死，应避免合用
美索达嗪	可能会导致累加效应，增加室性心律失常的风险，包括尖端扭转型室性心动过速和猝死，应避免合用
米贝地尔	可能会升高恩曲替尼的血药浓度，增加发生不良反应的风险和（或）严重性，应避免合用
米泊美生	可能会增加肝损伤的风险，应避免合用
米非司酮	可能会降低恩曲替尼的血药浓度，降低药物疗效，应避免合用
米托坦	可能会降低恩曲替尼的血药浓度，降低药物疗效，应避免合用
莫达非尼	可能会降低恩曲替尼的血药浓度，降低药物疗效，应避免合用
莫西沙星	可能会导致累加效应，增加室性心律失常的风险，包括尖端扭转型室性心动过速和猝死，应避免合用
奈韦拉平	可能会降低恩曲替尼的血药浓度，降低药物疗效，应避免合用
萘法唑酮	可能会升高恩曲替尼的血药浓度，增加发生不良反应的风险和（或）严重性，应避免合用
萘夫西林	可能会降低恩曲替尼的血药浓度，降低药物疗效，应避免合用
尼非那韦	可能会升高恩曲替尼的血药浓度，增加发生不良反应的风险和（或）严重性，应避免合用
尼洛替尼	可能会导致累加效应，增加室性心律失常的风险，包括尖端扭转型室性心动过速和猝死，应避免合用
帕比司他	可能会导致累加效应，增加室性心律失常的风险，包括尖端扭转型室性心动过速和猝死，应避免合用
帕瑞肽	可能会导致累加效应，增加室性心律失常的风险，包括尖端扭转型室性心动过速和猝死，应避免合用
培西达替尼	可能会增加肝损伤的风险，应避免合用
匹莫齐特	可能会导致累加效应，增加室性心律失常的风险，包括尖端扭转型室性心动过速和猝死，应避免合用
扑米酮	可能会降低恩曲替尼的血药浓度，降低药物疗效，应避免合用
普鲁卡因胺	可能会导致累加效应，增加室性心律失常的风险，包括尖端扭转型室性心动过速和猝死，应避免合用
齐拉西酮	可能会导致累加效应，增加室性心律失常的风险，包括尖端扭转型室性心动过速和猝死，应避免合用

合用药物	临床评价
瑞博西利	可能会升高恩曲替尼的血药浓度，增加发生不良反应的风险和（或）严重性，应避免合用
三氧化二砷	可能会导致累加效应，增加室性心律失常的风险，包括尖端扭转型室性心动过速和猝死，应避免合用
色瑞替尼	可能会升高恩曲替尼的血药浓度，增加发生不良反应的风险和（或）严重性，应避免合用
沙奎那韦	可能会导致累加效应，增加室性心律失常的风险，包括尖端扭转型室性心动过速和猝死，应避免合用
司帕沙星	可能会导致累加效应，增加室性心律失常的风险，包括尖端扭转型室性心动过速和猝死，应避免合用
司替戊醇	可能会升高恩曲替尼的血药浓度，增加发生不良反应的风险和（或）严重性，应避免合用
索他洛尔	可能会导致累加效应，增加室性心律失常的风险，包括尖端扭转型室性心动过速和猝死，应避免合用
泰利霉素	可能会升高恩曲替尼的血药浓度，增加发生不良反应的风险和（或）严重性，应避免合用
替拉那韦	可能会升高恩曲替尼的血药浓度，增加发生不良反应的风险和（或）严重性，应避免合用
酮康唑	可能会升高恩曲替尼的血药浓度，增加发生不良反应的风险和（或）严重性，应避免合用
托瑞米芬	可能会导致累加效应，增加室性心律失常的风险，包括尖端扭转型室性心动过速和猝死，应避免合用
威罗非尼	可能会导致累加效应，增加室性心律失常的风险，包括尖端扭转型室性心动过速和猝死，应避免合用
维拉帕米	可能会导致累加效应，增加室性心律失常的风险，包括尖端扭转型室性心动过速和猝死，应避免合用
西波莫德	可能会增加心律失常的风险，应避免合用
西沙必利	可能会导致累加效应，增加室性心律失常的风险，包括尖端扭转型室性心动过速和猝死，应避免合用
西酞普兰	可能会导致累加效应，增加室性心律失常的风险，包括尖端扭转型室性心动过速和猝死，应避免合用
伊布利特	可能会导致累加效应，增加室性心律失常的风险，包括尖端扭转型室性心动过速和猝死，应避免合用
伊伐布雷定	可能会导致累加效应，增加室性心律失常的风险，包括尖端扭转型室性心动过速和猝死，应避免合用
伊马替尼	可能会升高恩曲替尼的血药浓度，增加发生不良反应的风险和（或）严重性，应避免合用
伊潘立酮	可能会导致累加效应，增加室性心律失常的风险，包括尖端扭转型室性心动过速和猝死，应避免合用
伊曲康唑	可能会升高恩曲替尼的血药浓度，增加发生不良反应的风险和（或）严重性，应避免合用
依法韦仑	可能会降低恩曲替尼的血药浓度，降低药物疗效，应避免合用
依福德尼	可能会导致累加效应，增加室性心律失常的风险，包括尖端扭转型室性心动过速和猝死，应避免合用
依曲韦林	可能会降低恩曲替尼的血药浓度，降低药物疗效，应避免合用
依他普仑	可能会导致累加效应，增加室性心律失常的风险，包括尖端扭转型室性心动过速和猝死，应避免合用
茚地那韦	可能会升高恩曲替尼的血药浓度，增加发生不良反应的风险和（或）严重性，应避免合用
罂粟碱	可能会增加室性心律失常的风险，应避免合用
左醋美沙朵	可能会导致累加效应，增加室性心律失常的风险，包括尖端扭转型室性心动过速和猝死，应避免合用

三十一、吉特替尼

与吉特替尼合用药物临床评价见表 3-111。

表 3-111 与吉特替尼合用药物临床评价

合用药物	临床评价
阿那格雷	可能会增加发生严重心律失常的风险，甚至可能危及生命，避免合用
阿帕鲁胺	可能会显著降低吉特替尼的血药浓度，使药物治疗癌症的效果降低
阿扎那韦	可能升高吉特替尼的血药浓度，增加发生严重心律失常的风险，甚至可能危及生命，避免合用
艾代拉里斯	可能升高吉特替尼的血药浓度，增加发生严重心律失常的风险，甚至可能危及生命，避免合用
胺碘酮	可能会增加发生严重心律失常的风险，甚至可能危及生命，避免合用
奥西替尼	可能会增加发生严重心律失常的风险，甚至可能危及生命，避免合用

续表

合用药物	临床评价
贝达喹啉	可能会增加发生严重心律失常的风险,甚至可能危及生命,避免合用
贝沙罗汀	可能会增加发生胰腺炎的风险
苯妥英钠	可能会显著降低吉特替尼的血药浓度,使药物治疗效果降低
苄普地尔	可能会增加发生严重心律失常的风险,甚至可能危及生命,避免合用
丙吡胺	可能会增加发生严重心律失常的风险,甚至可能危及生命,避免合用
泊沙康唑	可能升高吉特替尼的血药浓度,增加发生严重心律失常的风险,甚至可能危及生命,避免合用
博赛普韦	可能升高吉特替尼的血药浓度,增加发生严重心律失常的风险,甚至可能危及生命,避免合用
醋竹桃霉素	可能升高吉特替尼的血药浓度,增加发生严重心律失常的风险,甚至可能危及生命,避免合用
地拉夫定	可能升高吉特替尼的血药浓度,增加发生严重心律失常的风险,甚至可能危及生命,避免合用
多非利特	可能会增加发生严重心律失常的风险,甚至可能危及生命,避免合用
多拉司琼	可能会增加发生严重心律失常的风险,甚至可能危及生命,避免合用
凡德他尼	可能会增加发生严重心律失常的风险,甚至可能危及生命,避免合用
芬戈莫德	可能会增加发生严重心律失常的风险,甚至可能危及生命,避免合用
伏立康唑	可能升高吉特替尼的血药浓度,增加发生严重心律失常的风险,甚至可能危及生命,避免合用
氟哌啶醇	可能会增加发生严重心律失常的风险,甚至可能危及生命,避免合用
氟哌利多	可能会增加发生严重心律失常的风险,甚至可能危及生命,避免合用
格帕沙星	可能会导致累加效应,增加室性心律失常的风险,包括尖端扭转型室性心动过速和猝死,应避免合用
贯叶连翘	可能会显著降低吉特替尼的血药浓度,使药物治疗效果降低
加替沙星	可能会增加发生严重心律失常的风险,甚至可能危及生命,避免合用
决奈达隆	可能会增加发生严重心律失常的风险,甚至可能危及生命,避免合用
卡马西平	可能会显著降低吉特替尼的血药浓度,使药物治疗效果降低
卡赞替尼	可能会增加发生严重心律失常的风险,甚至可能危及生命,避免合用
考尼伐坦	可能升高吉特替尼的血药浓度,增加发生严重心律失常的风险,甚至可能危及生命,避免合用
可比司他	可能升高吉特替尼的血药浓度,增加发生严重心律失常的风险,甚至可能危及生命,避免合用
克拉霉素	可能升高吉特替尼的血药浓度,增加发生严重心律失常的风险,甚至可能危及生命,避免合用
克唑替尼	可能会增加发生严重心律失常的风险,甚至可能危及生命,避免合用
奎尼丁	可能会增加发生严重心律失常的风险,甚至可能危及生命,避免合用
来伐木林	可能会导致累加效应,增加室性心律失常的风险,包括尖端扭转型室性心动过速和猝死,应避免合用
来氟米特	可能会增加肝损伤的风险,应避免合用
利福喷丁	可能会显著降低吉特替尼的血药浓度,使药物治疗效果降低
利福平	可能会显著降低吉特替尼的血药浓度,使药物治疗效果降低
利托那韦	可能升高吉特替尼的血药浓度,增加发生严重心律失常的风险,甚至可能危及生命,避免合用
磷苯妥英	可能会显著降低吉特替尼的血药浓度,使药物治疗效果降低
硫利达嗪	可能会增加发生严重心律失常的风险,甚至危及生命,应避免合用
卤泛群	可能会增加发生严重心律失常的风险,甚至可能危及生命,避免合用
洛美他派	可能会增加肝损伤的风险,应避免合用
氯氮平	可能会增加患粒细胞缺乏症和心律失常的风险
美沙酮	可能会增加发生严重心律失常的风险,甚至可能危及生命,避免合用
美索达嗪	可能会增加发生严重心律失常的风险,甚至危及生命,应避免合用
米贝地尔	可能升高吉特替尼的血药浓度,增加发生严重心律失常的风险,甚至可能危及生命,避免合用
米泊美生	可能会增加肝损伤的风险,应避免合用

续表

合用药物	临床评价
米非司酮	可能会增加发生严重心律失常的风险，甚至可能危及生命，避免合用
莫西沙星	可能会增加发生严重心律失常的风险，甚至可能危及生命，避免合用
奈非那韦	可能升高吉特替尼的血药浓度，增加发生严重心律失常的风险，甚至可能危及生命，避免合用
萘法唑酮	可能升高吉特替尼的血药浓度，增加发生严重心律失常的风险，甚至可能危及生命，避免合用
尼洛替尼	可能会增加发生严重心律失常的风险，甚至可能危及生命，避免合用
帕比司他	可能会增加发生严重心律失常的风险，甚至可能危及生命，避免合用
帕瑞肽	可能会增加发生严重心律失常的风险，甚至可能危及生命，避免合用
匹莫齐特	可能会增加发生严重心律失常的风险，甚至危及生命，应避免合用
普鲁卡因胺	可能会增加发生严重心律失常的风险，甚至可能危及生命，避免合用
齐拉西酮	可能会增加发生严重心律失常的风险，甚至危及生命，应避免合用
瑞博西利	可能会导致累加效应，增加室性心律失常的风险，包括尖端扭转型室性心动过速和猝死，应避免合用
三氧化二砷	可能会增加发生严重心律失常的风险，甚至可能危及生命，避免合用
色瑞替尼	可能会增加严重不良反应的风险，应避免合用
沙奎那韦	可能会增加发生严重心律失常的风险，甚至危及生命，应避免合用
司帕沙星	可能会导致累加效应，增加室性心律失常的风险，包括尖端扭转型室性心动过速和猝死，应避免合用
索他洛尔	可能会增加发生严重心律失常的风险，甚至可能危及生命，避免合用
泰利霉素	可能升高吉特替尼的血药浓度，增加发生严重心律失常的风险，甚至可能危及生命，避免合用
特立氟胺	可能会增加肝损伤的风险，应避免合用
替拉那韦	可能升高吉特替尼的血药浓度，增加发生严重心律失常的风险，甚至可能危及生命，避免合用
酮康唑	可能升高吉特替尼的血药浓度，增加发生严重心律失常的风险，甚至可能危及生命，避免合用
托瑞米芬	可能会增加发生严重心律失常的风险，甚至可能危及生命，避免合用
威罗非尼	可能会增加发生严重心律失常的风险，甚至可能危及生命，避免合用
西波莫德	可能会增加发生严重心律失常的风险，应避免合用
西达替尼	可能会增加肝损伤的风险，应避免合用
西沙必利	可能会增加发生严重心律失常的风险，甚至危及生命，应避免合用
西酞普兰	可能会增加发生严重心律失常的风险，甚至可能危及生命，避免合用
伊布利特	可能会增加发生严重心律失常的风险，甚至可能危及生命，避免合用
伊伐布雷定	可能会增加发生严重心律失常的风险，甚至可能危及生命，避免合用
伊潘立酮	可能会增加发生严重心律失常的风险，甚至可能危及生命，避免合用
伊曲康唑	可能升高吉特替尼的血药浓度，增加发生严重心律失常的风险，甚至可能危及生命，避免合用
依法韦伦	可能会增加发生严重心律失常的风险，甚至可能危及生命，避免合用
依福德尼	可能会增加发生严重心律失常的风险，甚至可能危及生命，避免合用
依他普仑	可能会增加发生严重心律失常的风险，甚至可能危及生命，避免合用
茚地那韦	可能升高吉特替尼的血药浓度，增加发生严重心律失常的风险，甚至可能危及生命，避免合用
罂粟碱	可能会增加发生严重心律失常的风险，甚至可能危及生命，避免合用
左醋美沙朵	可能会增加发生严重心律失常的风险，甚至可能危及生命，避免合用

三十二、劳拉替尼

与劳拉替尼合用药物临床评价见表 3-112。

表 3-112 与劳拉替尼合用药物临床评价

合用药物	临床评价
阿法替尼	劳拉替尼可能会显著降低阿法替尼的血药浓度，降低药效
阿帕鲁胺	可能会显著降低劳拉替尼的血药浓度，使药物治疗癌症的效果降低
阿昔替尼	劳拉替尼可能会显著降低阿昔替尼的血药浓度，降低药效
阿扎那韦	可能升高劳拉替尼的血药浓度，增加发生严重心律失常的风险，甚至可能危及生命，避免合用
艾代拉里斯	可能会显著升高劳拉替尼的血药浓度，增加发生严重不良反应的风险
艾司利卡西平	可能会降低劳拉替尼的血药浓度，使药物治疗癌症的效果降低
奥拉帕尼	劳拉替尼可能会显著降低奥拉帕尼的血药浓度，降低药效
苯巴比妥	可能会降低劳拉替尼的血药浓度，使药物治疗癌症的效果降低，应避免合用
苯妥英	可能会降低劳拉替尼的血药浓度，使药物治疗癌症的效果降低，应避免合用
波生坦	可能会降低劳拉替尼的血药浓度，使药物治疗癌症的效果降低
泊沙康唑	可能会显著升高劳拉替尼的血药浓度，增加发生严重不良反应的风险
博赛普韦	可能会显著升高劳拉替尼的血药浓度，增加发生严重不良反应的风险
博舒替尼	劳拉替尼可能会显著降低博舒替尼的血药浓度，降低药效
布托啡诺	劳拉替尼可能会显著降低布托啡诺的血药浓度，降低药效
醋竹桃霉素	可能会显著升高劳拉替尼的血药浓度，增加发生严重不良反应的风险
达卡他韦	劳拉替尼可能会显著降低达卡他韦的血药浓度，降低药效
达拉非尼	可能会降低劳拉替尼的血药浓度，使药物治疗癌症的效果降低
达芦那韦	可能会显著升高劳拉替尼的血药浓度，增加发生严重不良反应的风险
地夫可特	劳拉替尼可能会显著降低地夫可特的血药浓度，降低药效
地拉夫定	可能会显著升高劳拉替尼的血药浓度，增加发生严重不良反应的风险
地塞米松	可能会降低劳拉替尼的血药浓度，使药物治疗癌症的效果降低
恩克芬尼	劳拉替尼可能会显著降低恩克芬尼的血药浓度，降低药效
恩曲替尼	劳拉替尼可能会显著降低恩曲替尼的血药浓度，降低药效
恩杂鲁胺	可能会降低劳拉替尼的血药浓度，使药物治疗癌症的效果降低
芬太尼	劳拉替尼可能会显著降低芬太尼的血药浓度，降低药效
伏立康唑	可能会显著升高劳拉替尼的血药浓度，增加发生严重不良反应的风险
胍法辛	劳拉替尼可能会显著降低胍法辛的血药浓度，降低药效
贯叶连翘	可能会降低劳拉替尼的血药浓度，使药物治疗癌症的效果降低，应避免合用
卡马西平	可能会降低劳拉替尼的血药浓度，使药物治疗癌症的效果降低
考尼伐坦	可能会显著升高劳拉替尼的血药浓度，增加发生严重不良反应的风险
可比替尼	劳拉替尼可能会显著降低可比替尼的血药浓度，降低药效
克拉霉素	可能会显著升高劳拉替尼的血药浓度，增加发生严重不良反应的风险
来伐木林	劳拉替尼可能会显著降低来伐木林的血药浓度，降低药效
来那替尼	劳拉替尼可能会显著降低来那替尼的血药浓度，降低药效
雷诺嗪	劳拉替尼可能会显著降低雷诺嗪的血药浓度，降低药效，应避免合用
利福布汀	可能会降低劳拉替尼的血药浓度，使药物治疗癌症的效果降低，应避免合用
利福平	可能会降低劳拉替尼的血药浓度，使药物治疗癌症的效果降低，应避免合用
利托那韦	可能会显著升高劳拉替尼的血药浓度，增加发生严重不良反应的风险
磷苯妥英	可能会降低劳拉替尼的血药浓度，使药物治疗癌症的效果降低，应避免合用
卢美哌隆	劳拉替尼可能会显著降低卢美哌隆的血药浓度，降低药效

合用药物	临床评价
美沙酮	劳拉替尼可能会显著降低美沙酮的血药浓度，降低药效
米贝地尔	可能会显著升高劳拉替尼的血药浓度，增加发生严重不良反应的风险
米托坦	可能会降低劳拉替尼的血药浓度，使药物治疗癌症的效果降低，应避免合用
莫达非尼	可能会降低劳拉替尼的血药浓度，使药物治疗癌症的效果降低
奈非那韦	可能会显著升高劳拉替尼的血药浓度，增加发生严重不良反应的风险
奈韦拉平	可能会降低劳拉替尼的血药浓度，使药物治疗癌症的效果降低
萘法唑酮	可能会显著升高劳拉替尼的血药浓度，增加发生严重不良反应的风险
萘夫西林	可能会降低劳拉替尼的血药浓度，使药物治疗癌症的效果降低
匹多桑特	可能会降低劳拉替尼的血药浓度，使药物治疗癌症的效果降低
扑米酮	可能会降低劳拉替尼的血药浓度，使药物治疗癌症的效果降低，应避免合用
羟考酮	劳拉替尼可能会显著降低羟考酮的血药浓度，降低药效
氢可酮	劳拉替尼可能会显著降低氢可酮的血药浓度，降低药效
色瑞替尼	可能会显著升高劳拉替尼的血药浓度，增加发生严重不良反应的风险，应避免合用
沙奎那韦	可能会显著升高劳拉替尼的血药浓度，增加发生严重不良反应的风险
索尼吉布	劳拉替尼可能会显著降低索尼吉布的血药浓度，降低药效
他泽司他	劳拉替尼可能会显著降低他泽司他的血药浓度，降低药效
泰利霉素	可能会显著升高劳拉替尼的血药浓度，增加发生严重不良反应的风险
特罗司他	可能会降低劳拉替尼的血药浓度，使药物治疗癌症的效果降低
替拉那韦	可能会显著升高劳拉替尼的血药浓度，增加发生严重不良反应的风险
替拉替尼	劳拉替尼可能会显著降低替拉替尼的血药浓度，降低药效
酮康唑	可能会显著升高劳拉替尼的血药浓度，增加发生严重不良反应的风险
维奈托克	劳拉替尼可能会显著降低维奈托克的血药浓度，降低药效，应避免合用
沃塞洛托	劳拉替尼可能会显著降低沃塞洛托的血药浓度，降低药效
西波莫德	劳拉替尼可能会显著降低西波莫德的血药浓度，降低药效
伊曲康唑	可能会显著升高劳拉替尼的血药浓度，增加发生严重不良反应的风险
依法韦伦	可能会降低劳拉替尼的血药浓度，使药物治疗癌症的效果降低
依曲韦林	可能会降低劳拉替尼的血药浓度，使药物治疗癌症的效果降低
茚地那韦	可能会显著升高劳拉替尼的血药浓度，增加发生严重不良反应的风险
赞布替尼	劳拉替尼可能会显著降低赞布替尼的血药浓度，降低药效
左醋美沙朵	劳拉替尼可能会改变左醋美沙朵的作用，增加发生严重心血管不良反应的风险

三十三、阿卡替尼

与阿卡替尼合用药物临床评价见表 3-113。

表 3-113 与阿卡替尼合用药物临床评价

合用药物	临床评价
阿达木单抗	可能会增加发生严重且可能危及生命的感染的风险
阿帕鲁胺	可能会显著降低阿卡替尼的血药浓度，使药物治疗癌症的效果降低
阿瑞匹坦	可能会显著升高阿卡替尼的血药浓度，增加发生不良反应的风险
阿扎那韦	可能会显著升高阿卡替尼的血药浓度，增加发生不良反应的风险

续表

合用药物	临床评价
艾代拉里斯	可能会显著升高阿卡替尼的血药浓度，增加发生不良反应的风险
艾沙康唑	可能会显著升高阿卡替尼的血药浓度，增加发生不良反应的风险
安泼那韦	可能会显著升高阿卡替尼的血药浓度，增加发生不良反应的风险
巴瑞替尼	可能会增加发生严重且可能危及生命的感染的风险
苯巴比妥	可能会显著降低阿卡替尼的血药浓度，使药物治疗癌症的效果降低
苯妥英	可能会显著降低阿卡替尼的血药浓度，使药物治疗癌症的效果降低
比美替尼	可能会增加出血的风险
泊那替尼	可能会增加出血的风险
泊沙康唑	可能升高阿卡替尼的血药浓度，增加发生严重心律失常的风险，甚至可能危及生命，避免合用
博赛普韦	可能会显著升高阿卡替尼的血药浓度，增加发生不良反应的风险
醋竹桃霉素	可能会显著升高阿卡替尼的血药浓度，增加发生不良反应的风险
达芦那韦	可能会显著升高阿卡替尼的血药浓度，增加发生不良反应的风险
达沙替尼	可能会增加发生严重心律失常的风险，甚至可能危及生命，避免合用
地尔硫䓬	可能会显著升高阿卡替尼的血药浓度，增加发生不良反应的风险
地拉夫定	可能会显著升高阿卡替尼的血药浓度，增加发生不良反应的风险
地拉罗司	可能会增加胃肠道溃疡和出血的风险
恩克芬尼	可能会增加出血的风险
恩杂鲁胺	可能会显著降低阿卡替尼的血药浓度，使药物治疗癌症的效果降低
非达替尼	可能会显著升高阿卡替尼的血药浓度，增加发生不良反应的风险
非甾体抗炎药	合用会增加出血的风险
芬戈莫德	可能会增加发生严重且可能危及生命的感染的风险
伏立康唑	可能会显著升高阿卡替尼的血药浓度，增加发生不良反应的风险
氟康唑	可能会显著升高阿卡替尼的血药浓度，增加发生不良反应的风险
福沙那韦	可能会显著升高阿卡替尼的血药浓度，增加发生不良反应的风险
福沙匹坦	可能会显著升高阿卡替尼的血药浓度，增加发生不良反应的风险
戈利木单抗	可能会增加发生严重且可能危及生命的感染的风险
贯叶连翘	可能会显著降低阿卡替尼的血药浓度，使药物治疗癌症的效果降低
红霉素	可能会显著升高阿卡替尼的血药浓度，增加发生不良反应的风险
环丙沙星	可能会增加发生严重心律失常的风险，甚至可能危及生命，避免合用
己酮可可碱	可能会增加出血的风险
决奈达隆	可能会增加发生严重心律失常的风险，甚至可能危及生命，避免合用
卡马西平	可能会显著降低阿卡替尼的血药浓度，使药物治疗癌症的效果降低
卡普利珠单抗	可能会增加出血的风险
卡赞替尼	可能会增加出血的风险
抗凝血药	合用会增加出血的风险
抗血小板药	合用会增加出血的风险
考尼伐坦	可能会显著升高阿卡替尼的血药浓度，增加发生不良反应的风险
可比司他	可能会显著升高阿卡替尼的血药浓度，增加发生不良反应的风险
克拉霉素	可能会显著升高阿卡替尼的血药浓度，增加发生不良反应的风险
克拉屈滨	可能会增加发生严重感染的风险
克唑替尼	可能会显著升高阿卡替尼的血药浓度，增加发生不良反应的风险

续表

合用药物	临床评价
来氟米特	可能会增加发生严重感染的风险
来昔决南钐（^{153}Sm）	可能会增加骨髓抑制的风险
雷莫芦单抗	可能会增加出血的风险
利福喷丁	可能会显著降低阿卡替尼的血药浓度，使药物治疗癌症的效果降低
利福平	可能会显著降低阿卡替尼的血药浓度，使药物治疗癌症的效果降低
利托那韦	可能会显著升高阿卡替尼的血药浓度，增加发生不良反应的风险
磷苯妥英	可能会显著降低阿卡替尼的血药浓度，使药物治疗癌症的效果降低
鲁索替尼	可能会增加出血的风险
氯氮平	可能会增加发生严重且可能危及生命的感染的风险，应避免合用
米贝地尔	可能会显著升高阿卡替尼的血药浓度，增加发生不良反应的风险
米托坦	可能会显著降低阿卡替尼的血药浓度，使药物治疗癌症的效果降低
那他珠单抗	可能会增加发生严重且可能危及生命的感染的风险
奈非那韦	可能会显著升高阿卡替尼的血药浓度，增加发生不良反应的风险
萘法唑酮	可能会显著升高阿卡替尼的血药浓度，增加发生不良反应的风险
帕比司他	可能会增加出血的风险
扑米酮	可能会显著降低阿卡替尼的血药浓度，使药物治疗癌症的效果降低
曲妥珠单抗-美坦新偶联物	可能会增加出血的风险
去铁酮	可能会增加患病风险
瑞博西利	可能会显著升高阿卡替尼的血药浓度，增加发生不良反应的风险
瑞格非尼	可能会增加出血的风险
赛妥珠单抗	可能会增加发生严重且可能危及生命的感染的风险
色瑞替尼	可能会显著升高阿卡替尼的血药浓度，增加发生不良反应的风险
沙奎那韦	可能会显著升高阿卡替尼的血药浓度，增加发生不良反应的风险
司替戊醇	可能会显著升高阿卡替尼的血药浓度，增加发生不良反应的风险
他莫基因拉帕维克	可能会增加发生严重感染的风险
泰利霉素	可能会显著升高阿卡替尼的血药浓度，增加发生不良反应的风险
替拉那韦	可能会显著升高阿卡替尼的血药浓度，增加发生不良反应的风险
替拉瑞韦	可能会增加出血的风险
替伊莫单抗	可能会增加出血的风险
酮康唑	可能会显著升高阿卡替尼的血药浓度，增加发生不良反应的风险
乌帕替尼	可能会增加发生严重且可能危及生命的感染的风险
西波莫德	可能会增加发生严重且可能危及生命的感染的风险
伊诺特森	可能会导致严重的并可能危及生命的出血并发症
伊曲康唑	可能会显著升高阿卡替尼的血药浓度，增加发生不良反应的风险
依鲁替尼	可能会增加出血的风险
依那西普	可能会增加发生严重且可能危及生命的感染的风险
疫苗	可能有疫苗感染的风险或对疫苗的反应降低
茚地那韦	可能会显著升高阿卡替尼的血药浓度，增加发生不良反应的风险
英夫利昔单抗	可能会增加发生严重且可能危及生命的感染的风险
右兰索拉唑	通过降低胃中的pH，右兰索拉唑可能会干扰阿卡替尼的吸收并降低其有效性

合用药物	临床评价
右旋糖酐	可能会增加出血的风险
赞布替尼	可能会增加出血并发症的风险，应避免合用
质子泵抑制剂	通过降低胃中的 pH，质子泵抑制剂可能会干扰阿卡替尼的吸收并降低其有效性

三十四、乌帕替尼

与乌帕替尼合用药物临床评价见表 3-114。

表 3-114　与乌帕替尼合用药物临床评价

合用药物	临床评价
阿巴西普	可能会增加发生严重的潜在致命感染和癌症的风险
阿柏西普	可能会增加发生严重的潜在致命感染的风险
阿贝西尼	可能会增加发生严重的潜在致命感染的风险
阿达木单抗	可能会增加发生严重的潜在致命感染和癌症的风险
阿地白介素	可能会增加发生严重的潜在致命感染的风险
阿法替尼	可能会增加发生严重的潜在致命感染的风险
阿法西普	可能会增加发生严重的潜在致命感染和癌症的风险
阿卡替尼	可能会增加发生严重的潜在致命感染的风险
阿仑单抗	可能会增加发生严重的潜在致命感染的风险
阿那白滞素	可能会增加发生严重的潜在致命感染和癌症的风险
阿帕鲁胺	可能会降低乌帕替尼的血药浓度和治疗效果
阿糖胞苷	可能会增加发生严重的潜在致命感染的风险
阿特珠单抗	可能会增加发生严重的潜在致命感染的风险
阿扎胞苷	可能会增加发生严重的潜在致命感染的风险
阿扎那韦	可能会升高乌帕替尼的血药浓度，增加发生不良反应的风险
艾代拉里斯	可能会增加发生严重的潜在致命感染的风险
艾日布林	可能会增加发生严重的潜在致命感染的风险
安泼那韦	可能会升高乌帕替尼的血药浓度，增加发生不良反应的风险
奥滨尤妥珠单抗	可能会增加发生严重的潜在致命感染的风险
奥法木单抗	可能会增加发生严重的潜在致命感染的风险
奥拉单抗	可能会增加发生严重的潜在致命感染的风险
奥拉帕尼	可能会增加发生严重的潜在致命感染的风险
奥瑞珠单抗	可能会增加发生严重的潜在致命感染的风险
奥沙利铂	可能会增加发生严重的潜在致命感染的风险
奥西替尼	可能会增加发生严重的潜在致命感染的风险
奥英妥珠单抗	可能会增加发生严重的潜在致命感染的风险
巴利昔单抗	可能会增加发生严重的潜在致命感染和癌症的风险
巴瑞替尼	可能会增加发生严重的潜在致命感染的风险
白消安	可能会增加发生严重的潜在致命感染的风险
贝拉西普	可能会增加发生严重的潜在致命感染和癌症的风险
贝利木单抗	可能会增加发生严重的潜在致命感染和癌症的风险
贝利司他	可能会增加发生严重的潜在致命感染的风险

续表

合用药物	临床评价
贝沙罗汀	可能会增加发生严重的潜在致命感染的风险
倍他米松	可能会增加发生严重的潜在致命感染的风险
苯巴比妥	可能会降低乌帕替尼的血药浓度和治疗效果
苯达莫司汀	可能会增加发生严重的潜在致命感染的风险
苯丁酸氮芥	可能会增加发生严重的潜在致命感染的风险
苯妥英	可能会降低乌帕替尼的血药浓度和治疗效果
表柔比星	可能会增加发生严重的潜在致命感染的风险
伯氨喹	可能会增加发生严重的潜在致命感染的风险
泊马度胺	可能会增加发生严重的潜在致命感染的风险
泊那替尼	可能会增加发生严重的潜在致命感染的风险
泊沙康唑	可能会升高乌帕替尼的血药浓度，增加发生不良反应的风险
柏达路单抗	可能会增加发生严重的潜在致命感染的风险
博来霉素	可能会增加发生严重的潜在致命感染的风险
博纳吐单抗	可能会增加发生严重的潜在致命感染的风险
博赛普韦	可能会升高乌帕替尼的血药浓度，增加发生不良反应的风险
博舒替尼	可能会增加发生严重的潜在致命感染的风险
布地奈德	可能会增加发生严重的潜在致命感染的风险
布加替尼	可能会增加发生严重的潜在致命感染的风险
布伦妥昔单抗	可能会增加发生严重的潜在致命感染的风险
长春碱	可能会增加发生严重的潜在致命感染的风险
长春瑞滨	可能会增加发生严重的潜在致命感染的风险
长春新碱	可能会增加发生严重的潜在致命感染的风险
促皮质素	可能会增加发生严重的潜在致命感染的风险
醋竹桃霉素	可能会升高乌帕替尼的血药浓度，增加发生不良反应的风险
达卡巴嗪	可能会增加发生严重的潜在致命感染的风险
达雷木单抗	可能会增加发生严重的潜在致命感染的风险
达芦那韦	可能会升高乌帕替尼的血药浓度，增加发生不良反应的风险
达沙替尼	可能会增加发生严重的潜在致命感染的风险
达珠单抗	可能会增加发生严重的潜在致命感染和癌症的风险
氮芥	可能会增加发生严重的潜在致命感染的风险
地拉夫定	可能会升高乌帕替尼的血药浓度，增加发生不良反应的风险
地那昔单抗	可能会增加发生严重的潜在致命感染的风险
地尼白介素	可能会增加发生严重的潜在致命感染的风险
地西他滨	可能会增加发生严重的潜在致命感染的风险
碘[131I]苄胍	可能会增加发生严重的潜在致命感染的风险
杜韦利西布	可能会增加发生严重的潜在致命感染的风险
度鲁伐单抗	可能会增加发生严重的潜在致命感染的风险
多柔比星	可能会增加发生严重的潜在致命感染的风险
多西他赛	可能会增加发生严重的潜在致命感染的风险
恩杂鲁胺	可能会降低乌帕替尼的血药浓度和治疗效果
放线菌素	可能会增加发生严重的潜在致命感染的风险

续表

续表

合用药物	临床评价
芬戈莫德	可能会增加发生严重的潜在致命感染的风险
伏立康唑	可能会升高乌帕替尼的血药浓度,增加发生不良反应的风险
氟达拉滨	可能会增加发生严重的潜在致命感染的风险
氟尿苷	可能会增加发生严重的潜在致命感染的风险
氟尿嘧啶	可能会增加发生严重的潜在致命感染的风险
福沙那韦	可能会升高乌帕替尼的血药浓度,增加发生不良反应的风险
富马酸二甲酯	可能会增加发生严重的潜在致命感染的风险
干扰素	可能会增加发生严重的潜在致命感染的风险
戈利木单抗	可能会增加发生严重的潜在致命感染和癌症的风险
固赛库单抗	可能会增加发生严重的潜在致命感染和癌症的风险
贯叶连翘	可能会降低乌帕替尼的血药浓度和治疗效果
环孢素	可能会增加发生严重的潜在致命感染和癌症的风险
环磷酰胺	可能会增加发生严重的潜在致命感染的风险
吉妥珠单抗	可能会增加发生严重的潜在致命感染的风险
吉西他滨	可能会增加发生严重的潜在致命感染的风险
甲氨蝶呤	可能会增加发生严重的潜在致命感染的风险
聚乙二醇干扰素α-2a	可能会增加发生严重的潜在致命感染的风险
聚乙二醇干扰素α-2b	可能会增加发生严重的潜在致命感染的风险
卡巴他赛	可能会增加发生严重的潜在致命感染的风险
卡铂	可能会增加发生严重的潜在致命感染的风险
卡非佐米	可能会增加发生严重的潜在致命感染的风险
卡马西平	可能会降低乌帕替尼的血药浓度和治疗效果
卡莫司汀	可能会增加发生严重的潜在致命感染的风险
卡那单抗	可能会增加发生严重的潜在致命感染和癌症的风险
卡培他滨	可能会增加发生严重的潜在致命感染的风险
抗胸腺细胞球蛋白(兔)	可能会增加发生严重的潜在致命感染和癌症的风险
考尼伐坦	可能会升高乌帕替尼的血药浓度,增加发生不良反应的风险
可比替尼	可能会增加发生严重的潜在致命感染的风险
可的瑞林	可能会增加发生严重的潜在致命感染的风险
克拉霉素	可能会升高乌帕替尼的血药浓度,增加发生不良反应的风险
克拉屈滨	可能会增加感染的风险,应避免合用
库潘尼西	可能会增加发生严重的潜在致命感染的风险
来氟米特	可能会增加发生严重感染的风险
来那度胺	可能会增加发生严重的潜在致命感染的风险
来昔决南钐(^{153}Sm)	可能会增强来昔决南钐(^{153}Sm)的骨髓抑制作用
雷洛那普	可能会增加发生严重的潜在致命感染和癌症的风险
利福喷丁	可能会降低乌帕替尼的血药浓度和治疗效果
利福平	可能会降低乌帕替尼的血药浓度和治疗效果
利奈唑胺	可能会增加发生严重的潜在致命感染的风险
利托那韦	可能会升高乌帕替尼的血药浓度,增加发生不良反应的风险
利妥昔单抗	可能会增加发生严重的潜在致命感染和癌症的风险

续表

合用药物	临床评价
链佐星	可能会增加发生严重的潜在致命感染的风险
淋巴细胞免疫球蛋白	可能会增加发生严重的潜在致命感染和癌症的风险
磷苯妥英	可能会降低乌帕替尼的血药浓度和治疗效果
硫鸟嘌呤	可能会增加发生严重的潜在致命感染的风险
硫唑嘌呤	可能会增加发生严重的潜在致命感染和癌症的风险
六甲蜜胺	可能会增加发生严重的潜在致命感染的风险
卢卡帕尼	可能会增加发生严重的潜在致命感染的风险
鲁索替尼	可能会增加发生严重的潜在致命感染和癌症的风险
镥177注射液	可能会增加发生严重的潜在致命感染的风险
罗米地辛	可能会增加发生严重的潜在致命感染的风险
洛莫司汀	可能会增加发生严重的潜在致命感染的风险
氯氮平	氯氮平可以降低白细胞计数，合用可能会增加患病风险，应避免合用
氯法拉滨	可能会增加感染的风险，应避免合用
吗替麦考酚酯	可能会增加发生严重的潜在致命感染的风险
美法仑	可能会增加发生严重的潜在致命感染的风险
门酰胺酶(大肠埃希菌来源)	可能会增加发生严重的潜在致命感染的风险
米哚妥林	可能会增加发生严重的潜在致命感染的风险
米托蒽醌	可能会增加发生严重的潜在致命感染的风险
米托坦	可能会降低乌帕替尼的血药浓度和治疗效果
莫加立珠单抗	可能会增加发生严重的潜在致命感染的风险
那他珠单抗	可能会增加发生严重的潜在致命感染的风险
奈非那韦	可能会升高乌帕替尼的血药浓度，增加发生不良反应的风险
奈拉滨	可能会增加发生严重的潜在致命感染的风险
萘法唑酮	可能会升高乌帕替尼的血药浓度，增加发生不良反应的风险
尼拉帕利	可能会增加发生严重的潜在致命感染的风险
尼罗替尼	可能会增加发生严重的潜在致命感染的风险
帕比司他	可能会增加发生严重的潜在致命感染的风险
帕博西利	可能会增加发生严重的潜在致命感染的风险
帕唑帕尼	可能会增加发生严重的潜在致命感染的风险
培美曲塞	可能会增加发生严重的潜在致命感染的风险
培门冬酶	可能会增加发生严重的潜在致命感染的风险
喷司他丁	可能会增加发生严重的潜在致命感染的风险
硼替佐米	可能会增加发生严重的潜在致命感染的风险
皮质激素	可能会增加发生严重的潜在致命感染的风险
扑米酮	可能会降低乌帕替尼的血药浓度和治疗效果
普卡霉素	可能会增加发生严重的潜在致命感染的风险
普拉曲沙	可能会增加发生严重的潜在致命感染的风险
普鲁卡因胺	可能会增加发生严重的潜在致命感染的风险
齐多夫定	可能会增加发生严重的潜在致命感染的风险
羟基脲	可能会增加发生严重的潜在致命感染的风险
巯嘌呤	可能会增加发生严重的潜在致命感染和癌症的风险

续表

合用药物	临床评价
曲贝替定	可能会增加发生严重的潜在致命感染的风险
曲妥珠单抗	可能会增加发生严重的潜在致命感染的风险
曲妥珠单抗-美坦新偶联物	可能会增加发生严重的潜在致命感染的风险
去铁酮	去铁酮可以降低白细胞计数,合用可能会增加患病风险,应避免合用
柔红霉素	可能会增加发生严重的潜在致命感染的风险
瑞博西利	可能会增加发生严重的潜在致命感染的风险
塞林奈克	可能会增加发生严重的潜在致命感染的风险
塞替派	可能会增加发生严重的潜在致命感染的风险
赛妥珠单抗	可能会增加发生严重的潜在致命感染和癌症的风险
三甲曲沙	可能会增加发生严重的潜在致命感染的风险
色瑞替尼	可能会升高乌帕替尼的血药浓度,增加发生不良反应的风险
沙奎那韦	可能会升高乌帕替尼的血药浓度,增加发生不良反应的风险
沙利度胺	可能会增加发生严重的潜在致命感染的风险
顺铂	可能会增加发生严重的潜在致命感染的风险
司妥昔单抗	可能会增加发生严重的潜在致命感染和癌症的风险
丝裂霉素	可能会增加发生严重的潜在致命感染的风险
苏金单抗	可能会增加发生严重的潜在致命感染和癌症的风险
他克莫司	可能会增加发生严重的潜在致命感染和癌症的风险
他拉帕尼	可能会增加发生严重的潜在致命感染的风险
他莫基因拉帕维克	可能有发生危及生命的疱疹病毒感染的风险
泰利霉素	可能会升高乌帕替尼的血药浓度,增加发生不良反应的风险
泰瑞珠单抗	可能会增加发生严重的潜在致命感染的风险
坦罗莫司	可能会增加发生严重的潜在致命感染和癌症的风险
特拉那韦	可能会升高乌帕替尼的血药浓度,增加发生不良反应的风险
特立氟胺	可能会增加发生严重感染的风险
替可克肽	可能会增加发生严重的潜在致命感染和癌症的风险
替莫唑胺	可能会增加发生严重的潜在致命感染的风险
替尼泊苷	可能会增加发生严重的潜在致命感染的风险
替伊莫单抗	可能会增加发生严重的潜在致命感染的风险
酮康唑	可能会升高乌帕替尼的血药浓度,增加发生不良反应的风险
托泊替康	可能会增加发生严重的潜在致命感染的风险
托法替尼	可能会增加发生严重的潜在致命感染和癌症的风险
托西单抗	可能会增加发生严重的潜在致命感染的风险
托西莫单抗	可能会增加发生严重的潜在致命感染的风险
托珠单抗	可能会增加发生严重的潜在致命感染和癌症的风险
维多珠单抗	可能会增加发生严重的潜在致命感染和癌症的风险
维奈托克	可能会增加发生严重的潜在致命感染的风险
乌特津单抗	可能会增加发生严重的潜在致命感染和癌症的风险
西波莫德	可能会增加发生严重的潜在致命感染的风险
西罗莫司	可能会增加发生严重的潜在致命感染和癌症的风险
伊达比星	可能会增加发生严重的潜在致命感染的风险

续表

合用药物	临床评价
伊立替康	可能会增加发生严重的潜在致命感染的风险
伊马替尼	可能会增加发生严重的潜在致命感染的风险
伊曲康唑	可能会升高乌帕替尼的血药浓度，增加发生不良反应的风险
伊沙匹隆	可能会增加发生严重的潜在致命感染的风险
伊沙妥昔单抗	可能会增加发生严重的潜在致命感染的风险
依法珠单抗	可能会增加发生严重的潜在致命感染和癌症的风险
依库珠单抗	可能会增加发生严重的潜在致命感染的风险
依鲁替尼	可能会增加发生严重的潜在致命感染的风险
依那西普	可能会增加发生严重的潜在致命感染和癌症的风险
依沙佐米	可能会增加发生严重的潜在致命感染的风险
依托泊苷	可能会增加发生严重的潜在致命感染的风险
依维莫司	可能会增加发生严重的潜在致命感染和癌症的风险
异环磷酰胺	可能会增加发生严重的潜在致命感染的风险
疫苗	可能增加播散性感染的风险
茚地那韦	可能会升高乌帕替尼的血药浓度，增加发生不良反应的风险
英夫利昔单抗	可能会增加发生严重的潜在致命感染和癌症的风险
紫杉醇	可能会增加发生严重的潜在致命感染的风险
左旋咪唑	可能会增加发生严重的潜在致命感染的风险

三十五、赞布替尼

与赞布替尼合用药物临床评价见表 3-115。

表 3-115　与赞布替尼合用药物临床评价

合用药物	临床评价
阿达木单抗	可能会增加发生严重的潜在致命感染的风险
阿地肝素	可能会增加出血的风险
阿加曲班	可能会增加出血的风险
阿卡替尼	可能会增加出血的风险
阿那格雷	可能会增加出血的风险
阿尼普酶	可能会增加出血的风险
阿帕鲁胺	可能会降低赞布替尼的血药浓度和治疗效果
阿哌沙班	可能会增加出血的风险
阿瑞匹坦	可能会显著升高赞布替尼的血药浓度，增加发生不良反应的风险
阿司匹林	可能会增加出血的风险
阿替普酶	可能会增加出血的风险
阿昔单抗	可能会增加出血的风险
阿扎那韦	可能会显著升高赞布替尼的血药浓度，增加发生不良反应的风险
艾代拉里斯	可能会显著升高赞布替尼的血药浓度，增加发生不良反应的风险
艾沙康唑	可能会显著升高赞布替尼的血药浓度，增加发生不良反应的风险
安泼那韦	可能会显著升高赞布替尼的血药浓度，增加发生不良反应的风险
巴瑞替尼	可能会增加发生严重且可能危及生命的感染的风险

合用药物	临床评价
保泰松	可能会增加出血的风险
贝曲西班	可能会增加出血的风险
苯巴比妥	可能会降低赞布替尼的血药浓度和治疗效果
苯妥英	可能会降低赞布替尼的血药浓度和治疗效果
比伐卢定	可能会增加出血的风险
比美替尼	可能会增加出血的风险
波生坦	可能会降低赞布替尼的血药浓度和治疗效果
泊那替尼	可能会增加出血的风险
泊沙康唑	可能会显著升高赞布替尼的血药浓度，增加发生不良反应的风险
博赛普韦	可能会显著升高赞布替尼的血药浓度，增加发生不良反应的风险
醋竹桃霉素	可能会显著升高赞布替尼的血药浓度，增加发生不良反应的风险
达比加群酯	可能会增加出血的风险
达肝素	可能会增加出血的风险
达拉非尼	可能会降低赞布替尼的血药浓度和治疗效果
达芦那韦	可能会显著升高赞布替尼的血药浓度，增加发生不良反应的风险
达帕替尼	可能会增加发生严重且可能危及生命的感染的风险
达沙替尼	可能会增加出血的风险
地尔硫䓬	可能会显著升高赞布替尼的血药浓度，增加发生不良反应的风险
地拉夫定	可能会显著升高赞布替尼的血药浓度，增加发生不良反应的风险
地拉罗司	可能会增加胃肠道溃疡和出血的风险
地塞米松	可能会降低赞布替尼的血药浓度和治疗效果
地西卢定	可能会增加出血的风险
恩克芬尼	可能会增加出血的风险
恩杂鲁胺	可能会降低赞布替尼的血药浓度和治疗效果
非达替尼	可能会增加发生严重且可能危及生命的感染的风险
非诺洛芬	可能会增加出血的风险
非甾体抗炎药	可能会增加出血的风险
芬戈莫德	可能会增加发生严重且可能危及生命的感染的风险
伏立康唑	可能会显著升高赞布替尼的血药浓度，增加发生不良反应的风险
氟比洛芬	可能会增加出血的风险
氟康唑	可能会显著升高赞布替尼的血药浓度，增加发生不良反应的风险
福沙那韦	可能会显著升高赞布替尼的血药浓度，增加发生不良反应的风险
福沙匹坦	可能会显著升高赞布替尼的血药浓度，增加发生不良反应的风险
肝素	可能会增加出血的风险
戈利木单抗	可能会增加发生严重且可能危及生命的感染的风险
红霉素	可能会显著升高赞布替尼的血药浓度，增加发生不良反应的风险
华法林	可能会增加出血的风险
环丙沙星	可能会显著升高赞布替尼的血药浓度，增加发生不良反应的风险
黄热病疫苗	可能增加疫苗感染的风险或对疫苗的反应降低
磺吡酮	可能会增加出血的风险
茴茚二酮	可能会增加出血的风险

续表

合用药物	临床评价
决奈达隆	可能会显著升高赞布替尼的血药浓度，增加发生不良反应的风险
卡介苗疫苗	可能有疫苗感染的风险或对疫苗的反应降低
卡马西平	可能会降低赞布替尼的血药浓度和治疗效果
卡普利珠单抗	可能会增加出血的风险
卡赞替尼	可能会增加出血的风险
坎格瑞洛	可能会增加出血的风险
抗凝血酶Ⅲ	可能会增加出血的风险
考尼伐坦	可能会显著升高赞布替尼的血药浓度，增加发生不良反应的风险
可比司他	可能会显著升高赞布替尼的血药浓度，增加发生不良反应的风险
克拉霉素	可能会显著升高赞布替尼的血药浓度，增加发生不良反应的风险
克拉屈滨	可能会增加发生严重感染的风险
克唑替尼	可能会显著升高赞布替尼的血药浓度，增加发生不良反应的风险
来氟米特	可能会增加发生严重感染的风险
来匹卢定	可能会增加出血的风险
来特莫韦	可能会显著升高赞布替尼的血药浓度，增加发生不良反应的风险
来昔决南钐（^{153}Sm）	可能会增加骨髓抑制的风险
劳拉替尼	可能会降低赞布替尼的血药浓度和治疗效果
雷莫芦单抗	可能会增加出血的风险
利伐沙班	可能会增加出血的风险
利福布汀	可能会降低赞布替尼的血药浓度和治疗效果
利福喷丁	可能会降低赞布替尼的血药浓度和治疗效果
利福平	可能会降低赞布替尼的血药浓度和治疗效果
利托那韦	可能会显著升高赞布替尼的血药浓度，增加发生不良反应的风险
链激酶	可能会增加出血的风险
磷苯妥英	可能会降低赞布替尼的血药浓度和治疗效果
鲁索替尼	可能会增加出血的风险
氯吡格雷	可能会增加出血的风险
氯氮平	氯氮平可以降低白细胞计数，合用可能会增加患病风险，应避免合用
米贝地尔	可能会显著升高赞布替尼的血药浓度，增加发生不良反应的风险
米托坦	可能会降低赞布替尼的血药浓度和治疗效果
莫达非尼	可能会降低赞布替尼的血药浓度和治疗效果
那他珠单抗	可能会增加发生严重且可能危及生命的感染的风险
奈非那韦	可能会显著升高赞布替尼的血药浓度，增加发生不良反应的风险
奈韦拉平	可能会降低赞布替尼的血药浓度和治疗效果
萘法唑酮	可能会显著升高赞布替尼的血药浓度，增加发生不良反应的风险
萘夫西林	可能会降低赞布替尼的血药浓度和治疗效果
尿激酶	可能会增加出血的风险
帕比司他	可能会增加出血的风险
扑痫酮	可能会降低赞布替尼的血药浓度和治疗效果
普卡霉素	可能会增加出血的风险
普拉格雷	可能会增加出血的风险

续表

合用药物	临床评价
曲前列尼尔	可能会增加出血的风险
曲妥珠单抗	可能会增加出血的风险
曲妥珠单抗-美坦新偶联物	可能会增加出血的风险
去铁酮	可能会增加患病风险
去纤蛋白	可能会增加出血的风险
瑞博西利	可能会增加出血的风险
瑞戈非尼	可能会增加出血的风险
瑞替普酶	可能会增加出血的风险
噻氯匹定	可能会增加出血的风险
赛妥珠单抗	可能会增加发生严重且可能危及生命的感染的风险
色瑞替尼	可能会显著升高赞布替尼的血药浓度，增加发生不良反应的风险
沙奎那韦	可能会显著升高赞布替尼的血药浓度，增加发生不良反应的风险
双嘧达莫	可能会增加出血的风险
双香豆素	可能会增加出血的风险
司替戊醇	可能会显著升高赞布替尼的血药浓度，增加发生不良反应的风险
他莫基因拉帕维克	可能有发生危及生命的疱疹病毒感染的风险
泰利霉素	可能会显著升高赞布替尼的血药浓度，增加发生不良反应的风险
特拉那韦	可能会显著升高赞布替尼的血药浓度，增加发生不良反应的风险
特立氟胺	可能会增加发生严重感染的风险
替卡格雷	可能会增加出血的风险
替拉瑞韦	可能会增加出血的风险
替罗非班	可能会增加出血的风险
替奈普酶	可能会增加出血的风险
替伊莫单抗	可能会增加出血的风险
亭扎肝素	可能会增加出血的风险
酮康唑	可能会显著升高赞布替尼的血药浓度，增加发生不良反应的风险
托法替尼	可能会增加发生严重且可能危及生命的感染的风险
托西单抗	可能会增加出血的风险
维拉帕米	可能会显著升高赞布替尼的血药浓度，增加发生不良反应的风险
沃拉帕沙	可能会增加出血的风险
西波莫德	可能会增加发生严重且可能危及生命的感染的风险
西洛他唑	可能会增加出血的风险
溴芬酸	可能会增加出血的风险
伊洛前列素	可能会增加出血的风险
伊马替尼	可能会显著升高赞布替尼的血药浓度，增加发生不良反应的风险
伊诺特森	可能会导致严重的并可能危及生命的出血并发症
伊曲康唑	可能会显著升高赞布替尼的血药浓度，增加发生不良反应的风险
依度沙班	可能会增加出血的风险
依法韦仑	可能会降低赞布替尼的血药浓度和治疗效果
依鲁替尼	可能会增加出血的风险
依那西普	可能会增加发生严重且可能危及生命的感染的风险

合用药物	临床评价
依诺肝素	可能会增加出血的风险
依前列醇	可能会增加出血的风险
依曲韦林	可能会降低赞布替尼的血药浓度和治疗效果
依替巴肽	可能会增加出血的风险
依托度酸	可能会增加出血的风险
疫苗	可能会增加播散性感染的风险
吲哚美辛	可能会增加出血的风险
茚地那韦	可能会显著升高赞布替尼的血药浓度，增加发生不良反应的风险
英夫利昔单抗	可能会增加发生严重且可能危及生命的感染的风险
右旋糖酐	可能会增加出血的风险

三十六、米哚妥林

与米哚妥林合用药物临床评价见表 3-116。

表 3-116 与米哚妥林合用药物临床评价

合用药物	临床评价
阿达木单抗	合用可增加发生严重的甚至危及生命的感染的风险
阿那格雷	合用可增加发生严重的甚至危及生命的心律失常的风险
阿帕鲁胺	阿帕鲁胺可显著降低米哚妥林的血药浓度，降低其治疗效果
阿扎那韦	阿扎那韦可显著升高米哚妥林的血药浓度，增加不良反应的发生
艾代拉里斯	艾代拉里斯可显著升高米哚妥林的血药浓度，增加不良反应的发生
胺碘酮	合用可增加出现严重的甚至危及生命的心律失常的风险
奥西替尼	合用可增加发生严重的甚至危及生命的心律失常的风险
巴瑞替尼	合用可增加发生严重的甚至危及生命的感染的风险
贝达喹啉	合用可增加发生严重的甚至危及生命的心律失常的风险
苯巴比妥	苯巴比妥可显著降低米哚妥林的血药浓度，降低其治疗效果
苯妥英	苯妥英可显著降低米哚妥林的血药浓度，降低其治疗效果
苄普地尔	合用可增加发生严重的甚至危及生命的心律失常的风险
泊沙康唑	泊沙康唑可显著升高米哚妥林的血药浓度，增加不良反应的发生
博赛普韦	博赛普韦可显著升高米哚妥林的血药浓度，增加不良反应的发生
醋竹桃霉素	醋竹桃霉素可显著升高米哚妥林的血药浓度，增加不良反应的发生
地拉夫定	地拉夫定可显著升高米哚妥林的血药浓度，增加不良反应的发生
多非利特	合用可增加发生严重的甚至危及生命的心律失常的风险
多拉司琼	多拉司琼可增加发生严重的甚至危及生命的心律失常的风险
恩杂鲁胺	恩杂鲁胺可显著降低米哚妥林的血药浓度，降低其治疗效果
凡德他尼	合用可增加发生严重的甚至危及生命的心律失常的感染的风险
芬戈莫德	合用可增加出现严重的甚至危及生命的心律失常的风险
伏立康唑	伏立康唑可显著升高米哚妥林的血药浓度，增加不良反应的发生
氟哌啶醇	合用可增加发生严重的甚至危及生命的心律失常的风险
氟哌利多	合用可增加发生严重的甚至危及生命的心律失常的风险
戈利木单抗	合用可增加发生严重且可能危及生命的感染的风险

合用药物	临床评价
贯叶连翘	贯叶连翘可显著降低米哚妥林的血药浓度,降低其治疗效果
加替沙星	合用可增加发生严重的甚至危及生命的心律失常的风险
决奈达隆	不建议两者合用,合用可增加出现严重的甚至危及生命的心律失常的风险
卡博替尼	合用可增加发生严重的甚至危及生命的心律失常的风险
卡介苗	可能增加发生播散性感染的风险
卡马西平	卡马西平可显著降低米哚妥林的血药浓度,降低其治疗效果
考尼伐坦	考尼伐坦可显著升高米哚妥林的血药浓度,增加不良反应的发生
可比司他	可比司他可显著升高米哚妥林的血药浓度,增加不良反应的发生
克拉霉素	克拉霉素可显著升高米哚妥林的血药浓度,增加不良反应的发生
克拉屈滨	合用可增加发生严重感染的风险
克唑替尼	合用可增加发生严重的甚至危及生命的心律失常的风险
奎尼丁	合用可增加出现严重的甚至危及生命的心律失常的风险
来氟米特	合用可增加发生严重感染的风险。来氟米特在上次给药后可在血液中长期停留,因此即使停止服用,与其他药物的相互作用也可能会持续一段时间
利福喷丁	利福喷丁可显著降低米哚妥林的血药浓度,降低其治疗效果
利福平	利福平可显著降低米哚妥林的血药浓度,降低其治疗效果
利托那韦	利托那韦可显著升高米哚妥林的血药浓度,增加不良反应的发生
磷苯妥英	磷苯妥英可显著降低米哚妥林的血药浓度,降低其治疗效果
硫利达嗪	不建议两者合用,因为合用可增加出现严重的甚至危及生命的心律失常的风险
氯氮平	不建议合用,合用可能导致粒细胞缺乏
美沙酮	合用可增加发生严重的甚至危及生命的心律失常的风险
美索达嗪	不建议两者合用,合用可增加发生严重的甚至危及生命的心律失常的风险
米贝地尔	米贝地尔可显著升高米哚妥林的血药浓度,增加不良反应的发生
莫西沙星	合用可增加发生严重的甚至危及生命的心律失常的风险
那他珠单抗	合用可增加发生严重且可能危及生命的感染的风险。特别值得关注的是被称为进行性多灶性白质脑病的感染,一种罕见但严重的脑部病毒感染,可能导致残疾和死亡
奈非那韦	奈非那韦可显著升高米哚妥林的血药浓度,增加不良反应的发生
萘法唑酮	萘法唑酮可显著升高米哚妥林的血药浓度,增加不良反应的发生
尼罗替尼	合用可增加发生严重且危及生命的感染的风险
帕瑞肽	合用可增加发生严重的甚至危及生命的心律失常的风险
喷他脒	合用可增加发生严重的甚至危及生命的心律失常的风险
匹莫齐特	不建议两者合用,合用可增加出现严重的甚至危及生命的心律失常的风险
普鲁卡因胺	合用可增加发生严重的甚至危及生命的心律失常
齐拉西酮	不建议两者合用,合用可增加发生严重的甚至危及生命的心律失常的风险
秋水仙碱	米哚妥林可升高秋水仙碱的血药浓度,可增加发生严重不良反应的风险
去铁酮	去铁酮可降低白细胞数量,与米哚妥林合用时更容易出现严重且危及生命的感染
赛妥珠单抗	合用可增加发生严重的甚至危及生命的感染的风险
三氧化二砷	合用可增加发生严重的甚至危及生命的心律失常的风险
沙奎那韦	不建议两者合用,合用可增加出现严重的甚至危及生命的心律失常的风险
索他洛尔	合用可增加出现严重的甚至危及生命的心律失常的风险
泰利霉素	泰利霉素可显著升高米哚妥林的血药浓度,增加不良反应的发生

续表

合用药物	临床评价
特拉那韦	特拉那韦可显著升高米哚妥林的血药浓度，增加不良反应的发生
特立氟胺	合用可增加严重感染的风险。特立氟胺在最后一次给药后可在血液中长期停留，因此即使停止服用特立氟胺，也可能与其他药物发生相互作用
酮康唑	酮康唑可显著升高米哚妥林的血药浓度，增加不良反应的发生
托法替尼	合用可增加发生严重且可能致命的感染的风险
托瑞米芬	合用可增加出现严重的甚至危及生命的心律失常的风险
威罗非尼	合用可增加发生严重的甚至危及生命的心律失常的风险
西酞普兰	合用可增加发生严重的甚至危及生命的心律失常的风险
伊布利特	合用可增加发生严重的甚至危及生命的心律失常的风险
伊伐布雷定	合用可增加发生严重的甚至危及生命的心律失常的风险
伊曲康唑	伊曲康唑可显著升高米哚妥林的血药浓度，增加不良反应的发生
依度沙班	米哚妥林可升高依度沙班的血药浓度，会增加发生严重的或危及生命的出血并发症的风险
依那西普	合用可增加发生严重的甚至危及生命的感染的风险
依他普仑	合用可增加发生严重的甚至危及生命的心律失常的风险
依维替尼	合用可增加发生严重的甚至危及生命的心律失常的风险
疫苗	合用可增加播散性感染的风险
茚地那韦	茚地那韦可显著升高米哚妥林的血药浓度，增加不良反应的发生
英夫利昔单抗	合用可增加发生严重且可能危及生命的感染的风险
罂粟碱	合用可增加出现严重的甚至危及生命的心律失常的风险
左醋美沙朵	不建议两者合用，合用可增加发生严重的甚至危及生命的心律失常的风险

三十七、布加替尼

与布加替尼合用药物临床评价见表 3-117。

表 3-117　与布加替尼合用药物临床评价

合用药物	临床评价
阿达木单抗	合用可增加发生严重的甚至危及生命的感染的风险
阿帕鲁胺	阿帕鲁胺可显著降低布加替尼的血药浓度，降低其治疗效果
阿扎那韦	阿扎那韦可显著升高布加替尼的血药浓度，增加不良反应的发生
艾代拉里斯	艾代拉里斯可显著升高布加替尼的血药浓度，增加不良反应的发生
巴瑞替尼	合用可增加发生严重的甚至危及生命的感染的风险
贝沙罗汀	合用可增加胰腺炎症的风险
苯巴比妥	苯巴比妥可显著降低布加替尼的血液浓度，这可能会使药物治疗癌症的效力降低或无效
苯妥英	苯妥英可显著降低布加替尼的血液浓度，这可能会使药物治疗癌症的效力降低或无效
泊沙康唑	泊沙康唑可显著升高布加替尼的血液浓度，增加不良反应的发生
博赛普韦	博赛普韦可显著升高布加替尼的血药浓度，增加不良反应的发生
醋竹桃霉素	醋竹桃霉素可显著升高布加替尼的血药浓度，增加不良反应的发生
地拉夫定	地拉夫定可显著升高布加替尼的血药浓度，增加不良反应的发生
恩杂鲁胺	恩杂鲁胺可显著降低布加替尼的血药浓度，这可能会使药物治疗癌症的效力降低或无效
芬戈莫德	合用可增加出现严重的甚至危及生命的感染的风险。芬戈莫德在最后一次给药后可以长时间留在血液中，因此即使停止服用芬戈莫德，它也可能与其他药物发生相互作用

续表

合用药物	临床评价
伏立康唑	伏立康唑可显著升高布加替尼的血药浓度，增加不良反应的发生
戈利木单抗	合用可增加发生严重且可能危及生命的感染的风险
贯叶连翘	贯叶连翘可显著降低布加替尼的血药浓度，使抗肿瘤作用降低
甲羟孕酮	布加替尼可降低甲羟孕酮的血药浓度和作用
卡介苗	可能增加播散性感染的风险
卡马西平	卡马西平可显著降低布加替尼的血药浓度，降低其治疗效果
考尼伐坦	考尼伐坦可显著升高布加替尼的血药浓度，增加不良反应的发生
可比司他	可比司他可显著升高布加替尼的血药浓度，增加不良反应的发生
克拉霉素	克拉霉素可显著升高布加替尼的血药浓度，增加不良反应的发生
克拉屈滨	合用可增加发生严重感染的风险
来氟米特	合用可增加发生严重感染的风险。来氟米特在上次给药后可在血液中长期停留，因此即使停止服用，与其他药物的相互作用也可能会持续一段时间
利福喷丁	利福喷丁可显著降低布加替尼的血液浓度，这可能会使药物治疗癌症的效力降低或无效
利福平	利福平可显著降低布加替尼的血液浓度，这可能会使药物治疗癌症的效力降低或无效
利托那韦	利托那韦可显著升高布加替尼的血药浓度，增加不良反应的发生
磷苯妥英	磷苯妥英可显著降低布加替尼的血药浓度，使抗肿瘤作用降低
米贝地尔	米贝地尔可显著增加布加替尼的血液浓度，增加不良反应的发生
那他珠单抗	合用可增加发生严重且可能危及生命的感染的风险。特别值得关注的是被称为进行性多灶性白质脑病的感染，这是一种罕见但严重的脑部病毒感染，可能导致残疾和死亡
奈非那韦	奈非那韦可显著升高布加替尼的血药浓度，增加不良反应的发生
萘法唑酮	萘法唑酮可显著升高布加替尼的血药浓度，增加不良反应的发生
喷他脒	喷他脒可显著降低布加替尼的血药浓度，这可能会使药物治疗癌症的效力降低或无效
屈螺酮	屈螺酮可降低布加替尼的血药浓度和作用
炔雌醇	布加替尼可降低炔雌醇的血药浓度和作用
炔诺酮	布加替尼可降低炔诺酮的血药浓度和作用
炔诺孕酮	布加替尼可降低炔诺孕酮的血药浓度和作用
赛妥珠单抗	合用可增加发生严重的甚至危及生命的感染的风险
沙奎那韦	沙奎那韦可显著增加布加替尼的血药水平，增加不良反应的发生
泰利霉素	泰利霉素可显著升高布加替尼的血药浓度，增加不良反应的发生
特拉那韦	特拉那韦可显著增加布加替尼的血液浓度，增加不良反应的发生
特立氟胺	合用可增加严重感染的风险。特立氟胺在最后一次给药后可在血液中长期停留，因此即使停止服用特立氟胺，也可能与其他药物发生相互作用
酮康唑	酮康唑可显著升高布加替尼的血药浓度，增加不良反应的发生
托法替尼	合用可增加发生严重且可能致命的感染的风险
托瑞米芬	合用可增加出现严重的甚至危及生命的心律失常的风险
西酞普兰	合用可增加发生严重的甚至危及生命的心律失常的风险
伊曲康唑	伊曲康唑可显著升高布加替尼的血药浓度，增加不良反应的发生
依那西普	合用可增加发生严重的甚至危及生命的感染的风险
依托孕酮	布加替尼可降低依托孕酮的血药浓度和作用
疫苗	可能会增加播散性感染的风险
茚地那韦	茚地那韦可显著升高布加替尼的血药浓度，增加不良反应的发生

合用药物	临床评价
英夫利昔单抗	合用可增加发生严重且可能危及生命的感染的风险
左炔诺孕酮	布加替尼可降低血液中的左炔诺孕酮水平和作用

三十八、奈拉替尼

与奈拉替尼合用药物临床评价见表 3-118。

表 3-118 与奈拉替尼合用药物临床评价

合用药物	临床评价
阿帕鲁胺	阿帕鲁胺可显著降低奈拉替尼的血药浓度，会使抗肿瘤效果降低
阿瑞匹坦	阿瑞匹坦可显著升高奈拉替尼的血药浓度，可能会导致不良反应增加
阿扎那韦	阿扎那韦可显著升高奈拉替尼的血药浓度，可能会导致不良反应增加
埃索美拉唑	埃索美拉唑可降低胃中的 pH，可能会干扰奈拉替尼的吸收并降低其有效性
艾代拉里斯	艾代拉里斯可显著升高奈拉替尼的血药浓度，可能会导致不良反应增加
安泼那韦	安泼那韦可显著升高奈拉替尼的血药浓度，可能会导致不良反应增加
奥美拉唑	奥美拉唑可降低胃中的 pH，可能会干扰奈拉替尼的吸收并降低其有效性
苯巴比妥	苯巴比妥可显著降低奈拉替尼的血药浓度，会使抗肿瘤效果降低
苯妥英	苯妥英可显著降低奈拉替尼的血药浓度，会使抗肿瘤效果降低
波生坦	波生坦可显著升高奈拉替尼的血药浓度，会使抗肿瘤效果降低
泊沙康唑	泊沙康唑可显著升高奈拉替尼的血药浓度，可能会导致不良反应增加
博赛普韦	博赛普韦可显著升高奈拉替尼的血药浓度，可能会导致不良反应增加
醋竹桃霉素	醋竹桃霉素可显著升高奈拉替尼的血药浓度，可能会导致不良反应增加
达拉非尼	达拉非尼可显著降低奈拉替尼的血药浓度，会使抗肿瘤效果降低
达芦那韦	达芦那韦可显著升高奈拉替尼的血药浓度，可能会导致不良反应增加
地拉夫定	地拉夫定可显著升高奈拉替尼的血药浓度，可能会导致不良反应增加
地塞米松	地塞米松可显著降低奈拉替尼的血药浓度，会使抗肿瘤效果降低
恩杂鲁胺	恩杂鲁胺可显著降低奈拉替尼的血药浓度，会使抗肿瘤效果降低
法莫替丁	法莫替丁可降低胃中的 pH，可能会干扰奈拉替尼的吸收并降低其有效性
伏立康唑	伏立康唑可显著升高奈拉替尼的血药浓度，可能会导致不良反应增加
氟伏沙明	氟伏沙明可显著升高奈拉替尼的血药浓度，可能会导致不良反应增加
氟康唑	氟康唑可显著升高奈拉替尼的血药浓度，可能会导致不良反应增加
贯叶连翘	贯叶连翘可显著降低奈拉替尼的血药浓度，会使抗肿瘤效果降低
红霉素	红霉素可显著升高奈拉替尼的血药浓度，可能会导致不良反应增加
环孢素	环孢素可显著升高奈拉替尼的血药浓度，可能会导致不良反应增加
环丙沙星	环丙沙星可显著升高奈拉替尼的血药浓度，可能会导致不良反应增加
决奈达隆	决奈达隆可显著升高奈拉替尼的血药浓度，可能会导致不良反应增加
卡马西平	卡马西平可显著降低奈拉替尼的血药浓度，会使抗肿瘤效果降低
考尼伐坦	考尼伐坦可显著升高奈拉替尼的血药浓度，可能会导致不良反应增加
可比司他	可比司他可显著升高奈拉替尼的血药浓度，可能会导致不良反应增加
克拉霉素	克拉霉素可显著升高奈拉替尼的血药浓度，可能会导致不良反应增加
克霉唑	克霉唑可显著升高奈拉替尼的血药浓度，可能会导致不良反应增加

合用药物	临床评价
克唑替尼	克唑替尼可显著升高奈拉替尼的血药浓度，可能会导致不良反应增加
来特莫韦	来特莫韦可显著升高奈拉替尼的血药浓度，可能会导致不良反应增加
劳拉替尼	劳拉替尼可显著降低奈拉替尼的血药浓度，会使抗肿瘤效果降低
雷贝拉唑	雷贝拉唑可降低胃中的pH，可能会干扰奈拉替尼的吸收并降低其有效性
雷尼替丁	雷尼替丁可降低胃中的pH，可能会干扰奈拉替尼的吸收并降低其有效性
雷尼替丁枸橼酸铋	雷尼替丁枸橼酸铋可降低胃中的pH，可能会干扰奈拉替尼的吸收并降低其有效性
利福布汀	利福布汀可显著降低奈拉替尼的血药浓度，会使抗肿瘤效果降低
利福喷丁	利福喷丁可显著降低奈拉替尼的血药浓度，会使抗肿瘤效果降低
利福平	利福平可显著降低奈拉替尼的血药浓度，会使抗肿瘤效果降低
磷苯妥英	磷苯妥英可显著降低奈拉替尼的血药浓度，会使抗肿瘤效果降低
氯霉素	氯霉素可显著升高奈拉替尼的血药浓度，可能会导致不良反应增加
米贝地尔	米贝地尔可显著升高奈拉替尼的血药浓度，可能会导致不良反应增加
莫达非尼	莫达非尼可显著降低奈拉替尼的血药浓度，会使抗肿瘤效果降低
奈非那韦	奈非那韦可显著升高奈拉替尼的血药浓度，可能会导致不良反应增加
奈韦拉平	奈韦拉平可显著降低奈拉替尼的血药浓度，会使抗肿瘤效果降低
萘法唑酮	萘法唑酮可显著升高奈拉替尼的血药浓度，可能会导致不良反应增加
萘夫西林	萘夫西林可显著降低奈拉替尼的血药浓度，会使抗肿瘤效果降低
尼扎替丁	尼扎替丁可降低胃中的pH，可能会干扰奈拉替尼的吸收并降低其有效性
秋水仙碱	奈拉替尼可将秋水仙碱的血药浓度提高到危险水平，增加严重不良反应的风险
沙奎那韦	沙奎那韦可显著升高奈拉替尼的血药浓度，可能会导致不良反应增加
泰利霉素	泰利霉素可显著升高奈拉替尼的血药浓度，可能会导致不良反应增加
酮康唑	酮康唑可显著升高奈拉替尼的血药浓度，可能会导致不良反应增加
维拉帕米	维拉帕米可显著升高奈拉替尼的血药浓度，可能会导致不良反应增加
西咪替丁	西咪替丁可降低胃中的pH，可能会干扰奈拉替尼的吸收并降低其有效性
伊马替尼	伊马替尼可显著升高奈拉替尼的血药浓度，可能会导致不良反应增加
伊曲康唑	伊曲康唑可显著升高奈拉替尼的血药浓度，可能会导致不良反应增加
依度沙班	奈拉替尼可升高依度沙班的血药浓度，这会增加发生严重或危及生命的出血并发症的风险
依法韦仑	依法韦仑可显著降低奈拉替尼的血药浓度，会使抗肿瘤效果降低
异康唑	异氟康唑可显著升高奈拉替尼的血药浓度，可能会导致不良反应增加
茚地那韦	茚地那韦可显著升高奈拉替尼的血药浓度，可能会导致不良反应增加
右兰索拉唑	右兰索拉唑可降低胃中的pH，干扰奈拉替尼的吸收并降低其有效性

三十九、可比替尼

与可比替尼合用药物临床评价见表3-119。

表3-119　与可比替尼合用药物临床评价

合用药物	临床评价
阿达木单抗	合用可增加发生严重甚至危及生命的感染的风险
阿瑞匹坦	阿瑞匹坦可显著升高可比替尼的血药浓度，导致不良反应增加
阿扎那韦	阿扎那韦可显著升高可比替尼的血药浓度，导致不良反应增加

续表

合用药物	临床评价
艾代拉里斯	艾代拉里斯可显著升高可比替尼的血药浓度，导致不良反应增加
安泼那韦	安泼那韦可显著升高可比替尼的血药浓度，导致不良反应增加
巴瑞替尼	合用可增加发生严重甚至危及生命的感染的风险
苯巴比妥	苯巴比妥可显著降低可比替尼的血药浓度，会使抗肿瘤效果降低
苯妥英	苯妥英可显著降低可比替尼的血药浓度，会使抗肿瘤效果降低
波生坦	波生坦可显著降低可比替尼的血药浓度，会使抗肿瘤效果降低
泊沙康唑	泊沙康唑可显著升高可比替尼的血药浓度，导致不良反应增加
博赛普韦	博赛普韦可显著升高可比替尼的血药浓度，导致不良反应增加
醋竹桃霉素	醋竹桃霉素可升高可比替尼的血药浓度，导致不良反应增加
达拉非尼	达拉非尼可显著降低可比替尼的血药浓度，会使抗肿瘤效果降低
达芦那韦	达芦那韦可显著升高可比替尼的血药浓度，导致不良反应增加
地拉夫定	地拉夫定可显著升高可比替尼的血药浓度，导致不良反应增加
地塞米松	地塞米松可显著降低可比替尼的血药浓度，会使抗肿瘤效果降低
恩杂鲁胺	恩杂鲁胺可显著降低可比替尼的血药浓度，会使抗肿瘤效果降低
芬戈莫德	合用可增加发生严重且可能危及生命的感染的风险。由于芬戈莫德在最后一次给药后可以长时间留在血液中，因此即使停止服用芬戈莫德，也可能与其他药物发生相互作用
伏立康唑	伏立康唑可显著升高可比替尼的血药浓度，导致不良反应增加
氟康唑	氟康唑可显著升高可比替尼的血药浓度，导致不良反应增加
戈利木单抗	合用可增加发生严重且可能危及生命的感染的风险
贯叶连翘	贯叶连翘可显著降低可比替尼的血药浓度，使抗肿瘤作用降低
红霉素	红霉素可显著升高可比替尼的血药浓度，导致不良反应增加
环丙沙星	环丙沙星可显著升高可比替尼的血药浓度，导致不良反应增加
决奈达隆	决奈达隆可显著升高可比替尼的血药浓度，导致不良反应增加
卡介苗	可能增加播散性感染的风险
卡马西平	卡马西平可显著降低可比替尼的血药浓度，会使抗肿瘤效果降低
考尼伐坦	考尼伐坦可显著升高可比替尼的血药浓度，导致不良反应增加
可比司他	可比司他可显著升高可比替尼的血药浓度，导致不良反应增加
克拉霉素	克拉霉素可显著升高可比替尼的血药浓度，导致不良反应增加
克拉屈滨	合用可增加发生严重感染的风险
克唑替尼	克唑替尼可显著升高可比替尼的血药浓度，导致不良反应增加
来氟米特	合用可增加严重感染的风险，来氟米特在上次给药后可在血液中长期停留，因此即使停止服用它，与其他药物的相互作用也可能会持续一段时间
来特莫韦	来特莫韦可显著升高可比替尼的血药浓度，导致不良反应增加
劳拉替尼	劳拉替尼可显著降低可比替尼的血药浓度，会使抗肿瘤效果降低
利福布汀	利福布汀可显著降低可比替尼的血药浓度，会使抗肿瘤效果降低
利福喷丁	利福喷丁可显著降低可比替尼的血药浓度，会使抗肿瘤效果降低
利福平	利福平可显著降低可比替尼的血药浓度，会使抗肿瘤效果降低
利托那韦	利托那韦可显著升高可比替尼的血药浓度，导致不良反应增加
磷苯妥英	磷苯妥英可显著降低可比替尼的血药浓度，会使抗肿瘤效果降低
洛美他派	洛美他派可引起肝脏问题，合用可增加该风险
米贝地尔	米贝地尔可显著升高可比替尼的血药浓度，导致不良反应增加

续表

合用药物	临床评价
米泊美生	米泊美生可能会引起肝脏问题，合用可能会增加该风险
莫达非尼	莫达非尼可显著降低可比替尼的血药浓度，会使抗肿瘤效果降低
那他珠单抗	合用可增加发生严重且可能危及生命的感染的风险。特别值得关注的是被称为进行性多灶性白质脑病的感染，这是一种罕见但严重的脑部病毒感染，可能导致残疾和死亡
萘法唑酮	萘法唑酮可显著升高可比替尼的血药浓度，导致不良反应增加
萘夫西林	萘夫西林可显著降低可比替尼的血药浓度，会使抗肿瘤效果降低
喷他脒	喷他脒可显著降低可比替尼的血药浓度，会使抗肿瘤效果降低
赛妥珠单抗	合用可增加发生严重的甚至危及生命的感染的风险
沙奎那韦	沙奎那韦可升高可比替尼的血药浓度，导致不良反应增加
泰利霉素	泰利霉素可升高可比替尼的血药浓度，导致不良反应增加
特拉那韦	特拉那韦可升高可比替尼的血药浓度，导致不良反应增加
特立氟胺	合用可增加严重感染的风险。特立氟胺在最后一次给药后可在血液中长期停留，因此即使停止服用特立氟胺，也可能与其他药物发生相互作用
酮康唑	酮康唑可显著升高可比替尼的血药浓度，导致不良反应增加
托法替尼	合用可增加发生严重且可能致命的感染的风险
维拉帕米	维拉帕米可升高可比替尼的血药浓度，导致不良反应增加
伊马替尼	伊马替尼可显著升高可比替尼的血药浓度，导致不良反应增加
伊曲康唑	伊曲康唑可显著升高可比替尼的血药浓度，导致不良反应增加
依法韦仑	依法韦仑可显著降低可比替尼的血药浓度，会降低抗肿瘤效果
依那西普	合用可增加发生严重且可能危及生命的感染的风险
疫苗	可能增加播散性感染的风险
茚地那韦	茚地那韦可显著升高可比替尼的血药浓度，导致不良反应增加
英夫利昔单抗	合用可增加发生严重且可能危及生命的感染的风险

第十节　蛋白酶体抑制剂

一、硼替佐米

与硼替佐米合用药物临床评价见表3-120。

表3-120　与硼替佐米合用药物临床评价

合用药物	临床评价
阿达木单抗	合用可增加发生严重甚至危及生命的感染的风险
阿帕鲁胺	阿帕鲁胺可降低硼替佐米的血药浓度，降低其药效
巴瑞替尼	合用可增加发生严重甚至危及生命的感染的风险
苯巴比妥	苯巴比妥可显著降低硼替佐米的血药浓度，降低其治疗效果
苯妥英	苯妥英可显著降低硼替佐米的血药浓度，降低其治疗效果
恩杂鲁胺	恩杂鲁胺可显著降低硼替佐米的血药浓度，降低其治疗效果
芬戈莫德	合用可增加发生严重且可能危及生命的感染的风险。芬戈莫德在最后一次给药后可以长时间留在血液中，因此即使停止服用芬戈莫德，也可能与其他药物发生相互作用
戈利木单抗	合用可增加发生严重且可能危及生命的感染的风险

续表

合用药物	临床评价
贯叶连翘	贯叶连翘可显著降低硼替佐米的血药浓度，使抗肿瘤作用降低
卡介苗	可能增加播散性感染的风险
卡马西平	卡马西平可显著降低硼替佐米的血液浓度，降低其药效
克拉屈滨	合用可增加发生严重感染的风险
来氟米特	合用可增加严重感染的风险。来氟米特在上次给药后可在血液中长期停留，因此即使停止服用，与其他药物的相互作用也可能会持续一段时间
利福喷丁	利福喷丁可显著降低硼替佐米的血药浓度，降低其药效
利福平	利福平可显著降低硼替佐米的血药浓度，降低其药效
磷苯妥英	磷苯妥英可显著降低硼替佐米的血药浓度，这可能会使药物治疗的效果降低
洛美他派	洛美他派可引起肝脏问题，合用可增加该风险
氯氮平	氯氮平可以降低白细胞计数，合用硼替佐米可增加患病风险，可能更容易出现严重且可能危及生命的感染
米泊美生	米泊美生可能会引起肝脏问题，合用可能会增加该风险
那他珠单抗	合用可增加发生严重且可能危及生命的感染的风险。特别值得关注的是被称为进行性多灶性白质脑病的感染，这是一种罕见但严重的脑部病毒感染，可能导致残疾和死亡
去铁酮	去铁酮可以降低白细胞数量，与硼替佐米合用可能会影响白细胞或骨髓功能，可能会增加患病风险，可能更容易出现严重且可能危及生命的感染
赛妥珠单抗	合用可增加发生严重的甚至危及生命的感染的风险
特立氟胺	合用可增加严重感染的风险。特立氟胺在最后一次给药后可在血液中长期停留，因此即使停止服用特立氟胺，也可能与其他药物发生相互作用
托法替尼	合用可增加发生严重且可能致命的感染的风险
依那西普	合用可增加发生严重且可能危及生命的感染的风险
疫苗	可能增加疫苗感染或降低对疫苗反应的风险
英夫利昔单抗	合用可增加发生严重且可能危及生命的感染的风险

二、卡非佐米

与卡非佐米合用药物临床评价见表 3-121。

表 3-121　与卡非佐米合用药物临床评价

合用药物	临床评价
阿达木单抗	合用可增加发生严重甚至危及生命的感染的风险
阿法依泊汀	卡非佐米偶尔会引起危险的血栓栓塞，与阿法依泊汀合用可增加风险
艾曲波帕	卡非佐米偶尔会引起危险的血栓栓塞，与艾曲波帕合用可增加危险
氨基己酸	卡非佐米偶尔会引起危险的血栓栓塞，与氨基己酸合用可增加该风险
氨甲环酸	卡非佐米偶尔会引起危险的血栓栓塞，与氨甲环酸合用可增加该风险
奥培米芬	卡非佐米偶尔会引起危险的血栓栓塞，与奥培米芬合用可增加该风险
巴瑞替尼	合用可增加发生严重甚至危及生命的感染的风险
雌激素	卡非佐米偶尔会引起危险的血栓栓塞，与雌激素合用可增加该风险
达贝泊汀	卡非佐米偶尔会引起危险的血栓栓塞，与达贝泊汀合用可增加危险
芬戈莫德	合用可增加发生严重且可能危及生命的感染的风险。芬戈莫德在最后一次给药后可以长时间留在血液中，因此即使停止服用芬戈莫德，也可能与其他药物发生相互作用

合用药物	临床评价
睾丸激素	卡非佐米有时会引起危险的血栓栓塞，与睾丸激素合用可增加该风险
戈利木单抗	合用可增加发生严重且可能危及生命的感染的风险
卡介苗	可能增加播散性感染的风险
可奈司他α	卡非佐米有时会引起危险的血栓栓塞，与可奈司他α合用可增加该危险
克拉屈滨	合用可增加发生严重感染的风险
来氟米特	合用可增加严重感染的风险。来氟米特在上次给药后可在血液中长期停留，因此即使停止服用，与其他药物的相互作用也可能会持续一段时间
雷洛昔芬	卡非佐米有时会引起危险的血栓栓塞，与雷洛昔芬合用可增加该危险
洛美他派	洛美他派可引起肝脏问题，合用可增加该风险
氯氮平	不建议两者合用。氯氮平可以降低白细胞计数，与卡非佐米合用可增加该患病风险，可能更容易出现严重且可能危及生命的感染
米泊美生	米泊美生可能会引起肝脏问题，合用可能会增加该风险
那他珠单抗	合用可增加发生严重且可能危及生命的感染的风险。特别值得关注的是被称为进行性多灶性白质脑病的感染，这是一种罕见但严重的脑部病毒感染，可能导致残疾和死亡
凝血Ⅸ因子复合物	卡非佐米有时会引起危险的血栓栓塞，与凝血因子Ⅸ因子复合物合用可增加该危险
凝血酶原复合物	卡非佐米偶尔会引起危险的血栓栓塞，与凝血酶原复合物合用可增加该危险
凝血因子Ⅸ	卡非佐米有时会引起危险的血栓栓塞，与凝血因子Ⅸ合用可增加该危险
去铁酮	去铁酮可降低白细胞计数，与卡非佐米合用可增加该患病风险，可能更容易出现严重且可能危及生命的感染
人C1酯酶抑制剂	卡非佐米有时会引起危险的血栓栓塞，与人C1酯酶抑制剂合用可增加该危险
赛妥珠单抗	合用可增加发生严重的甚至危及生命的感染的风险
他莫昔芬	卡非佐米有时会引起危险的血栓栓塞，与他莫昔芬合用可增加该危险
特立氟胺	合用可增加严重感染的风险。特立氟胺在最后一次给药后可在血液中长期停留，因此即使停止服用特立氟胺，也可能与其他药物发生相互作用
托法替尼	合用可增加发生严重且可能致命的感染的风险
托瑞米芬	卡非佐米有时会引起危险的血栓栓塞，与托瑞米芬合用可增加该风险
纤维蛋白原	卡非佐米偶尔会引起危险的血栓栓塞，与纤维蛋白原合用可增加该危险
依那西普	合用可增加发生严重且可能危及生命的感染的风险
疫苗	可能增加疫苗感染或降低对疫苗反应的风险
英夫利昔单抗	合用可增加发生严重且可能危及生命的感染的风险

三、伊沙佐米

与伊沙佐米合用药物临床评价见表3-122。

表3-122　与伊沙佐米合用药物临床评价

合用药物	临床评价
阿达木单抗	合用可增加发生严重甚至危及生命的感染的风险
阿帕鲁胺	阿帕鲁胺可降低伊沙佐米的血药浓度，会使抗肿瘤效果降低
巴瑞替尼	合用可增加发生严重甚至危及生命的感染的风险
苯巴比妥	苯巴比妥可显著降低伊沙佐米的血药浓度，会使抗肿瘤效果降低
苯妥英	苯妥英可显著降低伊沙佐米的血药浓度，会使抗肿瘤效果降低

续表

合用药物	临床评价
恩杂鲁胺	恩杂鲁胺可显著降低伊沙佐米的血药浓度，会使抗肿瘤效果降低
芬戈莫德	合用可增加发生严重且可能危及生命的感染的风险。芬戈莫德在最后一次给药后可以长时间留在血液中，因此即使停止服用芬戈莫德，也可能与其他药物发生相互作用
戈利木单抗	合用可增加发生严重且可能危及生命的感染的风险
贯叶连翘	贯叶连翘可显著降低伊沙佐米的血药浓度，会使抗肿瘤效果降低
卡介苗	可能增加播散性感染的风险
卡马西平	卡马西平可显著降低伊沙佐米的血液浓度，会使抗肿瘤效果降低
克拉屈滨	合用可增加发生严重感染的风险
来氟米特	合用可增加严重感染的风险。来氟米特在上次给药后可在血液中长期停留，因此即使停止服用，与其他药物的相互作用也可能会持续一段时间
利福布汀	利福布汀可显著降低伊沙佐米的血药浓度，会使抗肿瘤效果降低
利福喷丁	利福喷丁可显著降低伊沙佐米的血药浓度，会使抗肿瘤效果降低
利福平	利福平可显著降低伊沙佐米的血药浓度，会使抗肿瘤效果降低
磷苯妥英	磷苯妥英可显著降低伊沙佐米的血药浓度，会使抗肿瘤效果降低
洛美他派	洛美他派可引起肝脏问题，合用可增加该风险
氯氮平	氯氮平可以降低白细胞计数，合用伊沙佐米可增加患病风险，可能更容易出现严重且可能危及生命的感染
米泊美生	米泊美生可能会引起肝脏问题，合用可能会增加该风险
那他珠单抗	合用可增加发生严重且可能危及生命的感染的风险。特别值得关注的是被称为进行性多灶性白质脑病的感染，这是一种罕见但严重的脑部病毒感染，可能导致残疾和死亡
喷他脒	喷他脒可显著降低伊沙佐米的血药浓度，会使抗肿瘤效果降低
去铁酮	去铁酮可以降低白细胞数量，与伊沙佐米合用可能会影响白细胞或骨髓功能，可能会增加患病风险，可能更容易出现严重且可能危及生命的感染
赛妥珠单抗	合用可增加发生严重的甚至危及生命的感染的风险
特立氟胺	合用可增加严重感染的风险。特立氟胺在最后一次给药后可在血液中长期停留，因此即使停止服用特立氟胺，也可能与其他药物发生相互作用
托法替尼	合用可增加发生严重且可能致命的感染的风险
依那西普	合用可增加发生严重且可能危及生命的感染的风险
疫苗	可能增加疫苗感染或降低对疫苗反应的风险
英夫利昔单抗	合用可增加发生严重且可能危及生命的感染的风险

第十一节 Hedgehog 通道抑制剂

一、索尼德吉

与索尼德吉合用药物临床评价见表 3-123。

表 3-123 与索尼德吉合用药物临床评价

合用药物	临床评价
阿帕鲁胺	阿帕鲁胺可显著降低索尼德吉的血药浓度，会使抗肿瘤效果降低
阿瑞匹坦	阿瑞匹坦可显著升高索尼德吉的血药浓度，导致不良反应增加

续表

合用药物	临床评价
阿扎那韦	阿扎那韦可显著升高索尼德吉的血药浓度，导致不良反应增加
艾代拉里斯	艾代拉里斯可显著升高索尼德吉的血药浓度，导致不良反应增加
安泼那韦	安泼那韦可显著升高索尼德吉的血药浓度，导致不良反应增加
苯巴比妥	苯巴比妥可显著降低索尼德吉的血药浓度，会使抗肿瘤效果降低
苯妥英	苯妥英可显著降低索尼德吉的血药浓度，会使抗肿瘤效果降低
波生坦	波生坦可显著降低索尼德吉的血药浓度，会使抗肿瘤效果降低
泊沙康唑	泊沙康唑可显著增加索尼德吉的血液浓度，导致不良反应增加
博赛普韦	博赛普韦可显著升高索尼德吉的血药浓度，导致不良反应增加
达拉非尼	达拉非尼可显著降低索尼德吉的血药浓度，会使抗肿瘤效果降低
达芦那韦	达芦那韦可显著升高索尼德吉的血药浓度，导致不良反应增加
地拉夫定	地拉夫定可显著升高索尼德吉的血药浓度，导致不良反应增加
地塞米松	地塞米松可显著降低索尼德吉的血药浓度，会使抗肿瘤效果降低
恩杂鲁胺	恩杂鲁胺可显著降低索尼德吉的血药浓度，会使抗肿瘤效果降低
伏立康唑	伏立康唑可显著升高索尼德吉的血药浓度，导致不良反应增加
氟康唑	氟康唑可显著升高索尼德吉的血药浓度，导致不良反应增加
贯叶连翘	贯叶连翘可显著降低索尼德吉的血药浓度，会使抗肿瘤效果降低
红霉素	红霉素可显著升高索尼德吉的血药浓度，导致不良反应增加
环丙沙星	环丙沙星可显著升高索尼德吉的血药浓度，导致不良反应增加
决奈达隆	决奈达隆可显著升高索尼德吉的血药浓度，导致不良反应增加
卡马西平	卡马西平可显著降低索尼德吉的血药浓度，会使抗肿瘤效果降低
考尼伐坦	考尼伐坦可显著升高索尼德吉的血药浓度，导致不良反应增加
克拉霉素	克拉霉素可显著升高索尼德吉的血药浓度，导致不良反应增加
克霉唑	克霉唑可显著升高索尼德吉的血药浓度，导致不良反应增加
克唑替尼	克唑替尼可显著升高索尼德吉的血药浓度，导致不良反应增加
来特莫韦	来特莫韦可显著升高索尼德吉的血药浓度，导致不良反应增加
劳拉替尼	劳拉替尼可显著降低索尼德吉的血药浓度，会使抗肿瘤效果降低
利福布汀	利福布汀可显著降低索尼德吉的血药浓度，会使抗肿瘤效果降低
利福喷丁	利福喷丁可显著降低索尼德吉的血药浓度，会使抗肿瘤效果降低
利福平	利福平可显著降低索尼德吉的血药浓度，会使抗肿瘤效果降低
利托那韦	利托那韦可显著升高索尼德吉的血药浓度，导致不良反应增加
磷苯妥英	磷苯妥英可显著降低索尼德吉的血药浓度，会使抗肿瘤效果降低
米贝地尔	米贝地尔可显著升高索尼德吉的血药浓度，导致不良反应增加
莫达非尼	莫达非尼可显著降低索尼德吉的血药浓度，会使抗肿瘤效果降低
奈非那韦	奈非那韦可显著升高索尼德吉的血药浓度，导致不良反应增加
奈韦拉平	奈韦拉平可显著降低索尼德吉的血药浓度，会使抗肿瘤效果降低
萘法唑酮	萘法唑酮可显著升高索尼德吉的血药浓度，导致不良反应增加
萘夫西林	萘夫西林可显著降低索尼德吉的血药浓度，会使抗肿瘤效果降低
沙奎那韦	沙奎那韦可增加索尼德吉的血液浓度，导致不良反应增加
泰利霉素	泰利霉素可增加索尼德吉的血液浓度，导致不良反应增加

续表

合用药物	临床评价
替拉那韦	替拉那韦可增加索尼德吉的血液浓度,导致不良反应增加
酮康唑	酮康唑可显著升高索尼德吉的血药浓度,导致不良反应增加
维拉帕米	维拉帕米可升高索尼德吉的血药浓度,导致不良反应增加
伊马替尼	伊马替尼可显著升高索尼德吉的血药浓度,导致不良反应增加
伊曲康唑	伊曲康唑可显著升高索尼德吉的血药浓度,导致不良反应增加
依法韦仑	依法韦仑可显著降低索尼德吉的血药浓度,会使抗肿瘤效果降低
茚地那韦	茚地那韦可显著升高索尼德吉的血药浓度,导致不良反应增加

二、格拉德吉

与格拉德吉合用药物临床评价见表3-124。

表3-124 与格拉德吉合用药物临床评价

合用药物	临床评价
阿那格雷	合用可增加发生严重甚至危及生命的心律失常的风险
阿扎那韦	合用可增加发生严重甚至危及生命的心律失常的风险
艾代拉里斯	艾代拉里斯可显著升高格拉德吉的血药浓度,合用可增加发生严重甚至危及生命的心律失常的风险
胺碘酮	合用可增加发生严重甚至危及生命的心律失常的风险
奥西替尼	合用可增加发生严重甚至危及生命的心律失常的风险
贝达喹啉	合用可增加发生严重甚至危及生命的心律失常的风险
苯巴比妥	苯巴比妥可显著降低格拉德吉的血药浓度,降低其药效
苯妥英	苯妥英可显著降低格拉德吉的血药浓度降低其药效
苄普地尔	合用可增加发生严重甚至危及生命的心律失常的风险
泊沙康唑	泊沙康唑可显著升高格拉德吉的血药浓度,合用可增加发生严重甚至危及生命的心律失常的风险
博赛普韦	博赛普韦可显著升高格拉德吉的血药浓度,合用可增加发生严重甚至危及生命的心律失常的风险
醋竹桃霉素	醋竹桃霉素可显著升高格拉德吉的血药浓度,合用可增加发生严重甚至危及生命的心律失常的风险
地拉夫定	地拉夫定可显著升高格拉德吉的血药浓度,合用可增加发生严重甚至危及生命的心律失常,避免合用
多非利特	合用可增加发生严重甚至危及生命的心律失常的风险
多拉司琼	合用可增加发生严重甚至危及生命的心律失常的风险
恩杂鲁胺	恩杂鲁胺可显著降低格拉德吉的血药浓度,降低其治疗效果
凡德他尼	合用可增加发生严重甚至危及生命的心律失常的风险
芬戈莫德	合用可增加发生严重且可能危及生命的感染的风险。芬戈莫德在最后一次给药后可以长时间留在血液中,因此即使停止服用芬戈莫德,也可能与其他药物发生相互作用
伏立康唑	伏立康唑可显著升高格拉德吉的血药浓度,合用可增加发生严重的甚至危及生命的心律失常的风险
氟哌利多	合用可增加发生严重的甚至危及生命的心律失常的风险
贯叶连翘	贯叶连翘可显著降低格拉德吉的血药浓度,降低其药效
加替沙星	合用可增加发生严重的甚至危及生命的心律失常的风险
卡博替尼	合用可增加发生严重的甚至危及生命的心律失常的风险
卡马西平	卡马西平可显著降低格拉德吉的血药浓度,会使抗肿瘤效果降低
考尼伐坦	考尼伐坦可显著升高格拉德吉的血药浓度,合用可增加发生严重甚至危及生命的心律失常,避免合用

续表

合用药物	临床评价
可比司他	可比司他可显著升高格拉德吉的血药浓度，合用可增加发生严重的甚至危及生命的心律失常，避免合用
克唑替尼	合用可增加发生严重的甚至危及生命的心律失常的风险
奎尼丁	合用可增加发生严重的甚至危及生命的心律失常的风险
利福喷丁	利福喷丁可显著降低格拉德吉的血药浓度，降低其治疗效果
利福平	利福平可显著降低格拉德吉的血药浓度，降低其药效
利托那韦	利托那韦可显著升高格拉德吉的血药浓度，合用可增加发生严重的甚至危及生命的心律失常的风险
磷苯妥英	磷苯妥英可显著降低格拉德吉的血药浓度，降低其治疗效果
硫利达嗪	合用可增加发生严重的甚至危及生命的心律失常的风险
卤泛群	合用可增加发生严重的甚至危及生命的心律失常的风险
氯氮平	不建议两者合用，可导致粒细胞缺乏症，以及严重的甚至危及生命的心律失常
美沙酮	合用可增加发生严重的甚至危及生命的心律失常的风险
美索达嗪	合用可增加发生严重的甚至危及生命的心律失常的风险
米贝地尔	米贝地尔可显著升高格拉德吉的血药浓度，合用可增加发生严重的甚至危及生命的心律失常的风险
莫西沙星	莫西沙星可显著升高格拉德吉的血药浓度，合用可增加发生严重的甚至危及生命的心律失常的风险
奈非那韦	奈非那韦可显著升高格拉德吉的血药浓度，合用可增加发生严重的甚至危及生命的心律失常的风险
萘法唑酮	萘法唑酮可显著升高格拉德吉的血药浓度，合用可增加发生严重的甚至危及生命的心律失常的风险
尼洛替尼	合用可增加发生严重的甚至危及生命的心律失常的风险
帕瑞肽	合用可增加发生严重的甚至危及生命的心律失常的风险
匹莫齐特	合用可增加发生严重的甚至危及生命的心律失常的风险
普鲁卡因胺	合用可增加发生严重的甚至危及生命的心律失常的风险
齐拉西酮	合用可增加发生严重的甚至危及生命的心律失常的风险
沙奎那韦	合用可增加发生严重的甚至危及生命的心律失常的风险
索他洛尔	合用可增加发生严重的甚至危及生命的心律失常的风险
泰利霉素	泰利霉素可显著升高格拉德吉的血药浓度，合用可增加发生严重的甚至危及生命的心律失常的风险
替拉那韦	替拉那韦可显著升高格拉德吉的血药浓度，合用可增加发生严重的甚至危及生命的心律失常的风险
酮康唑	酮康唑可显著升高格拉德吉的血药浓度，合用可增加发生严重的甚至危及生命的心律失常的风险
托瑞米芬	合用可增加发生严重的甚至危及生命的心律失常的风险
威罗菲尼	合用可增加发生严重的甚至危及生命的心律失常的风险
西酞普兰	合用可增加发生严重的甚至危及生命的心律失常的风险
伊布利特	合用可增加发生严重的甚至危及生命的心律失常的风险
伊伐布雷定	合用可增加发生严重的甚至危及生命的心律失常的风险
伊曲康唑	伊曲康唑可显著升高格拉德吉的血药浓度，合用可增加发生严重的甚至危及生命的心律失常的风险
依法韦仑	合用可增加发生严重的甚至危及生命的心律失常的风险
依他普仑	合用可增加发生严重的甚至危及生命的心律失常的风险
依维替尼	合用可增加发生严重的甚至危及生命的心律失常的风险
茚地那韦	茚地那韦可显著升高格拉德吉的血药浓度，合用可增加发生严重的甚至危及生命的心律失常的风险
罂粟碱	合用可增加发生严重的甚至危及生命的心律失常的风险
左醋美沙朵	合用可增加发生严重的甚至危及生命的心律失常的风险

三、视黄醛类似物

1. 阿曲诺英（alitretinoin） 与阿曲诺英合用药物临床评价见表 3-125。

表 3-125 与阿曲诺英合用药物临床评价

合用药物	临床评价
氨基乙酰丙酸	可能会增加光毒性皮肤反应（严重晒伤）的风险

2. 贝沙罗汀（bexarotene） 与贝沙罗汀合用药物临床评价见表 3-126。

表 3-126 与贝沙罗汀合用药物临床评价

合用药物	临床评价
阿必鲁肽	可能会增加胰腺炎的风险，谨慎合用
阿达木单抗	可能会增加严重且可能危及生命的感染的风险，应避免合用
阿格列汀	可能会增加胰腺炎的风险，谨慎合用
阿糖胞苷	可能会增加胰腺炎的风险，谨慎合用
阿维 A 酯	可能会增加胰腺炎的风险，谨慎合用
艾塞那肽	可能会增加胰腺炎的风险，谨慎合用
氨基乙酰丙酸	可能会增加光毒性皮肤反应（严重晒伤）的风险
奥曲肽	可能会增加胰腺炎的风险，谨慎合用
巴瑞替尼	可能会增加感染、淋巴瘤和其他恶性肿瘤的风险
丙戊酸	可能会增加胰腺炎的风险，谨慎合用
泊那替尼	可能会增加胰腺炎的风险，谨慎合用
布加替尼	可能会增加胰腺炎的风险，谨慎合用
杜拉鲁肽	可能会增加胰腺炎的风险，谨慎合用
尔伐环素(eravacycline)	可能会增加胰腺炎的风险，谨慎合用
芬戈莫德	可能会增加严重且可能危及生命的感染的风险，应避免合用
伏立康唑	可能会增加胰腺炎的风险，谨慎合用
干扰素	可能会增加胰腺炎的风险，谨慎合用
戈利木单抗	可能会增加严重且可能危及生命的感染的风险，应避免合用
吉非贝齐	可能会显著升高贝沙罗汀的血药浓度
吉特替尼	可能会增加胰腺炎的风险，谨慎合用
己烯雌酚	可能会增加胰腺炎的风险，谨慎合用
甲羟孕酮	可能会降低甲羟孕酮的疗效
菊欧氏杆菌门冬酰胺酶	可能会增加胰腺炎的风险，谨慎合用
聚乙二醇卡拉帕酶	可能会增加胰腺炎的风险，谨慎合用
卡介苗	可能会产生卡介苗感染的风险或降低卡介苗的疗效
考来维仑	可能会增加胰腺炎的风险，谨慎合用
克拉屈滨	可能会增加发生严重感染的风险
喹硫平	可能会增加胰腺炎的风险，谨慎合用
拉米夫定	可能会增加胰腺炎的风险，谨慎合用
来氟米特	可能会增加发生严重感染的风险
来昔决南钐[153Sm]	可能会增强来昔决南钐[153Sm]的骨髓抑制作用

续表

合用药物	临床评价
雷洛昔芬	可能会增加胰腺炎的风险，谨慎合用
雷诺嗪	可能会降低雷诺嗪的血药浓度
利巴韦林	可能会增加胰腺炎的风险，谨慎合用
利格列汀	可能会增加胰腺炎的风险，谨慎合用
利拉鲁肽	可能会增加胰腺炎的风险，谨慎合用
利托那韦	可能会增加胰腺炎的风险，谨慎合用
利西拉肽	可能会增加胰腺炎的风险，谨慎合用
卢美哌隆	可能会降低卢美哌隆的血药浓度
洛美他派	可能会增加肝损伤的风险
氯氮平	可能会增加血液毒性的风险和（或）严重性
氯米芬	可能会增加胰腺炎的风险，谨慎合用
门冬酰胺酶	可能会增加胰腺炎的风险，谨慎合用
米泊美生	可能会增加肝损伤的风险
那他珠单抗	可能会增加严重且可能危及生命的感染的风险，应避免合用
尼洛替尼	可能会增加胰腺炎的风险，谨慎合用
培门冬酶	可能会增加胰腺炎的风险，谨慎合用
培西达替尼	可能会增加肝损伤的风险
喷他脒	可能会增加胰腺炎的风险，谨慎合用
齐多夫定	可能会增加胰腺炎的风险，谨慎合用
屈螺酮	可能会降低屈螺酮的疗效
曲伐沙星	可能会增加胰腺炎的风险，谨慎合用
去羟肌苷	可能会增加胰腺炎的风险，谨慎合用
去铁酮	可能会增加血液毒性的风险和（或）严重性
炔雌醇	可能会降低炔雌醇的疗效
炔诺酮	可能会降低炔诺酮的疗效
炔诺孕酮	可能会降低炔诺孕酮的疗效
赛妥珠单抗	可能会增加严重且可能危及生命的感染的风险，应避免合用
沙格列汀	可能会增加胰腺炎的风险，谨慎合用
生长激素	可能会增加胰腺炎的风险，谨慎合用
舒林酸	可能会增加胰腺炎的风险，谨慎合用
舒尼替尼	可能会增加胰腺炎的风险，谨慎合用
双丙戊酸钠	可能会增加胰腺炎的风险，谨慎合用
司他夫定	可能会增加胰腺炎的风险，谨慎合用
索马鲁肽	可能会增加胰腺炎的风险，谨慎合用
他莫基因拉帕维克	可能会发生危及生命的弥漫性疱疹感染
特立氟胺	可能会增加发生严重感染的风险
替度鲁肽	可能会增加胰腺炎的风险，谨慎合用
替加环素	可能会增加胰腺炎的风险，谨慎合用
托法替尼	可能会增加感染、淋巴瘤和其他恶性肿瘤的风险
维 A 酸	可能会增加胰腺炎的风险，谨慎合用
乌帕替尼	可能会增加感染、淋巴瘤和其他恶性肿瘤的风险

合用药物	临床评价
西波莫德	可能会增加意外的免疫抑制作用的风险
西多福韦	可能会增加胰腺炎的风险，谨慎合用
西他列汀	可能会增加胰腺炎的风险，谨慎合用
伊卢多啉	可能会增加胰腺炎的风险，谨慎合用
依那西普	可能会增加严重且可能危及生命的感染的风险，应避免合用
依托孕烯	可能会降低依托孕烯的疗效
异维 A 酸	可能会增加胰腺炎的风险，谨慎合用
疫苗	可能会产生疫苗感染的风险或对疫苗反应降低的风险，应避免合用
英夫利昔单抗	可能会增加严重且可能危及生命的感染的风险，应避免合用
扎西他滨	可能会增加胰腺炎的风险，谨慎合用
左醋美沙朵	可能会增加 QT 间期延长和严重的室性心律失常的风险
左炔诺孕酮	可能会降低左炔诺孕酮的疗效

四、磷脂酰肌醇-3-激酶（PI3K）抑制剂

1. 艾代拉里斯（idelalisib） 与艾代拉里斯合用药物临床评价见表 3-127。

表 3-127 与艾代拉里斯合用药物临床评价

合用药物	临床评价
阿贝西尼	可能会显著升高阿贝西尼的血药浓度，应避免合用
阿达木单抗	可能会增加严重且可能危及生命的感染的风险，应避免合用
阿伐那非	可能会显著升高阿伐那非的血药浓度
阿法替尼	可能会显著升高阿法替尼的血药浓度
阿芬太尼	可能会显著升高阿芬太尼的血药浓度
阿夫唑嗪	可能会显著升高阿夫唑嗪的血药浓度
阿卡替尼	可能会显著升高阿卡替尼的血药浓度
阿帕鲁胺	可能会显著降低艾代拉里斯的血药浓度
阿昔替尼	可能会显著升高阿昔替尼的血药浓度
艾沙康唑	可能会显著升高艾沙康唑的血药浓度
奥拉帕尼	可能会显著升高奥拉帕尼的血药浓度，应避免合用
奥西替尼	可能会显著升高奥西替尼的血药浓度，应避免合用
巴瑞替尼	可能会增加感染、淋巴瘤和其他恶性肿瘤的风险，应避免合用
苯巴比妥	可能会显著降低艾代拉里斯的血药浓度，应避免合用
苯妥英	可能会显著降低艾代拉里斯的血药浓度，应避免合用
丙吡胺	可能会显著升高丙吡胺的血药浓度
泊洛妥珠单抗（polatuzumab vedotin）	可能会升高泊洛妥珠单抗的血药浓度
博舒替尼	可能会显著升高博舒替尼的血药浓度，应避免合用
布地奈德	可能会显著升高布地奈德的生物利用度
布加替尼	可能会显著升高布加替尼的血药浓度，应避免合用
布托啡诺	可能会显著升高布托啡诺的血药浓度

合用药物	临床评价
长春碱	可能会显著升高长春碱的血药浓度，应避免合用
长春瑞滨	可能会显著升高长春瑞滨的血药浓度，应避免合用
长春新碱	可能会显著升高长春新碱的血药浓度，应避免合用
达非那新	可能会显著升高达非那新的血药浓度
达卡他韦	可能会显著升高达卡他韦的血药浓度
达沙替尼	可能会显著升高达沙替尼的血药浓度，应避免合用
带状疱疹活疫苗	可能会产生疫苗感染的风险或对疫苗反应降低的风险
地夫可特	可能会显著升高地夫可特的血药浓度
杜韦利西布	可能会显著升高杜韦利西布的血药浓度，应避免合用
多西他赛	可能会显著升高多西他赛的血药浓度，应避免合用
厄拉戈利	可能会显著升高厄拉戈利的血药浓度，应避免合用
恩福图单抗维多丁(enfortumab vedotin)	可能会显著升高游离的微管抑制剂的血药浓度
恩克芬尼	可能会显著升高恩克芬尼的血药浓度，应避免合用
恩曲替尼	可能会显著升高恩曲替尼的血药浓度，应避免合用
恩杂鲁胺	可能会显著降低艾代拉里斯的血药浓度，应避免合用
非达替尼(fedratinib)	可能会显著升高非达替尼的血药浓度
非索罗定	可能会显著升高非索罗定的血药浓度
芬戈莫德	可能会增加严重且可能危及生命的感染的风险，应避免合用
芬太尼	可能会显著升高芬太尼的血药浓度
氟班色林	可能会显著升高氟班色林的血药浓度，应避免合用
氟替卡松（包括经鼻吸入）	可能会显著升高氟替卡松的生物利用度
福他替尼	可能会显著升高福他替尼的血药浓度，应避免合用
戈利木单抗	可能会增加严重且可能危及生命的感染的风险，应避免合用
格拉德吉	可能会显著升高格拉德吉的血药浓度，应避免合用
胍法辛	可能会显著升高胍法辛的血药浓度
红霉素	可能会增加发生（严重甚至危及生命）心律失常的风险，应避免合用
环孢素	可能会显著升高环孢素的血药浓度
吉特替尼	可能会显著升高吉特替尼的血药浓度，应避免合用
甲麦角新碱	可能会显著升高甲麦角新碱的血药浓度，麦角中毒的风险增加，禁止合用
甲泼尼龙	可能会显著升高甲泼尼龙的血药浓度
决奈达隆	可能会显著升高决奈达隆的血药浓度
卡介苗	可能会增加播散性感染的风险，应避免合用
卡利拉嗪	可能会显著升高卡利拉嗪的血药浓度
卡马西平	可能会显著降低艾代拉里斯的血药浓度，应避免合用
考尼伐坦	可能会显著升高考尼伐坦的血药浓度，应避免合用
可比替尼	可能会显著升高可比替尼的血药浓度，应避免合用
克拉屈滨	可能会增加发生严重感染的风险，应避免合用
克唑替尼	可能会显著升高克唑替尼的血药浓度，应避免合用
克潘里斯(copanlisib)	可能会显著升高克潘里斯的血药浓度，应避免合用

续表

合用药物	临床评价
喹硫平	可能会显著升高喹硫平的血药浓度，应避免合用
拉罗替尼	可能会显著升高拉罗替尼的血药浓度，应避免合用
拉帕替尼	可能会显著升高拉帕替尼的血药浓度，应避免合用
来伐木林	可能会显著升高来伐木林的血药浓度
来氟米特	可能会增加发生严重感染的风险，应避免合用
来昔决南钐[^{153}Sm]	可能会增强来昔决南钐[^{153}Sm]的骨髓抑制作用，应避免合用
劳拉替尼	可能会显著升高劳拉替尼的血药浓度，应避免合用
雷诺嗪	可能会显著升高雷诺嗪的血药浓度
利福平	可能会显著降低艾代拉里斯的血药浓度，应避免合用
磷苯妥英	可能会显著降低艾代拉里斯的血药浓度，应避免合用
卢美哌隆	可能会显著升高卢美哌隆的血药浓度
卤泛群	可能会显著升高卤泛群的血药浓度，应避免合用
鲁拉西酮	可能会显著升高鲁拉西酮的血药浓度，应避免合用
鲁索替尼	可能会显著升高鲁索替尼的血药浓度，应避免合用
洛伐他汀	可能会显著升高洛伐他汀的血药浓度
洛美他派	可能会显著升高洛美他派的血药浓度
洛哌丁胺	可能会显著升高洛哌丁胺的血药浓度
氯氮平	可能会增加血液毒性的风险和（或）严重性，应避免合用
马拉维若	可能会显著升高马拉维若的血药浓度
马西替坦	可能会显著升高马西替坦的血药浓度
麦角胺	可能会显著升高麦角胺的血药浓度，麦角中毒的风险增加，禁止合用
麦角新碱	可能会显著升高麦角新碱的血药浓度，麦角中毒的风险增加，禁止合用
美西麦角	可能会显著升高马来酸美西麦角的血药浓度，麦角中毒的风险增加，禁止合用
咪达唑仑	可能会显著升高咪达唑仑的血药浓度
米泊美生	可能会增加肝损伤的风险，应避免合用
米哚妥林	可能会显著升高米哚妥林的血药浓度
米非司酮	可能会显著升高米非司酮的血药浓度
米托坦	可能会显著降低艾代拉里斯的血药浓度
那他珠单抗	可能会增加严重且可能危及生命的感染的风险，应避免合用
纳洛塞醇	可能会显著升高纳洛塞醇的血药浓度
奈拉替尼	可能会显著升高奈拉替尼的血药浓度，应避免合用
尼洛替尼	可能会显著升高尼洛替尼的血药浓度，应避免合用
尼莫地平	可能会显著升高尼莫地平的血药浓度
帕博西利	可能会显著升高帕博西利的血药浓度，应避免合用
帕唑帕尼	可能会显著升高帕唑帕尼的血药浓度，应避免合用
培西达替尼	可能会显著升高培西达替尼的血药浓度，应避免合用
匹莫范色林	可能会显著升高匹莫范色林的血药浓度
匹莫齐特	可能会显著升高匹莫齐特的血药浓度
扑米酮	可能会显著降低艾代拉里斯的血药浓度

合用药物	临床评价
羟考酮	可能会显著升高羟考酮的血药浓度
氢可酮	可能会显著升高氢可酮的血药浓度
秋水仙碱	可能会显著升高秋水仙碱的血药浓度
屈螺酮	可能会显著升高屈螺酮的血药浓度
曲安奈德	可能会显著升高曲安奈德的血药浓度
曲贝替定	可能会显著升高曲贝替定的血药浓度
去铁酮	可能会增加血液毒性的风险和（或）严重性，应避免合用
瑞博西利	可能会增加肝损伤的风险，应避免合用
赛妥珠单抗	可能会增加严重且可能危及生命的感染的风险，应避免合用
三唑仑	可能会显著升高三唑仑的血药浓度
色瑞替尼	可能会显著升高色瑞替尼的血药浓度，应避免合用
沙美特罗	可能会显著升高沙美特罗的血药浓度
舒沃占特	可能会显著升高舒沃占特的血药浓度
双氢麦角胺	可能会显著升高双氢麦角胺的血药浓度，麦角中毒的风险增加，禁止合用
索利那新	可能会显著升高索利那新的血药浓度
索尼德吉	可能会显著升高索尼德吉的血药浓度，应避免合用
他克莫司	可能会显著升高他克莫司的血药浓度
他莫基因拉帕维克	可能会发生危及生命的弥漫性疱疹感染，应避免合用
他泽司他	可能会显著升高他泽司他的血药浓度
坦罗莫司	可能会显著升高坦罗莫司的血药浓度
坦洛新	可能会显著升高坦洛新的血药浓度
特立氟胺	可能会增加发生严重感染的风险，应避免合用
替卡格雷	可能会显著升高替卡格雷的血药浓度
托伐普坦	可能会显著升高托伐普坦的血药浓度
托法替尼	可能会显著升高托法替尼的血药浓度
托瑞米芬	可能会显著升高托瑞米芬的血药浓度
维拉佐酮	可能会显著升高维拉佐酮的血药浓度
维奈托克	可能会显著升高维奈托克的血药浓度
沃拉帕沙	可能会显著升高沃拉帕沙的血药浓度
沃塞洛托	可能会显著升高沃塞洛托的生物利用度
乌博格潘（ubrogepant）	可能会显著升高乌博格潘的血药浓度
乌帕替尼	可能会显著升高乌帕替尼的血药浓度，应避免合用
西波莫德	可能会显著升高西波莫德的血药浓度
西地那非	可能会显著升高西地那非的血药浓度
西罗莫司	可能会显著升高西罗莫司的血药浓度
西洛多辛	可能会显著升高西洛多辛的血药浓度
西洛他唑	可能会显著升高西洛他唑的血药浓度
西沙必利	可能会显著升高西沙必利的血药浓度
缬苯那嗪	可能会显著升高缬苯那嗪的血药浓度

续表

合用药物	临床评价
辛伐他汀	可能会显著升高辛伐他汀的血药浓度
伊伐布雷定	可能会显著升高伊伐布雷定的血药浓度，应避免合用
伊立替康	可能会显著升高伊立替康的血药浓度
伊潘立酮	可能会显著升高伊潘立酮的血药浓度
伊曲茶碱	可能会显著升高伊曲茶碱的血药浓度
依伐卡托	可能会显著升高依伐卡托的血药浓度
依福德尼	可能会显著升高依福德尼的血药浓度
依立曲坦	可能会显著升高依立曲坦的血药浓度
依利格鲁司特	可能会显著升高依利格鲁司特的血药浓度
依鲁替尼	可能会显著升高依鲁替尼的血药浓度
依那西普	可能会增加严重且可能危及生命的感染的风险，应避免合用
依匹哌唑	可能会显著升高依匹哌唑的血药浓度
依普利酮	可能会显著升高依普利酮的血药浓度
依维莫司	可能会显著升高依维莫司的血药浓度
疫苗	可能会产生疫苗感染的风险或对疫苗反应降低的风险，应避免合用
英夫利昔单抗	可能会增加严重且可能危及生命的感染的风险，应避免合用
右佐匹克隆	可能会显著升高右佐匹克隆的血药浓度
赞布替尼	可能会显著升高赞布替尼的血药浓度，应避免合用
左醋美沙朵	可能会显著升高左醋美沙朵的血药浓度
左米那普仑	可能会显著升高左米那普仑的血药浓度

2. 奥贝里斯（alpelisib）　与奥贝里斯合用药物临床评价见表3-128。

表3-128　与奥贝里斯合用药物临床评价

合用药物	临床评价
阿帕鲁胺	可能会显著降低奥贝里斯的血药浓度，应避免合用
苯巴比妥	可能会显著降低奥贝里斯的血药浓度，应避免合用
苯妥英	可能会显著降低奥贝里斯的血药浓度，应避免合用
恩杂鲁胺	可能会显著降低奥贝里斯的血药浓度，应避免合用
卡马西平	可能会显著降低奥贝里斯的血药浓度，应避免合用
利福布汀	可能会显著降低奥贝里斯的血药浓度，应避免合用
利福喷丁	可能会显著降低奥贝里斯的血药浓度，应避免合用
利福平	可能会显著降低奥贝里斯的血药浓度，应避免合用
磷苯妥英	可能会显著降低奥贝里斯的血药浓度，应避免合用
米托坦	可能会显著降低奥贝里斯的血药浓度，应避免合用
扑米酮	可能会显著降低奥贝里斯的血药浓度，应避免合用

3. 坦罗莫司（temsirolimus）　与坦罗莫司合用药物临床评价见表 3-129。

表 3-129　与坦罗莫司合用药物临床评价

合用药物	临床评价
Rho（D）免疫球蛋白	可能会增加肾损伤的风险和（或）严重程度
阿达木单抗	可能会增加严重且可能危及生命的感染的风险，应避免合用
阿德福韦	可能会增加肾损伤的风险和（或）严重程度，应避免合用
阿地肝素	可能会增加脑出血的风险
阿加曲班	可能会增加脑出血的风险
阿米卡星	可能会增加肾损伤的风险和（或）严重程度
阿帕鲁胺	可能会降低坦罗莫司的血药浓度
阿哌沙班	可能会增加脑出血的风险
阿昔洛韦	可能会增加肾损伤的风险和（或）严重程度
阿扎那韦	可能会显著升高坦罗莫司的血药浓度
艾代拉里斯	可能会显著升高坦罗莫司的血药浓度
安泼那韦	可能会显著升高坦罗莫司的血药浓度
氨基糖苷类	可能会增加肾损伤的风险和（或）严重程度
巴瑞替尼	可能会增加感染、淋巴瘤和其他恶性肿瘤的风险，应避免合用
贝曲西班	可能会增加脑出血的风险
苯巴比妥	可能会降低坦罗莫司的血药浓度
苯妥英	可能会降低坦罗莫司的血药浓度
泊沙康唑	可能会显著升高坦罗莫司的血药浓度
博赛普韦	可能会显著升高坦罗莫司的血药浓度
醋竹桃霉素	可能会显著升高坦罗莫司的血药浓度
胆影酸	可能会增加肾损伤的风险和（或）严重程度
地拉夫定	可能会显著升高坦罗莫司的血药浓度
地拉罗司	可能会增加肾损伤的风险和（或）严重程度
地塞米松	可能会降低坦罗莫司的血药浓度
碘[^{131}I] 苄胍	可能会增加肾损伤的风险和（或）严重程度
碘造影剂	可能会增加肾损伤的风险和（或）严重程度
多黏菌素 B	可能会增加肾损伤的风险和（或）严重程度
恩杂鲁胺	可能会降低坦罗莫司的血药浓度
伐昔洛韦	可能会增加肾损伤的风险和（或）严重程度
泛影酸	可能会增加肾损伤的风险和（或）严重程度
非甾体抗炎药	可能会增加肾损伤的风险和（或）严重程度
芬戈莫德	可能会增加严重且可能危及生命的感染的风险，应避免合用
伏立康唑	可能会显著升高坦罗莫司的血药浓度
福沙那韦	可能会显著升高坦罗莫司的血药浓度
杆菌肽	可能会增加肾损伤的风险和（或）严重程度
戈利木单抗	可能会增加严重且可能危及生命的感染的风险，应避免合用
呼吸道合胞病毒免疫球蛋白	可能会增加肾损伤的风险和（或）严重程度
甲氨蝶呤	可能会增加肾损伤的风险和（或）严重程度
甲泛葡胺	可能会增加肾损伤的风险和（或）严重程度

续表

合用药物	临床评价
甲磺酸黏菌素	可能会增加肾损伤的风险和（或）严重程度
甲氧氟烷	可能会增加肾损伤的风险和（或）严重程度
巨细胞病毒免疫球蛋白	可能会增加肾损伤的风险和（或）严重程度
卷曲霉素	可能会增加肾损伤的风险和（或）严重程度
卡介苗	可能会产生卡介苗感染的风险或降低卡介苗的疗效
卡马西平	可能会降低坦罗莫司的血药浓度
抗凝血药	可能会增加脑出血的风险
抗血小板药	可能会增加脑出血的风险
考尼伐坦	可能会显著升高坦罗莫司的血药浓度
可比司他	可能会显著升高坦罗莫司的血药浓度
克拉霉素	可能会显著升高坦罗莫司的血药浓度
克拉屈滨	可能会增加发生严重感染的风险
来氟米特	可能会增加发生严重感染的风险
锂剂	可能会增加肾损伤的风险和（或）严重程度
利福布汀	可能会降低坦罗莫司的血药浓度
利福喷丁	可能会降低坦罗莫司的血药浓度
利福平	可能会降低坦罗莫司的血药浓度
利托那韦	可能会显著升高坦罗莫司的血药浓度
磷苯妥英	可能会降低坦罗莫司的血药浓度
膦甲酸	可能会增加肾损伤的风险和（或）严重程度
镥（Lu^{177}）多他酯［lutetium（Lu^{177}）dotatate］	可能会增加肾损伤的风险和（或）严重程度
米贝地尔	可能会显著升高坦罗莫司的血药浓度
米托坦	可能会降低坦罗莫司的血药浓度
免疫球蛋白（静脉注射用）	可能会增加肾损伤的风险和（或）严重程度
莫赛图单抗	可能会增加肾损伤的风险和（或）严重程度
那他珠单抗	可能会增加严重且可能危及生命的感染的风险，应避免合用
奈非那韦	可能会显著升高坦罗莫司的血药浓度
萘法唑酮	可能会显著升高坦罗莫司的血药浓度
喷他脒	可能会增加肾损伤的风险和（或）严重程度
扑米酮	可能会降低坦罗莫司的血药浓度
曲特康金α(drotrecogin α)	可能会增加脑出血的风险
去铁酮	可能会增加血液毒性的风险和（或）严重性
肉毒中毒免疫球蛋白	可能会增加肾损伤的风险和（或）严重程度
赛妥珠单抗	可能会增加严重且可能危及生命的感染的风险，应避免合用
色瑞替尼	可能会显著升高坦罗莫司的血药浓度
沙奎那韦	可能会显著升高坦罗莫司的血药浓度
顺铂	可能会增加肾损伤的风险和（或）严重程度
他莫基因拉帕维克	可能会发生危及生命的弥漫性疱疹感染
泰利霉素	可能会显著升高坦罗莫司的血药浓度
特拉万星	可能会增加肾损伤的风险和（或）严重程度

续表

合用药物	临床评价
特立氟胺	可能会增加发生严重感染的风险
替拉那韦	可能会显著升高坦罗莫司的血药浓度
酮康唑	可能会显著升高坦罗莫司的血药浓度
酮洛芬	可能会增加肾损伤的风险和（或）严重程度
托法替尼	可能会增加感染、淋巴瘤和其他恶性肿瘤的风险
托美丁	可能会增加肾损伤的风险和（或）严重程度
妥布霉素	可能会增加肾损伤的风险和（或）严重程度
万古霉素	可能会增加肾损伤的风险和（或）严重程度
乌帕替尼	可能会增加感染、淋巴瘤和其他恶性肿瘤的风险
西波莫德	可能会增加意外的免疫抑制作用的风险
西多福韦	可能会增加肾损伤的风险和（或）严重程度
西罗莫司	可能会增强西罗莫司的毒性
硝酸镓	可能会增加肾损伤的风险和（或）严重程度
新霉素	可能会增加肾损伤的风险和（或）严重程度
伊诺特森	可能会增加肾损伤的风险和（或）严重程度
伊曲康唑	可能会显著升高坦罗莫司的血药浓度
依那西普	可能会增加严重且可能危及生命的感染的风险，应避免合用
茚地那韦	可能会显著升高坦罗莫司的血药浓度
英夫利昔单抗	可能会增加严重且可能危及生命的感染的风险，应避免合用

第十二节　组蛋白去乙酰化酶（HDAC）抑制剂

一、伏林司他

与伏林司他合用药物临床评价见表3-130。

表3-130　与伏林司他合用药物临床评价

合用药物	临床评价
丙戊酸	可能导致严重的血小板减少和胃肠道出血
沙利度胺	可能会增加血栓栓塞的风险
双丙戊酸钠	可能导致严重的血小板减少和胃肠道出血

二、罗米地辛

与罗米地辛合用药物临床评价见表3-131。

表3-131　与罗米地辛合用药物临床评价

合用药物	临床评价
阿达木单抗	可能会增加严重且可能危及生命的感染的风险，应避免合用
阿那格雷	可能会增加发生（严重甚至危及生命）心律失常的风险，应避免合用
胺碘酮	可能会增加发生（严重甚至危及生命）心律失常的风险，应避免合用
奥西替尼	可能会增加发生（严重甚至危及生命）心律失常的风险，应避免合用

续表

合用药物	临床评价
巴瑞替尼	可能会增加感染、淋巴瘤和其他恶性肿瘤的风险，应避免合用
贝达喹啉	可能会增加发生（严重甚至危及生命）心律失常的风险，应避免合用
苄普地尔	可能会增加发生（严重甚至危及生命）心律失常的风险，应避免合用
丙吡胺	可能会增加发生（严重甚至危及生命）心律失常的风险，应避免合用
多非利特	可能会增加发生（严重甚至危及生命）心律失常的风险，应避免合用
多拉司琼	可能会增加发生（严重甚至危及生命）心律失常的风险，应避免合用
凡德他尼	可能会增加发生（严重甚至危及生命）心律失常的风险，应避免合用
芬戈莫德	可能会增加严重感染的风险，可能会增加发生（严重甚至危及生命）心律失常的风险，应避免合用
氟哌啶醇	可能会增加发生（严重甚至危及生命）心律失常的风险，应避免合用
氟哌利多	可能会增加发生（严重甚至危及生命）心律失常的风险，应避免合用
戈利木单抗	可能会增加严重且可能危及生命的感染的风险，应避免合用
决奈达隆	可能会增加发生（严重甚至危及生命）心律失常的风险，应避免合用
卡博替尼	可能会增加发生（严重甚至危及生命）心律失常的风险，应避免合用
卡介苗	可能会产生卡介苗感染的风险或疗效降低的风险，应避免合用
克拉屈滨	可能会增加发生严重感染的风险，应避免合用
克唑替尼	可能会增加发生（严重甚至危及生命）心律失常的风险，应避免合用
奎尼丁	可能会增加发生（严重甚至危及生命）心律失常的风险，应避免合用
来伐木林	可能会增加发生（严重甚至危及生命）心律失常的风险，应避免合用
来氟米特	可能会增加发生严重感染的风险，应避免合用
来昔决南钐[153Sm]	可能会增强来昔决南钐[153Sm]的骨髓抑制作用，应避免合用
利福平	可能会显著升高罗米地辛的血药浓度
硫利达嗪	可能会增加发生（严重甚至危及生命）心律失常的风险，应避免合用
卤泛群	可能会增加发生（严重甚至危及生命）心律失常的风险，应避免合用
氯氮平	可能会增加血液毒性的风险和（或）严重性，应避免合用
美沙酮	可能会增加发生（严重甚至危及生命）心律失常的风险，应避免合用
美索达嗪	可能会增加发生（严重甚至危及生命）心律失常的风险，应避免合用
米非司酮	可能会增加发生（严重甚至危及生命）心律失常的风险，应避免合用
那他珠单抗	可能会增加严重且可能危及生命的感染的风险，应避免合用
尼洛替尼	可能会增加发生（严重甚至危及生命）心律失常的风险，应避免合用
帕比司他	可能会增加发生（严重甚至危及生命）心律失常的风险，应避免合用
帕瑞肽	可能会增加发生（严重甚至危及生命）心律失常的风险，应避免合用
匹莫齐特	可能会增加发生（严重甚至危及生命）心律失常的风险，应避免合用
普鲁卡因胺	可能会增加发生（严重甚至危及生命）心律失常的风险，应避免合用
齐拉西酮	可能会增加发生（严重甚至危及生命）心律失常的风险，应避免合用
去铁酮	可能会增加血液毒性的风险和（或）严重性，应避免合用
瑞博西利	可能会增加发生（严重甚至危及生命）心律失常的风险，应避免合用
赛妥珠单抗	可能会增加严重且可能危及生命的感染的风险，应避免合用
三氧化二砷	可能会增加发生（严重甚至危及生命）心律失常的风险，应避免合用
色瑞替尼	可能会增加发生（严重甚至危及生命）心律失常的风险，应避免合用
沙奎那韦	可能会增加发生（严重甚至危及生命）心律失常的风险，应避免合用

续表

合用药物	临床评价
索他洛尔	可能会增加发生（严重甚至危及生命）心律失常的风险，应避免合用
他莫基因拉帕维克	可能会发生危及生命的弥漫性疱疹感染，应避免合用
特立氟胺	可能会增加发生严重感染的风险，应避免合用
托法替尼	可能会增加感染、淋巴瘤和其他恶性肿瘤的风险，应避免合用
托瑞米芬	可能会增加发生（严重甚至危及生命）心律失常的风险，应避免合用
威罗非尼	可能会增加发生（严重甚至危及生命）心律失常的风险，应避免合用
乌帕替尼	可能会增加感染、淋巴瘤和其他恶性肿瘤的风险，应避免合用
西波莫德	可能会增加 QT 间期延长和尖端扭转型心律失常的风险，应避免合用，可能会增加意外的免疫抑制作用的风险，应避免合用
西沙必利	可能会增加发生（严重甚至危及生命）心律失常的风险，应避免合用
西酞普兰	可能会增加发生（严重甚至危及生命）心律失常的风险，应避免合用
伊布利特	可能会增加发生（严重甚至危及生命）心律失常的风险，应避免合用
伊伐布雷定	可能会增加发生（严重甚至危及生命）心律失常的风险，应避免合用
伊潘立酮	可能会增加发生（严重甚至危及生命）心律失常的风险，应避免合用
依法韦仑	可能会增加发生（严重甚至危及生命）心律失常的风险，应避免合用
依福德尼	可能会增加发生（严重甚至危及生命）心律失常的风险，应避免合用
依那西普	可能会增加严重且可能危及生命的感染的风险，应避免合用
依他普仑	可能会增加发生（严重甚至危及生命）心律失常的风险，应避免合用
疫苗	可能会产生疫苗感染的风险或对疫苗反应降低的风险，应避免合用
英夫利昔单抗	可能会增加严重且可能危及生命的感染的风险，应避免合用
罂粟碱	可能会增加发生（严重甚至危及生命）心律失常的风险，应避免合用
左醋美沙朵	可能会增加发生（严重甚至危及生命）心律失常的风险，应避免合用

三、贝利司他

与贝利司他合用药物临床评价见表 3-132。

表 3-132　与贝利司他合用药物临床评价

合用药物	临床评价
阿达木单抗	可能会增加严重且可能危及生命的感染的风险，应避免合用
巴瑞替尼	可能会增加感染、淋巴瘤和其他恶性肿瘤的风险，应避免合用
芬戈莫德	可能会增加严重且可能危及生命的感染的风险，应避免合用
戈利木单抗	可能会增加严重且可能危及生命的感染的风险，应避免合用
卡介苗	可能会产生卡介苗感染的风险或降低卡介苗的疗效，应避免合用
克拉屈滨	可能会增加发生严重感染的风险，应避免合用
来氟米特	可能会增加发生严重感染的风险，应避免合用
来昔决南钐[^{153}Sm]	可能会增强来昔决南钐[^{153}Sm]的骨髓抑制作用，应避免合用
洛美他派	可能会增加肝损伤的风险
氯氮平	可能会增加血液毒性的风险和（或）严重性，应避免合用
米泊美生	可能会增加肝损伤的风险
那他珠单抗	可能会增加严重且可能危及生命的感染的风险，应避免合用

续表

合用药物	临床评价
培西达替尼	可能会增加肝损伤的风险
去铁酮	可能会增加血液毒性的风险和（或）严重性，应避免合用
赛妥珠单抗	可能会增加严重且可能危及生命的感染的风险，应避免合用
他莫基因拉帕维克	可能会发生危及生命的弥漫性疱疹感染，应避免合用
特立氟胺	可能会增加发生严重感染的风险，应避免合用
天花疫苗	可能会产生疫苗感染的风险或对疫苗反应降低的风险，应避免合用
托法替尼	可能会增加感染、淋巴瘤和其他恶性肿瘤的风险，应避免合用
乌帕替尼	可能会增加感染、淋巴瘤和其他恶性肿瘤的风险，应避免合用
西波莫德	可能会增加意外的免疫抑制作用的风险，应避免合用
依那西普	可能会增加严重且可能危及生命的感染的风险，应避免合用
疫苗	可能会产生疫苗感染的风险或对疫苗反应降低的风险
英夫利昔单抗	可能会增加严重且可能危及生命的感染的风险，应避免合用

四、帕比司他

与帕比司他合用药物临床评价见表3-133。

表3-133 与帕比司他合用药物临床评价

合用药物	临床评价
阿巴瑞克	可能会增加发生（严重甚至危及生命）心律失常的风险，应避免合用
阿比特龙	可能会增加发生（严重甚至危及生命）心律失常的风险，应避免合用
阿达木单抗	可能会增加严重且可能危及生命的感染的风险，应避免合用
阿夫唑嗪	可能会增加发生（严重甚至危及生命）心律失常的风险，应避免合用
阿卡替尼	可能会增加出血并发症的风险
阿利马嗪	可能会增加发生（严重甚至危及生命）心律失常的风险，应避免合用
阿米替林	可能会增加发生（严重甚至危及生命）心律失常的风险，应避免合用
阿莫沙平	可能会增加发生（严重甚至危及生命）心律失常的风险，应避免合用
阿那格雷	可能会增加发生（严重甚至危及生命）心律失常的风险，应避免合用
阿帕鲁他	可能会显著降低帕比司他的血药浓度
阿扑吗啡	可能会增加发生（严重甚至危及生命）心律失常的风险，应避免合用
阿奇霉素	可能会增加发生（严重甚至危及生命）心律失常的风险，应避免合用
阿塞那平	可能会增加发生（严重甚至危及生命）心律失常的风险，应避免合用
阿司咪唑	可能会增加发生（严重甚至危及生命）心律失常的风险，应避免合用
艾日布林	可能会增加发生（严重甚至危及生命）心律失常的风险，应避免合用
胺碘酮	可能会增加发生（严重甚至危及生命）心律失常的风险，应避免合用
昂丹司琼	可能会增加发生（严重甚至危及生命）心律失常的风险，应避免合用
奥沙利铂	可能会增加发生（严重甚至危及生命）心律失常的风险，应避免合用
奥西那林	可能会增加发生（严重甚至危及生命）心律失常的风险，应避免合用
奥西替尼	可能会增加发生（严重甚至危及生命）心律失常的风险，应避免合用
奥英妥珠单抗	可能会增加发生（严重甚至危及生命）心律失常的风险，应避免合用
巴瑞替尼	可能会增加感染及淋巴瘤和其他恶性肿瘤的风险，应避免合用

续表

合用药物	临床评价
贝达喹啉	可能会增加发生（严重甚至危及生命）心律失常的风险，应避免合用
贝美替尼	可能会增加出血并发症的风险，谨慎合用
苯巴比妥	可能会显著降低帕比司他的血药浓度
苯妥英	可能会显著降低帕比司他的血药浓度
比卡鲁胺	可能会增加发生（严重甚至危及生命）心律失常的风险，应避免合用
表柔比星	可能会增加发生（严重甚至危及生命）心律失常的风险，应避免合用
丙吡胺	可能会增加发生（严重甚至危及生命）心律失常的风险，应避免合用
丙米嗪	可能会增加发生（严重甚至危及生命）心律失常的风险，应避免合用
丙嗪	可能会增加发生（严重甚至危及生命）心律失常的风险，应避免合用
丙氧芬	可能会增加发生（严重甚至危及生命）心律失常的风险，应避免合用
伯氨喹	可能会增加发生（严重甚至危及生命）心律失常的风险，应避免合用
泊那替尼	可能会增加出血并发症的风险
泊沙康唑	可能会增加发生（严重甚至危及生命）心律失常的风险，应避免合用
博赛普韦	可能会升高帕比司他的血药浓度
博舒替尼	可能会增加发生（严重甚至危及生命）心律失常的风险，应避免合用
醋竹桃霉素	可能会升高帕比司他的血药浓度
达沙替尼	可能会增加发生（严重甚至危及生命）心律失常的风险，应避免合用
氘代丁苯那嗪	可能会增加发生（严重甚至危及生命）心律失常的风险，应避免合用
地加瑞克	可能会增加发生（严重甚至危及生命）心律失常的风险，应避免合用
地拉夫定	可能会升高帕比司他的血药浓度
地昔帕明	可能会增加发生（严重甚至危及生命）心律失常的风险，应避免合用
丁丙诺啡	可能会增加发生（严重甚至危及生命）心律失常的风险，应避免合用
度洛西汀	可能会增加出血并发症的风险
多非利特	可能会增加发生（严重甚至危及生命）心律失常的风险，应避免合用
多拉司琼	可能会增加发生（严重甚至危及生命）心律失常的风险，应避免合用
多柔比星	可能会增加发生（严重甚至危及生命）心律失常的风险，应避免合用
多塞平（包括外用）	可能会增加发生（严重甚至危及生命）心律失常的风险，应避免合用
恩克芬尼	可能会增加发生（严重甚至危及生命）心律失常的风险，应避免合用
恩曲替尼	可能会增加发生（严重甚至危及生命）心律失常的风险，应避免合用
恩杂鲁胺	可能会显著降低帕比司他的血药浓度
伐地那非	可能会增加发生（严重甚至危及生命）心律失常的风险，应避免合用
凡德他尼	可能会增加发生（严重甚至危及生命）心律失常的风险，应避免合用
非达替尼	可能会增加出血并发症的风险
非甾体抗炎药	可能会增加出血并发症的风险
芬戈莫德	可能会增加感染的风险，可能会增加QT间期延长和尖端扭转型心律失常的风险，应避免合用
奋乃静	可能会增加发生（严重甚至危及生命）心律失常的风险，应避免合用
伏立康唑	可能会增加发生（严重甚至危及生命）心律失常的风险，应避免合用
氟奋乃静	可能会增加发生（严重甚至危及生命）心律失常的风险，应避免合用
氟伏沙明	可能会增加出血并发症的风险
氟卡尼	可能会增加发生（严重甚至危及生命）心律失常的风险，应避免合用

续表

合用药物	临床评价
氟康唑	可能会增加发生（严重甚至危及生命）心律失常的风险，应避免合用
氟哌啶醇	可能会增加发生（严重甚至危及生命）心律失常的风险，应避免合用
氟哌利多	可能会增加发生（严重甚至危及生命）心律失常的风险，应避免合用
氟他胺	可能会增加发生（严重甚至危及生命）心律失常的风险，应避免合用
氟烷	可能会增加发生（严重甚至危及生命）心律失常的风险，应避免合用
氟西汀	可能会增加发生（严重甚至危及生命）心律失常的风险，应避免合用
复方聚乙二醇电解质散	可能会增加发生（严重甚至危及生命）心律失常的风险，应避免合用
戈利木单抗	可能会增加严重且可能危及生命的感染的风险，应避免合用
戈舍瑞林	可能会增加发生（严重甚至危及生命）心律失常的风险，应避免合用
格拉德吉	可能会增加发生（严重甚至危及生命）心律失常的风险，应避免合用
格拉司琼	可能会增加发生（严重甚至危及生命）心律失常的风险，应避免合用
红霉素	可能会增加发生（严重甚至危及生命）心律失常的风险，应避免合用
吉特替尼	可能会增加发生（严重甚至危及生命）心律失常的风险，应避免合用
脊髓灰质炎病毒三价活疫苗	可能会产生疫苗感染的风险或对疫苗反应降低的风险
甲氟喹	可能会增加发生（严重甚至危及生命）心律失常的风险，应避免合用
决奈达隆	可能会增加发生（严重甚至危及生命）心律失常的风险，应避免合用
卡博替尼	可能会增加发生（严重甚至危及生命）心律失常的风险，应避免合用
卡介苗	可能会产生卡介苗感染的风险或对卡介苗反应降低的风险
卡马西平	可能会显著降低帕比司他的血药浓度
卡普利珠单抗	可能会增加出血并发症的风险
抗凝血药	可能会增加出血并发症的风险
抗血小板药	可能会增加出血并发症的风险
考尼伐坦	可能会升高帕比司他的血药浓度
可比司他	可能会升高帕比司他的血药浓度
克拉霉素	可能会增加发生（严重甚至危及生命）心律失常的风险，应避免合用
克拉屈滨	可能会增加发生严重感染的风险
克唑替尼	可能会增加发生（严重甚至危及生命）心律失常的风险，应避免合用
奎尼丁	可能会增加发生（严重甚至危及生命）心律失常的风险，应避免合用
奎宁	可能会增加发生（严重甚至危及生命）心律失常的风险，应避免合用
喹硫平	可能会增加发生（严重甚至危及生命）心律失常的风险，应避免合用
喹诺酮类	可能会增加发生（严重甚至危及生命）心律失常的风险，应避免合用
拉帕替尼	可能会增加发生（严重甚至危及生命）心律失常的风险，应避免合用
来伐木林	可能会增加发生（严重甚至危及生命）心律失常的风险，应避免合用
来氟米特	可能会增加发生严重感染的风险
来昔决南钐[^{153}Sm]	可能会增强来昔决南钐[^{153}Sm]的骨髓抑制作用
乐伐替尼	可能会增加发生（严重甚至危及生命）心律失常的风险，应避免合用
雷莫芦单抗	可能会增加出血并发症的风险
雷诺嗪	可能会增加发生（严重甚至危及生命）心律失常的风险，应避免合用
锂剂	可能会增加发生（严重甚至危及生命）心律失常的风险，应避免合用
利福布汀	可能会显著降低帕比司他的血药浓度
利福喷丁	可能会显著降低帕比司他的血药浓度

续表

合用药物	临床评价
利福平	可能会显著降低帕比司他的血药浓度
利培酮	可能会增加发生（严重甚至危及生命）心律失常的风险，应避免合用
利匹韦林	可能会增加发生（严重甚至危及生命）心律失常的风险，应避免合用
利托君	可能会增加发生（严重甚至危及生命）心律失常的风险，应避免合用
利托那韦	可能会升高帕比司他的血药浓度
亮丙瑞林	可能会增加发生（严重甚至危及生命）心律失常的风险，应避免合用
磷苯妥英	可能会显著降低帕比司他的血药浓度
膦甲酸	可能会增加发生（严重甚至危及生命）心律失常的风险，应避免合用
硫利达嗪	可能会增加发生（严重甚至危及生命）心律失常的风险，应避免合用
卤泛群	可能会增加发生（严重甚至危及生命）心律失常的风险，应避免合用
鲁索替尼	可能会增加出血并发症的风险
罗米地辛	可能会增加发生（严重甚至危及生命）心律失常的风险，应避免合用
洛非西定	可能会增加发生（严重甚至危及生命）心律失常的风险，应避免合用
洛美沙星	可能会增加发生（严重甚至危及生命）心律失常的风险，应避免合用
洛美他派	可能会增加肝损伤的风险
氯丙嗪	可能会增加发生（严重甚至危及生命）心律失常的风险，应避免合用
氯氮平	可能会增加血液毒性的风险和（或）严重性
氯法齐明	可能会增加发生（严重甚至危及生命）心律失常的风险，应避免合用
氯喹	可能会增加发生（严重甚至危及生命）心律失常的风险，应避免合用
氯米帕明	可能会增加发生（严重甚至危及生命）心律失常的风险，应避免合用
马普替林	可能会增加发生（严重甚至危及生命）心律失常的风险，应避免合用
马西瑞林	可能会增加发生（严重甚至危及生命）心律失常的风险，应避免合用
美沙酮	可能会增加发生（严重甚至危及生命）心律失常的风险，应避免合用
美索达嗪	可能会增加发生（严重甚至危及生命）心律失常的风险，应避免合用
米贝地尔	可能会升高帕比司他的血药浓度
米泊美生	可能会增加肝损伤的风险
米哚妥林	可能会增加发生（严重甚至危及生命）心律失常的风险，应避免合用
米非司酮	可能会增加发生（严重甚至危及生命）心律失常的风险，应避免合用
米塔扎平	可能会增加发生（严重甚至危及生命）心律失常的风险，应避免合用
米托坦	可能会显著降低帕比司他的血药浓度
那他珠单抗	可能会增加严重且可能危及生命的感染的风险，应避免合用
奈非那韦	可能会升高帕比司他的血药浓度
萘法唑酮	可能会升高帕比司他的血药浓度
尼鲁米特	可能会增加发生（严重甚至危及生命）心律失常的风险，应避免合用
尼洛替尼	可能会增加发生（严重甚至危及生命）心律失常的风险，应避免合用
帕罗西汀	可能会增加出血并发症的风险
帕洛诺司琼	可能会增加发生（严重甚至危及生命）心律失常的风险，应避免合用
帕潘立酮	可能会增加发生（严重甚至危及生命）心律失常的风险，应避免合用
帕瑞肽	可能会增加发生（严重甚至危及生命）心律失常的风险，应避免合用
帕唑帕尼	可能会增加发生（严重甚至危及生命）心律失常的风险，应避免合用
培西达替尼	可能会增加肝损伤的风险

续表

合用药物	临床评价
喷他脒	可能会增加发生（严重甚至危及生命）心律失常的风险，应避免合用
匹多桑特	可能会增加发生（严重甚至危及生命）心律失常的风险，应避免合用
匹莫范色林	可能会增加发生（严重甚至危及生命）心律失常的风险，应避免合用
匹莫齐特	可能会增加发生（严重甚至危及生命）心律失常的风险，应避免合用
普卡霉素	可能会增加出血并发症的风险
普里米酮	可能会显著降低帕比司他的血药浓度
普鲁卡因胺	可能会增加发生（严重甚至危及生命）心律失常的风险，应避免合用
普鲁氯嗪	可能会增加发生（严重甚至危及生命）心律失常的风险，应避免合用
普罗布考	可能会增加发生（严重甚至危及生命）心律失常的风险，应避免合用
普罗帕酮	可能会增加发生（严重甚至危及生命）心律失常的风险，应避免合用
普罗替林	可能会增加发生（严重甚至危及生命）心律失常的风险，应避免合用
七氟烷	可能会增加发生（严重甚至危及生命）心律失常的风险，应避免合用
齐拉西酮	可能会增加发生（严重甚至危及生命）心律失常的风险，应避免合用
羟氯喹	可能会增加发生（严重甚至危及生命）心律失常的风险，应避免合用
羟嗪	可能会增加发生（严重甚至危及生命）心律失常的风险，应避免合用
曲马多	可能会增加发生（严重甚至危及生命）心律失常的风险，应避免合用
曲米帕明	可能会增加发生（严重甚至危及生命）心律失常的风险，应避免合用
曲普瑞林	可能会增加发生（严重甚至危及生命）心律失常的风险，应避免合用
曲特康金α	可能会增加出血并发症的风险
曲妥珠单抗-美坦新偶联物	可能会增加出血并发症的风险，谨慎合用
曲唑酮	可能会增加发生（严重甚至危及生命）心律失常的风险，应避免合用
去甲替林	可能会增加发生（严重甚至危及生命）心律失常的风险，应避免合用
去铁酮	可能会增加血液毒性的风险和（或）严重性
全氟丙烷	可能会增加发生（严重甚至危及生命）心律失常的风险，应避免合用
柔红霉素	可能会增加发生（严重甚至危及生命）心律失常的风险，应避免合用
瑞博西利	可能会增加发生（严重甚至危及生命）心律失常的风险，应避免合用
瑞戈非尼	可能会增加出血并发症的风险
赛妥珠单抗	可能会增加严重且可能危及生命的感染的风险，应避免合用
三氟丙嗪	可能会增加发生（严重甚至危及生命）心律失常的风险，应避免合用
三氟拉嗪	可能会增加发生（严重甚至危及生命）心律失常的风险，应避免合用
三氯苯达唑	可能会增加发生（严重甚至危及生命）心律失常的风险，应避免合用
三氧化二砷	可能会增加发生（严重甚至危及生命）心律失常的风险，应避免合用
色瑞替尼	可能会增加发生（严重甚至危及生命）心律失常的风险，应避免合用
沙奎那韦	可能会增加发生（严重甚至危及生命）心律失常的风险，应避免合用
舍曲林	可能会增加发生（严重甚至危及生命）心律失常的风险，应避免合用
舒尼替尼	可能会增加发生（严重甚至危及生命）心律失常的风险，应避免合用
索拉非尼	可能会增加发生（严重甚至危及生命）心律失常的风险，应避免合用
索利那新	可能会增加发生（严重甚至危及生命）心律失常的风险，应避免合用
索他洛尔	可能会增加发生（严重甚至危及生命）心律失常的风险，应避免合用
他克莫司	可能会增加发生（严重甚至危及生命）心律失常的风险，应避免合用
他莫基因拉帕维克	可能会发生危及生命的弥漫性疱疹感染

合用药物	临床评价
他莫昔芬	可能会降低他莫昔芬在治疗乳腺癌中的有效性
泰利霉素	可能会增加发生（严重甚至危及生命）心律失常的风险，应避免合用
特布他林	可能会增加发生（严重甚至危及生命）心律失常的风险，应避免合用
特非那定	可能会增加发生（严重甚至危及生命）心律失常的风险，应避免合用
特拉万星	可能会增加发生（严重甚至危及生命）心律失常的风险，应避免合用
特立氟胺	可能会增加发生严重感染的风险
替拉那韦	可能会升高帕比司他的血药浓度
替拉瑞韦	可能会增加出血并发症的风险
替扎尼定	可能会增加发生（严重甚至危及生命）心律失常的风险，应避免合用
酮康唑	可能会增加发生（严重甚至危及生命）心律失常的风险，应避免合用
托法替尼	可能会增加感染、淋巴瘤和其他恶性肿瘤的风险
托莫西汀	可能会增加发生（严重甚至危及生命）心律失常的风险，应避免合用
托瑞米芬	可能会增加发生（严重甚至危及生命）心律失常的风险，应避免合用
威罗非尼	可能会增加发生（严重甚至危及生命）心律失常的风险，应避免合用
文拉法辛	可能会增加发生（严重甚至危及生命）心律失常的风险，应避免合用
沃替西汀	可能会增加出血并发症的风险
乌帕替尼	可能会增加感染、淋巴瘤和其他恶性肿瘤的风险
西波莫德	可能会增加QT间期延长和尖端扭转型心律失常的风险，应避免合用，可能会增加意外的免疫抑制作用的风险
西沙必利	可能会增加发生（严重甚至危及生命）心律失常的风险，应避免合用
西酞普兰	可能会增加发生（严重甚至危及生命）心律失常的风险，应避免合用
腺苷	可能会增加发生（严重甚至危及生命）心律失常的风险，应避免合用
缬苯那嗪	可能会增加发生（严重甚至危及生命）心律失常的风险，应避免合用
血管加压素	可能会增加发生（严重甚至危及生命）心律失常的风险，应避免合用
伊达比星	可能会增加发生（严重甚至危及生命）心律失常的风险，应避免合用
伊伐布雷定	可能会增加发生（严重甚至危及生命）心律失常的风险，应避免合用
伊诺特森	可能会增加出血并发症的风险
伊潘立酮	可能会增加发生（严重甚至危及生命）心律失常的风险，应避免合用
伊曲康唑	可能会升高帕比司他的血药浓度
依布利特	可能会增加发生（严重甚至危及生命）心律失常的风险，应避免合用
依法韦仑	可能会增加发生（严重甚至危及生命）心律失常的风险，应避免合用
依福德尼	可能会增加发生（严重甚至危及生命）心律失常的风险，应避免合用
依利格鲁司特	可能会显著升高依利格鲁司特的血药浓度
依鲁替尼	可能会增加出血并发症的风险
依那西普	可能会增加严重且可能危及生命的感染的风险，应避免合用
依匹哌唑	可能会升高依匹哌唑的血药浓度
依他普仑	可能会增加发生（严重甚至危及生命）心律失常的风险，应避免合用
依佐加滨	可能会增加发生（严重甚至危及生命）心律失常的风险，应避免合用
异丙嗪	可能会增加发生（严重甚至危及生命）心律失常的风险，应避免合用
异丙肾上腺素	可能会增加发生（严重甚至危及生命）心律失常的风险，应避免合用
疫苗	可能会产生疫苗感染的风险或对疫苗反应降低的风险

合用药物	临床评价
茚地那韦	可能会升高帕比司他的血药浓度
英夫利昔单抗	可能会增加严重且可能危及生命的感染的风险，应避免合用
罂粟碱	可能会增加发生（严重甚至危及生命）心律失常的风险，应避免合用
右芬氟拉明	可能会增加出血并发症的风险
赞布替尼	可能会增加出血并发症的风险
组氨瑞林	可能会增加发生（严重甚至危及生命）心律失常的风险，应避免合用
左醋美沙朵	可能会增加发生（严重甚至危及生命）心律失常的风险，应避免合用
左美丙嗪	可能会增加发生（严重甚至危及生命）心律失常的风险，应避免合用

第十三节　其他抗肿瘤药和抗肿瘤辅助药

一、来那度胺

与来那度胺合用药物临床评价见表 3-134。

表 3-134　与来那度胺合用药物临床评价

合用药物	临床评价
C1 酯酶抑制剂（人）	可能会增加静脉血栓栓塞的风险
阿达木单抗	可能会增加严重且可能危及生命的感染的风险，应避免合用
阿特珠单抗	可能会增加多发性骨髓瘤患者严重和危及生命的不良反应及死亡的风险
阿维鲁单抗	可能会增加多发性骨髓瘤患者严重和危及生命的不良反应及死亡的风险
奥培米芬	可能会增加静脉血栓栓塞的风险
巴瑞替尼	可能会增加感染、淋巴瘤和其他恶性肿瘤的风险
雌激素（包括外用）	可能会增加静脉血栓栓塞的风险
达贝泊汀α	可能会增加静脉血栓栓塞的风险
度伐鲁单抗	可能会增加多发性骨髓瘤患者严重和危及生命的不良反应及死亡的风险
芬戈莫德	可能会增加严重且可能危及生命的感染的风险，应避免合用
戈利木单抗	可能会增加严重且可能危及生命的感染的风险，应避免合用
卡介苗	可能会产生卡介苗感染的风险或对卡介苗反应降低的风险
可奈司他(conestat α)	可能会增加静脉血栓栓塞的风险
克拉屈滨	可能会增加发生严重感染的风险
来氟米特	可能会增加发生严重感染的风险
来昔决南钐[^{153}Sm]	可能会增强来昔决南钐[^{153}Sm]的骨髓抑制作用
雷洛昔芬	可能会增加静脉血栓栓塞的风险
洛伐他汀	可能会增加横纹肌溶解的风险
洛美他派	可能会增加肝损伤的风险
氯氮平	可能会增加血液毒性的风险和（或）严重性
米泊美生	可能会增加肝损伤的风险
那他珠单抗	可能会增加严重且可能危及生命的感染的风险，应避免合用
纳武单抗	可能会增加多发性骨髓瘤患者严重和危及生命的不良反应及死亡的风险
派姆单抗	可能会增加多发性骨髓瘤患者严重和危及生命的不良反应及死亡的风险

续表

合用药物	临床评价
培西达替尼	可能会增加肝损伤的风险
去铁酮	可能会增加血液毒性的风险和（或）严重性
炔雌醇	可能会增加静脉血栓栓塞的风险
赛妥珠单抗	可能会增加严重且可能危及生命的感染的风险，应避免合用
他莫基因拉帕维克	可能会发生危及生命的弥漫性疱疹感染
他莫昔芬	可能会增加静脉血栓栓塞的风险
他汀类	可能会增加横纹肌溶解的风险
特立氟胺	可能会增加发生严重感染的风险
托法替尼	可能会增加感染、淋巴瘤和其他恶性肿瘤的风险
托瑞米芬	可能会增加静脉血栓栓塞的风险
乌帕替尼	可能会增加感染、淋巴瘤和其他恶性肿瘤的风险
西波莫德	可能会增加意外的免疫抑制作用的风险
依伯汀α	可能会增加静脉血栓栓塞的风险
依泊汀β-甲氧基聚乙二醇	可能会增加静脉血栓栓塞的风险
依那西普	可能会增加严重且可能危及生命的感染的风险，应避免合用
疫苗	可能会产生疫苗感染的风险或对疫苗反应降低的风险
英夫利昔单抗	可能会增加严重且可能危及生命的感染的风险，应避免合用

二、三氧化二砷

与三氧化二砷合用药物临床评价见表3-135。

表3-135　与三氧化二砷合用药物临床评价

合用药物	临床评价
阿巴瑞克	可能会增加发生（严重甚至危及生命）心律失常的风险，应避免合用
阿比特龙	可能会增加发生（严重甚至危及生命）心律失常的风险，应避免合用
阿夫唑嗪	可能会增加发生（严重甚至危及生命）心律失常的风险，应避免合用
阿利马嗪	可能会增加发生（严重甚至危及生命）心律失常的风险，应避免合用
阿米替林	可能会增加发生（严重甚至危及生命）心律失常的风险，应避免合用
阿莫沙平	可能会增加发生（严重甚至危及生命）心律失常的风险，应避免合用
阿那格雷	可能会增加发生（严重甚至危及生命）心律失常的风险，应避免合用
阿帕鲁胺	可能会增加发生（严重甚至危及生命）心律失常的风险，应避免合用
阿扑吗啡	可能会增加发生（严重甚至危及生命）心律失常的风险，应避免合用
阿奇霉素	可能会增加发生（严重甚至危及生命）心律失常的风险，应避免合用
阿塞那平	可能会增加发生（严重甚至危及生命）心律失常的风险，应避免合用
阿司咪唑	可能会增加发生（严重甚至危及生命）心律失常的风险，应避免合用
艾日布林	可能会增加发生（严重甚至危及生命）心律失常的风险，应避免合用
胺碘酮	可能会增加发生（严重甚至危及生命）心律失常的风险，应避免合用
昂丹司琼	可能会增加发生（严重甚至危及生命）心律失常的风险，应避免合用
奥沙利铂	可能会增加发生（严重甚至危及生命）心律失常的风险，应避免合用
奥西那林	可能会增加发生（严重甚至危及生命）心律失常的风险，应避免合用

续表

合用药物	临床评价
奥西替尼	可能会增加发生（严重甚至危及生命）心律失常的风险，应避免合用
奥英妥珠单抗	可能会增加发生（严重甚至危及生命）心律失常的风险，应避免合用
贝达喹啉	可能会增加发生（严重甚至危及生命）心律失常的风险，应避免合用
比卡鲁胺	可能会增加发生（严重甚至危及生命）心律失常的风险，应避免合用
苄氟噻嗪	可能会增加发生（严重甚至危及生命）心律失常的风险，应避免合用
苄普地尔	可能会增加发生（严重甚至危及生命）心律失常的风险，应避免合用
苄噻嗪	可能会增加发生（严重甚至危及生命）心律失常的风险，应避免合用
表柔比星	可能会增加发生（严重甚至危及生命）心律失常的风险，应避免合用
丙吡胺	可能会增加发生（严重甚至危及生命）心律失常的风险，应避免合用
丙米嗪	可能会增加发生（严重甚至危及生命）心律失常的风险，应避免合用
丙嗪	可能会增加发生（严重甚至危及生命）心律失常的风险，应避免合用
丙氧芬	可能会增加发生（严重甚至危及生命）心律失常的风险，应避免合用
伯氨喹	可能会增加发生（严重甚至危及生命）心律失常的风险，应避免合用
泊利噻嗪	可能会增加发生（严重甚至危及生命）心律失常的风险，应避免合用
泊沙康唑	可能会增加发生（严重甚至危及生命）心律失常的风险，应避免合用
博舒替尼	可能会增加发生（严重甚至危及生命）心律失常的风险，应避免合用
布美他尼	可能会增加发生（严重甚至危及生命）心律失常的风险，应避免合用
醋甲唑胺	可能会增加发生（严重甚至危及生命）心律失常的风险，应避免合用
达沙替尼	可能会增加发生（严重甚至危及生命）心律失常的风险，应避免合用
氘代丁苯那嗪	可能会增加发生（严重甚至危及生命）心律失常的风险，应避免合用
地高辛免疫抗体	可能会增加发生（严重甚至危及生命）心律失常的风险，应避免合用
地加瑞克	可能会增加发生（严重甚至危及生命）心律失常的风险，应避免合用
地昔帕明	可能会增加发生（严重甚至危及生命）心律失常的风险，应避免合用
丁苯那嗪	可能会增加发生（严重甚至危及生命）心律失常的风险，应避免合用
丁丙诺啡	可能会增加发生（严重甚至危及生命）心律失常的风险，应避免合用
多非利特	可能会增加发生（严重甚至危及生命）心律失常的风险，应避免合用
多拉司琼	可能会增加发生（严重甚至危及生命）心律失常的风险，应避免合用
多柔比星	可能会增加发生（严重甚至危及生命）心律失常的风险，应避免合用
多塞平(包括外用)	可能会增加发生（严重甚至危及生命）心律失常的风险，应避免合用
恩克芬尼	可能会增加发生（严重甚至危及生命）心律失常的风险，应避免合用
恩曲替尼	可能会增加发生（严重甚至危及生命）心律失常的风险，应避免合用
恩杂鲁胺	可能会增加发生（严重甚至危及生命）心律失常的风险，应避免合用
伐地那非	可能会增加发生（严重甚至危及生命）心律失常的风险，应避免合用
凡德他尼	可能会增加发生（严重甚至危及生命）心律失常的风险，应避免合用
非诺多泮	可能会增加发生（严重甚至危及生命）心律失常的风险，应避免合用
芬戈莫德	可能会增加发生（严重甚至危及生命）心律失常的风险，应避免合用
奋乃静	可能会增加发生（严重甚至危及生命）心律失常的风险，应避免合用
呋塞米	可能会增加发生（严重甚至危及生命）心律失常的风险，应避免合用
伏立康唑	可能会增加发生（严重甚至危及生命）心律失常的风险，应避免合用

续表

合用药物	临床评价
氟奋乃静	可能会增加发生（严重甚至危及生命）心律失常的风险，应避免合用
氟卡尼	可能会增加发生（严重甚至危及生命）心律失常的风险，应避免合用
氟康唑	可能会增加发生（严重甚至危及生命）心律失常的风险，应避免合用
氟哌啶醇	可能会增加发生（严重甚至危及生命）心律失常的风险，应避免合用
氟哌利多	可能会增加发生（严重甚至危及生命）心律失常的风险，应避免合用
氟氢可的松	可能会增加发生（严重甚至危及生命）心律失常的风险，应避免合用
氟他胺	可能会增加发生（严重甚至危及生命）心律失常的风险，应避免合用
氟烷	可能会增加发生（严重甚至危及生命）心律失常的风险，应避免合用
氟西汀	可能会增加发生（严重甚至危及生命）心律失常的风险，应避免合用
复方聚乙二醇电解质散	可能会增加发生（严重甚至危及生命）心律失常的风险，应避免合用
戈舍瑞林	可能会增加发生（严重甚至危及生命）心律失常的风险，应避免合用
格拉德吉	可能会增加发生（严重甚至危及生命）心律失常的风险，应避免合用
格拉司琼	可能会增加发生（严重甚至危及生命）心律失常的风险，应避免合用
格帕沙星	可能会增加发生（严重甚至危及生命）心律失常的风险，应避免合用
红霉素	可能会增加发生（严重甚至危及生命）心律失常的风险，应避免合用
吉特替尼	可能会增加发生（严重甚至危及生命）心律失常的风险，应避免合用
甲氟喹	可能会增加发生（严重甚至危及生命）心律失常的风险，应避免合用
甲氯噻嗪	可能会增加发生（严重甚至危及生命）心律失常的风险，应避免合用
聚磺苯乙烯	可能会增加发生（严重甚至危及生命）心律失常的风险，应避免合用
卷曲霉素	可能会增加发生（严重甚至危及生命）心律失常的风险，应避免合用
决奈达隆	可能会增加发生（严重甚至危及生命）心律失常的风险，应避免合用
卡博替尼	可能会增加发生（严重甚至危及生命）心律失常的风险，应避免合用
可的松	可能会增加发生（严重甚至危及生命）心律失常的风险，应避免合用
克拉霉素	可能会增加发生（严重甚至危及生命）心律失常的风险，应避免合用
克唑替尼	可能会增加发生（严重甚至危及生命）心律失常的风险，应避免合用
奎尼丁	可能会增加发生（严重甚至危及生命）心律失常的风险，应避免合用
奎宁	可能会增加发生（严重甚至危及生命）心律失常的风险，应避免合用
喹硫平	可能会增加发生（严重甚至危及生命）心律失常的风险，应避免合用
喹诺酮类	可能会增加发生（严重甚至危及生命）心律失常的风险，应避免合用
拉帕替尼	可能会增加发生（严重甚至危及生命）心律失常的风险，应避免合用
来伐木林	可能会增加发生（严重甚至危及生命）心律失常的风险，应避免合用
乐伐替尼	可能会增加发生（严重甚至危及生命）心律失常的风险，应避免合用
雷诺嗪	可能会增加发生（严重甚至危及生命）心律失常的风险，应避免合用
锂剂	可能会增加发生（严重甚至危及生命）心律失常的风险，应避免合用
利培酮	可能会增加发生（严重甚至危及生命）心律失常的风险，应避免合用
利匹韦林	可能会增加发生（严重甚至危及生命）心律失常的风险，应避免合用
利托君	可能会增加发生（严重甚至危及生命）心律失常的风险，应避免合用
两性霉素 B	可能会增加发生（严重甚至危及生命）心律失常的风险，应避免合用
亮丙瑞林	可能会增加发生（严重甚至危及生命）心律失常的风险，应避免合用

续表

合用药物	临床评价
膦甲酸	可能会增加发生（严重甚至危及生命）心律失常的风险，应避免合用
硫利达嗪	可能会增加发生（严重甚至危及生命）心律失常的风险，应避免合用
卤泛群	可能会增加发生（严重甚至危及生命）心律失常的风险，应避免合用
罗米地辛	可能会增加发生（严重甚至危及生命）心律失常的风险，应避免合用
洛非西定	可能会增加发生（严重甚至危及生命）心律失常的风险，应避免合用
氯丙嗪	可能会增加发生（严重甚至危及生命）心律失常的风险，应避免合用
氯氮平	可能会增加发生（严重甚至危及生命）心律失常的风险，应避免合用
氯法齐明	可能会增加发生（严重甚至危及生命）心律失常的风险，应避免合用
氯喹	可能会增加发生（严重甚至危及生命）心律失常的风险，应避免合用
氯米帕明	可能会增加发生（严重甚至危及生命）心律失常的风险，应避免合用
氯噻嗪	可能会增加发生（严重甚至危及生命）心律失常的风险，应避免合用
氯噻酮	可能会增加发生（严重甚至危及生命）心律失常的风险，应避免合用
马普替林	可能会增加发生（严重甚至危及生命）心律失常的风险，应避免合用
马西瑞林	可能会增加发生（严重甚至危及生命）心律失常的风险，应避免合用
美沙酮	可能会增加发生（严重甚至危及生命）心律失常的风险，应避免合用
美索达嗪	可能会增加发生（严重甚至危及生命）心律失常的风险，应避免合用
美托拉宗	可能会增加发生（严重甚至危及生命）心律失常的风险，应避免合用
米哚妥林	可能会增加发生（严重甚至危及生命）心律失常的风险，应避免合用
米非司酮	可能会增加发生（严重甚至危及生命）心律失常的风险，应避免合用
米塔扎平	可能会增加发生（严重甚至危及生命）心律失常的风险，应避免合用
尼鲁米特	可能会增加发生（严重甚至危及生命）心律失常的风险，应避免合用
尼洛替尼	可能会增加发生（严重甚至危及生命）心律失常的风险，应避免合用
帕比司他	可能会增加发生（严重甚至危及生命）心律失常的风险，应避免合用
帕洛诺司琼	可能会增加发生（严重甚至危及生命）心律失常的风险，应避免合用
帕尼单抗	可能会增加发生（严重甚至危及生命）心律失常的风险，应避免合用
帕潘立酮	可能会增加发生（严重甚至危及生命）心律失常的风险，应避免合用
帕瑞肽	可能会增加发生（严重甚至危及生命）心律失常的风险，应避免合用
帕唑帕尼	可能会增加发生（严重甚至危及生命）心律失常的风险，应避免合用
喷他脒	可能会增加发生（严重甚至危及生命）心律失常的风险，应避免合用
匹多桑特	可能会增加发生（严重甚至危及生命）心律失常的风险，应避免合用
匹莫范色林	可能会增加发生（严重甚至危及生命）心律失常的风险，应避免合用
匹莫齐特	可能会增加发生（严重甚至危及生命）心律失常的风险，应避免合用
普鲁卡因胺	可能会增加发生（严重甚至危及生命）心律失常的风险，应避免合用
普鲁氯嗪	可能会增加发生（严重甚至危及生命）心律失常的风险，应避免合用
普罗布考	可能会增加发生（严重甚至危及生命）心律失常的风险，应避免合用
普罗帕酮	可能会增加发生（严重甚至危及生命）心律失常的风险，应避免合用
普罗替林	可能会增加发生（严重甚至危及生命）心律失常的风险，应避免合用
七氟烷	可能会增加发生（严重甚至危及生命）心律失常的风险，应避免合用
齐拉西酮	可能会增加发生（严重甚至危及生命）心律失常的风险，应避免合用

续表

合用药物	临床评价
羟氯喹	可能会增加发生（严重甚至危及生命）心律失常的风险，应避免合用
羟嗪	可能会增加发生（严重甚至危及生命）心律失常的风险，应避免合用
氢氟噻嗪	可能会增加发生（严重甚至危及生命）心律失常的风险，应避免合用
氢化可的松	可能会增加发生（严重甚至危及生命）心律失常的风险，应避免合用
氢氯噻嗪	可能会增加发生（严重甚至危及生命）心律失常的风险，应避免合用
曲马多	可能会增加发生（严重甚至危及生命）心律失常的风险，应避免合用
曲米帕明	可能会增加发生（严重甚至危及生命）心律失常的风险，应避免合用
曲普瑞林	可能会增加发生（严重甚至危及生命）心律失常的风险，应避免合用
曲唑酮	可能会增加发生（严重甚至危及生命）心律失常的风险，应避免合用
去甲替林	可能会增加发生（严重甚至危及生命）心律失常的风险，应避免合用
去铁酮	可能会增加血液毒性的风险和（或）严重性
全氟丙烷	可能会增加发生（严重甚至危及生命）心律失常的风险，应避免合用
柔红霉素	可能会增加发生（严重甚至危及生命）心律失常的风险，应避免合用
瑞博西利	可能会增加发生（严重甚至危及生命）心律失常的风险，应避免合用
三氟丙嗪	可能会增加发生（严重甚至危及生命）心律失常的风险，应避免合用
三氟拉嗪	可能会增加发生（严重甚至危及生命）心律失常的风险，应避免合用
三氯苯达唑	可能会增加发生（严重甚至危及生命）心律失常的风险，应避免合用
三氯噻嗪	可能会增加发生（严重甚至危及生命）心律失常的风险，应避免合用
色瑞替尼	可能会增加发生（严重甚至危及生命）心律失常的风险，应避免合用
沙奎那韦	可能会增加发生（严重甚至危及生命）心律失常的风险，应避免合用
舍曲林	可能会增加发生（严重甚至危及生命）心律失常的风险，应避免合用
舒尼替尼	可能会增加发生（严重甚至危及生命）心律失常的风险，应避免合用
双氯非那胺	可能会增加发生（严重甚至危及生命）心律失常的风险，应避免合用
顺铂	可能会增加发生（严重甚至危及生命）心律失常的风险，应避免合用
索拉非尼	可能会增加发生（严重甚至危及生命）心律失常的风险，应避免合用
索利那新	可能会增加发生（严重甚至危及生命）心律失常的风险，应避免合用
索他洛尔	可能会增加发生（严重甚至危及生命）心律失常的风险，应避免合用
他克莫司	可能会增加发生（严重甚至危及生命）心律失常的风险，应避免合用
他莫昔芬	可能会增加发生（严重甚至危及生命）心律失常的风险，应避免合用
泰利霉素	可能会增加发生（严重甚至危及生命）心律失常的风险，应避免合用
特布他林	可能会增加发生（严重甚至危及生命）心律失常的风险，应避免合用
特非那定	可能会增加发生（严重甚至危及生命）心律失常的风险，应避免合用
特拉万星	可能会增加发生（严重甚至危及生命）心律失常的风险，应避免合用
替扎尼定	可能会增加发生（严重甚至危及生命）心律失常的风险，应避免合用
酮康唑	可能会增加发生（严重甚至危及生命）心律失常的风险，应避免合用
托拉塞米	可能会增加发生（严重甚至危及生命）心律失常的风险，应避免合用
托莫西汀	可能会增加发生（严重甚至危及生命）心律失常的风险，应避免合用
托瑞米芬	可能会增加发生（严重甚至危及生命）心律失常的风险，应避免合用
威罗非尼	可能会增加发生（严重甚至危及生命）心律失常的风险，应避免合用

续表

续表

合用药物	临床评价
文拉法辛	可能会增加发生（严重甚至危及生命）心律失常的风险，应避免合用
西波莫德	可能会增加发生（严重甚至危及生命）心律失常的风险，应避免合用
西沙必利	可能会增加发生（严重甚至危及生命）心律失常的风险，应避免合用
西酞普兰	可能会增加发生（严重甚至危及生命）心律失常的风险，应避免合用
硒	使用三氧化二砷治疗过程中，避免使用含硒药品及食用含硒食品
腺苷	可能会增加发生（严重甚至危及生命）心律失常的风险，应避免合用
缬苯那嗪	可能会增加发生（严重甚至危及生命）心律失常的风险，应避免合用
血管加压素	可能会增加发生（严重甚至危及生命）心律失常的风险，应避免合用
伊达比星	可能会增加发生（严重甚至危及生命）心律失常的风险，应避免合用
伊伐布雷定	可能会增加发生（严重甚至危及生命）心律失常的风险，应避免合用
伊潘立酮	可能会增加发生（严重甚至危及生命）心律失常的风险，应避免合用
依布利特	可能会增加发生（严重甚至危及生命）心律失常的风险，应避免合用
依法韦仑	可能会增加发生（严重甚至危及生命）心律失常的风险，应避免合用
依福德尼	可能会增加发生（严重甚至危及生命）心律失常的风险，应避免合用
依他尼酸	可能会增加发生（严重甚至危及生命）心律失常的风险，应避免合用
依他普仑	可能会增加发生（严重甚至危及生命）心律失常的风险，应避免合用
依佐加滨	可能会增加发生（严重甚至危及生命）心律失常的风险，应避免合用
乙酰唑胺	可能会增加发生（严重甚至危及生命）心律失常的风险，应避免合用
异丙嗪	可能会增加发生（严重甚至危及生命）心律失常的风险，应避免合用
异丙肾上腺素	可能会增加发生（严重甚至危及生命）心律失常的风险，应避免合用
吲达帕胺	可能会增加发生（严重甚至危及生命）心律失常的风险，应避免合用
罂粟碱	可能会增加发生（严重甚至危及生命）心律失常的风险，应避免合用
组氨瑞林	可能会增加发生（严重甚至危及生命）心律失常的风险，应避免合用
左醋美沙朵	可能会增加发生（严重甚至危及生命）心律失常的风险，应避免合用
左美丙嗪	可能会增加发生（严重甚至危及生命）心律失常的风险，应避免合用

三、阿那格雷

参见三氧化二砷（除与硒的相互作用外）。

四、艾日布林

与艾日布林合用药物临床评价见表3-136。

表3-136 与艾日布林合用药物临床评价

合用药物	临床评价
阿达木单抗	合用可能会增加严重感染发生的风险，合用时应密切监测潜在并发症
阿那格雷	合用可能会增加严重心律失常发生的风险，合用时应密切监测潜在并发症
胺碘酮	合用可能会增加严重心律失常发生的风险，合用时应密切监测潜在并发症
奥西替尼	合用可能会增加严重心律失常发生的风险，合用时应密切监测潜在并发症
巴瑞替尼	合用可能会增加严重感染和各种癌症发生的风险，合用时应密切监测潜在并发症

续表

合用药物	临床评价
贝达喹啉	合用可能会增加严重心律失常发生的风险，合用时应密切监测潜在并发症
苄普地尔	合用可能会增加严重心律失常发生的风险，合用时应密切监测潜在并发症
多非利特	合用可能会增加严重心律失常发生的风险，合用时应密切监测潜在并发症
多拉司琼	合用可能会增加严重心律失常发生的风险，合用时应密切监测潜在并发症
凡德他尼	合用可能会增加严重心律失常发生的风险，合用时应密切监测潜在并发症
芬戈莫德	合用可能会增加严重心律失常发生的风险。若使用艾日布林治疗期间对芬戈莫德疗法保持稳定一个月，则可以合用这两种药物。合用也可能增加严重感染发生的风险，应密切监测潜在并发症
氟哌啶醇	合用可能会增加严重心律失常发生的风险，合用时应密切监测潜在并发症
氟哌利多	合用可能会增加严重心律失常发生的风险，合用时应密切监测潜在并发症
戈利木单抗	合用可能会增加严重感染发生的风险，合用时应密切监测潜在并发症
加替沙星	合用可能会增加严重心律失常发生的风险，合用时应密切监测潜在并发症
决奈达隆	不建议合用，合用可能会增加严重心律失常发生的风险
卡博替尼	合用可能会增加严重心律失常发生的风险
克拉屈滨	合用可能会增加严重感染发生的风险，合用时应密切监测潜在并发症
克唑替尼	合用可能会增加严重心律失常发生的风险，合用时应密切监测潜在并发症
奎尼丁	合用可能会增加严重心律失常发生的风险，合用时应密切监测潜在并发症
来氟米特	合用可能会增加严重感染发生的风险，合用时应密切监测潜在并发症
硫利达嗪	不建议合用，合用可能会增加严重心律失常发生的风险
卤泛群	合用可能会增加严重心律失常发生的风险，合用时应密切监测潜在并发症
氯氮平	不建议合用，合用会增加粒细胞缺乏症和严重心律失常发生的风险
美沙酮	合用可能会增加严重心律失常发生的风险，合用时应密切监测潜在并发症
美索达嗪	不建议合用，合用可能会增加严重心律失常发生的风险
米非司酮	合用可能会增加严重心律失常发生的风险，合用时应密切监测潜在并发症
莫西沙星	合用可能会增加严重心律失常发生的风险，合用时应密切监测潜在并发症
那他珠单抗	合用可能会增加严重感染发生的风险。可在密切监测和特殊检查的情况下合用，以最大程度地降低治疗期间感染发生的风险
尼洛替尼	合用可能会增加严重心律失常发生的风险，合用时应密切监测潜在并发症
帕比司他	合用可能会增加严重心律失常发生的风险，合用时应密切监测潜在并发症
帕瑞肽	合用可能会增加严重心律失常发生的风险，合用时应密切监测潜在并发症
匹莫齐特	不建议合用，合用可能会增加严重心律失常发生的风险
普鲁卡因胺	合用可能会增加严重心律失常发生的风险，合用时应密切监测潜在并发症
齐拉西酮	不建议合用，合用可能会增加严重心律失常发生的风险
去铁酮	去铁酮可降低白细胞数目，与艾日布林合用可能会增加患病风险，更容易增加严重感染发生的风险
赛妥珠单抗	合用可能会增加严重感染发生的风险，合用时应密切监测潜在并发症
三氧化二砷	合用可能会增加严重心律失常发生的风险，合用时应密切监测潜在并发症
色瑞替尼	合用可能会增加严重心律失常发生的风险，合用时应密切监测潜在并发症
沙奎那韦	不建议合用，合用可能会增加严重心律失常发生的风险
索他洛尔	合用可能会增加严重心律失常发生的风险，合用时应密切监测潜在并发症
特立氟胺	合用可能会增加严重感染发生的风险，合用时应密切监测潜在并发症

续表

合用药物	临床评价
托法替尼	合用可能会增加严重感染发生的风险，合用时应密切监测潜在并发症
托瑞米芬	合用可能会增加严重心律失常发生的风险，合用时应密切监测潜在并发症
威罗非尼	合用可能会增加严重心律失常发生的风险，合用时应密切监测潜在并发症
西沙必利	不建议合用，合用可能会增加严重感染发生的风险
西酞普兰	合用可能会增加严重心律失常发生的风险，合用时应密切监测潜在并发症
伊布利特	合用可能会增加严重心律失常发生的风险，合用时应密切监测潜在并发症
伊伐布雷定	合用可能会增加严重心律失常发生的风险，合用时应密切监测潜在并发症
依法韦仑	合用可能会增加严重心律失常发生的风险，合用时应密切监测潜在并发症
依那西普	合用可能会增加严重心律失常发生的风险，合用时应密切监测潜在并发症
依他普仑	合用可能会增加严重心律失常发生的风险，合用时应密切监测潜在并发症
依维替尼	合用可能会增加严重心律失常发生的风险，合用时应密切监测潜在并发症
英夫利昔单抗	合用可能会增加严重感染发生的风险，合用时应密切监测潜在并发症
罂粟碱	合用可能会增加严重心律失常发生的风险，合用时应密切监测潜在并发症
左醋美沙朵	不建议合用，合用可能会增加严重心律失常发生的风险

五、奥拉帕尼

与奥拉帕尼合用药物临床评价见表 3-137。

表 3-137　与奥拉帕尼合用药物临床评价

合用药物	临床评价
阿达木单抗	合用可能会增加严重感染发生的风险，合用时应密切监测潜在并发症
阿帕鲁胺	阿帕鲁胺可能会显著降低奥拉帕尼的血药浓度，从而使药物治疗癌症的效果降低
阿瑞匹坦	阿瑞匹坦可能会显著升高奥拉帕尼的血药浓度，从而增加不良反应的风险和严重性，合用时应密切监测潜在并发症
阿扎那韦	阿扎那韦可能会显著升高奥拉帕尼的血药浓度，从而增加不良反应的风险和严重性，合用时应密切监测潜在并发症
艾代拉里斯	艾代拉里斯可能会显著升高奥拉帕尼的血药浓度，从而增加不良反应的风险和严重性，合用时应密切监测潜在并发症
安泼那韦	安泼那韦可能会显著升高奥拉帕尼的血药浓度，从而增加不良反应的风险和严重性，合用时应密切监测潜在并发症
巴瑞替尼	合用可能会增加严重感染发生的风险，合用时应密切监测潜在并发症
苯巴比妥	苯巴比妥可能会显著降低奥拉帕尼的血药浓度，从而使药物治疗癌症的效果降低
苯妥英	苯妥英可能会显著降低奥拉帕尼的血药浓度，从而使药物治疗癌症的效果降低
波生坦	波生坦可能会显著降低奥拉帕尼的血药浓度，从而使药物治疗癌症的效果降低
泊沙康唑	泊沙康唑可能会显著升高奥拉帕尼的血药浓度，从而增加不良反应的风险和严重性，合用时应密切监测潜在并发症
博赛普韦	博赛普韦可能会显著升高奥拉帕尼的血药浓度，从而增加不良反应的风险和严重性，合用时应密切监测潜在并发症

续表

合用药物	临床评价
醋竹桃霉素	醋竹桃霉素可能会显著升高奥拉帕尼的血药浓度,从而增加不良反应的风险和严重性,合用时应密切监测潜在并发症
达芦那韦	达芦那韦可能会显著升高奥拉帕尼的血药浓度,从而增加不良反应的风险和严重性,合用时应密切监测潜在并发症
地尔硫䓬	地尔硫䓬可能会显著升高奥拉帕尼的血药浓度,从而增加不良反应的风险和严重性,合用时应密切监测潜在并发症
地拉夫定	地拉夫定可能会显著升高奥拉帕尼的血药浓度,从而增加不良反应的风险和严重性,合用时应密切监测潜在并发症
地塞米松	地塞米松可能会显著降低奥拉帕尼的血药浓度,从而使药物治疗癌症的效果降低
恩杂鲁胺	恩杂鲁胺可能会显著降低奥拉帕尼的血药浓度,从而使药物治疗癌症的效果降低
芬戈莫德	合用可能会增加严重感染发生的风险,合用时应密切监测潜在并发症
伏立康唑	伏立康唑可能会显著升高奥拉帕尼的血药浓度,从而增加不良反应的风险和严重性,合用时应密切监测潜在并发症
氟康唑	氟康唑可能会显著升高奥拉帕尼的血药浓度,从而增加不良反应的风险和严重性,合用时应密切监测潜在并发症
福沙那韦	福沙那韦可能会显著升高奥拉帕尼的血药浓度,从而增加不良反应的风险和严重性,合用时应密切监测潜在并发症
戈利木单抗	合用可能会增加严重感染发生的风险,合用时应密切监测潜在并发症
红霉素	红霉素可能会显著升高奥拉帕尼的血药浓度,从而增加不良反应的风险和严重性,合用时应密切监测潜在并发症
环丙沙星	环丙沙星可能会显著升高奥拉帕尼的血药浓度,从而增加不良反应的风险和严重性,合用时应密切监测潜在并发症
决奈达隆	决奈达隆可能会显著升高奥拉帕尼的血药浓度,从而增加不良反应的风险和严重性,合用时应密切监测潜在并发症
卡马西平	卡马西平可能会显著降低奥拉帕尼的血药浓度,从而使药物治疗癌症的效果降低
考尼伐坦	考尼伐坦可能会显著升高奥拉帕尼的血药浓度,从而增加不良反应的风险和严重性,合用时应密切监测潜在并发症
可比司他	可比司他可能会显著升高奥拉帕尼的血药浓度,从而增加不良反应的风险和严重性,合用时应密切监测潜在并发症
克拉霉素	克拉霉素可能会显著升高奥拉帕尼的血药浓度,从而增加不良反应的风险和严重性,合用时应密切监测潜在并发症
克拉屈滨	合用可能会增加严重感染发生的风险,合用时应密切监测潜在并发症
克唑替尼	克唑替尼可能会显著升高奥拉帕尼的血药浓度,从而增加不良反应的风险和严重性,合用时应密切监测潜在并发症
来氟米特	合用可能会增加严重感染发生的风险,合用时应密切监测潜在并发症
来特莫韦	来特莫韦可能会显著升高奥拉帕尼的血药浓度,从而增加不良反应的风险和严重性,合用时应密切监测潜在并发症
劳拉替尼	劳拉替尼可能会显著降低奥拉帕尼的血药浓度,从而使药物治疗癌症的效果降低
利福布汀	利福布汀可能会显著降低奥拉帕尼的血药浓度,从而使药物治疗癌症的效果降低
利福喷丁	利福喷丁可能会显著降低奥拉帕尼的血药浓度,从而使药物治疗癌症的效果降低

续表

合用药物	临床评价
利福平	利福平可能会显著降低奥拉帕尼的血药浓度，从而使药物治疗癌症的效果降低
利托那韦	利托那韦可能会显著升高奥拉帕尼的血药浓度，从而增加不良反应的风险和严重性，合用时应密切监测潜在并发症
磷苯妥英	磷苯妥英可能会显著降低奥拉帕尼的血药浓度，从而使药物治疗癌症的效果降低
氯氮平	不建议合用，氯氮平可以降低白细胞数目，将其与奥拉帕尼合用可能会增加风险
米贝地尔	米贝地尔可能会显著升高奥拉帕尼的血药浓度，从而增加不良反应的风险和严重性，合用时应密切监测潜在并发症
米托坦	米托坦可能会显著降低奥拉帕尼的血药浓度，从而使药物治疗癌症的效果降低
莫达非尼	莫达非尼可能会显著降低奥拉帕尼的血药浓度，从而使药物治疗癌症的效果降低
那他珠单抗	合用或相继使用（间隔时间很少或者没有）可能会增加严重感染发生的风险。可在密切监测和特殊检查的情况下合用，以最大限度地降低治疗期间感染的风险
奈非那韦	奈非那韦可能会显著升高奥拉帕尼的血药浓度，从而增加不良反应的风险和严重性，合用时应密切监测潜在并发症
奈韦拉平	奈韦拉平可能会显著降低奥拉帕尼的血药浓度，从而使药物治疗癌症的效果降低
萘法唑酮	萘法唑酮可能会显著升高奥拉帕尼的血药浓度，从而增加不良反应的风险和严重性，合用时应密切监测潜在并发症
萘夫西林	萘夫西林可能会显著降低奥拉帕尼的血药浓度，从而使药物治疗癌症的效果降低
扑米酮	扑米酮可能会显著降低奥拉帕尼的血药浓度，从而使药物治疗癌症的效果降低
去铁酮	去铁酮可降低白细胞数目，与奥拉帕尼合用可能会增加患病风险，更容易增加严重感染发生的风险
赛妥珠单抗	合用可能会增加严重感染发生的风险，合用时应密切监测潜在并发症
沙奎那韦	沙奎那韦可能会显著升高奥拉帕尼的血药浓度，从而增加不良反应的风险和严重性，合用时应密切监测潜在并发症
特立氟胺	合用可能会增加严重感染发生的风险，合用时应密切监测潜在并发症
替拉那韦	替拉那韦可能会显著升高奥拉帕尼的血药浓度，从而增加不良反应的风险和严重性，合用时应密切监测潜在并发症
酮康唑	酮康唑可能会显著升高奥拉帕尼的血药浓度，从而增加不良反应的风险和严重性，合用时应密切监测潜在并发症
托法替尼	合用可能会增加严重感染发生的风险，合用时应密切监测潜在并发症
伊马替尼	伊马替尼可能会显著升高奥拉帕尼的血药浓度，从而增加不良反应的风险和严重性，合用时应密切监测潜在并发症
伊曲康唑	伊曲康唑可能会显著升高奥拉帕尼的血药浓度，从而增加不良反应的风险和严重性，合用时应密切监测潜在并发症
依法韦仑	依法韦仑可能会显著降低奥拉帕尼的血药浓度，从而使药物治疗癌症的效果降低
依那西普	合用可能会增加严重感染发生的风险，合用时应密切监测潜在并发症
依曲韦林	依曲韦林可能会显著降低奥拉帕尼的血药浓度，从而使药物治疗癌症的效果降低
茚地那韦	茚地那韦可能会显著升高奥拉帕尼的血药浓度，从而增加不良反应的风险和严重性，合用时应密切监测潜在并发症
英夫利昔单抗	合用可能会增加严重感染发生的风险，合用时应密切监测潜在并发症

六、依维莫司

与依维莫司合用药物临床评价见表 3-138。

表 3-138　与依维莫司合用药物临床评价

合用药物	临床评价
阿达木单抗	合用可能会增加严重感染发生的风险，合用时应密切监测潜在并发症
阿帕鲁胺	阿帕鲁胺可能会降低依维莫司的血药浓度而影响其疗效，合用时应密切监测
阿瑞匹坦	阿瑞匹坦可能会显著升高依维莫司的血药浓度，从而增加不良反应发生的风险和严重性，合用时应密切监测
阿昔洛韦	依维莫司可能会引起肾脏问题，与阿昔洛韦合用可能会增加这种风险，合用时应密切监测
阿扎那韦	不建议合用，合用可能会显著升高依维莫司的血药浓度，从而增加严重不良反应发生的风险
艾代拉里斯	不建议合用，合用可能会显著升高依维莫司的血药浓度，从而增加严重不良反应发生的风险
安泼那韦	不建议合用，合用可能会显著升高依维莫司的血药浓度，从而增加严重不良反应发生的风险
氨基糖苷类	依维莫司可能会引起肾脏问题，与氨基糖苷类合用可能会增加这种风险，合用时应密切监测
巴瑞替尼	合用可能会增加潜在致命感染及某些癌症发生的风险，合用时应密切监测潜在并发症
苯巴比妥	苯巴比妥可能会降低依维莫司的血药浓度而影响其疗效，合用时应密切监测
苯妥英	苯妥英可能会降低依维莫司的血药浓度而影响其疗效，合用时应密切监测
泊沙康唑	泊沙康唑可能会显著升高依维莫司的血药浓度，从而增加不良反应发生的风险和严重性，合用时应密切监测
博赛普韦	不建议合用，合用可能会显著升高依维莫司的血药浓度，从而增加严重不良反应发生的风险
醋竹桃霉素	不建议合用，合用可能会显著升高依维莫司的血药浓度，从而增加严重不良反应发生的风险
达芦那韦	不建议合用，合用可能会显著升高依维莫司的血药浓度，从而增加严重不良反应发生的风险
地尔硫䓬	地尔硫䓬可能会显著升高依维莫司的血药浓度，从而增加不良反应发生的风险和严重性，合用时应密切监测
地拉夫定	地拉夫定可能会显著升高依维莫司的血药浓度，从而增加不良反应发生的风险和严重性，合用时应密切监测
地塞米松	地塞米松可能会降低依维莫司的血药浓度而影响其疗效，合用时应密切监测
多黏菌素 B	依维莫司可能会引起肾脏问题，与多黏菌素 B 合用可能会增加这种风险，合用时应密切监测
恩杂鲁胺	恩杂鲁胺可能会降低依维莫司的血药浓度而影响其疗效，合用时应密切监测
伐昔洛韦	依维莫司可能会引起肾脏问题，与伐昔洛韦合用可能会增加这种风险，合用时应密切监测
非甾体抗炎药	依维莫司可能会引起肾脏问题，与非甾体抗炎药合用可能会增加这种风险，合用时应密切监测
芬戈莫德	合用可能会增加严重感染发生的风险，合用时应密切监测潜在并发症
伏立康唑	不建议合用，合用可能会显著升高依维莫司的血药浓度，从而增加严重不良反应发生的风险
氟班色林	氟班色林可能会显著升高依维莫司的血药浓度，从而增加不良反应发生的风险和严重性，合用时应密切监测
氟伏沙明	氟伏沙明可能会显著升高依维莫司的血药浓度，从而增加不良反应发生的风险和严重性，合用时应密切监测
氟康唑	氟康唑可能会显著升高依维莫司的血药浓度，从而增加不良反应发生的风险和严重性，合用时应密切监测
福沙匹坦	福沙匹坦可能会显著升高依维莫司的血药浓度，从而增加不良反应发生的风险和严重性，合用时应密切监测
戈利木单抗	合用可能会增加严重感染发生的风险，合用时应密切监测潜在并发症
红霉素	不建议合用，合用可能会显著升高依维莫司的血药浓度，从而增加严重不良反应发生的风险
环孢素	不建议合用，合用可能会显著升高依维莫司的血药浓度，从而增加严重不良反应发生的风险
甲氨蝶呤	依维莫司可能会引起肾脏问题，与甲氨蝶呤合用可能会增加这种风险，合用时应密切监测
决奈达隆	决奈达隆可能会显著升高依维莫司的血药浓度，从而增加不良反应发生的风险和严重性，合用时应密切监测
卡马西平	卡马西平可能会降低依维莫司的血药浓度而影响其疗效，合用时应密切监测
考尼伐坦	不建议合用，合用可能会显著升高依维莫司的血药浓度，从而增加严重不良反应发生的风险
可比司他	不建议合用，合用可能会显著升高依维莫司的血药浓度，从而增加严重不良反应发生的风险

续表

合用药物	临床评价
克拉霉素	不建议合用,合用可能会显著升高依维莫司的血药浓度,从而增加严重不良反应发生的风险
克拉屈滨	合用可能会增加严重感染发生的风险,合用时应密切监测潜在并发症
克唑替尼	克唑替尼可能会显著升高依维莫司的血药浓度,从而增加不良反应发生的风险和严重性,合用时应密切监测
来氟米特	合用可能会增加严重感染发生的风险,合用时应密切监测潜在并发症
来特莫韦	来特莫韦可能会显著升高依维莫司的血药浓度,从而增加不良反应发生的风险和严重性,合用时应密切监测
锂剂	依维莫司可能会引起肾脏问题,与锂剂合用可能会增加这种风险,合用时应密切监测
利福布汀	利福布汀可能会降低依维莫司的血药浓度而影响其疗效,合用时应密切监测
利福喷丁	利福喷丁可能会降低依维莫司的血药浓度而影响其疗效,合用时应密切监测
利福平	利福平可能会降低依维莫司的血药浓度而影响其疗效,合用时应密切监测
两性霉素B	依维莫司可能会引起肾脏问题,与两性霉素B合用可能会增加这种风险,合用时应密切监测
磷苯妥英	磷苯妥英可能会降低依维莫司的血药浓度而影响其疗效,合用时应密切监测
膦甲酸	依维莫司可能会引起肾脏问题,与膦甲酸合用可能会增加这种风险,合用时应密切监测
米贝地尔	米贝地尔可能会显著升高依维莫司的血药浓度,从而增加不良反应发生的风险和严重性,合用时应密切监测
米非司酮	米非司酮可能会显著升高依维莫司的血药浓度,从而增加不良反应发生的风险和严重性,合用时应密切监测
那他珠单抗	合用可能会增加严重感染发生的风险,合用时应密切监测潜在并发症
奈非那韦	不建议合用,合用可能会显著升高依维莫司的血药浓度,从而增加严重不良反应发生的风险
萘法唑酮	不建议合用,合用可能会显著升高依维莫司的血药浓度,从而增加严重不良反应发生的风险
扑米酮	扑米酮可能会降低依维莫司的血药浓度而影响其疗效,合用时应密切监测
庆大霉素	依维莫司可能会引起肾脏问题,与庆大霉素合用可能会增加这种风险,合用时应密切监测
去铁酮	去铁酮可降低白细胞数目,与依维莫司合用可能会增加患病风险,更容易增加严重感染发生的风险
赛妥珠单抗	合用可能会增加严重感染发生的风险,合用时应密切监测潜在并发症
沙奎那韦	不建议合用,合用可能会显著升高依维莫司的血药浓度,从而增加严重不良反应发生的风险
顺铂	依维莫司可能会引起肾脏问题,与顺铂合用可能会增加这种风险,合用时应密切监测
泰利霉素	不建议合用,合用可能会显著升高依维莫司的血药浓度,从而增加严重不良反应发生的风险
特拉万星	依维莫司可能会引起肾脏问题,与特拉万星合用可能会增加这种风险,合用时应密切监测
特立氟胺	合用可能会增加严重感染发生的风险,合用时应密切监测潜在并发症
替拉那韦	不建议合用,合用可能会显著升高依维莫司的血药浓度,从而增加严重不良反应发生的风险
酮康唑	不建议合用,合用可能会显著升高依维莫司的血药浓度,从而增加严重不良反应发生的风险
托法替尼	合用可能会增加严重感染发生的风险,合用时应密切监测潜在并发症
万古霉素	依维莫司可能会引起肾脏问题,与万古霉素合用可能会增加这种风险,合用时应密切监测
维拉帕米	维拉帕米可能会显著升高依维莫司的血药浓度,从而增加不良反应发生的风险和严重性,合用时应密切监测
硝酸镓	依维莫司可能会引起肾脏问题,与硝酸镓合用可能会增加这种风险,合用时应密切监测
伊马替尼	伊马替尼可能会显著升高依维莫司的血药浓度,从而增加不良反应发生的风险和严重性,合用时应密切监测
伊诺特森	伊诺特森可能会引起肾脏疾病,与依维莫司合用可能会增加这种风险
伊曲康唑	不建议合用,合用可能会显著升高依维莫司的血药浓度,从而增加严重不良反应发生的风险
依那西普	合用可能会增加严重感染发生的风险,合用时应密切监测潜在并发症
异康唑	异康唑可能会显著升高依维莫司的血药浓度,从而增加不良反应发生的风险和严重性,合用时应密切监测
茚地那韦	不建议合用,合用可能会显著升高依维莫司的血药浓度,从而增加严重不良反应发生的风险
英夫利昔单抗	合用可能会增加严重感染发生的风险,合用时应密切监测潜在并发症

七、泊马度胺

与泊马度胺合用药物临床评价见表3-139。

表3-139 与泊马度胺合用药物临床评价

合用药物	临床评价
阿达木单抗	合用可能会增加严重感染发生的风险，合用时应密切监测潜在并发症
阿法单抗	合用可能会增加严重且危及生命的不良反应及死亡风险的发生
阿特珠单抗	合用可能会增加严重且危及生命的不良反应及死亡风险的发生
奥司米芬	泊马度胺可能会导致血栓，与奥司米芬合用可能会增加危险，合用时应密切监测
巴瑞替尼	合用可能会增加严重感染发生的风险，合用时应密切监测潜在并发症
雌激素	泊马度胺可能会导致血栓，与雌二醇合用可能会增加危险，合用时应密切监测
芬戈莫德	合用可能会增加严重感染发生的风险，合用时应密切监测潜在并发症
戈利木单抗	合用可能会增加严重感染发生的风险，合用时应密切监测潜在并发症
克拉屈滨	合用可能会增加严重感染发生的风险，合用时应密切监测潜在并发症
来氟米特	合用可能会增加严重感染发生的风险，合用时应密切监测潜在并发症
雷洛昔芬	泊马度胺可能会导致血栓，与雷洛昔芬合用可能会增加危险，合用时应密切监测
氯氮平	不建议合用，氯氮平可以降低白细胞数目，将其与泊马度胺合用可能会增加风险
那他珠单抗	合用可能会增加严重感染发生的风险，在接受泊马度胺治疗期间可在密切监测和特殊检查的情况下使用那他珠单抗，以最大程度地降低治疗期间发生感染的风险
纳武单抗	合用可能会增加严重且危及生命的不良反应及死亡风险的发生
哌替尼	泊马度胺可能会导致血栓，与哌替尼合用可能会增加危险，合用时应密切监测
派姆单抗	合用可能会增加严重且危及生命的不良反应及死亡风险的发生
去铁酮	去铁酮可降低白细胞数目，与泊马度胺合用可能会增加患病风险，更容易增加严重感染发生的风险
赛妥珠单抗	合用可能会增加严重感染发生的风险，合用时应密切监测潜在并发症
特立氟胺	合用可能会增加严重感染发生的风险，合用时应密切监测潜在并发症
托法替尼	合用可能会增加严重感染发生的风险，合用时应密切监测潜在并发症
托瑞米芬	泊马度胺可能会导致血栓，与托瑞米芬合用可能会增加危险，合用时应密切监测
依那西普	合用可能会增加严重感染发生的风险，合用时应密切监测潜在并发症
英夫利昔单抗	合用可能会增加严重感染发生的风险，合用时应密切监测潜在并发症

八、依福德尼

与依福德尼合用药物临床评价见表3-140。

表3-140 与依福德尼合用药物临床评价

合用药物	临床评价
阿巴瑞克	合用可能会增加严重心律失常发生的风险，合用时应密切监测潜在并发症
阿比特龙	合用可能会增加严重心律失常发生的风险，合用时应密切监测潜在并发症
阿夫唑嗪	合用可能会增加严重心律失常发生的风险，合用时应密切监测潜在并发症
阿米替林	合用可能会增加严重心律失常发生的风险，合用时应密切监测潜在并发症
阿莫沙平	合用可能会增加严重心律失常发生的风险，合用时应密切监测潜在并发症

续表

合用药物	临床评价
阿帕鲁胺	阿帕鲁胺可能会降低依福德尼的血药浓度而使其疗效降低
阿扑吗啡	合用可能会增加严重心律失常发生的风险,合用时应密切监测潜在并发症
阿奇霉素	合用可能会增加严重心律失常发生的风险,合用时应密切监测潜在并发症
阿瑞匹坦	合用可能会显著升高依福德尼的血药浓度,可能会增加严重心律失常发生的风险,合用时应密切监测潜在并发症
阿塞那平	合用可能会增加严重心律失常发生的风险,合用时应密切监测潜在并发症
阿司咪唑	合用可能会增加严重心律失常发生的风险,合用时应密切监测潜在并发症
阿扎那韦	合用可能会显著升高依福德尼的血药浓度,可能会增加严重心律失常发生的风险,合用时应密切监测潜在并发症
艾代拉里斯	合用可能会显著升高依福德尼的血药浓度,可能会增加严重心律失常发生的风险,合用时应密切监测潜在并发症
艾日布林	合用可能会增加严重心律失常发生的风险,合用时应密切监测潜在并发症
胺碘酮	合用可能会增加严重心律失常发生的风险,合用时应密切监测潜在并发症
昂丹司琼	合用可能会增加严重心律失常发生的风险,合用时应密切监测潜在并发症
奥沙利铂	合用可能会增加严重心律失常发生的风险,合用时应密切监测潜在并发症
奥西替尼	合用可能会增加严重心律失常发生的风险,合用时应密切监测潜在并发症
奥英妥珠单抗	合用可能会增加严重心律失常发生的风险,合用时应密切监测潜在并发症
贝达喹啉	合用可能会增加严重心律失常发生的风险,合用时应密切监测潜在并发症
苯巴比妥	苯巴比妥可能会降低依福德尼的血药浓度而使其疗效降低
苯妥英	苯妥英可能会降低依福德尼的血药浓度而使其疗效降低
比卡鲁胺	合用可能会增加严重心律失常发生的风险,合用时应密切监测潜在并发症
苄普地尔	合用可能会增加严重心律失常发生的风险,合用时应密切监测潜在并发症
表柔比星	合用可能会增加严重心律失常发生的风险,合用时应密切监测潜在并发症
丙米嗪	合用可能会增加严重心律失常发生的风险,合用时应密切监测潜在并发症
丙嗪	合用可能会增加严重心律失常发生的风险,合用时应密切监测潜在并发症
伯氨喹	合用可能会增加严重心律失常发生的风险,合用时应密切监测潜在并发症
泊沙康唑	合用可能会显著升高依福德尼的血药浓度,可能会增加严重心律失常发生的风险,合用时应密切监测潜在并发症
博赛普韦	合用可能会显著升高依福德尼的血药浓度,可能会增加严重心律失常发生的风险,合用时应密切监测潜在并发症
博舒替尼	合用可能会增加严重心律失常发生的风险,合用时应密切监测潜在并发症
布托啡诺	依福德尼可能会降低布托啡诺的血药浓度,从而使其治疗疼痛的效果降低,合用时应密切监测
醋竹桃霉素	合用可能会显著升高依福德尼的血药浓度,可能会增加严重心律失常发生的风险,合用时应密切监测潜在并发症
达芦那韦	合用可能会显著升高依福德尼的血药浓度,可能会增加严重心律失常发生的风险,合用时应密切监测潜在并发症
达沙替尼	合用可能会增加严重心律失常发生的风险,合用时应密切监测潜在并发症
地尔硫䓬	合用可能会显著升高依福德尼的血药浓度,可能会增加严重心律失常发生的风险,合用时应密切监测潜在并发症

续表

合用药物	临床评价
地加瑞克	合用可能会增加严重心律失常发生的风险，合用时应密切监测潜在并发症
地拉夫定	合用可能会显著升高依福德尼的血药浓度，可能会增加严重心律失常发生的风险，合用时应密切监测潜在并发症
地昔帕明	合用可能会增加严重心律失常发生的风险，合用时应密切监测潜在并发症
丁苯那嗪	合用可能会增加严重心律失常发生的风险，合用时应密切监测潜在并发症
丁丙诺啡	合用可能会增加严重心律失常发生的风险，合用时应密切监测潜在并发症
多非利特	合用可能会增加严重心律失常发生的风险，合用时应密切监测潜在并发症
多拉司琼	合用可能会增加严重心律失常发生的风险，合用时应密切监测潜在并发症
多柔比星	合用可能会增加严重心律失常发生的风险，合用时应密切监测潜在并发症
多塞平	合用可能会增加严重心律失常发生的风险，合用时应密切监测潜在并发症
恩克芬尼	合用可能会增加严重心律失常发生的风险，合用时应密切监测潜在并发症
恩杂鲁胺	恩杂鲁胺可能会降低依福德尼的血药浓度而使其疗效降低
伐地那非	合用可能会增加严重心律失常发生的风险，合用时应密切监测潜在并发症
凡德他尼	合用可能会增加严重心律失常发生的风险，合用时应密切监测潜在并发症
芬戈莫德	合用可能会增加严重心律失常发生的风险，合用时应密切监测潜在并发症
芬太尼	依福德尼可能会降低芬太尼的血药浓度，从而使其治疗疼痛的效果降低，合用时应密切监测
奋乃静	合用可能会增加严重心律失常发生的风险，合用时应密切监测潜在并发症
伏立康唑	合用可能会显著升高依福德尼的血药浓度，可能会增加严重心律失常发生的风险，合用时应密切监测潜在并发症
氟奋乃静	合用可能会增加严重心律失常发生的风险，合用时应密切监测潜在并发症
氟卡尼	合用可能会增加严重心律失常发生的风险，合用时应密切监测潜在并发症
氟康唑	合用可能会显著升高依福德尼的血药浓度，可能会增加严重心律失常发生的风险，合用时应密切监测潜在并发症
氟哌啶醇	合用可能会增加严重心律失常发生的风险，合用时应密切监测潜在并发症
氟哌利多	合用可能会增加严重心律失常发生的风险，合用时应密切监测潜在并发症
氟他胺	合用可能会增加严重心律失常发生的风险，合用时应密切监测潜在并发症
氟西汀	合用可能会增加严重心律失常发生的风险，合用时应密切监测潜在并发症
福沙那韦	合用可能会显著升高依福德尼的血药浓度，可能会增加严重心律失常发生的风险，合用时应密切监测潜在并发症
戈舍瑞林	合用可能会增加严重心律失常发生的风险，合用时应密切监测潜在并发症
格拉司琼	合用可能会增加严重心律失常发生的风险，合用时应密切监测潜在并发症
红霉素	合用可能会显著升高依福德尼的血药浓度，可能会增加严重心律失常发生的风险，合用时应密切监测潜在并发症
吉特替尼	合用可能会增加严重心律失常发生的风险，合用时应密切监测潜在并发症
甲氟喹	合用可能会增加严重心律失常发生的风险，合用时应密切监测潜在并发症
决奈达隆	不建议合用，合用可能会增加严重心律失常发生的风险
卡博替尼	合用可能会增加严重心律失常发生的风险，合用时应密切监测潜在并发症
卡马西平	卡马西平可能会降低依福德尼的血药浓度而使其疗效降低

续表

合用药物	临床评价
考尼伐坦	合用可能会显著升高依福德尼的血药浓度，可能会增加严重心律失常发生的风险，合用时应密切监测潜在并发症
克拉霉素	合用可能会显著升高依福德尼的血药浓度，可能会增加严重心律失常发生的风险，合用时应密切监测潜在并发症
克唑替尼	合用可能会增加严重心律失常发生的风险，合用时应密切监测潜在并发症
奎尼丁	合用可能会增加严重心律失常发生的风险，合用时应密切监测潜在并发症
奎宁	合用可能会增加严重心律失常发生的风险，合用时应密切监测潜在并发症
喹硫平	合用可能会增加严重心律失常发生的风险，合用时应密切监测潜在并发症
喹诺酮类	合用可能会增加严重心律失常发生的风险，合用时应密切监测潜在并发症
拉帕替尼	合用可能会增加严重心律失常发生的风险，合用时应密切监测潜在并发症
乐伐替尼	合用可能会增加严重心律失常发生的风险，合用时应密切监测潜在并发症
雷公藤甲素	合用可能会增加严重心律失常发生的风险，合用时应密切监测潜在并发症
雷诺嗪	合用可能会增加严重心律失常发生的风险，合用时应密切监测潜在并发症
锂剂	合用可能会增加严重心律失常发生的风险，合用时应密切监测潜在并发症
利福喷丁	利福喷丁可能会降低依福德尼的血药浓度而使其疗效降低
利福平	利福平可能会降低依福德尼的血药浓度而使其疗效降低
利培酮	合用可能会增加严重心律失常发生的风险，合用时应密切监测潜在并发症
利匹韦林	合用可能会增加严重心律失常发生的风险，合用时应密切监测潜在并发症
利托那韦	合用可能会显著升高依福德尼的血药浓度，可能会增加严重心律失常发生的风险，合用时应密切监测潜在并发症
亮丙瑞林	合用可能会增加严重心律失常发生的风险，合用时应密切监测潜在并发症
磷苯妥英	磷苯妥英可能会降低依福德尼的血药浓度而使其疗效降低
膦甲酸	合用可能会增加严重心律失常发生的风险，合用时应密切监测潜在并发症
硫利达嗪	不建议合用，合用可能会增加严重心律失常发生的风险
卤泛群	不建议合用，合用可能会增加严重心律失常发生的风险
罗米地辛	合用可能会增加严重心律失常发生的风险，合用时应密切监测潜在并发症
洛非他定	合用可能会增加严重心律失常发生的风险，合用时应密切监测潜在并发症
洛美沙星	合用可能会增加严重心律失常发生的风险，合用时应密切监测潜在并发症
氯丙嗪	合用可能会增加严重心律失常发生的风险，合用时应密切监测潜在并发症
氯法齐明	合用可能会增加严重心律失常发生的风险，合用时应密切监测潜在并发症
氯喹	合用可能会增加严重心律失常发生的风险，合用时应密切监测潜在并发症
马普替林	合用可能会增加严重心律失常发生的风险，合用时应密切监测潜在并发症
美沙酮	合用可能会增加严重心律失常发生的风险，合用时应密切监测潜在并发症
美索达嗪	不建议合用，合用可能会增加严重心律失常发生的风险
米贝地尔	合用可能会显著升高依福德尼的血药浓度，可能会增加严重心律失常发生的风险，合用时应密切监测潜在并发症
米非司酮	合用可能会显著升高依福德尼的血药浓度，可能会增加严重心律失常发生的风险，合用时应密切监测潜在并发症
米塔扎平	合用可能会增加严重心律失常发生的风险，合用时应密切监测潜在并发症

续表

合用药物	临床评价
奈非那韦	合用可能会显著升高依福德尼的血药浓度，可能会增加严重心律失常发生的风险，合用时应密切监测潜在并发症
萘法唑酮	合用可能会显著升高依福德尼的血药浓度，可能会增加严重心律失常发生的风险，合用时应密切监测潜在并发症
尼鲁米特	合用可能会增加严重心律失常发生的风险，合用时应密切监测潜在并发症
尼洛替尼	合用可能会增加严重心律失常发生的风险，合用时应密切监测潜在并发症
帕洛诺司琼	合用可能会增加严重心律失常发生的风险，合用时应密切监测潜在并发症
帕潘立酮	合用可能会增加严重心律失常发生的风险，合用时应密切监测潜在并发症
帕唑帕尼	合用可能会增加严重心律失常发生的风险，合用时应密切监测潜在并发症
匹莫齐特	不建议合用，合用可能会增加严重心律失常发生的风险
扑米酮	扑米酮可能会降低依福德尼的血药浓度而使其疗效降低
普鲁卡因胺	合用可能会增加严重心律失常发生的风险，合用时应密切监测潜在并发症
普罗布考	合用可能会增加严重心律失常发生的风险，合用时应密切监测潜在并发症
普罗帕酮	合用可能会增加严重心律失常发生的风险，合用时应密切监测潜在并发症
普罗替林	合用可能会增加严重心律失常发生的风险，合用时应密切监测潜在并发症
齐拉西酮	不建议合用，合用可能会增加严重心律失常发生的风险
羟考酮	依福德尼可能会降低羟考酮的血药浓度，从而使其治疗疼痛的效果降低，合用时应密切监测
氢可酮	氢可酮可能会降低依福德尼的血药浓度而使其疗效降低
曲马多	合用可能会增加严重心律失常发生的风险，合用时应密切监测潜在并发症
曲米帕明	合用可能会增加严重心律失常发生的风险，合用时应密切监测潜在并发症
曲唑酮	合用可能会增加严重心律失常发生的风险，合用时应密切监测潜在并发症
去甲替林	合用可能会增加严重心律失常发生的风险，合用时应密切监测潜在并发症
柔红霉素	合用可能会增加严重心律失常发生的风险，合用时应密切监测潜在并发症
三氟丙嗪	合用可能会增加严重心律失常发生的风险，合用时应密切监测潜在并发症
三氟拉嗪	合用可能会增加严重心律失常发生的风险，合用时应密切监测潜在并发症
三氯苯达唑	合用可能会增加严重心律失常发生的风险，合用时应密切监测潜在并发症
三氧化二砷	合用可能会增加严重心律失常发生的风险，合用时应密切监测潜在并发症
沙奎那韦	不建议合用，合用可能会增加严重心律失常发生的风险
舍曲林	合用可能会增加严重心律失常发生的风险，合用时应密切监测潜在并发症
索非那新	合用可能会增加严重心律失常发生的风险，合用时应密切监测潜在并发症
索拉非尼	合用可能会增加严重心律失常发生的风险，合用时应密切监测潜在并发症
索他洛尔	合用可能会增加严重心律失常发生的风险，合用时应密切监测潜在并发症
泰利霉素	合用可能会显著升高依福德尼的血药浓度，可能会增加严重心律失常发生的风险，合用时应密切监测潜在并发症
特布他林	合用可能会增加严重心律失常发生的风险，合用时应密切监测潜在并发症
特非那定	合用可能会增加严重心律失常发生的风险，合用时应密切监测潜在并发症
特拉万星	合用可能会增加严重心律失常发生的风险，合用时应密切监测潜在并发症
替拉那韦	合用可能会显著升高依福德尼的血药浓度，可能会增加严重心律失常发生的风险，合用时应密切监测潜在并发症

续表

合用药物	临床评价
替扎尼定	合用可能会增加严重心律失常发生的风险,合用时应密切监测潜在并发症
酮康唑	合用可能会显著升高依福德尼的血药浓度,可能会增加严重心律失常发生的风险,合用时应密切监测潜在并发症
托莫西汀	合用可能会增加严重心律失常发生的风险,合用时应密切监测潜在并发症
托瑞米芬	合用可能会增加严重心律失常发生的风险,合用时应密切监测潜在并发症
威罗非尼	合用可能会增加严重心律失常发生的风险,合用时应密切监测潜在并发症
维拉帕米	合用可能会显著升高依福德尼的血药浓度,可能会增加严重心律失常发生的风险,合用时应密切监测潜在并发症
文拉法辛	合用可能会增加严重心律失常发生的风险,合用时应密切监测潜在并发症
西酞普兰	合用可能会增加严重心律失常发生的风险,合用时应密切监测潜在并发症
腺苷	合用可能会增加严重心律失常发生的风险,合用时应密切监测潜在并发症
缬苯那嗪	合用可能会增加严重心律失常发生的风险,合用时应密切监测潜在并发症
伊布利特	合用可能会增加严重心律失常发生的风险,合用时应密切监测潜在并发症
伊达比星	合用可能会增加严重心律失常发生的风险,合用时应密切监测潜在并发症
伊伐布雷定	合用可能会增加严重心律失常发生的风险,合用时应密切监测潜在并发症
伊马替尼	合用可能会显著升高依福德尼的血药浓度,可能会增加严重心律失常发生的风险,合用时应密切监测潜在并发症
伊曲康唑	合用可能会显著升高依福德尼的血药浓度,可能会增加严重心律失常发生的风险,合用时应密切监测潜在并发症
依法韦仑	合用可能会增加严重心律失常发生的风险,合用时应密切监测潜在并发症
依他普仑	合用可能会增加严重心律失常发生的风险,合用时应密切监测潜在并发症
依佐加滨	合用可能会增加严重心律失常发生的风险,合用时应密切监测潜在并发症
异丙嗪	合用可能会增加严重心律失常发生的风险,合用时应密切监测潜在并发症
异丙肾上腺素	合用可能会显著升高依福德尼的血药浓度,可能会增加严重心律失常发生的风险,合用时应密切监测潜在并发症
茚地那韦	合用可能会显著升高依福德尼的血药浓度,可能会增加严重心律失常发生的风险,合用时应密切监测潜在并发症
左醋美沙朵	不建议合用,合用可能会增加严重心律失常发生的风险

九、文尼克拉

与文尼克拉合用药物临床评价见表3-141。

表3-141 与文尼克拉合用药物临床评价

合用药物	临床评价
阿比特龙	通常不建议合用,合用可能会显著提高文尼克拉的血药浓度和增加肿瘤溶解综合征发生的风险,其他不良反应也可能增加。合用时应密切监测
阿达木单抗	合用可能会增加严重感染发生的风险,合用时应密切监测潜在并发症
阿帕鲁胺	不建议合用,合用可能会显著降低文尼克拉的血药浓度而使其疗效降低
阿扎那韦	通常不建议合用,合用可能会显著提高文尼克拉的血药浓度和增加肿瘤溶解综合征发生的风险,其他不良反应也可能增加。合用时应密切监测

合用药物	临床评价
艾代拉里斯	通常不建议合用，合用可能会显著提高文尼克拉的血药浓度和增加肿瘤溶解综合征发生的风险，其他不良反应也可能增加。合用时应密切监测
安泼那韦	通常不建议合用，合用可能会显著提高文尼克拉的血药浓度和增加肿瘤溶解综合征发生的风险，其他不良反应也可能增加。合用时应密切监测
胺碘酮	通常不建议合用，合用可能会显著提高文尼克拉的血药浓度和增加肿瘤溶解综合征发生的风险，其他不良反应也可能增加。合用时应密切监测
巴瑞替尼	合用可能会增加严重感染和各种癌症发生的风险，合用时应密切监测潜在并发症
苯巴比妥	不建议合用，合用可能会显著降低文尼克拉的血药浓度而使其疗效降低
苯妥英	不建议合用，合用可能会显著降低文尼克拉的血药浓度而使其疗效降低
苄普地尔	通常不建议合用，合用可能会显著提高文尼克拉的血药浓度和增加肿瘤溶解综合征发生的风险，其他不良反应也可能增加。合用时应密切监测
波生坦	不建议合用，合用可能会显著降低文尼克拉的血药浓度而使其疗效降低
泊那替尼	通常不建议合用，合用可能会显著提高文尼克拉的血药浓度和增加肿瘤溶解综合征发生的风险，其他不良反应也可能增加。合用时应密切监测
泊沙康唑	通常不建议合用，合用可能会显著提高文尼克拉的血药浓度和增加肿瘤溶解综合征发生的风险，其他不良反应也可能增加。合用时应密切监测
博赛普韦	通常不建议合用，合用可能会显著提高文尼克拉的血药浓度和增加肿瘤溶解综合征发生的风险，其他不良反应也可能增加。合用时应密切监测
醋竹桃霉素	通常不建议合用，合用可能会显著提高文尼克拉的血药浓度和增加肿瘤溶解综合征发生的风险，其他不良反应也可能增加。合用时应密切监测
达卡他韦	通常不建议合用，合用可能会显著提高文尼克拉的血药浓度和增加肿瘤溶解综合征发生的风险，其他不良反应也可能增加。合用时应密切监测
达拉非尼	不建议合用，合用可能会显著降低文尼克拉的血药浓度而使其疗效降低
达芦那韦	通常不建议合用，合用可能会显著提高文尼克拉的血药浓度和增加肿瘤溶解综合征发生的风险，其他不良反应也可能增加。合用时应密切监测
地尔硫䓬	通常不建议合用，合用可能会显著提高文尼克拉的血药浓度和增加肿瘤溶解综合征发生的风险，其他不良反应也可能增加。合用时应密切监测
地拉夫定	通常不建议合用，合用可能会显著提高文尼克拉的血药浓度和增加肿瘤溶解综合征发生的风险，其他不良反应也可能增加。合用时应密切监测
地塞米松	不建议合用，合用可能会显著降低文尼克拉的血药浓度而使其疗效降低
恩杂鲁胺	不建议合用，合用可能会显著降低文尼克拉的血药浓度而使其疗效降低
凡德他尼	通常不建议合用，合用可能会显著提高文尼克拉的血药浓度和增加肿瘤溶解综合征发生的风险，其他不良反应也可能增加。合用时应密切监测
非达米星	通常不建议合用，合用可能会显著提高文尼克拉的血药浓度和增加肿瘤溶解综合征发生的风险，其他不良反应也可能增加。合用时应密切监测
非洛地平	通常不建议合用，合用可能会显著提高文尼克拉的血药浓度和增加肿瘤溶解综合征发生的风险，其他不良反应也可能增加。合用时应密切监测
芬戈莫德	合用可能会增加严重感染发生的风险，合用时应密切监测潜在并发症
伏立康唑	通常不建议合用，合用可能会显著提高文尼克拉的血药浓度和增加肿瘤溶解综合征发生的风险，其他不良反应也可能增加。合用时应密切监测

续表

合用药物	临床评价
氟班色林	通常不建议合用，合用可能会显著提高文尼克拉的血药浓度和增加肿瘤溶解综合征发生的风险，其他不良反应也可能增加。合用时应密切监测
氟康唑	通常不建议合用，合用可能会显著提高文尼克拉的血药浓度和增加肿瘤溶解综合征发生的风险，其他不良反应也可能增加。合用时应密切监测
戈利木单抗	合用可能会增加严重感染发生的风险，合用时应密切监测潜在并发症
红霉素	通常不建议合用，合用可能会显著提高文尼克拉的血药浓度和增加肿瘤溶解综合征发生的风险，其他不良反应也可能增加。合用时应密切监测
环孢素	通常不建议合用，合用可能会显著提高文尼克拉的血药浓度和增加肿瘤溶解综合征发生的风险，其他不良反应也可能增加。合用时应密切监测
环丙沙星	通常不建议合用，合用可能会显著提高文尼克拉的血药浓度和增加肿瘤溶解综合征发生的风险，其他不良反应也可能增加。合用时应密切监测
黄体酮	通常不建议合用，合用可能会显著提高文尼克拉的血药浓度和增加肿瘤溶解综合征发生的风险，其他不良反应也可能增加。合用时应密切监测
决奈达隆	通常不建议合用，合用可能会显著提高文尼克拉的血药浓度和增加肿瘤溶解综合征发生的风险，其他不良反应也可能增加。合用时应密切监测
卡博替尼	通常不建议合用，合用可能会显著提高文尼克拉的血药浓度和增加肿瘤溶解综合征发生的风险，其他不良反应也可能增加。合用时应密切监测
卡马西平	不建议合用，合用可能会显著降低文尼克拉的血药浓度而使其疗效降低
卡托普利	通常不建议合用，合用可能会显著提高文尼克拉的血药浓度和增加肿瘤溶解综合征发生的风险，其他不良反应也可能增加。合用时应密切监测
卡维地洛	通常不建议合用，合用可能会显著提高文尼克拉的血药浓度和增加肿瘤溶解综合征发生的风险，其他不良反应也可能增加。合用时应密切监测
考尼伐坦	通常不建议合用，合用可能会显著提高文尼克拉的血药浓度和增加肿瘤溶解综合征发生的风险，其他不良反应也可能增加。合用时应密切监测
可比司他	通常不建议合用，合用可能会显著提高文尼克拉的血药浓度和增加肿瘤溶解综合征发生的风险，其他不良反应也可能增加。合用时应密切监测
克拉霉素	通常不建议合用，合用可能会显著提高文尼克拉的血药浓度和增加肿瘤溶解综合征发生的风险，其他不良反应也可能增加。合用时应密切监测
克拉屈滨	合用可能会增加严重感染发生的风险，合用时应密切监测潜在并发症
克唑替尼	通常不建议合用，合用可能会显著提高文尼克拉的血药浓度和增加肿瘤溶解综合征发生的风险，其他不良反应也可能增加。合用时应密切监测
奎尼丁	通常不建议合用，合用可能会显著提高文尼克拉的血药浓度和增加肿瘤溶解综合征发生的风险，其他不良反应也可能增加。合用时应密切监测
奎宁	通常不建议合用，合用可能会显著提高文尼克拉的血药浓度和增加肿瘤溶解综合征发生的风险，其他不良反应也可能增加。合用时应密切监测
拉帕替尼	通常不建议合用，合用可能会显著提高文尼克拉的血药浓度和增加肿瘤溶解综合征发生的风险，其他不良反应也可能增加。合用时应密切监测
来氟米特	合用可能会增加严重感染发生的风险，合用时应密切监测潜在并发症
劳拉替尼	不建议合用，合用可能会显著降低文尼克拉的血药浓度而使其疗效降低

续表

合用药物	临床评价
雷诺嗪	通常不建议合用，合用可能会显著提高文尼克拉的血药浓度和增加肿瘤溶解综合征发生的风险，其他不良反应也可能增加。合用时应密切监测
利福布汀	不建议合用，合用可能会显著降低文尼克拉的血药浓度而使其疗效降低
利福喷丁	不建议合用，合用可能会显著降低文尼克拉的血药浓度而使其疗效降低
利福平	不建议合用，合用可能会显著降低文尼克拉的血药浓度而使其疗效降低
利托那韦	通常不建议合用，合用可能会显著提高文尼克拉的血药浓度和增加肿瘤溶解综合征发生的风险，其他不良反应也可能增加。合用时应密切监测
磷苯妥英	不建议合用，合用可能会显著降低文尼克拉的血药浓度而使其疗效降低
罗拉吡坦	通常不建议合用，合用可能会显著提高文尼克拉的血药浓度和增加肿瘤溶解综合征发生的风险，其他不良反应也可能增加。合用时应密切监测
螺内酯	通常不建议合用，合用可能会显著提高文尼克拉的血药浓度和增加肿瘤溶解综合征发生的风险，其他不良反应也可能增加。合用时应密切监测
氯氮平	不建议合用，氯氮平可能会降低白细胞数目，与文尼克拉合用可能会增加风险
米贝地尔	通常不建议合用，合用可能会显著提高文尼克拉的血药浓度和增加肿瘤溶解综合征发生的风险，其他不良反应也可能增加。合用时应密切监测
米非司酮	通常不建议合用，合用可能会显著提高文尼克拉的血药浓度和增加肿瘤溶解综合征发生的风险，其他不良反应也可能增加。合用时应密切监测
米拉贝隆	通常不建议合用，合用可能会显著提高文尼克拉的血药浓度和增加肿瘤溶解综合征发生的风险，其他不良反应也可能增加。合用时应密切监测
莫达非尼	不建议合用，合用可能会显著降低文尼克拉的血药浓度而使其疗效降低
那他珠单抗	合用可能会增加严重感染发生的风险，可在密切监测和特殊检查的情况下合用，以最大限度地降低感染的风险
奈非那韦	通常不建议合用，合用可能会显著提高文尼克拉的血药浓度和增加肿瘤溶解综合征发生的风险，其他不良反应也可能增加。合用时应密切监测
奈韦拉平	不建议合用，合用可能会显著降低文尼克拉的血药浓度而使其疗效降低
萘法唑酮	通常不建议合用，合用可能会显著提高文尼克拉的血药浓度和增加肿瘤溶解综合征发生的风险，其他不良反应也可能增加。合用时应密切监测
萘夫西林	不建议合用，合用可能会显著降低文尼克拉的血药浓度而使其疗效降低
尼洛替尼	通常不建议合用，合用可能会显著提高文尼克拉的血药浓度和增加肿瘤溶解综合征发生的风险，其他不良反应也可能增加。合用时应密切监测
扑米酮	不建议合用，合用可能会显著降低文尼克拉的血药浓度而使其疗效降低
普罗帕酮	通常不建议合用，合用可能会显著提高文尼克拉的血药浓度和增加肿瘤溶解综合征发生的风险，其他不良反应也可能增加。合用时应密切监测
秋水仙碱	文尼克拉可能会将秋水仙碱的血药浓度提高到危险水平，增加严重不良反应发生的风险
去铁酮	去铁酮可降低白细胞数量，与文尼克拉合用可能会增加风险，更易出现严重感染
瑞戈非尼	通常不建议合用，合用可能会显著提高文尼克拉的血药浓度和增加肿瘤溶解综合征发生的风险，其他不良反应也可能增加。合用时应密切监测
赛妥珠单抗	合用可能会增加严重感染发生的风险，合用时应密切监测潜在并发症
沙奎那韦	通常不建议合用，合用可能会显著提高文尼克拉的血药浓度和增加肿瘤溶解综合征发生的风险，其他不良反应也可能增加。合用时应密切监测

续表

续表

合用药物	临床评价
索拉非尼	通常不建议合用，合用可能会显著提高文尼克拉的血药浓度和增加肿瘤溶解综合征发生的风险，其他不良反应也可能增加。合用时应密切监测
他克莫司	通常不建议合用，合用可能会显著提高文尼克拉的血药浓度和增加肿瘤溶解综合征发生的风险，其他不良反应也可能增加。合用时应密切监测
他莫昔芬	通常不建议合用，合用可能会显著提高文尼克拉的血药浓度和增加肿瘤溶解综合征发生的风险，其他不良反应也可能增加。合用时应密切监测
泰利霉素	通常不建议合用，合用可能会显著提高文尼克拉的血药浓度和增加肿瘤溶解综合征发生的风险，其他不良反应也可能增加。合用时应密切监测
特立氟胺	合用可能会增加严重感染发生的风险，合用时应密切监测潜在并发症
替卡格雷	通常不建议合用，合用可能会显著提高文尼克拉的血药浓度和增加肿瘤溶解综合征发生的风险，其他不良反应也可能增加。合用时应密切监测
替拉那韦	通常不建议合用，合用可能会显著提高文尼克拉的血药浓度和增加肿瘤溶解综合征发生的风险，其他不良反应也可能增加。合用时应密切监测
酮康唑	通常不建议合用，合用可能会显著提高文尼克拉的血药浓度和增加肿瘤溶解综合征发生的风险，其他不良反应也可能增加。合用时应密切监测
托法替尼	合用可能会增加严重感染发生的风险，合用时应密切监测潜在并发症
威罗非尼	通常不建议合用，合用可能会显著提高文尼克拉的血药浓度和增加肿瘤溶解综合征发生的风险，其他不良反应也可能增加。合用时应密切监测
维拉帕米	通常不建议合用，合用可能会显著提高文尼克拉的血药浓度和增加肿瘤溶解综合征发生的风险，其他不良反应也可能增加。合用时应密切监测
乌利司他	通常不建议合用，合用可能会显著提高文尼克拉的血药浓度和增加肿瘤溶解综合征发生的风险，其他不良反应也可能增加。合用时应密切监测
西美泼韦	通常不建议合用，合用可能会显著提高文尼克拉的血药浓度和增加肿瘤溶解综合征发生的风险，其他不良反应也可能增加。合用时应密切监测
硝苯地平	通常不建议合用，合用可能会显著提高文尼克拉的血药浓度和增加肿瘤溶解综合征发生的风险，其他不良反应也可能增加。合用时应密切监测
缬苯那嗪	通常不建议合用，合用可能会显著提高文尼克拉的血药浓度和增加肿瘤溶解综合征发生的风险，其他不良反应也可能增加。合用时应密切监测
伊马替尼	通常不建议合用，合用可能会显著提高文尼克拉的血药浓度和增加肿瘤溶解综合征发生的风险，其他不良反应也可能增加。合用时应密切监测
伊曲康唑	通常不建议合用，合用可能会显著提高文尼克拉的血药浓度和增加肿瘤溶解综合征发生的风险，其他不良反应也可能增加。合用时应密切监测
依伐卡托	通常不建议合用，合用可能会显著提高文尼克拉的血药浓度和增加肿瘤溶解综合征发生的风险，其他不良反应也可能增加。合用时应密切监测
依法韦仑	不建议合用，合用可能会显著降低文尼克拉的血药浓度而使其疗效降低
依卡西平	不建议合用，合用可能会显著降低文尼克拉的血药浓度而使其疗效降低
依利格鲁司特	通常不建议合用，合用可能会显著提高文尼克拉的血药浓度和增加肿瘤溶解综合征发生的风险，其他不良反应也可能增加。合用时应密切监测
依鲁替尼	通常不建议合用，合用可能会显著提高文尼克拉的血药浓度和增加肿瘤溶解综合征发生的风险，其他不良反应也可能增加。合用时应密切监测

续表

合用药物	临床评价
依那西普	合用可能会增加严重感染发生的风险，合用时应密切监测潜在并发症
依曲韦林	不建议合用，合用可能会显著降低文尼克拉的血药浓度而使其疗效降低
异康唑	通常不建议合用，合用可能会显著提高文尼克拉的血药浓度和增加肿瘤溶解综合征发生的风险，其他不良反应也可能增加。合用时应密切监测
茚地那韦	通常不建议合用，合用可能会显著提高文尼克拉的血药浓度和增加肿瘤溶解综合征发生的风险，其他不良反应也可能增加。合用时应密切监测
英夫利昔单抗	合用可能会增加严重感染发生的风险，合用时应密切监测潜在并发症

十、帕博西利

与帕博西利合用药物临床评价见表 3-142。

表 3-142 与帕博西利合用药物临床评价

合用药物	临床评价
阿达木单抗	合用可能会增加严重感染发生的风险，合用时应密切监测潜在并发症
阿帕鲁胺	不建议合用，合用可能会显著降低帕博西利的血药浓度而使其疗效降低
阿扎那韦	阿扎那韦可能会显著升高帕博西利的血药浓度，更容易出现不良反应，增加贫血、出血和感染的风险，合用时应密切监测
艾代拉里斯	艾代拉里斯可能会显著升高帕博西利的血药浓度，更容易出现不良反应，增加贫血、出血和感染的风险，合用时应密切监测
安泼那韦	安泼那韦可能会显著升高帕博西利的血药浓度，更容易出现不良反应，增加贫血、出血和感染的风险，合用时应密切监测
巴瑞替尼	合用可能会增加严重感染发生的风险，合用时应密切监测潜在并发症
苯巴比妥	不建议合用，合用可能会显著降低帕博西利的血药浓度而使其疗效降低
苯妥英	不建议合用，合用可能会显著降低帕博西利的血药浓度而使其疗效降低
泊沙康唑	泊沙康唑可能会显著升高帕博西利的血药浓度，更容易出现不良反应，增加贫血、出血和感染的风险，合用时应密切监测
博赛普韦	博赛普韦可能会显著升高帕博西利的血药浓度，更容易出现不良反应，增加贫血、出血和感染的风险，合用时应密切监测
醋竹桃霉素	醋竹桃霉素可能会显著升高帕博西利的血药浓度，更容易出现不良反应，增加贫血、出血和感染的风险，合用时应密切监测
地拉夫定	地拉夫定可能会显著升高帕博西利的血药浓度，更容易出现不良反应，增加贫血、出血和感染的风险，合用时应密切监测
恩杂鲁胺	不建议合用，合用可能会显著降低帕博西利的血药浓度而使其疗效降低
芬戈莫德	合用可能会增加严重感染发生的风险，合用时应密切监测潜在并发症
伏立康唑	伏立康唑可能会显著升高帕博西利的血药浓度，更容易出现不良反应，增加贫血、出血和感染的风险，合用时应密切监测
戈利木单抗	合用可能会增加严重感染发生的风险，合用时应密切监测潜在并发症
卡马西平	不建议合用，合用可能会显著降低帕博西利的血药浓度而使其疗效降低
考尼伐坦	考尼伐坦可能会显著升高帕博西利的血药浓度，更容易出现不良反应，增加贫血、出血和感染的风险，合用时应密切监测

续表

合用药物	临床评价
可比司他	可比司他可能会显著升高帕博西利的血药浓度，更容易出现不良反应，增加贫血、出血和感染的风险，合用时应密切监测
克拉霉素	克拉霉素可能会显著升高帕博西利的血药浓度，更容易出现不良反应，增加贫血、出血和感染的风险，合用时应密切监测
克拉屈滨	合用可能会增加严重感染发生的风险，合用时应密切监测潜在并发症
来氟米特	合用可能会增加严重感染发生的风险，合用时应密切监测潜在并发症
利福布汀	不建议合用，合用可能会显著降低帕博西利的血药浓度而使其疗效降低
利福喷丁	不建议合用，合用可能会显著降低帕博西利的血药浓度而使其疗效降低
利福平	不建议合用，合用可能会显著降低帕博西利的血药浓度而使其疗效降低
利托那韦	利托那韦可能会显著升高帕博西利的血药浓度，更容易出现不良反应，增加贫血、出血和感染的风险，合用时应密切监测
磷苯妥英	不建议合用，合用可能会显著降低帕博西利的血药浓度而使其疗效降低
氯氮平	不建议合用，氯氮平会降低白细胞数目，与帕博西利合用可能会增加风险
米贝地尔	米贝地尔可能会显著升高帕博西利的血药浓度，更容易出现不良反应，增加贫血、出血和感染的风险，合用时应密切监测
那他珠单抗	合用可能会增加严重感染发生的风险，可在密切监测和特殊检查的情况下合用，以最大程度地降低感染的风险
奈非那韦	奈非那韦可能会显著升高帕博西利的血药浓度，更容易出现不良反应，增加贫血、出血和感染的风险，合用时应密切监测
萘法唑酮	萘法唑酮可能会显著升高帕博西利的血药浓度，更容易出现不良反应，增加贫血、出血和感染的风险，合用时应密切监测
扑米酮	不建议合用，合用可能会显著降低帕博西利的血药浓度而使其疗效降低
去铁酮	去铁酮可降低白细胞数目，与帕博西利合用可能会增加风险，更容易出现严重感染
赛妥珠单抗	合用可能会增加严重感染发生的风险，合用时应密切监测潜在并发症
沙奎那韦	沙奎那韦可能会显著升高帕博西利的血药浓度，更容易出现不良反应，增加贫血、出血和感染的风险，合用时应密切监测
泰利霉素	泰利霉素可能会显著升高帕博西利的血药浓度，更容易出现不良反应，增加贫血、出血和感染的风险，合用时应密切监测
特立氟胺	合用可能会增加严重感染发生的风险，合用时应密切监测潜在并发症
替拉那韦	替拉那韦可能会显著升高帕博西利的血药浓度，更容易出现不良反应，增加贫血、出血和感染的风险，合用时应密切监测
酮康唑	酮康唑可能会显著升高帕博西利的血药浓度，更容易出现不良反应，增加贫血、出血和感染的风险，合用时应密切监测
托法替尼	合用可能会增加严重感染发生的风险，合用时应密切监测潜在并发症
伊曲康唑	伊曲康唑可能会显著升高帕博西利的血药浓度，更容易出现不良反应，增加贫血、出血和感染的风险，合用时应密切监测
依那西普	合用可能会增加严重感染发生的风险，合用时应密切监测潜在并发症
茚地那韦	茚地那韦可能会显著升高帕博西利的血药浓度，更容易出现不良反应，增加贫血、出血和感染的风险，合用时应密切监测
英夫利昔单抗	合用可能会增加严重感染发生的风险，合用时应密切监测潜在并发症

第四章 镇痛、解热、抗炎和抗痛风药

第一节 中枢性镇痛药

一、吗啡

与吗啡合用药物临床评价见表4-1。

表4-1 与吗啡合用药物临床评价

合用药物	临床评价
阿米替林	可提高吗啡的血浆水平和生物利用度,两种药物还作用于同一神经回路,产生的协同作用可增强镇痛作用,可对某些患者有益
艾司洛尔	吗啡可能升高艾司洛尔的血药浓度
氨酚待因	可加重呼吸抑制作用
单胺氧化酶抑制剂	合用单胺氧化酶抑制剂(包括B型)可发生严重的,有时甚至是致命的反应,必须停用单胺氧化酶抑制剂14天后才可使用吗啡
东莨菪碱	合用时风险性和不良反应的严重性增加
多巴胺	可拮抗吗啡的镇痛作用
二甲弗林	由于吗啡能兴奋脊髓,故不应合用具有脊髓兴奋作用的中枢兴奋药,以免引起惊厥
二甲双胍	经肾小管排泌的阳离子药物吗啡理论上可能与二甲双胍竞争肾小管转运系统,发生相互作用,因此建议密切监测,调整吗啡和(或)合用药物的剂量
吩噻嗪类	增强吗啡的镇痛、镇静和呼吸抑制作用
氟烷	可使吗啡的呼吸抑制更明显
环孢素	P糖蛋白可限制一些阿片样物质在脑和脊髓中的生物利用度,环孢素为P糖蛋白抑制剂,可增加中枢神经系统对阿片样物质的敏感性,降低神经细胞的兴奋阈值,由此可导致使用吗啡后严重的神经精神反应(如焦虑、健忘、失语、严重的行为混乱等)或引起精神病,需密切注意
加巴喷丁	吗啡可增加加巴喷丁的生物利用度
甲氧氯普胺	甲氧氯普胺促进胃排空,促进吗啡的吸收,缩短药物的起效达峰时间,从而增加口服缓释吗啡的镇静作用,但需注意对患者镇静作用的增强
局部麻醉药	增强中枢抑制作用
抗胆碱药	可拮抗吗啡所致的呼吸抑制作用
抗组胺药	可加剧及延长吗啡的抑制作用
可待因	可加重呼吸抑制作用
利尿药	吗啡与利尿药包括氢氯噻嗪类合用可加重直立性低血压反应
利托那韦	阿片类镇痛药的血药浓度(美沙酮除外)可能会被利托那韦升高
硫喷妥	合用可导致呼吸抑制增强,需严密观察患者,准备血氧供应
硫酸镁	会增加吗啡中枢神经系统抑制效应
美西律	在急性心肌梗死早期,吗啡使美西律吸收延迟并减少,可能与胃排空延迟有关
米非司酮	会增加吗啡的QTc间期延长效应
纳曲酮	会减弱吗啡的治疗效应

合用药物	临床评价
喷他佐辛	喷他佐辛可减弱吗啡的镇痛作用,并增强中枢抑制,禁止合用
三环类抗抑郁药	增强吗啡的镇痛、镇静和呼吸抑制作用
筒箭毒碱	吗啡的使用增加筒箭毒碱所产生的神经肌肉阻滞作用,吗啡和筒箭毒碱都可以降低血压,所以应注意合用可引起低血压
戊四氮	由于吗啡能兴奋脊髓,故不应合用具有脊髓兴奋作用的中枢兴奋药,以免引起惊厥
西咪替丁	可能引起呼吸暂停、精神错乱、肌肉抽搐等
烯丙吗啡	烯丙吗啡可对抗吗啡所致的中枢抑制,但不能对抗吗啡的惊厥作用
香豆素类	增强香豆素类药物的抗凝血作用
溴化新斯的明	增强吗啡的镇痛、镇静和呼吸抑制作用
胰岛素	吗啡可改变糖代谢,使血糖升高,因此合用胰岛素时应适当加量
镇静催眠药	镇静催眠药可加剧及延长吗啡的抑制作用

二、哌替啶

与哌替啶合用药物临床评价见表 4-2。

表 4-2 与哌替啶合用药物临床评价

合用药物	临床评价
苯巴比妥	苯巴比妥可增快哌替啶的清除率,加速去甲哌替啶的生成,使尿中去甲哌替啶累积排泄量增加,而哌替啶的累积尿排泄量减少,如出现镇静作用增强或镇痛作用减退,则需调整一种或两种药物的剂量
苯二氮䓬类药	合用哌替啶可产生严重的反应(如呼吸抑制、低血压、深度镇静和昏迷)
苯妥英	由于苯妥英增强哌替啶的代谢,促进其消除,从而降低其半衰期和生物利用度,合用时应适当加大哌替啶的剂量。由于口服等量的哌替啶比静脉注射产生更多的去甲哌替啶,为得到更好的镇痛效果,建议长期使用苯妥英的患者选用注射哌替啶
单胺氧化酶抑制剂	合用会使中枢神经系统兴奋或抑制,导致深度昏迷甚至死亡,应避免合用
度洛西汀	合用可能增加5-羟色胺能效应
吩噻嗪类	中枢抑制增强,可引起心脏毒性反应和冬眠加剧,全身明显虚弱无力,但也有认为剂量恰当可产生有益的中枢抑制而不引起呼吸抑制,如为镇痛目的,不宜合用
甲氧氯普胺	哌替啶拮抗甲氧氯普胺的胃肠活性作用
抗高血压药	合用可致血压过度下降、重度眩晕与晕厥
利托那韦	降低哌替啶的血药浓度,但哌替啶毒性代谢物的血药浓度升高(避免合用)
硫酸镁	增加哌替啶的中枢神经系统抑制作用
氯丙嗪	哌替啶和氯丙嗪的组合被广泛用于手术前给药,氯丙嗪能增强哌替啶的降压和镇静作用,但也可增加哌替啶的毒性代谢物去甲哌替啶的产生,两者合用时,哌替啶用量应减少25%~50%
吗氯贝胺	合用可能导致中枢神经兴奋或抑制(高血压或低血压),避免合用
纳曲酮	会减弱哌替啶的治疗效应
尼可刹米	拮抗哌替啶的镇痛作用
喷他佐辛	喷他佐辛减弱哌替啶的镇痛作用,并增强中枢抑制,避免合用
曲马多	合用可能增加5-羟色胺能效应
三环类抗抑郁药	合用哌替啶可产生严重的反应(如呼吸抑制、低血压、深度镇静和昏迷)
西咪替丁	抑制哌替啶代谢,升高血药浓度

续表

合用药物	临床评价
烯丙吗啡	烯丙吗啡对抗哌替啶所致的中枢抑制，但不能对抗哌替啶的惊厥作用
乙醇	合用哌替啶可产生严重的反应（如呼吸抑制、低血压、深度镇静和昏迷）
异烟肼	两药共同使用会造成疲倦和高血压，建议如果患者出现类似症状，立即停药。目前，吗啡没有显示有此相互作用，可以替换哌替啶使用
镇静催眠药	合用哌替啶可产生严重的反应（如呼吸抑制、低血压、深度镇静和昏迷）

三、芬太尼

与芬太尼合用药物临床评价见表4-3。

表4-3 与芬太尼合用药物临床评价

合用药物	临床评价
阿扎那韦	合用时芬太尼的血药浓度可能明显升高，增加不良反应，可能须调整两种药品的剂量
安泼那韦	合用时芬太尼的血药浓度可能明显升高，增加不良反应，可能须调整两种药品的剂量
巴比妥类	合用可增强芬太尼的作用，合用时应适当调整剂量
丙泊酚	应用芬太尼后，丙泊酚的血药浓度可短暂性升高，呼吸暂停的发生率可能会增加
达芦那韦	芬太尼的血药浓度可能明显升高，增加不良反应，可能须调整两种药品的剂量
单胺氧化酶抑制剂	应先停用单胺氧化酶抑制剂14～21天后，才可应用芬太尼，而且应先试用小量（1/4常用量），以免发生难以预料的、严重的、足以致死的循环衰竭，后者的先驱症状一般为激动（狂躁）、多汗、僵直、血压很高或很低、呼吸抑制严重、昏迷、惊厥或（和）高热
地尔硫䓬	抑制芬太尼的代谢（有延长或延迟呼吸抑制风险）
吩噻嗪类	可增强芬太尼的作用，合用时应适当调整剂量
氟康唑	可显著延迟芬太尼的清除，芬太尼的血药浓度升高，可能导致呼吸抑制，已有1例死亡病例报道
福沙那韦	芬太尼的血药浓度可能明显升高，增加不良反应，可能须调整两种药品的剂量
抗焦虑药	合用可增强芬太尼的作用，合用时应适当调整剂量
雷尼替丁	雷尼替丁减少肝血流，抑制细胞色素P450酶（CYP450），使芬太尼的代谢变慢而增强效应
利托那韦	芬太尼的血药浓度明显升高，需减少芬太尼的剂量，并密切监测
硫酸镁	增加芬太尼的中枢神经系统抑制作用
洛匹那韦-利托那韦	芬太尼的血药浓度会明显升高，密切监测，可能需减少芬太尼的剂量
咪达唑仑	芬太尼可能抑制咪达唑仑的代谢
米非司酮	可升高芬太尼的血药浓度
纳曲酮	会减弱芬太尼的治疗效应
奈非那韦	芬太尼的血药浓度会明显升高，密切监测，可能需减少芬太尼的剂量
普萘洛尔	普萘洛尔可以改变聚集在肝部的芬太尼的量，降低芬太尼的首过效应，使其系统利用率升高，导致进入系统循环的芬太尼增加，若同时应用，需对患者进行监测
三环类抗抑郁药	与中枢抑制药合用均可增强芬太尼的作用，合用时应适当调整剂量
三唑类抗真菌药	可能升高芬太尼的血药浓度
沙奎那韦	芬太尼的血药浓度明显升高，需减少芬太尼的剂量，并密切监测
替拉那韦	芬太尼的血药浓度明显升高，需减少芬太尼的剂量，并密切监测
依托咪酯	芬太尼抑制依托咪酯的代谢（考虑减少依托咪酯剂量）
茚地那韦	芬太尼的血药浓度会明显升高，应密切监测，可能需减少芬太尼的剂量
中枢神经系统抑制剂	增强中枢神经系统抑制剂的镇静作用

四、瑞芬太尼

与瑞芬太尼合用药物临床评价见表 4-4。

表 4-4 与瑞芬太尼合用药物临床评价

合用药物	临床评价
阿片类	合用可加重呼吸抑制
巴比妥类	合用可加重呼吸抑制
苯二氮䓬类	合用可加重呼吸抑制
单胺氧化酶抑制剂	可能会导致严重的不良反应和 5-羟色胺综合征，避免合用
硫酸镁	会增加瑞芬太尼的中枢神经系统抑制作用
纳曲酮	会减弱瑞芬太尼的治疗效应
羟丁酸钠	合用可加重呼吸抑制
水合氯醛	合用可加重呼吸抑制
乙氯维诺	合用可加重呼吸抑制
中枢性肌松药	合用可加重呼吸抑制

五、舒芬太尼

与舒芬太尼合用药物临床评价见表 4-5。

表 4-5 与舒芬太尼合用药物临床评价

合用药物	临床评价
单胺氧化酶抑制剂	可能会导致严重的不良反应和 5-羟色胺综合征，避免合用
硫酸镁	会增强舒芬太尼的中枢神经系统抑制作用
纳曲酮	会减弱舒芬太尼的治疗效应
中枢神经系统抑制剂	增强中枢神经系统抑制剂的镇静作用

六、阿芬太尼

与阿芬太尼合用药物临床评价见表 4-6。

表 4-6 与阿芬太尼合用药物临床评价

合用药物	临床评价
β受体阻滞剂	术前长期使用β受体阻滞剂的患者，使用阿芬太尼会增加心动过缓的发生率
阿片类药	增强阿芬太尼的作用
阿扎那韦	合用时阿芬太尼的血药浓度可能明显升高，增加不良反应，可能须调整两种药品的剂量
安泼那韦	合用时阿芬太尼的血药浓度可能明显升高，增加不良反应，可能须调整两种药品的剂量
巴比妥类	增强阿芬太尼的作用
丙泊酚	可改变阿芬太尼的代谢，从而增加阿芬太尼的毒性（如呼吸抑制、低血压、心动过缓等）
达芦那韦	合用时阿芬太尼的血药浓度可能明显升高，增加不良反应，可能须调整两种药品的剂量
单胺氧化酶抑制剂	可能会导致严重的不良反应和 5-羟色胺综合征，避免合用
地尔硫䓬	可抑制参与阿芬太尼代谢的 CYP3A，从而减少阿芬太尼的代谢，使阿芬太尼作用时间延长，毒性增加时应通过监测患者的反应来调整剂量

续表

合用药物	临床评价
恩氟烷	吸入麻醉药可增强阿芬太尼的作用
伏立康唑	升高阿芬太尼的血药浓度（建议减少阿芬太尼的给药剂量）
氟康唑	一项研究发现，氟康唑与阿芬太尼合用后，阿芬太尼清除速度与分布容积减少且半衰期延长，这一效应的作用机制可能是氟康唑抑制了CYP3A4，这种情况下可能需要调整阿芬太尼的用药剂量
福沙那韦	阿芬太尼的血药浓度可能明显升高，增加不良反应，可能须调整两种药品的剂量
红霉素	可抑制参与阿芬太尼代谢的CYP3A，从而减少阿芬太尼的代谢，使阿芬太尼作用时间延长，毒性增加，应通过监测患者的反应来调整剂量
利福布汀	能诱导CYP，加快阿芬太尼的代谢，从而降低阿芬太尼的作用
利托那韦	阿芬太尼的血药浓度明显升高，需减少阿芬太尼的剂量，并密切监测
硫喷妥钠	与阿芬太尼合用时，呼吸抑制作用可增加
洛匹那韦-利托那韦	阿芬太尼的血药浓度会明显升高，密切监测，可能需减少阿芬太尼的剂量
美索比妥	与阿芬太尼合用时，呼吸抑制作用可增加
纳曲酮	与阿芬太尼竞争阿片受体，从而引起阿片戒断症状
奈非那韦	阿芬太尼的血药浓度会明显升高，密切监测，可能需减少阿芬太尼的剂量
塞利洛尔	术前长期使用β受体阻滞剂的患者，使用阿芬太尼会增加心动过缓的发生率
沙奎那韦	阿芬太尼的血药浓度明显升高，需减少阿芬太尼的剂量，并密切监测
替拉那韦	阿芬太尼的血药浓度明显升高，需减少阿芬太尼的剂量，并密切监测
西咪替丁	升高阿芬太尼的血药浓度
伊曲康唑	可能抑制阿芬太尼的代谢
异氟烷	吸入麻醉药可增强阿芬太尼的作用
异烟肼	由于异烟肼为肝药酶抑制剂，可延长阿芬太尼的作用
茚地那韦	阿芬太尼的血药浓度会明显升高，密切监测，可能需减少阿芬太尼的剂量

七、阿法罗定

与阿法罗定合用药物临床评价见表4-7。

表4-7　与阿法罗定合用药物临床评价

合用药物	临床评价
巴比妥类	合用于临产，可能引起新生儿窒息
氯丙嗪	可增强阿法罗定的镇痛作用
中枢神经系统抑制剂	合用可能导致呼吸抑制、血压下降及深度镇静或昏迷

八、美沙酮

与美沙酮合用药物临床评价见表4-8。

表4-8　与美沙酮合用药物临床评价

合用药物	临床评价
阿巴卡韦	可能降低美沙酮的血药浓度
安泼那韦	美沙酮和安泼那韦的血药浓度均会降低，可能须增加美沙酮的剂量，监测戒断症状，可能要考虑加用其他抗逆转录病毒药

续表

合用药物	临床评价
氨酚待因	可加重呼吸抑制作用
氨磺必利	合用可增强室性心律失常风险，避免合用
巴比妥类	增强美沙酮的作用，合用时应减量
苯妥英钠	可加速美沙酮的代谢，并可促进戒断症状的出现
达芦那韦-利托那韦	降低美沙酮的血药浓度，在维持治疗时可能须增加美沙酮的剂量，监测戒断症状
单胺氧化酶抑制剂	可能会导致严重的不良反应和 5-羟色胺综合征，避免合用
地拉夫定	美沙酮的血药浓度升高，应密切监测，降低美沙酮剂量
地西泮	可增强美沙酮的作用，一同使用时应注意美沙酮的作用增强，以及患者的呼吸抑制和瞳孔收缩
地昔帕明	地昔帕明的代谢可被美沙酮抑制
伏立康唑	合用增强美沙酮的血药浓度（建议减少美沙酮的给药剂量）
氟伏沙明	可能升高美沙酮的血药浓度
氟康唑	可升高美沙酮的血药浓度，合用时可能需要调整美沙酮的用药剂量
氟西汀	可能升高美沙酮的血药浓度
福沙那韦	美沙酮和福沙那韦的血药浓度均会降低，可能须增加美沙酮的剂量，监测戒断症状，可能要考虑加用其他抗逆转录病毒药
戈舍瑞林	会增加美沙酮的 QTc 间期延长效应
卡马西平	降低美沙酮的血药浓度
利福霉素	加速美沙酮代谢，并可促进戒断症状出现
利福平	可加速美沙酮的代谢，并可促进戒断症状出现
利托那韦	降低美沙酮的血药浓度，在维持治疗时可能须增加美沙酮的剂量，监测戒断症状
硫酸镁	会增加美沙酮中枢神经系统抑制作用
洛匹那韦-利托那韦	理论上两者均可导致 QT 间期延长，密切监测心律失常的症状和体征
氯化铵	美沙酮的肾清除率随尿液 pH 的降低而升高，两药合用时美沙酮的清除加快，降低尿液 pH 到 5.1 则美沙酮的总体清除率增加近 50%，该反应可用于解救美沙酮中毒，尿液 pH 在 6 以上时，则代谢成为美沙酮的主要消除途径
吗啡类	合用时可加重中枢性呼吸抑制作用
米非司酮	会增加美沙酮的 QTc 间期延长效应
纳曲酮	会减弱美沙酮的治疗效应
奈非那韦	降低美沙酮的血药浓度，在维持治疗时可能须增加美沙酮的剂量，监测戒断症状
奈韦拉平	可能降低美沙酮的血药浓度
奈韦拉平	降低美沙酮的血药浓度，在维持治疗时可能须增加美沙酮的剂量，监测戒断症状
帕罗西汀	可能升高美沙酮的血药浓度
齐多夫定	可能升高齐多夫定的血药浓度
去羟肌苷	可能降低去羟肌苷的血药浓度
沙奎那韦	增加发生致命性心律失常的风险，禁止合用
舍曲林	可能升高美沙酮的血药浓度
托莫西汀	合用增强室性心律失常风险
西咪替丁	用西咪替丁治疗消化性溃疡时，可增强美沙酮的镇痛作用
依法韦仑	降低美沙酮的血药浓度，在维持治疗时可能须增加美沙酮的剂量，监测戒断症状
依曲韦林	降低美沙酮的血药浓度，在维持治疗时可能须增加美沙酮的剂量，监测戒断症状

九、二氢埃托啡

与二氢埃托啡合用药物临床评价见表 4-9。

表 4-9　与二氢埃托啡合用药物临床评价

合用药物	临床评价
阿片受体拮抗剂	能对抗二氢埃托啡的作用
地西泮	合用明显延长晚期癌痛的镇痛时间
司可巴比妥	合用明显延长晚期癌痛的镇痛时间

十、氢吗啡酮

与氢吗啡酮合用药物临床评价见表 4-10。

表 4-10　与氢吗啡酮合用药物临床评价

合用药物	临床评价
单胺氧化酶抑制剂	合用可增加氢吗啡酮的作用，停用前者 14 天后才可开始氢吗啡酮的治疗
抗胆碱药	合用有增加尿潴留和严重便秘的风险，可导致麻痹性肠梗阻
抗焦虑镇痛药	与其他中枢神经系统抑制剂合用可增强这些药物的作用，并已有致死的报告
硫酸镁	会增加氢吗啡酮中枢神经系统抑制作用
氯丙嗪	氯丙嗪能增强氢吗啡酮的降压和镇静作用，两者合用时，氢吗啡酮用量应减少
纳洛酮	可对抗氢吗啡酮的呼吸抑制作用
纳曲酮	会减弱氢吗啡酮的治疗效应
乙醇	合用可增强中枢神经系统抑制的作用，并已有致死的报告
镇静催眠药	合用可增强中枢神经系统抑制的作用，并已有致死的报告

十一、羟吗啡酮

参见氢吗啡酮。

十二、左啡诺

与左啡诺合用药物临床评价见表 4-11。

表 4-11　与左啡诺合用药物临床评价

合用药物	临床评价
阿片类拮抗药（纳曲酮、纳洛酮等）	会减弱左啡诺的治疗效应
单胺氧化酶抑制剂	虽未观察到左啡诺与单胺氧化酶抑制剂存在相互作用，但也不推荐两者合用
抗焦虑镇痛药	与其他中枢神经系统抑制剂合用，可增强这些药物的作用
硫酸镁	会增加左啡诺中枢神经系统抑制作用
乙醇	合用可增强中枢神经系统抑制的作用
镇静催眠药	合用可增强中枢神经系统抑制的作用

十三、喷他佐辛

与喷他佐辛合用药物临床评价见表 4-12。

表 4-12　与喷他佐辛合用药物临床评价

合用药物	临床评价
阿片类拮抗药(纳曲酮、纳洛酮等)	会减弱喷他佐辛的治疗效应
阿托品	与 M 胆碱药尤其是阿托品合用时，不仅会造成严重便秘，而且可有麻痹性肠梗阻和尿潴留的危险
单胺氧化酶抑制剂	应先停用单胺氧化酶抑制剂 14～21 天后，才可应用喷他佐辛，而且应先试用小量（1/4 常用量），以免发生难以预料的、严重的、足以致死的循环衰竭，后者的先驱症状一般为激动（狂躁）、多汗、僵直、血压很高或很低、呼吸抑制严重、昏迷、惊厥或（和）高热
胍乙啶	合用时有发生直立性低血压的危险，给药后立即随访监测
甲氧氯普胺	阿片类镇痛药，通过引起胃肠道蠕动徐缓、括约肌痉挛，可使甲氧氯普胺应有的效应不明
金刚烷胺	合用时有发生直立性低血压的危险，给药后立即随访监测
抗焦虑药	同时并用，呼吸抑制和（或）低血压可更明显，便秘也增加，依赖性更容易产生，用量应彼此配合互减
抗抑郁药	同时并用，呼吸抑制和（或）低血压可更明显，便秘也增加，依赖性更容易产生，用量应彼此配合互减
奎尼丁	合用时有发生直立性低血压的危险，给药后立即随访监测
利多卡因	合用时有发生直立性低血压的危险，给药后立即随访监测
利尿药	合用时有发生直立性低血压的危险，给药后立即随访监测
硫酸镁	静脉注射硫酸镁后的中枢性抑制，尤其是呼吸抑制和低血压，会因合用阿片类药而加剧
麻醉性镇痛药	喷他佐辛能减弱其他麻醉性镇痛药的麻醉镇痛作用，但不能拮抗吗啡或哌替啶中毒，甚至可加重中枢抑制，禁止合用
美加明	合用时有发生直立性低血压的危险，给药后立即随访监测
普鲁卡因胺	合用时有发生直立性低血压的危险，给药后立即随访监测
氢氯噻嗪	合用时有发生直立性低血压的危险，给药后立即随访监测
溴隐亭	合用时有发生直立性低血压的危险，给药后立即随访监测
亚硝酸盐	合用时有发生直立性低血压的危险，给药后立即随访监测
镇静催眠药	喷他佐辛能增强镇静催眠药的作用
中枢神经系统抑制剂	增强中枢神经系统抑制剂的中枢神经系统抑制作用
左旋多巴	合用时有发生直立性低血压的危险，给药后立即随访监测

十四、地佐辛

与地佐辛合用药物临床评价见表 4-13。

表 4-13　与地佐辛合用药物临床评价

合用药物	临床评价
单胺氧化酶抑制剂	应先停用单胺氧化酶抑制剂 14～21 天后，才可应用地佐辛，而且应先试用小量（1/4 常用量），以免发生难以预料的、严重的、足以致死的循环衰竭，后者的先驱症状一般为激动（狂躁）、多汗、僵直、血压很高或很低、呼吸抑制严重、昏迷、惊厥或（和）高热
抗焦虑药	地佐辛能增强抗焦虑药的作用
抗抑郁药	地佐辛能增强抗抑郁药的作用
麻醉性镇痛药	地佐辛能减弱其他麻醉性镇痛药的麻醉镇痛作用。但不能拮抗吗啡或哌替啶中毒，甚至可加重中枢抑制
镇静催眠药	地佐辛能增强镇静催眠药的作用

十五、依他佐辛

与依他佐辛合用药物临床评价见表4-14。

表4-14 与依他佐辛合用药物临床评价

合用药物	临床评价
苯巴比妥	巴比妥酸盐可使依他佐辛作用增强，必须合用时，应对其中一种或两种药物减量后慎重给药
布托啡诺	布托啡诺可使依他佐辛作用增强，必须合用时，应对其中一种或两种药物减量后谨慎给药
单胺氧化酶抑制剂	应先停用单胺氧化酶抑制剂14～21天后，才可应用依他佐辛，而且应先试用小量（1/4常用量），以免发生难以预料的、严重的、足以致死的循环衰竭，后者的先驱症状一般为激动（狂躁）、多汗、僵直、血压很高或很低、呼吸抑制严重、昏迷、惊厥或（和）高热
地西泮	地西泮可使依他佐辛作用增强，必须合用时，应对其中一种或两种药物减量后慎重给药
丁丙诺啡	丁丙诺啡可使依他佐辛作用增强，必须合用时，应对其中一种或两种药物减量后谨慎给药
吗啡	依他佐辛在大剂量情况下，对吗啡有拮抗作用
美达西泮	美达西泮可使依他佐辛作用增强，必须合用时，应对其中一种或两种药物减量后慎重给药
硝西泮	硝西泮可使依他佐辛作用增强，必须合用时，应对其中一种或两种药物减量后慎重给药

十六、右丙氧芬

与右丙氧芬合用药物临床评价见表4-15。

表4-15 与右丙氧芬合用药物临床评价

合用药物	临床评价
阿司匹林	增强右丙氧芬的镇痛作用
对乙酰氨基酚	增强右丙氧芬的镇痛作用
多塞平	右丙氧芬可以抑制多塞平的肝代谢，导致其水平升高，应监测患者中枢神经系统不良反应，可能需降低多塞平剂量或停用右丙氧芬
华法林	可增强口服抗凝剂华法林的抗凝血作用
卡马西平	可抑制卡马西平的代谢，升高卡马西平的血药浓度，出现毒性反应
抗焦虑药	右丙氧芬与其他中枢神经系统抑制剂如抗焦虑药合用，可增强这些药物的作用，并有致死的报告
利托那韦	升高右丙氧芬的血药浓度（有中毒的危险）
马普替林	右丙氧芬可以抑制马普替林的肝代谢，导致其水平升高，应监测患者中枢神经系统不良反应，可能需减少马普替林的剂量或停用右丙氧芬
纳洛酮	可对抗右丙氧芬的呼吸抑制作用
三环类抗抑郁药	右丙氧芬可以抑制三环类抗抑郁药的肝代谢，导致其水平升高，应监测患者中枢神经系统不良反应，可能需减少三环类抗抑郁药的剂量或停用右丙氧芬
乙醇	右丙氧芬与其他中枢神经系统抑制剂如乙醇合用，可增强中枢神经系统抑制的作用，并有致死的报告，应避免合用
镇静催眠药	右丙氧芬与其他中枢神经系统抑制剂如镇静催眠药合用，可增强中枢神经系统抑制的作用，并有致死的报告，应避免合用

十七、曲马多

与曲马多合用药物临床评价见表4-16。

表 4-16　与曲马多合用药物临床评价

合用药物	临床评价
5-HT$_3$拮抗剂	减弱曲马多镇痛作用
CYP2D6抑制剂	CYP2D6抑制剂（中度）可减弱曲马多的治疗作用
昂丹司琼	可能拮抗曲马多的效应
巴比妥类	与巴比妥类药物合用可延长其镇痛作用
地西泮	与地西泮合用可增强其镇痛作用
华法林	曲马多可增加华法林的抗凝作用
抗精神病药	合用增强抽搐风险
硫酸镁	增加曲马多的中枢神经系统抑制作用
麦角新碱	合用时风险性和不良反应的严重性增加
纳曲酮	减弱曲马多的治疗效应
三环类抗抑郁药	合用增强中枢神经系统毒性的风险
托莫西汀	合用可能增强抽搐风险
香豆素类	增强香豆素类的抗凝血效应
选择性5-羟色胺再摄取抑制剂	合用可增加中枢神经系统毒性风险
中枢神经系统药物	与作用类似的中枢神经系统药物合用时，可增强其镇痛作用

十八、阿尼利定

与阿尼利定合用药物临床评价见表 4-17。

表 4-17　与阿尼利定合用药物临床评价

合用药物	临床评价
阿片类药物	谨慎合用，可加重呼吸抑制和循环抑制
吩噻嗪类药物	谨慎合用，可加重呼吸抑制和循环抑制
麻醉药	谨慎合用，可加重呼吸抑制和循环抑制
镇静药	谨慎合用，可加重呼吸抑制和循环抑制

十九、布桂嗪

与布桂嗪合用药物临床评价见表 4-18。

表 4-18　与布桂嗪合用药物临床评价

合用药物	临床评价
吩噻嗪类药物	慎合用，可加重呼吸抑制和循环抑制
抗高血压	可致血压下降过快，引起晕厥
麻醉药	慎合用，可加重呼吸抑制和循环抑制
镇静药	慎合用，可加重呼吸抑制和循环抑制

二十、右吗拉胺

与右吗拉胺合用药物临床评价见表 4-19。

表 4-19　与右吗拉胺合用药物临床评价

合用药物	临床评价
阿片受体拮抗剂	可竞争性地拮抗阿片受体，降低右吗拉胺的疗效，并出现戒断综合征，应避免合用
巴比妥类	合用可增加呼吸抑制，并可致死，应避免合用
苯二氮䓬类药物	合用可增加呼吸抑制，并可致死，应避免合用
吗啡衍生物	合用可增加呼吸抑制，并可致死，应避免合用
中枢神经系统抑制剂	合用可增加中枢抑制作用

二十一、醋美沙朵

与醋美沙朵合用药物临床评价见表 4-20。

表 4-20　与醋美沙朵合用药物临床评价

合用药物	临床评价
阿片受体拮抗剂	可竞争性地拮抗阿片受体，降低醋美沙朵疗效，并出现戒断综合征
巴比妥类	合用可增加呼吸抑制，并可致死，应避免合用
苯二氮䓬类药物	合用可增加呼吸抑制，并可致死，应避免合用
吗啡衍生物	合用可增加呼吸抑制，并可致死，应避免合用
中枢神经系统抑制剂	合用可增加中枢抑制作用

二十二、替利定

与替利定合用药物临床评价见表 4-21。

表 4-21　与替利定合用药物临床评价

合用药物	临床评价
阿片受体拮抗剂	可竞争性地拮抗阿片受体，降低替利定疗效，并出现戒断综合征
巴比妥类	合用可增加呼吸抑制，并可致死，应避免合用
苯二氮䓬类药物	合用可增加呼吸抑制，并可致死，应避免合用
吗啡衍生物	合用可增加呼吸抑制，并可致死，应避免合用
中枢神经系统抑制剂	合用可增加中枢抑制作用

二十三、丁丙诺啡

与丁丙诺啡合用药物临床评价见表 4-22。

表 4-22　与丁丙诺啡合用药物临床评价

合用药物	临床评价
阿片类镇痛药	与其他阿片类镇痛药，特别是中枢性神经抑制药合用，会导致严重的副作用
阿扎那韦	丁丙诺啡的血药浓度会升高，密切监测，可能须调整剂量
安泼那韦	丁丙诺啡的血药浓度会升高，密切监测，可能须调整剂量
达芦那韦	丁丙诺啡的血药浓度会升高，密切监测，可能须调整剂量
单胺氧化酶抑制剂	避免合用单胺氧化酶抑制剂
地拉夫定	丁丙诺啡的血药浓度可能降低，密切监测丁丙诺啡的治疗效果
地西泮	合用可出现心肺功能衰竭

合用药物	临床评价
东莨菪碱	可能会增加丁丙诺啡的中枢神经系统抑制作用
福沙那韦	丁丙诺啡的血药浓度会升高,密切监测,可能须调整剂量
抗凝血药	合用口服抗凝血药可出现紫癜
利托那韦	丁丙诺啡的血药浓度升高,密切监测,以低剂量开始,缓慢增加丁丙诺啡的剂量
硫酸镁	会增加丁丙诺啡的中枢神经系统抑制作用
米非司酮	可以升高丁丙诺啡的血药浓度
纳曲酮	会减弱丁丙诺啡的治疗效应
奈韦拉平	丁丙诺啡的血药浓度可能降低,密切监测丁丙诺啡的治疗效果
沙奎那韦	丁丙诺啡的血药浓度升高,密切监测,以低剂量开始,缓慢增加丁丙诺啡的剂量
酮康唑	抑制丁丙诺啡的代谢(减少丁丙诺啡的剂量)
依法韦仑	丁丙诺啡的血药浓度可能降低,密切监测丁丙诺啡的治疗效果
依曲韦林	丁丙诺啡的血药浓度可能降低,密切监测丁丙诺啡的治疗效果

二十四、奈福泮

与奈福泮合用药物临床评价见表 4-23。

表 4-23　与奈福泮合用药物临床评价

合用药物	临床评价
单胺氧化酶抑制剂	接受单胺氧化酶抑制剂治疗的患者不宜同时应用奈福泮
抗毒蕈碱药物	奈福泮可能增加抗毒蕈碱药物的不良反应或拟交感神经药的活性
三环类抗抑郁药	不良反应增强

二十五、齐考诺肽

与齐考诺肽合用药物临床评价见表 4-24。

表 4-24　与齐考诺肽合用药物临床评价

合用药物	临床评价
抗癫痫药	合用可能使患者的意识水平下降更趋明显
抗精神病药	合用可能使患者的意识水平下降更趋明显
利尿药	合用可能使患者的意识水平下降更趋明显
镇静催眠药	合用可能使患者的意识水平下降更趋明显

二十六、科博肽

与科博肽合用药物临床评价见表 4-25。

表 4-25　与科博肽合用药物临床评价

合用药物	临床评价
阿托品	M 胆碱受体拮抗药能完全拮抗科博肽的镇痛作用,不能与科博肽合用
非甾体抗炎药	合用有协同作用,但毒性并无增加
骨骼肌松弛药	可增强科博肽的呼吸肌麻痹作用,不能与科博肽合用
抗胆碱酯酶药	抗胆碱酯酶药能完全拮抗科博肽的镇痛作用,不能与科博肽合用

第二节　解热镇痛药、抗炎药、抗风湿药

一、阿司匹林

与阿司匹林合用药物临床评价见表4-26。

表4-26　与阿司匹林合用药物临床评价

合用药物	临床评价
β受体阻滞剂	阿司匹林抑制前列腺素的合成，而β受体阻滞剂可刺激前列腺素的合成，合用减弱β受体阻滞剂的降压疗效
H_2受体拮抗剂	升高胃及十二指肠的pH，使阿司匹林溶解度增加，吸收及生物利用度增加，作用增强
阿洛西林	阿司匹林可减少阿洛西林自肾脏排泄，因此与阿司匹林合用时阿洛西林的血药浓度增高，排泄时间延长，毒性也可能增加
阿莫西林克拉维酸钾	阿司匹林可减少阿莫西林克拉维酸钾在肾小管的排泄，因而使阿莫西林克拉维酸钾的血药浓度升高，消除半衰期延长，毒性也可能增加
阿扎丙酮	合用增强对前列腺素的抑制作用，易诱发或加重对胃黏膜的损害，从而引起溃疡、出血
安乃近	合用增强对前列腺素的抑制作用，易诱发或加重对胃黏膜的损害，从而引起溃疡、出血
氨茶碱	能使阿司匹林排泄加速，疗效降低
保泰松	合用增强对前列腺素的抑制作用，易诱发或加重对胃黏膜的损害，从而引起溃疡、出血
苯巴比妥	阿司匹林可置换与血浆蛋白结合的苯巴比妥，使苯巴比妥的血药浓度升高，作用增强，苯巴比妥为强药酶诱导剂，可通过酶促作用加速阿司匹林的代谢而使其降低疗效
苯妥英钠	可与苯妥英钠竞争血浆蛋白结合，使游离苯妥英钠的血药浓度增高，同时减慢苯妥英钠在肾小管的排泄，故可使其作用增强
苯茚二酮	合用增加出血危险（由于抗血小板作用）
吡罗昔康	合用增强对前列腺素的抑制作用，易诱发或加重对胃黏膜的损害，从而引起溃疡、出血
避孕药	短效口服避孕药会降低阿司匹林的药效，长期服用阿司匹林的患者若改服短效口服避孕药需加大阿司匹林的剂量
丙米嗪	合用毒性增强。阿司匹林与丙米嗪竞争蛋白结合点，造成丙米嗪血清浓度升高，可引起不良反应，若患者已有丙米嗪不良反应表现，则尽可能不用阿司匹林。长期服用低剂量阿司匹林的患者接受丙米嗪治疗，则应监控症状和剂量
丙戊酸钠	可从血浆蛋白中置换出丙戊酸，而使游离的丙戊酸浓度升高，长期合用易致蓄积中毒
醋甲唑胺	碳酸酐酶抑制药与高剂量阿司匹林合用可引起严重的代谢紊乱，因此醋甲唑胺与水杨酸制剂合用要慎重
达芦那韦	无临床意义的临床评价，不必调整剂量
地尔硫䓬	合用可影响血小板功能，抑制血小板聚集，故手术前后两药不宜合用
地高辛	由于减少肾清除而升高地高辛的血药浓度
对乙酰氨基酚	对乙酰氨基酚长期大量合用阿司匹林有引起肾脏病变的可能
非甾体抗炎药	合用增强对前列腺素的抑制作用，易诱发或加重对胃黏膜的损害，从而引起溃疡、出血
呋塞米	可使血中尿酸浓度升高，易致急性痛风
氟西汀	两药合用，当氟西汀停药而导致的血药浓度下降时，阿司匹林可使患者致敏发生荨麻疹，此外，阿司匹林能取代氟西汀的蛋白结合，使游离氟西汀的血药浓度升高，应谨慎合用并监测氟西汀不良反应
磺酰脲类口服降血糖药	阿司匹林可从血浆蛋白结合部位置换出磺酰脲类口服降血糖药，增强降血糖作用，且阿司匹林本身也能降血糖，因而易致低血糖

续表

合用药物	临床评价
灰黄霉素	灰黄霉素可干扰阿司匹林的吸收，造成水杨酸盐的血药浓度降低，应该错开服用阿司匹林与灰黄霉素的时间，监测水杨酸的血药浓度，可能需要调整阿司匹林剂量，也可考虑换用其他非甾体抗炎药
活性炭	活性炭吸附消化道内的阿司匹林，抑制其吸收，两者应错开时间给予。误服阿司匹林可用活性炭来解救，当发现阿司匹林服用过量时，应尽快地服用活性炭，建议活性炭与阿司匹林的比例为10:1
甲氨蝶呤	合用时可减少甲氨蝶呤与血浆蛋白的结合，减少其随尿的排泄，使其血药浓度升高，毒性加重
甲氧氯普胺	甲氧氯普胺可增强阿司匹林的吸收率（增强效应）
碱性药	能促进阿司匹林的排泄而降低疗效。达稳态后停用碱性药物时，阿司匹林的血药浓度升高到毒性水平
抗凝血药	阿司匹林能抑制凝血酶原的合成，并能从血浆蛋白结合位置换出香豆素类抗凝血药，增强其血药浓度，抗凝血作用增强，易致出血，故不宜合用
抗生素	可置换青霉素类及磺胺类与血浆蛋白的结合，使血中游离型药物增加，药效增强。与庆大霉素、链霉素等氨基糖苷类抗生素合用可增强耳毒性和肾毒性
两性霉素B	静脉滴注两性霉素B前30分钟口服阿司匹林，可减轻或预防两性霉素B的寒战、高热等不良反应
硫喷妥钠	阿司匹林能竞争硫喷妥钠的血浆蛋白结合部位，使硫喷妥钠的血药浓度升高，麻醉作用增强
硫糖铝	可减轻阿司匹林对胃的刺激，使吸收减少，两者疗效均降低
螺内酯	可使其利尿作用减弱，血中尿酸浓度升高，从而诱发痛风
氯贝丁酯	合用可降低心绞痛患者猝死的发生率
氯吡格雷	阿司匹林不改变氯吡格雷对由ADP诱导的血小板聚集的抑制作用，但氯吡格雷增强阿司匹林对胶原诱导的血小板聚集的抑制作用。然而，合用阿司匹林500mg，一天服用两次，使用一天，并不显著增加氯吡格雷引起的出血时间延长
氯丙嗪	合用可增强解热镇痛作用
氯化铵	两药合用可增强对胃黏膜的刺激，增强阿司匹林的疗效和毒副反应
美洛西林	阿司匹林可减少美洛西林自肾脏排泄，因此合用时美洛西林的血药浓度增高，排泄时间延长，毒性也可能增加
米非司酮	阿司匹林可以增加米非司酮降低血糖的作用
尿激酶	鉴于尿激酶为溶栓药，因此不宜与影响血小板功能的药物阿司匹林合用
齐多夫定	阿司匹林抑制齐多夫定与葡萄糖醛酸的结合，可引起毒性反应，应避免使用
青霉素	阿司匹林可减少青霉素的肾小管分泌，从而延长青霉素的半衰期
去甲肾上腺素	阿司匹林可抑制或完全阻断去甲肾上腺的血管收缩反应，合用易致胃肠道出血
双嘧达莫	合用提高阿司匹林的生物利用度，增加肾及胃肠道的不良反应。由于两药有抗血栓形成作用，用于防治心、脑血管病时，合用疗效增强，应减少用量，以防发生不良反应
糖皮质激素	可加速阿司匹林的代谢，使其血药浓度降低，两药合用，抗风湿作用增强，但更易诱发或加重溃疡，引起溃疡穿孔
替罗非班	与单独使用阿司匹林相比，替罗非班与阿司匹林合用时，可使出血的发生率增加
文拉法辛	合用增强出血风险
西咪替丁	增强阿司匹林的作用
吸附剂	白陶土可能减少阿司匹林的吸收
硝酸甘油	合用可使硝酸甘油吸收量增加，血药浓度升高，左室终末舒张压和收缩压都下降
选择性5-羟色胺再摄取抑制剂	合用增加出血风险
血管紧张素转换酶Ⅱ抑制剂	阿司匹林可抑制血管紧张素转换酶Ⅱ抑制剂的合成，减弱其降压作用，故不宜合用

合用药物	临床评价
烟酸	面部潮红是烟酸的不良反应,与前列腺素游离相关的阿司匹林可抑制前列腺素的合成,从而减轻此不良反应
伊洛前列素	合用增强出血风险
胰岛素	可使糖尿病患者所需的胰岛素量减少
乙醇	两药均能损伤胃黏膜,引起出血、坏死,合用时可诱发或加重消化性溃疡,易引起胃肠道出血
乙酰唑胺	阿司匹林可阻碍乙酰唑胺的肾小管分泌和血浆蛋白结合,剂量大时可引起嗜睡、精神错乱及代谢性酸中毒。当阿司匹林酸中毒时,使用乙酰唑胺有利于加速水杨酸盐的排除,降低其血药浓度
异丙嗪	合用可增强解热镇痛作用
异烟肼	阿司匹林可使其吸收减少,血药浓度降低,降低异烟肼的疗效并增加毒性
吲哚布芬	合用可增加出血的风险
甾体避孕药	可提高阿司匹林的血药浓度,阿司匹林能加速雌激素的代谢而导致避孕失败
扎鲁司特	阿司匹林可升高扎鲁司特的血药浓度

二、萘普生

与萘普生合用药物临床评价见表 4-27。

表 4-27 与萘普生合用药物临床评价

合用药物	临床评价
阿仑膦酸钠	双膦酸盐可导致胃黏膜局部刺激,与萘普生协同易发生溃疡,故需慎用。应注意观察患者胃刺激的增强和可能导致的溃疡。其他非甾体抗炎药与双膦酸盐之间可有类似反应
丙磺舒	可升高萘普生的血浆水平并明显延长血浆半衰期
丙戊酸	萘普生可能会置换丙戊酸,提高其总清除率,但游离丙戊酸水平没有改变。需监测患者丙戊酸毒性
氟康唑	氟康唑可能会增加萘普生的全身暴露量
环孢素	萘普生可通过抑制前列腺素合成而增强环孢素的肾毒性,长期服用环孢素的患者增加服用萘普生会造成肾功能下降,且肾功能的下降与降低环孢素的剂量无关。合用时需对肾功能进行监测
甲氨蝶呤	萘普生可升高甲氨蝶呤的血药浓度
考来烯胺	阴离子交换树脂可在碱性条件下吸附萘普生,从而减少萘普生的吸收,使其镇痛作用延迟并减小。萘普生应在考来烯胺服用前 2 小时或服用 4~6 小时后使用。类似反应也发生在萘普生和其他阴离子交换树脂之间
锂剂	萘普生很可能减少锂剂的排泄(中毒的风险增加)
氯吡格雷	合用使胃肠道隐性出血增加
双香豆素	可增强双香豆素的抗凝血作用

三、布洛芬

与布洛芬合用药物临床评价见表 4-28。

表 4-28 与布洛芬合用药物临床评价

合用药物	临床评价
阿米洛利	非甾体抗炎药可抑制前列腺素,可能使阿米洛利毒性增强。两药合用可能出现可逆的急性肾衰竭
阿司匹林	合用增强对前列腺素的抑制作用,易诱发或加重对胃黏膜的损害,从而引起溃疡、出血
氨苯蝶啶	非甾体抗炎药可抑制前列腺素,可能使氨苯蝶啶毒性增强。两药合用可能出现可逆的急性肾衰竭

续表

合用药物	临床评价
奥司他韦	合用时没有观察到不良事件或使其发生率改变
巴氯芬	减少巴氯芬的排泄（增加中毒的危险）
苯妥英	布洛芬会抑制肝药酶对苯妥英的代谢，两药合用会使苯妥英血浆水平升高，以致产生毒性。需仔细监测苯妥英水平，必要时停用布洛芬或降低苯妥英剂量。布洛芬和其他乙内酰脲类抗惊厥药之间也有类似的相互作用
丙磺舒	合用使布洛芬的血药浓度增高
地高辛	使地高辛作用增强或毒性增加
伏立康唑	升高布洛芬的血药浓度
肝素	增加出血危险性
华法林	虽然布洛芬可置换华法林的结合蛋白，但程度不大，两者以治疗剂量联合应用时，对华法林的抗凝作用没有明显的影响。布洛芬和华法林合用时不需特殊处理，但对于老年患者或肾功能减退者，布洛芬的使用前后均应注意监测凝血时间
甲氨蝶呤	合用使甲氨蝶呤作用增强或毒性增加
降血糖药	合用使降血糖药作用增强或毒性增加
科博肽	合用有协同作用，但毒性并无增加
口服抗凝血药	合用增加出血危险性
他克莫司	合用增加肾毒性
维拉帕米	合用使布洛芬的血药浓度增高
香豆素类	可能增强香豆素类的抗凝作用
硝苯地平	合用使布洛芬的血药浓度增高

四、卡巴匹林钙

与卡巴匹林钙合用药物临床评价见表4-29。

表4-29 与卡巴匹林钙合用药物临床评价

合用药物	临床评价
丙磺舒	卡巴匹林钙可降低丙磺舒的排尿酸作用，此外丙磺舒可降低水杨酸盐自肾脏的清除率，从而使后者的血药浓度升高
对乙酰氨基酚	卡巴匹林钙与对乙酰氨基酚长期大量合用有引起肾脏病变的可能
非甾体抗炎药	与其他非甾体抗炎药合用时胃肠道不良反应增加，还可增加其他部位出血的危险
磺吡酮	卡巴匹林钙可降低磺吡酮的排尿酸作用
甲氨蝶呤	合用时可减少甲氨蝶呤与蛋白的结合，减少其随尿排泄，使其血药浓度升高，毒性反应加重
抗凝血药	合用可增加出血的危险性
抗酸药	可增加卡巴匹林钙自尿中的排出，使其血药浓度降低
口服降血糖药	降血糖效果可因合用卡巴匹林钙而增强
尿碱化药	可增加卡巴匹林钙自尿中的排出，使其血药浓度降低。但当卡巴匹林钙的血药浓度已达稳态而停用碱性药物时，又可使卡巴匹林钙的血药浓度升高到具有毒性的水平
溶栓药	合用可增加出血的危险性
糖皮质激素	可增加水杨酸盐的排泄，卡巴匹林钙与激素长期合用期间，当激素减量或停药时可出现水杨酸反应，甚至有增加胃肠溃疡和出血的危险性
胰岛素	降血糖效果可因合用卡巴匹林钙而增强

五、乙水杨胺

与乙水杨胺合用药物临床评价见表4-30。

表4-30 与乙水杨胺合用药物临床评价

合用药物	临床评价
地塞米松	乙水杨胺与地塞米松合用可增加胃肠道不良反应
肝素	乙水杨胺不宜与抗凝血药合用
甲氨蝶呤	乙水杨胺可增强甲氨蝶呤的作用，不应合用
口服降血糖药	乙水杨胺可增强口服降血糖药的作用，不应合用
链激酶	乙水杨胺不宜与溶栓药合用
双香豆素	乙水杨胺不宜与抗凝血药合用
碳酸氢钠	抗酸药碳酸氢钠可增加乙水杨胺自尿中的排泄，使其血药浓度下降，不宜合用

六、呱西替柳

与呱西替柳合用药物临床评价见表4-31。

表4-31 与呱西替柳合用药物临床评价

合用药物	临床评价
双香豆素	呱西替柳不宜与抗凝血药合用
碳酸氢钠	抗酸药可增加呱西替柳自尿中的排泄，使其血药浓度下降，不宜合用

七、水杨酸钠

与水杨酸钠合用药物临床评价见表4-32。

表4-32 与水杨酸钠合用药物临床评价

合用药物	临床评价
呋塞米	合用因竞争肾小管分泌系统而使水杨酸排泄减少，造成蓄积中毒
甲氨蝶呤	水杨酸钠可减少甲氨蝶呤从肾小管的分泌，从而增强其毒性
甲苯磺丁脲	水杨酸钠可置换磺酰脲类降血糖药甲苯磺丁脲，增强其降血糖作用，易致低血糖反应
皮质激素	合用因置换蛋白而使激素抗炎作用增强，但诱发溃疡的作用也增强
双香豆素	水杨酸钠与双香豆素合用时，因从血浆蛋白结合部位置换后者，提高游离型双香豆素血浓度，增强其抗凝作用，易致出血
水杨酸类	水杨酸钠与其他水杨酸类药物合用时，可增强它们的毒性

八、对乙酰氨基酚

与对乙酰氨基酚合用药物临床评价见表4-33。

表4-33 与对乙酰氨基酚合用药物临床评价

合用药物	临床评价
阿司咪唑	对乙酰氨基酚的代谢物可以抑制CYP3A4酶，大剂量的对乙酰氨基酚可能导致阿司咪唑的血药浓度升高和尖端扭转型心律失常

续表

合用药物	临床评价
阿司匹林	明显增加肾毒性
巴比妥类	肝药酶诱导剂可加重对乙酰氨基酚的肝毒性
白消安	对乙酰氨基酚可能抑制静脉用白消安的代谢（在应用对乙酰氨基酚 72 小时内合用静脉用白消安时应特别注意）
苯巴比妥	并用可导致肝毒性和肝昏迷的危险性增加。对乙酰氨基酚和其他巴比妥类药物可发生类似反应
苯妥英	加快对乙酰氨基酚的清除，降低其生物利用度
避孕药	避孕药可使对乙酰氨基酚与葡萄糖醛酸的结合增多，加快消除而减效
丙磺舒	可减少乙酰氨基酚的排泄，升高对乙酰氨基酚的血药浓度
多潘立酮	对于服用对乙酰氨基酚血浆药物浓度已处于稳定水平的患者，合用多潘立酮不影响其血药浓度
肝毒性药物	合用其他肝毒性药物可加重对乙酰氨基酚的肝毒性
磺吡酮	对乙酰氨基酚的代谢加速，导致对乙酰氨基酚毒性代谢物的过度产生。代谢物一般与谷胱甘肽结合后失活，而过多的代谢物会使谷胱甘肽衰竭，导致肝坏死。特别是在服用对乙酰氨基酚过量的情况下。应避免两者同时服用，如果同时服用，应对肝功能进行监测
活性炭	活性炭只用于对乙酰氨基酚过量时减少其吸收，否则两者服药应间隔尽可能长的时间
甲氧氯普胺	合用时胃内排空增快，使对乙酰氨基酚在小肠内的吸收增加
卡马西平	与对乙酰氨基酚合用，尤其是单次超量或长期大量使用，肝脏中毒的危险增加，有可能使后者疗效降低
抗凝血药	可减少凝血因子在肝内的合成，增强抗凝血药的作用，长期或大量使用时应注意根据凝血酶原时间调整用量
考来烯胺	可减少对乙酰氨基酚的吸收
拉莫三嗪	两药合用会加快拉莫三嗪消除并降低临床效果。需监测其临床效果（尤其是当对乙酰氨基酚多次给药时），必要时可增加拉莫三嗪剂量
雷尼替丁	雷尼替丁可轻微抑制对葡萄糖醛酸转移酶的活性，导致对乙酰氨基酚的血药浓度升高。同时服用时应注意，应该在服用雷尼替丁至少 1 小时后再服用对乙酰氨基酚，以避免对乙酰氨基酚的血药浓度升高
利福平	肝药酶诱导剂利福平可加重对乙酰氨基酚的肝毒性
利托君	合用时风险性或不良反应的严重性增加
硫酸镁	会加快硫酸镁的代谢
氯雷他定	对乙酰氨基酚的代谢物可以抑制 CYP3A4 酶，大剂量对乙酰氨基酚可能导致氯雷他定的血药浓度升高和尖端扭转型心律失常。但目前没有氯雷他定的血药浓度升高而导致尖端扭转型心律失常的报道
氯霉素	对乙酰氨基酚可能通过代谢竞争减少氯霉素的清除率
泼尼松	可增强对乙酰氨基酚的肝毒性
普萘洛尔	抑制对乙酰氨基酚的代谢，可增加对乙酰氨基酚的浓度。其他通过肝脏代谢的β受体阻滞剂可有类似反应
齐多夫定	明显增加肾毒性
其他非甾体抗炎药	明显增加肾毒性
特非那定	对乙酰氨基酚的代谢物可以抑制 CYP3A4 酶，大剂量的对乙酰氨基酚可能导致特非那定的血药浓度升高和尖端扭转型心律失常
西咪替丁	可轻微抑制对乙酰氨基酚葡萄糖醛酸转移酶的活性，导致对乙酰氨基酚的血药浓度升高。同时服用时应注意，应该在服用西咪替丁至少 1 小时后再服用对乙酰氨基酚，以避免对乙酰氨基酚的血药浓度升高

续表

合用药物	临床评价
香豆素类	长期规律性应用对乙酰氨基酚可能增强香豆素类的抗凝血效应
消旋山莨菪碱	可使对乙酰氨基酚的吸收延迟
亚硝酸钠	合用时风险性增加
伊马替尼	谨慎合用
乙醇	可增加对乙酰氨基酚的肝毒性,酗酒患者更需注意观察
异烟肼	与对乙酰氨基酚合用时,由于异烟肼可诱导CYP,使前者形成毒性代谢物的量增加,可增加肝毒性及肾毒性
右布洛芬	合用增加出血的危险
右酮洛芬氨丁三醇	长期与对乙酰氨基酚合用时可增加对肾脏的毒性不良反应

九、丙帕他莫

本品为对乙酰氨基酚的前药,不应和其他含对乙酰氨基酚成分的药物联合应用。余参见对乙酰氨基酚。

十、安乃近

与安乃近合用药物临床评价见表4-34。

表4-34 与安乃近合用药物临床评价

合用药物	临床评价
阿司匹林	合用增强对前列腺素的抑制作用,易诱发或加重对胃黏膜的损害,从而引起溃疡、出血
骨髓抑制药	加重骨髓抑制药物的不良反应/毒性作用。粒细胞缺乏和血细胞减少的风险可能增加
甲氨蝶呤	甲氨蝶呤加重安乃近的不良反应/毒性作用。粒细胞缺乏和血细胞减少的风险可能增加。安乃近也加重甲氨蝶呤的不良反应/毒性作用

十一、保泰松

与保泰松合用药物临床评价见表4-35。

表4-35 与保泰松合用药物临床评价

合用药物	临床评价
阿洛西林	保泰松可减少阿洛西林自肾脏排泄,因此合用时使阿洛西林的血药浓度增高,排泄时间延长,毒性也可能增加
阿莫西林克拉维酸钾	保泰松可减少阿莫西林克拉维酸钾在肾小管的排泄,因而使阿莫西林克拉维酸钾的血药浓度升高,消除半衰期延长,毒性也可能增加
奥司他韦	与同样由肾脏分泌且安全范围窄的药物保泰松合用时要慎重
苯妥英	合用会使某些患者的苯妥英半衰期、游离苯妥英及总苯妥英血清水平明显升高。可能归因于保泰松和苯妥英竞争羟基化作用酶,或者从蛋白结合部位置换苯妥英。如果出现毒性征兆和症状,则需监测苯妥英血清水平并减少剂量,以建立合理的治疗水平
丙米嗪	可抑制保泰松的吸收
地高辛	保泰松通过增加地高辛在肝脏的代谢降低地高辛的血药浓度,因此两药合用时应密切监视地高辛的血药浓度,增加地高辛的剂量
地昔帕明	地昔帕明有抗胆碱作用,可导致胃排空减慢,使保泰松的吸收受抑制,血药浓度降低,作用减弱

续表

合用药物	临床评价
骨髓抑制药	合用时毒性明显增加
华法林	保泰松可增强华法林的抗凝作用
磺胺类药	可引起磺胺类药的血药浓度增加，从而增加药理作用和毒性
活性炭	保泰松服用过量后尽快服用活性炭，可显著减少其吸收。而一般情况下，两药应尽可能间隔长时间服用
甲氨蝶呤	甲氨蝶呤吸收之后与血清白蛋白部分结合，由于其结合能被保泰松替代，故毒性反应可能会增加
口服降血糖药	可引起口服降血糖药的血药浓度增加，从而增加药理作用和毒性
锂剂	非甾体抗炎药抑制前列腺素的合成、降低锂剂的清除率。合用可导致锂剂的血药浓度上升及毒性增加，引起多尿、谵妄、嗜睡等。注意观察，必要时减量或换药
美洛西林	保泰松可减少美洛西林自肾脏排泄，因此合用时使美洛西林的血药浓度增高，排泄时间延长，毒性也可能增加
米索前列醇	增强保泰松引发的神经系统不良反应，需注意观察，必要时停用保泰松
皮质激素	合用可致水、钠潴留加重，并可诱发溃疡出血
青霉素	保泰松减少青霉素的肾小管分泌，从而延长青霉素的血清半衰期
双香豆素类	可引起双香豆素类抗凝血药的血药浓度升高，增加药理作用和毒性

十二、羟布宗

羟布宗别名羟基保泰松，参见保泰松。

十三、阿扎丙宗

与阿扎丙宗合用药物临床评价见表 4-36。

表 4-36　与阿扎丙宗合用药物临床评价

合用药物	临床评价
苯妥英	合用会使某些患者的苯妥英半衰期、游离苯妥英及总苯妥英血清水平明显升高。如果出现毒性征兆和症状，则需监测苯妥英血清水平并减少剂量，以建立合理的治疗水平
磺胺类药	可增加磺胺类药的血药浓度，从而增加药理作用和毒性
甲氨蝶呤	阿扎丙宗可增强甲氨蝶呤的作用。合用时须减量慎用
甲苯磺丁脲	阿扎丙宗可增强磺酰脲类口服降血糖药的作用。合用时须减量慎用
双香豆素类	可使双香豆素类抗凝血药的血药浓度升高，药理作用和毒性增加

十四、非普拉宗

与非普拉宗合用药物临床评价见表 4-37。

表 4-37　与非普拉宗合用药物临床评价

合用药物	临床评价
苯妥英	非普拉宗可增强苯妥英的作用，合用时须减量慎用
磺酰脲类口服降血糖药	非普拉宗可增强磺酰脲类口服降血糖药的作用，合用时须减量慎用
甲氨蝶呤	非普拉宗可增强甲氨蝶呤的作用，合用时须减量慎用
胰岛素	非普拉宗可增强胰岛素的作用，合用时须减量慎用

十五、双氯芬酸

与双氯芬酸合用药物临床评价见表 4-38。

表 4-38 与双氯芬酸合用药物临床评价

合用药物	临床评价
阿司匹林	能降低双氯芬酸的生物利用度
奥美拉唑	与 CYP2C9 酶底物合用，双氯芬酸无代谢性临床评价
保钾利尿药	同时应用双氯芬酸和保钾利尿药可导致血钾水平增高
苯茚三酮	双氯芬酸增强苯茚三酮的抗凝作用，与静脉注射的双氯芬酸合用也增加出血的危险（避免合用）
地高辛	双氯芬酸能引起地高辛的血药浓度升高
非甾体抗炎药	在已经接受其他非甾体抗炎药的患者中，不应静脉注射双氯芬酸
伏立康唑	增强双氯芬酸的血药浓度
氟康唑	氟康唑可能会升高双氯芬酸的血药浓度
环孢素	非甾体抗炎药可通过抑制前列腺素合成而增强环孢素的肾毒性，长期服用环孢素的患者增加服用双氯芬酸会造成肾功能下降，且肾功能的下降与减少环孢素的剂量无关。需对肾功能进行监测
解热镇痛药	在应用双氯芬酸时合用其他解热镇痛药，可增加胃肠道出血的危险
抗凝血药	在已经接受抗凝血药（包括低剂量肝素）的患者中，不应静脉注射双氯芬酸
喹诺酮类	合用可增加癫痫发作的风险
碳酸锂	非甾体抗炎药可抑制前列腺素的合成、降低锂的清除率。合用可导致锂的血药浓度上升及毒性增加，引起多尿、谵妄、嗜睡等。注意观察，必要时减量或换药
糖皮质激素	在应用双氯芬酸时合用糖皮质激素，可增加胃肠道出血的危险

十六、甲芬那酸、甲氯芬那酸、单氯芬那酸、醋氯芬酸

参见双氯芬酸。

十七、吲哚美辛

与吲哚美辛合用药物临床评价见表 4-39。

表 4-39 与吲哚美辛合用药物临床评价

合用药物	临床评价
阿洛西林	吲哚美辛可减少阿洛西林自肾脏排泄，使其血药浓度升高，排泄时间延长，毒性也可能增加
阿米卡星	吲哚美辛可能升高阿米卡星在新生儿的血药浓度
阿莫西林克拉维酸钾	吲哚美辛可减少阿莫西林克拉维酸钾自肾脏排泄，使其血药浓度升高，排泄时间延长，毒性也可能增加
阿司匹林	合用增高消化性溃疡的发病率，并增加出血倾向
氨苯蝶啶	合用容易引起肾损伤
贝那普利	已经发现在和吲哚美辛及其他非甾体抗炎药合用时，ACEI 的抗高血压疗效会降低。非甾体抗炎药和 ACEI 合用（包括贝那普利），可能增加肾损伤和高钾血症的风险。合用时建议对肾功能和钾浓度进行监测
苯丙醇胺	苯丙醇胺是一种非直接作用的拟交感神经药，可引起血管收缩，而吲哚美辛抑制前列腺素合成，从而降低机体自我调整血管舒张的作用。合用时，要监测第 1 小时内的血压，如血压过高，可使用酚妥拉明降压。类似现象可能发生于合用其他拟交感神经药和其他非甾体抗炎药物时

续表

合用药物	临床评价
苄氟噻嗪	可减弱苄氟噻嗪降低血压的作用
丙磺舒	丙磺舒抑制肾小管分泌吲哚美辛,减少吲哚美辛经肾排出,使其血药浓度及毒性升高,而吲哚美辛则可减弱丙磺舒的排尿酸作用,故两者不宜合用
布美他尼	吲哚美辛可减弱或降低布美他尼的利尿降压作用
地高辛	吲哚美辛可减少地高辛的肾清除,使其半衰期延长,有中毒的风险,需监测血药浓度及心电图
二氟尼柳	可使吲哚美辛的血药浓度升高
呋塞米	吲哚美辛可减弱或降低呋塞米的利尿降压作用
氟哌啶醇	合用可能发生严重的困倦
肝素	合用可增强肝素的药理作用或毒性
华法林	有数据证明吲哚美辛可以引起胃肠道溃疡和出血,损伤血小板功能及延长出血时间,并促使华法林从血浆蛋白结合处置换出来,从而增强华法林的作用
环孢素	环孢素与吲哚美辛等非甾体抗炎药合用时,可使发生肾衰竭的危险性增加
环磷酰胺	非甾体抗炎药可增加抗利尿激素的分泌,合用时可能导致急性水中毒,必要时进行监测
磺吡酮	合用可增强吲哚美辛的作用
甲氨蝶呤	合用可增强甲氨蝶呤的药理作用或毒性
肼屈嗪	吲哚美辛可能阻断或降低肼屈嗪的抗高血压作用,合用时注意监测患者的血压
卡托普利	与内源性前列腺素合成抑制剂如吲哚美辛合用,可使卡托普利的降压作用减弱
口服降血糖药	合用可增强口服降血糖药的药理作用或毒性
口服抗凝血药	合用可增强口服抗凝血药的药理作用或毒性
磷酸铝凝胶	可减少或延迟吲哚美辛的吸收,故应注意给药间隔,一般至少为2小时
螺内酯	吲哚美辛可拮抗螺内酯的利尿作用
美洛西林	吲哚美辛可减少美洛西林自肾脏排泄,合用时美洛西林的血药浓度升高,排泄时间延长,毒性也可能增加
尿激酶	吲哚美辛为影响血小板功能的药物,不宜与尿激酶合用
哌唑嗪	吲哚美辛可以提高血浆肾素的活性,降低哌唑嗪的抗高血压作用。合用时,注意监测患者的血压,哌唑嗪的剂量可能需要增加
皮质激素	合用消化性溃疡的发病率增高,并增加出血倾向
普萘洛尔	吲哚美辛可降低或取消普萘洛尔的降压作用。此作用可持续3周,机制不明
齐多夫定	合用增强齐多夫定的药理作用或毒性
其他非甾体抗炎药	合用消化性溃疡的发病率增高,并增加出血倾向
青霉胺	吲哚美辛可使青霉胺的血药浓度上升,合用时应监测青霉胺的毒性,可能需要降低其剂量
青霉素	吲哚美辛可减少青霉素的肾小管分泌,从而延长青霉素的半衰期
氢氯噻嗪	非甾体抗炎药,尤其是吲哚美辛,能降低氢氯噻嗪的利尿作用,与前者抑制前列腺素合成有关
氢氧化铝	氢氧化铝吸附吲哚美辛或形成不溶性铝盐,可能降低吲哚美辛的吸收速率和程度。应尽量错开服药时间
庆大霉素	吲哚美辛可能升高庆大霉素在新生儿的血药浓度
去氨加压素	吲哚美辛可增强去氨加压素的效应
去乙酰毛花苷	吲哚美辛可减少去乙酰毛花苷的肾清除,延长半衰期,因此有中毒的风险,需监测其血药浓度及心电图
碳酸锂	合用增强碳酸锂的药理作用或毒性
替鲁膦酸	吲哚美辛可增加替鲁膦酸的生物利用度

合用药物	临床评价
维拉帕米	合用增强维拉帕米的药理作用或毒性
硝苯地平	合用增强硝苯地平的药理作用或毒性
硝酸甘油	硝酸甘油刺激前列环素和其他前列腺素的合成与释放,从而引起血管舒张作用,而吲哚美辛抑制前列腺素的合成,口服吲哚美辛不影响硝酸甘油对稳定型心绞痛患者的治疗,但对不稳定型心绞痛和心肌梗死患者会表现出心绞痛阈值降低和心肌缺血
洋地黄苷	合用可增强洋地黄苷的药理作用或毒性
胰岛素	合用可增强胰岛素的药理作用或毒性
乙醇	合用可增高消化性溃疡的发病率,并增加出血倾向
吲达帕胺	吲哚美辛可减弱或降低吲达帕胺的利尿降压作用

十八、舒林酸

与舒林酸合用药物临床评价见表 4-40。

表 4-40　与舒林酸合用药物临床评价

合用药物	临床评价
二甲亚砜	能降低舒林酸活性代谢物的血药浓度,两者合用会引起周围神经病
环孢素	非甾体抗炎药可通过抑制前列腺素合成而增强环孢素的肾毒性,长期合用会造成肾功能下降,且肾功能的下降与减少环孢素的剂量无关,需对肾功能进行监测
香豆素类	舒林酸可能增强香豆素类的抗凝作用

十九、酮咯酸氨丁三醇

与酮咯酸氨丁三醇合用药物临床评价见表 4-41。

表 4-41　与酮咯酸氨丁三醇合用药物临床评价

合用药物	临床评价
ACEI	酮咯酸氨丁三醇和 ACEI 合用有增加肾功能损伤的可能性,尤其是对血容量耗竭的患者,这种危险性更大
阿普唑仑	酮咯酸氨丁三醇与神经系统药物合用时,有使患者产生幻觉的可能性
苯妥英	酮咯酸氨丁三醇和抗癫痫药物合用时可能发生癫痫,但这种可能性极小
丙磺舒	酮咯酸氨丁三醇口服制剂和丙磺舒合用能降低酮咯酸的清除率,并明显升高酮咯酸的血药浓度(约增高 3 倍),半衰期约延长 2 倍,从 6.6 小时延长至 15.1 小时,酮咯酸氨丁三醇禁与丙磺舒联合应用
非去极化型肌松药	可能会发生呼吸暂停,但尚缺乏这方面的正式研究资料
非甾体抗炎药	酮咯酸氨丁三醇不可合用其他非甾体抗炎药,因可使潜在的不良反应加重
呋塞米	对血容量正常的健康受试者静脉注射/肌内注射酮咯酸氨丁三醇时,呋塞米的利尿效果降低约 20%
氟西汀	酮咯酸氨丁三醇与神经系统药物合用时,有使患者产生幻觉的可能性
甲氨蝶呤	有报道表明,同时给予甲氨蝶呤和一些非甾体抗炎药将降低甲氨蝶呤的清除率,使其毒性加大,但酮咯酸氨丁三醇对甲氨蝶呤清除率的影响尚未进行研究
卡马西平	酮咯酸氨丁三醇和抗癫痫药物合用时可能发生癫痫,但这种可能性极小
锂剂	酮咯酸氨丁三醇可使体内锂的清除减少,血清锂浓度上升
替沃噻吨	酮咯酸氨丁三醇与神经系统药物合用时,有使患者产生幻觉的可能性

二十、依托度酸

与依托度酸合用药物临床评价见表 4-42。

表 4-42　与依托度酸合用药物临床评价

合用药物	临床评价
β受体阻滞剂	依托度酸可能降低β受体阻滞剂的抗高血压作用
ACEI	依托度酸可能降低 ACEI 的降压和利尿作用
阿仑膦酸钠	合用时可增加对胃肠道的刺激作用
低分子量肝素	合用可降低血小板功能，如患者接受麻醉，发生蛛网膜下腔和硬膜外血肿的危险性增加
地高辛	依托度酸可降低地高辛的清除，使其血药浓度升高
钙通道阻滞剂	合用可增加胃肠道出血的危险
环孢素	依托度酸可降低环孢素的清除，使其血药浓度升高
甲氨蝶呤	依托度酸可降低甲氨蝶呤的清除，使其血药浓度升高
抗凝血药	合用可增加出血的危险性
抗酸药	抗酸药可使依托度酸的 C_{max} 下降 15%～20%，但不影响 T_{max}
锂剂	依托度酸可降低锂的清除，使其血药浓度升高
氯吡格雷	合用可增加胃肠道出血的危险
棉酚	合用可引起胃肠道不良反应
免疫抑制剂	合用有导致急性肾衰竭的危险
酮咯酸	合用可引起严重胃肠道不良反应
氧氟沙星	合用发生惊厥的危险性增加
依替巴肽	依托度酸合用依替巴肽（血小板聚集抑制药），可出现体表或内脏出血
左氧氟沙星	合用发生惊厥的危险性增加

二十一、桂美辛

与桂美辛合用药物临床评价见表 4-43。

表 4-43　与桂美辛合用药物临床评价

合用药物	临床评价
阿司匹林	与阿司匹林或其他水杨酸类药合用时并不能增强疗效，而胃肠不良反应明显增多，由于抑制血小板聚集的作用增强，可增加出血倾向
对乙酰氨基酚	与对乙酰氨基酚长期合用可增加肾脏毒性，与其他非甾体抗炎药合用时，消化道出血的发病率增高

二十二、酮洛芬

与酮洛芬合用药物临床评价见表 4-44。

表 4-44　与酮洛芬合用药物临床评价

合用药物	临床评价
阿司匹林	阿司匹林可降低酮洛芬的血浆蛋白结合率，使其血药浓度升高。合用有引起中毒的危险
丙磺舒	合用有引起中毒的危险
华法林	合用可增加患者的出血倾向，故两者不宜合用
氢氯噻嗪	与酮洛芬合用可减少尿钾和氯的分泌，并且可导致肾血流减少，从而可能出现肾衰竭

二十三、右酮洛芬氨丁三醇

与右酮洛芬氨丁三醇合用药物临床评价见表 4-45。

表 4-45　与右酮洛芬氨丁三醇合用药物临床评价

合用药物	临床评价
丙磺舒	右酮洛芬氨丁三醇不应与丙磺舒合用，因后者可明显降低右酮洛芬氨丁三醇肾脏清除率（降低66%）和血浆蛋白结合率（降低28%），导致其血药浓度增高，从而有引起中毒的危险
地高辛	右酮洛芬氨丁三醇可增高地高辛的血浓度，合用时须注意调整地高辛的剂量
对乙酰氨基酚	合用时增加胃肠道不良反应及出血倾向，长期与对乙酰氨基酚合用时可增加对肾脏的毒性
呋塞米	合用时呋塞米的排钠和降压作用减弱
肝素	与抗凝血药合用时有增加出血的危险
甲氨蝶呤	右酮洛芬氨丁三醇可减少甲氨蝶呤的排泄，增高其血药浓度，甚至可达中毒水平
抗高血压药	右酮洛芬氨丁三醇与抗高血压药合用时可影响后者的降压效果
抗糖尿病药	右酮洛芬氨丁三醇可增强口服抗糖尿病药的作用
抗血小板药	合用时有增加出血的危险
米非司酮	右酮洛芬氨丁三醇会减弱米非司酮的治疗效应
双香豆素	与抗凝血药双香豆素合用时有增加出血的危险
维拉帕米	合用时升高右酮洛芬氨丁三醇的血药浓度
乙醇	合用时增加胃肠道不良反应及出血倾向

二十四、非诺洛芬钙

与非诺洛芬钙合用药物临床评价见表 4-46。

表 4-46　与非诺洛芬钙合用药物临床评价

合用药物	临床评价
阿司匹林	阿司匹林可降低非诺洛芬钙的血药浓度

二十五、噻洛芬酸

与噻洛芬酸合用药物临床评价见表 4-47。

表 4-47　与噻洛芬酸合用药物临床评价

合用药物	临床评价
苯妥英钠	与苯妥英钠合用时会使噻洛芬酸的血药浓度增高，要调整噻洛芬酸的剂量
磺胺类	与磺胺类合用时会使噻洛芬酸的血药浓度增高，要调整噻洛芬酸的剂量
甲氨蝶呤	噻洛芬酸可升高甲氨蝶呤的血药浓度
降血糖药	与降血糖药合用时会使噻洛芬酸的血药浓度增高，要调整噻洛芬酸的剂量
抗凝血药	与抗凝血药合用时会使噻洛芬酸的血药浓度增高，要调整噻洛芬酸的剂量
强效利尿药	与强效利尿药合用时会使噻洛芬酸的血药浓度增高，要调整噻洛芬酸的剂量
碳酸锂	噻洛芬酸可抑制前列腺素的合成、降低锂的清除率。合用可导致锂的血药浓度上升及毒性增加，引起多尿、谵妄、嗜睡等

二十六、芬布芬

与芬布芬合用药物临床评价见表 4-48。

表 4-48　与芬布芬合用药物临床评价

合用药物	临床评价
阿司匹林	阿司匹林可降低芬布芬的血药浓度

二十七、洛索洛芬钠

与洛索洛芬钠合用药物临床评价见表 4-49。

表 4-49　与洛索洛芬钠合用药物临床评价

合用药物	临床评价
氟喹诺酮类	洛索洛芬钠可增强氟喹诺酮类药物抑制中枢神经系统内 γ-氨基丁酸与受体的结合,从而诱发癫痫
磺酰脲类	洛索洛芬钠可增强磺酰脲类药物的降血糖作用
锂剂	洛索洛芬钠可升高锂剂的血药浓度,易致中毒
噻嗪类利尿药	洛索洛芬钠可抑制肾脏前列腺素的生物合成,减少水、钠的排泄,因而可减弱噻嗪类利尿药的降压和利尿作用
香豆素类	洛索洛芬钠可增强香豆素类药物的抗凝血作用

二十八、普拉洛芬钠

与普拉洛芬钠合用药物临床评价见表 4-50。

表 4-50　与普拉洛芬钠合用药物临床评价

合用药物	临床评价
氟喹诺酮类	氟喹诺酮类抗菌药可抑制中枢神经系统内抑制性神经递质 γ-氨基丁酸与受体的结合,诱发癫痫。而普拉洛芬钠可增强氟喹诺酮类药的上述作用,从而诱发癫痫
磺酰脲类	普拉洛芬钠的血浆蛋白结合率高,可升高磺酰脲类降血糖药(如甲苯磺丁脲等)的血药浓度
噻嗪类利尿药	普拉洛芬钠可抑制肾脏前列腺素的生物合成,减少水、钠的排泄,导致体内水钠潴留,因而可减弱噻嗪类利尿药的降压和利尿作用
碳酸锂	普拉洛芬钠可减少碳酸锂经肾的排泄,合用时血锂浓度升高,可能引起锂中毒
香豆素类	普拉洛芬钠的血浆蛋白结合率高,可升高香豆素类抗凝血药(如华法林等)的血药浓度

二十九、氟比洛芬

与氟比洛芬合用药物临床评价见表 4-51。

表 4-51　与氟比洛芬合用药物临床评价

合用药物	临床评价
β受体阻滞剂	氟比洛芬可降低β受体阻滞剂的降压作用
ACEI	氟比洛芬合用 ACEI 时,可使后者降压和促尿钠排泄的作用降低
阿米洛利	非甾体抗炎药抑制前列腺素,合用可能使阿米洛利的毒性增强
阿司匹林	合用可使氟比洛芬的血药浓度降低 50%,生物利用度下降

续表

合用药物	临床评价
氨苯蝶啶	非甾体抗炎药抑制前列腺素，合用可能使氨苯蝶啶的毒性增强
保钾利尿药	氟比洛芬合用保钾利尿药可使利尿作用降低，并可能出现高钾血症或中毒性肾损伤
苯茚二酮	氟比洛芬合用抗凝血药可能增加出血危险性
低分子量肝素	氟比洛芬合用抗凝血药可能增加出血危险性
氟康唑	氟比洛芬与氟康唑合用时血药峰浓度和药-时曲线下面积分别比氟比洛芬单药治疗时增加了23%和81%
钙通道阻滞剂	氟比洛芬合用钙通道阻滞剂时，可能引起胃肠道出血
华法林	氟比洛芬合用抗凝血药可能增加出血危险性
环孢素	氟比洛芬合用环孢素可增加后者的毒性，出现肾功能受损、胆汁淤积和感觉异常
磺酰脲类	氟比洛芬可抑制磺酰脲类的代谢，因而可增加发生低血糖的危险性
茴茚二酮	氟比洛芬合用抗凝血药可能增加出血危险性
甲氨蝶呤	氟比洛芬合用甲氨蝶呤可使后者的清除率降低
锂剂	氟比洛芬可降低锂的清除率，增加锂中毒的危险性
免疫抑制剂	氟比洛芬合用免疫抑制剂可能引起急性肾衰竭
袢利尿药	由于氟比洛芬可减少肾脏前列腺素的生成，当与袢利尿药合用时，可使利尿和降压的作用降低
噻嗪类利尿药	由于氟比洛芬可减少肾脏前列腺素的生成，当与噻嗪类利尿药合用时，可使利尿和降压的作用降低
酮咯酸	氟比洛芬合用酮咯酸可增加胃肠道出血和（或）穿孔的风险
香豆素类	氟比洛芬合用抗凝血药可能增加出血危险性
氧氟沙星	氟比洛芬合用氧氟沙星，可能因抑制γ-氨基丁酸，使中枢神经系统兴奋，诱发癫痫
依替巴肽	氟比洛芬合用抗凝血药可能增加出血危险性
左氧氟沙星	氟比洛芬合用左氧氟沙星，可能因抑制γ-氨基丁酸，使中枢神经系统兴奋，诱发癫痫

三十、吡罗昔康

与吡罗昔康合用药物临床评价见表4-52。

表4-52　与吡罗昔康合用药物临床评价

合用药物	临床评价
ACEI	合用可使降压和促尿钠排泄作用降低
阿司匹林	阿司匹林可使吡罗昔康的血药浓度降低80%
苯巴比妥	苯巴比妥可加速吡罗昔康的代谢，而使其浓度降低
环孢素	非甾体抗炎药可通过抑制前列腺素合成而增强环孢素的肾毒性
甲氨蝶呤	合用增强肾毒性，易致肾损伤
考来烯胺	考来烯胺可缩短吡罗昔康的半衰期
利尿药	吡罗昔康可减弱利尿药的利尿和降压作用
利托那韦	抗病毒药利托那韦可使吡罗昔康的血药浓度升高，使毒性增加
米非司酮	可以升高吡罗昔康的血药浓度
普萘洛尔	合用可减弱普萘洛尔的降压作用和不良反应
碳酸锂	合用可减少锂盐的肾清除率，增高血锂浓度，易出现毒性反应
香豆素类	吡罗昔康可能增强香豆素类的抗凝作用

三十一、美洛昔康、替诺昔康、氯诺昔康

参见吡罗昔康。

三十二、尼美舒利

与尼美舒利合用药物临床评价见表 4-53。

表 4-53 与尼美舒利合用药物临床评价

合用药物	临床评价
非甾体抗炎药	服用尼美舒利治疗期间，非甾体抗炎药可能掩盖潜在细菌感染引起的发热。应建议患者避免使用其他镇痛药物
呋塞米	尼美舒利可降低口服呋塞米的生物利用度及血药浓度，同时尼美舒利可置换呋塞米与血浆蛋白结合，使其游离浓度增高，药理作用增强
肝损伤性药物	肝损伤性药物可能增加尼美舒利肝损伤的风险
甲苯磺丁脲	尼美舒利可置换甲苯磺丁脲与血浆蛋白的结合，使其游离浓度增高，药理作用增强
选择性 COX-2 抑制剂	服用尼美舒利治疗期间，应建议患者避免使用选择性 COX-2 抑制剂及其他镇痛药物
乙醇	过量饮酒可能增加尼美舒利肝损伤的风险

三十三、塞来昔布

与塞来昔布合用药物临床评价见表 4-54。

表 4-54 与塞来昔布合用药物临床评价

合用药物	临床评价
β受体阻滞剂	可使β受体阻滞剂的血药浓度升高
ACEI	塞来昔布可拮抗 ACEI 的降压作用
阿司匹林	塞来昔布合用阿司匹林比单用塞来昔布更易引起胃肠道出血
巴比妥类	巴比妥类可能使塞来昔布的血药浓度降低
恩卡尼	被 CYP2D6 代谢的药物如恩卡尼可能与塞来昔布存在潜在的药代动力学相互作用
氟康唑	可使塞来昔布代谢减慢而升高其血药浓度
华法林	塞来昔布合用华法林可能引起出血
抗精神病药	可使抗精神病药的血药浓度升高
抗抑郁药	可使抗抑郁药的血药浓度升高
利福平	肝药酶诱导剂可能使塞来昔布的血药浓度降低
袢利尿药	塞来昔布拮抗袢利尿药的降压作用。非甾体抗炎药在一些患者中会降低呋塞米和噻嗪类利尿药物的促尿钠排泄作用。这与肾脏的前列腺素合成被抑制有关
美托洛尔	在塞来昔布治疗开始时应减少美托洛尔的剂量
米非司酮	可以升高塞来昔布的血药浓度
他汀类调血脂药	可使塞来昔布代谢减慢而升高血药浓度
亚硝酸钠	合用时风险性和不良反应的严重性增加
扎鲁司特	可使塞来昔布代谢减慢而升高其血药浓度

三十四、依托考昔

与依托考昔合用药物临床评价见表 4-55。

表 4-55　与依托考昔合用药物临床评价

合用药物	临床评价
ACEI	可降低降压效应。正在使用依托考昔治疗的肾功能不全的患者，合用可能会导致肾功能进一步受损
阿司匹林	可使阿司匹林药物浓度升高，增加不良反应
华法林	在长期稳定使用华法林治疗的受试者中，120mg/d 的依托考昔会使凝血酶原时间的 INR 升高约 13%。对接受华法林或类似药物治疗的患者，当开始使用依托考昔或改变依托考昔的剂量时，应监测 INR 值，特别是最初几天
激素替代治疗药	合用可使激素替代治疗药药物浓度升高，增加不良反应
甲氨蝶呤	高于 90mg/d 的依托考昔和甲氨蝶呤同时给药时，应考虑监测与甲氨蝶呤相关的毒性反应
口服避孕药	与口服避孕药合用可使口服避孕药药物浓度升高，增加不良反应
锂盐	可使锂盐血浆水平增高
利福平	可使依托考昔的血浆 AUC 降低 65%
炔雌醇	依托考昔可升高炔雌醇的血药浓度
血管紧张素 II 受体阻滞剂	可降低降压效应。对于正在使用依托考昔治疗的肾功能不全的患者，合用可能会导致肾功能进一步受损

三十五、罗非昔布、伐地昔布

参见依托考昔。

三十六、帕瑞昔布钠

与帕瑞昔布钠合用药物临床评价见表 4-56。

表 4-56　与帕瑞昔布钠合用药物临床评价

合用药物	临床评价
ACEI	帕瑞昔布钠可能减弱 ACEI 的抗高血压作用。合用将增加发生急性肾功能不全的风险
CYP2C9 抑制剂	可能会升高帕瑞昔布钠的血药浓度
CYP3A4 抑制剂	可能会升高帕瑞昔布钠的血药浓度
阿司匹林	合用可使消化性溃疡的发生率增高
氟康唑	合用时应减少帕瑞昔布钠的剂量
华法林	帕瑞昔布钠可能增强华法林的抗凝作用，合用将增加发生出血并发症的风险
环孢素	合用时应监测肾功能
锂剂	帕瑞昔布钠可降低锂盐的肾清除率
利尿药	帕瑞昔布钠可能减弱利尿药的抗高血压作用。合用将增加发生急性肾功能不全的风险
他克莫司	合用时应监测肾功能

三十七、二氟尼柳

与二氟尼柳合用药物临床评价见表 4-57。

表 4-57 与二氟尼柳合用药物临床评价

合用药物	临床评价
华法林	可增强华法林的作用，合用时应减少华法林的剂量
环孢素	增加环孢素的肾毒性
口服抗凝剂	可延长凝血酶原时间
氢氯噻嗪	可使氢氯噻嗪的血药浓度升高
吲哚美辛	可使吲哚美辛的血药浓度增加

三十八、双醋瑞因

与双醋瑞因合用药物临床评价见表 4-58。

表 4-58 与双醋瑞因合用药物临床评价

合用药物	临床评价
抗生素	合用会增加患者患小肠结肠炎的可能性
氢氧化铝	会降低双醋瑞因的生物利用度，避免合用
氢氧化镁	会降低双醋瑞因的生物利用度，避免合用

三十九、金硫苹果酸钠

与金硫苹果酸钠合用药物临床评价见表 4-59。

表 4-59 与金硫苹果酸钠合用药物临床评价

合用药物	临床评价
二巯丙醇	合用时会增加肾或血液不良反应的风险
肝毒性药物	合用时会增加毒性的风险
骨髓抑制药物	合用时会增加毒性的风险
普鲁卡因胺	合用时会增加肾或血液不良反应的风险
肾毒性药物	合用时会增加毒性的风险
乙酰半胱氨酸	合用时会增加肾或血液不良反应的风险

四十、氨基葡萄糖

与氨基葡萄糖合用药物临床评价见表 4-60。

表 4-60 与氨基葡萄糖合用药物临床评价

合用药物	临床评价
多柔比星	可减弱多柔比星的作用
华法林	氨基葡萄糖可增强华法林的抗凝血效应，避免合用
抗糖尿病药物	氨基葡萄糖可削弱抗糖尿病药物的作用，原因在于其可抑制胰岛素的分泌
替尼泊苷	可减弱替尼泊苷的作用
依托泊苷	可减弱依托泊苷的作用

四十一、粉防己碱

与粉防己碱合用药物临床评价见表 4-61。

表 4-61　与粉防己碱合用药物临床评价

合用药物	临床评价
环孢素	粉防己碱可使环孢素的 C_{max} 增高

四十二、阿巴西普

与阿巴西普合用药物临床评价见表 4-62。

表 4-62　与阿巴西普合用药物临床评价

合用药物	临床评价
阿达木单抗	阿巴西普和阿达木单抗合用可增加不良反应的发生率
戈利木单抗	阿巴西普避免与戈利木单抗合用
赛妥珠单抗	阿巴西普避免与赛妥珠单抗合用
依那西普	阿巴西普避免与依那西普合用
疫苗	与活菌疫苗合用可导致活疫苗的继发感染，并减弱免疫效果。不推荐使用阿巴西普后 3 个月内使用活疫苗
英夫利昔单抗	阿巴西普避免与英夫利昔单抗合用
肿瘤坏死因子抑制剂	与肿瘤坏死因子（TNF）抑制剂合用，可明显增加感染的发生率，故不推荐合用

四十三、阿那白滞素

与阿那白滞素合用药物临床评价见表 4-63。

表 4-63　与阿那白滞素合用药物临床评价

合用药物	临床评价
阿巴他塞	阿那白滞素与阿巴他塞合用，可使严重感染和中性粒细胞减少的风险增加，所以不推荐阿那白滞素与阿巴他塞合用
阿达木单抗	阿那白滞素阿达木单抗合用，可使严重感染和中性粒细胞减少的风险增加，所以不推荐阿那白滞素与阿达木单抗合用
利妥昔单抗	阿那白滞素与利妥昔单抗合用，可使严重感染和中性粒细胞减少的风险增加，所以不推荐阿那白滞素与利妥昔单抗合用
依那西普	阿那白滞素与依那西普合用，可使严重感染和中性粒细胞减少的风险增加，所以不推荐阿那白滞素与依那西普合用

第三节　抗痛风药物

一、丙磺舒

与丙磺舒合用药物临床评价见表 4-64。

表 4-64　与丙磺舒合用药物临床评价

合用药物	临床评价
阿司匹林	降低促尿酸排泄的作用（竞争肾管尿酸的消除）
阿司匹林赖氨酸盐	合用可降低丙磺舒的排尿酸作用
阿昔洛韦	丙磺舒竞争性抑制有机酸分泌，合用丙磺舒可使丙磺舒的排泄减慢，半衰期延长，体内药物蓄积
氨苯砜	丙磺舒减少氨苯砜的排泄（增加不良反应风险）
奥司他韦	合用由于肾脏肾小管分泌的能力下降，导致奥司他韦活性代谢产物的血药浓度升高，但由于活性代谢产物的安全范围很宽，与丙磺舒合用时不需要调整奥司他韦的剂量
巴比妥类药物	丙磺舒能抑制巴比妥类药物的肾小管分泌作用，使排泄变慢，半衰期延长
贝那普利	前期丙磺舒治疗可能增加 ACEI 的药效学效应，可能需要进行剂量调整
苯丁酸钠	丙磺舒可能减少络合状态的苯丁酸钠的排泄
苯甲酸钠	丙磺舒可能减少络合状态的苯甲酸钠的排泄
吡嗪酰胺	与丙磺舒合用可增加血尿酸浓度，从而降低对痛风的疗效，因此合用时应调整剂量，以便控制高尿酸血症和痛风
别嘌醇	别嘌醇和丙磺舒的作用互相干扰，导致排泄尿酸功能降低，一般情况下两者可同时服用，但对于肾功能不全的患者，需提防肾脏中尿酸盐积聚，应慎用两种药物，同时服用的患者都应保证每天饮水量达到3L，碱化尿液也有助于尿酸的排泄
丙戊酸钠	合用能显著提高中枢神经系统中的丙戊酸浓度
对氨基水杨酸	丙磺舒可抑制肾脏对对氨基水杨酸的排出，合用时可使其排出减少，甚至使其血药浓度过高而引起毒性反应，因此合用时应减少后者的剂量
多利培南	丙磺舒可减少多利培南的排泄（避免合用）
厄贝沙坦氢氯噻嗪	由于氢氯噻嗪能增加血清尿酸的水平，合用时可能需要调整其剂量，可能需要增加丙磺舒的用量
二甲双胍	二甲双胍不与血浆蛋白结合，因此与蛋白高度结合的药物如丙磺舒不易发生相互作用，后者主要与血清蛋白结合
二羟丙茶碱	合用时二羟丙茶碱的半衰期显著延长，作用增强
泛昔洛韦	丙磺舒可能减少泛昔洛韦的排泄（升高血药浓度）
呋喃妥因	丙磺舒可减少呋喃妥因的排泄（增加不良反应危险）
格列美脲	丙磺舒有潜在导致血糖下降的作用，合用在某些情况下会导致低血糖的发生
更昔洛韦	合用时更昔洛韦的肾清除率下降
环丙沙星	丙磺舒可减少环丙沙星的排泄（使其血药浓度升高）
环磷酰胺	环磷酰胺可使血清中假胆碱酯酶减少，使血清尿酸水平增高，因此，与抗痛风药合用时，应调整抗痛风药物的剂量
磺酰脲类	丙磺舒可抑制肾脏对磺酰脲类的排出，合用时可使其排出减少，甚至使其血药浓度过高，从而引起毒性反应，因此合用时应减少后者的剂量
甲氨蝶呤	丙磺舒可抑制肾脏对甲氨蝶呤的排出，合用时可使其排出减少，甚至使其血药浓度过高，从而引起毒性反应，因此合用时应减少后者的剂量
卡托普利	丙磺舒可减少卡托普利的排泄
劳拉西泮	丙磺舒可减少劳拉西泮的排泄（增强其血药浓度）
利福平	丙磺舒能与利福平竞争同一肾小管分泌系统，减少利福平的排泄，故合用可升高利福平的血药浓度，增强其疗效，利福平可加速丙磺舒的分解代谢，从而使丙磺舒降效
硫喷妥钠	丙磺舒可能增强硫喷妥钠的效应
柳氮磺吡啶	与丙磺舒合用会降低肾小管磺胺排泌量，致磺胺的血药浓度上升，作用延长，容易中毒

续表

合用药物	临床评价
洛芬待因	丙磺舒可减少洛芬待因的排泄，升高其血药浓度，从而增加毒性，故合用时宜减少洛芬待因剂量
氯贝丁酯	丙磺舒减少氯贝丁酯的血浆蛋白结合，并可抑制氯贝丁酸（氯贝丁酯的代谢物）葡萄糖酸苷的合成，减少氯贝丁酯的肾清除率，导致氯贝丁酯在体内堆积，增强治疗作用和毒性
氯噻嗪	丙磺舒阻滞氯噻嗪在近端肾小管的分泌，使其利尿作用延长和增强；另一方面，噻嗪类利尿药对尿酸在肾脏分泌起竞争性抑制，或者是通过血流的重新分布间接地使尿酸重吸收增加，从而使丙磺舒的促尿酸排泄作用减弱
美罗培南	合用可竞争性激活肾小管分泌，抑制肾脏排泄，导致美罗培南消除半衰期延长，其血药浓度升高，因此不推荐美罗培南与丙磺舒合用
萘啶酸	丙磺舒可减少萘啶酸的排泄（使其血药浓度升高）
萘普生	丙磺舒可减少萘普生的排泄（升高其血药浓度），避免合用
诺氟沙星	丙磺舒可减少诺氟沙星的排泄（使其血药浓度升高）
齐多夫定	丙磺舒可减少齐多夫定的排泄（升高其血药浓度和中毒的危险）
羟基脲	羟基脲有可能提高患者血中尿酸的浓度，故与丙磺舒合用治疗痛风时，须调整丙磺舒剂量
青霉胺	合用可使青霉胺的治疗作用降低，机制不明。高尿酸血症、胱氨酸尿症患者不应合用此两药
青霉素类	丙磺舒可抑制肾小管青霉素类的分泌，升高青霉素类的血药浓度
噻嗪类	合用可对抗丙磺舒的抗痛风作用，增强噻嗪类的利尿作用
顺铂	合用时，由于顺铂可能提高血液中尿酸的水平，必须调整丙磺舒剂量，以控制高尿酸血症与痛风
酮咯酸	丙磺舒可减少酮咯酸的排泄（升高其血药浓度），避免合用
酮洛芬	丙磺舒可减少酮洛芬的排泄（升高其血药浓度），避免合用
头孢丙烯	与丙磺舒合用可使头孢丙烯的 AUC 增加一倍
头孢孟多	丙磺舒可抑制头孢菌素类的肾小管分泌，两者同时应用将升高头孢菌素类的血药浓度并延长其半衰期
头孢噻吩	合用可以提高头孢噻吩及大部分头孢菌素的血药浓度，延长其半衰期，提高抗菌效能，但也使头孢菌素潜在的肾毒性提高，可谨慎地降低头孢菌素的给药次数
托拉塞米	丙磺舒可降低托拉塞米的利尿和降压作用
维生素 B_2	合用丙磺舒时，维生素 B_2 的用量需增加
硝西泮	丙磺舒可能减少硝西泮的排泄（增强其血药浓度）
吲哚美辛	丙磺舒可抑制肾脏对吲哚美辛的排出，合用时可使其排出减少，甚至使其血药浓度过高而引起毒性反应，因此合用时应减少后者的剂量
右酮洛芬氨丁三醇	不应与丙磺舒合用，因后者可明显降低右酮洛芬氨丁三醇的肾脏清除率（降低 66%）和蛋白结合率（降低 28%），导致血药浓度增高，从而有中毒的危险

二、秋水仙碱

与秋水仙碱合用药物（食物）临床评价见表 4-65。

表 4-65 与秋水仙碱合用药物（食物）临床评价

合用药物（食物）	临床评价
阿奇霉素	抗菌药物可能增加秋水仙碱中毒风险，暂时中止或减少秋水仙碱的给药剂量（肝、肾功能不全的患者避免合用）
阿托伐他汀	虽然尚未进行有关阿托伐他汀和秋水仙碱临床评价的研究，但已有关于阿托伐他汀与秋水仙碱联合应用时肌病（包括横纹肌溶解）发生的报道，当对阿托伐他汀与秋水仙碱进行联合处方时应谨慎

续表

合用药物（食物）	临床评价
阿扎那韦	阿扎那韦可能增加秋水仙碱中毒风险，暂时中止或减少秋水仙碱的给药剂量（肝、肾功能不全的患者避免合用）
胺碘酮	胺碘酮可能增加秋水仙碱的毒性风险
吡嗪酰胺	合用可增加血尿酸浓度而降低秋水仙碱对痛风的疗效。因此合用时应调整剂量以便控制高尿酸血症和痛风
地尔硫䓬	地尔硫䓬可能增加秋水仙碱的中毒风险，应暂停或减少秋水仙碱的给药剂量（肝、肾功能不全的患者避免合用）
地高辛	地高辛与秋水仙碱合用增加肌病风险
红霉素	抗菌药物可能增加秋水仙碱中毒风险，应暂时中止或减少秋水仙碱的给药剂量（肝、肾功能不全的患者避免合用）
环孢素	秋水仙碱合用环孢素可能发生肌痛及横纹肌溶解，尤其是肾功能不全患者。在给肾移植患者采用秋水仙碱治疗后，可使环孢素的血药浓度升高，产生肾毒性
环磷酰胺	环磷酰胺可使血清中假胆碱酯酶减少，使血清尿酸水平增高，因此，与抗痛风药秋水仙碱合用时，应调整秋水仙碱的剂量
抗高血压药	合用可降低抗高血压药物的降压疗效
抗凝血药	合用可降低抗凝血药的抗凝效果
克拉霉素	抗菌药物可能增加秋水仙碱中毒风险，应暂时中止或减少秋水仙碱的给药剂量（肝、肾损伤的患者避免合用）
利托那韦	利托那韦可能增加秋水仙碱中毒风险，应暂时中止或减少秋水仙碱的给药剂量（肝、肾损伤的患者避免合用）
洛伐他汀	已有报道洛伐他汀与秋水仙碱合用会导致肌病，包括横纹肌溶解
氯贝丁酯	氯贝丁酯与秋水仙碱合用增加肌病风险
麻黄碱	合用可增强其拟肾上腺素作用
麻醉药	合用可增强麻醉药的作用，可致过度镇静
米非司酮	米非司酮可以升高秋水仙碱的血药浓度
葡萄柚汁	秋水仙碱与葡萄柚汁合用可能增加秋水仙碱的中毒风险
羟基脲	羟基脲有可能提高患者血中尿酸的浓度，故与秋水仙碱合用治疗痛风时，须调整上述药物剂量
噻嗪类利尿药	噻嗪类利尿药能提高尿酸血浓度，与秋水仙碱同时应用可影响秋水仙碱的抗痛风疗效
肾上腺素	合用可增强其拟肾上腺素作用
顺铂	与秋水仙碱合用时，由于顺铂可能提高血液中尿酸的水平，必须调整其剂量，以控制高尿酸血症与痛风
泰利霉素	抗菌药物可能增加秋水仙碱中毒风险，应暂时中止或减少秋水仙碱的给药剂量（肝、肾功能不全的患者避免合用）
酮康唑	酮康唑可能增强秋水仙碱的毒性风险，应终止秋水仙碱的使用或减少其给药剂量（肝、肾功能不全的患者避免合用）
维拉帕米	维拉帕米可能增加秋水仙碱的中毒风险，应暂停或减少秋水仙碱的给药剂量（肝、肾功能损伤者避免合用）
伊曲康唑	伊曲康唑可能增强秋水仙碱的毒性，应暂停或减少秋水仙碱的给药剂量（肝、肾损伤的患者避免合用）
茚地那韦	茚地那韦可能增加秋水仙碱中毒风险，应暂时中止或减少秋水仙碱的给药剂量（肝、肾功能损伤的患者避免合用）

合用药物（食物）	临床评价
镇静催眠药	合用可增强后者的作用，可致过度镇静
镇痛药	合用可增强后者的作用，可致过度镇静

三、苯溴马隆

与苯溴马隆合用药物临床评价见表 4-66。

表 4-66　与苯溴马隆合用药物临床评价

合用药物	临床评价
阿司匹林	阿司匹林可减弱苯溴马隆的排尿酸作用
吡嗪酰胺	同服可减弱苯溴马隆的作用
肝毒性药物	应避免同其他潜在的肝毒性药物合并使用
抗凝血药	大剂量苯溴马隆可增加口服抗凝血药的作用
碳酸氢钠	两药合用，保持尿液偏碱性，以利于溶解苯溴马隆引起的尿酸性结石

四、别嘌醇

与别嘌醇合用药物临床评价见表 4-67。

表 4-67　与别嘌醇合用药物临床评价

合用药物	临床评价
ACEI	合用可增加白细胞减少症和超敏反应的风险，尤其是对已有肾损伤的患者
阿莫西林	合用时可促使皮疹发生率上升，或加重皮肤损害，应避免合用
阿莫西林克拉维酸钾	合用时皮疹发生率显著增高，故应避免合用
阿糖胞苷	别嘌醇能增加抗肿瘤药的毒性，两药合用时出现贫血、恶心、紫癜、震颤等，应避免同时应用
阿糖腺苷	别嘌醇是黄嘌呤氧化酶抑制剂，可以抑制阿糖腺苷代谢并提高其血药浓度。有资料显示，两药共同作用可能导致严重的神经毒性。应尽量避免两药同时应用
氨苄西林	合用可促使皮疹发生率上升，或加重皮肤损害，应避免合用
苯妥英	别嘌醇会抑制苯妥英的氧化代谢，导致苯妥英血清浓度升高，应密切注意患者情况，若出现毒性反应，可降低剂量
吡嗪酰胺	合用可增加血尿酸浓度而降低别嘌醇对痛风的疗效。因此合用时应调整剂量，以便控制高尿酸血症和痛风
丙磺舒	别嘌醇可延长丙磺舒的血浆 $t_{1/2}$，丙磺舒则增加别嘌醇代谢物别黄嘌呤的排泄，两药合用时应减小丙磺舒的剂量，增加别嘌醇的剂量
呋塞米	可增加血清中尿酸含量。控制痛风和高尿酸血症时，应用别嘌醇要注意剂量的调整
环磷酰胺	别嘌醇能增加抗肿瘤药的毒性，两药合用时出现贫血、恶心、紫癜、震颤等，应避免同时应用
卡培他滨	别嘌醇避免与卡培他滨同时应用
磷酸钾（钠）	合用可增加肾脏中黄嘌呤结晶的形成
硫唑嘌呤	别嘌醇能抑制硫唑嘌呤的代谢失活，导致毒性增大，合用时应减小后者的剂量至常规剂量的 1/4
氯化钙	合用可增加肾脏中黄嘌呤结晶的形成
氯磺丙脲	别嘌醇可与磺酰脲类药物竞争肾小管分泌系统，合用增强氯磺丙脲等的作用，并延长其半衰期

续表

合用药物	临床评价
氯噻酮	可增加血清中尿酸含量。控制痛风和高尿酸血症时，应用别嘌醇要注意调整剂量
美托拉宗	可增加血清中尿酸含量。控制痛风和高尿酸血症时，应用别嘌醇要注意调整剂量
尿酸化药物	合用时可增加肾结石形成的可能性
青霉素	合用时可促使皮疹发生率上升，或加重皮肤损害，应避免合用
巯嘌呤	别嘌醇能抑制巯嘌呤的代谢失活，导致毒性增大，合用时应减小后者的剂量至常规剂量的1/4
去羟肌苷	别嘌醇升高去羟肌苷的血药浓度，应避免同时应用
噻嗪类利尿药	噻嗪类利尿药能提高尿酸的血药浓度，对抗别嘌醇的抗痛风效果。别嘌醇的代谢作用能增强乳酸的排泄，而噻嗪类利尿药合用使这种作用增强，故不宜合用。对高血压或肾功能差的患者，别嘌醇与噻嗪类利尿药合用时有发生肾衰竭及过敏的报道
碳酸钙	碳酸钙可减少别嘌醇的吸收
维生素C	合用可增加肾脏中黄嘌呤结晶的形成
香豆素类抗凝血药	别嘌醇可抑制华法林等香豆素类抗凝血药的代谢，使抗凝治疗失控。在别嘌醇治疗期间必须用抗凝血药时，可选用苯茚二酮
依他尼酸	可增加血清中尿酸含量。控制痛风和高尿酸血症时，应用别嘌醇要注意调整剂量
乙醇	饮酒可增加尿酸浓度，使用别嘌醇时要调整剂量

五、磺吡酮

与磺吡酮合用药物临床评价见表4-68。

表4-68 与磺吡酮合用药物临床评价

合用药物	临床评价
阿司匹林	阿司匹林可拮抗磺吡酮的效应，磺吡酮可通过抑制环氧化酶激发阿司匹林诱发哮喘患者支气管痉挛的作用
阿司匹林赖氨酸盐	磺吡酮的排尿酸作用可因同时应用磺吡酮而降低，当水杨酸盐的血浓度>50μg/ml 时即明显降低，>100~150μg/ml 时更甚。此外，丙磺舒可降低水杨酸盐自肾脏的清除率，从而使后者的血药浓度升高
苯妥英	磺吡酮可升高苯妥英的血药浓度
吡嗪酰胺	合用可增加血尿酸浓度，从而降低磺吡酮对痛风的疗效。因此合用时应调整剂量，以便控制高尿酸血症和痛风
丙磺舒	合用增加治疗慢性痛风的疗效
对乙酰氨基酚	磺吡酮加速对乙酰氨基酚的代谢，导致对乙酰氨基酚毒性代谢物的过度产生。代谢物一般与谷胱甘肽结合后失活，而过多的代谢物会使谷胱甘肽衰竭，导致肝坏死。特别是在服用对乙酰氨基酚过量的情况下，应避免两者同时服用，如果同时服用，应对肝功能进行监测
呋喃妥因	磺吡酮可减少呋喃妥因的排泄（增加中毒的危险）
格列美脲	合用潜在导致血糖下降的药物磺吡酮，在某些情况下会导致低血糖的发生
华法林	磺吡酮可抑制某些代谢途径，减少华法林的清除，并可从血浆蛋白结合处置换出华法林和苯丙香豆素，显著增强华法林的低凝血酶原血症效应。磺吡酮不影响苯丙香豆素的抗凝作用。尽量避免上述药物间合用
环孢素	降低环孢素（全身）的血药浓度
甲氨蝶呤	磺吡酮竞争甲氨蝶呤的肾排泄，合用显著升高甲氨蝶呤的血药浓度，密切监测，必要时减少甲氨蝶呤的剂量
抗凝血药	磺吡酮能增强口服抗凝血药的作用，如须合用，应谨慎对待

续表

合用药物	临床评价
邻氯西林	合用可增加邻氯西林的作用
柳氮磺吡啶	磺吡酮与磺胺类药物合用时可减少后者自肾小管的分泌，其血药浓度升高且持久，从而产生毒性，因此在应用磺吡酮期间或在应用其治疗后可能需要调整磺胺药的剂量。当磺吡酮疗程较长时，对磺胺药的血药浓度宜进行监测，有助于剂量的调整，保证安全用药
萘夫西林	合用可增加萘夫西林的作用
青霉素 G	合用可增加青霉素 G 的作用
噻嗪类利尿药	噻嗪类利尿药能提高尿酸的血药浓度，因而可对抗磺吡酮的抗痛风效果
顺铂	由于顺铂可能提高血液中尿酸的水平，必须调整其剂量，以控制高尿酸血症与痛风
糖皮质激素	合用使磺吡酮的作用增强
头孢氨苄	合用可增加头孢氨苄的作用
头孢拉定	合用可增加头孢拉定的作用
胰岛素	磺吡酮等可改变糖代谢，使血糖升高，因此胰岛素同磺吡酮合用时应适当加量
吲哚美辛	合用可增强吲哚美辛的作用

六、非布司他

与非布司他合用药物临床评价见表 4-69。

表 4-69 与非布司他合用药物临床评价

合用药物	临床评价
茶碱	非布司他改变茶碱［黄嘌呤氧化酶（XO）的底物］在人体内的代谢。因此，非布司他与茶碱合用时应谨慎
硫唑嘌呤	尚无非布司他与其他通过 XO 代谢的药物（如硫唑嘌呤）临床评价的研究。由非布司他引起的 XO 抑制可能会提高这些药物在血浆中的浓度，从而导致中毒。非布司他禁用于正在接受硫唑嘌呤治疗的患者
巯嘌呤	尚无非布司他与其他通过 XO 代谢的药物（如巯嘌呤）临床评价的研究。由非布司他引起的 XO 抑制可能会提高这些药物在血浆中的浓度，从而导致中毒。非布司他禁用于正在接受巯嘌呤治疗的患者

第五章 全身麻醉药、局部麻醉药和骨骼肌松弛药

第一节 全身麻醉药

一、吸入麻醉药

1. **恩氟烷** 与恩氟烷合用药物临床评价见表 5-1。

表 5-1 与恩氟烷合用药物临床评价

合用药物	临床评价
苯乙肼	可能会引起低血压或高血压，禁止合用
反苯环丙胺	可能会引起低血压或高血压，禁止合用
氟哌利多	可能会增加发生（严重甚至危及生命）心律失常的风险，避免合用
去甲肾上腺素	可能导致严重的心律失常或死亡，禁止合用
肾上腺素	可能导致严重的心律失常或死亡，禁止合用
司来吉兰	可能会引起低血压或高血压，禁止合用
异卡波肼	可能会引起低血压或高血压，禁止合用

2. **异氟烷** 参见恩氟烷。
3. **七氟烷** 与七氟烷合用药物临床评价见表 5-2。

表 5-2 与七氟烷合用药物临床评价

合用药物	临床评价
阿那格雷	可能会增加发生（严重甚至危及生命）心律失常的风险，避免合用
氨磺必利	可能会增加发生（严重甚至危及生命）心律失常的风险，避免合用
胺碘酮	可能会增加发生（严重甚至危及生命）心律失常的风险，避免合用
奥西替尼	可能会增加发生（严重甚至危及生命）心律失常的风险，避免合用
贝达喹啉	可能会增加发生（严重甚至危及生命）心律失常的风险，避免合用
苯乙肼	可能会引起低血压或高血压
苄普地尔	可能会增加发生（严重甚至危及生命）心律失常的风险，避免合用
丙吡胺	可能会增加发生（严重甚至危及生命）心律失常的风险，避免合用
多非利特	可能会增加发生（严重甚至危及生命）心律失常的风险，避免合用
多拉司琼	可能会增加发生（严重甚至危及生命）心律失常的风险，避免合用
凡德他尼	可能会增加发生（严重甚至危及生命）心律失常的风险，避免合用
反苯环丙胺	可能会引起低血压或高血压，禁止合用
芬戈莫德	可能会增加发生（严重甚至危及生命）心律失常的风险，避免合用
氟哌啶醇	可能会增加发生（严重甚至危及生命）心律失常的风险，避免合用
氟哌利多	可能会增加发生（严重甚至危及生命）心律失常的风险，避免合用
格帕沙星	可能会增加发生（严重甚至危及生命）心律失常的风险，避免合用
加替沙星	可能会增加发生（严重甚至危及生命）心律失常的风险，避免合用
决奈达隆	可能会增加发生（严重甚至危及生命）心律失常的风险，避免合用

续表

合用药物	临床评价
卡博替尼	可能会增加发生（严重甚至危及生命）心律失常的风险，避免合用
克唑替尼	可能会增加发生（严重甚至危及生命）心律失常的风险，避免合用
奎尼丁	可能会增加发生（严重甚至危及生命）心律失常的风险，避免合用
来伐木林	可能会增加发生（严重甚至危及生命）心律失常的风险，避免合用
硫利达嗪	可能会增加发生（严重甚至危及生命）心律失常的风险，避免合用
卤泛群	可能会增加发生（严重甚至危及生命）心律失常的风险，避免合用
氯氮平	可能会增加发生（严重甚至危及生命）心律失常的风险，避免合用
美沙酮	可能会增加发生（严重甚至危及生命）心律失常的风险，避免合用
美索达嗪	可能会增加发生（严重甚至危及生命）心律失常的风险，避免合用
米非司酮	可能会增加发生（严重甚至危及生命）心律失常的风险，避免合用
莫西沙星	可能会增加发生（严重甚至危及生命）心律失常的风险，避免合用
尼洛替尼	可能会增加发生（严重甚至危及生命）心律失常的风险，避免合用
帕比司他	可能会增加发生（严重甚至危及生命）心律失常的风险，避免合用
帕瑞肽	可能会增加发生（严重甚至危及生命）心律失常的风险，避免合用
匹莫齐特	可能会增加发生（严重甚至危及生命）心律失常的风险，避免合用
普鲁卡因胺	可能会增加发生（严重甚至危及生命）心律失常的风险，避免合用
齐拉西酮	可能会增加发生（严重甚至危及生命）心律失常的风险，避免合用
去甲肾上腺素	可能导致心室躁动，严重的心律失常或死亡
瑞博西利	可能会增加发生（严重甚至危及生命）心律失常的风险，避免合用
三氧化二砷	可能会增加发生（严重甚至危及生命）心律失常的风险，避免合用
色瑞替尼	可能会增加发生（严重甚至危及生命）心律失常的风险，避免合用
沙奎那韦	可能会增加发生（严重甚至危及生命）心律失常的风险，避免合用
肾上腺素	可能导致心室躁动，严重的心律失常或死亡
司来吉兰	可能会引起低血压或高血压
司帕沙星	可能会增加发生（严重甚至危及生命）心律失常的风险，避免合用
索他洛尔	可能会增加发生（严重甚至危及生命）心律失常的风险，避免合用
托瑞米芬	可能会增加发生（严重甚至危及生命）心律失常的风险，避免合用
威罗非尼	可能会增加发生（严重甚至危及生命）心律失常的风险，避免合用
西波莫德	可能会增加发生（严重甚至危及生命）心律失常的风险，避免合用
西沙必利	可能会增加发生（严重甚至危及生命）心律失常的风险，避免合用
西酞普兰	可能会增加发生（严重甚至危及生命）心律失常的风险，避免合用
伊伐布雷定	可能会增加发生（严重甚至危及生命）心律失常的风险，避免合用
伊潘立酮	可能会增加发生（严重甚至危及生命）心律失常的风险，避免合用
依布利特	可能会增加发生（严重甚至危及生命）心律失常的风险，避免合用
依法韦仑	可能会增加发生（严重甚至危及生命）心律失常的风险，避免合用
依福德尼	可能会增加发生（严重甚至危及生命）心律失常的风险，避免合用
依他普仑	可能会增加发生（严重甚至危及生命）心律失常的风险，避免合用
异卡波肼	可能会引起低血压或高血压，禁止合用
罂粟碱	可能会增加发生（严重甚至危及生命）心律失常的风险，避免合用
左醋美沙朵	可能会增加发生（严重甚至危及生命）心律失常的风险，避免合用

4. 甲氧氟烷 与甲氧氟烷合用药物临床评价见表 5-3。

表 5-3 与甲氧氟烷合用药物临床评价

合用药物	临床评价
Rho（D）免疫球蛋白	可能会增加肾损伤的风险和（或）严重程度
阿德福韦	可能会增加肾损伤的风险和（或）严重程度
苯乙肼	可能会引起低血压或高血压
胆影酸	可能会增加肾损伤的风险和（或）严重程度
地拉罗司	可能会增加肾损伤的风险和（或）严重程度
地美环素	可能会增加肾损伤的风险和（或）严重程度
多西环素	可能会增加肾损伤的风险和（或）严重程度
反苯环丙胺	可能会引起低血压或高血压
泛影酸盐	可能会增加肾损伤的风险和（或）严重程度
氟哌利多	可能会增加发生（严重甚至危及生命）心律失常的风险，避免合用
含碘造影剂	可能会增加肾损伤的风险和（或）严重程度
呼吸道合胞病毒免疫球蛋白	可能会增加肾损伤的风险和（或）严重程度
甲泛葡胺	可能会增加肾损伤的风险和（或）严重程度
巨细胞病毒免疫球蛋白	可能会增加肾损伤的风险和（或）严重程度
米诺环素	可能会增加肾损伤的风险和（或）严重程度
免疫球蛋白静脉注射和皮下注射	可能会增加肾损伤的风险和（或）严重程度
去甲肾上腺素	可能导致严重的心律失常或死亡
肉毒中毒免疫球蛋白	可能会增加肾损伤的风险和（或）严重程度
肾上腺素	可能导致心室颤动、严重的心律失常或死亡
司来吉兰	可能会引起低血压或高血压，禁止合用
四环素	可能会增加肾损伤的风险和（或）严重程度
他克莫司	可能会增加肾损伤的风险和（或）严重程度
坦罗莫司	可能会增加肾损伤的风险和（或）严重程度
土霉素	可能会增加肾损伤的风险和（或）严重程度
西多福韦	可能会增加肾损伤的风险和（或）严重程度
西罗莫司	可能会增加肾损伤的风险和（或）严重程度
伊诺特森	可能会增加肾损伤的风险和（或）严重程度
依维莫司	可能会增加肾损伤的风险和（或）严重程度
异卡波肼	可能会引起低血压或高血压

5. 地氟烷 参见恩氟烷。

6. 氧化亚氮 与氧化亚氮合用药物临床评价见表 5-4。

表 5-4 与氧化亚氮合用药物临床评价

合用药物	临床评价
苯乙肼	可能会引起低血压或高血压，禁止合用
反苯环丙胺	可能会引起低血压或高血压，禁止合用
甲氨蝶呤	可能会增加甲氨蝶呤相关细胞毒性的风险
司来吉兰	可能会引起低血压或高血压，禁止合用
异卡波肼	可能会引起低血压或高血压，禁止合用

二、静脉麻醉药

1. 硫喷妥钠 与硫喷妥钠合用药物临床评价见表 5-5。

表 5-5 与硫喷妥钠合用药物临床评价

合用药物	临床评价
苯乙肼	可能会引起低血压或高血压,禁止合用
反苯环丙胺	可能会引起低血压或高血压,禁止合用
华法林	可能会降低华法林的血药浓度,使其抗凝的作用减弱
茴茚二酮	可能会降低茴茚二酮的血药浓度,使其抗凝的作用减弱
氯化血红素	可能会导致氯化血红素的药效降低
羟丁酸钠	可能会增加严重不良反应的风险,如呼吸抑制、低血压、过度镇静、晕厥、昏迷甚至死亡
双香豆素	可能会降低双香豆素的血药浓度,使其抗凝作用减弱
司来吉兰	可能会引起低血压或高血压,禁止合用
乙醇	可能会导致中枢神经系统的累加效应,包括协调性下降、镇静和死亡
异卡波肼	可能会引起低血压或高血压,禁止合用

2. 氯胺酮 与氯胺酮合用药物临床评价见表 5-6。

表 5-6 与氯胺酮合用药物临床评价

合用药物	临床评价
苯乙肼	可能会引起低血压或高血压,禁止合用
丙氧芬	可能具有加和性中枢神经系统和(或)呼吸抑制作用
反苯环丙胺	可能会引起低血压或高血压,禁止合用
羟丁酸钠	可能会增加严重不良反应的风险,如呼吸抑制、低血压、过度镇静、晕厥、昏迷甚至死亡
司来吉兰	可能会引起低血压或高血压,禁止合用
异卡波肼	可能会引起低血压或高血压,禁止合用
左醋美沙朵	可能会增加严重不良反应的风险,如呼吸抑制、低血压、过度镇静、晕厥、昏迷甚至死亡

3. 依托咪酯 与依托咪酯合用药物临床评价见表 5-7。

表 5-7 与依托咪酯合用药物临床评价

合用药物	临床评价
苯乙肼	可能会引起低血压或高血压,禁止合用
反苯环丙胺	可能会引起低血压或高血压,禁止合用
羟丁酸钠	可能会增加严重不良反应的风险,如呼吸抑制、低血压、过度镇静、晕厥、昏迷甚至死亡,禁止合用
司来吉兰	可能会引起低血压或高血压,禁止合用
异卡波肼	可能会引起低血压或高血压,禁止合用

4. 羟丁酸钠 与羟丁酸钠合用药物临床评价见表 5-8。

表 5-8 与羟丁酸钠合用药物临床评价

合用药物	临床评价
阿伐斯汀	可能会增加严重不良反应的风险,如呼吸抑制、低血压、过度镇静、晕厥、昏迷甚至死亡,禁止合用
阿芬太尼	可能会增加严重不良反应的风险,如呼吸抑制、低血压、过度镇静、晕厥、昏迷甚至死亡,禁止合用

续表

合用药物	临床评价
阿利马嗪	可能会增加严重不良反应的风险,如呼吸抑制、低血压、过度镇静、晕厥、昏迷甚至死亡
阿米替林	可能会增加严重不良反应的风险,如呼吸抑制、低血压、过度镇静、晕厥、昏迷甚至死亡,禁止合用
阿莫沙平	可能会增加严重不良反应的风险,如呼吸抑制、低血压、过度镇静、晕厥、昏迷甚至死亡,禁止合用
阿片	可能会增加严重不良反应的风险,如呼吸抑制、低血压、过度镇静、晕厥、昏迷甚至死亡
阿扑吗啡	可能会增加严重不良反应的风险,如呼吸抑制、低血压、过度镇静、晕厥、昏迷甚至死亡,禁止合用
阿普唑仑	可能会增加严重不良反应的风险,如呼吸抑制、低血压、过度镇静、晕厥、昏迷甚至死亡
阿塞那平	可能会增加严重不良反应的风险,如呼吸抑制、低血压、过度镇静、晕厥、昏迷甚至死亡
阿扎他定	可能会增加严重不良反应的风险,如呼吸抑制、低血压、过度镇静、晕厥、昏迷甚至死亡
艾司利卡西平	可能会增加严重不良反应的风险,如呼吸抑制、低血压、过度镇静、晕厥、昏迷甚至死亡
艾司氯胺酮	可能会增加严重不良反应的风险,如呼吸抑制、低血压、过度镇静、晕厥、昏迷甚至死亡
艾司唑仑	可能会增加严重不良反应的风险,如呼吸抑制、低血压、过度镇静、晕厥、昏迷甚至死亡
安非他酮	可能会增加严重不良反应的风险,如呼吸抑制、低血压、过度镇静、晕厥、昏迷甚至死亡
氨己烯酸	可能会增加严重不良反应的风险,如呼吸抑制、低血压、过度镇静、晕厥、昏迷甚至死亡
奥氮平	可能会增加严重不良反应的风险,如呼吸抑制、低血压、过度镇静、晕厥、昏迷甚至死亡
奥芬那君	可能会增加严重不良反应的风险,如呼吸抑制、低血压、过度镇静、晕厥、昏迷甚至死亡
奥卡西平	可能会增加严重不良反应的风险,如呼吸抑制、低血压、过度镇静、晕厥、昏迷甚至死亡
奥洛他定(包括经鼻使用)	可能会增加严重不良反应的风险,如呼吸抑制、低血压、过度镇静、晕厥、昏迷甚至死亡
奥沙西泮	可能会增加严重不良反应的风险,如呼吸抑制、低血压、过度镇静、晕厥、昏迷甚至死亡
巴氯芬	可能会增加严重不良反应的风险,如呼吸抑制、低血压、过度镇静、晕厥、昏迷甚至死亡
苯巴比妥	可能会增加严重不良反应的风险,如呼吸抑制、低血压、过度镇静、晕厥、昏迷甚至死亡
苯海拉明(包括外用)	可能会增加严重不良反应的风险,如呼吸抑制、低血压、过度镇静、晕厥、昏迷甚至死亡
苯琥胺	可能会增加严重不良反应的风险,如呼吸抑制、低血压、过度镇静、晕厥、昏迷甚至死亡
苯妥英	可能会增加严重不良反应的风险,如呼吸抑制、低血压、过度镇静、晕厥、昏迷甚至死亡
苯乙肼	可能会增加严重不良反应的风险,如呼吸抑制、低血压、过度镇静、晕厥、昏迷甚至死亡
苯茚胺	可能会增加严重不良反应的风险,如呼吸抑制、低血压、过度镇静、晕厥、昏迷甚至死亡
吡仑帕奈	可能会增加严重不良反应的风险,如呼吸抑制、低血压、过度镇静、晕厥、昏迷甚至死亡
丙米嗪	可能会增加严重不良反应的风险,如呼吸抑制、低血压、过度镇静、晕厥、昏迷甚至死亡
丙嗪	可能会增加严重不良反应的风险,如呼吸抑制、低血压、过度镇静、晕厥、昏迷甚至死亡
丙戊酸	可能会增加严重不良反应的风险,如呼吸抑制、低血压、过度镇静、晕厥、昏迷甚至死亡
丙酰马嗪	可能会增加严重不良反应的风险,如呼吸抑制、低血压、过度镇静、晕厥、昏迷甚至死亡
丙氧芬	可能会增加严重不良反应的风险,如呼吸抑制、低血压、过度镇静、晕厥、昏迷甚至死亡
布瑞诺龙	可能会增加严重不良反应的风险,如呼吸抑制、低血压、过度镇静、晕厥、昏迷甚至死亡
布他比妥	可能会增加严重不良反应的风险,如呼吸抑制、低血压、过度镇静、晕厥、昏迷甚至死亡
布托啡诺	可能会增加严重不良反应的风险,如呼吸抑制、低血压、过度镇静、晕厥、昏迷甚至死亡
布瓦西坦	可能会增加严重不良反应的风险,如呼吸抑制、低血压、过度镇静、晕厥、昏迷甚至死亡
茶苯海明	可能会增加严重不良反应的风险,如呼吸抑制、低血压、过度镇静、晕厥、昏迷甚至死亡
大麻	可能会增加严重不良反应的风险,如呼吸抑制、低血压、过度镇静、晕厥、昏迷甚至死亡
大麻二酚	可能会增加严重不良反应的风险,如呼吸抑制、低血压、过度镇静、晕厥、昏迷甚至死亡
大麻隆	可能会增加严重不良反应的风险,如呼吸抑制、低血压、过度镇静、晕厥、昏迷甚至死亡

续表

合用药物	临床评价
丹曲林	可能会增加严重不良反应的风险,如呼吸抑制、低血压、过度镇静、晕厥、昏迷甚至死亡
氘代丁苯那嗪	可能会增加严重不良反应的风险,如呼吸抑制、低血压、过度镇静、晕厥、昏迷甚至死亡
地西泮	可能会增加严重不良反应的风险,如呼吸抑制、低血压、过度镇静、晕厥、昏迷甚至死亡
地昔帕明	可能会增加严重不良反应的风险,如呼吸抑制、低血压、过度镇静、晕厥、昏迷甚至死亡
地佐辛	可能会增加严重不良反应的风险,如呼吸抑制、低血压、过度镇静、晕厥、昏迷甚至死亡
丁苯那嗪	可能会增加严重不良反应的风险,如呼吸抑制、低血压、过度镇静、晕厥、昏迷甚至死亡
丁丙诺啡	可能会增加严重不良反应的风险,如呼吸抑制、低血压、过度镇静、晕厥、昏迷甚至死亡
丁螺环酮	可能会增加严重不良反应的风险,如呼吸抑制、低血压、过度镇静、晕厥、昏迷甚至死亡
多塞平(包括外用)	可能会增加严重不良反应的风险,如呼吸抑制、低血压、过度镇静、晕厥、昏迷甚至死亡
多沙唑嗪	可能会增加严重不良反应的风险,如呼吸抑制、低血压、过度镇静、晕厥、昏迷甚至死亡
多西拉敏	可能会增加严重不良反应的风险,如呼吸抑制、低血压、过度镇静、晕厥、昏迷甚至死亡
恩他卡朋	可能会增加严重不良反应的风险,如呼吸抑制、低血压、过度镇静、晕厥、昏迷甚至死亡
二醋吗啡	可能会增加严重不良反应的风险,如呼吸抑制、低血压、过度镇静、晕厥、昏迷甚至死亡
反苯环丙胺	可能会增加严重不良反应的风险,如呼吸抑制、低血压、过度镇静、晕厥、昏迷甚至死亡
非尔氨酯	可能会增加严重不良反应的风险,如呼吸抑制、低血压、过度镇静、晕厥、昏迷甚至死亡
芬太尼	可能会增加严重不良反应的风险,如呼吸抑制、低血压、过度镇静、晕厥、昏迷甚至死亡
奋乃静	可能会增加严重不良反应的风险,如呼吸抑制、低血压、过度镇静、晕厥、昏迷甚至死亡
氟班色林	可能会增加严重不良反应的风险,如呼吸抑制、低血压、过度镇静、晕厥、昏迷甚至死亡
氟奋乃静	可能会增加严重不良反应的风险,如呼吸抑制、低血压、过度镇静、晕厥、昏迷甚至死亡
氟伏沙明	可能会增加严重不良反应的风险,如呼吸抑制、低血压、过度镇静、晕厥、昏迷甚至死亡
氟哌啶醇	可能会增加严重不良反应的风险,如呼吸抑制、低血压、过度镇静、晕厥、昏迷甚至死亡
氟哌利多	可能会增加严重不良反应的风险,如呼吸抑制、低血压、过度镇静、晕厥、昏迷甚至死亡
氟西泮	可能会增加严重不良反应的风险,如呼吸抑制、低血压、过度镇静、晕厥、昏迷甚至死亡
氟西汀	可能会增加严重不良反应的风险,如呼吸抑制、低血压、过度镇静、晕厥、昏迷甚至死亡
副醛	可能会增加严重不良反应的风险,如呼吸抑制、低血压、过度镇静、晕厥、昏迷甚至死亡
贯叶连翘	可能会增加严重不良反应的风险,如呼吸抑制、低血压、过度镇静、晕厥、昏迷甚至死亡
哈拉西泮	可能会增加严重不良反应的风险,如呼吸抑制、低血压、过度镇静、晕厥、昏迷甚至死亡
环苯扎林	可能会增加严重不良反应的风险,如呼吸抑制、低血压、过度镇静、晕厥、昏迷甚至死亡
黄酮哌酯	可能会增加严重不良反应的风险,如呼吸抑制、低血压、过度镇静、晕厥、昏迷甚至死亡
甲苯比妥	可能会增加严重不良反应的风险,如呼吸抑制、低血压、过度镇静、晕厥、昏迷甚至死亡
甲丙氨酯	可能会增加严重不良反应的风险,如呼吸抑制、低血压、过度镇静、晕厥、昏迷甚至死亡
甲地嗪	可能会增加严重不良反应的风险,如呼吸抑制、低血压、过度镇静、晕厥、昏迷甚至死亡
甲琥胺	可能会增加严重不良反应的风险,如呼吸抑制、低血压、过度镇静、晕厥、昏迷甚至死亡
甲氧氯普胺	可能会增加严重不良反应的风险,如呼吸抑制、低血压、过度镇静、晕厥、昏迷甚至死亡
甲乙双酮	可能会增加严重不良反应的风险,如呼吸抑制、低血压、过度镇静、晕厥、昏迷甚至死亡
卡比沙明	可能会增加严重不良反应的风险,如呼吸抑制、低血压、过度镇静、晕厥、昏迷甚至死亡
卡立普多	可能会增加严重不良反应的风险,如呼吸抑制、低血压、过度镇静、晕厥、昏迷甚至死亡
卡利拉嗪	可能会增加严重不良反应的风险,如呼吸抑制、低血压、过度镇静、晕厥、昏迷甚至死亡
卡马西平	可能会增加严重不良反应的风险,如呼吸抑制、低血压、过度镇静、晕厥、昏迷甚至死亡
卡麦角林	可能会增加严重不良反应的风险,如呼吸抑制、低血压、过度镇静、晕厥、昏迷甚至死亡

续表

合用药物	临床评价
可待因	可能会增加严重不良反应的风险，如呼吸抑制、低血压、过度镇静、晕厥、昏迷甚至死亡
可乐定	可能会增加严重不良反应的风险，如呼吸抑制、低血压、过度镇静、晕厥、昏迷甚至死亡
夸西泮	可能会增加严重不良反应的风险，如呼吸抑制、低血压、过度镇静、晕厥、昏迷甚至死亡
喹硫平	可能会增加严重不良反应的风险，如呼吸抑制、低血压、过度镇静、晕厥、昏迷甚至死亡
拉科酰胺	可能会增加严重不良反应的风险，如呼吸抑制、低血压、过度镇静、晕厥、昏迷甚至死亡
拉莫三嗪	可能会增加严重不良反应的风险，如呼吸抑制、低血压、过度镇静、晕厥、昏迷甚至死亡
劳拉西泮	可能会增加严重不良反应的风险，如呼吸抑制、低血压、过度镇静、晕厥、昏迷甚至死亡
雷美替胺	可能会增加严重不良反应的风险，如呼吸抑制、低血压、过度镇静、晕厥、昏迷甚至死亡
锂剂	可能会增加严重不良反应的风险，如呼吸抑制、低血压、过度镇静、晕厥、昏迷甚至死亡
利培酮	可能会增加严重不良反应的风险，如呼吸抑制、低血压、过度镇静、晕厥、昏迷甚至死亡
磷苯妥英	可能会增加严重不良反应的风险，如呼吸抑制、低血压、过度镇静、晕厥、昏迷甚至死亡
硫利达嗪	可能会增加严重不良反应的风险，如呼吸抑制、低血压、过度镇静、晕厥、昏迷甚至死亡
硫喷妥钠	可能会增加严重不良反应的风险，如呼吸抑制、低血压、过度镇静、晕厥、昏迷甚至死亡
硫乙拉嗪	可能会增加严重不良反应的风险，如呼吸抑制、低血压、过度镇静、晕厥、昏迷甚至死亡
卢非酰胺	可能会增加严重不良反应的风险，如呼吸抑制、低血压、过度镇静、晕厥、昏迷甚至死亡
卢美哌隆	可能会增加严重不良反应的风险，如呼吸抑制、低血压、过度镇静、晕厥、昏迷甚至死亡
鲁拉西酮	可能会增加严重不良反应的风险，如呼吸抑制、低血压、过度镇静、晕厥、昏迷甚至死亡
罗匹尼罗	可能会增加严重不良反应的风险，如呼吸抑制、低血压、过度镇静、晕厥、昏迷甚至死亡
罗替戈汀	可能会增加严重不良反应的风险，如呼吸抑制、低血压、过度镇静、晕厥、昏迷甚至死亡
洛非西定	可能会增加严重不良反应的风险，如呼吸抑制、低血压、过度镇静、晕厥、昏迷甚至死亡
洛沙平	可能会增加严重不良反应的风险，如呼吸抑制、低血压、过度镇静、晕厥、昏迷甚至死亡
氯胺酮	可能会增加严重不良反应的风险，如呼吸抑制、低血压、过度镇静、晕厥、昏迷甚至死亡
氯巴占	可能会增加严重不良反应的风险，如呼吸抑制、低血压、过度镇静、晕厥、昏迷甚至死亡
氯苯那敏	可能会增加严重不良反应的风险，如呼吸抑制、低血压、过度镇静、晕厥、昏迷甚至死亡
氯丙嗪	可能会增加严重不良反应的风险，如呼吸抑制、低血压、过度镇静、晕厥、昏迷甚至死亡
氯氮䓬	可能会增加严重不良反应的风险，如呼吸抑制、低血压、过度镇静、晕厥、昏迷甚至死亡
氯氮平	可能会增加严重不良反应的风险，如呼吸抑制、低血压、过度镇静、晕厥、昏迷甚至死亡
氯环利嗪	可能会增加严重不良反应的风险，如呼吸抑制、低血压、过度镇静、晕厥、昏迷甚至死亡
氯马斯汀	可能会增加严重不良反应的风险，如呼吸抑制、低血压、过度镇静、晕厥、昏迷甚至死亡
氯美扎酮	可能会增加严重不良反应的风险，如呼吸抑制、低血压、过度镇静、晕厥、昏迷甚至死亡
氯米帕明	可能会增加严重不良反应的风险，如呼吸抑制、低血压、过度镇静、晕厥、昏迷甚至死亡
氯硝西泮	可能会增加严重不良反应的风险，如呼吸抑制、低血压、过度镇静、晕厥、昏迷甚至死亡
氯唑沙宗	可能会增加严重不良反应的风险，如呼吸抑制、低血压、过度镇静、晕厥、昏迷甚至死亡
马普替林	可能会增加严重不良反应的风险，如呼吸抑制、低血压、过度镇静、晕厥、昏迷甚至死亡
吗啡	可能会增加严重不良反应的风险，如呼吸抑制、低血压、过度镇静、晕厥、昏迷甚至死亡
美吡拉敏	可能会增加严重不良反应的风险，如呼吸抑制、低血压、过度镇静、晕厥、昏迷甚至死亡
美沙酮	可能会增加严重不良反应的风险，如呼吸抑制、低血压、过度镇静、晕厥、昏迷甚至死亡
美索巴莫	可能会增加严重不良反应的风险，如呼吸抑制、低血压、过度镇静、晕厥、昏迷甚至死亡
美索达嗪	可能会增加严重不良反应的风险，如呼吸抑制、低血压、过度镇静、晕厥、昏迷甚至死亡
美他沙酮	可能会增加严重不良反应的风险，如呼吸抑制、低血压、过度镇静、晕厥、昏迷甚至死亡
咪达唑仑	可能会增加严重不良反应的风险，如呼吸抑制、低血压、过度镇静、晕厥、昏迷甚至死亡

续表

合用药物	临床评价
米塔扎平	可能会增加严重不良反应的风险，如呼吸抑制、低血压、过度镇静、晕厥、昏迷甚至死亡
纳布啡	可能会增加严重不良反应的风险，如呼吸抑制、低血压、过度镇静、晕厥、昏迷甚至死亡
萘法唑酮	可能会增加严重不良反应的风险，如呼吸抑制、低血压、过度镇静、晕厥、昏迷甚至死亡
帕罗西汀	可能会增加严重不良反应的风险，如呼吸抑制、低血压、过度镇静、晕厥、昏迷甚至死亡
帕潘立酮	可能会增加严重不良反应的风险，如呼吸抑制、低血压、过度镇静、晕厥、昏迷甚至死亡
哌替啶	可能会增加严重不良反应的风险，如呼吸抑制、低血压、过度镇静、晕厥、昏迷甚至死亡
哌唑嗪	可能会增加严重不良反应的风险，如呼吸抑制、低血压、过度镇静、晕厥、昏迷甚至死亡
培高利特	可能会增加严重不良反应的风险，如呼吸抑制、低血压、过度镇静、晕厥、昏迷甚至死亡
喷他佐辛	可能会增加严重不良反应的风险，如呼吸抑制、低血压、过度镇静、晕厥、昏迷甚至死亡
匹莫齐特	可能会增加严重不良反应的风险，如呼吸抑制、低血压、过度镇静、晕厥、昏迷甚至死亡
普拉克索	可能会增加严重不良反应的风险，如呼吸抑制、低血压、过度镇静、晕厥、昏迷甚至死亡
普鲁氯嗪	可能会增加严重不良反应的风险，如呼吸抑制、低血压、过度镇静、晕厥、昏迷甚至死亡
普罗替林	可能会增加严重不良反应的风险，如呼吸抑制、低血压、过度镇静、晕厥、昏迷甚至死亡
普瑞巴林	可能会增加严重不良反应的风险，如呼吸抑制、低血压、过度镇静、晕厥、昏迷甚至死亡
齐拉西酮	可能会增加严重不良反应的风险，如呼吸抑制、低血压、过度镇静、晕厥、昏迷甚至死亡
羟考酮	可能会增加严重不良反应的风险，如呼吸抑制、低血压、过度镇静、晕厥、昏迷甚至死亡
羟吗啡酮	可能会增加严重不良反应的风险，如呼吸抑制、低血压、过度镇静、晕厥、昏迷甚至死亡
羟嗪	可能会增加严重不良反应的风险，如呼吸抑制、低血压、过度镇静、晕厥、昏迷甚至死亡
氢可酮	可能会增加严重不良反应的风险，如呼吸抑制、低血压、过度镇静、晕厥、昏迷甚至死亡
氢吗啡酮	可能会增加严重不良反应的风险，如呼吸抑制、低血压、过度镇静、晕厥、昏迷甚至死亡
屈大麻酚	可能会增加严重不良反应的风险，如呼吸抑制、低血压、过度镇静、晕厥、昏迷甚至死亡
曲吡那敏	可能会增加严重不良反应的风险，如呼吸抑制、低血压、过度镇静、晕厥、昏迷甚至死亡
曲马多	可能会增加严重不良反应的风险，如呼吸抑制、低血压、过度镇静、晕厥、昏迷甚至死亡
曲米帕明	可能会增加严重不良反应的风险，如呼吸抑制、低血压、过度镇静、晕厥、昏迷甚至死亡
曲普利啶	可能会增加严重不良反应的风险，如呼吸抑制、低血压、过度镇静、晕厥、昏迷甚至死亡
曲唑酮	可能会增加严重不良反应的风险，如呼吸抑制、低血压、过度镇静、晕厥、昏迷甚至死亡
去甲替林	可能会增加严重不良反应的风险，如呼吸抑制、低血压、过度镇静、晕厥、昏迷甚至死亡
去甲文拉法辛	可能会增加严重不良反应的风险，如呼吸抑制、低血压、过度镇静、晕厥、昏迷甚至死亡
瑞芬太尼	可能会增加严重不良反应的风险，如呼吸抑制、低血压、过度镇静、晕厥、昏迷甚至死亡
赛庚啶	可能会增加严重不良反应的风险，如呼吸抑制、低血压、过度镇静、晕厥、昏迷甚至死亡
赛克利嗪	可能会增加严重不良反应的风险，如呼吸抑制、低血压、过度镇静、晕厥、昏迷甚至死亡
三氟丙嗪	可能会增加严重不良反应的风险，如呼吸抑制、低血压、过度镇静、晕厥、昏迷甚至死亡
三氟拉嗪	可能会增加严重不良反应的风险，如呼吸抑制、低血压、过度镇静、晕厥、昏迷甚至死亡
三甲双酮	可能会增加严重不良反应的风险，如呼吸抑制、低血压、过度镇静、晕厥、昏迷甚至死亡
三唑仑	可能会增加严重不良反应的风险，如呼吸抑制、低血压、过度镇静、晕厥、昏迷甚至死亡
沙利度胺	可能会增加严重不良反应的风险，如呼吸抑制、低血压、过度镇静、晕厥、昏迷甚至死亡
舍曲林	可能会增加严重不良反应的风险，如呼吸抑制、低血压、过度镇静、晕厥、昏迷甚至死亡
舒芬太尼	可能会增加严重不良反应的风险，如呼吸抑制、低血压、过度镇静、晕厥、昏迷甚至死亡
舒沃占特	可能会增加严重不良反应的风险，如呼吸抑制、低血压、过度镇静、晕厥、昏迷甚至死亡
双丙戊酸钠	可能会增加严重不良反应的风险，如呼吸抑制、低血压、过度镇静、晕厥、昏迷甚至死亡
水合氯醛	可能会增加严重不良反应的风险，如呼吸抑制、低血压、过度镇静、晕厥、昏迷甚至死亡

合用药物	临床评价
司可巴比妥	可能会增加严重不良反应的风险，如呼吸抑制、低血压、过度镇静、晕厥、昏迷甚至死亡
司替戊醇	可能会增加严重不良反应的风险，如呼吸抑制、低血压、过度镇静、晕厥、昏迷甚至死亡
他喷他多	可能会增加严重不良反应的风险，如呼吸抑制、低血压、过度镇静、晕厥、昏迷甚至死亡
他司美琼	可能会增加严重不良反应的风险，如呼吸抑制、低血压、过度镇静、晕厥、昏迷甚至死亡
特拉唑嗪	可能会增加严重不良反应的风险，如呼吸抑制、低血压、过度镇静、晕厥、昏迷甚至死亡
替加宾	可能会增加严重不良反应的风险，如呼吸抑制、低血压、过度镇静、晕厥、昏迷甚至死亡
替马西泮	可能会增加严重不良反应的风险，如呼吸抑制、低血压、过度镇静、晕厥、昏迷甚至死亡
替沃噻吨	可能会增加严重不良反应的风险，如呼吸抑制、低血压、过度镇静、晕厥、昏迷甚至死亡
替扎尼定	可能会增加严重不良反应的风险，如呼吸抑制、低血压、过度镇静、晕厥、昏迷甚至死亡
托吡酯	可能会增加严重不良反应的风险，如呼吸抑制、低血压、过度镇静、晕厥、昏迷甚至死亡
托卡朋	可能会增加严重不良反应的风险，如呼吸抑制、低血压、过度镇静、晕厥、昏迷甚至死亡
文拉法辛	可能会增加严重不良反应的风险，如呼吸抑制、低血压、过度镇静、晕厥、昏迷甚至死亡
戊巴比妥	可能会增加严重不良反应的风险，如呼吸抑制、低血压、过度镇静、晕厥、昏迷甚至死亡
西布曲明	可能会增加严重不良反应的风险，如呼吸抑制、低血压、过度镇静、晕厥、昏迷甚至死亡
西酞普兰	可能会增加严重不良反应的风险，如呼吸抑制、低血压、过度镇静、晕厥、昏迷甚至死亡
缬苯那嗪	可能会增加严重不良反应的风险，如呼吸抑制、低血压、过度镇静、晕厥、昏迷甚至死亡
缬草	可能会增加严重不良反应的风险，如呼吸抑制、低血压、过度镇静、晕厥、昏迷甚至死亡
溴苯那敏	可能会增加严重不良反应的风险，如呼吸抑制、低血压、过度镇静、晕厥、昏迷甚至死亡
溴隐亭	可能会增加严重不良反应的风险，如呼吸抑制、低血压、过度镇静、晕厥、昏迷甚至死亡
伊潘立酮	可能会增加严重不良反应的风险，如呼吸抑制、低血压、过度镇静、晕厥、昏迷甚至死亡
依托咪酯	可能会增加严重不良反应的风险，如呼吸抑制、低血压、过度镇静、晕厥、昏迷甚至死亡
依佐加滨	可能会增加严重不良反应的风险，如呼吸抑制、低血压、过度镇静、晕厥、昏迷甚至死亡
乙苯妥英	可能会增加严重不良反应的风险，如呼吸抑制、低血压、过度镇静、晕厥、昏迷甚至死亡
乙醇	可能会增加严重不良反应的风险，如呼吸抑制、低血压、过度镇静、晕厥、昏迷甚至死亡
乙琥胺	可能会增加严重不良反应的风险，如呼吸抑制、低血压、过度镇静、晕厥、昏迷甚至死亡
乙氯维诺	可能会增加严重不良反应的风险，如呼吸抑制、低血压、过度镇静、晕厥、昏迷甚至死亡
异丙酚	可能会增加严重不良反应的风险，如呼吸抑制、低血压、过度镇静、晕厥、昏迷甚至死亡
异丙嗪	可能会增加严重不良反应的风险，如呼吸抑制、低血压、过度镇静、晕厥、昏迷甚至死亡
异卡波肼	可能会增加严重不良反应的风险，如呼吸抑制、低血压、过度镇静、晕厥、昏迷甚至死亡
右氯苯那敏	可能会增加严重不良反应的风险，如呼吸抑制、低血压、过度镇静、晕厥、昏迷甚至死亡
右美托咪定	可能会增加严重不良反应的风险，如呼吸抑制、低血压、过度镇静、晕厥、昏迷甚至死亡
右溴苯那敏	可能会增加严重不良反应的风险，如呼吸抑制、低血压、过度镇静、晕厥、昏迷甚至死亡
右佐匹克隆	可能会增加严重不良反应的风险，如呼吸抑制、低血压、过度镇静、晕厥、昏迷甚至死亡
扎来普隆	可能会增加严重不良反应的风险，如呼吸抑制、低血压、过度镇静、晕厥、昏迷甚至死亡
仲丁比妥	可能会增加严重不良反应的风险，如呼吸抑制、低血压、过度镇静、晕厥、昏迷甚至死亡
左醋美沙朵	可能会增加严重不良反应的风险，如呼吸抑制、低血压、过度镇静、晕厥、昏迷甚至死亡
左啡诺	可能会增加严重不良反应的风险，如呼吸抑制、低血压、过度镇静、晕厥、昏迷甚至死亡
左旋多巴	可能会增加严重不良反应的风险，如呼吸抑制、低血压、过度镇静、晕厥、昏迷甚至死亡
左乙拉西坦	可能会增加严重不良反应的风险，如呼吸抑制、低血压、过度镇静、晕厥、昏迷甚至死亡
唑吡坦	可能会增加严重不良反应的风险，如呼吸抑制、低血压、过度镇静、晕厥、昏迷甚至死亡
唑尼沙胺	可能会增加严重不良反应的风险，如呼吸抑制、低血压、过度镇静、晕厥、昏迷甚至死亡

5. 丙泊酚 与丙泊酚合用药物临床评价见表 5-9。

表 5-9 与丙泊酚合用药物临床评价

合用药物	临床评价
苯乙肼	可能会引起低血压或高血压,禁止合用
反苯环丙胺	可能会引起低血压或高血压,禁止合用
羟丁酸钠	可能会增加严重不良反应的风险,如呼吸抑制、低血压、过度镇静、晕厥、昏迷甚至死亡
司来吉兰	可能会引起低血压或高血压,禁止合用
异卡波肼	可能会引起低血压或高血压,禁止合用
罂粟碱	可能会增加发生(严重甚至危及生命)心律失常的风险,避免合用

6. 磷丙泊酚二钠 与磷丙泊酚二钠合用药物临床评价见表 5-10。

表 5-10 与磷丙泊酚二钠合用药物临床评价

合用药物	临床评价
苯乙肼	可能会引起低血压或高血压,禁止合用
反苯环丙胺	可能会引起低血压或高血压,禁止合用
司来吉兰	可能会引起低血压或高血压,禁止合用
异卡波肼	可能会引起低血压或高血压,禁止合用

第二节 局部麻醉药

一、普鲁卡因

与普鲁卡因合用药物临床评价见表 5-11。

表 5-11 与普鲁卡因合用药物临床评价

合用药物	临床评价
丙胺卡因	可能会增加高铁血红蛋白血症的风险
布比卡因脂质体	可能会影响布比卡因脂质体的药代动力学和(或)理化性质
亚硝酸钠	可能会增加高铁血红蛋白血症的风险

二、氯普鲁卡因

与氯普鲁卡因合用药物临床评价见表 5-12。

表 5-12 与氯普鲁卡因合用药物临床评价

合用药物	临床评价
布比卡因脂质体	可能会影响布比卡因脂质体的药代动力学和(或)理化性质
亚硝酸钠	可能会增加高铁血红蛋白血症的风险

三、可卡因

与可卡因合用药物临床评价见表 5-13。

表 5-13　与可卡因合用药物临床评价

合用药物	临床评价
阿福特罗	可能会导致心律失常，从而危及生命，避免合用
阿米替林	可能会导致心律失常，从而危及生命，避免合用
阿莫沙平	可能会导致心律失常，从而危及生命，避免合用
安非他酮	可能会引起癫痫发作的风险
奥达特罗	可能会导致心律失常，从而危及生命，避免合用
奥西那林	可能会导致心律失常，从而危及生命，避免合用
苯丙胺(安非他命)	可能会导致心律失常，从而危及生命，避免合用
苯丁胺	可能会导致心律失常，从而危及生命，避免合用
苯二甲吗啉	可能会导致心律失常，从而危及生命，避免合用
苯乙肼	可能导致高血压反应，避免合用
比托特罗	可能会导致心律失常，从而危及生命，避免合用
吡布特罗	可能会导致心律失常，从而危及生命，避免合用
苄非他明	可能会导致心律失常，从而危及生命，避免合用
丙米嗪	可能会导致心律失常，从而危及生命，避免合用
地昔帕明	可能会导致心律失常，从而危及生命，避免合用
碘海醇	可能会引起癫痫发作的风险
碘帕醇	可能会引起癫痫发作的风险
多巴胺	可能会导致心律失常，从而危及生命，避免合用
多巴酚丁胺	可能会导致心律失常，从而危及生命，避免合用
多塞平	可能会导致心律失常，从而危及生命，避免合用
多沙普仑	可能会导致心律失常，从而危及生命，避免合用
反苯环丙胺	可能导致高血压反应，避免合用
芬氟拉明	可能会导致心律失常，从而危及生命，避免合用
呋喃唑酮	可能导致高血压反应
福莫特罗	可能会导致心律失常，从而危及生命，避免合用
胍乙啶	可能会导致心律失常，从而危及生命，避免合用
甲泛葡胺	可能会引起癫痫发作的风险
甲基苯丙胺	可能会导致心律失常，从而危及生命，避免合用
间羟胺	可能会导致心律失常，从而危及生命，避免合用
咖啡因	可能会导致心律失常，从而危及生命，避免合用
利奈唑胺	可能导致高血压反应
利托君	可能会导致心律失常，从而危及生命，避免合用
利血平	可能会导致心律失常，从而危及生命，避免合用
氯米帕明	可能会导致心律失常，从而危及生命，避免合用
麻黄碱	可能会导致心律失常，从而危及生命，避免合用
马吲哚	可能会导致心律失常，从而危及生命，避免合用
美芬丁胺	可能会导致心律失常，从而危及生命，避免合用
莫达非尼	可能会导致心律失常，从而危及生命，避免合用
哌甲酯	可能会导致心律失常，从而危及生命，避免合用
匹莫林	可能会导致心律失常，从而危及生命，避免合用

续表

合用药物	临床评价
普罗替林	可能会导致心律失常，从而危及生命，避免合用
屈昔多巴	可能会导致心律失常，从而危及生命，避免合用
曲马多	可能会引起癫痫发作的风险
曲米帕明	可能会导致心律失常，从而危及生命，避免合用
去甲肾上腺素	可能会导致心律失常，从而危及生命，避免合用
去甲替林	可能会导致心律失常，从而危及生命，避免合用
去氧肾上腺素	可能会导致心律失常，从而危及生命，避免合用
沙丁胺醇	可能会导致心律失常，从而危及生命，避免合用
沙美特罗	可能会导致心律失常，从而危及生命，避免合用
肾上腺素	可能会导致心律失常，从而危及生命，避免合用
司来吉兰	可能导致高血压反应，避免合用
特布他林	可能会导致心律失常，从而危及生命，避免合用
托莫西汀	可能会导致心律失常，从而危及生命，避免合用
亚甲蓝	可能导致高血压反应，避免合用
异丙肾上腺素	可能会导致心律失常，从而危及生命，避免合用
异卡波肼	可能导致高血压反应
异他林	可能会导致心律失常，从而危及生命，避免合用
茚达特罗	可能会导致心律失常，从而危及生命，避免合用
右苯丙胺	可能会导致心律失常，从而危及生命，避免合用
右哌甲酯	可能会导致心律失常，从而危及生命，避免合用
左沙丁胺醇	可能会导致心律失常，从而危及生命，避免合用

四、丁卡因

与丁卡因合用药物临床评价见表 5-14。

表 5-14　与丁卡因合用药物临床评价

合用药物	临床评价
布比卡因脂质体	可能会影响布比卡因脂质体的药代动力学和（或）理化性质
亚硝酸钠	可能会增加高铁血红蛋白血症的风险

五、苯佐卡因

与苯佐卡因合用药物临床评价见表 5-15。

表 5-15　与苯佐卡因合用药物临床评价

合用药物	临床评价
丙胺卡因	可能会增加高铁血红蛋白血症的风险
亚硝酸钠	可能会增加高铁血红蛋白血症的风险

六、布比卡因

与布比卡因合用药物临床评价见表 5-16。

表 5-16 与布比卡因合用药物临床评价

合用药物	临床评价
布比卡因脂质体	前后使用，可能会影响布比卡因脂质体的药代动力学和（或）理化性质，导致布比卡因过量

七、利多卡因

与利多卡因合用药物临床评价见表 5-17。

表 5-17 与利多卡因合用药物临床评价

合用药物	临床评价
阿布他明	合用可能引起或加剧室上性和室性心律失常
安非他酮	合用可能会引起癫痫发作的风险
安泼那韦	合用可能会显著升高利多卡因的血药浓度
丙胺卡因	合用可能会增加高铁血红蛋白血症的风险
布比卡因脂质体	合用可能会影响布比卡因脂质体的药代动力学和（或）理化性质
碘海醇	合用可能会引起癫痫发作的风险
碘帕醇	合用可能会引起癫痫发作的风险
多非利特	合用可能会增加发生（严重甚至危及生命）心律失常的风险，避免合用
福沙那韦	合用可能会显著升高利多卡因的血药浓度
甲泛葡胺	合用可能会引起癫痫发作的风险
考尼伐坦	合用可能会显著升高利多卡因的血药浓度
曲马多	合用可能会引起癫痫发作的风险
沙奎那韦	合用可能会显著升高利多卡因的血药浓度
亚硝酸钠	合用可能会增加高铁血红蛋白血症的风险

八、罗哌卡因

与罗哌卡因合用药物临床评价见表 5-18。

表 5-18 与罗哌卡因合用药物临床评价

合用药物	临床评价
布比卡因脂质体	前后使用，可能会影响布比卡因脂质体的药代动力学和（或）理化性质，导致布比卡因过量

九、丙胺卡因

与丙胺卡因合用药物临床评价见表 5-19。

表 5-19 与丙胺卡因合用药物临床评价

合用药物	临床评价
氨苯砜（包括外用）	可能会增加高铁血红蛋白血症的风险
氨基水杨酸	可能会增加高铁血红蛋白血症的风险
苯巴比妥	可能会增加高铁血红蛋白血症的风险
苯妥英	可能会增加高铁血红蛋白血症的风险
苯佐卡因（外用）	可能会增加高铁血红蛋白血症的风险
伯氨喹	可能会增加高铁血红蛋白血症的风险

续表

合用药物	临床评价
布比卡因脂质体	可能会影响布比卡因脂质体的药代动力学和（或）理化性质
单硝酸异山梨酯	可能会增加高铁血红蛋白血症的风险
丁卡因（外用）	可能会增加高铁血红蛋白血症的风险
对乙酰氨基酚	可能会增加高铁血红蛋白血症的风险
呋喃妥因	可能会增加高铁血红蛋白血症的风险
氟他胺	可能会增加高铁血红蛋白血症的风险
磺胺多辛	可能会增加高铁血红蛋白血症的风险
磺胺甲噁唑	可能会增加高铁血红蛋白血症的风险
磺胺嘧啶	可能会增加高铁血红蛋白血症的风险
甲氧氯普胺	可能会增加高铁血红蛋白血症的风险
奎宁	可能会增加高铁血红蛋白血症的风险
拉布立酶	可能会增加高铁血红蛋白血症的风险
利多卡因（包括外用）	可能会增加高铁血红蛋白血症的风险
柳氮磺胺吡啶	可能会增加高铁血红蛋白血症的风险
氯喹	可能会增加高铁血红蛋白血症的风险
普鲁卡因	可能会增加高铁血红蛋白血症的风险
他非诺喹	可能会增加高铁血红蛋白血症的风险
硝普钠	可能会增加高铁血红蛋白血症的风险
硝酸甘油	可能会增加高铁血红蛋白血症的风险
硝酸异山梨酯	可能会增加高铁血红蛋白血症的风险
硝酸银（外用）	可能会增加高铁血红蛋白血症的风险
辛可卡因（外用）	可能会增加高铁血红蛋白血症的风险
亚硝酸钠	可能会增加高铁血红蛋白血症的风险
亚硝酸戊酯	可能会增加高铁血红蛋白血症的风险
一氧化氮	可能会增加高铁血红蛋白血症的风险

十、辛可卡因

与辛可卡因合用药物临床评价见表 5-20。

表 5-20　与辛可卡因合用药物临床评价

合用药物	临床评价
丙胺卡因	可能会增加高铁血红蛋白血症的风险
亚硝酸钠	可能会增加高铁血红蛋白血症的风险

第三节　骨骼肌松弛药

一、巴氯芬

与巴氯芬合用药物临床评价见表 5-21。

表 5-21　与巴氯芬合用药物临床评价

合用药物	临床评价
阿芬太尼	可能会增加严重不良反应的风险，包括呼吸窘迫、昏迷甚至死亡
丙氧芬	可能具有加和性中枢神经系统和（或）呼吸抑制作用
布托啡诺	可能会增加严重不良反应的风险，包括呼吸窘迫、昏迷甚至死亡
地佐辛	可能会增加严重不良反应的风险，包括呼吸窘迫、昏迷甚至死亡
丁丙诺啡	可能会增加严重不良反应的风险，包括呼吸窘迫、昏迷甚至死亡
芬太尼	可能会增加严重不良反应的风险，包括呼吸窘迫、昏迷甚至死亡
可待因	可能会增加严重不良反应的风险，包括呼吸窘迫、昏迷甚至死亡
吗啡	可能会增加严重不良反应的风险，包括呼吸窘迫、昏迷甚至死亡
美沙酮	可能会增加严重不良反应的风险，包括呼吸窘迫、昏迷甚至死亡
纳布啡	可能会增加严重不良反应的风险，包括呼吸窘迫、昏迷甚至死亡
哌替啶	可能会增加严重不良反应的风险，包括呼吸窘迫、昏迷甚至死亡
喷他佐辛	可能会增加严重不良反应的风险，包括呼吸窘迫、昏迷甚至死亡
羟丁酸钠	可能会增加严重不良反应的风险，包括呼吸窘迫、昏迷甚至死亡
羟考酮	可能会增加严重不良反应的风险，包括呼吸窘迫、昏迷甚至死亡
羟吗啡酮	可能会增加严重不良反应的风险，包括呼吸窘迫、昏迷甚至死亡
氢可酮	可能会增加严重不良反应的风险，包括呼吸窘迫、昏迷甚至死亡
氢吗啡酮	可能会增加严重不良反应的风险，包括呼吸窘迫、昏迷甚至死亡
曲马多	可能会增加严重不良反应的风险，包括呼吸窘迫、昏迷甚至死亡
瑞芬太尼	可能会增加严重不良反应的风险，包括呼吸窘迫、昏迷甚至死亡
舒芬太尼	可能会增加严重不良反应的风险，包括呼吸窘迫、昏迷甚至死亡
他喷他多	可能会增加严重不良反应的风险，包括呼吸窘迫、昏迷甚至死亡
左醋美沙朵	可能会增加严重不良反应的风险，包括呼吸窘迫、昏迷甚至死亡
左啡诺	可能会增加严重不良反应的风险，包括呼吸窘迫、昏迷甚至死亡

二、氯唑沙宗

与氯唑沙宗合用药物临床评价见表 5-22。

表 5-22　与氯唑沙宗合用药物临床评价

合用药物	临床评价
阿芬太尼	可能会增加严重不良反应的风险，包括呼吸窘迫、昏迷甚至死亡
丙氧芬	可能具有加和性中枢神经系统和（或）呼吸抑制作用
丙氧芬	可能具有加和性中枢神经系统和（或）呼吸抑制作用
布托啡诺	可能会增加严重不良反应的风险，包括呼吸窘迫、昏迷甚至死亡
布托啡诺	可能会增加严重不良反应的风险，包括呼吸窘迫、昏迷甚至死亡
地佐辛	可能会增加严重不良反应的风险，包括呼吸窘迫、昏迷甚至死亡
地佐辛	可能会增加严重不良反应的风险，包括呼吸窘迫、昏迷甚至死亡
丁丙诺啡	可能会增加严重不良反应的风险，包括呼吸窘迫、昏迷甚至死亡
丁丙诺啡	可能会增加严重不良反应的风险，包括呼吸窘迫、昏迷甚至死亡
芬太尼	可能会增加严重不良反应的风险，包括呼吸窘迫、昏迷甚至死亡
芬太尼	可能会增加严重不良反应的风险，包括呼吸窘迫、昏迷甚至死亡

续表

合用药物	临床评价
可待因	可能会增加严重不良反应的风险，包括呼吸窘迫、昏迷甚至死亡
可待因	可能会增加严重不良反应的风险，包括呼吸窘迫、昏迷甚至死亡
来氟米特	可能会增加肝损伤的风险
来氟米特	可能会增加肝损伤的风险
洛美他派	可能会增加肝损伤的风险
洛美他派	可能会增加肝损伤的风险
吗啡	可能会增加严重不良反应的风险，包括呼吸窘迫、昏迷甚至死亡
吗啡	可能会增加严重不良反应的风险，包括呼吸窘迫、昏迷甚至死亡
美沙酮	可能会增加严重不良反应的风险，包括呼吸窘迫、昏迷甚至死亡
美沙酮	可能会增加严重不良反应的风险，包括呼吸窘迫、昏迷甚至死亡
米泊美生	可能会增加肝损伤的风险
纳布啡	可能会增加严重不良反应的风险，包括呼吸窘迫、昏迷甚至死亡
哌替啶	可能会增加严重不良反应的风险，包括呼吸窘迫、昏迷甚至死亡
培西达替尼	可能会增加肝损伤的风险
喷他佐辛	可能会增加严重不良反应的风险，包括呼吸窘迫、昏迷甚至死亡
羟丁酸钠	可能会增加严重不良反应的风险，包括呼吸窘迫、昏迷甚至死亡
羟考酮	可能会增加严重不良反应的风险，包括呼吸窘迫、昏迷甚至死亡
羟吗啡酮	可能会增加严重不良反应的风险，包括呼吸窘迫、昏迷甚至死亡
氢可酮	可能会增加严重不良反应的风险，包括呼吸窘迫、昏迷甚至死亡
氢吗啡酮	可能会增加严重不良反应的风险，包括呼吸窘迫、昏迷甚至死亡
曲马多	可能会增加严重不良反应的风险，包括呼吸窘迫、昏迷甚至死亡
瑞芬太尼	可能会增加严重不良反应的风险，包括呼吸窘迫、昏迷甚至死亡
舒芬太尼	可能会增加严重不良反应的风险，包括呼吸窘迫、昏迷甚至死亡
他喷他多	可能会增加严重不良反应的风险，包括呼吸窘迫、昏迷甚至死亡
特立氟胺	可能会增加肝损伤的风险
左醋美沙朵	可能会增加严重不良反应的风险，包括呼吸窘迫、昏迷甚至死亡
左啡诺	可能会增加严重不良反应的风险，包括呼吸窘迫、昏迷甚至死亡

三、卡立普多

与卡立普多合用药物临床评价见表 5-23。

表 5-23　与卡立普多合用药物临床评价

合用药物	临床评价
阿芬太尼	可能会增加严重不良反应的风险，包括呼吸窘迫、昏迷甚至死亡
丙氧芬	可能具有加和性中枢神经系统和（或）呼吸抑制作用
布托啡诺	可能会增加严重不良反应的风险，包括呼吸窘迫、昏迷甚至死亡
地佐辛	可能会增加严重不良反应的风险，包括呼吸窘迫、昏迷甚至死亡
丁丙诺啡	可能会增加严重不良反应的风险，包括呼吸窘迫、昏迷甚至死亡
芬太尼	可能会增加严重不良反应的风险，包括呼吸窘迫、昏迷甚至死亡
可待因	可能会增加严重不良反应的风险，包括呼吸窘迫、昏迷甚至死亡

续表

合用药物	临床评价
吗啡	可能会增加严重不良反应的风险，包括呼吸窘迫、昏迷甚至死亡
美沙酮	可能会增加严重不良反应的风险，包括呼吸窘迫、昏迷甚至死亡
纳布啡	可能会增加严重不良反应的风险，包括呼吸窘迫、昏迷甚至死亡
哌替啶	可能会增加严重不良反应的风险，包括呼吸窘迫、昏迷甚至死亡
喷他佐辛	可能会增加严重不良反应的风险，包括呼吸窘迫、昏迷甚至死亡
羟丁酸钠	可能会增加严重不良反应的风险，包括呼吸窘迫、昏迷甚至死亡
羟考酮	可能会增加严重不良反应的风险，包括呼吸窘迫、昏迷甚至死亡
羟吗啡酮	可能会增加严重不良反应的风险，包括呼吸窘迫、昏迷甚至死亡
氢可酮	可能会增加严重不良反应的风险，包括呼吸窘迫、昏迷甚至死亡
氢吗啡酮	可能会增加严重不良反应的风险，包括呼吸窘迫、昏迷甚至死亡
曲马多	可能会增加严重不良反应的风险，包括呼吸窘迫、昏迷甚至死亡
瑞芬太尼	可能会增加严重不良反应的风险，包括呼吸窘迫、昏迷甚至死亡
舒芬太尼	可能会增加严重不良反应的风险，包括呼吸窘迫、昏迷甚至死亡
他喷他多	可能会增加严重不良反应的风险，包括呼吸窘迫、昏迷甚至死亡
左醋美沙朵	可能会增加严重不良反应的风险，包括呼吸窘迫、昏迷甚至死亡
左啡诺	可能会增加严重不良反应的风险，包括呼吸窘迫、昏迷甚至死亡

四、美索巴莫

与美索巴莫合用药物临床评价见表 5-24。

表 5-24　与美索巴莫合用药物临床评价

合用药物	临床评价
阿芬太尼	可能会增加严重不良反应的风险，包括呼吸窘迫、昏迷甚至死亡
丙氧芬	可能具有加和性中枢神经系统和（或）呼吸抑制作用
布托啡诺	可能会增加严重不良反应的风险，包括呼吸窘迫、昏迷甚至死亡
地佐辛	可能会增加严重不良反应的风险，包括呼吸窘迫、昏迷甚至死亡
丁丙诺啡	可能会增加严重不良反应的风险，包括呼吸窘迫、昏迷甚至死亡
芬太尼	可能会增加严重不良反应的风险，包括呼吸窘迫、昏迷甚至死亡
可待因	可能会增加严重不良反应的风险，包括呼吸窘迫、昏迷甚至死亡
吗啡	可能会增加严重不良反应的风险，包括呼吸窘迫、昏迷甚至死亡
美沙酮	可能会增加严重不良反应的风险，包括呼吸窘迫、昏迷甚至死亡
纳布啡	可能会增加严重不良反应的风险，包括呼吸窘迫、昏迷甚至死亡
哌替啶	可能会增加严重不良反应的风险，包括呼吸窘迫、昏迷甚至死亡
喷他佐辛	可能会增加严重不良反应的风险，包括呼吸窘迫、昏迷甚至死亡
羟丁酸钠	可能会增加严重不良反应的风险，包括呼吸窘迫、昏迷甚至死亡
羟考酮	可能会增加严重不良反应的风险，包括呼吸窘迫、昏迷甚至死亡
羟吗啡酮	可能会增加严重不良反应的风险，包括呼吸窘迫、昏迷甚至死亡
氢可酮	可能会增加严重不良反应的风险，包括呼吸窘迫、昏迷甚至死亡
氢吗啡酮	可能会增加严重不良反应的风险，包括呼吸窘迫、昏迷甚至死亡
曲马多	可能会增加严重不良反应的风险，包括呼吸窘迫、昏迷甚至死亡

续表

合用药物	临床评价
瑞芬太尼	可能会增加严重不良反应的风险，包括呼吸窘迫、昏迷甚至死亡
舒芬太尼	可能会增加严重不良反应的风险，包括呼吸窘迫、昏迷甚至死亡
他喷他多	可能会增加严重不良反应的风险，包括呼吸窘迫、昏迷甚至死亡
左醋美沙朵	可能会增加严重不良反应的风险，包括呼吸窘迫、昏迷甚至死亡
左啡诺	可能会增加严重不良反应的风险，包括呼吸窘迫、昏迷甚至死亡

五、环苯扎林

与环苯扎林合用药物临床评价见表 5-25。

表 5-25　与环苯扎林合用药物临床评价

合用药物	临床评价
阿芬太尼	可能会增加严重不良反应的风险，包括呼吸窘迫、昏迷甚至死亡
阿米替林	可能会增加 5-羟色胺综合征的风险
阿莫沙平	可能会增加 5-羟色胺综合征的风险
安非他酮	可能会引起癫痫发作的风险
苯乙肼	可能会增加 5-羟色胺综合征的风险
丙卡巴肼	可能会增加 5-羟色胺综合征的风险
丙米嗪	可能会增加 5-羟色胺综合征的风险
丙氧芬	可能具有加和性中枢神经系统和（或）呼吸抑制作用
布托啡诺	可能会增加严重不良反应的风险，包括呼吸窘迫、昏迷甚至死亡
地昔帕明	可能会增加 5-羟色胺综合征的风险
地佐辛	可能会增加严重不良反应的风险，包括呼吸窘迫、昏迷甚至死亡
碘海醇	可能会引起癫痫发作的风险
碘帕醇	可能会引起癫痫发作的风险
丁丙诺啡	可能会增加严重不良反应的风险，包括呼吸窘迫、昏迷甚至死亡
丁螺环酮	可能会增加 5-羟色胺综合征的风险
度洛西汀	可能会增加 5-羟色胺综合征的风险
多塞平（包括外用）	可能会增加 5-羟色胺综合征的风险
反苯环丙胺	可能会增加 5-羟色胺综合征的风险
芬氟拉明	可能会增加 5-羟色胺综合征的风险
芬太尼	可能会增加严重不良反应的风险，包括呼吸窘迫、昏迷甚至死亡
呋喃唑酮	可能会增加 5-羟色胺综合征的风险
氟伏沙明	可能会增加 5-羟色胺综合征的风险
氟西汀	可能会增加 5-羟色胺综合征的风险
枸橼酸钾	可能会增加对胃肠道的刺激性作用
贯叶连翘	可能会增加 5-羟色胺综合征的风险
甲泛葡胺	可能会引起癫痫发作的风险
可待因	可能会增加严重不良反应的风险，包括呼吸窘迫、昏迷甚至死亡
拉米地坦	可能会增加 5-羟色胺综合征的风险

合用药物	临床评价
雷沙吉兰	可能会增加5-羟色胺综合征的风险
利奈唑胺	可能会增加5-羟色胺综合征的风险
氯化钾	可能会增加对胃肠道的刺激性作用
氯米帕明	可能会增加5-羟色胺综合征的风险
吗啡	可能会增加严重不良反应的风险,包括呼吸窘迫、昏迷甚至死亡
美沙酮	可能会增加严重不良反应的风险,包括呼吸窘迫、昏迷甚至死亡
米那普仑	可能会增加5-羟色胺综合征的风险
米塔扎平	可能会增加5-羟色胺综合征的风险
纳布啡	可能会增加严重不良反应的风险,包括呼吸窘迫、昏迷甚至死亡
萘法唑酮	可能会增加5-羟色胺综合征的风险
帕罗西汀	可能会增加5-羟色胺综合征的风险
哌替啶	可能会增加严重不良反应的风险,包括呼吸窘迫、昏迷甚至死亡
喷他佐辛	可能会增加严重不良反应的风险,包括呼吸窘迫、昏迷甚至死亡
普罗替林	可能会增加5-羟色胺综合征的风险
羟丁酸钠	可能会增加严重不良反应的风险,包括呼吸窘迫、昏迷甚至死亡
羟考酮	可能会增加严重不良反应的风险,包括呼吸窘迫、昏迷甚至死亡
羟吗啡酮	可能会增加严重不良反应的风险,包括呼吸窘迫、昏迷甚至死亡
氢可酮	可能会增加严重不良反应的风险,包括呼吸窘迫、昏迷甚至死亡
氢吗啡酮	可能会增加严重不良反应的风险,包括呼吸窘迫、昏迷甚至死亡
曲马多	可能会增加严重不良反应的风险,包括呼吸窘迫、昏迷甚至死亡
曲米帕明	可能会增加5-羟色胺综合征的风险
曲唑酮	可能会增加5-羟色胺综合征的风险
去甲替林	可能会增加5-羟色胺综合征的风险
去甲文拉法辛	可能会增加5-羟色胺综合征的风险
瑞芬太尼	可能会增加严重不良反应的风险,包括呼吸窘迫、昏迷甚至死亡
色氨酸	可能会增加5-羟色胺综合征的风险
沙芬酰胺	可能会增加5-羟色胺综合征的风险
舍曲林	可能会增加5-羟色胺综合征的风险
舒芬太尼	可能会增加严重不良反应的风险,包括呼吸窘迫、昏迷甚至死亡
双氢麦角胺	可能会增加5-羟色胺综合征的风险
司来吉兰	可能会增加5-羟色胺综合征的风险
他喷他多	可能会增加严重不良反应的风险,包括呼吸窘迫、昏迷甚至死亡
托吡酯	可能会增加出汗减少和高热的风险
维拉佐酮	可能会增加5-羟色胺综合征的风险
文拉法辛	可能会增加5-羟色胺综合征的风险
沃替西汀	可能会增加5-羟色胺综合征的风险
西酞普兰	可能会增加5-羟色胺综合征的风险
亚甲蓝	可能会增加5-羟色胺综合征的风险
依他普仑	可能会增加5-羟色胺综合征的风险
异卡波肼	可能会增加5-羟色胺综合征的风险
右芬氟拉明	可能会增加5-羟色胺综合征的风险

续表

合用药物	临床评价
左醋美沙朵	可能会增加严重不良反应的风险,包括呼吸窘迫、昏迷甚至死亡
左啡诺	可能会增加严重不良反应的风险,包括呼吸窘迫、昏迷甚至死亡
左米那普仑	可能会增加 5-羟色胺综合征的风险
唑尼沙胺	可能会增加出汗减少和高热的风险

六、替扎尼定

与替扎尼定合用药物临床评价见表 5-26。

表 5-26 与替扎尼定合用药物临床评价

合用药物	临床评价
阿地白介素	合用可能会发生低血压
阿芬太尼	可能会增加严重不良反应的风险,包括呼吸窘迫、昏迷甚至死亡
阿利吉仑	合用可能会发生低血压
阿米洛利	合用可能会发生低血压
阿那格雷	可能会显著升高替扎尼定的血药浓度
阿齐沙坦酯	合用可能会发生低血压
阿替洛尔	合用可能会发生低血压
阿昔洛韦	合用可能会发生低血压
艾司洛尔	合用可能会发生低血压
安贝生坦	合用可能会发生低血压
氨苯蝶啶	合用可能会发生低血压
氨磺必利	可能会增加发生(严重甚至危及生命)心律失常的风险,避免合用
氨力农	合用可能会发生低血压
氨氯地平	合用可能会发生低血压
胺碘酮	合用可能会发生低血压
奥贝胆酸	可能会显著升高替扎尼定的血药浓度
奥美沙坦	合用可能会发生低血压
奥卓司他	可能会显著升高替扎尼定的血药浓度
贝达喹啉	可能会增加发生(严重甚至危及生命)心律失常的风险,避免合用
贝那普利	合用可能会发生低血压
倍他洛尔	合用可能会发生低血压
苯氧苄胺	合用可能会发生低血压
比索洛尔	合用可能会发生低血压
苄氟噻嗪	合用可能会发生低血压
苄普地尔	可能会增加发生(严重甚至危及生命)心律失常的风险,避免合用
苄噻嗪	合用可能会发生低血压
丙吡胺	可能会增加发生(严重甚至危及生命)心律失常的风险,避免合用
丙氧芬	可能具有加和性中枢神经系统和(或)呼吸抑制作用
波生坦	合用可能会发生低血压
伯氨喹	可能会显著升高替扎尼定的血药浓度

续表

合用药物	临床评价
泊利噻嗪	合用可能会发生低血压
布美他尼	合用可能会发生低血压
布托啡诺	可能会增加严重不良反应的风险,包括呼吸窘迫、昏迷甚至死亡
醋丁洛尔	合用可能会发生低血压
单硝酸异山梨醇	合用可能会发生低血压
地尔硫䓬	合用可能会发生低血压
地拉罗司	可能会显著升高替扎尼定的血药浓度
地舍平	合用可能会发生低血压
地佐辛	可能会增加严重不良反应的风险,包括呼吸窘迫、昏迷甚至死亡
丁丙诺啡	可能会增加严重不良反应的风险,包括呼吸窘迫、昏迷甚至死亡
多非利特	可能会增加发生(严重甚至危及生命)心律失常的风险,避免合用
多拉司琼	可能会增加发生(严重甚至危及生命)心律失常的风险,避免合用
多沙唑嗪	合用可能会发生低血压
厄贝沙坦	合用可能会发生低血压
二氮嗪	合用可能会发生低血压
法莫替丁	可能会显著升高替扎尼定的血药浓度
凡德他尼	可能会增加发生(严重甚至危及生命)心律失常的风险,避免合用
非洛地平	合用可能会发生低血压
非诺多泮	合用可能会发生低血压
芬戈莫德	可能会增加发生(严重甚至危及生命)心律失常的风险,避免合用
芬太尼	可能会增加严重不良反应的风险,包括呼吸窘迫、昏迷甚至死亡
酚妥拉明	合用可能会发生低血压
呋塞米	合用可能会发生低血压
氟伏沙明	可能会显著升高替扎尼定的血药浓度
氟哌啶醇	可能会增加发生(严重甚至危及生命)心律失常的风险,避免合用
氟哌利多	可能会增加发生(严重甚至危及生命)心律失常的风险,避免合用
福辛普利	合用可能会发生低血压
干扰素α-2b	可能会显著升高替扎尼定的血药浓度
格帕沙星	可能会增加发生(严重甚至危及生命)心律失常的风险,避免合用
胍法辛	合用可能会发生低血压
胍那苄	合用可能会发生低血压
胍那屈尔	合用可能会发生低血压
胍乙啶	合用可能会发生低血压
环扁桃酯	合用可能会发生低血压
环丙沙星	可能会显著升高替扎尼定的血药浓度
吉福司兰	可能会显著升高替扎尼定的血药浓度
加替沙星	可能会增加发生(严重甚至危及生命)心律失常的风险,避免合用
甲基多巴	合用可能会发生低血压
甲氯噻嗪	合用可能会发生低血压
甲氧沙林	可能会显著升高替扎尼定的血药浓度
肼屈嗪	合用可能会发生低血压

续表

合用药物	临床评价
聚乙二醇干扰素α-2a	可能会显著升高替扎尼定的血药浓度
聚乙二醇干扰素α-2b	可能会显著升高替扎尼定的血药浓度
决奈达隆	可能会增加发生（严重甚至危及生命）心律失常的风险，避免合用
咖啡因	可能会显著升高替扎尼定的血药浓度
卡博替尼	可能会增加发生（严重甚至危及生命）心律失常的风险，避免合用
卡替洛尔	合用可能会发生低血压
卡托普利	合用可能会发生低血压
卡维地洛	合用可能会发生低血压
坎地沙坦	合用可能会发生低血压
可待因	可能会增加严重不良反应的风险，包括呼吸窘迫、昏迷甚至死亡
可乐定	合用可能会发生低血压
克唑替尼	可能会增加发生（严重甚至危及生命）心律失常的风险，避免合用
奎尼丁	可能会增加发生（严重甚至危及生命）心律失常的风险，避免合用
喹那普利	合用可能会发生低血压
拉贝洛尔	合用可能会发生低血压
来伐木林	可能会增加发生（严重甚至危及生命）心律失常的风险，避免合用
来氟米特	可能会增加肝损伤的风险
赖诺普利	合用可能会发生低血压
雷米普利	合用可能会发生低血压
利血平	合用可能会发生低血压
硫利达嗪	可能会增加发生（严重甚至危及生命）心律失常的风险，避免合用
卢卡帕尼	可能会显著升高替扎尼定的血药浓度
卤泛群	可能会增加发生（严重甚至危及生命）心律失常的风险，避免合用
罗非昔布	可能会显著升高替扎尼定的血药浓度
螺内酯	合用可能会发生低血压
洛美他派	可能会增加肝损伤的风险
氯氮平	可能会增加发生（严重甚至危及生命）心律失常的风险，避免合用
氯噻嗪	合用可能会发生低血压
氯噻酮	合用可能会发生低血压
氯沙坦	合用可能会发生低血压
氯维地平	合用可能会发生低血压
氯硝柳胺	可能会显著升高替扎尼定的血药浓度
吗啡	可能会增加严重不良反应的风险，包括呼吸窘迫、昏迷甚至死亡
美加明	合用可能会发生低血压
美沙酮	可能会增加严重不良反应的风险，包括呼吸窘迫、昏迷甚至死亡
美索达嗪	可能会增加发生（严重甚至危及生命）心律失常的风险，避免合用
美托拉宗	合用可能会发生低血压
美托洛尔	合用可能会发生低血压
美西律	可能会显著升高替扎尼定的血药浓度
米贝地尔	可能会显著升高替扎尼定的血药浓度
米泊美生	可能会增加肝损伤的风险

续表

合用药物	临床评价
米非司酮	可能会增加发生（严重甚至危及生命）心律失常的风险，避免合用
米力农	合用可能会发生低血压
米诺地尔	合用可能会发生低血压
莫西普利	合用可能会发生低血压
莫西沙星	可能会增加发生（严重甚至危及生命）心律失常的风险，避免合用
纳布啡	可能会增加严重不良反应的风险，包括呼吸窘迫、昏迷甚至死亡
纳多洛尔	合用可能会发生低血压
奈比洛尔	合用可能会发生低血压
奈西立肽	合用可能会发生低血压
萘啶酸	可能会显著升高替扎尼定的血药浓度
尼卡地平	合用可能会发生低血压
尼洛替尼	可能会增加发生（严重甚至危及生命）心律失常的风险，避免合用
尼莫地平	合用可能会发生低血压
尼索地平	合用可能会发生低血压
诺氟沙星	可能会显著升高替扎尼定的血药浓度
帕比司他	可能会增加发生（严重甚至危及生命）心律失常的风险，避免合用
帕瑞肽	可能会增加发生（严重甚至危及生命）心律失常的风险，避免合用
哌替啶	可能会增加严重不良反应的风险，包括呼吸窘迫、昏迷甚至死亡
哌唑嗪	合用可能会发生低血压
培哚普利	合用可能会发生低血压
培西达替尼	可能会增加肝损伤的风险
喷布洛尔	合用可能会发生低血压
喷他佐辛	可能会增加严重不良反应的风险，包括呼吸窘迫、昏迷甚至死亡
匹莫齐特	可能会增加发生（严重甚至危及生命）心律失常的风险，避免合用
普鲁卡因胺	可能会增加发生（严重甚至危及生命）心律失常的风险，避免合用
普罗帕酮	可能会显著升高替扎尼定的血药浓度
普萘洛尔	合用可能会发生低血压
齐拉西酮	可能会增加发生（严重甚至危及生命）心律失常的风险，避免合用
齐留通	可能会显著升高替扎尼定的血药浓度
羟丁酸钠	可能会增加严重不良反应的风险，包括呼吸窘迫、昏迷甚至死亡
羟考酮	可能会增加严重不良反应的风险，包括呼吸窘迫、昏迷甚至死亡
羟吗啡酮	可能会增加严重不良反应的风险，包括呼吸窘迫、昏迷甚至死亡
氢氟噻嗪	合用可能会发生低血压
氢可酮	可能会增加严重不良反应的风险，包括呼吸窘迫、昏迷甚至死亡
氢氯噻嗪	合用可能会发生低血压
氢吗啡酮	可能会增加严重不良反应的风险，包括呼吸窘迫、昏迷甚至死亡
屈螺酮	可能会显著升高替扎尼定的血药浓度
曲马多	可能会增加严重不良反应的风险，包括呼吸窘迫、昏迷甚至死亡
曲前列尼尔	合用可能会发生低血压
炔雌醇	可能会显著升高替扎尼定的血药浓度
炔诺酮	可能会显著升高替扎尼定的血药浓度

合用药物	临床评价
炔诺孕酮	可能会显著升高替扎尼定的血药浓度
群多普利	合用可能会发生低血压
瑞博西利	可能会增加发生（严重甚至危及生命）心律失常的风险，避免合用
瑞芬太尼	可能会增加严重不良反应的风险，包括呼吸窘迫、昏迷甚至死亡
噻苯唑	可能会显著升高替扎尼定的血药浓度
噻氯匹定	可能会显著升高替扎尼定的血药浓度
噻吗洛尔	合用可能会发生低血压
三氯噻嗪	合用可能会发生低血压
三氧化二砷	可能会增加发生（严重甚至危及生命）心律失常的风险，避免合用
色瑞替尼	可能会增加发生（严重甚至危及生命）心律失常的风险，避免合用
沙奎那韦	可能会增加发生（严重甚至危及生命）心律失常的风险，避免合用
蛇根木	合用可能会发生低血压
舒芬太尼	可能会增加严重不良反应的风险，包括呼吸窘迫、昏迷甚至死亡
司帕沙星	可能会增加发生（严重甚至危及生命）心律失常的风险，避免合用
索他洛尔	可能会增加发生（严重甚至危及生命）心律失常的风险，避免合用
他克林	可能会显著升高替扎尼定的血药浓度
他喷他多	可能会增加严重不良反应的风险，包括呼吸窘迫、昏迷甚至死亡
坦索罗辛	合用可能会发生低血压
特拉唑嗪	合用可能会发生低血压
特立氟胺	可能会增加肝损伤的风险
替米沙坦	合用可能会发生低血压
托拉塞米	合用可能会发生低血压
托瑞米芬	可能会增加发生（严重甚至危及生命）心律失常的风险，避免合用
妥拉唑林	合用可能会发生低血压
威罗非尼	可能会显著升高替扎尼定的血药浓度
维拉帕米	可能会显著升高替扎尼定的血药浓度
西波莫德	可能会增加发生（严重甚至危及生命）心律失常的风险，避免合用
西咪替丁	可能会显著升高替扎尼定的血药浓度
西沙必利	可能会增加发生（严重甚至危及生命）心律失常的风险，避免合用
西酞普兰	可能会增加发生（严重甚至危及生命）心律失常的风险，避免合用
硝苯地平	合用可能会发生低血压
硝普钠	合用可能会发生低血压
硝酸甘油	合用可能会发生低血压
硝酸异山梨酯	合用可能会发生低血压
缬沙坦	合用可能会发生低血压
亚硝酸戊酯	合用可能会发生低血压
伊伐布雷定	可能会增加发生（严重甚至危及生命）心律失常的风险，避免合用
伊拉地平	合用可能会发生低血压
伊洛前列素	合用可能会发生低血压
伊潘立酮	可能会增加发生（严重甚至危及生命）心律失常的风险，避免合用
依布利特	可能会增加发生（严重甚至危及生命）心律失常的风险，避免合用

续表

合用药物	临床评价
依法韦仑	可能会增加发生（严重甚至危及生命）心律失常的风险，避免合用
依福德尼	可能会增加发生（严重甚至危及生命）心律失常的风险，避免合用
依诺沙星	可能会显著升高替扎尼定的血药浓度
依普利酮	合用可能会发生低血压
依普罗沙坦	合用可能会发生低血压
依前列醇	合用可能会发生低血压
依沙维林	合用可能会发生低血压
依他尼酸	合用可能会发生低血压
依他普仑	可能会增加发生（严重甚至危及生命）心律失常的风险，避免合用
异克舒令	合用可能会发生低血压
异山梨醇	合用可能会发生低血压
异烟肼	可能会显著升高替扎尼定的血药浓度
吲达帕胺	合用可能会发生低血压
吲哚洛尔	合用可能会发生低血压
罂粟碱	合用可能会发生低血压
右美托咪定	合用可能会发生低血压
紫锥菊	可能会显著升高替扎尼定的血药浓度
左氨氯地平	合用可能会发生低血压
左醋美沙朵	可能会增加发生（严重甚至危及生命）心律失常的风险，避免合用
左啡诺	可能会增加严重不良反应的风险，包括呼吸窘迫、昏迷甚至死亡
左炔诺孕酮	可能会显著升高替扎尼定的血药浓度

七、奥芬那君

与奥芬那君合用药物临床评价见表 5-27。

表 5-27　与奥芬那君合用药物临床评价

合用药物	临床评价
阿芬太尼	可能会增加严重不良反应的风险，包括呼吸窘迫、昏迷甚至死亡
丙氧芬	可能具有加和性中枢神经系统和（或）呼吸抑制作用
布托啡诺	可能会增加严重不良反应的风险，包括呼吸窘迫、昏迷甚至死亡
地佐辛	可能会增加严重不良反应的风险，包括呼吸窘迫、昏迷甚至死亡
丁丙诺啡	可能会增加严重不良反应的风险，包括呼吸窘迫、昏迷甚至死亡
芬太尼	可能会增加严重不良反应的风险，包括呼吸窘迫、昏迷甚至死亡
枸橼酸钾	可能会增加对胃肠道的刺激性作用
可待因	可能会增加严重不良反应的风险，包括呼吸窘迫、昏迷甚至死亡
氯化钾	可能会增加对胃肠道的刺激性作用
吗啡	可能会增加严重不良反应的风险，包括呼吸窘迫、昏迷甚至死亡
美沙酮	可能会增加严重不良反应的风险，包括呼吸窘迫、昏迷甚至死亡
纳布啡	可能会增加严重不良反应的风险，包括呼吸窘迫、昏迷甚至死亡
哌替啶	可能会增加严重不良反应的风险，包括呼吸窘迫、昏迷甚至死亡

续表

合用药物	临床评价
喷他佐辛	可能会增加严重不良反应的风险,包括呼吸窘迫、昏迷甚至死亡
羟丁酸钠	可能会增加严重不良反应的风险,包括呼吸窘迫、昏迷甚至死亡
羟考酮	可能会增加严重不良反应的风险,包括呼吸窘迫、昏迷甚至死亡
羟吗啡酮	可能会增加严重不良反应的风险,包括呼吸窘迫、昏迷甚至死亡
氢可酮	可能会增加严重不良反应的风险,包括呼吸窘迫、昏迷甚至死亡
氢吗啡酮	可能会增加严重不良反应的风险,包括呼吸窘迫、昏迷甚至死亡
曲马多	可能会增加严重不良反应的风险,包括呼吸窘迫、昏迷甚至死亡
瑞芬太尼	可能会增加严重不良反应的风险,包括呼吸窘迫、昏迷甚至死亡
舒芬太尼	可能会增加严重不良反应的风险,包括呼吸窘迫、昏迷甚至死亡
他喷他多	可能会增加严重不良反应的风险,包括呼吸窘迫、昏迷甚至死亡
托吡酯	可能会增加出汗减少和高热的风险
左醋美沙朵	可能会增加严重不良反应的风险,包括呼吸窘迫、昏迷甚至死亡
左啡诺	可能会增加严重不良反应的风险,包括呼吸窘迫、昏迷甚至死亡
唑尼沙胺	可能会增加出汗减少和高热的风险

八、美他沙酮

与美他沙酮合用药物临床评价见表 5-28。

表 5-28　与美他沙酮合用药物临床评价

合用药物	临床评价
阿芬太尼	可能会增加严重不良反应的风险,包括呼吸窘迫、昏迷甚至死亡
丙氧芬	可能具有加和性中枢神经系统和(或)呼吸抑制作用
布托啡诺	可能会增加严重不良反应的风险,包括呼吸窘迫、昏迷甚至死亡
地佐辛	可能会增加严重不良反应的风险,包括呼吸窘迫、昏迷甚至死亡
丁丙诺啡	可能会增加严重不良反应的风险,包括呼吸窘迫、昏迷甚至死亡
芬太尼	可能会增加严重不良反应的风险,包括呼吸窘迫、昏迷甚至死亡
可待因	可能会增加严重不良反应的风险,包括呼吸窘迫、昏迷甚至死亡
来氟米特	可能会增加肝损伤的风险
洛美他派	可能会增加肝损伤的风险
吗啡	可能会增加严重不良反应的风险,包括呼吸窘迫、昏迷甚至死亡
美沙酮	可能会增加严重不良反应的风险,包括呼吸窘迫、昏迷甚至死亡
米泊美生	可能会增加肝损伤的风险
纳布啡	可能会增加严重不良反应的风险,包括呼吸窘迫、昏迷甚至死亡
哌替啶	可能会增加严重不良反应的风险,包括呼吸窘迫、昏迷甚至死亡
培西达替尼	可能会增加肝损伤的风险
喷他佐辛	可能会增加严重不良反应的风险,包括呼吸窘迫、昏迷甚至死亡
羟丁酸钠	可能会增加严重不良反应的风险,包括呼吸窘迫、昏迷甚至死亡
羟考酮	可能会增加严重不良反应的风险,包括呼吸窘迫、昏迷甚至死亡
羟吗啡酮	可能会增加严重不良反应的风险,包括呼吸窘迫、昏迷甚至死亡
氢可酮	可能会增加严重不良反应的风险,包括呼吸窘迫、昏迷甚至死亡

续表

合用药物	临床评价
氢吗啡酮	可能会增加严重不良反应的风险，包括呼吸窘迫、昏迷甚至死亡
曲马多	可能会增加严重不良反应的风险，包括呼吸窘迫、昏迷甚至死亡
瑞芬太尼	可能会增加严重不良反应的风险，包括呼吸窘迫、昏迷甚至死亡
舒芬太尼	可能会增加严重不良反应的风险，包括呼吸窘迫、昏迷甚至死亡
他喷他多	可能会增加严重不良反应的风险，包括呼吸窘迫、昏迷甚至死亡
特立氟胺	可能会增加肝损伤的风险
左醋美沙朵	可能会增加严重不良反应的风险，包括呼吸窘迫、昏迷甚至死亡
左啡诺	可能会增加严重不良反应的风险，包括呼吸窘迫、昏迷甚至死亡

九、丹曲林

与丹曲林合用药物临床评价见表 5-29。

表 5-29　与丹曲林合用药物临床评价

合用药物	临床评价
阿芬太尼	可能会增加严重不良反应的风险，包括呼吸窘迫、昏迷甚至死亡
丙氧芬	可能具有加和性中枢神经系统和（或）呼吸抑制作用
布托啡诺	可能会增加严重不良反应的风险，包括呼吸窘迫、昏迷甚至死亡
雌激素类	可能会增加肝毒性的风险
地佐辛	可能会增加严重不良反应的风险，包括呼吸窘迫、昏迷甚至死亡
丁丙诺啡	可能会增加严重不良反应的风险，包括呼吸窘迫、昏迷甚至死亡
芬太尼	可能会增加严重不良反应的风险，包括呼吸窘迫、昏迷甚至死亡
可待因	可能会增加严重不良反应的风险，包括呼吸窘迫、昏迷甚至死亡
来氟米特	可能会增加肝损伤的风险
洛美他派	可能会增加肝损伤的风险
吗啡	可能会增加严重不良反应的风险，包括呼吸窘迫、昏迷甚至死亡
美沙酮	可能会增加严重不良反应的风险，包括呼吸窘迫、昏迷甚至死亡
米泊美生	可能会增加肝损伤的风险
纳布啡	可能会增加严重不良反应的风险，包括呼吸窘迫、昏迷甚至死亡
哌替啶	可能会增加严重不良反应的风险，包括呼吸窘迫、昏迷甚至死亡
培西达替尼	可能会增加肝损伤的风险
喷他佐辛	可能会增加严重不良反应的风险，包括呼吸窘迫、昏迷甚至死亡
羟丁酸钠	可能会增加严重不良反应的风险，包括呼吸窘迫、昏迷甚至死亡
羟考酮	可能会增加严重不良反应的风险，包括呼吸窘迫、昏迷甚至死亡
羟吗啡酮	可能会增加严重不良反应的风险，包括呼吸窘迫、昏迷甚至死亡
氢可酮	可能会增加严重不良反应的风险，包括呼吸窘迫、昏迷甚至死亡
氢吗啡酮	可能会增加严重不良反应的风险，包括呼吸窘迫、昏迷甚至死亡
曲马多	可能会增加严重不良反应的风险，包括呼吸窘迫、昏迷甚至死亡
瑞芬太尼	可能会增加严重不良反应的风险，包括呼吸窘迫、昏迷甚至死亡
舒芬太尼	可能会增加严重不良反应的风险，包括呼吸窘迫、昏迷甚至死亡
他喷他多	可能会增加严重不良反应的风险，包括呼吸窘迫、昏迷甚至死亡

续表

合用药物	临床评价
特立氟胺	可能会增加肝损伤的风险
左醋美沙朵	可能会增加严重不良反应的风险，包括呼吸窘迫、昏迷甚至死亡
左啡诺	可能会增加严重不良反应的风险，包括呼吸窘迫、昏迷甚至死亡

十、筒箭毒碱

与筒箭毒碱合用药物临床评价见表 5-30。

表 5-30　与筒箭毒碱合用药物临床评价

合用药物	临床评价
A 型肉毒毒素	可能会增强神经肌肉阻滞作用
氨基糖苷类抗生素	可能会增强神经肌肉阻滞作用
巴龙霉素	可能会增强神经肌肉阻滞作用
多黏菌素 B	可能会延长呼吸暂停和呼吸麻痹作用

十一、氯化筒箭毒碱

参见筒箭毒碱。

十二、泮库溴铵

与泮库溴铵合用药物临床评价见表 5-31。

表 5-31　与泮库溴铵合用药物临床评价

合用药物	临床评价
A 型肉毒毒素	可能会增强神经肌肉阻滞作用
氨基糖苷类抗生素	可能会增强神经肌肉阻滞作用

十三、阿曲库铵、维库溴铵、哌库溴铵、罗库溴铵、多库氯铵、米库氯铵、碘二甲箭毒

参见泮库溴铵。

第六章　自主神经系统用药

第一节　拟胆碱能药

一、胆碱能受体激动药

1. **毛果芸香碱**　与毛果芸香碱合用药物临床评价见表 6-1。

表 6-1　与毛果芸香碱合用药物临床评价

合用药物	临床评价
西波莫德	可能会增加严重心动过缓和房室传导阻滞的风险

2. **西维美林**　与西维美林合用药物临床评价见表 6-2。

表 6-2　与西维美林合用药物临床评价

合用药物	临床评价
西波莫德	可能会增加严重心动过缓和房室传导阻滞的风险

3. **氯贝胆碱**　与氯贝胆碱合用药物临床评价见表 6-3。

表 6-3　与氯贝胆碱合用药物临床评价

合用药物	临床评价
安非他酮	合用可能会引起癫痫发作的风险
碘海醇	合用可能会引起癫痫发作的风险
碘帕醇	合用可能会引起癫痫发作的风险
甲泛葡胺	合用可能会引起癫痫发作的风险
曲马多	合用可能会引起癫痫发作的风险

4. **醋甲胆碱**　与醋甲胆碱合用药物临床评价见表 6-4。

表 6-4　与醋甲胆碱合用药物临床评价

合用药物	临床评价
β受体阻滞剂（包括眼用）	可能会导致胸闷、呼吸困难、呼吸急促或恶心

二、抗胆碱酯酶药

1. **新斯的明**　与新斯的明合用药物临床评价见表 6-5。

表 6-5　与新斯的明合用药物临床评价

合用药物	临床评价
安非他酮	可能会引起癫痫发作的风险
碘海醇	可能会引起癫痫发作的风险
碘帕醇	可能会引起癫痫发作的风险

合用药物	临床评价
甲泛葡胺	可能会引起癫痫发作的风险
曲马多	可能会引起癫痫发作的风险
西波莫德	可能会增加严重心动过缓和房室传导阻滞的风险

2. 溴吡斯的明 与溴吡斯的明合用药物临床评价见表6-6。

表6-6 与溴吡斯的明合用药物临床评价

合用药物	临床评价
西波莫德	可能会增加严重心动过缓和房室传导阻滞的风险

3. 利斯的明 与利斯的明合用药物临床评价见表6-7。

表6-7 与利斯的明合用药物临床评价

合用药物	临床评价
安非他酮	可能会引起癫痫发作的风险
碘海醇	可能会引起癫痫发作的风险
碘帕醇	可能会引起癫痫发作的风险
甲泛葡胺	可能会引起癫痫发作的风险
曲马多	可能会引起癫痫发作的风险
西波莫德	可能会增加严重心动过缓和房室传导阻滞的风险

4. 安贝氯铵 参见溴吡斯的明。

5. 毒扁豆碱 与毒扁豆碱合用药物临床评价见表6-8。

表6-8 与毒扁豆碱合用药物临床评价

合用药物	临床评价
安非他酮	可能会引起癫痫发作的风险
碘海醇	可能会引起癫痫发作的风险
碘帕醇	可能会引起癫痫发作的风险
甲泛葡胺	可能会引起癫痫发作的风险
曲马多	可能会引起癫痫发作的风险
西波莫德	可能会增加严重心动过缓和房室传导阻滞的风险

6. 加兰他敏 与加兰他敏合用药物临床评价见表6-9。

表6-9 与加兰他敏合用药物临床评价

合用药物	临床评价
安非他酮	可能会引起癫痫发作的风险
碘海醇	可能会引起癫痫发作的风险
碘帕醇	可能会引起癫痫发作的风险
甲泛葡胺	可能会引起癫痫发作的风险
曲马多	可能会引起癫痫发作的风险
西波莫德	可能会增加严重心动过缓和房室传导阻滞的风险

7. **依酚氯铵**　参见溴吡斯的明。

三、乙酰胆碱释放剂

1. **盐酸胍**　与盐酸胍合用药物临床评价见表 6-10。

表 6-10　与盐酸胍合用药物临床评价

合用药物	临床评价
克拉屈滨	可能会增加严重感染的风险
氯氮平	可能会增加严重感染的风险
去铁酮	可能会增加严重感染的风险

2. **达伐吡啶**　与达伐吡啶合用药物临床评价见表 6-11。

表 6-11　与达伐吡啶合用药物临床评价

合用药物	临床评价
安非他酮	可能会引起癫痫发作的风险
碘海醇	可能会引起癫痫发作的风险
碘帕醇	可能会引起癫痫发作的风险
甲泛葡胺	可能会引起癫痫发作的风险
曲马多	可能会引起癫痫发作的风险

3. **二氨吡啶**　与二氨吡啶合用药物临床评价见表 6-12。

表 6-12　与二氨吡啶合用药物临床评价

合用药物	临床评价
安非他酮	可能会引起癫痫发作的风险
碘海醇	可能会引起癫痫发作的风险
碘帕醇	可能会引起癫痫发作的风险
甲泛葡胺	可能会引起癫痫发作的风险
曲马多	可能会引起癫痫发作的风险

第二节　抗 胆 碱 药

一、阿托品

与阿托品合用药物临床评价见表 6-13。

表 6-13　与阿托品合用药物临床评价

合用药物	临床评价
枸橼酸钾	可能会增加对胃肠道的刺激性作用
氯化钾	可能会增加对胃肠道的刺激性作用
托吡酯	可能会增加出汗减少和高热的风险
唑尼沙胺	可能会增加出汗减少和高热的风险

二、苯扎托品

参见阿托品。

三、东莨菪碱

与东莨菪碱合用药物临床评价见表 6-14。

表 6-14　与东莨菪碱合用药物临床评价

合用药物	临床评价
丙氧芬	可能具有加和性中枢神经系统和（或）呼吸抑制作用
枸橼酸钾	可能会增加对胃肠道的刺激性作用
氯化钾	可能会增加对胃肠道的刺激性作用
托吡酯	可能会增加出汗减少和高热的风险
唑尼沙胺	可能会增加出汗减少和高热的风险

四、莨菪碱

与莨菪碱合用药物临床评价见表 6-15。

表 6-15　与莨菪碱合用药物临床评价

合用药物	临床评价
枸橼酸钾	可能会增加对胃肠道的刺激性作用
氯化钾	可能会增加对胃肠道的刺激性作用
托吡酯	可能会增加出汗减少和高热的风险
唑尼沙胺	可能会增加出汗减少和高热的风险

五、奥昔布宁、托特罗定、颠茄

参见莨菪碱。

六、非索罗定

与非索罗定合用药物临床评价见表 6-16。

表 6-16　与非索罗定合用药物临床评价

合用药物	临床评价
阿扎那韦	合用可能会显著升高非索罗定的血药浓度
艾代拉里斯	合用可能会显著升高非索罗定的血药浓度
安泼那韦	合用可能会显著升高非索罗定的血药浓度
氨磺必利	可能会增加发生（严重甚至危及生命）心律失常的风险，避免合用
泊沙康唑	合用可能会显著升高非索罗定的血药浓度
博赛普韦	合用可能会显著升高非索罗定的血药浓度
醋竹桃霉素	合用可能会显著升高非索罗定的血药浓度
地拉夫定	合用可能会显著升高非索罗定的血药浓度
伏立康唑	合用可能会显著升高非索罗定的血药浓度
福沙那韦	合用可能会显著升高非索罗定的血药浓度

续表

合用药物	临床评价
考尼伐坦	合用可能会显著升高非索罗定的血药浓度
可比司他	合用可能会显著升高非索罗定的血药浓度
克拉霉素	合用可能会显著升高非索罗定的血药浓度
利托那韦	合用可能会显著升高非索罗定的血药浓度
米贝地尔	合用可能会显著升高非索罗定的血药浓度
奈非那韦	合用可能会显著升高非索罗定的血药浓度
萘法唑酮	合用可能会显著升高非索罗定的血药浓度
色瑞替尼	合用可能会显著升高非索罗定的血药浓度
沙奎那韦	合用可能会显著升高非索罗定的血药浓度
泰利霉素	合用可能会显著升高非索罗定的血药浓度
替拉那韦	合用可能会显著升高非索罗定的血药浓度
酮康唑	合用可能会显著升高非索罗定的血药浓度
伊曲康唑	合用可能会显著升高非索罗定的血药浓度
茚地那韦	合用可能会显著升高非索罗定的血药浓度

七、索利那新

与索利那新合用药物临床评价见表 6-17。

表 6-17　与索利那新合用药物临床评价

合用药物	临床评价
阿那格雷	可能会增加发生（严重甚至危及生命）心律失常的风险，避免合用
阿扎那韦	合用可能会显著升高索利那新的血药浓度
艾代拉里斯	合用可能会显著升高索利那新的血药浓度
安泼那韦	合用可能会显著升高索利那新的血药浓度
氨磺必利	可能会增加发生（严重甚至危及生命）心律失常的风险，避免合用
胺碘酮	可能会增加发生（严重甚至危及生命）心律失常的风险，避免合用
奥西替尼	可能会增加发生（严重甚至危及生命）心律失常的风险，避免合用
贝达喹啉	可能会增加发生（严重甚至危及生命）心律失常的风险，避免合用
苄普地尔	可能会增加发生（严重甚至危及生命）心律失常的风险，避免合用
丙吡胺	可能会增加发生（严重甚至危及生命）心律失常的风险，避免合用
泊沙康唑	合用可能会显著升高索利那新的血药浓度
博赛普韦	合用可能会显著升高索利那新的血药浓度
醋竹桃霉素	合用可能会显著升高索利那新的血药浓度
地拉夫定	合用可能会显著升高索利那新的血药浓度
多非利特	可能会增加发生（严重甚至危及生命）心律失常的风险，避免合用
多拉司琼	可能会增加发生（严重甚至危及生命）心律失常的风险，避免合用
凡德他尼	可能会增加发生（严重甚至危及生命）心律失常的风险，避免合用
芬戈莫德	可能会增加发生（严重甚至危及生命）心律失常的风险，避免合用
伏立康唑	合用可能会显著升高索利那新的血药浓度
氟哌啶醇	可能会增加发生（严重甚至危及生命）心律失常的风险，避免合用

续表

合用药物	临床评价
氟哌利多	可能会增加发生（严重甚至危及生命）心律失常的风险，避免合用
福沙那韦	合用可能会显著升高索利那新的血药浓度
枸橼酸钾	可能会增加对胃肠道的刺激性作用
红霉素	合用可能会显著升高索利那新的血药浓度
决奈达隆	可能会增加发生（严重甚至危及生命）心律失常的风险，避免合用
卡博替尼	可能会增加发生（严重甚至危及生命）心律失常的风险，避免合用
考尼伐坦	合用可能会显著升高索利那新的血药浓度
可比司他	合用可能会显著升高索利那新的血药浓度
克拉霉素	合用可能会显著升高索利那新的血药浓度
克唑替尼	可能会增加发生（严重甚至危及生命）心律失常的风险，避免合用
奎尼丁	可能会增加发生（严重甚至危及生命）心律失常的风险，避免合用
喹诺酮类药物	可能会增加发生（严重甚至危及生命）心律失常的风险，避免合用
来伐木林	可能会增加发生（严重甚至危及生命）心律失常的风险，避免合用
利托那韦	合用可能会显著升高索利那新的血药浓度
硫利达嗪	可能会增加发生（严重甚至危及生命）心律失常的风险，避免合用
卤泛群	可能会增加发生（严重甚至危及生命）心律失常的风险，避免合用
氯氮平	可能会增加发生（严重甚至危及生命）心律失常的风险，避免合用
氯化钾	可能会增加对胃肠道的刺激性作用
美沙酮	可能会增加发生（严重甚至危及生命）心律失常的风险，避免合用
美索达嗪	可能会增加发生（严重甚至危及生命）心律失常的风险，避免合用
米贝地尔	合用可能会显著升高索利那新的血药浓度
米非司酮	可能会增加发生（严重甚至危及生命）心律失常的风险，避免合用
莫西沙星	可能会增加发生（严重甚至危及生命）心律失常的风险，避免合用
奈非那韦	合用可能会显著升高索利那新的血药浓度
萘法唑酮	合用可能会显著升高索利那新的血药浓度
尼洛替尼	可能会增加发生（严重甚至危及生命）心律失常的风险，避免合用
帕比司他	可能会增加发生（严重甚至危及生命）心律失常的风险，避免合用
帕瑞肽	可能会增加发生（严重甚至危及生命）心律失常的风险，避免合用
匹莫齐特	可能会增加发生（严重甚至危及生命）心律失常的风险，避免合用
普鲁卡因胺	可能会增加发生（严重甚至危及生命）心律失常的风险，避免合用
齐拉西酮	可能会增加发生（严重甚至危及生命）心律失常的风险，避免合用
瑞博西利	可能会增加发生（严重甚至危及生命）心律失常的风险，避免合用
三氧化二砷	可能会增加发生（严重甚至危及生命）心律失常的风险，避免合用
色瑞替尼	合用可能会显著升高索利那新的血药浓度
沙奎那韦	可能会增加发生（严重甚至危及生命）心律失常的风险，避免合用
索他洛尔	可能会增加发生（严重甚至危及生命）心律失常的风险，避免合用
泰利霉素	合用可能会显著升高索利那新的血药浓度
替拉那韦	合用可能会显著升高索利那新的血药浓度
酮康唑	合用可能会显著升高索利那新的血药浓度
托吡酯	可能会增加出汗减少和高热的风险
托瑞米芬	可能会增加发生（严重甚至危及生命）心律失常的风险，避免合用

续表

合用药物	临床评价
威罗非尼	可能会增加发生（严重甚至危及生命）心律失常的风险，避免合用
西波莫德	可能会增加发生（严重甚至危及生命）心律失常的风险，避免合用
西沙必利	可能会增加发生（严重甚至危及生命）心律失常的风险，避免合用
西酞普兰	可能会增加发生（严重甚至危及生命）心律失常的风险，避免合用
伊伐布雷定	可能会增加发生（严重甚至危及生命）心律失常的风险，避免合用
伊潘立酮	可能会增加发生（严重甚至危及生命）心律失常的风险，避免合用
伊曲康唑	合用可能会显著升高索利那新的血药浓度
依布利特	可能会增加发生（严重甚至危及生命）心律失常的风险，避免合用
依法韦仑	可能会增加发生（严重甚至危及生命）心律失常的风险，避免合用
依福德尼	可能会增加发生（严重甚至危及生命）心律失常的风险，避免合用
依他普仑	可能会增加发生（严重甚至危及生命）心律失常的风险，避免合用
茚地那韦	合用可能会显著升高索利那新的血药浓度
罂粟碱	可能会增加发生（严重甚至危及生命）心律失常的风险，避免合用
左醋美沙朵	可能会增加发生（严重甚至危及生命）心律失常的风险，避免合用
唑尼沙胺	可能会增加出汗减少和高热的风险

八、黄酮哌酯

与黄酮哌酯合用药物临床评价见表 6-18。

表 6-18　与黄酮哌酯合用药物临床评价

合用药物	临床评价
丙氧芬	可能具有加和性中枢神经系统和（或）呼吸抑制作用
枸橼酸钾	可能会增加对胃肠道的刺激性作用
氯化钾	可能会增加对胃肠道的刺激性作用
羟丁酸钠	可能会增加严重不良反应的风险，包括呼吸窘迫、昏迷甚至死亡
托吡酯	可能会增加出汗减少和高热的风险
唑尼沙胺	可能会增加出汗减少和高热的风险

九、达非那新

与达非那新合用药物临床评价见表 6-19。

表 6-19　与达非那新合用药物临床评价

合用药物	临床评价
阿扎那韦	合用可能会显著升高达非那新的血药浓度
艾代拉里斯	合用可能会显著升高达非那新的血药浓度
安泼那韦	合用可能会显著升高达非那新的血药浓度
泊沙康唑	合用可能会显著升高达非那新的血药浓度
博赛普韦	合用可能会显著升高达非那新的血药浓度
醋竹桃霉素	合用可能会显著升高达非那新的血药浓度
地拉夫定	合用可能会显著升高达非那新的血药浓度

续表

合用药物	临床评价
伏立康唑	合用可能会显著升高达非那新的血药浓度
福沙那韦	合用可能会显著升高达非那新的血药浓度
枸橼酸钾	可能会增加对胃肠道的刺激性作用
考尼伐坦	合用可能会显著升高达非那新的血药浓度
可比司他	合用可能会显著升高达非那新的血药浓度
利托那韦	合用可能会显著升高达非那新的血药浓度
硫利达嗪	可能会增加发生（严重甚至危及生命）心律失常的风险，避免合用
氯化钾	可能会增加对胃肠道的刺激性作用
米贝地尔	合用可能会显著升高达非那新的血药浓度
奈非那韦	合用可能会显著升高达非那新的血药浓度
萘法唑酮	合用可能会显著升高达非那新的血药浓度
匹莫齐特	可能会增加发生（严重甚至危及生命）心律失常的风险，避免合用
色瑞替尼	合用可能会显著升高达非那新的血药浓度
沙奎那韦	合用可能会显著升高达非那新的血药浓度
他莫昔芬	合用可能降低他莫昔芬的有效性
替拉那韦	合用可能会显著升高达非那新的血药浓度
酮康唑	合用可能会显著升高达非那新的血药浓度
托吡酯	可能会增加出汗减少和高热的风险
伊曲康唑	合用可能会显著升高达非那新的血药浓度
依利格鲁司特	可能会升高依利格鲁司特的血药浓度
依匹哌唑	可能会升高依匹哌唑的血药浓度
茚地那韦	合用可能会显著升高达非那新的血药浓度
唑尼沙胺	可能会增加出汗减少和高热的风险

第三节 拟肾上腺素能药

一、α受体激动药，β受体激动药

1. **肾上腺素** 与肾上腺素合用药物临床评价见表 6-20。

表 6-20 与肾上腺素合用药物临床评价

合用药物	临床评价
β受体阻滞剂	非心脏选择性β受体阻滞剂可以显著增强肾上腺素的升压反应
阿米替林	阿米替林可能显著增强肾上腺素的升压反应，除非紧急，避免合用
阿莫沙平	阿莫沙平可能显著增强肾上腺素的升压反应，除非紧急，避免合用
丙米嗪	丙米嗪可能显著增强肾上腺素的升压反应，除非紧急，避免合用
地氟烷	极少数情况下，肾上腺素和一些麻醉剂合用会导致心室的应激性、严重的心律失常或死亡
地昔帕明	地昔帕明可能显著增强肾上腺素的升压反应，除非紧急，避免合用
多塞平	多塞平可能显著增强肾上腺素的升压反应，除非紧急，避免合用
恩氟烷	极少数情况下，肾上腺素和一些麻醉剂的合用会导致心室的应激性、严重的心律失常或死亡
氟烷	极少数情况下，肾上腺素和一些麻醉剂的合用会导致心室的应激性、严重的心律失常或死亡

合用药物	临床评价
甲麦角新碱	合用对血压和（或）缺血性反应有相加或协同作用，避免合用
甲氧氟烷	极少数情况下，肾上腺素和一些麻醉剂的合用会导致心室的应激性、严重的心律失常或死亡
可卡因（包括鼻用、外用）	合用可能导致心血管的累加效应，避免同时合用
利奈唑胺	利奈唑胺可能增强升肾上腺素的升压反应
氯米帕明	氯米帕明可能显著增强肾上腺素的升压反应，除非紧急，避免合用
麦角胺碱	合用对血压和（或）缺血性反应有相加或协同作用，避免合用
麦角新碱	合用对血压和（或）缺血性反应有相加或协同作用，避免合用
美西麦角	合用对血压和（或）缺血性反应有相加或协同作用，避免合用
普罗替林	普罗替林可能显著增强肾上腺素的升压反应，除非紧急，避免合用
七氟烷	极少数情况下，肾上腺素和一些麻醉剂的合用会导致心室的应激性、严重的心律失常或死亡
曲米帕明	曲米帕明可能显著增强肾上腺素的升压反应，除非紧急，避免合用
去甲替林	去甲替林可能显著增强肾上腺素的升压反应，除非紧急，避免合用
双氢麦角胺	合用对血压和（或）缺血性反应有相加或协同作用，避免合用
异氟烷	极少数情况下，肾上腺素和一些麻醉剂的合用会导致心室的应激性、严重的心律失常或死亡

2. 多巴胺　与多巴胺合用药物临床评价见表 6-21。

表 6-21　与多巴胺合用药物临床评价

合用药物	临床评价
阿米替林	阿米替林可能显著加强多巴胺的升压反应，除非紧急，避免合用
阿莫沙平	阿莫沙平可能显著加强多巴胺的升压反应，除非紧急，避免合用
苯环丙胺	合用可能会引起严重的高血压反应和高热，禁止合用
苯乙肼	合用可能会引起严重的高血压反应和高热，禁止合用
丙卡巴肼	合用可能会引起严重的高血压反应和高热，禁止合用
丙米嗪	丙米嗪可能显著加强多巴胺的升压反应，除非紧急，避免合用
地昔帕明	地昔帕明可能显著加强多巴胺的升压反应，除非紧急，避免合用
碘［^{131}I］苄胍	合用可能会干扰碘［^{131}I］苄胍进入神经内分泌肿瘤，如嗜铬细胞瘤和副神经节瘤，这些肿瘤在细胞表面表达高水平的去甲肾上腺素转运蛋白
多塞平	多塞平可能显著加强多巴胺的升压反应，除非紧急，避免合用
呋喃唑酮	合用可能会引起严重的高血压反应和高热，禁止合用
甲麦角新碱	合用对血压和（或）缺血性反应有相加或协同作用，避免合用
可卡因（包括鼻用、外用）	合用可能导致心血管的累加效应，避免同时合用
利奈唑胺	利奈唑胺可能增强升压反应
氯米帕明	氯米帕明可能显著加强多巴胺的升压反应，除非紧急，避免合用
麦角胺碱	合用对血压和（或）缺血性反应有相加或协同作用，避免合用
麦角新碱	合用对血压和（或）缺血性反应有相加或协同作用，避免合用
美西麦角	合用对血压和（或）缺血性反应有相加或协同作用，避免合用
普罗替林	普罗替林可能显著增强多巴胺的升压反应，除非紧急，避免合用
曲米帕明	曲米帕明可能显著增强多巴胺的升压反应，除非紧急，避免合用

续表

合用药物	临床评价
去甲替林	去甲替林可能显著增强多巴胺的升压反应,除非紧急,避免合用
双氢麦角胺	合用对血压和(或)缺血性反应有相加或协同作用,避免合用
司来吉兰	合用可能会引起严重的高血压反应和高热,避免合用
亚甲蓝	合用可能会引起严重的高血压反应和高热,避免合用
异卡波肼	合用可能会引起严重的高血压反应和高热,避免合用

3. 麻黄碱、伪麻黄碱 参见多巴胺。

4. 羟苯丙胺 与羟苯丙胺合用药物临床评价见表6-22。

表6-22 与羟苯丙胺合用药物临床评价

合用药物	临床评价
艾司氯胺酮	合用可能会增强艾司氯胺酮的升高血压作用
安非他酮	合用增加癫痫发作风险
苯环丙胺	合用可能会引起严重的高血压反应和高热,避免合用
苯乙肼	合用可能会引起严重的高血压反应和高热,避免合用
丙卡巴肼	合用可能会引起严重的高血压反应和高热,避免合用
碘[^{131}I]苄胍	合用可能会干扰碘[^{131}I]苄胍进入神经内分泌肿瘤,如嗜铬细胞瘤和副神经节瘤
碘海醇	鞘内注射碘化造影剂可能会引起癫痫发作,合用增加癫痫发作风险
碘帕醇	鞘内注射碘化造影剂可能会引起癫痫发作,合用增加癫痫发作风险
度洛西汀	合用能增强对羟苯丙胺的药理作用
芬氟拉明	合用能增强对羟苯丙胺的药理作用
呋喃唑酮	合用可能会引起严重的高血压反应和高热
氟伏沙明	合用能增强对羟苯丙胺的药理作用
氟西汀	合用能增强对羟苯丙胺的药理作用
甲泛葡胺	鞘内注射碘化造影剂可能会引起癫痫发作,合用增加癫痫发作风险
可卡因(包括鼻用、外用)	合用可能导致心血管的累加效应,避免同时合用
利奈唑胺	利奈唑胺可能增强升压药对羟苯丙胺的反应
米那普仑	合用能增强对羟苯丙胺的药理作用
帕罗西汀	合用能增强对羟苯丙胺的药理作用
匹莫齐特	合用可能会使某些患者的运动和语音抽动加剧或加重
曲马多	合用增加癫痫发作风险
去甲文拉法辛	合用能增强对羟苯丙胺的药理作用
沙芬酰胺	合用可能产生严重的高血压反应
舍曲林	合用能增强对羟苯丙胺的药理作用
司来吉兰	合用可能会引起严重的高血压反应和高热,避免合用
他喷他多	合用能增强对羟苯丙胺的药理作用
维拉佐酮	合用能增强对羟苯丙胺的药理作用
文拉法辛	合用能增强对羟苯丙胺的药理作用
沃替西汀	合用能增强对羟苯丙胺的药理作用
西布曲明	合用能增强对羟苯丙胺的药理作用
西酞普兰	合用能增强对羟苯丙胺的药理作用

续表

合用药物	临床评价
亚甲蓝	合用可能会引起严重的高血压反应和高热，避免合用
依他普仑	合用能增强对羟苯丙胺的药理作用
异卡波肼	合用可能会引起严重的高血压反应和高热，避免合用
右芬氟拉明	合用能增强对羟苯丙胺的药理作用
左米那普仑	合用能增强对羟苯丙胺的药理作用

二、α受体激动药

1. **去甲肾上腺素** 与去甲肾上腺素合用药物临床评价见表6-23。

表6-23 与去甲肾上腺素合用药物临床评价

合用药物	临床评价
阿米替林	阿米替林可能显著增强去甲肾上腺素的升压反应，除非紧急，避免合用
阿莫沙平	阿莫沙平可能显著增强去甲肾上腺素的升压反应，除非紧急，避免合用
丙米嗪	丙米嗪可能显著增强去甲肾上腺素的升压反应，除非紧急，避免合用
地氟烷	合用导致心室的应激性、严重的心律失常或死亡
地昔帕明	地昔帕明可能显著增强去甲肾上腺素的升压反应，除非紧急，避免合用
多塞平	多塞平可能显著增强去甲肾上腺素的升压反应，除非紧急，避免合用
恩氟烷	合用导致严重的心律失常或死亡，避免合用
氟烷	合用导致严重的心律失常或死亡
甲氧氟烷	合用导致心室的应激性、严重的心律失常或死亡
可卡因（包括鼻用、外用）	合用可能导致心血管的累加效应，避免同时合用
利奈唑胺	利奈唑胺可能增强升压药对拟交感神经药的反应
氯米帕明	氯米帕明可能显著增强去甲肾上腺素的升压反应，除非紧急，避免合用
麦角碱衍生物	合用对血压和（或）缺血性反应有相加或协同作用，避免合用
普罗替林	普罗替林可能显著增强去甲肾上腺素的升压反应，除非紧急，避免合用
七氟烷	合用导致心室的应激性、严重的心律失常或死亡
曲米帕明	曲米帕明可能显著增强去甲肾上腺素的升压反应，除非紧急，避免合用
异氟烷	合用导致心室的严重的心律失常或死亡，避免合用

2. **间羟胺** 与间羟胺合用药物临床评价见表6-24。

表6-24 与间羟胺合用药物临床评价

合用药物	临床评价
阿米替林	阿米替林可能显著增强间羟胺的升压反应，除非紧急，避免合用
阿莫沙平	阿莫沙平可能显著增强间羟胺的升压反应，除非紧急，避免合用
丙米嗪	丙米嗪可能显著增强间羟胺的升压反应，除非紧急，避免合用
单胺氧化酶抑制剂	合用可能会引起严重的高血压反应和高热
地昔帕明	地昔帕明可能显著增强间羟胺的升压反应，除非紧急，避免合用
多塞平	多塞平可能显著增强间羟胺的升压反应，除非紧急，避免合用
可卡因（包括鼻用、外用）	合用可能导致心血管的累加效应，避免同时合用
利奈唑胺	利奈唑胺可能增强升压药对拟交感神经药的反应

续表

合用药物	临床评价
氯米帕明	氯米帕明可能显著增强间羟胺的升压反应，除非紧急，避免合用
普罗替林	普罗替林可能显著增强间羟胺的升压反应，除非紧急，避免合用
曲米帕明	曲米帕明可能显著增强间羟胺的升压反应，除非紧急，避免合用
去甲替林	去甲替林可能显著增强间羟胺的升压反应，除非紧急，避免合用

3. **去氧肾上腺素** 参见间羟胺。

4. **米多君** 与米多君合用药物临床评价见表6-25。

表6-25 与米多君合用药物临床评价

合用药物	临床评价
碘[^{131}I]苄胍	合用可能会干扰碘[^{131}I]苄胍进入神经内分泌肿瘤，如嗜铬细胞瘤和副神经节瘤
利奈唑胺	利奈唑胺可能增强升压药对拟交感神经药的反应
麦角碱衍生物	合用对血压和（或）缺血性反应有相加或协同作用，避免合用

三、β受体激动药

1. **异丙肾上腺素** 与异丙肾上腺素合用药物临床评价见表6-26。

表6-26 与异丙肾上腺素合用药物临床评价

合用药物	临床评价
阿那格雷	异丙肾上腺素可引起剂量相关的QT间期延长和钾丢失，合用可能会导致累加效应，并增加室性心律失常的风险，包括扭转型室性心动过速和猝死
氨磺必利	异丙肾上腺素可引起剂量相关的QT间期延长和钾丢失，合用可能会导致累加效应，并增加室性心律失常的风险，包括扭转型室性心动过速和猝死
胺碘酮	异丙肾上腺素可引起剂量相关的QT间期延长和钾丢失，合用可能会导致累加效应，并增加室性心律失常的风险，包括扭转型室性心动过速和猝死
奥西替尼	异丙肾上腺素可引起剂量相关的QT间期延长和钾丢失，合用可能会导致累加效应，并增加室性心律失常的风险，包括扭转型室性心动过速和猝死
贝达喹啉	异丙肾上腺素可引起剂量相关的QT间期延长和钾丢失，合用可能会导致累加效应，并增加室性心律失常的风险，包括扭转型室性心动过速和猝死
苄普地尔	异丙肾上腺素可引起剂量相关的QT间期延长和钾丢失，合用可能会导致累加效应，并增加室性心律失常的风险，包括扭转型室性心动过速和猝死
丙吡胺	异丙肾上腺素可引起剂量相关的QT间期延长和钾丢失，合用可能会导致累加效应，并增加室性心律失常的风险，包括扭转型室性心动过速和猝死
多非利特	异丙肾上腺素可引起剂量相关的QT间期延长和钾丢失，合用可能会导致累加效应，并增加室性心律失常的风险，包括扭转型室性心动过速和猝死
多拉司琼	异丙肾上腺素可引起剂量相关的QT间期延长和钾丢失，合用可能会导致累加效应，并增加室性心律失常的风险，包括扭转型室性心动过速和猝死
凡德他尼	异丙肾上腺素可引起剂量相关的QT间期延长和钾丢失，合用可能会导致累加效应，并增加室性心律失常的风险，包括扭转型室性心动过速和猝死
氟哌啶醇	异丙肾上腺素可引起剂量相关的QT间期延长和钾丢失，合用可能会导致累加效应，并增加室性心律失常的风险，包括扭转型室性心动过速和猝死

续表

合用药物	临床评价
氟哌利多	异丙肾上腺素可引起剂量相关的 QT 间期延长和钾丢失，合用可能会导致累加效应，并增加室性心律失常的风险，包括扭转型室性心动过速和猝死
格帕沙星	异丙肾上腺素可引起剂量相关的 QT 间期延长和钾丢失，合用可能会导致累加效应，并增加室性心律失常的风险，包括扭转型室性心动过速和猝死
加替沙星	异丙肾上腺素可引起剂量相关的 QT 间期延长和钾丢失，合用可能会导致累加效应，并增加室性心律失常的风险，包括扭转型室性心动过速和猝死
决奈达隆	异丙肾上腺素可引起剂量相关的 QT 间期延长和钾丢失，合用可能会导致累加效应，并增加室性心律失常的风险，包括扭转型室性心动过速和猝死
卡博替尼	异丙肾上腺素可引起剂量相关的 QT 间期延长和钾丢失，合用可能会导致累加效应，并增加室性心律失常的风险，包括扭转型室性心动过速和猝死
可卡因（包括鼻用、外用）	合用可能导致心血管的累加效应
克唑替尼	异丙肾上腺素可引起剂量相关的 QT 间期延长和钾丢失，合用可能会导致累加效应，并增加室性心律失常的风险，包括扭转型室性心动过速和猝死
奎尼丁	异丙肾上腺素可引起剂量相关的 QT 间期延长和钾丢失，合用可能会导致累加效应，并增加室性心律失常的风险，包括扭转型室性心动过速和猝死
来伐木林	异丙肾上腺素可引起剂量相关的 QT 间期延长和钾丢失，合用可能会导致累加效应，并增加室性心律失常的风险，包括扭转型室性心动过速和猝死
硫利达嗪	异丙肾上腺素可引起剂量相关的 QT 间期延长和钾丢失，合用可能会导致累加效应，并增加室性心律失常的风险，包括扭转型室性心动过速和猝死
卤泛群	异丙肾上腺素可引起剂量相关的 QT 间期延长和钾丢失，合用可能会导致累加效应，并增加室性心律失常的风险，包括扭转型室性心动过速和猝死
氯氮平	异丙肾上腺素可引起剂量相关的 QT 间期延长和钾丢失，合用可能会导致累加效应，并增加室性心律失常的风险，包括扭转型室性心动过速和猝死
美沙酮	异丙肾上腺素可引起剂量相关的 QT 间期延长和钾丢失，合用可能会导致累加效应，并增加室性心律失常的风险，包括扭转型室性心动过速和猝死
美索达嗪	异丙肾上腺素可引起剂量相关的 QT 间期延长和钾丢失，合用可能会导致累加效应，并增加室性心律失常的风险，包括扭转型室性心动过速和猝死
米非司酮	异丙肾上腺素可引起剂量相关的 QT 间期延长和钾丢失，合用可能会导致累加效应，并增加室性心律失常的风险，包括扭转型室性心动过速和猝死
莫西沙星	异丙肾上腺素可引起剂量相关的 QT 间期延长和钾丢失，合用可能会导致累加效应，并增加室性心律失常的风险，包括扭转型室性心动过速和猝死
尼洛替尼	异丙肾上腺素可引起剂量相关的 QT 间期延长和钾丢失，合用可能会导致累加效应，并增加室性心律失常的风险，包括扭转型室性心动过速和猝死
帕比司他	异丙肾上腺素可引起剂量相关的 QT 间期延长和钾丢失，合用可能会导致累加效应，并增加室性心律失常的风险，包括扭转型室性心动过速和猝死
帕瑞肽	异丙肾上腺素可引起剂量相关的 QT 间期延长和钾丢失，合用可能会导致累加效应，并增加室性心律失常的风险，包括扭转型室性心动过速和猝死
匹莫齐特	异丙肾上腺素可引起剂量相关的 QT 间期延长和钾丢失，合用可能会导致累加效应，并增加室性心律失常的风险，包括扭转型室性心动过速和猝死

续表

合用药物	临床评价
普鲁卡因胺	异丙肾上腺素可引起剂量相关的 QT 间期延长和钾丢失，合用可能会导致累加效应，并增加室性心律失常的风险，包括扭转型室性心动过速和猝死
齐拉西酮	异丙肾上腺素可引起剂量相关的 QT 间期延长和钾丢失，合用可能会导致累加效应，并增加室性心律失常的风险，包括扭转型室性心动过速和猝死
瑞博西利	瑞博西利可导致剂量相关的 QT 间期延长，合用可能会导致累加效应，并增加室性心律失常的风险，包括扭转型室性心动过速和猝死
三氧化二砷	异丙肾上腺素可引起剂量相关的 QT 间期延长和钾丢失，合用可能会导致累加效应，并增加室性心律失常的风险，包括扭转型室性心动过速和猝死
色瑞替尼	异丙肾上腺素可引起剂量相关的 QT 间期延长和钾丢失，合用可能会导致累加效应，并增加室性心律失常的风险，包括扭转型室性心动过速和猝死
沙奎那韦	异丙肾上腺素可引起剂量相关的 QT 间期延长和钾丢失，合用可能会导致累加效应，并增加室性心律失常的风险，包括扭转型室性心动过速和猝死
司帕沙星	异丙肾上腺素可引起剂量相关的 QT 间期延长和钾丢失，合用可能会导致累加效应，并增加室性心律失常的风险，包括扭转型室性心动过速和猝死
托瑞米芬	异丙肾上腺素可引起剂量相关的 QT 间期延长和钾丢失，合用可能会导致累加效应，并增加室性心律失常的风险，包括扭转型室性心动过速和猝死
威罗非尼	异丙肾上腺素可引起剂量相关的 QT 间期延长和钾丢失，合用可能会导致累加效应，并增加室性心律失常的风险，包括扭转型室性心动过速和猝死
西沙必利	异丙肾上腺素可引起剂量相关的 QT 间期延长和钾丢失，合用可能会导致累加效应，并增加室性心律失常的风险，包括扭转型室性心动过速和猝死
西酞普兰	异丙肾上腺素可引起剂量相关的 QT 间期延长和钾丢失，合用可能会导致累加效应，并增加室性心律失常的风险，包括扭转型室性心动过速和猝死
伊布利特	异丙肾上腺素可引起剂量相关的 QT 间期延长和钾丢失，合用可能会导致累加效应，并增加室性心律失常的风险，包括扭转型室性心动过速和猝死
伊潘立酮	异丙肾上腺素可引起剂量相关的 QT 间期延长和钾丢失，合用可能会导致累加效应，并增加室性心律失常的风险，包括扭转型室性心动过速和猝死
依法韦仑	异丙肾上腺素可引起剂量相关的 QT 间期延长和钾丢失，合用可能会导致累加效应，并增加室性心律失常的风险，包括扭转型室性心动过速和猝死
依福德尼	异丙肾上腺素可引起剂量相关的 QT 间期延长和钾丢失，合用可能会导致累加效应，并增加室性心律失常的风险，包括扭转型室性心动过速和猝死
依他普仑	异丙肾上腺素可引起剂量相关的 QT 间期延长和钾丢失，合用可能会导致累加效应，并增加室性心律失常的风险，包括扭转型室性心动过速和猝死
左醋美沙朵	异丙肾上腺素可引起剂量相关的 QT 间期延长和钾丢失，合用可能会导致累加效应，并增加室性心律失常的风险，包括扭转型室性心动过速和猝死

2. 米拉贝隆 与米拉贝隆合用药物临床评价见表 6-27。

表 6-27 与米拉贝隆合用药物临床评价

合用药物	临床评价
硫利达嗪	合用可能会升高硫利达嗪及其两种活性代谢产物美索达嗪和磺硝达嗪的血药浓度
匹莫齐特	合用可能会升高匹莫齐特的血药浓度
他莫昔芬	长期合用可能降低他莫昔芬的有效性

合用药物	临床评价
维奈托克	与P糖蛋白抑制剂合用可能会升高维奈托克的血药浓度，维奈托克是这种外排转运蛋白的底物
依利格鲁司特	合用可能显著升高依利格鲁司特的血药浓度
依匹哌唑	合用可能显著升高依匹哌唑的血药浓度

第四节　抗肾上腺素能药

α受体阻滞剂

1. **酚妥拉明**　与酚妥拉明合用药物临床评价见表6-28。

表6-28　与酚妥拉明合用药物临床评价

合用药物	临床评价
草花粉变应原提取物	酚妥拉明可能会减弱在过敏性提取物免疫治疗期间可能发生的严重全身反应（包括过敏反应）中的对肾上腺素的反应
花生过敏原粉	酚妥拉明可能会减弱在过敏性提取物免疫治疗期间可能发生的严重全身反应（包括过敏反应）中的对肾上腺素的反应
混合草花粉过敏原提取物	酚妥拉明可能会减弱在过敏性提取物免疫治疗期间可能发生的严重全身反应（包括过敏反应）中的对肾上腺素的反应
替扎尼定	替扎尼定可能会增强一些继其α_2肾上腺素能活动后的药物的降压作用
豚草花粉过敏原提取物	酚妥拉明可能会减弱在过敏性提取物免疫治疗期间可能发生的严重全身反应（包括过敏反应）中的对肾上腺素的反应
屋尘螨过敏原提取物	酚妥拉明可能会减弱在过敏性提取物免疫治疗期间可能发生的严重全身反应（包括过敏反应）中的对肾上腺素的反应

2. **酚苄明**　参见酚妥拉明。
3. **哌唑嗪**　与哌唑嗪合用药物临床评价见表6-29。

表6-29　与哌唑嗪合用药物临床评价

合用药物	临床评价
草花粉变应原提取物	哌唑嗪可能会减弱在过敏性提取物免疫治疗期间可能发生的严重全身反应（包括过敏反应）中的对肾上腺素的反应
花生过敏原粉	哌唑嗪可能会减弱在过敏性提取物免疫治疗期间可能发生的严重全身反应（包括过敏反应）中的对肾上腺素的反应
混合草花粉过敏原提取物	哌唑嗪可能会减弱在过敏性提取物免疫治疗期间可能发生的严重全身反应（包括过敏反应）中的对肾上腺素的反应
羟丁酸钠	合用可能会增强中枢神经系统和呼吸抑制作用
替扎尼定	替扎尼定可能会增强一些继其α_2肾上腺素能活动后的药物的降压作用
豚草花粉过敏原提取物	哌唑嗪可能会减弱在过敏性提取物免疫治疗期间可能发生的严重全身反应（包括过敏反应）中的对肾上腺素的反应
屋尘螨过敏原提取物	哌唑嗪可能会减弱在过敏性提取物免疫治疗期间可能发生的严重全身反应（包括过敏反应）中的对肾上腺素的反应

4. 多沙唑嗪　与多沙唑嗪合用药物临床评价见表 6-30。

表 6-30　与多沙唑嗪合用药物临床评价

合用药物	临床评价
博赛普韦	合用可能会显著升高多沙唑嗪的血药浓度
草花粉变应原提取物	多沙唑嗪可能会减弱在过敏性提取物免疫治疗期间可能发生的严重全身反应（包括过敏反应）中的对肾上腺素的反应
花生过敏原粉	多沙唑嗪可能会减弱在过敏性提取物免疫治疗期间可能发生的严重全身反应（包括过敏反应）中的对肾上腺素的反应
混合草花粉过敏原提取物	多沙唑嗪可能会减弱在过敏性提取物免疫治疗期间可能发生的严重全身反应（包括过敏反应）中的对肾上腺素的反应
羟丁酸钠	多沙唑嗪可能会减弱在过敏性提取物免疫治疗期间可能发生的严重全身反应（包括过敏反应）中的对肾上腺素的反应
替扎尼定	替扎尼定可能会增强一些继其 α_2 肾上腺素能活动后的药物的降压作用
豚草花粉过敏原提取物	多沙唑嗪可能会减弱在过敏性提取物免疫治疗期间可能发生的严重全身反应（包括过敏反应）中的对肾上腺素的反应
屋尘螨过敏原提取物	多沙唑嗪可能会减弱在过敏性提取物免疫治疗期间可能发生的严重全身反应（包括过敏反应）中的对肾上腺素的反应

5. 特拉唑嗪　参见多沙唑嗪。

6. 阿夫唑嗪　与阿夫唑嗪合用药物临床评价见表 6-31。

表 6-31　与阿夫唑嗪合用药物临床评价

合用药物	临床评价
阿那格雷	阿那格雷可导致 QT 间期的剂量依赖性延长，合用可能会导致累加效应，并增加室性心律失常的风险，包括扭转型室性心动过速和猝死
阿扎那韦	合用可能会显著升高阿夫唑嗪的血药浓度，可能发生严重的低血压和阴茎异常勃起
艾代拉里斯	合用可能会显著升高阿夫唑嗪的血药浓度，可能发生严重的低血压和阴茎异常勃起
安泼那韦	合用可能会显著升高阿夫唑嗪的血药浓度，可能发生严重的低血压和阴茎异常勃起
氨磺必利	氨磺必利可能导致 QT 间期的剂量和浓度依赖性延长，合用可能会导致累加效应，并增加室性心律失常的风险，包括扭转型室性心动过速和猝死
胺碘酮	胺碘酮可引起剂量相关的 QT 间期延长，合用可能会导致累加效应，并增加室性心律失常的风险，包括扭转型室性心动过速和猝死
奥西替尼	奥西替尼可能会导致剂量相关的 QT 间期延长，合用可能会导致累加效应，并增加室性心律失常的风险，包括扭转型室性心动过速和猝死
贝达喹啉	贝达喹啉可导致剂量相关的 QT 间期延长，合用可能会导致累加效应，并增加室性心律失常的风险，包括扭转型室性心动过速和猝死
苄普地尔	苄普地尔可引起剂量相关的 QT 间期延长，合用可能会导致累加效应，并增加室性心律失常的风险，包括扭转型室性心动过速和猝死
丙吡胺	丙吡胺可引起剂量相关的 QT 间期延长，合用可能会导致累加效应，并增加室性心律失常的风险，包括扭转型室性心动过速和猝死
泊沙康唑	合用可能会显著升高阿夫唑嗪的血药浓度，可能发生严重的低血压和阴茎异常勃起
博赛普韦	合用可能会显著升高阿夫唑嗪的血药浓度，可能发生严重的低血压和阴茎异常勃起

续表

合用药物	临床评价
草花粉变应原提取物	阿夫唑嗪可能会减弱在过敏性提取物免疫治疗期间可能发生的严重全身反应（包括过敏反应）中的对肾上腺素的反应
醋竹桃霉素	合用可能会显著升高阿夫唑嗪的血药浓度，可能发生严重的低血压和阴茎异常勃起
达芦那韦	合用可能会显著升高阿夫唑嗪的血药浓度，可能发生严重的低血压和阴茎异常勃起
地拉夫定	合用可能会显著升高阿夫唑嗪的血药浓度，可能发生严重的低血压和阴茎异常勃起
多非利特	多非利特可引起剂量相关的QT间期延长，合用可能会导致累加效应，并增加室性心律失常的风险，包括扭转型室性心动过速和猝死
多拉司琼	多拉司琼可以通过其药理活性代谢产物氢多拉司琼引起剂量相关的QT间期延长，合用可能会导致累加效应，并增加室性心律失常的风险，包括扭转型室性心动过速和猝死
凡德他尼	凡德他尼可能导致QT间期的浓度依赖性延长，合用可能会导致累加效应，并增加室性心律失常的风险，包括扭转型室性心动过速和猝死
芬戈莫德	合用可能会导致QT间期延长和尖端扭转型心律失常的风险增加
伏立康唑	合用可能会显著升高阿夫唑嗪的血药浓度，可能发生严重的低血压和阴茎异常勃起
氟哌啶醇	氟哌啶醇可导致剂量相关的QT间期延长，合用可能会导致累加效应，并增加室性心律失常的风险，包括扭转型室性心动过速和猝死
氟哌利多	合用可能会导致QT间期延长、心律失常及猝死
福沙那韦	合用可能会显著升高阿夫唑嗪的血药浓度，可能发生严重的低血压和阴茎异常勃起
格帕沙星	格帕沙星可导致剂量相关的QT间期延长，合用可能会导致累加效应，并增加室性心律失常的风险，包括扭转型室性心动过速和猝死
红霉素	合用可能会显著升高阿夫唑嗪的血药浓度，可能发生严重的低血压和阴茎异常勃起
花生过敏原粉	阿夫唑嗪可能会减弱在过敏性提取物免疫治疗期间可能发生的严重全身反应（包括过敏反应）中的对肾上腺素的反应
混合草花粉过敏原提取物	阿夫唑嗪可能会减弱在过敏性提取物免疫治疗期间可能发生的严重全身反应（包括过敏反应）中的对肾上腺素的反应
加替沙星	加替沙星会导致某些患者的QT间期与剂量相关的延长，合用可能会导致累加效应，并增加室性心律失常的风险，包括扭转型室性心动过速和猝死
决奈达隆	决奈达隆可能会导致剂量相关的QT间期延长，合用可能会导致累加效应，并增加室性心律失常的风险，包括扭转型室性心动过速和猝死
卡博替尼	卡博替尼可导致QT间期延长，合用可能会导致累加效应，并增加室性心律失常的风险，包括扭转型室性心动过速和猝死
考尼伐坦	合用可能会显著升高阿夫唑嗪的血药浓度，可能发生严重的低血压和阴茎异常勃起
可比司他	合用可能会显著升高阿夫唑嗪的血药浓度，可能发生严重的低血压和阴茎异常勃起
克拉霉素	合用可能会显著升高阿夫唑嗪的血药浓度，可能发生严重的低血压和阴茎异常勃起
克唑替尼	克唑替尼会导致QT间期的浓度依赖性延长，合用可能会导致累加效应，并增加室性心律失常的风险，包括扭转型室性心动过速和猝死
奎尼丁	奎尼丁可引起剂量相关的QT间期延长，合用可能会导致累加效应，并增加室性心律失常的风险，包括扭转型室性心动过速和猝死
来伐木林	来伐木林可能导致剂量相关的QT间期延长，合用可能会导致累加效应，并增加室性心律失常的风险，包括扭转型室性心动过速和猝死
利托那韦	合用可能会显著升高阿夫唑嗪的血药浓度，可能发生严重的低血压和阴茎异常勃起

续表

合用药物	临床评价
硫利达嗪	硫利达嗪可导致剂量相关的 QT 间期延长，合用可能会导致累加效应，并增加室性心律失常的风险，包括扭转型室性心动过速和猝死
卤泛群	卤泛群可导致 QT 间期的剂量相关性延长，合用可能会导致累加效应，并增加室性心律失常的风险，包括扭转型室性心动过速和猝死
氯氮平	氯氮平可能会延长心电图的 QT 间期，合用可能导致加和效应，并增加室性心律失常的风险，包括室性心动过速和猝死
美沙酮	美沙酮可能会导致剂量相关的 QT 间期延长，合用可能会导致累加效应，并增加室性心律失常的风险，包括扭转型室性心动过速和猝死
美索达嗪	美索达嗪可导致剂量相关的 QT 间期延长，合用可能会导致累加效应，并增加室性心律失常的风险，包括扭转型室性心动过速和猝死
咪拉地尔	合用可能会显著升高阿夫唑嗪的血药浓度，可能发生严重的低血压和阴茎异常勃起
米非司酮	米非司酮可能以剂量相关的方式延长 QTc 间期，合用可能会导致累加效应，并增加室性心律失常的风险，包括扭转型室性心动过速和猝死
莫西沙星	莫西沙星可能会导致某些患者的与剂量相关的 QT 间期延长，合用可能会导致累加效应，并增加室性心律失常的风险，包括扭转型室性心动过速和猝死
奈非那韦	合用可能会显著升高阿夫唑嗪的血药浓度，可能发生严重的低血压和阴茎异常勃起
萘法唑酮	合用可能会显著升高阿夫唑嗪的血药浓度，可能发生严重的低血压和阴茎异常勃起
尼洛替尼	尼洛替尼可导致 QT 间期的浓度依赖性延长，合用可能会导致累加效应，并增加室性心律失常的风险，包括扭转型室性心动过速和猝死
帕比司他	帕比司他可能导致 QT 间期的剂量依赖性延长，合用可能会导致累加效应，并增加室性心律失常的风险，包括扭转型室性心动过速和猝死
帕瑞肽	帕瑞肽可导致心动过缓和 QT 间期延长，合用可能会导致累加效应，并增加室性心律失常的风险，包括扭转型室性心动过速和猝死
匹莫齐特	匹莫齐特可导致 QT 间期的剂量相关性延长，合用可能会导致累加效应，并增加室性心律失常的风险，包括扭转型室性心动过速和猝死
普鲁卡因胺	普鲁卡因胺可引起剂量相关的 QT 间期延长，合用可能会导致累加效应，并增加室性心律失常的风险，包括扭转型室性心动过速和猝死
齐拉西酮	齐拉西酮可导致剂量相关的 QT 间期延长，合用可能会导致累加效应，并增加室性心律失常的风险，包括扭转型室性心动过速和猝死
瑞博西利	瑞博西利可导致剂量相关的 QT 间期延长，合用可能会导致累加效应，并增加室性心律失常的风险，包括扭转型室性心动过速和猝死
三氧化二砷	三氧化二砷可导致 QT 间期延长和完全房室传导阻滞，合用可能会导致累加效应，并增加室性心律失常的风险，包括扭转型室性心动过速和猝死
色瑞替尼	合用可能会显著升高阿夫唑嗪的血药浓度，可能发生严重的低血压和阴茎异常勃起
沙奎那韦	沙奎那韦与阿夫唑嗪合用可能导致剂量相关的 QT 间期延长，从理论上讲，与其他可以延长 QT 间期的药物并用可能会导致累加效应，并增加室性心律失常的风险，包括扭转型室性心动过速和猝死
司帕沙星	司帕沙星可能会导致某些患者的 QT 间期剂量相关性延长，合用可能会导致累加效应，并增加室性心律失常的风险，包括扭转型室性心动过速和猝死
索他洛尔	索他洛尔可引起剂量相关的 QT 间期延长，合用可能会导致累加效应，并增加室性心律失常的风险，包括扭转型室性心动过速和猝死

续表

合用药物	临床评价
泰利霉素	合用可能会显著升高阿夫唑嗪的血药浓度，可能发生严重的低血压和阴茎异常勃起
替拉那韦	合用可能会显著升高阿夫唑嗪的血药浓度，可能发生严重的低血压和阴茎异常勃起
酮康唑	合用可能会显著升高阿夫唑嗪的血药浓度，可能发生严重的低血压和阴茎异常勃起
豚草花粉过敏原提取物	阿夫唑嗪可能会减弱在过敏性提取物免疫治疗期间可能发生的严重全身反应（包括过敏反应）中的对肾上腺素的反应
托瑞米芬	托瑞米芬有可能延长某些患者的心电图QT间期，合用可能会导致累加效应，并增加室性心律失常的风险，包括扭转型室性心动过速和猝死
威罗非尼	威罗非尼可引起QT间期的浓度依赖性延长，合用可能会导致累加效应，并增加室性心律失常的风险，包括扭转型室性心动过速和猝死
屋尘螨过敏原提取物	阿夫唑嗪可能会减弱在过敏性提取物免疫治疗期间可能发生的严重全身反应（包括过敏反应）中对肾上腺素的反应
西波莫德	合用可能会增加QT间期延长和尖端扭转型心律失常的风险
西沙必利	西沙必利可导致剂量相关的QT间期延长，合用可能会导致累加效应，并增加室性心律失常的风险，包括扭转型室性心动过速和猝死
西酞普兰	西酞普兰可导致QT间期的剂量依赖性延长，合用可能会导致累加效应，并增加室性心律失常的风险，包括扭转型室性心动过速和猝死
伊布利特	伊布利特可导致剂量相关的QT间期延长，合用可能会导致累加效应，并增加室性心律失常的风险，包括扭转型室性心动过速和猝死
伊伐布雷定	合用可能会导致QT间期延长和扭转型心律失常的风险增加
伊潘立酮	伊潘立酮可能会导致剂量相关的QT间期延长，合用可能会导致累加效应，并增加室性心律失常的风险，包括扭转型室性心动过速和猝死
伊曲康唑	合用可能会显著升高阿夫唑嗪的血药浓度，可能发生严重的低血压和阴茎异常勃起
依法韦仑	依法韦仑可导致CYP2B6*6/*6基因型患者的QT间期延长，合用可能会导致累加效应，并增加室性心律失常的风险，包括扭转型室性心动过速和猝死
依福德尼	依福德尼可能会延长QT间期，合用可能会导致累加效应，并增加室性心律失常的风险，包括扭转型室性心动过速和猝死
依他普仑	依他普仑可能导致QT间期的剂量依赖性延长，合用可能会导致累加效应，并增加室性心律失常的风险，包括扭转型室性心动过速和猝死
茚地那韦	合用可能会显著升高阿夫唑嗪的血药浓度，可能发生严重的低血压和阴茎异常勃起
罂粟碱	罂粟碱的冠状动脉内给药与QT间期延长和尖端扭转型室性心律失常有关，从理论上讲，同时服用QT间期或引起心动过缓的药物可能会增加该风险
左醋美沙朵	左醋美沙朵可导致剂量相关的QT间期延长，合用可能会导致累加效应，并增加室性心律失常的风险，包括扭转型室性心动过速和猝死

7. 坦洛新 与坦洛新合用药物临床评价见表6-32。

表6-32 与坦洛新合用药物临床评价

合用药物	临床评价
阿扎那韦	合用可能显著升高坦洛新的血药浓度，可能发生严重的低血压和阴茎异常勃起
艾代拉里斯	合用可能显著升高坦洛新的血药浓度，可能发生严重的低血压和阴茎异常勃起
安泼那韦	合用可能显著升高坦洛新的血药浓度，可能发生严重的低血压和阴茎异常勃起
泊沙康唑	合用可能显著升高坦洛新的血药浓度，可能发生严重的低血压和阴茎异常勃起

续表

合用药物	临床评价
博赛普韦	合用可能显著升高坦洛新的血药浓度，可能发生严重的低血压和阴茎异常勃起
草花粉变应原提取物	合用可能会减弱在过敏性提取物免疫治疗期间可能发生的严重全身反应（包括过敏反应）中的对肾上腺素的反应
醋竹桃霉素	合用可能显著升高坦洛新的血药浓度，可能发生严重的低血压和阴茎异常勃起
地拉夫定	合用可能显著升高坦洛新的血药浓度，可能发生严重的低血压和阴茎异常勃起
伏立康唑	合用可能显著升高坦洛新的血药浓度，可能发生严重的低血压和阴茎异常勃起
福沙那韦	合用可能显著升高坦洛新的血药浓度，可能发生严重的低血压和阴茎异常勃起
花生过敏原粉	合用可能会减弱在过敏性提取物免疫治疗期间可能发生的严重全身反应（包括过敏反应）中的对肾上腺素的反应
混合草花粉过敏原提取物	合用可能会减弱在过敏性提取物免疫治疗期间可能发生的严重全身反应（包括过敏反应）中的对肾上腺素的反应
考尼伐坦	合用可能显著升高坦洛新的血药浓度，可能发生严重的低血压和阴茎异常勃起
可比司他	合用可能显著升高坦洛新的血药浓度，可能发生严重的低血压和阴茎异常勃起
克拉霉素	合用可能显著升高坦洛新的血药浓度，可能发生严重的低血压和阴茎异常勃起
利托那韦	合用可能显著升高坦洛新的血药浓度，可能发生严重的低血压和阴茎异常勃起
咪拉地尔	合用可能显著升高坦洛新的血药浓度，可能发生严重的低血压和阴茎异常勃起
奈非那韦	合用可能显著升高坦洛新的血药浓度，可能发生严重的低血压和阴茎异常勃起
萘法唑酮	合用可能显著升高坦洛新的血药浓度，可能发生严重的低血压和阴茎异常勃起
色瑞替尼	合用可能显著升高坦洛新的血药浓度，可能发生严重的低血压和阴茎异常勃起
沙奎那韦	合用可能显著升高坦洛新的血药浓度，可能发生严重的低血压和阴茎异常勃起
泰利霉素	合用可能显著升高坦洛新的血药浓度，可能发生严重的低血压和阴茎异常勃起
替拉那韦	合用可能显著升高坦洛新的血药浓度，可能发生严重的低血压和阴茎异常勃起
替扎尼定	替扎尼定可能会增强一些继其α_2肾上腺素能活动后的药物的降压作用
酮康唑	合用可能显著升高坦洛新的血药浓度，可能发生严重的低血压和阴茎异常勃起
豚草花粉过敏原提取物	合用可能会减弱在过敏性提取物免疫治疗期间可能发生的严重全身反应（包括过敏反应）中的对肾上腺素的反应
屋尘螨过敏原提取物	合用可能会减弱在过敏性提取物免疫治疗期间可能发生的严重全身反应（包括过敏反应）中的对肾上腺素的反应
伊曲康唑	合用可能显著升高坦洛新的血药浓度，可能发生严重的低血压和阴茎异常勃起
茚地那韦	合用可能显著升高坦洛新的血药浓度，可能发生严重的低血压和阴茎异常勃起

第七章 心血管系统用药

第一节 抗心律失常药

一、Ⅰ类

1. 安他唑啉　与安他唑啉合用药物临床评价见表 7-1。

表 7-1　与安他唑啉合用药物临床评价

合用药物	临床评价
碘[131I]苄胍	合用时会降低碘[131I]苄胍的疗效
麦角衍生物（麦角胺、美西麦角、麦角新碱、双氢麦角胺等）	麦角衍生物会通过收缩血管而使血压显著升高，与安他唑啉合用时，并发症的风险可能会增加

2. 丙吡胺　与丙吡胺合用药物临床评价见表 7-2。

表 7-2　与丙吡胺合用药物临床评价

合用药物	临床评价
β受体阻滞剂	合用会增加心律失常的风险
阿巴瑞克	合用会增加心律失常的风险
阿比特龙	合用会增加心律失常的风险
阿布他明	合用会增加心律失常的风险
阿夫唑嗪	合用会增加心律失常的风险
阿利马嗪	合用会增加心律失常的风险
阿米替林	合用会增加心律失常的风险
阿莫沙平	合用会增加心律失常的风险
阿那格雷	合用会增加心律失常的风险
阿帕鲁胺	合用会增加心律失常的风险
阿扑吗啡	合用会增加心律失常的风险
阿奇霉素	合用会增加心律失常的风险
阿塞那平	合用会增加心律失常的风险
阿司咪唑	合用会增加心律失常的风险
阿扎那韦	合用会升高丙吡胺的血药浓度，增加不良反应
艾德拉尼	合用会升高丙吡胺的血药浓度，增加不良反应
艾日布林	合用会增加心律失常的风险
艾司西酞普兰	合用会增加心律失常的风险
氨磺必利	合用会增加心律失常的风险
胺碘酮	合用会增加心律失常的风险
昂丹司琼	合用会增加心律失常的风险
奥沙利铂	合用会增加心律失常的风险
奥西替尼	合用会增加心律失常的风险

续表

合用药物	临床评价
奥卓司他	合用会增加心律失常的风险
贝达喹啉	合用会增加心律失常的风险
比卡鲁胺	合用会增加心律失常的风险
苄普地尔	合用会增加心律失常的风险
表柔比星	合用会增加心律失常的风险
丙氯拉嗪	合用会增加心律失常的风险
丙米嗪	合用会增加心律失常的风险
丙嗪	合用会增加心律失常的风险
伯氨喹	合用会增加心律失常的风险
泊沙康唑	合用会升高丙吡胺的血药浓度，增加不良反应
博赛普韦	合用会增加心律失常的风险
博舒替尼	合用会增加心律失常的风险
醋竹桃霉素	合用会增加心律失常的风险
达沙替尼	合用会增加心律失常的风险
氘代丁苯那嗪	合用会增加心律失常的风险
地加瑞克	合用会增加心律失常的风险
地拉夫定	合用会升高丙吡胺的血药浓度，增加不良反应
地昔帕明	合用会增加心律失常的风险
丁苯那嗪	合用会增加心律失常的风险
多非利特	合用会增加心律失常的风险
多拉司琼	合用会增加心律失常的风险
多柔比星	合用会增加心律失常的风险
多塞平（包括外用）	合用会增加心律失常的风险
恩克芬尼	合用会增加心律失常的风险
恩曲替尼	合用会增加心律失常的风险
恩杂鲁胺	合用会增加心律失常的风险
伐地那非	合用会增加心律失常的风险
凡德他尼	合用会增加心律失常的风险
芬戈莫德	合用会增加心律失常的风险
奋乃静	合用会增加心律失常的风险
伏立康唑	合用会增加心律失常的风险
氟奋乃静	合用会增加心律失常的风险
氟卡尼	合用会增加心律失常的风险
氟康唑	合用会增加心律失常的风险
氟哌啶醇	合用会增加心律失常的风险
氟哌利多	合用会增加心律失常的风险
氟他胺	合用会增加心律失常的风险
氟烷	合用会增加心律失常的风险
氟西汀	合用会增加心律失常的风险
复方电解质聚乙二醇	合用会增加心律失常的风险
戈舍瑞林	合用会增加心律失常的风险

续表

合用药物	临床评价
格拉德吉	合用会增加心律失常的风险
格拉司琼	合用会增加心律失常的风险
枸橼酸钾	合用可能会增加钾对胃和上消化道的刺激性作用，从而会导致溃疡、出血和其他胃肠道损伤
红霉素	合用会增加心律失常的风险
吉特替尼	合用会增加心律失常的风险
加压素	合用会增加心律失常的风险
甲氟喹	合用会增加心律失常的风险
间羟胺	合用会增加心律失常的风险
决奈达隆	合用会增加心律失常的风险
卡博替尼	合用会增加心律失常的风险
考比司他	合用会升高丙吡胺的血药浓度，增加不良反应
考尼伐坦	合用会升高丙吡胺的血药浓度，增加不良反应
克拉霉素	合用会增加心律失常的风险
克唑替尼	合用会增加心律失常的风险
奎尼丁	合用会增加心律失常的风险
喹硫平	合用会增加心律失常的风险
喹诺酮类	合用会增加心律失常的风险
拉帕替尼	合用会增加心律失常的风险
来伐木林	合用会增加心律失常的风险
乐伐替尼	合用会增加心律失常的风险
雷诺嗪	合用会增加心律失常的风险
利培酮	合用会增加心律失常的风险
利匹韦林	合用会增加心律失常的风险
利托君	合用会增加心律失常的风险
利托那韦	合用会升高丙吡胺的血药浓度，增加不良反应
亮丙瑞林	合用会增加心律失常的风险
膦甲酸钠	合用会增加心律失常的风险
硫利达嗪	合用会增加心律失常的风险
卤泛群	合用会增加心律失常的风险
罗米地辛	合用会增加心律失常的风险
洛非西定	合用会增加心律失常的风险
氯丙嗪	合用会增加心律失常的风险
氯氮平	合用会增加心律失常的风险
氯法齐明	合用会增加心律失常的风险
氯化钾	合用可能会增加钾对胃和上消化道的刺激性作用，从而会导致溃疡、出血和其他胃肠道损伤
氯喹	合用会增加心律失常的风险
氯米帕明	合用会增加心律失常的风险
马普替林	合用会增加心律失常的风险
马昔瑞林	合用会增加心律失常的风险
美沙酮	合用会增加心律失常的风险
美索达嗪	合用会增加心律失常的风险

续表

合用药物	临床评价
米贝地尔	合用会升高丙吡胺的血药浓度，增加不良反应
米哒妥林	合用会增加心律失常的风险
米非司酮	合用会增加心律失常的风险
米塔扎平	合用会增加心律失常的风险
奈非那韦	合用会升高丙吡胺的血药浓度，增加不良反应
萘法唑酮	合用会升高丙吡胺的血药浓度，增加不良反应
尼鲁米特	合用会增加心律失常的风险
尼洛替尼	合用会增加心律失常的风险
帕比司他	合用会增加心律失常的风险
帕利哌酮	合用会增加心律失常的风险
帕洛诺司琼	合用会增加心律失常的风险
帕瑞肽	合用会增加心律失常的风险
帕唑帕尼	合用会增加心律失常的风险
喷他脒	合用会增加心律失常的风险
匹多桑特	合用会增加心律失常的风险
匹莫范色林	合用会增加心律失常的风险
匹莫齐特	合用会增加心律失常的风险
普鲁卡因胺	合用会增加心律失常的风险
普罗帕酮	合用会增加心律失常的风险
普罗替林	合用会增加心律失常的风险
七氟烷	合用会增加心律失常的风险
齐拉西酮	合用会增加心律失常的风险
羟氯喹	合用会增加心律失常的风险
羟嗪	合用会增加心律失常的风险
曲马多	合用会增加心律失常的风险
曲米帕明	合用会增加心律失常的风险
曲普瑞林	合用会增加心律失常的风险
曲唑酮	合用会增加心律失常的风险
去甲替林	合用会增加心律失常的风险
全氟丙烷	合用会增加心律失常的风险
柔红霉素	合用会增加心律失常的风险
瑞博西利	合用会增加心律失常的风险
三氟拉嗪	合用会增加心律失常的风险
三氯苯达唑	合用会增加心律失常的风险
三氯丙嗪	合用会增加心律失常的风险
三氧化二砷	合用会增加心律失常的风险
色瑞替尼	合用会增加心律失常的风险
沙奎那韦	合用会增加心律失常的风险
舍曲林	合用会增加心律失常的风险
舒尼替尼	合用会增加心律失常的风险
索拉非尼	合用会增加心律失常的风险

合用药物	临床评价
索利那新	合用会增加心律失常的风险
他克莫司	合用会增加心律失常的风险
他莫昔芬	合用会增加心律失常的风险
泰利霉素	合用会增加心律失常的风险
碳酸锂	合用会增加心律失常的风险
特布他林	合用会增加心律失常的风险
特非那定	合用会增加心律失常的风险
特拉万星	合用会增加心律失常的风险
替拉瑞韦	合用会升高丙吡胺的血药浓度，增加不良反应
替扎尼定	合用会增加心律失常的风险
酮康唑	合用会升高丙吡胺的血药浓度，增加不良反应
托吡酯	合用会导致体温升高和出汗减少的症状加重
托莫西汀	合用会增加心律失常的风险
托瑞米芬	合用会增加心律失常的风险
威罗非尼	合用会增加心律失常的风险
维拉帕米	合用可能会增加严重心血管不良反应的风险
文拉法辛	合用会增加心律失常的风险
西波莫德	合用会增加心律失常的风险
西沙必利	合用会增加心律失常的风险
西酞普兰	合用会增加心律失常的风险
腺苷	合用会增加心律失常的风险
缬苯那嗪	合用会增加心律失常的风险
溴苄铵	合用会增加心律失常的风险
伊布利特	合用可能会导致胸部疼痛或不适、呼吸急促、心搏异常，或者感到头晕眼花或头晕目眩
伊达比星	合用会增加心律失常的风险
伊伐布雷定	合用会增加心律失常的风险
伊潘立酮	合用会增加心律失常的风险
伊曲康唑	合用会升高丙吡胺的血药浓度，增加不良反应
伊珠单抗奥唑米星	合用会增加心律失常的风险
依法韦仑	合用会增加心律失常的风险
依福德尼	合用会增加心律失常的风险
依鲁司他	合用会增加心律失常的风险
依佐加滨	合用会增加心律失常的风险
异丙嗪	合用会增加心律失常的风险
异丙肾上腺素	合用会增加心律失常的风险
吲哚洛尔	合用会增加发生不良反应的风险
茚地那韦	合用会升高丙吡胺的血药浓度，增加不良反应
罂粟碱	合用会增加心律失常的风险
右丙氧芬	合用会增加心律失常的风险
组氨瑞林	合用会增加心律失常的风险
左醋美沙朵	合用会增加心律失常的风险

合用药物	临床评价
左美丙嗪	合用会增加心律失常的风险
唑尼沙胺	合用会导致体温升高和出汗减少的症状加重

3. 美西律 与美西律合用药物临床评价见表 7-3。

表 7-3 与美西律合用药物临床评价

合用药物	临床评价
阿布他明	合用会增加心律失常的风险
安非他酮	安非他酮在少数情况下会引发癫痫，与同样会引发癫痫的药物如美西律合用可能会增加风险
氨茶碱	合用会显著增加氨茶碱的血药浓度，导致严重甚至危及生命的不良反应
茶碱	合用会显著升高茶碱的血药浓度，导致严重甚至危及生命的不良反应
胆茶碱	合用会显著升高胆茶碱的血药浓度，导致严重甚至危及生命的不良反应
碘海醇	碘海醇有时会引发癫痫，与同样会引发癫痫的药物如美西律合用可能会增加风险
碘帕醇	碘帕醇有时会引发癫痫，与同样会引发癫痫的药物如美西律合用可能会增加风险
多非利特	合用会增加心律失常的风险
氟哌利多	合用会增加心律失常的风险
甲泛葡胺	甲泛葡胺有时会引发癫痫，与同样会引发癫痫的药物如美西律合用可能会增加风险
雷沙吉兰	合用会显著升高美西律的血药浓度，导致严重甚至危及生命的不良反应
曲马多	曲马多在少数情况下会引发癫痫，与同样会引发癫痫的药物如美西律合用可能会增加风险
替扎尼定	合用会显著升高替扎尼定的血药浓度，导致血压过度下降

4. 妥卡尼 与妥卡尼合用药物临床评价见表 7-4。

表 7-4 与妥卡尼合用药物临床评价

合用药物	临床评价
阿布他明	合用会增加心律失常的风险
多非利特	合用会增加心律失常的风险
克拉屈滨	合用可能会增加发生严重感染的风险
氯氮平	氯氮平可以降低白细胞数量，与其他影响骨髓造血功能的药物如妥卡尼合用可能会增加风险
去铁酮	去铁酮可以降低白细胞数量，与其他影响骨髓造血功能的药物如妥卡尼合用可能会增加风险

5. 普罗帕酮 与普罗帕酮合用药物临床评价见表 7-5。

表 7-5 与普罗帕酮合用药物临床评价

合用药物	临床评价
阿布他明	可能会增加发生严重心律失常的风险，甚至可能危及生命，应避免合用
阿那格雷	可能会增加发生严重心律失常的风险，甚至可能危及生命
阿扎那韦	可能会增加出现严重心律失常的风险
氨磺必利	可能会增加发生严重心律失常的风险，甚至可能危及生命
胺碘酮	可能会增加发生严重心律失常的风险，甚至可能危及生命
奥西替尼	可能会增加发生严重心律失常的风险，甚至可能危及生命
贝达喹啉	可能会增加发生严重心律失常的风险，甚至可能危及生命
贝曲西班	可能会升高贝曲西班的血药浓度，增加发生严重或威胁生命的出血并发症的风险

续表

合用药物	临床评价
苄普地尔	可能会增加发生严重心律失常的风险，甚至可能危及生命
丙吡胺	可能会增加发生严重心律失常的风险，甚至可能危及生命
多非利特	可能会增加发生严重心律失常的风险，甚至可能危及生命
多拉司琼	可能会增加发生严重心律失常的风险，甚至可能危及生命
凡德他尼	可能会增加发生严重心律失常的风险，甚至可能危及生命
芬戈莫德	可能会增加发生严重心律失常的风险，甚至可能危及生命
氟哌啶醇	可能会增加发生严重心律失常的风险，甚至可能危及生命
氟哌利多	可能会增加发生严重心律失常的风险，甚至可能危及生命
格帕沙星	可能会导致累加效应，增加室性心律失常的风险，包括扭转型室性心动过速和猝死，应避免合用
加替沙星	可能会增加发生严重心律失常的风险，甚至可能危及生命
决奈达隆	可能会增加发生严重心律失常的风险，甚至可能危及生命，应避免合用
卡赞替尼	可能会增加发生严重心律失常的风险，甚至可能危及生命
考比司他	可能会显著升高普罗帕酮的血药浓度和药效，增加发生严重不良反应的风险
克唑替尼	可能会增加发生严重心律失常的风险，甚至可能危及生命
奎尼丁	可能会显著升高普罗帕酮的血药浓度，增加发生严重不良反应的风险
利福米林	可能会增加发生严重心律失常的风险，甚至可能危及生命
利托那韦	可能会增加发生严重心律失常的风险，甚至可能危及生命
硫利达嗪	可能会增加发生严重心律失常的风险，甚至可能危及生命，应避免合用
卤泛群	可能会增加发生严重心律失常的风险，甚至可能危及生命，应避免合用
氯氮平	可能会增加发生严重心律失常的风险，甚至可能危及生命
美沙酮	可能会增加发生严重心律失常的风险，甚至可能危及生命
美索达嗪	可能会增加发生严重心律失常的风险，甚至可能危及生命，应避免合用
米非司酮	可能会增加发生严重心律失常的风险，甚至可能危及生命
莫西沙星	可能会增加发生严重心律失常的风险，甚至可能危及生命
尼洛替尼	可能会增加发生严重心律失常的风险，甚至可能危及生命
帕比司他	可能会增加发生严重心律失常的风险，甚至可能危及生命
帕瑞肽	可能会增加发生严重心律失常的风险，甚至可能危及生命
匹莫齐特	可能会增加发生严重心律失常的风险，甚至可能危及生命，应避免合用
普鲁卡因胺	可能会增加发生严重心律失常的风险，甚至可能危及生命
齐拉西酮	可能会增加发生严重心律失常的风险，甚至可能危及生命，应避免合用
秋水仙碱	普罗帕酮可能将秋水仙碱的血药浓度提高到危险水平，增加发生严重不良反应的风险
瑞博西利	可能会增加发生严重心律失常的风险，甚至可能危及生命
三氧化二砷	可能会增加发生严重心律失常的风险，甚至可能危及生命
色瑞替尼	可能会增加发生严重心律失常的风险，甚至可能危及生命
沙奎那韦	可能会增加发生严重心律失常的风险，甚至可能危及生命，应避免合用
司帕沙星	可能会导致累加效应，增加室性心律失常的风险，包括扭转型室性心动过速和猝死，应避免合用
索他洛尔	可能会增加发生严重心律失常的风险，甚至可能危及生命
他莫昔芬	可能会降低他莫昔芬在治疗乳腺癌中的有效性
替扎尼定	可能会显著升高替扎尼定的血药浓度，增加发生严重不良反应的风险
托瑞米芬	可能会增加发生严重心律失常的风险，甚至可能危及生命
威罗非尼	可能会增加发生严重心律失常的风险，甚至可能危及生命

合用药物	临床评价
维奈托克	可能会显著升高维奈托克的血药浓度，增加发生肿瘤溶解综合征的风险，应避免合用
西波莫德	可能会增加发生严重心律失常的风险，甚至可能危及生命
西沙必利	可能会增加发生严重心律失常的风险，甚至可能危及生命，应避免合用
西酞普兰	可能会增加发生严重心律失常的风险，甚至可能危及生命
溴苄铵	可能会增加发生严重心律失常的风险，甚至可能危及生命
伊布利特	可能会增加发生严重心律失常的风险，甚至可能危及生命
伊伐布雷定	可能会增加发生严重心律失常的风险，甚至可能危及生命
伊潘立酮	可能会增加发生严重心律失常的风险，甚至可能危及生命
依法韦仑	可能会增加发生严重心律失常的风险，甚至可能危及生命
依利格鲁司特	普罗帕酮可能显著升高依利格鲁司特的血药浓度，增加发生严重且可能危及生命的心脏不良反应的风险，不建议合用
依他普仑	可能会增加发生严重心律失常的风险，甚至可能危及生命
依维替尼	可能会增加发生严重心律失常的风险，甚至可能危及生命
罂粟碱	可能会增加发生严重心律失常的风险，甚至可能危及生命
左醋美沙朵	可能会增加发生严重心律失常的风险，甚至可能危及生命，应避免合用

6. 莫雷西嗪 与莫雷西嗪合用药物临床评价见表7-6。

表7-6 与莫雷西嗪合用药物临床评价

合用药物	临床评价
阿布他明	可能会增加出现严重心律失常的风险
阿扎那韦	可能会增加出现严重心律失常的风险
达芦那韦	可能会减慢心率，导致严重的或危及生命的心脏并发症
多非利特	可能会增加发生严重心律失常的风险，甚至可能危及生命
多拉司琼	可能会增加出现严重心律失常的风险
色瑞替尼	可能会减慢心率，增加发生严重心律失常的风险
沙奎那韦	可能会增加出现严重心律失常的风险，应避免合用
依布利特	可能会导致胸部疼痛或不适、呼吸急促等，应避免合用

7. 奎尼丁 与奎尼丁合用药物临床评价见表7-7。

表7-7 与奎尼丁合用药物临床评价

合用药物	临床评价
阿巴瑞克	合用可增加室性心律失常的风险，包括尖端扭转型室性心动过速和猝死，避免合用
阿比特龙	合用可增加室性心律失常的风险，包括尖端扭转型室性心动过速和猝死，避免合用
阿布他明	合用可能会影响心脏节律，可能使室上性或室性心律失常加重
阿夫唑嗪	合用可增加室性心律失常的风险，包括尖端扭转型室性心动过速和猝死，避免合用
阿利马嗪	合用可增加室性心律失常的风险，包括尖端扭转型室性心动过速和猝死，避免合用
阿那格雷	合用可增加室性心律失常的风险，包括尖端扭转型室性心动过速和猝死，避免合用
阿帕鲁胺	合用可增加室性心律失常的风险，包括尖端扭转型室性心动过速和猝死，避免合用
阿扑吗啡	合用可增加室性心律失常的风险，包括尖端扭转型室性心动过速和猝死，避免合用
阿奇霉素	合用可增加室性心律失常的风险，包括尖端扭转型室性心动过速和猝死，避免合用

合用药物	临床评价
阿塞那平	合用可增加室性心律失常的风险，包括尖端扭转型室性心动过速和猝死，避免合用
阿司咪唑	合用可增加室性心律失常的风险，包括尖端扭转型室性心动过速和猝死，避免合用
艾日布林	合用可增加室性心律失常的风险，包括尖端扭转型室性心动过速和猝死，避免合用
安泼那韦	合用可能会显著升高主要由 CYP3A4 代谢的奎尼丁的血药浓度
氨磺必利	合用可增加室性心律失常的风险，包括尖端扭转型室性心动过速和猝死，避免合用
胺碘酮	胺碘酮和奎尼丁合用可能会增加对心脏传导的抑制作用，从而增加发生新的心律失常的风险
昂丹司琼	合用可增加室性心律失常的风险，包括尖端扭转型室性心动过速和猝死，避免合用
奥沙利铂	合用可增加室性心律失常的风险，包括尖端扭转型室性心动过速和猝死，避免合用
奥西那林	合用可增加室性心律失常的风险，包括尖端扭转型室性心动过速和猝死，避免合用
奥西替尼	合用可增加室性心律失常的风险，包括尖端扭转型室性心动过速和猝死，避免合用
奥卓司他	合用可增加室性心律失常的风险，包括尖端扭转型室性心动过速和猝死，避免合用
贝达喹啉	合用可增加室性心律失常的风险，包括尖端扭转型室性心动过速和猝死，避免合用
贝曲西班	与 P 糖蛋白抑制剂共同给药可能显著增加贝曲西班的血浆浓度
比卡鲁胺	合用可增加室性心律失常的风险，包括尖端扭转型室性心动过速和猝死，避免合用
苄普地尔	合用可能导致严重的心律失常，包括室性心动过速、心室颤动和尖端扭转型室性心动过速
表柔比星	合用可增加室性心律失常的风险，包括尖端扭转型室性心动过速和猝死，避免合用
丙嗪	合用可增加室性心律失常的风险，包括尖端扭转型室性心动过速和猝死，避免合用
伯氨喹	合用可增加室性心律失常的风险，包括尖端扭转型室性心动过速和猝死，避免合用
泊沙康唑	合用可能会显著升高奎尼丁的血药浓度，谨慎合用
博赛普韦	合用可能会显著升高奎尼丁的血药浓度，应谨慎合用
博舒替尼	合用可增加室性心律失常的风险，包括尖端扭转型室性心动过速和猝死，避免合用
醋竹桃霉素	合用可能会增加室性心律失常的风险，包括扭转型心律失常和由于 QT 间期的累加效应而导致的猝死，避免合用
达沙替尼	合用可增加室性心律失常的风险，包括尖端扭转型室性心动过速和猝死，避免合用
氘代丁苯那嗪	合用导致 QT 间期延长和扭转型心律失常的风险增加，通常应避免合用
地高辛	合用可能会显著增加血药浓度和地高辛的作用
地加瑞克	合用可增加室性心律失常的风险，包括尖端扭转型室性心动过速和猝死，避免合用
丁苯那嗪	与奎尼丁合用可能会显著升高丁苯那嗪活性代谢物的血药浓度
多非利特	合用可能对心肌的难治性产生累加作用，也可能导致 QT 间期延长，因此，同时使用可能会增加室性心律失常的风险，如室性心动过速和扭转型室性心动过速
多拉司琼	合用可增加室性心律失常的风险，包括尖端扭转型室性心动过速和猝死，避免合用
多柔比星	合用可增加室性心律失常的风险，包括尖端扭转型室性心动过速和猝死，避免合用
恩克芬尼	合用可增加室性心律失常的风险，包括尖端扭转型室性心动过速和猝死，避免合用
恩曲替尼	合用可增加室性心律失常的风险，包括尖端扭转型室性心动过速和猝死，避免合用
恩杂鲁胺	合用可增加室性心律失常的风险，包括尖端扭转型室性心动过速和猝死，避免合用
伐地那非	合用可增加室性心律失常的风险，包括尖端扭转型室性心动过速和猝死，避免合用
凡德他尼	合用可增加室性心律失常的风险，包括尖端扭转型室性心动过速和猝死，避免合用
芬戈莫德	合用会增加出现严重心律失常或危及生命的不规则心律的风险
奋乃静	合用可增加室性心律失常的风险，包括尖端扭转型室性心动过速和猝死，避免合用
伏立康唑	与唑类抗真菌药伏立康唑合用可能会显著升高奎尼丁的血药浓度
氟奋乃静	合用可增加室性心律失常的风险，包括尖端扭转型室性心动过速和猝死，避免合用

合用药物	临床评价
氟康唑	与唑类抗真菌药氟康唑合用可能会显著升高奎尼丁的血药浓度
氟哌啶醇	合用可增加室性心律失常的风险,包括尖端扭转型室性心动过速和猝死,避免合用
氟哌利多	氟哌利多的使用与QT间期延长、足尖扭转症、其他严重心律失常及猝死有关
氟他胺	合用可增加室性心律失常的风险,包括尖端扭转型室性心动过速和猝死,避免合用
氟烷	合用可增加室性心律失常的风险,包括尖端扭转型室性心动过速和猝死,避免合用
氟西汀	合用可增加室性心律失常的风险,包括尖端扭转型室性心动过速和猝死,避免合用
福沙那韦	福沙那韦可能会显著升高主要由CYP3A4代谢的抗心律失常药如奎尼丁的血药浓度
复方聚乙二醇电解质	在使用延长QT间期的药物治疗的患者中,使用肠清洁制剂可能会增加室性心律失常的风险,特别是扭转型室性心动过速
戈舍瑞林	合用可增加室性心律失常的风险,包括尖端扭转型室性心动过速和猝死,避免合用
格拉德吉	合用可增加室性心律失常的风险,包括尖端扭转型室性心动过速和猝死,避免合用
格拉司琼	合用可增加室性心律失常的风险,包括尖端扭转型室性心动过速和猝死,避免合用
红霉素	合用可能会增加室性心律失常的风险,包括扭转型心律失常和由于QT间期的累加效应而导致的猝死
吉特替尼	合用可增加室性心律失常的风险,包括尖端扭转型室性心动过速和猝死,避免合用
决奈达隆	合用可增加室性心律失常的风险,包括扭转型室性心动过速和猝死
卡博替尼	合用可增加室性心律失常的风险,包括尖端扭转型室性心动过速和猝死,避免合用
考尼伐坦	合用可能会显著升高某些抗心律失常药物的血药浓度,应谨慎合用
可比司他	合用可能会显著升高某些抗心律失常药物的血药浓度,应谨慎合用
克拉霉素	奎尼丁与一些大环内酯类抗生素(如克拉霉素)并用可能会增加室性心律失常的风险,包括扭转型心律失常和由QT间期的累加效应而导致的猝死,避免合用
克唑替尼	合用可增加室性心律失常的风险,包括尖端扭转型室性心动过速和猝死,避免合用
奎宁	合用可增加室性心律失常的风险,包括尖端扭转型室性心动过速和猝死,避免合用
喹硫平	合用可增加室性心律失常的风险,包括尖端扭转型室性心动过速和猝死,避免合用
喹诺酮类药物	合用可增加室性心律失常的风险,包括尖端扭转型室性心动过速和猝死,避免合用
拉帕替尼	合用可增加室性心律失常的风险,包括尖端扭转型室性心动过速和猝死,避免合用
来伐木林	合用可能会增加室性心律失常的风险,包括尖端扭转型室性心动过速和猝死
雷诺嗪	合用可增加室性心律失常的风险,包括尖端扭转型室性心动过速和猝死,避免合用
锂剂	合用可增加室性心律失常的风险,包括尖端扭转型室性心动过速和猝死,避免合用
利培酮	合用可增加室性心律失常的风险,包括尖端扭转型室性心动过速和猝死,避免合用
利匹韦林	合用可增加室性心律失常的风险,包括尖端扭转型室性心动过速和猝死,避免合用
利托君	合用增加室性心律失常的风险,包括尖端扭转型室性心动过速和猝死,避免合用
利托那韦	与利托那韦合用可能会显著提高某些抗心律失常药物奎尼丁的血药浓度
亮丙瑞林	合用可增加室性心律失常的风险,包括尖端扭转型室性心动过速和猝死,避免合用
膦甲酸	合用可增加室性心律失常的风险,包括尖端扭转型室性心动过速和猝死,避免合用
硫利达嗪	增加室性心律失常的风险,包括尖端扭转型室性心动过速和猝死,避免合用
卤泛群	卤泛群可以导致QT间期的剂量相关性延长,合用可导致QTc间期延长和死亡,应避免合用
罗米地辛	合用可增加室性心律失常的风险,包括尖端扭转型室性心动过速和猝死,避免合用
洛非西定	合用可增加室性心律失常的风险,包括尖端扭转型室性心动过速和猝死,避免合用
洛哌丁胺	与奎尼丁合用可能会增加血浆和中枢神经系统中洛哌丁胺的浓度,阿片类药物的不良反应和其他不良反应可能会增强

续表

合用药物	临床评价
氯丙嗪	合用可增加室性心律失常的风险，包括尖端扭转型室性心动过速和猝死，避免合用
氯氮平	合用可增加室性心律失常的风险，包括尖端扭转型室性心动过速和猝死，避免合用
氯法齐明	合用可增加室性心律失常的风险，包括尖端扭转型室性心动过速和猝死，避免合用
氯喹	合用可增加室性心律失常的风险，包括尖端扭转型室性心动过速和猝死，避免合用
马普替林	合用可增加室性心律失常的风险，包括尖端扭转型室性心动过速和猝死，避免合用
马西瑞林	马西瑞林可导致QT间期延长，与其他可以延长QT间期的药物并用可能会导致累加效应，并增加室性心律失常的风险，包括扭转型室性心动过速和猝死
美沙酮	增加室性心律失常的风险，包括扭转型室性心动过速和猝死
美索达嗪	增加室性心律失常的风险，包括扭转型室性心动过速和猝死
米哚妥林	合用可增加室性心律失常的风险，包括尖端扭转型室性心动过速和猝死，避免合用
米非司酮	与米非司酮合用可能会显著升高主要由CYP3A4代谢的药物的血药浓度
米塔扎平	合用可增加室性心律失常的风险，包括尖端扭转型室性心动过速和猝死，避免合用
奈非那韦	与奈非那韦合用可能显著升高胺碘酮和奎尼丁的血药浓度，禁止合用
尼鲁米特	合用可增加室性心律失常的风险，包括尖端扭转型室性心动过速和猝死，避免合用
尼洛替尼	合用可增加室性心律失常的风险，包括尖端扭转型室性心动过速和猝死，避免合用
帕潘立酮	合用可增加室性心律失常的风险，包括尖端扭转型室性心动过速和猝死，避免合用
帕瑞肽	合用可增加室性心律失常的风险，包括尖端扭转型室性心动过速和猝死，避免合用
帕唑帕尼	合用可增加室性心律失常的风险，包括尖端扭转型室性心动过速和猝死，避免合用
喷他脒	合用可增加室性心律失常的风险，包括尖端扭转型室性心动过速和猝死，避免合用
匹多桑特	合用可增加室性心律失常的风险，包括尖端扭转型室性心动过速和猝死，避免合用
匹莫范色林	合用可增加室性心律失常的风险，包括尖端扭转型室性心动过速和猝死，避免合用
匹莫齐特	匹莫齐特可导致QT间期的剂量相关性延长，与其他可以延长QT间期的药物并用可能会导致累加效应，并增加室性心律失常的风险，包括扭转型室性心动过速和猝死
普鲁氯嗪	合用可增加室性心律失常的风险，包括尖端扭转型室性心动过速和猝死，避免合用
普罗布考	合用可增加室性心律失常的风险，包括尖端扭转型室性心动过速和猝死，避免合用
普罗帕酮	普罗帕酮与Ⅰa类抗心律失常药物（如奎尼丁）合用可能会对心电图的QT间期产生加性作用，这可能会增加室性心律失常的风险，包括扭转型室性心动过速和猝死
七氟烷	合用可增加室性心律失常的风险，包括尖端扭转型室性心动过速和猝死，避免合用
齐拉西酮	齐拉西酮可导致剂量相关的QT间期延长，与其他可以延长QT间期的药物并用可能会导致累加效应，并增加室性心律失常的风险，包括扭转型室性心动过速和猝死
羟氯喹	合用可增加室性心律失常的风险，包括尖端扭转型室性心动过速和猝死，避免合用
羟嗪	合用可增加室性心律失常的风险，包括尖端扭转型室性心动过速和猝死，避免合用
秋水仙碱	与P糖蛋白抑制剂共同给药可能显著增加秋水仙碱的血清浓度，该机制包括由于抑制肠、肾近端小管和肝脏中P糖蛋白外排转运蛋白而增强了秋水仙碱的吸收和减少了其排泄
曲普瑞林	合用可增加室性心律失常的风险，包括尖端扭转型室性心动过速和猝死，避免合用
曲唑酮	合用可增加室性心律失常的风险，包括尖端扭转型室性心动过速和猝死，避免合用
全氟丙烷	合用会导致累加效应，并增加室性心律失常的风险，包括尖端扭转型室性心动过速和猝死
柔红霉素	合用可增加室性心律失常的风险，包括尖端扭转型室性心动过速和猝死，避免合用
瑞博西利	合用可增加室性心律失常的风险，包括尖端扭转型室性心动过速和猝死，避免合用
三氟丙嗪	合用可增加室性心律失常的风险，包括尖端扭转型室性心动过速和猝死，避免合用
三氯苯哒唑	合用可增加室性心律失常的风险，包括尖端扭转型室性心动过速和猝死，避免合用

续表

合用药物	临床评价
三氧化二砷	三氧化二砷可导致 QT 间期延长和完全房室传导阻滞，与其他可以延长 QT 间期的药物合用可能会导致累加效应，并增加室性心律失常的风险，包括扭转型室性心动过速和猝死，谨慎合用
色瑞替尼	合用可增加室性心律失常的风险，包括尖端扭转型室性心动过速和猝死，避免合用
沙奎那韦	与沙奎那韦合用可能会显著升高奎尼丁的血药浓度
舍曲林	合用可增加室性心律失常的风险，包括尖端扭转型室性心动过速和猝死，避免合用
舒尼替尼	合用可增加室性心律失常的风险，包括尖端扭转型室性心动过速和猝死，避免合用
索拉非尼	合用可增加室性心律失常的风险，包括尖端扭转型室性心动过速和猝死，避免合用
索利那新	合用可增加室性心律失常的风险，包括尖端扭转型室性心动过速和猝死，避免合用
索他洛尔	合用可增加室性心律失常的风险，包括尖端扭转型室性心动过速和猝死，避免合用
他克莫司	合用可增加室性心律失常的风险，包括尖端扭转型室性心动过速和猝死，避免合用
他莫昔芬	强效或中效 CYP2D6 抑制剂（包括某些抗抑郁药）的长期合用可能降低他莫昔芬的有效性
泰利霉素	泰利霉素有可能延长某些患者的心电图 QT 间期，与其他可以延长 QT 间期的药物并用可能会导致室性心律失常的风险升高，包括室性心动过速和扭转型室性期前收缩
特布他林	合用可增加室性心律失常的风险，包括尖端扭转型室性心动过速和猝死，避免合用
特非那定	合用可增加室性心律失常的风险，包括尖端扭转型室性心动过速和猝死，避免合用
特拉万星	合用可增加室性心律失常的风险，包括尖端扭转型室性心动过速和猝死，避免合用
替拉那韦	合用可能会显著升高奎尼丁的血药浓度
替扎尼定	合用可增加室性心律失常的风险，包括尖端扭转型室性心动过速和猝死，避免合用
酮康唑	与唑类抗真菌药合用可能会显著升高奎尼丁的血药浓度
托莫西汀	合用可增加室性心律失常的风险，包括尖端扭转型室性心动过速和猝死，避免合用
托瑞米芬	托瑞米芬有可能延长某些患者的心电图 QT 间期，与其他可以延长 QT 间期的药物并用可能会导致累加效应，并增加室性心律失常的风险，包括扭转型室性心动过速和猝死
威罗非尼	合用可增加室性心律失常的风险，包括尖端扭转型室性心动过速和猝死，避免合用
维奈托克	合用可能会升高维奈托克的血药浓度
文拉法辛	合用可增加室性心律失常的风险，包括尖端扭转型室性心动过速和猝死，避免合用
沃替西汀	合用可能显著升高沃替西汀的血药浓度
西波莫德	合用可能会增加 QT 间期延长和尖端扭转型心律失常的风险
西沙必利	西沙必利可导致剂量相关的 QT 间期延长，与其他可以延长 QT 间期的药物并用可能会导致累加效应，并增加室性心律失常的风险，包括扭转型室性心动过速和猝死
西酞普兰	西酞普兰可导致 QT 间期的剂量依赖性延长，与其他可以延长 QT 间期的药物并用可能会导致累加效应，并增加室性心律失常的风险，包括扭转型室性心动过速和猝死
腺苷	腺苷可导致先前存在长 QT 间期综合征的患者发生尖端扭转型室性心律失常，腺苷与可延长 QT 间期的药物（如奎尼丁）并用可能也会增加这种风险
缬苯那嗪	合用可能会增加（+）-α-二氢丁苯那嗪（缬苯那嗪的活性代谢产物）的暴露量，可能会增加不良反应的风险，包括嗜睡和 QT 间期延长
血管加压素	合用可增加室性心律失常的风险，包括尖端扭转型室性心动过速和猝死，避免合用
伊伐布雷定	伊伐布雷定与延长 QT 间期的药物（如奎尼丁）一起使用，由于其心动过缓作用，QT 间期延长和扭转型心律失常的风险可能会增加，避免合用
伊潘立酮	合用可增加室性心律失常的风险，包括尖端扭转型室性心动过速和猝死，避免合用
伊曲康唑	合用可能会显著升高奎尼丁的血药浓度
依布利特	Ⅰ类抗心律失常药和依布利特具有累加作用，并可能增加心律失常的难治性

续表

合用药物	临床评价
依度沙班	合用可能会升高依度沙班的血药浓度，后者是外排转运蛋白的底物
依法韦仑	合用可增加室性心律失常的风险，包括尖端扭转型室性心动过速和猝死，应避免合用
依利格鲁司特	合用可能显著升高依利格鲁司特的血药浓度，可能会增加心动过缓、房室传导阻滞、心搏骤停和严重的室性心律失常（如扭转型心律失常）的风险
依匹哌唑	合用可能显著升高依匹哌唑的血药浓度
依他普仑	合用可增加室性心律失常的风险，包括尖端扭转型室性心动过速和猝死，避免合用
依托珠单抗	合用可增加室性心律失常的风险，包括尖端扭转型室性心动过速和猝死，避免合用
依维替尼	合用可增加室性心律失常的风险，包括尖端扭转型室性心动过速和猝死，避免合用
依佐他滨	合用可增加室性心律失常的风险，包括尖端扭转型室性心动过速和猝死，避免合用
异丙嗪	合用可增加室性心律失常的风险，包括尖端扭转型室性心动过速和猝死，避免合用
异丙肾上腺素	合用可增加室性心律失常的风险，包括尖端扭转型室性心动过速和猝死，避免合用
罂粟碱	罂粟碱冠状动脉内给药与QT间期延长和尖端扭转型室性心律失常有关，合用可增加该风险
右丙氧芬	合用可增加室性心律失常的风险，包括尖端扭转型室性心动过速和猝死，避免合用
右美沙芬	合用可能显著升高右美沙芬的血药浓度，应避免合用
组氨瑞林	合用可增加室性心律失常的风险，包括尖端扭转型室性心动过速和猝死，避免合用
左醋美沙朵	合用可能增加室性心律失常的风险，包括尖端扭转型室性心动过速和猝死，避免合用
左美丙嗪	增加室性心律失常的风险，包括尖端扭转型室性心动过速和猝死，避免合用

二、Ⅱ类——β受体阻滞剂

1. 醋丁洛尔 与醋丁洛尔合用药物临床评价见表7-8。

表7-8 与醋丁洛尔合用药物临床评价

合用药物	临床评价
阿布他明	阿布他明可能由于其拟交感神经作用而诱发或加重室上性心律失常或室性心律失常，合用会影响心率，出现心律失常、胸闷、视物模糊或恶心的症状
阿扎那韦	合用可能导致传导障碍和房室传导阻滞的风险升高，会增加严重心律失常的风险
氨茶碱	合用能通过对抗茶碱引起的支气管扩张而引起严重或致命的支气管痉挛，会减少茶碱的代谢，并升高茶碱的血药浓度，合用时应密切监测支气管扩张效果
丙吡胺	由于丙吡胺强大的负性肌力和变时效应，合用时可能会产生严重低血压、晕厥、严重心动过缓、心脏停搏和心力衰竭，合用建议密切监测心排血量、血压、心率和（或）心电图
草花粉过敏原提取物	在使用过敏原提取物进行免疫治疗期间可能发生的严重全身反应（包括过敏反应）的治疗中，β受体阻滞剂可能会减弱对肾上腺素和吸入性支气管扩张剂的反应
茶碱	两者药理作用相反，醋丁洛尔可能通过对抗茶碱引起的支气管扩张而引起严重或致命的支气管痉挛，醋丁洛尔可能会减少茶碱的代谢，并可能升高茶碱的血药浓度
醋甲胆碱	合用可能对醋甲胆碱激发有过度或延长的反应（即支气管收缩），并且可能不容易对治疗产生反应，其能阻滞增加气道阻力，两者不宜合用
胆茶碱	两者药理作用相反，醋丁洛尔可能通过对抗茶碱引起的支气管扩张而引起严重或致命的支气管痉挛，醋丁洛尔可能会减少茶碱的代谢，并可能升高茶碱的血药浓度，合用应密切监测它们的血清茶碱水平和支气管扩张效果

合用药物	临床评价
地尔硫䓬	合用可出现心率、心脏传导和心脏收缩力的加性降低，合用建议密切监测患者的血流动力学反应和耐受性，并根据需要调整其中一种或两种药物的剂量
多拉司琼	多拉司琼可导致 PR 和 QRS 间期的剂量依赖性延长，合用可能导致附加效应和增加心动过缓和心脏阻滞的风险，对老年人和已知危险因素的患者，应谨慎使用，在开始使用多拉司琼前和治疗期间应定期对这些患者进行心电图检查
二羟丙茶碱	两者药理作用相反，醋丁洛尔可能通过对抗茶碱引起的支气管扩张而引起严重或致命的支气管痉挛，合用应密切监测患者的血清茶碱水平和支气管扩张效果
芬戈莫德	合用可能增加严重心动过缓和房室传导阻滞的风险，合用应连续心电监护
混合草花粉过敏原提取物	混合草花粉过敏原提取物的免疫治疗有时会导致严重的、甚至可能危及生命的过敏反应，需要使用肾上腺素和支气管扩张剂进行紧急治疗，而醋丁洛尔等药物会干扰身体对这些紧急治疗的反应，并显著降低其有效性，两者不宜合用
可乐定	合用可能具有协同药效学效应，导致明显的房室传导阻滞、心动过缓和低血压，合用时密切监测血压
利托君	可能导致相互拮抗作用，抵消一种或两种药物的作用
色瑞替尼	合用可能会增加心动过缓的风险，从而导致心脏阻滞和 QT 间期延长，增加严重的心律失常的风险，应定期监测心率和血压
沙奎那韦	联合用药可能会产生附加效应，增加心动过缓和心脏阻滞的风险
替扎尼定	可能增加醋丁洛尔的降压作用，替扎尼定可能增强某些药物的降压作用，这些药物是由 α_2 肾上腺素能活动引起的
豚草花粉过敏原提取物	在使用过敏原提取物进行免疫治疗期间可能发生的严重全身反应（包括过敏反应）的治疗中，β受体阻滞剂可能会减弱对肾上腺素和吸入性支气管扩张剂的反应
维拉帕米	合用可出现心率、心脏传导和心脏收缩力的降低，如果合用这两种药物，建议密切监测患者的血流动力学反应和耐受性，并根据需要调整其中一种或两种药物的剂量
屋尘螨过敏原提取物	醋丁洛尔可能会降低在过敏性提取物免疫治疗期间可能发生的严重全身反应（包括过敏反应）对肾上腺素和吸入性支气管扩张剂的反应
西波莫德	合用可能增加严重心动过缓和房室传导阻滞的风险

2. **阿替洛尔** 与阿替洛尔合用药物临床评价见表 7-9。

表 7-9 与阿替洛尔合用药物临床评价

合用药物	临床评价
阿扎那韦	合用可能导致传导障碍和房室传导阻滞的风险升高
氨茶碱	两者药理作用相反，非选择性和高剂量的心脏选择性受体阻滞剂可能通过对抗茶碱引起的支气管扩张而引起严重或致命的支气管痉挛，阿替洛尔可能会减少茶碱的代谢，并可能升高茶碱的血药浓度
丙吡胺	由于丙吡胺强大的负性肌力和变时效应，合用时可能会产生严重低血压、晕厥、严重心动过缓、心脏停搏和心力衰竭，合用建议密切监测心排血量、血压、心率和（或）心电图
草花粉过敏原提取物	在使用过敏原提取物进行免疫治疗期间可能发生的严重全身反应（包括过敏反应）的治疗中，β受体阻滞剂可能会减弱对肾上腺素和吸入性支气管扩张剂的反应
茶碱	两者药理作用相反，阿替洛尔可能通过对抗茶碱引起的支气管扩张而引起严重或致命的支气管痉挛，阿替洛尔可能会减少茶碱的代谢，并可能升高茶碱的血药浓度
醋甲胆碱	合用可能对醋甲胆碱激发有过度或延长的反应（即支气管收缩），并且可能不容易对治疗产生反应，其能阻滞增加气道阻力，两者不宜合用

续表

合用药物	临床评价
胆茶碱	两者药理作用相反，阿替洛尔可能通过对抗茶碱引起的支气管扩张而引起严重或致命的支气管痉挛，阿替洛尔可能会减少茶碱的代谢，并可能升高茶碱的血药浓度，合用应密切监测它们的血清茶碱水平和支气管扩张效果
地尔硫䓬	合用可出现心率、心脏传导和心脏收缩力的加性降低，合用建议密切监测患者的血流动力学反应和耐受性，并根据需要调整其中一种或两种药物的剂量
多拉司琼	多拉司琼可导致 PR 和 QRS 间期的剂量依赖性延长，合用可能导致附加效应和心动过缓和心脏阻滞的风险增加，对老年人和已知危险因素的患者，应谨慎使用，在开始使用多拉司琼前和治疗期间应定期对这些患者进行心电图检查
二羟丙茶碱	两者药理作用相反，阿替洛尔可能通过对抗茶碱引起的支气管扩张而引起严重或致命的支气管痉挛，合用应密切监测患者的血清茶碱水平和支气管扩张效果
芬戈莫德	合用可能增加严重心动过缓和房室传导阻滞的风险，合用应连续心电监护
混合草花粉过敏原提取物	混合草花粉过敏原提取物的免疫治疗有时会导致严重的、甚至可能危及生命的过敏反应，需要使用肾上腺素和支气管扩张剂进行紧急治疗，而阿替洛尔等药物会干扰身体对这些紧急治疗的反应，并显著降低其有效性，两者不宜合用
可乐定	合用可能具有协同药效学效应，导致明显的房室传导阻滞、心动过缓和低血压，合用时密切监测血压
利托君	可能导致相互拮抗作用，抵消一种或两种药物的作用
色瑞替尼	将色瑞替尼与其他可减慢心率的药物合用可能会增加心动过缓的风险，从而导致心脏阻滞和 QT 间期延长，使用色瑞替尼治疗的患者应定期监测心率和血压
沙奎那韦	联合用药可能会产生附加效应，增加心动过缓和心脏阻滞的风险
替扎尼定	可能增加阿替洛尔的降压作用，替扎尼定可能增强某些药物的降压作用，这些药物是由 α_2 肾上腺素能活动引起的
豚草花粉过敏原提取物	在使用过敏原提取物进行免疫治疗期间可能发生的严重全身反应（包括过敏反应）的治疗中，β受体阻滞剂阿替洛尔可能会减弱对肾上腺素和吸入性支气管扩张剂的反应
维拉帕米	合用可出现心率、心脏传导和心脏收缩力的加性降低，如果合用这两种药物，建议密切监测患者的血流动力学反应和耐受性，并根据需要调整其中一种或两种药物的剂量
屋尘螨过敏原提取物	阿替洛尔可能会降低在过敏性提取物免疫治疗期间可能发生的严重全身反应（包括过敏反应）对肾上腺素和吸入性支气管扩张剂的反应
西波莫德	合用可能增加严重心动过缓和房室传导阻滞的风险

3. **倍他洛尔、比索洛尔** 参见阿替洛尔。

4. **卡替洛尔** 与卡替洛尔合用药物临床评价见表 7-10。

表 7-10 与卡替洛尔合用药物临床评价

合用药物	临床评价
阿福特罗	卡替洛尔阻断 β_2 受体而增加气道阻力和减少支气管扩张，这种作用也可能发生于眼内应用的β受体阻滞剂，应避免合用
氨茶碱	两者药理作用相反，非选择性和高剂量的心脏选择性卡替洛尔可能通过对抗茶碱引起的支气管扩张而引起严重或致命的支气管痉挛，眼用β受体阻滞剂经过明显的全身吸收，也可能发生相互作用，β受体阻滞剂可能会减少茶碱的代谢，可能升高茶碱的血药浓度，禁止合用

续表

合用药物	临床评价
奥达特罗	卡替洛尔可能拮抗奥达特罗的支气管扩张作用，并引发急性、危及生命的支气管痉挛，禁止合用
奥西那林	卡替洛尔可能拮抗奥西那林的支气管扩张作用，并引发急性、危及生命的支气管痉挛，禁止合用
比托特罗	卡替洛尔可能拮抗比托特罗的支气管扩张作用，并引发急性、危及生命的支气管痉挛，禁止合用
吡布特罗	卡替洛尔可能拮抗吡布特罗的支气管扩张作用，并引发急性、危及生命的支气管痉挛，禁止合用
茶碱	茶碱和卡替洛尔的药理作用相反，非选择性和高剂量的心脏选择性卡替洛尔可能会与茶碱引起的支气管扩张相反，从而导致严重或致命的支气管痉挛
醋甲胆碱	合用卡替洛尔的患者可能对醋甲胆碱激发反应有增强或延长的反应（即支气管收缩），可能对治疗不敏感，β_2肾上腺素能阻滞气道阻力增加，禁止在任何β受体阻滞剂疗法中给患者服用醋甲胆碱
胆茶碱	茶碱和卡替洛尔的药理作用相反，非选择性和高剂量的心脏选择性β受体阻滞剂可能会与茶碱引起的支气管扩张相反，从而导致严重或致命的支气管痉挛，禁止合用
地尔硫䓬	合用可出现心率、心脏传导和心脏收缩力的相加性降低，合用建议密切监测患者的血流动力学反应和耐受性，并根据需要调整其中一种或两种药物的剂量
碘[^{131}I]苄胍	碘[^{131}I]苄胍的结构与去甲肾上腺素相似，并且吸收和积累的途径与去甲肾上腺素相同，因此改变肾上腺素神经末梢和突触前储存小泡中去甲肾上腺素的药物如卡替洛尔也将影响碘[^{131}I]苄胍，碘[^{131}I]苄胍的剂量测定计算和功效可能会改变，卡替洛尔不允许用于评估碘[^{131}I]苄胍的安全性和有效性的临床试验
二羟丙茶碱	茶碱和卡替洛尔的药理作用相反，非选择性和高剂量的心脏选择性β受体阻滞剂可能会与茶碱引起的支气管扩张相反，从而导致严重或致命的支气管痉挛，禁止合用
福莫特罗	卡替洛尔可能拮抗β_2受体激动剂的支气管扩张作用，并引发急性、危及生命的支气管痉挛，禁止合用
甲基多巴	卡替洛尔和甲基多巴的组合可能导致高血压危象，最好避免合用，合用期间应监测患者的血压
可乐定	两者可能具有协同药效学效应，导致明显的房室传导阻滞、心动过缓和低血压，相反，也有拮抗降压作用的报道，两者合用时应密切监测患者的血压，可乐定不应突然停用，而应在2~4天内逐渐停用，卡替洛尔应在逐渐停用可乐定前几天停用
利托君	利托君合用卡替洛尔可能会导致相互拮抗作用，从而抵消一种或两种药物的作用，不建议合用，如果不可避免地使用β受体阻滞剂，则选择性β受体阻滞剂（如醋丁洛尔、阿替洛尔、倍他洛尔、比索洛尔、美托洛尔）可能是优选
色瑞替尼	色瑞替尼与其他可减慢心率的药物如β受体阻滞剂、钙通道阻滞剂、洋地黄和可乐定合用可能会增加心动过缓的风险，从而导致心脏阻滞和QT间期延长，应尽可能避免合用，患者应定期监测心率和血压
沙丁胺醇	卡替洛尔可能拮抗β_2肾上腺素能型支气管扩张剂的作用，并在哮喘或其他阻塞性气道疾病患者中诱发急性、危及生命的支气管痉挛，避免合用
沙美特罗	卡替洛尔可能拮抗β_2激动剂的支气管扩张剂的作用，并引发急性、危及生命的支气管痉挛，避免合用
肾上腺素	卡替洛尔可以显著增强对肾上腺素的升压反应，合用时应特别谨慎并密切监测心血管状况。可能须降低剂量，麻醉前停用卡替洛尔可能会增加心肌缺血的风险，因此不建议术前停用
肾上腺素	卡替洛尔可能拮抗β_2受体激动剂的支气管扩张作用，并引发急性、危及生命的支气管痉挛，应避免合用
特布他林	卡替洛尔可能拮抗β_2受体激动剂的支气管扩张作用，并引发急性、危及生命的支气管痉挛，应避免合用
维拉帕米	合用可出现心率、心脏传导和心脏收缩力的加性降低，如果合用这两种药物，建议密切监测患者的血流动力学反应和耐受性，并根据需要调整其中一种或两种药物的剂量
西波莫德	接受其他减慢心率或房室传导的药物如卡替洛尔、某些钙通道阻滞剂（如地尔硫䓬、维拉帕米）和洋地黄的患者，在开始西波莫德治疗时，严重心动过缓和房室传导阻滞的风险可能增加
异丙肾上腺素	卡替洛尔可能拮抗β_2受体激动剂的支气管扩张作用，并引发急性、危及生命的支气管痉挛，应避免合用

续表

合用药物	临床评价
茚达特罗	卡替洛尔可能拮抗β₂受体激动剂的支气管扩张作用，并引发急性、危及生命的支气管痉挛，应避免合用
左旋沙丁胺醇	卡替洛尔可能拮抗β₂受体激动剂的支气管扩张作用，并引发急性、危及生命的支气管痉挛，应避免合用

5. 艾司洛尔 与艾司洛尔合用药物临床评价见表7-11。

表7-11 与艾司洛尔合用药物临床评价

合用药物	临床评价
阿布他明	合用时阿布他明可能由于其拟交感神经作用而诱发或加重室上性心律失常或室性心律失常
阿扎那韦	合用可能导致传导障碍和房室传导阻滞的风险升高
氨茶碱	两者药理作用相反，非选择性和高剂量的心脏选择性β受体阻滞剂可能通过对抗茶碱引起的支气管扩张而引起严重或致命的支气管痉挛，眼用β受体阻滞剂经过明显的全身吸收，也可能相互作用，β受体阻滞剂可能会减少茶碱的代谢，并可能升高茶碱的血药浓度，禁止合用
丙吡胺	由于丙吡胺强大的负性肌力和变时效应，合用时可能会产生严重低血压、晕厥、严重心动过缓、心脏停搏和心力衰竭，合用建议密切监测心排血量、血压、心率和（或）心电图
草花粉变应原提取物	在过敏性提取物免疫治疗期间可能发生的严重全身反应（包括过敏反应）的治疗中，β受体阻滞剂可能会减弱对肾上腺素和吸入性支气管扩张剂的反应，使用β受体阻滞剂的患者禁用豚草花粉过敏原提取物
茶碱	茶碱和β受体阻滞剂的药理作用相反，非选择性和高剂量的心脏选择性β受体阻滞剂可能会与茶碱引起的支气管扩张相反，从而导致严重或致命的支气管痉挛，眼用β受体阻滞剂会发生明显的全身吸收，也可能相互作用，此外，β受体阻滞剂可能会减少茶碱的肝代谢，并升高茶碱的血药浓度
醋甲胆碱	合用β受体阻滞剂的患者可能对醋甲胆碱激发反应有增强或延长的反应（即支气管收缩），β₂肾上腺素能阻滞增加气道阻力，眼用β受体阻滞剂会发生全身吸收，并可能相互作用，禁止在任何β受体阻滞剂疗法中给患者服用醋甲胆碱
胆茶碱	茶碱和β受体阻滞剂的药理作用相反，非选择性和高剂量的心脏选择性β受体阻滞剂可能会与茶碱引起的支气管扩张相反，从而导致严重或致命的支气管痉挛，眼用β受体阻滞剂会发生明显的全身吸收，也可能相互作用，此外，β受体阻滞剂可能会减少茶碱的肝代谢，并升高茶碱的血药浓度
地尔硫䓬	合用可出现心率、心脏传导和心脏收缩力的加性降低，合用建议密切监测患者的血流动力学反应和耐受性，并根据需要调整其中一种或两种药物的剂量
多拉司琼	多拉司琼可导致PR和QRS间期的剂量依赖性延长，合用可能导致附加效应和增加心动过缓和心脏阻滞的风险，对老年人和已知危险因素的患者，应谨慎合用，在开始使用多拉司琼前和治疗期间应定期对这些患者进行心电图检查
二羟丙茶碱	茶碱和β受体阻滞剂的药理作用相反，非选择性和高剂量的心脏选择性β受体阻滞剂可能会与茶碱引起的支气管扩张相反，从而导致严重或致命的支气管痉挛，眼用β受体阻滞剂会发生明显的全身吸收，也可能相互作用，此外，艾司洛尔可能会减少茶碱的肝代谢，并升高茶碱的血药浓度
芬戈莫德	合用可能增加严重心动过缓和房室传导阻滞的风险，合用应进行连续心电监护
混合草花粉过敏原提取物	在过敏性提取物免疫治疗期间可能发生的严重全身反应（包括过敏反应）的治疗中，β受体阻滞剂可能会减弱对肾上腺素和吸入性支气管扩张剂的反应，使用β受体阻滞剂的患者禁用混合草花粉过敏原提取物
可乐定	两者可能具有协同药效学效应，导致明显的房室传导阻滞、心动过缓和低血压，相反，也有拮抗降压作用的报道。合用患者应密切监测血压，可乐定不应突然停用，而应在2~4天内逐渐停用，β受体阻滞剂应在逐渐停用可乐定前几天停用

合用药物	临床评价
利托君	利托君合用非选择性β受体阻滞剂可能会导致相互拮抗作用,从而抵消一种或两种药物的作用,不建议β受体阻滞剂与利托君合用,如果不可避免,则选择性β受体阻滞剂(如醋丁洛尔、阿替洛尔、倍他洛尔、比索洛尔、美托洛尔)可能是优选
色瑞替尼	合用可能会增加心动过缓的风险,从而导致心脏阻滞和QT间期延长,应尽可能避免合用
沙奎那韦	联合用药可能会产生附加效应,增加心动过缓和心脏阻滞的风险
替扎尼定	可能增加艾司洛尔的降压作用
豚草花粉过敏原提取物	在过敏性提取物免疫治疗期间可能发生的严重全身反应(包括过敏反应)的治疗中,β受体阻滞剂可能会减弱对肾上腺素和吸入性支气管扩张剂的反应,使用β受体阻滞剂的患者禁用豚草花粉过敏原提取物
维拉帕米	合用可出现心率、心脏传导和心脏收缩力的加性降低,如果合用这两种药物,建议密切监测患者的血流动力学反应和耐受性,并根据需要调整其中一种或两种药物的剂量
屋尘螨过敏原提取物	艾司洛尔可能会降低在过敏性提取物免疫治疗期间可能发生的严重全身反应(包括过敏反应),以及对肾上腺素和吸入性支气管扩张剂的反应
西波莫德	接受其他减慢心率或房室传导的药物如β受体阻滞剂、某些钙通道阻滞剂(如地尔硫䓬、维拉帕米)和洋地黄的患者在开始西波莫德治疗时,发生严重心动过缓和房室传导阻滞的风险可能增加

6. 拉贝洛尔、美替洛尔、美托洛尔、纳多洛尔、喷布洛尔、吲哚洛尔、普萘洛尔 参见卡替洛尔。

7. 索他洛尔 与索他洛尔合用药物临床评价见表7-12。

表7-12 与索他洛尔合用药物临床评价

合用药物	临床评价
阿巴瑞克	合用可增加室性心律失常的风险,包括尖端扭转型室性心动过速和猝死,避免合用
阿比特龙	合用可增加室性心律失常的风险,包括尖端扭转型室性心动过速和猝死,避免合用
阿布他明	合用可能使室上性或室性心律失常发生或加重
阿夫唑嗪	合用可增加室性心律失常的风险,包括尖端扭转型室性心动过速和猝死,避免合用
阿福特罗	索他洛尔可能拮抗阿福特罗的支气管扩张作用,并引发急性、危及生命的支气管痉挛
阿米替林	合用可增加室性心律失常的风险,包括尖端扭转型室性心动过速和猝死,避免合用
阿莫沙平	合用可增加室性心律失常的风险,包括尖端扭转型室性心动过速和猝死,避免合用
阿莫司汀	合用可增加室性心律失常的风险,包括尖端扭转型室性心动过速和猝死,避免合用
阿那格雷	合用可增加室性心律失常的风险,包括尖端扭转型室性心动过速和猝死,避免合用
阿帕鲁胺	合用可增加室性心律失常的风险,包括尖端扭转型室性心动过速和猝死,避免合用
阿扑吗啡	合用可增加室性心律失常的风险,包括尖端扭转型室性心动过速和猝死,避免合用
阿奇霉素	合用可增加室性心律失常的风险,包括尖端扭转型室性心动过速和猝死,避免合用
阿塞那平	合用可增加室性心律失常的风险,包括尖端扭转型室性心动过速和猝死,避免合用
阿司咪唑	合用可增加室性心律失常的风险,包括尖端扭转型室性心动过速和猝死,避免合用
阿扎那韦	阿扎那韦已被证明可以延长某些患者的心电图PR间期,合用可能导致传导障碍和房室传导阻滞的风险增加
艾日布林	合用可增加室性心律失常的风险,包括尖端扭转型室性心动过速和猝死,避免合用
艾司西酞普兰	合用可增加室性心律失常的风险,包括尖端扭转型室性心动过速和猝死,避免合用
氨茶碱	两者药理作用相反,非选择性和高剂量的心脏选择性β受体阻滞剂可能会与茶碱引起的支气管扩张相反,从而导致严重或致命的支气管痉挛,眼用β受体阻滞剂会发生明显的全身吸收,也可能相互作用

续表

合用药物	临床评价
胺碘酮	合用可增加室性心律失常的风险，包括尖端扭转型室性心动过速和猝死，避免合用
昂丹司琼	合用可增加室性心律失常的风险，包括尖端扭转型室性心动过速和猝死，避免合用
奥达特罗	索他洛尔可能拮抗奥达特罗的支气管扩张作用，并引发急性、危及生命的支气管痉挛
奥沙利铂	合用可增加室性心律失常的风险，包括尖端扭转型室性心动过速和猝死，避免合用
奥西替尼	合用可增加室性心律失常的风险，包括尖端扭转型室性心动过速和猝死，避免合用
贝达喹啉	合用可增加室性心律失常的风险，包括尖端扭转型室性心动过速和猝死，避免合用
比卡鲁胺	合用可增加室性心律失常的风险，包括尖端扭转型室性心动过速和猝死，避免合用
比托特罗	索他洛尔可能拮抗比托特罗的支气管扩张作用，并引发急性、危及生命的支气管痉挛
吡布特罗	索他洛尔可能拮抗吡布特罗的支气管扩张作用，并引发急性、危及生命的支气管痉挛
苄普地尔	合用可增加室性心律失常的风险，包括尖端扭转型室性心动过速和猝死，避免合用
表柔比星	合用可增加室性心律失常的风险，包括尖端扭转型室性心动过速和猝死，避免合用
丙吡胺	合用可增加室性心律失常的风险，包括尖端扭转型室性心动过速和猝死，避免合用
丙米嗪	合用可增加室性心律失常的风险，包括尖端扭转型室性心动过速和猝死，避免合用
丙嗪	合用可增加室性心律失常的风险，包括尖端扭转型室性心动过速和猝死，避免合用
丙氧芬	合用可增加室性心律失常的风险，包括尖端扭转型室性心动过速和猝死，避免合用
伯氨喹	合用可增加室性心律失常的风险，包括尖端扭转型室性心动过速和猝死，避免合用
泊沙康唑	合用可增加室性心律失常的风险，包括尖端扭转型室性心动过速和猝死，避免合用
博舒替尼	合用可增加室性心律失常的风险，包括尖端扭转型室性心动过速和猝死，避免合用
草花粉变应原提取物	在过敏性提取物免疫治疗期间可能发生的严重全身反应（包括过敏反应）的治疗中，β受体阻滞剂索他洛尔可能会减弱对肾上腺素和吸入性支气管扩张剂的反应
茶碱	茶碱和β受体阻滞剂的药理作用相反，非选择性和高剂量的心脏选择性β受体阻滞剂索他洛尔可能会与茶碱引起的支气管扩张相反，从而导致严重或致命的支气管痉挛
醋甲胆碱	同时接受β受体阻滞剂的患者可能对醋甲胆碱激发反应有过大或过长的反应（即支气管收缩）
达沙替尼	合用可增加室性心律失常的风险，包括尖端扭转型室性心动过速和猝死，避免合用
胆茶碱	茶碱和β受体阻滞剂的药理作用相反，非选择性和高剂量的心脏选择性β受体阻滞剂索他洛尔可能会与茶碱引起的支气管扩张相反，从而导致严重或致命的支气管痉挛
氘代丁苯那嗪	合用可增加室性心律失常的风险，包括尖端扭转型室性心动过速和猝死，避免合用
地尔硫䓬	合用可能会导致心率、心脏传导和心脏收缩力的相加性降低
地加瑞克	合用可增加室性心律失常的风险，包括尖端扭转型室性心动过速和猝死，避免合用
地昔帕明	合用可增加室性心律失常的风险，包括尖端扭转型室性心动过速和猝死，避免合用
碘［^{131}I］苄胍	合用可能会干扰碘［^{131}I］苄胍摄取到神经内分泌肿瘤中，如嗜铬细胞瘤和副神经节瘤，这些肿瘤在其细胞表面表达高水平的去甲肾上腺素转运蛋白
丁苯那嗪	合用可增加室性心律失常的风险，包括尖端扭转型室性心动过速和猝死，避免合用
多非利特	合用可能对心肌的难治性产生累加作用
多拉司琼	合用可增加室性心律失常的风险，包括尖端扭转型室性心动过速和猝死，避免合用
多柔比星	合用可增加室性心律失常的风险，包括尖端扭转型室性心动过速和猝死，避免合用
多塞平（包括外用）	合用可增加室性心律失常的风险，包括尖端扭转型室性心动过速和猝死，避免合用
恩克芬尼	合用可增加室性心律失常的风险，包括尖端扭转型室性心动过速和猝死，避免合用
恩曲替尼	合用可增加室性心律失常的风险，包括尖端扭转型室性心动过速和猝死，避免合用
恩杂鲁胺	合用可增加室性心律失常的风险，包括尖端扭转型室性心动过速和猝死，避免合用

续表

合用药物	临床评价
二羟丙茶碱	两者药理作用相反,非选择性和高剂量的心脏选择性β受体阻滞剂索他洛尔可能会与茶碱引起的支气管扩张相反,从而导致严重或致命的支气管痉挛
伐地那非	伐地那非可导致QT间期延长,增加室性心律失常的风险,包括尖端扭转型室性心动过速和猝死
凡德他尼	凡德他尼可能导致QT间期的浓度依赖性延长,增加室性心律失常的风险,包括尖端扭转型室性心动过速和猝死
芬戈莫德	合用会增加出现严重心律失常或危及生命的心律失常的风险
奋乃静	合用可增加室性心律失常的风险,包括尖端扭转型室性心动过速和猝死,避免合用
伏立康唑	合用可增加室性心律失常的风险,包括尖端扭转型室性心动过速和猝死,避免合用
氟奋乃静	合用可增加室性心律失常的风险,包括尖端扭转型室性心动过速和猝死,避免合用
氟卡尼	合用可增加室性心律失常的风险,包括尖端扭转型室性心动过速和猝死,避免合用
氟康唑	合用可增加室性心律失常的风险,包括尖端扭转型室性心动过速和猝死,避免合用
氟哌啶醇	合用可增加室性心律失常的风险,包括尖端扭转型室性心动过速和猝死,避免合用
氟哌利多	氟哌利多的使用与QT间期延长、足尖扭转症、其他严重心律失常及猝死有关,合用可延长QT间期
氟他胺	合用可增加室性心律失常的风险,包括尖端扭转型室性心动过速和猝死,避免合用
氟烷	合用可增加室性心律失常的风险,包括尖端扭转型室性心动过速和猝死,避免合用
氟西汀	合用可增加室性心律失常的风险,包括尖端扭转型室性心动过速和猝死,避免合用
福莫特罗	β受体阻滞剂可能拮抗β$_2$受体激动剂的支气管扩张作用,并引发急性、危及生命的支气管痉挛
复方聚乙二醇电解质	在使用延长QT间期的药物治疗的患者中,使用肠清洁制剂可能会增加室性心律失常的风险,特别是尖端扭转型室性心动过速
戈舍瑞林	合用可增加室性心律失常的风险,包括尖端扭转型室性心动过速和猝死,避免合用
格拉德吉	合用可增加室性心律失常的风险,包括尖端扭转型室性心动过速和猝死,避免合用
格拉司琼	合用可增加室性心律失常的风险,包括尖端扭转型室性心动过速和猝死,避免合用
红霉素	合用可增加室性心律失常的风险,包括尖端扭转型室性心动过速和猝死,避免合用
混合草花粉过敏原提取物	在过敏性提取物免疫治疗期间可能发生的严重全身反应(包括过敏反应)的治疗中,β受体阻滞剂可能会减弱对肾上腺素和吸入性支气管扩张剂的反应
吉特替尼	合用可增加室性心律失常的风险,包括尖端扭转型室性心动过速和猝死,避免合用
加压素	合用可增加室性心律失常的风险,包括尖端扭转型室性心动过速和猝死,避免合用
甲氟喹	合用可增加室性心律失常的风险,包括尖端扭转型室性心动过速和猝死,避免合用
甲基多巴	合用可能导致高血压危象
决奈达隆	合用可增加室性心律失常的风险,包括尖端扭转型室性心动过速和猝死,避免合用
卡博替尼	合用可增加室性心律失常的风险,包括尖端扭转型室性心动过速和猝死,避免合用
可乐定	合用可能具有协同药效作用,导致明显的房室传导阻滞、心动过缓和低血压
克拉霉素	合用可增加室性心律失常的风险,包括尖端扭转型室性心动过速和猝死,避免合用
克唑替尼	合用可增加室性心律失常的风险,包括尖端扭转型室性心动过速和猝死,避免合用
奎尼丁	合用可增加室性心律失常的风险,包括尖端扭转型室性心动过速和猝死,避免合用
奎宁	合用可增加室性心律失常的风险,包括尖端扭转型室性心动过速和猝死,避免合用
喹硫平	合用可增加室性心律失常的风险,包括尖端扭转型室性心动过速和猝死,避免合用
喹诺酮类药物	合用可增加室性心律失常的风险,包括尖端扭转型室性心动过速和猝死,避免合用
拉帕替尼	合用可增加室性心律失常的风险,包括尖端扭转型室性心动过速和猝死,避免合用
来伐木林	合用可增加室性心律失常的风险,包括尖端扭转型室性心动过速和猝死,避免合用
乐伐替尼	合用可增加室性心律失常的风险,包括尖端扭转型室性心动过速和猝死,避免合用

合用药物	临床评价
雷诺嗪	合用可增加室性心律失常的风险，包括尖端扭转型室性心动过速和猝死，避免合用
锂剂	合用可增加室性心律失常的风险，包括尖端扭转型室性心动过速和猝死，避免合用
利培酮	合用可增加室性心律失常的风险，包括尖端扭转型室性心动过速和猝死，避免合用
利匹韦林	合用可增加室性心律失常的风险，包括尖端扭转型室性心动过速和猝死，避免合用
利托君	合用可能会导致相互拮抗作用，从而抵消一种或两种药物的作用
亮丙瑞林	合用可增加室性心律失常的风险，包括尖端扭转型室性心动过速和猝死，避免合用
膦甲酸	合用可增加室性心律失常的风险，包括尖端扭转型室性心动过速和猝死，避免合用
硫利达嗪	合用可增加室性心律失常的风险，包括尖端扭转型室性心动过速和猝死，避免合用
卤泛群	合用可增加室性心律失常的风险，包括尖端扭转型室性心动过速和猝死，避免合用
罗米地辛	合用可增加室性心律失常的风险，包括尖端扭转型室性心动过速和猝死，避免合用
洛非西定	合用可增加室性心律失常的风险，包括尖端扭转型室性心动过速和猝死，避免合用
氯丙嗪	合用可增加室性心律失常的风险，包括尖端扭转型室性心动过速和猝死，避免合用
氯氮平	合用可增加室性心律失常的风险，包括尖端扭转型室性心动过速和猝死，避免合用
氯法齐明	合用可增加室性心律失常的风险，包括尖端扭转型室性心动过速和猝死，避免合用
氯喹	合用可增加室性心律失常的风险，包括尖端扭转型室性心动过速和猝死，避免合用
氯米帕明	合用可增加室性心律失常的风险，包括尖端扭转型室性心动过速和猝死，避免合用
马普替林	合用可增加室性心律失常的风险，包括尖端扭转型室性心动过速和猝死，避免合用
马西瑞林	合用可增加室性心律失常的风险，包括尖端扭转型室性心动过速和猝死，避免合用
美沙酮	合用可增加室性心律失常的风险，包括尖端扭转型室性心动过速和猝死，避免合用
美索达嗪	合用可增加室性心律失常的风险，包括尖端扭转型室性心动过速和猝死，避免合用
米哚妥林	合用可增加室性心律失常的风险，包括尖端扭转型室性心动过速和猝死，避免合用
米非司酮	合用可增加室性心律失常的风险，包括尖端扭转型室性心动过速和猝死，避免合用
米塔扎平	合用可增加室性心律失常的风险，包括尖端扭转型室性心动过速和猝死，避免合用
尼鲁米特	合用可增加室性心律失常的风险，包括尖端扭转型室性心动过速和猝死，避免合用
尼洛替尼	合用可增加室性心律失常的风险，包括尖端扭转型室性心动过速和猝死，避免合用
帕比司他	合用可增加室性心律失常的风险，包括尖端扭转型室性心动过速和猝死，避免合用
帕洛诺司琼	合用可增加室性心律失常的风险，包括尖端扭转型室性心动过速和猝死，避免合用
帕潘立酮	合用可增加室性心律失常的风险，包括尖端扭转型室性心动过速和猝死，避免合用
帕瑞肽	合用可增加室性心律失常的风险，包括尖端扭转型室性心动过速和猝死，避免合用
帕唑帕尼	合用可增加室性心律失常的风险，包括尖端扭转型室性心动过速和猝死，避免合用
喷他脒	合用可增加室性心律失常的风险，包括尖端扭转型室性心动过速和猝死，避免合用
匹多桑特	合用可增加室性心律失常的风险，包括尖端扭转型室性心动过速和猝死，避免合用
匹莫范色林	合用可增加室性心律失常的风险，包括尖端扭转型室性心动过速和猝死，避免合用
匹莫齐特	合用可增加室性心律失常的风险，包括尖端扭转型室性心动过速和猝死，避免合用
普鲁卡因胺	合用可增加室性心律失常的风险，包括尖端扭转型室性心动过速和猝死，避免合用
普罗布考	合用可增加室性心律失常的风险，包括尖端扭转型室性心动过速和猝死，避免合用
普罗帕酮	合用可增加室性心律失常的风险，包括尖端扭转型室性心动过速和猝死，避免合用
普罗替林	合用可增加室性心律失常的风险，包括尖端扭转型室性心动过速和猝死，避免合用
七氟烷	合用可增加室性心律失常的风险，包括尖端扭转型室性心动过速和猝死，避免合用
齐拉西酮	合用可增加室性心律失常的风险，包括尖端扭转型室性心动过速和猝死，避免合用
羟氯喹	合用可增加室性心律失常的风险，包括尖端扭转型室性心动过速和猝死，避免合用

续表

合用药物	临床评价
羟嗪	合用可增加室性心律失常的风险，包括尖端扭转型室性心动过速和猝死，避免合用
曲马多	合用可增加室性心律失常的风险，包括尖端扭转型室性心动过速和猝死，避免合用
阿利马嗪	合用可增加室性心律失常的风险，包括尖端扭转型室性心动过速和猝死，避免合用
曲米帕明	合用可增加室性心律失常的风险，包括尖端扭转型室性心动过速和猝死，避免合用
曲普瑞林	合用可增加室性心律失常的风险，包括尖端扭转型室性心动过速和猝死，避免合用
曲唑酮	合用可增加室性心律失常的风险，包括尖端扭转型室性心动过速和猝死，避免合用
去甲替林	合用可增加室性心律失常的风险，包括尖端扭转型室性心动过速和猝死，避免合用
全氟丙烷	合用可增加室性心律失常的风险，包括尖端扭转型室性心动过速和猝死，避免合用
柔红霉素	合用可增加室性心律失常的风险，包括尖端扭转型室性心动过速和猝死，避免合用
瑞博西利	合用可增加室性心律失常的风险，包括尖端扭转型室性心动过速和猝死，避免合用
三氟丙嗪	合用可增加室性心律失常的风险，包括尖端扭转型室性心动过速和猝死，避免合用
三氟拉嗪	合用可增加室性心律失常的风险，包括尖端扭转型室性心动过速和猝死，避免合用
三氯苯达唑	合用可增加室性心律失常的风险，包括尖端扭转型室性心动过速和猝死，避免合用
三氧化二砷	合用可增加室性心律失常的风险，包括尖端扭转型室性心动过速和猝死，避免合用
色瑞替尼	合用可增加室性心律失常的风险，包括尖端扭转型室性心动过速和猝死
沙丁胺醇	β受体阻滞剂可能拮抗$β_2$受体激动剂的支气管扩张作用，引起哮喘或其他阻塞性气道疾病患者的急性、危及生命的支气管痉挛，避免合用
沙奎那韦	增加室性心律失常的风险，包括尖端扭转型室性心动过速和猝死
沙美特罗	β受体阻滞剂可能拮抗$β_2$受体激动剂的支气管扩张作用，引起哮喘或其他阻塞性气道疾病患者的急性、危及生命的支气管痉挛，避免合用
舍曲林	合用可增加室性心律失常的风险，包括尖端扭转型室性心动过速和猝死，避免合用
肾上腺素	索他洛尔可能会降低肾上腺素的作用，可能导致严重的高血压和心率降低
舒尼替尼	合用可增加室性心律失常的风险，包括尖端扭转型室性心动过速和猝死，避免合用
索非那新	合用可增加室性心律失常的风险，包括尖端扭转型室性心动过速和猝死，避免合用
索拉非尼	合用可增加室性心律失常的风险，包括尖端扭转型室性心动过速和猝死，避免合用
他克莫司	合用可增加室性心律失常的风险，包括尖端扭转型室性心动过速和猝死，避免合用
他莫昔芬	合用可增加室性心律失常的风险，包括尖端扭转型室性心动过速和猝死，避免合用
泰利霉素	合用可增加室性心律失常的风险，包括扭转型室性心动过速和猝死，避免合用
特布他林	可能拮抗索他洛尔的支气管扩张作用，并引发急性、危及生命的支气管痉挛，避免合用
特非那定	单个病例报告描述了因稳定使用索他洛尔的患者加用特非那定治疗而引起的尖端扭转型室性心动过速的发生，特非那定开始7天后出现心律失常，该机制尚不清楚，但被认为与药物组合对QT间期的累加作用有关
特拉万星	合用可增加室性心律失常的风险，包括尖端扭转型室性心动过速和猝死，避免合用
替扎尼定	合用可增加室性心律失常的风险，包括尖端扭转型室性心动过速和猝死，避免合用
酮康唑	合用可增加室性心律失常的风险，包括尖端扭转型室性心动过速和猝死，避免合用
豚草花粉过敏原提取物	在过敏性提取物免疫治疗期间可能发生的严重全身反应（包括过敏反应）的治疗中，索他洛尔可能会减弱对肾上腺素和吸入性支气管扩张剂的反应
托瑞米芬	合用可增加室性心律失常的风险，包括尖端扭转型室性心动过速和猝死，避免合用
威罗非尼	合用可增加室性心律失常的风险，包括尖端扭转型室性心动过速和猝死，避免合用
维拉帕米	合用可能会导致心率、心脏传导和心脏收缩力的相加性降低
文拉法辛	合用可增加室性心律失常的风险，包括尖端扭转型室性心动过速和猝死，避免合用

续表

合用药物	临床评价
屋尘螨过敏原提取物	在过敏性提取物免疫治疗期间可能发生的严重全身反应（包括过敏反应）的治疗中，索他洛尔可能会减弱对肾上腺素和吸入性支气管扩张剂的反应
西波莫德	合用可能会增加 QT 间期延长和尖端扭转型心律失常的风险
西沙必利	合用可增加室性心律失常的风险，包括扭转型室性心动过速和猝死，避免合用
西酞普兰	西酞普兰可导致 QT 间期的剂量依赖性延长，增加室性心律失常的风险，包括尖端扭转型室性心动过速和猝死
腺苷	腺苷可导致已患有长期 QT 综合征的患者发生扭转型心律失常，合用可能也会增加这种风险
缬苯那嗪	合用可增加室性心律失常的风险，包括尖端扭转型室性心动过速和猝死，避免合用
伊达比星	合用可增加室性心律失常的风险，包括尖端扭转型室性心动过速和猝死，避免合用
伊潘立酮	合用可增加室性心律失常的风险，包括尖端扭转型室性心动过速和猝死，避免合用
依布利特	合用可增加室性心律失常的风险，包括尖端扭转型室性心动过速和猝死，避免合用
依法韦仑	合用可增加室性心律失常的风险，包括尖端扭转型室性心动过速和猝死，避免合用
依福德尼	合用可增加室性心律失常的风险，包括尖端扭转型室性心动过速和猝死，避免合用
依利格鲁司特	合用可增加室性心律失常的风险，包括尖端扭转型室性心动过速和猝死，避免合用
依诺图单抗	合用可增加室性心律失常的风险，包括尖端扭转型室性心动过速和猝死，避免合用
依佐加滨	合用可增加室性心律失常的风险，包括尖端扭转型室性心动过速和猝死，避免合用
异丙嗪	合用可增加室性心律失常的风险，包括尖端扭转型室性心动过速和猝死，避免合用
异丙肾上腺素	索他洛尔可能拮抗异丙肾上腺素的支气管扩张作用，并引发急性、危及生命的支气管痉挛
茚达特罗	索他洛尔可能拮抗茚达特罗的支气管扩张作用，并引发急性、危及生命的支气管痉挛
罂粟碱	罂粟碱冠状动脉内给药与 QT 间期延长和尖端扭转型室性心律失常有关，该风险可能会增加同时服用 QT 间期或引起心动过缓的药物的剂量
组氨瑞林	合用可增加室性心律失常的风险，包括尖端扭转型室性心动过速和猝死，避免合用
左醋美沙朵	左醋美沙朵可能导致剂量相关的 QT 间期延长，增加室性心律失常的风险，包括尖端扭转型室性心动过速和猝死
左美丙嗪	合用可增加室性心律失常的风险，包括尖端扭转型室性心动过速和猝死，避免合用
左旋沙丁胺醇	索他洛尔可能拮抗左旋沙丁胺醇的支气管扩张作用，并引发急性、危及生命的支气管痉挛

8. 噻吗洛尔、卡维地洛 参见卡替洛尔。

三、Ⅲ类——延长动作电位时程药

1. 胺碘酮 与胺碘酮合用药物临床评价见表 7-13。

表 7-13 与胺碘酮合用药物临床评价

合用药物	临床评价
β-半乳糖苷酶	胺碘酮具有抑制细胞内 α-半乳糖苷酶活性的潜力，从而降低了半乳糖苷酶的作用，应避免合用
阿巴瑞克	合用可能会增加发生致命性心律失常的风险，避免合用
阿比特龙	合用增加室性心律失常的风险，包括尖端扭转型室性心动过速和猝死，最好避免合用
阿布他明	阿布他明可能由于其拟交感神经作用而诱发或加重室上性心律失常或室性心律失常
阿夫唑嗪	合用增加室性心律失常的风险，包括尖端扭转型室性心动过速和猝死，最好避免合用
阿米替林	合用增加室性心律失常的风险，包括尖端扭转型室性心动过速和猝死，最好避免合用
阿莫沙平	合用增加室性心律失常的风险，包括尖端扭转型室性心动过速和猝死，最好避免合用

续表

合用药物	临床评价
阿那格雷	合用可能增加出现严重甚至危及生命的心律失常的风险
阿帕鲁胺	合用增加室性心律失常的风险,包括尖端扭转型室性心动过速和猝死,最好避免合用
阿扑吗啡	合用增加室性心律失常的风险,包括尖端扭转型室性心动过速和猝死,最好避免合用
阿奇霉素	胺碘酮可导致剂量相关的QT间期延长,与其他可延长QT间期的药物阿奇霉素合用增加室性心律失常的风险,包括尖端扭转型室性心动过速和猝死,除非预期收益大于风险,否则通常应避免胺碘酮与其他可延长QT间期的药物合用,尤其是对于具有潜在危险因素的患者
阿司咪唑	合用增加室性心律失常的风险,包括尖端扭转型室性心动过速和猝死,最好避免合用
艾日布林	胺碘酮与艾日布林合用会增加致命性心律失常的风险
艾司利卡西平	艾司利卡西平与胺碘酮合用可能会降低胺碘酮的作用
艾司西酞普兰	胺碘酮与艾司西酞普兰合用可能增加出现严重甚至危及生命的心律失常的风险
安泼那韦	合用可能会显著升高胺碘酮的血药浓度,这会增加发生严重不良反应的风险,如心律失常和其他心血管疾病
氨基乙酰丙酸	暴露于光敏剂(如氟喹诺酮类、吩噻嗪类、类维生素A、磺胺类、磺酰脲类、四环素类、噻嗪类利尿药、灰黄霉素、贯叶连翘)的患者在使用氨基乙酰丙酸期间可能会增加发生光毒性皮肤反应(严重晒伤)的风险,患者在接受氨基乙酰丙酸后48小时内也应避免眼睛和皮肤暴露于阳光或明亮的室内灯下
氨己烯酸	合用会增加氨己烯酸的眼毒性
昂丹司琼	合用增加室性心律失常的风险,包括尖端扭转型室性心动过速和猝死
奥沙利铂	合用增加室性心律失常的风险,包括尖端扭转型室性心动过速和猝死
奥西那林	奥西那林可引起剂量相关的QT间期延长和钾丢失,增加室性心律失常的风险,包括尖端扭转型室性心动过速和猝死
奥西替尼	合用增加室性心律失常的风险,包括尖端扭转型室性心动过速和猝死
贝达喹啉	胺碘酮与贝达喹啉合用可能增加出现严重甚至危及生命的心律失常的风险
贝曲沙班	胺碘酮可能会升高贝曲沙班的血药浓度,会增加发生严重或威胁生命的出血并发症的风险
苯巴比妥	合用可能会降低胺碘酮及其代谢产物去乙基胺碘酮(DEA)的血药浓度,并导致治疗失败,如果在包含胺碘酮的稳定药物治疗方案中添加或删除CYP3A4诱导剂,则建议监测血清胺碘酮和DEA的血药浓度,以及患者的临床状况
比卡鲁胺	胺碘酮与比卡鲁胺合用会增加致命性心律失常的风险
吡非尼酮	合用可能显著升高吡非尼酮的血药浓度
苄氟噻嗪	胺碘酮可导致剂量相关的QT间期延长,与可能引起低钾血症和(或)低镁血症的药物共同给药可能导致室性心律失常的风险升高,包括室性心动过速、尖端扭转型室性心动过速,一般应避免胺碘酮与可能引起钾和(或)镁障碍的药物合用。在开始使用胺碘酮治疗之前,应评估血清电解质并纠正任何异常情况
苄普地尔	胺碘酮与苄普地尔合用可能增加出现严重甚至危及生命的心律失常的风险
苄噻嗪	合用可能会增加出现严重心律失常的风险,合用需要定期监测电解质(镁、钾)水平,以策安全
表柔比星	胺碘酮与表柔比星合用会增加致命性心律失常的风险
丙吡胺	合用可能会使患者的心脏状况恶化或引起严重的心律失常,此外,即使患者已停止服用胺碘酮一段时间,胺碘酮也可能会增加丙吡胺的血药浓度和作用
丙氯拉嗪	合用增加室性心律失常的风险,包括尖端扭转型室性心动过速和猝死
丙米嗪	合用可引起剂量相关的QT间期延长,增加室性心律失常的风险,包括尖端扭转型室性心动过速和猝死

续表

合用药物	临床评价
丙嗪	合用增加室性心律失常的风险，包括尖端扭转型室性心动过速和猝死
丙氧芬	合用增加室性心律失常的风险，包括尖端扭转型室性心动过速和猝死
伯氨喹	合用增加室性心律失常的风险，包括尖端扭转型室性心动过速和猝死
泊利噻嗪	胺碘酮可导致剂量相关的QT间期延长，合用可能导致发生室性心律失常的风险升高，包括室性心动过速、尖端扭转型室性心动过速，一般应避免将胺碘酮与可能引起钾和（或）镁障碍的药物合用
泊沙康唑	与唑类抗真菌药合用可能会显著升高胺碘酮的血药浓度，可能会增加室性心律失常的风险，如室性心动过速和扭转型室性心动过速，以及心搏骤停和猝死
博赛普韦	合用可能会显著升高胺碘酮的血药浓度，增强其作用，会增加发生严重不良反应的风险，如心律失常和其他心血管疾病
博舒替尼	胺碘酮与博舒替尼合用可能增加出现严重甚至危及生命的心律失常的风险
布美他尼	合用可能会增加出现严重心律失常的风险，合用需要定期监测电解质（镁、钾）水平，以策安全
促皮质素	合用可能会增加出现严重心律失常的风险，合用需要定期监测电解质（镁、钾）水平，以策安全
醋甲唑胺	胺碘酮可导致剂量相关的QT间期延长，合用可能导致发生室性心律失常的风险升高，包括室性心动过速、尖端扭转型室性心动过速，一般应避免胺碘酮与可能引起钾和（或）镁障碍的药物合用
醋竹桃霉素	胺碘酮可导致剂量相关的QT间期延长，合用增加室性心律失常的风险，包括尖端扭转型室性心动过速和猝死
达沙替尼	胺碘酮与达沙替尼合用可能增加出现严重甚至危及生命的心律失常的风险
氘代丁苯那嗪	胺碘酮与氘代丁苯那嗪合用会增加致命性心律失常的风险
地尔硫䓬	胺碘酮与地尔硫䓬合用可能会产生加和作用
地高辛	合用需要调整剂量或监测血药浓度，才能安全地将两种药物同时服用，合用可能导致地高辛的血药浓度升高，如开始使用胺碘酮，应密切监测地高辛的水平
地高辛抗体Fab片段	合用可能会增加出现严重心律失常的风险，合用时须定期监测电解质（镁、钾）水平，以策安全
地加瑞克	胺碘酮与地加瑞克合用可能增加出现严重甚至危及生命的心律失常的风险
地塞米松	地塞米松和胺碘酮合用可能会降低胺碘酮的作用
地昔帕明	胺碘酮与地昔帕明合用会增加致命性心律失常的风险
碘［131I］化钠	胺碘酮可引起碘超负荷和甲状腺功能亢进，导致放射性碘疗法的摄取减少和疗效降低
丁苯那嗪	合用增加室性心律失常的风险，包括尖端扭转型室性心动过速和猝死
多非利特	多非利特与胺碘酮合用会增加致命性心律失常的风险
多拉司琼	胺碘酮与多拉司琼合用可增加心律失常的风险，这种心律失常可能是严重的，甚至可能危及生命，尽管这是一种相对罕见的不良反应
多柔比星	胺碘酮与多柔比星合用可能增加出现严重甚至危及生命的心律失常的风险
多塞平（包括外用）	胺碘酮与多塞平合用可能增加出现严重甚至危及生命的心律失常的风险
多西他赛	胺碘酮可能会显著升高多西他赛的血药浓度
恩克芬尼	胺碘酮与恩克芬尼合用可能增加出现严重甚至危及生命的心律失常的风险
恩曲替尼	增加室性心律失常的风险，包括尖端扭转型室性心动过速和猝死，最好避免将Ⅰa类或Ⅲ类抗心律失常药物与其他可延长QT间期的药物合用，除非预期收益大于风险，建议谨慎合用，并密切监测
恩杂鲁胺	胺碘酮与恩杂鲁胺合用会增加致命性心律失常的风险
伐地那非	伐地那非可导致QT间期延长，增加室性心律失常的风险，包括尖端扭转型室性心动过速和猝死
凡德他尼	凡德他尼可能导致QT间期的浓度依赖性延长，增加室性心律失常的风险，包括尖端扭转型室性心动过速和猝死
非诺多泮	合用可能会增加出现严重心律失常的风险，合用时须定期监测电解质（镁、钾）水平，以策安全

续表

合用药物	临床评价
芬戈莫德	合用可能会增加出现严重心律失常或危及生命的心律失常的风险
芬太尼	芬太尼与胺碘酮合用可能会升高芬太尼的血药浓度，可能会增加或延长药物不良反应，并可能导致致命的呼吸抑制
奋乃静	合用增加室性心律失常的风险，包括尖端扭转型室性心动过速和猝死
呋塞米	合用可能会增加出现严重心律失常的风险，合用时须定期监测电解质（镁、钾）水平，以策安全
伏立康唑	合用可能会显著升高胺碘酮的血药浓度，机制是伏立康唑抑制 CYP3A4（负责胺碘酮代谢清除的同工酶）
氟奋乃静	胺碘酮与氟奋乃静合用可能增加出现严重甚至危及生命的心律失常的风险
氟卡尼	胺碘酮与氟卡尼合用会升高氟卡尼的血药浓度，可能会增加发生严重心律失常的风险
氟康唑	合用可能会显著升高胺碘酮的血药浓度，增强其作用，胺碘酮的血药浓度过高可能会导致心律失常
氟哌啶醇	合用可能会增加心律失常的风险
氟哌利多	氟哌利多与胺碘酮合用会增加致命性心律失常的风险
氟氢可的松	合用可能会增加出现严重心律失常的风险，合用时须定期监测电解质（镁、钾）水平，以策安全
氟他胺	胺碘酮与氟他胺合用会增加致命性心律失常的风险
氟烷	合用会增加心律失常的风险
氟西汀	胺碘酮与氟西汀合用会增加致命性心律失常的风险
福沙那韦	合用可能会显著升高胺碘酮的血药浓度，会增加发生严重不良反应的风险，如心律失常和其他心血管疾病，需要调整剂量或更频繁地进行监测，以策安全
复方聚乙二醇电解质	在使用延长 QT 间期的药物治疗的患者中，使用肠清洁制剂可能会增加室性心律失常的风险，特别是尖端扭转型室性心动过速
甘油	接受延长 QT 间期药物治疗的患者，肠道清洁及某些泻药的过度使用可能会导致电解质流失，并增加室性心律失常的风险。使用胺碘酮治疗的患者在使用泻药进行自我药物治疗时应格外小心，不应超过建议的剂量和使用期限
戈利木单抗	戈利木单抗可能降低胺碘酮的血药浓度，减弱其作用，合用需要调整剂量
戈舍瑞林	合用可能会增加发生心律失常的风险
格拉德吉	胺碘酮可引起剂量相关的 QT 间期延长，与格拉德吉合用增加室性心律失常的风险，包括尖端扭转型室性心动过速和猝死
格拉司琼	合用可能会增加发生心律失常的风险
格帕沙星	格帕沙星可导致剂量相关的 QT 间期延长，增加室性心律失常的风险，包括尖端扭转型室性心动过速和猝死
胍法辛	胺碘酮可能会升高胍法辛的血药浓度
贯叶连翘	合用可能会降低胺碘酮及其代谢产物去乙基胺碘酮的血药浓度，并导致治疗失败
哈拉西泮	胺碘酮可能通过其肾上腺素阻断作用增加哈拉西泮的药理作用
还原性谷胱甘肽	胺碘酮可显著升高谷胱甘肽的血药浓度，可能会增加发生严重且可能危及生命的心脏不良反应（如心律失常、心脏传导阻滞和心搏骤停）的风险
红霉素	合用可能会增加出现心律失常的风险，这可能会危及生命，此外，红霉素等药物可能会升高胺碘酮的血药浓度，这可能导致严重的不良反应，如肺炎、神经损伤、肝损伤、甲状腺异常和视力障碍
华法林	胺碘酮可通过抑制华法林的肝代谢，增强华法林的药理作用
茴茚二酮	合用可能导致严重的低凝血酶原血症和出血
吉非替尼	胺碘酮可能会升高吉非替尼的血药浓度,增强其作用,合用可能需要调整剂量或更频繁地进行监测，以策安全

续表

合用药物	临床评价
吉特替尼	胺碘酮可引起剂量相关的QT间期延长，与吉特替尼合用增加室性心律失常的风险，包括尖端扭转型室性心动过速和猝死
加兰他敏	加兰他敏偶尔会导致心率过慢和血压过低，将其与胺碘酮合用可能会增加这种风险，合用需要调整加兰他敏的剂量或更频繁地进行监测，以安全使用
加压素	合用增加室性心律失常的风险，包括尖端扭转型室性心动过速和猝死
甲氟喹	合用增加室性心律失常的风险，包括尖端扭转型室性心动过速和猝死
甲氯噻嗪	胺碘酮可导致剂量相关的QT间期延长，合用可能导致发生室性心律失常的风险升高，包括室性心动过速、尖端扭转型室性心动过速，增加心律失常的风险，一般应避免将胺碘酮与可能引起钾和（或）镁障碍的药物合用
肼屈嗪	在合用具有神经毒性作用的药物时，建议谨慎使用，应密切监测患者的神经病变症状，周围神经病变的风险可能会增加
聚磺苯乙烯	胺碘酮可导致剂量相关的QT间期延长，合用可能导致发生室性心律失常的风险升高，包括室性心动过速、尖端扭转型室性心动过速。一般应避免将胺碘酮与可能引起钾和（或）镁障碍的药物合用
卷曲霉素	合用可能会增加出现严重心律失常的风险，合用需要定期监测电解质（镁、钾）水平，以策安全
决奈达隆	不建议决奈达隆与胺碘酮合用，合用可能会增加出现严重心律失常的风险，这种心律可能严重并可能危及生命
卡博替尼	胺碘酮与卡博替尼合用会增加致命性心律失常的风险
卡马西平	合用可能会降低胺碘酮的作用
考尼伐坦	合用可能会显著升高胺碘酮的血药浓度，增强其作用，这会增加发生严重不良反应的风险，如心律失常和其他心血管疾病
可比司他	合用可能会显著升高胺碘酮的血药浓度，增强其作用，这会增加发生严重不良反应的风险，如心律失常和其他心血管疾病
可的松	合用可能会增加出现严重心律失常的风险，合用需要定期监测电解质（镁、钾）水平，以策安全
克拉霉素	合用可能会增加出现心律失常的风险，这可能会危及生命，此外，克拉霉素等药物可能会升高胺碘酮的血药浓度，这可能导致严重的不良反应的发生，如肺炎、神经损伤、肝损伤、甲状腺异常和视力障碍
克霉唑	合用会显著升高胺碘酮的血药浓度，增强其作用，胺碘酮的血药浓度过高时可能会导致心律失常，这可能很严重
克唑替尼	胺碘酮与克唑替尼合用可能会增加发生心律失常的风险，尽管这是一种相对罕见的不良反应，但这种心律失常可能是严重的，甚至可能危及生命
奎尼丁	胺碘酮和奎尼丁合用可能会增加对心脏传导的抑制作用，从而增加发生新的心律失常的风险
奎宁	合用增加室性心律失常的风险，包括尖端扭转型室性心动过速和猝死，最好避免将Ⅰa类或Ⅲ类抗心律失常药物与其他可延长QT间期的药物合用，除非预期收益大于风险，建议谨慎合用，并密切监测
喹硫平	合用增加室性心律失常的风险，包括尖端扭转型室性心动过速和猝死，最好避免将Ⅰa类或Ⅲ类抗心律失常药物与其他可延长QT间期的药物合用，除非预期收益大于风险，建议谨慎合用，并密切监测
喹诺酮类药物	合用增加室性心律失常的风险
拉帕替尼	合用可引起剂量相关的QT间期延长，增加室性心律失常的风险，包括尖端扭转型室性心动过速和猝死

合用药物	临床评价
来伐木林	口服来伐木林可能显著升高胺碘酮的血药浓度，可能会增加室性心律失常的风险，包括尖端扭转型室性心动过速和猝死
来氟米特	合用增加与来氟米特相关的肝损伤的风险
乐伐替尼	合用可引起剂量相关的 QT 间期延长，增加室性心律失常的风险，包括尖端扭转型室性心动过速和猝死
雷诺嗪	合用增加室性心律失常的风险，包括尖端扭转型室性心动过速和猝死
雷沙吉兰	合用可能会升高雷沙吉兰的血药浓度
锂剂	合用可引起剂量相关的 QT 间期延长，增加室性心律失常的风险，包括尖端扭转型室性心动过速和猝死
利福布汀	合用可能会降低胺碘酮及其代谢产物去乙基胺碘酮的血药浓度，并导致治疗失败
利福喷丁	合用可能会降低胺碘酮及其代谢产物去乙基胺碘酮的血药浓度，并导致治疗失败
利福平	合用可能会降低胺碘酮及其代谢产物去乙基胺碘酮的血药浓度，并导致治疗失败
利培酮	合用增加室性心律失常的风险，包括尖端扭转型室性心动过速和猝死
利匹韦林	合用增加室性心律失常的风险，包括尖端扭转型室性心动过速和猝死
利托君	利托君可引起剂量相关的 QT 间期延长和钾丢失，增加室性心律失常的风险，包括尖端扭转型室性心动过速和猝死
利托那韦	合用可能会显著提高胺碘酮的血药浓度，机制是利托那韦抑制 CYP3A4 和（或）CYP2D6 的活性，这些酶是导致这些药物代谢清除的同工酶
两性霉素 B	胺碘酮可导致剂量相关的 QT 间期延长，合用可能导致室性心律失常的风险升高，包括室性心动过速、尖端扭转型室性心动过速。一般应避免胺碘酮与可能引起钾和（或）镁障碍的药物合用。在开始使用胺碘酮治疗之前，应评估血清电解质并纠正任何异常情况
亮丙瑞林	合用可引起剂量相关的 QT 间期延长，增加室性心律失常的风险，包括尖端扭转型室性心动过速和猝死
膦甲酸	胺碘酮与膦甲酸合用可能增加出现严重甚至危及生命的心律失常的风险
硫代苹果酸金钠	胺碘酮与硫代苹果酸金钠合用可能会增加神经损伤的风险
硫利达嗪	合用可增加室性心律失常的风险，包括尖端扭转型室性心动过速和猝死，避免合用
卤泛群	合用可能会出现严重心律失常的风险，不建议合用
罗米地辛	合用增加室性心律失常的风险，包括尖端扭转型室性心动过速和猝死
洛伐他汀	胺碘酮与大剂量洛伐他汀合用可能会增加肌病的风险
洛非西丁	合用可引起剂量相关的 QT 间期延长，增加室性心律失常的风险，包括尖端扭转型室性心动过速和猝死
洛美他派	胺碘酮可能显著升高洛美他派的血药浓度，合用可能会增加肝损伤的风险
洛哌丁胺	合用可能会增加血浆和中枢神经系统中洛哌丁胺的浓度
氯丙嗪	胺碘酮与氯丙嗪合用会增加致命性心律失常的风险
氯氮平	合用可增加心律失常的风险，这种心律失常可能是严重的，甚至可能危及生命，尽管这是一种相对罕见的不良反应
氯法齐明	胺碘酮与氯法齐明合用可能增加出现严重甚至危及生命的心律失常的风险
氯喹	胺碘酮与氯喹合用会增加致命性心律失常的风险
氯米帕明	合用可能会增加出现严重心律失常的风险，这种心律失常可能会危及生命，尽管这是一种相对罕见的不良反应
氯噻嗪	合用可能会增加出现严重心律失常的风险，合用需要定期监测电解质（镁、钾）水平，以策安全

续表

合用药物	临床评价
氯噻酮	合用可能会增加出现严重心律失常的风险，合用需要定期监测电解质（镁、钾）水平，以策安全
马普替林	合用可增加室性心律失常的风险，包括尖端扭转型室性心动过速和猝死
马西瑞林	合用可增加室性心律失常的风险，包括尖端扭转型室性心动过速和猝死，避免合用
美沙酮	合用可增加室性心律失常的风险，包括尖端扭转型室性心动过速和猝死，避免合用
美索达嗪	合用可增加室性心律失常的风险，包括尖端扭转型室性心动过速和猝死，避免合用
美托拉宗	胺碘酮可导致剂量相关的QT间期延长，合用可能导致发生室性心律失常的风险升高，包括室性心动过速、尖端扭转型室性心动过速，增加心律失常风险，一般应避免将胺碘酮与可能引起钾和（或）镁障碍的药物合用
米泊美生	合用可能会增加肝损伤的风险，米泊美生可引起血清氨基转移酶升高和肝脂肪变性
米哚妥林	合用增加室性心律失常的风险，包括尖端扭转型室性心动过速和猝死
米非司酮	合用可增加室性心律失常的风险，包括尖端扭转型室性心动过速和猝死，避免合用
米塔扎平	合用增加室性心律失常的风险，包括尖端扭转型室性心动过速和猝死
米托坦	合用可能会降低胺碘酮及其代谢产物去乙基胺碘酮的血药浓度，并导致治疗失败，机制是米托坦诱导胺碘酮经CYP3A4肝代谢，如果在包含胺碘酮的稳定药物治疗方案中添加或删除CYP3A4诱导剂，则建议监测胺碘酮和去乙基胺碘酮的血药浓度及患者的临床状况
奈非那韦	合用可能显著升高胺碘酮和奎尼丁的血药浓度，机制是奈非那韦抑制CYP3A4（负责这些抗心律失常药物代谢清除的同工酶），尽管缺乏临床数据，但这种相互作用可能导致严重和（或）危及生命的反应，包括QT间期延长和室性心律失常，如室性心动过速和尖端扭转型室性心动过速
奈韦拉平	合用可能会降低胺碘酮及其代谢产物去乙基胺碘酮的血药浓度，并导致治疗失败
尼鲁米特	合用增加室性心律失常的风险，包括尖端扭转型室性心动过速和猝死
尼洛替尼	合用增加室性心律失常的风险，包括尖端扭转型室性心动过速和猝死
帕比司他	合用增加室性心律失常的风险，包括尖端扭转型室性心动过速和猝死
帕利哌酮	合用增加室性心律失常的风险，包括尖端扭转型室性心动过速和猝死
帕洛诺司琼	合用增加室性心律失常的风险，包括尖端扭转型室性心动过速和猝死
帕尼单抗	胺碘酮可导致剂量相关的QT间期延长，合用可能导致发生室性心律失常的风险升高，包括室性心动过速、尖端扭转型室性心动过速，增加心律失常风险，一般应避免将胺碘酮与可能引起钾和（或）镁障碍的药物合用
帕瑞肽	合用增加室性心律失常的风险，包括尖端扭转型室性心动过速和猝死
帕替洛莫（patiromer）	胺碘酮可导致剂量相关的QT间期延长，合用可能导致发生室性心律失常的风险升高，包括室性心动过速、尖端扭转型室性心动过速，增加心律失常风险，一般应避免将胺碘酮与可能引起钾和（或）镁障碍的药物合用
帕唑帕尼	合用增加室性心律失常的风险，包括尖端扭转型室性心动过速和猝死
培西达替尼	合用可能会增加肝损伤的风险
喷他脒	合用增加室性心律失常的风险，包括尖端扭转型室性心动过速和猝死
匹多桑特	合用增加室性心律失常的风险，包括尖端扭转型室性心动过速和猝死
匹莫范色林	合用增加室性心律失常的风险，包括尖端扭转型室性心动过速和猝死
匹莫齐特	合用可增加室性心律失常的风险，包括尖端扭转型室性心动过速和猝死，避免合用
扑米酮	合用可能会降低胺碘酮及其代谢产物去乙基胺碘酮的血药浓度，并导致治疗失败，如果在包含胺碘酮的稳定药物治疗方案中添加或删除CYP3A4诱导剂，则建议监测血清胺碘酮和去乙基胺碘酮水平，以及患者的临床状况

续表

合用药物	临床评价
普鲁卡因胺	胺碘酮和普鲁卡因胺的合用可能增加新的心律失常的风险，包括扭转型心律失常，这是由于对心脏传导的累加抑制作用可能导致过度的 QT 间期延长
普罗布考	合用增加室性心律失常的风险，包括尖端扭转型室性心动过速和猝死
普罗帕酮	合用可增加室性心律失常的风险，包括尖端扭转型室性心动过速和猝死，避免合用
普罗替林	合用增加室性心律失常的风险，包括尖端扭转型室性心动过速和猝死
七氟烷	合用增加室性心律失常的风险，包括尖端扭转型室性心动过速和猝死
齐拉西酮	齐拉西酮可导致剂量相关的 QT 间期延长，增加室性心律失常的风险，包括尖端扭转型室性心动过速和猝死
羟考酮	合用可能会升高羟考酮的血药浓度，可能会增加或延长药物不良反应，并可能导致致命的呼吸抑制
羟氯喹	合用增加室性心律失常的风险，包括尖端扭转型室性心动过速和猝死
羟嗪	合用增加室性心律失常的风险，包括尖端扭转型室性心动过速和猝死
青霉素	合用可能会降低胺碘酮及其代谢产物去乙基胺碘酮的血药浓度，并导致治疗失败
氢氟噻嗪	胺碘酮可导致剂量相关的 QT 间期延长，合用可能导致发生室性心律失常的风险升高，包括室性心动过速、尖端扭转型室性心动过速
氢化可的松	胺碘酮可导致剂量相关的 QT 间期延长，合用可能导致发生室性心律失常的风险升高，包括室性心动过速、尖端扭转型室性心动过速
氢可酮	合用可能会升高氢可酮的血药浓度，可能会增加或延长药物不良反应，并可能导致致命的呼吸抑制
氢氯噻嗪	胺碘酮可导致剂量相关的 QT 间期延长，合用可能导致发生室性心律失常的风险升高，包括室性心动过速、尖端扭转型室性心动过速
秋水仙碱	胺碘酮可能将秋水仙碱的血药浓度升高到危险水平，增加严重不良反应的风险，这些不良反应可能会影响肌肉、血细胞、神经系统，以及包括肝脏和肾脏在内的多个器官，如果正在使用胺碘酮或在过去的 14 天内使用过胺碘酮，则须减少秋水仙碱的剂量
曲马多	合用增加室性心律失常的风险，包括尖端扭转型室性心动过速和猝死
阿利马嗪	合用增加室性心律失常的风险，包括尖端扭转型室性心动过速和猝死
曲米帕明	合用增加室性心律失常的风险，包括尖端扭转型室性心动过速和猝死
曲普瑞林	合用增加室性心律失常的风险，包括尖端扭转型室性心动过速和猝死
曲唑酮	合用增加室性心律失常的风险，包括尖端扭转型室性心动过速和猝死
去甲替林	合用增加室性心律失常的风险，包括尖端扭转型室性心动过速和猝死
全氟丙烷	全氟丙烷会导致 QT 间期延长，增加室性心律失常的风险，包括尖端扭转型室性心动过速和猝死
柔红霉素	合用可引起剂量相关的 QT 间期延长，可能增加出现严重甚至危及生命的心律失常的风险，包括尖端扭转型室性心动过速和猝死
瑞博西利	合用增加室性心律失常的风险，包括尖端扭转型室性心动过速和猝死
三氟丙嗪	合用增加室性心律失常的风险，包括尖端扭转型室性心动过速和猝死
三氟拉嗪	合用增加室性心律失常的风险，包括尖端扭转型室性心动过速和猝死
三氯苯达唑	合用增加室性心律失常的风险，包括尖端扭转型室性心动过速和猝死
三氯噻嗪	胺碘酮可导致剂量相关的 QT 间期延长，合用可能导致发生室性心律失常的风险升高，包括室性心动过速、尖端扭转型室性心动过速，增加心律失常风险，一般应避免将胺碘酮与可能引起钾和（或）镁障碍的药物合用
三氧化二砷	三氧化二砷与胺碘酮合用会增加致命性心律失常的风险
色瑞替尼	胺碘酮与色瑞替尼合用可能增加出现严重甚至危及生命的心律失常的风险

合用药物	临床评价
沙奎那韦	与沙奎那韦合用可能会显著升高胺碘酮的血药浓度,其机制是由于沙奎那韦抑制 CYP3A4 和 CYP2D6 介导的代谢而导致清除率降低,特别是与利托那韦作为药物代谢动力学促进剂共同给药时
舍曲林	合用增加室性心律失常的风险,包括尖端扭转型室性心动过速和猝死
舒尼替尼	合用增加室性心律失常的风险,包括尖端扭转型室性心动过速和猝死
双氯非那胺	合用可能会增加出现严重心律失常的风险,合用时须定期监测电解质(镁、钾)水平,以策安全
双香豆素	合用导致严重的低凝血酶原血症和出血
顺铂	合用可能会增加出现严重心律失常的风险,合用需要定期监测电解质(镁、钾)水平,以策安全
索非布韦	胺碘酮与索非布韦与另一种直接抗病毒药联合治疗丙型肝炎,如达卡他韦或西美瑞韦合用时,有严重、危及生命的症状性心动过缓的报道
索拉非尼	合用增加室性心律失常的风险,包括尖端扭转型室性心动过速和猝死
索利那新	合用增加室性心律失常的风险,包括尖端扭转型室性心动过速和猝死
索他洛尔	合用增加室性心律失常的风险,包括尖端扭转型室性心动过速和猝死
他克莫司	合用增加室性心律失常的风险,包括尖端扭转型室性心动过速和猝死
他莫昔芬	合用增加室性心律失常的风险,包括尖端扭转型室性心动过速和猝死
他唑帕尼	与糖蛋白抑制剂合用可能会升高他唑帕尼的血药浓度,该物质在体外已被证明是外排转运蛋白的底物
泰利霉素	合用可增加室性心律失常的风险,包括扭转型室性心动过速和猝死,避免合用
特布他林	特布他林可引起剂量相关的 QT 间期延长和钾丢失,增加室性心律失常的风险,包括尖端扭转型室性心动过速和猝死
特非那定	合用增加室性心律失常的风险,包括尖端扭转型室性心动过速和猝死
特拉万星	合用增加室性心律失常的风险,包括尖端扭转型室性心动过速和猝死
特立氟胺	合用可能会增加肝损伤的风险
替拉那韦	合用可能会显著升高胺碘酮的血药浓度,机制涉及对 CYP3A4 代谢的抑制,因为替拉那韦是有效的抑制剂
替扎尼定	合用可能显著升高替扎尼定的血药浓度和药理作用
酮康唑	合用可能会显著升高胺碘酮的血药浓度,胺碘酮与 QT 间期的延长有关,因此,其血药浓度的升高可能会增加室性心律失常的风险,如室性心动过速和尖端扭转型室性心动过速,以及心搏骤停和猝死
托拉塞米	胺碘酮可导致剂量相关的 QT 间期延长,合用可能导致发生室性心律失常的风险升高,包括室性心动过速、尖端扭转型室性心动过速,增加心律失常风险,一般应避免将胺碘酮与可能引起钾和(或)镁障碍的药物合用
托莫西汀	合用增加室性心律失常的风险,包括尖端扭转型室性心动过速和猝死,最好避免合用
托瑞米芬	托瑞米芬有可能延长患者的心电图 QT 间期,增加室性心律失常的风险,包括尖端扭转型室性心动过速和猝死
威罗非尼	合用增加室性心律失常的风险,包括尖端扭转型室性心动过速和猝死
维拉帕米	胺碘酮和维拉帕米同时给药可能具有附加的药效学作用,可能会导致窦性停搏、心肌收缩力降低和低血压
维奈托克	与糖蛋白抑制剂合用可能会升高维奈托克的血药浓度,维奈托克是这种外排转运蛋白的底物
文拉法辛	合用增加室性心律失常的风险,包括尖端扭转型室性心动过速和猝死
西波莫德	由于其明显的心动过缓作用,在接受延长 QT 间期药物的患者接受西波莫德治疗期间,可能会增加 QT 间期延长和尖端扭转型心律失常的风险

续表

合用药物	临床评价
西沙必利	不建议西沙必利与胺碘酮合用,尽管这是一种相对罕见的不良反应,合用可能会增加出现严重心律失常的风险,这种心律失常可能很严重并可能危及生命
西酞普兰	西酞普兰与胺碘酮合用可能增加出现严重甚至危及生命的心律失常的风险
腺苷	腺苷可导致已患有长期 QT 综合征的患者发生扭转型室性心律失常,合用可能也会增加这种风险,接受已知会延长 QT 间期的药物的患者应谨慎使用腺苷,如果发生严重的心动过缓,应立即停用腺苷
缬苯那嗪	合用增加室性心律失常的风险,包括尖端扭转型室性心动过速和猝死
辛伐他汀	胺碘酮与更高剂量的辛伐他汀合用可能会增加患肌病的风险,与胺碘酮合用时,辛伐他汀的剂量不应超过每天 20mg
洋地黄毒苷	合用需要调整剂量或监测血药浓度,才能安全地将两种药物同时服用,合用可能会导致洋地黄毒苷的血药浓度升高,如开始使用胺碘酮,应密切监测洋地黄毒苷的血药浓度
氧气	在接受胺碘酮治疗的患者中使用大剂量氧气可能会增加与胺碘酮相关的成人型呼吸窘迫综合征(ARDS)的风险
伊布利特	合用具有累加作用,可能会延长心脏不应期并增加心律失常的风险
伊伐布雷定	合用 QT 间期延长和扭转型心律失常的风险可能会增加
伊潘立酮	合用可引起剂量相关的 QT 间期延长,增加室性心律失常的风险,包括尖端扭转型室性心动过速和猝死
伊曲康唑	合用可能会显著升高胺碘酮的血药浓度,胺碘酮与 QT 间期的延长有关,因此,其血药浓度的升高可能会增加室性心律失常的风险,如室性心动过速和扭转型室性心动过速,以及心搏骤停和猝死
依度沙班	胺碘酮可能会升高依度沙班的血药浓度,会增加发生严重或威胁生命的出血并发症的风险
依法韦仑	胺碘酮与依法韦仑合用可能增加心律失常的风险,这种心律失常可能是严重的,甚至可能危及生命,尽管这是一种相对罕见的不良反应
依福德尼	合用引起剂量相关的 QT 间期延长,增加室性心律失常的风险,包括尖端扭转型室性心动过速和猝死
依利格鲁司特	胺碘酮可显著升高依利格鲁司特的血药浓度,后者主要由 CYP2D6 代谢,其次是 CYP3A4 代谢。依利格鲁司特的血药浓度显著升高时,可导致 PR、QTc 和 QRS 间期时间延长,从而增加心动过缓、房室传导阻滞、心搏骤停和严重室性心律失常的风险,应禁止合用
依诺图单抗	合用可引起剂量相关的 QT 间期延长,增加室性心律失常的风险,包括尖端扭转型室性心动过速和猝死
依他尼酸	合用可能会增加出现严重心律失常的风险,合用时须定期监测电解质(镁、钾)水平,以策安全
依佐加滨	胺碘酮与依佐加滨合用会增加致命性心律失常的风险
乙酰唑胺	胺碘酮可导致剂量相关的 QT 间期延长,合用可能导致室性心律失常的风险升高,包括室性心动过速、尖端扭转型室性心动过速。一般应避免胺碘酮与可能引起钾和(或)镁障碍的药物合用。在开始使用胺碘酮治疗之前,应评估血清电解质并纠正任何异常情况
异丙嗪	合用增加室性心律失常的风险,包括尖端扭转型室性心动过速和猝死
异丙肾上腺素	合用可引起剂量相关的 QT 间期延长和钾丢失,增加室性心律失常的风险,包括尖端扭转型室性心动过速和猝死
吲达帕胺	胺碘酮可导致剂量相关的 QT 间期延长,合用可能导致发生室性心律失常的风险升高,包括室性心动过速、尖端扭转型室性心动过速,增加心律失常风险,一般应避免将胺碘酮与可能引起钾和(或)镁障碍的药物合用
茚地那韦	合用可能会显著升高胺碘酮的血药浓度,机制是茚地那韦抑制 CYP3A4(负责胺碘酮代谢清除的同工酶)

合用药物	临床评价
罂粟碱	罂粟碱冠状动脉内给药与QT间期延长和尖端扭转型室性心律失常有关，合用能延长QT间期或引起心动过缓的药物会增加心律失常的风险。罂粟碱引起室性心律失常的确切机制尚未阐明，但可能涉及抑制钾电流和延长动作电位持续时间
组氨瑞林	合用增加室性心律失常的风险，包括尖端扭转型室性心动过速和猝死
左醋美沙朵	左醋美沙朵可能导致剂量相关的QT间期延长，增加室性心律失常的风险，包括尖端扭转型室性心动过速和猝死
左美丙嗪	合用增加室性心律失常的风险，包括尖端扭转型室性心动过速和猝死

2. 多非利特 与多非利特合用药物临床评价见表7-14。

表7-14 与多非利特合用药物临床评价

合用药物	临床评价
阿巴瑞克	多非利特与阿巴瑞克合用可能会增加发生心律失常的风险，避免合用
阿比特龙	多非利特可引起剂量相关的QT间期延长，增加室性心律失常的风险，包括尖端扭转型室性心动过速和猝死，最好避免合用
阿夫唑嗪	多非利特可引起剂量相关的QT间期延长，增加室性心律失常的风险，包括尖端扭转型室性心动过速和猝死。最好避免合用，除非预期收益大于风险
阿利马嗪	多非利特可引起剂量相关的QT间期延长，合用增加室性心律失常的风险，包括尖端扭转型室性心动过速和猝死
阿米替林	多非利特可引起剂量相关的QT间期延长，增加室性心律失常的风险，包括尖端扭转型室性心动过速和猝死，最好避免合用
阿莫沙平	多非利特可引起剂量相关的QT间期延长，增加室性心律失常的风险，包括尖端扭转型室性心动过速和猝死，最好避免合用
阿莫沙平	多非利特与阿莫沙平合用可能增加出现严重甚至危及生命的心律失常的风险
阿那格雷	多非利特与阿那格雷合用可能增加出现严重甚至危及生命的心律失常的风险
阿帕鲁胺	多非利特可引起剂量相关的QT间期延长，增加室性心律失常的风险，包括尖端扭转型室性心动过速和猝死，最好避免合用
阿扑吗啡	多非利特可引起剂量相关的QT间期延长，增加室性心律失常的风险，包括尖端扭转型室性心动过速和猝死，最好避免合用
阿奇霉素	多非利特可导致剂量相关的QT间期延长，与其他可延长QT间期的药物阿奇霉素合用会增加室性心律失常的风险，包括尖端扭转型室性心动过速和猝死，除非预期收益大于风险，否则通常应避免将多非利特与其他可延长QT间期的药物合用，建议谨慎合用并密切监测，尤其是对于具有潜在危险因素的患者
阿司咪唑	多非利特可引起剂量相关的QT间期延长，增加室性心律失常的风险，包括尖端扭转型室性心动过速和猝死，最好避免合用
艾日布林	多非利特与艾日布林合用会增加致命性心律失常的风险
艾司西酞普兰	多非利特与艾司西酞普兰合用可能增加出现严重甚至危及生命的心律失常的风险
胺碘酮	合用可能对心肌的难治性产生累加作用，也可能导致QT间期延长，
昂丹司琼	多非利特可引起剂量相关的QT间期延长，增加室性心律失常的风险，包括尖端扭转型室性心动过速和猝死
奥沙利铂	多非利特可引起剂量相关的QT间期延长，增加室性心律失常的风险，包括尖端扭转型室性心动过速和猝死

续表

合用药物	临床评价
奥西那林	奥西那林可引起剂量相关的QT间期延长和钾丢失，增加室性心律失常的风险，包括尖端扭转型室性心动过速和猝死
奥西替尼	多非利特可引起剂量相关的QT间期延长，增加室性心律失常的风险，包括尖端扭转型室性心动过速和猝死
贝达喹啉	多非利特与贝达喹啉合用可能增加出现严重甚至危及生命的心律失常的风险
苯妥英钠	合用可能对心肌的难治性产生累加作用，也可能导致QT间期延长，因此合用可能会增加室性心律失常的风险，如室性心动过速和尖端扭转型室性心动过速
比卡鲁胺	多非利特与比卡鲁胺合用会增加致命性心律失常的风险
苄氟噻嗪	多非利特可导致剂量相关的QT间期延长，与可能引起低钾血症和（或）低镁血症的药物共同给药可能导致室性心律失常的风险升高，包括室性心动过速、尖端扭转型室性心动过速，一般应避免多非利特与可能引起钾和（或）镁障碍的药物合用。在开始使用多非利特治疗之前，应评估血清电解质并纠正任何异常情况
苄普地尔	多非利特与苄普地尔合用可能增加出现严重甚至危及生命的心律失常的风险
苄噻嗪	合用可能会增加出现严重心律失常的风险，合用需要定期监测电解质（镁、钾）水平，以策安全
表柔比星	多非利特与表柔比星合用会增加致命性心律失常的风险
丙吡胺	合用可能会使患者的心脏状况恶化或引起严重的心律失常，此外，即使患者已停止服用多非利特一段时间，多非利特也可能会升高其血药浓度和丙吡胺的作用
丙氯拉嗪	多非利特可引起剂量相关的QT间期延长，合用增加室性心律失常的风险，包括尖端扭转型室性心动过速和猝死
丙米嗪	合用可引起剂量相关的QT间期延长，增加室性心律失常的风险，包括尖端扭转型室性心动过速和猝死
丙嗪	多非利特可引起剂量相关的QT间期延长，合用增加室性心律失常的风险，包括尖端扭转型室性心动过速和猝死
丙氧芬	多非利特可引起剂量相关的QT间期延长，合用增加室性心律失常的风险，包括尖端扭转型室性心动过速和猝死
伯氨喹	多非利特可引起剂量相关的QT间期延长，合用增加室性心律失常的风险，包括尖端扭转型室性心动过速和猝死
泊利噻嗪	多非利特可导致剂量相关的QT间期延长，合用可能导致发生室性心律失常的风险升高，包括室性心动过速、尖端扭转型室性心动过速，增加心律失常风险，一般应避免将多非利特与可能引起钾和（或）镁障碍的药物合用
泊沙康唑	多非利特可引起剂量相关的QT间期延长，增加室性心律失常的风险，包括尖端扭转型室性心动过速和猝死
博舒替尼	多非利特与博舒替尼合用可能增加出现严重甚至危及生命的心律失常的风险
布美他尼	合用可能会增加出现严重心律失常的风险，合用需要定期监测电解质（镁、钾）水平，以策安全
醋甲唑胺	多非利特可导致剂量和浓度相关的QT间期延长，合用可能导致发生室性心律失常的风险增加，包括室性心动过速、心尖部扭转，增加心律失常风险，如果必须将多非利特与可能引起钾和（或）镁紊乱的药物合用，建议谨慎使用
达沙替尼	多非利特与达沙替尼合用可能增加出现严重甚至危及生命的心律失常的风险
氘代丁苯那嗪	多非利特与氘代丁苯那嗪合用会增加致命性心律失常的风险
地高辛抗体Fab片段	合用可能会增加出现严重心律失常的风险，合用时须定期监测电解质（镁、钾）水平，以策安全
地加瑞克	多非利特与地加瑞克合用可能增加出现严重甚至危及生命的心律失常的风险

续表

合用药物	临床评价
地昔帕明	多非利特与地昔帕明合用会增加致命性心律失常的风险
丁苯那嗪	多非利特可引起剂量相关的QT间期延长,增加室性心律失常的风险,包括尖端扭转型室性心动过速和猝死
多拉司琼	多非利特与多拉司琼合用可增加心律失常的风险,这种心律失常可能是严重的,甚至可能危及生命,尽管这是一种相对罕见的不良反应
多柔比星	多非利特与多柔比星合用可能增加出现严重甚至危及生命的心律失常的风险
多塞平(包括外用)	多非利特与多塞平合用可能增加出现严重甚至危及生命的心律失常的风险
多替拉韦	合用可能会升高多非利特的血药浓度,考虑到与多非利特血浆水平升高相关的严重和(或)危及生命的心血管事件的风险,故与多非利特合用被认为是禁忌
多西他赛	多非利特可能会显著升高多西他赛的血药浓度
恩克芬尼	多非利特与恩克芬尼合用可能增加出现严重甚至危及生命的心律失常的风险
恩曲替尼	增加室性心律失常的风险,包括尖端扭转型室性心动过速和猝死,最好避免将Ⅰa类或Ⅲ类抗心律失常药物与其他可延长QT间期的药物合用,除非预期收益大于风险,建议谨慎合用,并密切监测
恩杂鲁胺	多非利特与恩杂鲁胺合用会增加致命性心律失常的风险
伐地那非	伐地那非可导致QT间期延长,增加室性心律失常的风险,包括尖端扭转型室性心动过速和猝死
凡德他尼	多非利特可引起剂量相关的QT间期延长,增加室性心律失常的风险,包括尖端扭转型室性心动过速和猝死
非诺多泮	合用可能会增加出现严重心律失常的风险,合用时须定期监测电解质(镁、钾)水平,以策安全
芬戈莫德	合用可能会增加出现严重心律失常或危及生命的心律失常的风险
奋乃静	多非利特可引起剂量相关的QT间期延长,增加室性心律失常的风险,包括尖端扭转型室性心动过速和猝死
呋塞米	合用可能会增加出现严重心律失常的风险,合用时须定期监测电解质(镁、钾)水平,以策安全
伏立康唑	多非利特可引起剂量相关的QT间期延长,增加室性心律失常的风险,包括尖端扭转型室性心动过速和猝死
氟奋乃静	多非利特与氟奋乃静合用可能增加出现严重甚至危及生命的心律失常的风险
氟卡尼	多非利特与氟卡尼合用会升高氟卡尼的血药浓度,尽管这是一种相对罕见的不良反应,但可能会增加发生严重心律失常的风险,这可能是严重的,甚至可能危及生命
氟康唑	合用可能会显著升高多非利特的血药浓度,增强其作用,多非利特的血药浓度过高有时可能会导致心律失常
氟哌啶醇	合用可能会增加心律失常的风险
氟哌利多	氟哌利多与多非利特合用会增加致命性心律失常的风险
氟氢可的松	合用可能会增加出现严重心律失常的风险,合用时须定期监测电解质(镁、钾)水平,以策安全
氟他胺	多非利特与氟他胺合用会增加致命性心律失常的风险
氟烷	合用会增加心律失常的风险
氟西汀	多非利特与氟西汀合用会增加致命性心律失常的风险
复方聚乙二醇电解质	在使用延长QT间期的药物治疗的患者中,使用肠清洁制剂可能会增加室性心律失常的风险,特别是尖端扭转型室性心动过速
戈舍瑞林	合用可能会增加发生心律失常的风险
格拉德吉	多非利特可引起剂量相关的QT间期延长,与格拉德吉合用增加室性心律失常的风险,包括尖端扭转型室性心动过速和猝死

合用药物	临床评价
格拉司琼	合用可能会增加发生心律失常的风险
谷胱甘肽	多非利特治疗可显著升高谷胱甘肽的血药浓度，这可能会增加发生严重且可能危及生命的心脏不良反应（如心律失常、心脏传导阻滞和心搏骤停）的风险
红霉素	合用可能会增加出现心律失常的风险，这可能会危及生命，此外，红霉素等药物可能会升高多非利特的血药浓度，这可能导致严重的不良反应，如肺炎、神经损伤、肝损伤、甲状腺异常和视力障碍
吉特替尼	多非利特可引起剂量相关的QT间期延长，与吉特替尼合用增加室性心律失常的风险，包括尖端扭转型室性心动过速和猝死
加压素	多非利特可引起剂量相关的QT间期延长，合用增加室性心律失常的风险，包括尖端扭转型室性心动过速和猝死
甲地孕酮	合用可能会升高多非利特的血药浓度，多非利特主要通过肾小球滤过和OCT2的肾小管主动分泌而消除，而CYP3A4介导的代谢作用较小
甲氟喹	多非利特可引起剂量相关的QT间期延长，增加室性心律失常的风险，包括尖端扭转型室性心动过速和猝死
甲氯噻嗪	多非利特可导致剂量和浓度相关的QT间期延长，合用可能会导致发生室性心律失常的风险增加，包括室性心动过速、心尖部扭转，增加心律失常风险，如果必须将多非利特与可能引起钾和（或）镁紊乱的药物合用，建议谨慎使用
甲氧苄啶	合用可能会升高多非利特的血药浓度，多非利特主要通过肾小球滤过和OCT2的肾小管主动分泌而消除，而CYP3A4介导的代谢作用较小
聚磺苯乙烯钠	多非利特可导致剂量和浓度相关的QT间期延长，合用可能会导致发生室性心律失常的风险增加，包括室性心动过速、心尖部扭转，增加心律失常风险，如果必须将多非利特与可能引起钾和（或）镁紊乱的药物合用，建议谨慎使用
卷曲霉素	合用可能会增加出现严重心律失常的风险，合用需要定期监测电解质（镁、钾）水平，以策安全
决奈达隆	不建议决奈达隆与多非利特合用，合用可能会增加出现严重心律失常的风险，这种心律失常可能严重并可能危及生命
卡博替尼	多非利特与卡博替尼合用会增加致命性心律失常的风险
可的松	合用可能会增加出现严重心律失常的风险，合用需要定期监测电解质（镁、钾）水平，以策安全
克拉霉素	合用可能会增加出现心律失常的风险，这可能会危及生命，此外，克拉霉素等药物可能会升高多非利特的血药浓度，这可能导致严重的不良反应的发生，如肺炎、神经损伤、肝损伤、甲状腺异常和视力障碍
克唑替尼	多非利特与克唑替尼合用可能会增加发生心律失常的风险，尽管这是一种相对罕见的不良反应，但这种心律失常可能是严重的，甚至可能危及生命
奎尼丁	多非利特不宜与Ⅰ类或其他Ⅲ类抗心律失常药物合用，因为它可能对心肌的难治性产生累加作用，也可能导致QT间期延长，因此，合用可能会增加室性心律失常的风险，如室性心动过速和尖端扭转型室性心动过速
奎宁	多非利特可引起剂量相关的QT间期延长，合用增加室性心律失常的风险，包括尖端扭转型室性心动过速和猝死
喹硫平	多非利特可引起剂量相关的QT间期延长，合用增加室性心律失常的风险，包括尖端扭转型室性心动过速和猝死
喹诺酮类药物	合用可增加室性心律失常的风险
拉莫三嗪	合用可能会明显升高多非利特的血药浓度，多非利特的血药浓度高会增加发生心律失常的风险
拉帕替尼	合用可引起剂量相关的QT间期延长，增加室性心律失常的风险，包括尖端扭转型室性心动过速和猝死

合用药物	临床评价
来伐木林	合用可增加室性心律失常的风险，包括尖端扭转型室性心动过速和猝死，避免合用
乐伐替尼	合用可引起剂量相关的 QT 间期延长，增加室性心律失常的风险，包括尖端扭转型室性心动过速和猝死
雷诺嗪	多非利特可引起剂量相关的 QT 间期延长，增加室性心律失常的风险，包括尖端扭转型室性心动过速和猝死
锂剂	合用可引起剂量相关的 QT 间期延长，增加室性心律失常的风险，包括尖端扭转型室性心动过速和猝死
利多卡因	合用可能对心肌的难治性产生累加作用，也可能导致 QT 间期延长，因此，合用可能会增加室性心律失常的风险，如室性心动过速和尖端扭转型室性心动过速
利培酮	多非利特可引起剂量相关的 QT 间期延长，合用增加室性心律失常的风险，包括尖端扭转型室性心动过速和猝死
利匹韦林	多非利特可引起剂量相关的 QT 间期延长，合用增加室性心律失常的风险，包括尖端扭转型室性心动过速和猝死
利托君	利托君可引起剂量相关的 QT 间期延长和钾丢失，合用增加室性心律失常的风险，包括尖端扭转型室性心动过速和猝死
两性霉素 B	多非利特可导致剂量相关的 QT 间期延长，合用可能导致室性心律失常的风险升高，包括室性心动过速、尖端扭转型室性心动过速。一般应避免多非利特与可能引起钾和（或）镁障碍的药物合用。在开始使用多非利特治疗之前，应评估血清电解质和纠正任何异常情况
亮丙瑞林	合用可引起剂量相关的 QT 间期延长，增加室性心律失常的风险，包括尖端扭转型室性心动过速和猝死
膦甲酸	多非利特与膦甲酸合用可能增加出现严重甚至危及生命的心律失常的风险
硫利达嗪	合用可增加室性心律失常的风险，包括尖端扭转型室性心动过速和猝死，避免合用
卤泛群	合用可能会有严重心律失常的风险，不建议合用
罗米地辛	多非利特可引起剂量相关的 QT 间期延长，增加室性心律失常的风险，包括尖端扭转型室性心动过速和猝死
洛非西定	多非利特可引起剂量相关的 QT 间期延长，合用增加室性心律失常的风险，包括尖端扭转型室性心动过速和猝死
氯丙嗪	多非利特与氯丙嗪合用会增加致命性心律失常的风险
氯氮平	合用可增加心律失常的风险，这种心律失常可能是严重的，甚至可能危及生命，尽管这是一种相对罕见的不良反应
氯法齐明	多非利特与氯法齐明合用可能增加出现严重甚至危及生命的心律失常的风险
氯喹	多非利特与氯喹合用会增加致命性心律失常的风险
氯米帕明	合用可能会增加出现严重心律失常的风险，这种心律失常可能会危及生命，尽管这是一种相对罕见的不良反应
氯噻嗪	合用可能会增加出现严重心律失常的风险，合用需要定期监测电解质（镁、钾）水平，以策安全
氯噻酮	合用可能会增加出现严重心律失常的风险，合用需要定期监测电解质（镁、钾）水平，以策安全
马普替林	多非利特可引起剂量相关的 QT 间期延长，增加室性心律失常的风险，包括尖端扭转型室性心动过速和猝死
马西瑞林	合用可增加室性心律失常的风险，包括尖端扭转型室性心动过速和猝死，避免合用
美沙酮	合用可增加室性心律失常的风险，包括尖端扭转型室性心动过速和猝死，避免合用
美索达嗪	合用可增加室性心律失常的风险，包括尖端扭转型室性心动过速和猝死，避免合用
美托拉宗	多非利特可导致剂量和浓度相关的 QT 间期延长，合用可能导致发生室性心律失常的风险增加，包括室性心动过速、心尖部扭转，增加心律失常风险，如果必须将多非利特与可能引起钾和（或）镁紊乱的药物合用，建议谨慎使用

续表

合用药物	临床评价
美西律	合用可能对心肌的难治性产生累加作用，也可能导致 QT 间期延长，因此合用可能会增加室性心律失常的风险，如室性心动过速和尖端扭转型室性心动过速
米哚妥林	多非利特可引起剂量相关的 QT 间期延长，合用增加室性心律失常的风险，包括尖端扭转型室性心动过速和猝死
米非司酮	米非司酮可以剂量相关的方式延长 QTc 间期，合用增加室性心律失常的风险，包括尖端扭转型室性心动过速和猝死
米塔扎平	多非利特可引起剂量相关的 QT 间期延长，合用增加室性心律失常的风险，包括尖端扭转型室性心动过速和猝死
莫雷西嗪	合用可能对心肌的难治性产生累加作用，也可能导致 QT 间期延长，因此合用可能会增加室性心律失常的风险，如室性心动过速和尖端扭转型室性心动过速
尼可刹米	合用可能会增加室性心律失常的风险，如室性心动过速和尖端扭转型室性心动过速
尼鲁米特	多非利特可引起剂量相关的 QT 间期延长，合用增加室性心律失常的风险，包括尖端扭转型室性心动过速和猝死
尼洛替尼	多非利特可引起剂量相关的 QT 间期延长，合用增加室性心律失常的风险，包括尖端扭转型室性心动过速和猝死
帕比司他	多非利特可引起剂量相关的 QT 间期延长，合用增加室性心律失常的风险，包括尖端扭转型室性心动过速和猝死
帕利哌酮	多非利特可引起剂量相关的 QT 间期延长，合用增加室性心律失常的风险，包括尖端扭转型室性心动过速和猝死
帕洛诺司琼	多非利特可引起剂量相关的 QT 间期延长，合用增加室性心律失常的风险，包括尖端扭转型室性心动过速和猝死
帕尼单抗	多非利特可导致剂量相关的 QT 间期延长，合用可能导致发生室性心律失常的风险升高，包括室性心动过速、尖端扭转型室性心动过速，增加心律失常风险，一般应避免将多非利特与可能引起钾和（或）镁障碍的药物合用
帕瑞肽	多非利特可引起剂量相关的 QT 间期延长，合用增加室性心律失常的风险，包括尖端扭转型室性心动过速和猝死
帕唑帕尼	多非利特可引起剂量相关的 QT 间期延长，合用增加室性心律失常的风险，包括尖端扭转型室性心动过速和猝死
喷他脒	多非利特可引起剂量相关的 QT 间期延长，合用增加室性心律失常的风险，包括尖端扭转型室性心动过速和猝死
匹多桑特	多非利特可引起剂量相关的 QT 间期延长，合用增加室性心律失常的风险，包括尖端扭转型室性心动过速和猝死
匹莫范色林	多非利特可引起剂量相关的 QT 间期延长，合用增加室性心律失常的风险，包括尖端扭转型室性心动过速和猝死
匹莫齐特	合用可增加室性心律失常的风险，包括尖端扭转型室性心动过速和猝死，避免合用
普鲁卡因胺	多非利特和普鲁卡因胺的合用可能增加新的心律失常的风险，包括扭转型心律失常，这是由于对心脏传导的累加抑制作用可能导致过度的 QT 间期延长
普罗布考	多非利特可引起剂量相关的 QT 间期延长，合用增加室性心律失常的风险，包括尖端扭转型室性心动过速和猝死
普罗帕酮	合用可增加室性心律失常的风险，包括尖端扭转型室性心动过速和猝死，避免合用

续表

合用药物	临床评价
普罗替林	多非利特可引起剂量相关的QT间期延长,合用增加室性心律失常的风险,包括尖端扭转型室性心动过速和猝死
七氟烷	多非利特可引起剂量相关的QT间期延长,合用增加室性心律失常的风险,包括尖端扭转型室性心动过速和猝死
齐拉西酮	齐拉西酮可导致剂量相关的QT间期延长,合用增加室性心律失常的风险,包括尖端扭转型室性心动过速和猝死
羟氯喹	多非利特可引起剂量相关的QT间期延长,合用增加室性心律失常的风险,包括尖端扭转型室性心动过速和猝死
羟嗪	多非利特可引起剂量相关的QT间期延长,合用增加室性心律失常的风险,包括尖端扭转型室性心动过速和猝死
氢氟噻嗪	多非利特可导致剂量相关的QT间期延长,合用可能导致发生室性心律失常的风险升高,包括室性心动过速、尖端扭转型室性心动过速
氢化可的松	多非利特可导致剂量相关的QT间期延长,合用可能导致发生室性心律失常的风险升高,包括室性心动过速、尖端扭转型室性心动过速
氢氯噻嗪	多非利特可导致剂量相关的QT间期延长,合用可能导致发生室性心律失常的风险升高,包括室性心动过速、尖端扭转型室性心动过速
曲马多	多非利特可引起剂量相关的QT间期延长,合用增加室性心律失常的风险,包括尖端扭转型室性心动过速和猝死
曲米帕明	多非利特可引起剂量相关的QT间期延长,合用增加室性心律失常的风险,包括尖端扭转型室性心动过速和猝死
曲普瑞林	多非利特可引起剂量相关的QT间期延长,合用增加室性心律失常的风险,包括尖端扭转型室性心动过速和猝死
曲唑酮	多非利特可引起剂量相关的QT间期延长,合用增加室性心律失常的风险,包括尖端扭转型室性心动过速和猝死
去甲替林	多非利特可引起剂量相关的QT间期延长,合用增加室性心律失常的风险,包括尖端扭转型室性心动过速和猝死
全氟丙烷	全氟丙烷会导致QT间期延长,增加室性心律失常的风险,包括尖端扭转型室性心动过速和猝死
柔红霉素	合用可引起剂量相关的QT间期延长,增加室性心律失常的风险,包括尖端扭转型室性心动过速和猝死
瑞博西利	多非利特可引起剂量相关的QT间期延长,合用增加室性心律失常的风险,包括尖端扭转型室性心动过速和猝死
三氟丙嗪	多非利特可引起剂量相关的QT间期延长,合用增加室性心律失常的风险,包括尖端扭转型室性心动过速和猝死
三氟拉嗪	多非利特可引起剂量相关的QT间期延长,合用增加室性心律失常的风险,包括尖端扭转型室性心动过速和猝死
三氯苯达唑	多非利特可引起剂量相关的QT间期延长,合用增加室性心律失常的风险,包括尖端扭转型室性心动过速和猝死
三氯噻嗪	多非利特可导致剂量和浓度相关的QT间期延长,合用可能导致发生室性心律失常的风险增加,包括室性心动过速、心尖部扭转,增加心律失常风险,如果必须将多非利特与可能引起钾和(或)镁紊乱的药物合用,建议谨慎使用
三氧化二砷	三氧化二砷与多非利特合用会增加致命性心律失常的风险
色瑞替尼	多非利特与色瑞替尼合用可能增加出现严重甚至危及生命的心律失常的风险

续表

合用药物	临床评价
沙奎那韦	与沙奎那韦合用可能会显著升高多非利特的血药浓度，其机制是增加室性心律失常的风险，包括尖端扭转型室性心动过速和猝死
舍曲林	多非利特可引起剂量相关的QT间期延长，合用增加室性心律失常的风险，包括尖端扭转型室性心动过速和猝死
舒尼替尼	多非利特可引起剂量相关的QT间期延长，合用增加室性心律失常的风险，包括尖端扭转型室性心动过速和猝死
双氯非那胺	合用可能会增加出现严重心律失常的风险，合用时须定期监测电解质（镁、钾）水平，以策安全
顺铂	合用可能会增加出现严重心律失常的风险，合用需要定期监测电解质（镁、钾）水平，以策安全
索拉非尼	多非利特可引起剂量相关的QT间期延长，合用增加室性心律失常的风险，包括尖端扭转型室性心动过速和猝死
索利那新	多非利特可引起剂量相关的QT间期延长，合用增加室性心律失常的风险，包括尖端扭转型室性心动过速和猝死
索他洛尔	合用可能对心肌的难治性产生累加作用
他克莫司	多非利特可引起剂量相关的QT间期延长，合用增加室性心律失常的风险，包括尖端扭转型室性心动过速和猝死
他莫昔芬	多非利特可引起剂量相关的QT间期延长，合用增加室性心律失常的风险，包括尖端扭转型室性心动过速和猝死
泰利霉素	合用可增加室性心律失常的风险，包括扭转型室性心动过速和猝死，避免合用
特布他林	特布他林可引起剂量相关的QT间期延长和钾丢失，合用增加室性心律失常的风险，包括尖端扭转型室性心动过速和猝死
特非那定	多非利特可引起剂量相关的QT间期延长，合用增加室性心律失常的风险，包括尖端扭转型室性心动过速和猝死
特拉万星	多非利特可引起剂量相关的QT间期延长，合用增加室性心律失常的风险，包括尖端扭转型室性心动过速和猝死
替扎尼定	多非利特可引起剂量相关的QT间期延长，合用增加室性心律失常的风险，包括尖端扭转型室性心动过速和猝死
酮康唑	合用可能会明显升高多非利特的血药浓度，多非利特的血药浓度高会增加发生心律失常的风险
托拉塞米	多非利特可导致剂量和浓度相关的QT间期延长，合用可能导致发生室性心律失常的风险增加，包括室性心动过速、心尖部扭转，增加心律失常风险，如果必须将多非利特与可能引起钾和（或）镁紊乱的药物合用，建议谨慎使用
托莫西汀	多非利特可引起剂量相关的QT间期延长，增加室性心律失常的风险，包括尖端扭转型室性心动过速和猝死，最好避免合用
托瑞米芬	托瑞米芬有可能延长患者的QT间期，合用增加室性心律失常的风险，包括尖端扭转型室性心动过速和猝死
威罗非尼	多非利特可引起剂量相关的QT间期延长，合用增加室性心律失常的风险，包括尖端扭转型室性心动过速和猝死
维拉帕米	合用可能会升高多非利特的血药浓度，该浓度主要通过肾小球滤过和OCT2的肾小管主动分泌消除，而CYP3A4介导的代谢作用较小
文拉法辛	多非利特可引起剂量相关的QT间期延长，合用增加室性心律失常的风险，包括尖端扭转型室性心动过速和猝死

续表

合用药物	临床评价
西波莫德	由于其明显的心动过缓作用，在接受延长 QT 间期药物的患者接受西波莫德治疗期间，可能会增加 QT 间期延长和尖端扭转型心律失常的风险
西咪替丁	合用可能会升高多非利特的血药浓度，该浓度主要通过肾小球滤过和 OCT2 的肾小管主动分泌消除，而 CYP3A4 介导的代谢作用较小
西沙必利	不建议将西沙必利和多非利特一起使用，尽管这是一种相对罕见的不良反应，但结合使用这些药物可能会增加出现严重心律失常的风险，这种心律可能严重并可能危及生命
西酞普兰	西酞普兰与多非利特合用可能增加出现严重甚至危及生命的心律失常的风险
腺苷	腺苷可导致已患有长 QT 间期综合征的患者发生扭转型室性心律失常，合用可能也会增加这种风险。接受会延长 QT 间期的药物的患者应谨慎使用腺苷。如果发生严重的心动过缓，应立即停用腺苷
缬苯那嗪	多非利特可引起剂量相关的 QT 间期延长，增加室性心律失常的风险，包括尖端扭转型室性心动过速和猝死
溴苄铵	合用可能对心肌的难治性产生累加作用，也可能导致 QT 间期延长，会增加室性心律失常的风险，如室性心动过速和尖端扭转型室性心动过速
伊布利特	合用具有累加作用，可能会延长心脏不应期并增加心律失常的风险
伊伐布雷定	合用可能会增加 QT 间期延长和扭转型心律失常的风险
伊潘立酮	合用可引起剂量相关的 QT 间期延长，增加室性心律失常的风险，包括尖端扭转型室性心动过速和猝死
伊曲康唑	合用可能升高多非利特的血药浓度，机制是伊曲康唑抑制 CYP3A4 的作用，该同工酶部分负责多非利特的代谢清除，多非利特的使用与 QT 间期的延长有关，因此，血浆药物水平升高可能会增加室性心律失常的风险，如室性心动过速和扭转型室性心动过速，以及心搏骤停和猝死
依法韦仑	多非利特与依法韦仑合用可能增加心律失常的风险，这种心律失常可能是严重的，甚至可能危及生命，尽管这是一种相对罕见的不良反应
依福德尼	合用可引起剂量相关的 QT 间期延长，增加室性心律失常的风险，包括尖端扭转型室性心动过速和猝死
依诺图单抗	合用可引起剂量相关的 QT 间期延长，增加室性心律失常的风险，包括尖端扭转型室性心动过速和猝死
依他尼酸	合用可能会增加出现严重心律失常的风险，合用时须定期监测电解质（镁、钾）水平，以策安全
依佐加滨	多非利特与依佐加滨合用会增加致命性心律失常的风险
乙酰唑胺	多非利特可导致剂量相关的 QT 间期延长，合用可能导致室性心律失常的风险升高，包括室性心动过速、尖端扭转型室性心动过速。一般应避免多非利特与可能引起钾和（或）镁障碍的药物合用，在开始使用多非利特治疗之前，应评估血清电解质并纠正任何异常情况
异丙嗪	多非利特可引起剂量相关的 QT 间期延长，增加室性心律失常的风险，包括尖端扭转型室性心动过速和猝死
异丙肾上腺素	合用可引起剂量相关的 QT 间期延长和钾丢失，增加室性心律失常的风险，包括尖端扭转型室性心动过速和猝死
吲达帕胺	多非利特可导致剂量相关的 QT 间期延长，合用可能导致发生室性心律失常的风险升高，包括室性心动过速、尖端扭转型室性心动过速，增加心律失常风险，一般应避免将多非利特与可能引起钾和（或）镁障碍的药物合用
罂粟碱	罂粟碱冠状动脉内给药与 QT 间期延长和尖端扭转型室性心律失常有关，合用能延长 QT 间期或引起心动过缓的药物会增加心律失常的风险。罂粟碱引起室性心律失常的确切机制尚未阐明，但可能涉及抑制钾电流和延长动作电位持续时间
组氨瑞林	多非利特可引起剂量相关的 QT 间期延长，合用增加室性心律失常的风险，包括尖端扭转型室性心动过速和猝死

续表

合用药物	临床评价
左醋美沙朵	左醋美沙朵可能导致剂量相关的 QT 间期延长,合用增加室性心律失常的风险,包括尖端扭转型室性心动过速和猝死
左美丙嗪	多非利特可引起剂量相关的 QT 间期延长,合用增加室性心律失常的风险,包括尖端扭转型室性心动过速和猝死

3. 伊布利特 与伊布利特合用药物临床评价见表 7-15。

表 7-15 与伊布利特合用药物临床评价

合用药物	临床评价
阿巴瑞克	合用增加室性心律失常的风险,包括尖端扭转型室性心动过速和猝死
阿比特龙	合用增加室性心律失常的风险,包括尖端扭转型室性心动过速和猝死
阿夫唑嗪	合用增加室性心律失常的风险,包括尖端扭转型室性心动过速和猝死
阿利马嗪	合用增加室性心律失常的风险,包括尖端扭转型室性心动过速和猝死
阿米替林	合用增加室性心律失常的风险,包括尖端扭转型室性心动过速和猝死
阿莫沙平	合用增加室性心律失常的风险,包括尖端扭转型室性心动过速和猝死
阿那格雷	阿那格雷可导致 QT 间期的剂量依赖性延长,增加室性心律失常的风险,包括尖端扭转型室性心动过速和猝死
阿帕鲁胺	合用增加室性心律失常的风险,包括尖端扭转型室性心动过速和猝死
阿扑吗啡	合用增加室性心律失常的风险,包括尖端扭转型室性心动过速和猝死
阿奇霉素	合用增加室性心律失常的风险,包括尖端扭转型室性心动过速和猝死
阿司咪唑	合用增加室性心律失常的风险,包括尖端扭转型室性心动过速和猝死
艾日布林	合用增加室性心律失常的风险,包括尖端扭转型室性心动过速和猝死
艾司西酞普兰	艾司西酞普兰可能导致 QT 间期的剂量依赖性延长,增加室性心律失常的风险,包括尖端扭转型室性心动过速和猝死
胺碘酮	合用增加室性心律失常的风险,包括尖端扭转型室性心动过速和猝死
昂丹司琼	合用增加室性心律失常的风险,包括尖端扭转型室性心动过速和猝死
奥沙利铂	合用增加室性心律失常的风险,包括尖端扭转型室性心动过速和猝死
奥西那林	奥西那林可引起剂量相关的 QT 间期延长和钾丢失,增加室性心律失常的风险,包括尖端扭转型室性心动过速和猝死
奥西替尼	合用增加室性心律失常的风险,包括尖端扭转型室性心动过速和猝死
贝达喹啉	合用增加室性心律失常的风险,包括尖端扭转型室性心动过速和猝死
比卡鲁胺	合用增加室性心律失常的风险,包括尖端扭转型室性心动过速和猝死
苄普地尔	合用增加室性心律失常的风险,包括尖端扭转型室性心动过速和猝死
表柔比星	合用增加室性心律失常的风险,包括尖端扭转型室性心动过速和猝死
丙吡胺	合用具有累加作用,并可能延长心律失常的难治性
丙米嗪	合用增加室性心律失常的风险,包括尖端扭转型室性心动过速和猝死
丙嗪	合用增加室性心律失常的风险,包括尖端扭转型室性心动过速和猝死
丙氧芬	合用增加室性心律失常的风险,包括尖端扭转型室性心动过速和猝死
伯氨喹	合用增加室性心律失常的风险,包括尖端扭转型室性心动过速和猝死
泊沙康唑	合用增加室性心律失常的风险,包括尖端扭转型室性心动过速和猝死
博舒替尼	合用增加室性心律失常的风险,包括尖端扭转型室性心动过速和猝死

续表

合用药物	临床评价
达沙替尼	合用增加室性心律失常的风险，包括尖端扭转型室性心动过速和猝死
氘代丁苯那嗪	合用增加室性心律失常的风险，包括尖端扭转型室性心动过速和猝死
地加瑞克	合用增加室性心律失常的风险，包括尖端扭转型室性心动过速和猝死
地昔帕明	合用增加室性心律失常的风险，包括尖端扭转型室性心动过速和猝死
丁苯那嗪	合用增加室性心律失常的风险，包括尖端扭转型室性心动过速和猝死
多非利特	合用可能对心肌的难治性产生累加作用，也可能导致QT间期延长，因此，合用可能会增加室性心律失常的风险，如室性心动过速和尖端扭转型室性心动过速
多拉司琼	合用增加室性心律失常的风险，包括尖端扭转型室性心动过速和猝死
多柔比星	合用增加室性心律失常的风险，包括尖端扭转型室性心动过速和猝死
多塞平（包括外用）	合用增加室性心律失常的风险，包括尖端扭转型室性心动过速和猝死
恩克芬尼	合用增加室性心律失常的风险，包括尖端扭转型室性心动过速和猝死
恩曲替尼	合用增加室性心律失常的风险，包括尖端扭转型室性心动过速和猝死
恩杂鲁胺	合用增加室性心律失常的风险，包括尖端扭转型室性心动过速和猝死
伐地那非	合用增加室性心律失常的风险，包括尖端扭转型室性心动过速和猝死
凡德他尼	凡德他尼可以引起QT间期的浓度依赖性延长，增加室性心律失常的风险，包括尖端扭转型室性心动过速和猝死
芬戈莫德	合用可能会增加出现严重心律失常或危及生命的心律失常的风险
奋乃静	合用增加室性心律失常的风险，包括尖端扭转型室性心动过速和猝死
伏立康唑	合用增加室性心律失常的风险，包括尖端扭转型室性心动过速和猝死
氟奋乃静	合用增加室性心律失常的风险，包括尖端扭转型室性心动过速和猝死
氟卡尼	合用增加室性心律失常的风险，包括尖端扭转型室性心动过速和猝死
氟康唑	合用增加室性心律失常的风险，包括尖端扭转型室性心动过速和猝死
氟哌啶醇	合用增加室性心律失常的风险，包括尖端扭转型室性心动过速和猝死
氟哌利多	氟哌利多的使用与QT间期延长、足尖扭转症、其他严重心律失常及猝死有关，合用可能会增加QT间期延长的风险
氟他胺	合用增加室性心律失常的风险，包括尖端扭转型室性心动过速和猝死
氟烷	合用增加室性心律失常的风险，包括尖端扭转型室性心动过速和猝死
氟西汀	合用增加室性心律失常的风险，包括尖端扭转型室性心动过速和猝死
复方聚乙二醇电解质	在使用延长QT间期的药物治疗的患者中，使用肠清洁制剂可能会增加室性心律失常的风险，特别是尖端扭转型室性心动过速
戈舍瑞林	合用增加室性心律失常的风险，包括尖端扭转型室性心动过速和猝死
格拉德吉	合用增加室性心律失常的风险，包括尖端扭转型室性心动过速和猝死
格拉司琼	合用增加室性心律失常的风险，包括尖端扭转型室性心动过速和猝死
红霉素	合用增加室性心律失常的风险，包括尖端扭转型室性心动过速和猝死
吉特替尼	合用增加室性心律失常的风险，包括尖端扭转型室性心动过速和猝死
加压素	合用增加室性心律失常的风险，包括尖端扭转型室性心动过速和猝死
甲氟喹	合用增加室性心律失常的风险，包括尖端扭转型室性心动过速和猝死
决奈达隆	决奈达隆可能会导致剂量相关的QT间期延长，合用可能会导致累加效应，并增加室性心律失常的风险，包括尖端扭转型室性心动过速和猝死
卡博替尼	合用增加室性心律失常的风险，包括尖端扭转型室性心动过速和猝死

续表

合用药物	临床评价
克拉霉素	合用增加室性心律失常的风险，包括尖端扭转型室性心动过速和猝死
克唑替尼	合用增加室性心律失常的风险，包括尖端扭转型室性心动过速和猝死
奎尼丁	合用增加室性心律失常的风险，包括尖端扭转型室性心动过速和猝死
奎宁	合用增加室性心律失常的风险，包括尖端扭转型室性心动过速和猝死
喹硫平	合用增加室性心律失常的风险，包括尖端扭转型室性心动过速和猝死
拉帕替尼	合用增加室性心律失常的风险，包括尖端扭转型室性心动过速和猝死
来伐木林	合用可增加室性心律失常的风险，包括尖端扭转型室性心动过速和猝死，避免合用
乐伐替尼	合用增加室性心律失常的风险，包括尖端扭转型室性心动过速和猝死
雷诺嗪	合用增加室性心律失常的风险，包括尖端扭转型室性心动过速和猝死
锂剂	合用增加室性心律失常的风险，包括尖端扭转型室性心动过速和猝死
利培酮	合用增加室性心律失常的风险，包括尖端扭转型室性心动过速和猝死
利匹韦林	合用增加室性心律失常的风险，包括尖端扭转型室性心动过速和猝死
利托君	利托君可引起剂量相关的QT间期延长和钾丢失，增加室性心律失常的风险，包括尖端扭转型室性心动过速和猝死
亮丙瑞林	合用增加室性心律失常的风险，包括尖端扭转型室性心动过速和猝死
膦甲酸	合用增加室性心律失常的风险，包括尖端扭转型室性心动过速和猝死
硫利达嗪	合用可增加室性心律失常的风险，包括尖端扭转型室性心动过速和猝死，避免合用
卤泛群	合用增加室性心律失常的风险，包括尖端扭转型室性心动过速和猝死
罗米地辛	合用增加室性心律失常的风险，包括尖端扭转型室性心动过速和猝死
洛非西定	合用增加室性心律失常的风险，包括尖端扭转型室性心动过速和猝死
氯丙嗪	合用增加室性心律失常的风险，包括尖端扭转型室性心动过速和猝死
氯氮平	合用增加室性心律失常的风险，包括尖端扭转型室性心动过速和猝死
氯法齐明	合用增加室性心律失常的风险，包括尖端扭转型室性心动过速和猝死
氯喹	合用增加室性心律失常的风险，包括尖端扭转型室性心动过速和猝死
氯米帕明	合用增加室性心律失常的风险，包括尖端扭转型室性心动过速和猝死
马普替林	合用增加室性心律失常的风险，包括尖端扭转型室性心动过速和猝死
马西瑞林	合用可增加室性心律失常的风险，包括尖端扭转型室性心动过速和猝死，避免合用
美沙酮	合用可增加室性心律失常的风险，包括尖端扭转型室性心动过速和猝死，避免合用
美索达嗪	合用可增加室性心律失常的风险，包括尖端扭转型室性心动过速和猝死，避免合用
米哚妥林	合用增加室性心律失常的风险，包括尖端扭转型室性心动过速和猝死
米非司酮	合用可增加室性心律失常的风险，包括尖端扭转型室性心动过速和猝死，避免合用
米塔扎平	合用增加室性心律失常的风险，包括尖端扭转型室性心动过速和猝死
莫雷西嗪	合用具有累加作用，并可能延长心律失常的难治性
尼鲁米特	合用增加室性心律失常的风险，包括尖端扭转型室性心动过速和猝死
尼洛替尼	尼洛替尼会导致QT间期的浓度依赖性延长，增加室性心律失常的风险，包括尖端扭转型室性心动过速和猝死
帕比司他	帕比司他可能导致QT间期的剂量依赖性延长，增加室性心律失常的风险，包括尖端扭转型室性心动过速和猝死
帕利哌酮	合用增加室性心律失常的风险，包括尖端扭转型室性心动过速和猝死
帕洛诺司琼	合用增加室性心律失常的风险，包括尖端扭转型室性心动过速和猝死
帕瑞肽	合用增加室性心律失常的风险，包括尖端扭转型室性心动过速和猝死

续表

合用药物	临床评价
帕唑帕尼	合用增加室性心律失常的风险，包括尖端扭转型室性心动过速和猝死
喷他脒	合用增加室性心律失常的风险，包括尖端扭转型室性心动过速和猝死
匹多桑特	合用增加室性心律失常的风险，包括尖端扭转型室性心动过速和猝死
匹莫范色林	合用增加室性心律失常的风险，包括尖端扭转型室性心动过速和猝死
匹莫齐特	合用可增加室性心律失常的风险，包括尖端扭转型室性心动过速和猝死，避免合用
普鲁卡因胺	合用具有累加作用，并可能延长心脏的难治性
普鲁氯嗪	合用增加室性心律失常的风险，包括尖端扭转型室性心动过速和猝死
普罗布考	合用增加室性心律失常的风险，包括尖端扭转型室性心动过速和猝死
普罗帕酮	合用可能对心电图的 QT 间期产生加性作用，这可能会增加室性心律失常的风险，包括尖端扭转型室性心动过速和猝死
普罗替林	合用增加室性心律失常的风险，包括尖端扭转型室性心动过速和猝死
七氟烷	合用增加室性心律失常的风险，包括尖端扭转型室性心动过速和猝死
齐拉西酮	齐拉西酮可导致剂量相关的 QT 间期延长，增加室性心律失常的风险，包括尖端扭转型室性心动过速和猝死
羟氯喹	合用增加室性心律失常的风险，包括尖端扭转型室性心动过速和猝死
羟嗪	合用增加室性心律失常的风险，包括尖端扭转型室性心动过速和猝死
曲马多	合用增加室性心律失常的风险，包括尖端扭转型室性心动过速和猝死
曲米帕明	合用增加室性心律失常的风险，包括尖端扭转型室性心动过速和猝死
曲普瑞林	合用增加室性心律失常的风险，包括尖端扭转型室性心动过速和猝死
曲唑酮	合用增加室性心律失常的风险，包括尖端扭转型室性心动过速和猝死
去甲替林	合用增加室性心律失常的风险，包括尖端扭转型室性心动过速和猝死
全氟丙烷	全氟丙烷会导致 QT 间期延长，合用增加室性心律失常的风险，包括尖端扭转型室性心动过速和猝死
柔红霉素	合用增加室性心律失常的风险，包括尖端扭转型室性心动过速和猝死
瑞博西利	合用增加室性心律失常的风险，包括尖端扭转型室性心动过速和猝死
三氟丙嗪	合用增加室性心律失常的风险，包括尖端扭转型室性心动过速和猝死
三氟拉嗪	合用增加室性心律失常的风险，包括尖端扭转型室性心动过速和猝死
三氯苯哒唑	合用增加室性心律失常的风险，包括尖端扭转型室性心动过速和猝死
三氧化二砷	合用可增加室性心律失常的风险，包括扭转型室性心动过速和猝死，避免合用
色瑞替尼	色瑞替尼可引起 QT 间期的浓度依赖性延长，合用增加室性心律失常的风险，包括尖端扭转型室性心动过速和猝死
沙奎那韦	合用增加室性心律失常的风险，包括尖端扭转型室性心动过速和猝死
舍曲林	合用增加室性心律失常的风险，包括尖端扭转型室性心动过速和猝死
舒尼替尼	合用增加室性心律失常的风险，包括尖端扭转型室性心动过速和猝死
索拉非尼	合用增加室性心律失常的风险，包括尖端扭转型室性心动过速和猝死
索利那新	合用增加室性心律失常的风险，包括尖端扭转型室性心动过速和猝死
索他洛尔	合用具有累加作用，可能会延长心脏不应期并增加心律失常的风险
他克莫司	合用增加室性心律失常的风险，包括尖端扭转型室性心动过速和猝死
他莫昔芬	合用增加室性心律失常的风险，包括尖端扭转型室性心动过速和猝死
泰利霉素	合用增加室性心律失常的风险，包括尖端扭转型室性心动过速和猝死
特布他林	特布他林可引起剂量相关的 QT 间期延长和钾丢失，合用增加室性心律失常的风险，包括尖端扭转型室性心动过速和猝死

续表

合用药物	临床评价
特非那定	合用增加室性心律失常的风险，包括尖端扭转型室性心动过速和猝死
特拉万星	合用增加室性心律失常的风险，包括尖端扭转型室性心动过速和猝死
替扎尼定	合用增加室性心律失常的风险，包括尖端扭转型室性心动过速和猝死
酮康唑	合用增加室性心律失常的风险，包括尖端扭转型室性心动过速和猝死
托莫西汀	合用增加室性心律失常的风险，包括尖端扭转型室性心动过速和猝死
托瑞米芬	托瑞米芬有可能延长患者的心电图 QT 间期，合用增加室性心律失常的风险，包括尖端扭转型室性心动过速和猝死
威罗非尼	威罗非尼可引起 QT 间期的浓度依赖性延长，合用增加室性心律失常的风险，包括尖端扭转型室性心动过速和猝死
文拉法辛	合用增加室性心律失常的风险，包括尖端扭转型室性心动过速和猝死
西波莫德	由于其明显的心动过缓作用，在接受延长 QT 间期药物的患者接受西波莫德治疗期间，可能会增加 QT 间期延长和尖端扭转型心律失常的风险
西沙必利	西沙必利可能导致 QT 间期的剂量相关性延长，合用增加室性心律失常的风险，包括尖端扭转型室性心动过速和猝死
西酞普兰	西酞普兰可导致 QT 间期的剂量依赖性延长，合用增加室性心律失常的风险，包括尖端扭转型室性心动过速和猝死
缬苯那嗪	合用增加室性心律失常的风险，包括尖端扭转型室性心动过速和猝死
溴苄铵	合用会导致累加效应，并增加室性心律失常的风险，包括尖端扭转型室性心动过速和猝死
伊伐布雷定	合用可能会增加 QT 间期延长和扭转型心律失常的风险
伊潘立酮	伊潘立酮可能会导致剂量相关的 QT 间期延长，增加室性心律失常的风险，包括尖端扭转型室性心动过速和猝死
依法韦仑	合用增加室性心律失常的风险，包括尖端扭转型室性心动过速和猝死
依福德尼	合用增加室性心律失常的风险，包括尖端扭转型室性心动过速和猝死
依利格鲁司特	合用增加室性心律失常的风险，包括尖端扭转型室性心动过速和猝死
依诺图单抗	合用增加室性心律失常的风险，包括尖端扭转型室性心动过速和猝死
依佐加滨	合用增加室性心律失常的风险，包括尖端扭转型室性心动过速和猝死
异丙嗪	合用增加室性心律失常的风险，包括尖端扭转型室性心动过速和猝死
异丙肾上腺素	异丙肾上腺素可引起剂量相关的 QT 间期延长和钾丢失，增加室性心律失常的风险，包括尖端扭转型室性心动过速和猝死
罂粟碱	罂粟碱冠状动脉内给药与 QT 间期延长和尖端扭转型室性心律失常有关，合用能延长 QT 间期或引起心动过缓的药物会增加心律失常的风险。罂粟碱引起室性心律失常的确切机制尚未阐明，但可能涉及抑制钾电流和延长动作电位持续时间
组氨瑞林	合用增加室性心律失常的风险，包括尖端扭转型室性心动过速和猝死
左醋美沙朵	左醋美沙朵可能导致剂量相关的 QT 间期延长，增加室性心律失常的风险，包括尖端扭转型室性心动过速和猝死
左美丙嗪	合用增加室性心律失常的风险，包括尖端扭转型室性心动过速和猝死

4. **决奈达隆** 参见伊布利特。

四、Ⅳ类——钙通道阻滞剂

1. **维拉帕米** 与维拉帕米合用药物临床评价见表 7-16。

表 7-16　与维拉帕米合用药物临床评价

合用药物	临床评价
β受体阻滞剂（包括滴眼液）	合用可能会导致心率、心脏传导和心脏收缩力的相加性降低
阿布他明	合用可诱发或加重室上性心律失常或室性心律失常
阿地白介素	合用增强降压作用，合用期间应监测血压
阿伐那非	合用可能会升高阿伐那非的血药浓度，合用时阿伐那非的剂量应每24小时不超过50mg
阿法替尼	合用可能会升高阿法替尼的血药浓度，阿法替尼是外排转运蛋白的底物
阿芬太尼	合用可能显著升高阿芬太尼的血药浓度
阿夫唑嗪	合用降压作用可能相加
阿卡替尼	维拉帕米可显著升高阿卡替尼的血药浓度
阿立哌唑	阿立哌唑增强维拉帕米的降压作用，可能会发生与血管舒张相关的直立性低血压和晕厥，合用建议临床密切监测低血压的发生
阿利吉仑	合用可能会升高阿利吉仑的血药浓度和药理作用
阿米替林	合用可能会升高阿米替林的血药浓度，合用建议密切监测临床反应和耐受性
阿莫非尼	合用可能会降低维拉帕米的血药浓度
阿莫曲坦	维拉帕米通过CYP3A4抑制阿莫曲坦的代谢
阿莫沙平	合用可能会升高阿莫沙平的血药浓度，合用建议密切监测临床反应和耐受性
阿那格雷	合用可能会升高阿那格雷的血药浓度
阿哌沙班	合用可能会升高阿哌沙班的血药浓度
阿扑吗啡	阿扑吗啡可能增强维拉帕米的降压作用
阿曲库铵	维拉帕米可能会增强阿曲库铵的神经肌肉阻滞性能，合用应密切监测患者神经肌肉阻滞作用
阿瑞匹坦	合用可能会升高阿瑞匹坦的血药浓度
阿塞那平	阿塞那平可增强维拉帕米的降压作用，可能会发生与血管舒张相关的直立性低血压和晕厥，合用建议临床密切监测低血压的发生
阿司匹林	维拉帕米和阿司匹林可能具有协同抗血小板作用，这种相互作用的机制尚未完全阐明，阿司匹林可能会逆转维拉帕米的降压作用，该机制可能与维拉帕米对前列环素的拮抗作用有关，如果必须合用，建议密切观察出血时间延长和降压作用
阿托伐他汀	合用可能会升高阿托伐他汀的血药浓度，合用建议监测血脂水平并使用最低的他汀类药物有效剂量
阿昔替尼	合用可能会升高阿昔替尼的血药浓度，合用需谨慎
阿扎那韦	合用可能导致传导障碍和房室传导阻滞的风险升高，应谨慎使用
安泼那韦	合用可能会升高维拉帕米的血药浓度，建议谨慎合用
氨茶碱	维拉帕米可能会升高茶碱的血药浓度，增加茶碱的作用和中毒的风险，建议对患者反应和耐受性，以及茶碱的血药浓度进行临床监测
氨磷汀	合用可能会增加与氨磷汀相关的低血压的风险和严重程度
氨氯地平	合用可能会升高氨氯地平的血药浓度，如合用，建议密切监测临床反应和耐受性，氨氯地平可能需要减少剂量
胺碘酮	合用可能具有附加的药效学作用，可能会导致窦性停搏、心肌收缩力降低和低血压，应密切监测患者的血流动力学和心电图状态，尤其是在胺碘酮剂量增加期间
奥贝里斯	奥贝里斯可增加维拉帕米的清除，降低其血药浓度和治疗效果
奥拉帕尼	合用可能升高奥拉帕尼的血药浓度，避免合用
巴氯芬	合用可能导致降压作用累加

合用药物	临床评价
贝那普利	合用可能具有相加性降压作用
贝曲沙班	合用可能显著升高贝曲沙班的血药浓度
贝沙罗汀	合用在理论上可升高贝沙罗汀的血药浓度
倍他米松	倍他米松可能会降低维拉帕米在降低血压方面的作用
比尼替尼	合用可能会升高比尼替尼的血药浓度,增加其不良反应
丙吡胺	合用可能会导致严重的低血压、晕厥、心动过缓、心搏停止和心力衰竭,特别是在有传导障碍的患者中
博舒替尼	维拉帕米可能会显著升高博舒替尼的血药浓度
布托啡诺	维拉帕米可能会升高布托啡诺的血药浓度
达比加群酯	合用可能会显著提高达比加群酯的生物利用度
地夫可特	合用可能显著升高活性代谢产物 21-地夫可特的血药浓度
多非利特	合用可能会升高多非利特的血药浓度
多拉司琼	多拉司琼会导致 PR 和 QRS 间期的剂量依赖性延长,增加心动过缓和心脏传导阻滞的风险
多西他赛	合用可能显著升高多西他赛的血药浓度,多西紫杉醇是 CYP3A4 和糖蛋白的底物
恩克芬尼	合用可能显著升高恩克芬尼的血药浓度
恩曲替尼	合用可能会显著升高恩曲替尼的血药浓度
芬戈莫德	合用可能会增加严重心动过缓和房室传导阻滞的风险
芬太尼	合用可能升高芬太尼的血药浓度,可能会增加不良反应,并可能导致致命的呼吸抑制
氟班色林	合用可能显著升高氟班色林的血药浓度,可能增加发生严重低血压、晕厥和中枢神经系统抑制的风险
氟卡尼	维拉帕米和氟卡尼可能具有相加性减慢心率作用
胍法辛	合用可能显著升高胍法辛的血药浓度,发生低血压、心动过缓和镇静等不良反应的风险可能会增加
红霉素	合用可能会升高红霉素的血药浓度,红霉素的使用与剂量相关的 QT 间期延长相关联,因此,血浆药物水平升高可能会增加室性心律失常的风险,如室性心动过速和扭转型心律失常,应避免合用
卡马西平	合用可以改变两种药物的血药浓度和作用
可比替尼	合用可能显著升高可比替尼的血药浓度
来伐木林	合用可能会显著升高来伐木林的血药浓度
雷诺嗪	合用可能会升高雷诺嗪的血药浓度,可能会增加室性心律失常的风险,如室性心动过速、心室颤动和尖端扭转型室性心动过速
卤泛群	合用可能会升高卤泛群的血药浓度,导致 QT 间期延长和室性心律失常的风险增加
鲁拉西酮	合用可能显著升高鲁拉西酮及其活性代谢物的血药浓度
洛伐他汀	合用可能会显著升高洛伐他汀的血药浓度,并增强他汀类药物引起的肌病的风险
洛美他派	合用可能会显著升高洛美他派的血药浓度
洛哌丁胺	合用可能会增加血浆和中枢神经系统中洛哌丁胺的浓度
奈拉替尼	合用能显著升高奈拉替尼的血药浓度,两者避免合用
匹莫齐特	合用可能显著升高匹莫齐特的血药浓度,可能会增加室性心律失常的风险,如室性心动过速、扭转型室性心动过速、心搏骤停和猝死
羟考酮	合用可能会升高羟考酮的血药浓度,可能会增加不良反应,并可能导致致命的呼吸抑制
氢可酮	合用可能会升高氢可酮的血药浓度,可能会增加不良反应,并可能导致致命的呼吸抑制
秋水仙碱	合用可能显著升高秋水仙碱的血药浓度
色瑞替尼	合用可能会增加心动过缓的风险,从而导致心律失常和 QT 间期延长
沙奎那韦	合用增加心动过缓和心脏传导阻滞的风险

合用药物	临床评价
舒沃占特	合用可能显著升高舒沃占特的血药浓度
水杨酸铋	合用可能会导致血压升高，需要调整剂量或更频繁地检查血压
索尼德吉	合用可能显著升高索尼德吉的血药浓度
他唑帕尼	合用可能会升高他唑帕尼的血药浓度
替扎尼定	合用能显著升高替扎尼定的血药浓度和药理作用
维奈托克	合用可能会升高维奈托克的血药浓度
西波莫德	合用可能会增加严重心动过缓和房室传导阻滞的风险
西洛他唑	合用可能升高西洛他唑和（或）其药理活性代谢物的血药浓度
西沙必利	合用可能会升高西沙必利的血药浓度，增加发生心律失常的风险，避免合用
辛伐他汀	合用可能会显著升高辛伐他汀的血药浓度，并增强他汀类药物引起的肌病的风险
盐酸可乐定滴眼液	盐酸可乐定滴眼液被全身吸收，有可能产生罕见但临床上显著的全身作用，如低血压和心动过缓，合用可能会对血压和心率产生累加或增强作用，合用时应定期监测血压和心率
伊伐布雷定	合用可能会显著升高伊伐布雷定的血药浓度，并增加过度心动过缓或其他传导障碍的风险，避免合用
伊曲康唑	伊曲康唑显示出剂量相关的负性变力作用，可能与钙通道阻滞剂的作用相加，合用可能会增加心室功能不全、充血性心力衰竭、周围水肿和肺水肿的风险，尤其是在存在危险因素的患者中，如慢性阻塞性肺疾病、水肿疾病如肾衰竭
依度沙班	合用可能会升高血浆依度沙班的浓度
依伐卡托	合用可能显著升高依伐卡托的血药浓度
依福德尼	合用可能会显著升高依福德尼的血药浓度
依利格鲁司特	维拉帕米治疗可显著升高依利格鲁司特的血药浓度，可能会增加发生严重且可能危及生命的心脏不良反应（如心律失常、心脏传导阻滞和心搏骤停）的风险
依鲁替尼	合用可能显著升高依鲁替尼的血药浓度
依匹哌唑	维拉帕米可能会升高依匹哌唑的血药浓度
依维莫司	合用能显著升高口服给药后依维莫司的血药浓度
异戊巴比妥	一些巴比妥类药物可能会显著降低血清维拉帕米浓度和半衰期，尤其是口服剂型，如果必须合用这些药物，建议密切观察以降低维拉帕米的作用，可能需要调整剂量，巴比妥类药物停用后，还应监测患者的维拉帕米毒性
赞布替尼	合用可能升高赞布替尼的血药浓度
左醋美沙朵	合用可能会增加左醋美沙朵的血药浓度和作用时间
左氧氟沙星滴眼液	合用可能会导致心率、心脏传导和心脏收缩力的相加性降低

2. 地尔硫䓬 与地尔硫䓬合用药物临床评价见表 7-17。

表 7-17 与地尔硫䓬合用药物临床评价

合用药物	临床评价
β受体阻滞剂（包括滴眼液）	合用可能会导致心率、心脏传导和心脏收缩力的相加性降低
阿贝西尼	地尔硫䓬可能会升高阿贝西尼的血药浓度
阿苯达唑	地尔硫䓬可能会升高阿苯达唑的血药浓度，增强其作用
阿地白介素	合用增强降压作用，合用药期间应监测血压
阿伐那非	合用可能会升高阿伐那非的血药浓度，合用时阿伐那非的剂量应每24小时不超过50mg

续表

合用药物	临床评价
阿法替尼	合用可能会升高阿法替尼的血药浓度
阿芬太尼	合用可能显著升高阿芬太尼的血药浓度
阿夫唑嗪	合用降压作用可能相加
阿卡替尼	合用可能显著升高阿卡替尼的血药浓度
阿乐替尼	合用可能会增加心动过缓的风险
阿立哌唑	阿立哌唑增强地尔硫䓬的降压作用，可能会发生与血管舒张相关的直立性低血压和晕厥，合用时建议密切监测低血压的发生
阿利吉仑	合用可能会升高阿利吉仑的血药浓度，增强其作用
阿米替林	合用可能会升高阿米替林的血药浓度，合用建议密切监测临床反应和耐受性
阿莫非尼	合用可能会降低地尔硫䓬的血药浓度
阿莫沙平	合用可能会升高阿莫沙平的血药浓度，合用建议密切监测临床反应和耐受性
阿哌沙班	合用可能会升高阿哌沙班的血药浓度
阿扑吗啡	阿扑吗啡可能增强地尔硫䓬的降压作用
阿普唑仑	地尔硫䓬可能会升高阿普唑仑的血药浓度，增强其作用
阿曲库铵	地尔硫䓬可能会增023强阿曲库铵的神经肌肉阻滞性能，合用应密切监测患者的神经肌肉阻滞作用
阿瑞匹坦	合用可能会升高阿瑞匹坦的血药浓度
阿塞那平	阿塞那平可增强地尔硫䓬的降压作用，可能会发生与血管舒张相关的直立性低血压和晕厥，合用建议临床密切监测低血压的发生
阿司咪唑	与地尔硫䓬合用可能会升高阿司咪唑的血药浓度，建议谨慎合用
阿司匹林	地尔硫䓬和阿司匹林可能具有协同抗血小板作用，阿司匹林可能会逆转地尔硫䓬的降压作用，如果必须合用，建议密切观察出血时间和降压作用
阿托伐他汀	合用可能会升高阿托伐他汀的血药浓度，合用建议监测血脂水平并使用最低的他汀类药物有效剂量
阿昔替尼	合用可能会升高阿昔替尼的血药浓度，合用需谨慎
阿扎那韦	合用可能导致传导障碍和房室传导阻滞的风险升高，应谨慎使用
安泼那韦	合用可能会升高地尔硫䓬的血药浓度，建议谨慎合用
氨茶碱	地尔硫䓬可能会升高茶碱的血药浓度，增加茶碱的作用和中毒的风险，建议对患者反应和耐受性，以及茶碱的血药浓度进行监测
氨磷汀	合用可能会增加与氨磷汀相关的低血压的风险和严重程度
氨鲁米特	合用可能会显著降低地尔硫䓬的血药浓度
氨氯地平	合用可能会升高氨氯地平的血药浓度，如果合用，建议密切监测临床反应和耐受性，可能需要减少氨氯地平的剂量
胺碘酮	合用可能具有累加的药效学作用，可能会导致窦性停搏、心肌收缩力降低和低血压，应密切监测患者的血流动力学和心电图
奥拉帕尼	合用可能显著升高奥拉帕尼的血药浓度，避免合用
贝曲沙班	合用可能显著增加血浆贝曲沙班的浓度
博舒替尼	地尔硫䓬可能会显著升高博舒替尼的血药浓度
布托啡诺	地尔硫䓬可能会升高布托啡诺的血药浓度
地夫可特	合用可能显著升高活性代谢产物 21-地夫可特的血药浓度
多拉司琼	多拉司琼会导致 PR 和 QRS 间期的剂量依赖性延长，增加心动过缓和心脏传导阻滞的风险
多西他赛	合用可能显著升高多西他赛的血药浓度，多西紫杉醇是 CYP3A4 和糖蛋白的底物
恩克芬尼	合用可能显著升高恩克芬尼的血药浓度

续表

合用药物	临床评价
恩曲替尼	合用可能显著升高恩曲替尼的血药浓度
芬戈莫德	合用可能会增加严重心动过缓和房室传导阻滞的风险
芬太尼	合用可能升高芬太尼的血药浓度,芬太尼浓度升高可能会增加或延长药物不良反应,并可能导致致命的呼吸抑制
氟班色林	合用可能显著升高氟班色林的血药浓度,可能增加发生严重低血压、晕厥和中枢神经系统抑制的风险
氟卡尼	地尔硫䓬和氟卡尼可能具有加和的抗心律失常作用
胍法辛	合用可能显著升高胍法辛的血药浓度,发生低血压、心动过缓和镇静等不良反应的风险可能会增加
红霉素	合用可能会升高红霉素的血药浓度,升高可能会增加室性心律失常的风险,如室性心动过速和扭转型心律失常,避免合用
卡马西平	合用可以改变两种药物的血药浓度和作用
可比替尼	合用可能显著升高可比替尼的血药浓度
来伐木林	合用可能会显著升高来伐木林的血药浓度
雷诺嗪	合用可能会升高雷诺嗪的血药浓度,可能会增加室性心律失常的风险,如室性心动过速、心室颤动和尖端扭转型室性心动过速
利福布汀	合用可能会显著降低地尔硫䓬的血药浓度
利福平	合用可能会显著降低地尔硫䓬的血药浓度
卤泛群	合用可能会升高卤泛群的血药浓度,导致QT间期延长和室性心律失常的风险增加
鲁拉西酮	合用可能显著升高鲁拉西酮及其活性代谢物的血药浓度
洛伐他汀	合用可能会显著升高洛伐他汀的血药浓度,并增强他汀类药物引起的肌病的风险
洛美他派	合用可能显著升高洛美他派的血药浓度
洛哌丁胺	合用可能会增加血浆和中枢神经系统中洛哌丁胺的浓度
奈拉替尼	合用能显著升高奈拉替尼的血药浓度,避免合用
匹莫齐特	合用可能显著升高匹莫齐特的血药浓度,可能会增加室性心律失常的风险,如室性心动过速、扭转型室性心动过速、心搏骤停和猝死
羟考酮	合用可能会升高羟考酮的血药浓度,可能会增加不良反应,并可能导致致命的呼吸抑制
氢可酮	合用可能会升高氢可酮的血药浓度,可能会增加或延长药物不良反应,并可能导致致命的呼吸抑制
秋水仙碱	合用可能显著升高秋水仙碱的血药浓度
色瑞替尼	合用可能会增加心动过缓的风险,从而导致心律失常和QT间期延长
沙奎那韦	增加心动过缓和心脏传导阻滞的风险
舒沃占特	合用可能显著升高舒沃占特的血药浓度
索尼德吉	合用可能显著升高索尼德吉的血药浓度
他唑帕尼	合用可能会升高他唑帕尼的血药浓度
替扎尼定	合用能显著升高替扎尼定的血药浓度和药理作用
维奈托克	合用可能会升高维奈托克的血药浓度
西波莫德	合用可能会升高严重心动过缓和房室传导阻滞的风险
西洛他唑	合用可能升高西洛他唑和(或)其药理活性代谢物的血药浓度
西沙必利	合用可能升高西沙必利的血药浓度,增加心律失常的风险,避免合用
辛伐他汀	合用可能会显著升高辛伐他汀的血药浓度,并增强他汀类药物引起的肌病的风险
伊伐布雷定	合用可能会显著升高伊伐布雷定的血药浓度,并增加过度心动过缓或其他传导障碍的风险,避免合用

续表

合用药物	临床评价
伊曲康唑	伊曲康唑显示出剂量相关的负性变力作用，可能与钙通道阻滞剂的作用相加，合用可能会增加心室功能不全、充血性心力衰竭、周围水肿和肺水肿的风险，尤其是在存在危险因素的患者中，危险因素如慢性阻塞性肺疾病、水肿疾病（如肾衰竭）
依度沙班	合用可能会升高依度沙班的血药浓度
依伐卡托	合用可能显著升高依伐卡托的血药浓度
依福德尼	合用可能会显著升高依福德尼的血药浓度
依利格鲁司特	地尔硫䓬可显著升高依利格鲁司特的血药浓度，可能会增加发生严重的且可能危及生命的心脏不良反应（如心律失常、心脏传导阻滞和心搏骤停）的风险
依鲁替尼	合用可能显著升高依鲁替尼的血药浓度
依匹哌唑	地尔硫䓬可能会升高依匹哌唑的血药浓度
依维莫司	合用能显著升高口服给药后依维莫司的血药浓度
异戊巴比妥	巴比妥类药物可能会显著降低地尔硫䓬的血药浓度和半衰期，尤其是口服剂型，如果必须合用，建议密切观察，可能需要调整剂量，巴比妥类药物停用后，还应监测地尔硫䓬的毒性
赞布替尼	合用可能显著升高赞布替尼的血药浓度
左醋美沙朵	合用可能会升高左醋美沙朵的血药浓度，延长其作用时间
左氧氟沙星滴眼液	合用可能会导致心率、心脏传导和心脏收缩力的相加性降低

3. 苄普地尔　与苄普地尔合用药物临床评价见表7-18。

表7-18　与苄普地尔合用药物临床评价

合用药物	临床评价
阿那格雷	合用可能会增加发生严重心律失常的风险
阿扑吗啡	合用可能会增加发生严重心律失常的风险
阿佐塞米	阿佐塞米引起的低血钾可能会增加发生严重心律失常的风险
艾日布林	合用可能会增加发生严重心律失常的风险
奥西替尼	合用可能会增加发生严重心律失常的风险，甚至可能危及生命，避免合用
贝达喹啉	合用可能会增加发生严重心律失常的风险
比卡鲁胺	合用可能会增加发生严重心律失常的风险
博赛普韦	合用可引发致命的不良事件，合用时应密切观察，并监测血药浓度
博舒替尼	合用可能会增加发生严重心律失常的风险
达沙替尼	合用可能会增加发生严重心律失常的风险，甚至可能危及生命
氘代丁苯那嗪	合用可能会增加发生严重心律失常的风险，甚至可能危及生命
恩克芬尼	合用可能会增加发生严重心律失常的风险，甚至可能危及生命，避免合用
恩曲替尼	合用可能会增加发生严重心律失常的风险，甚至可能危及生命，避免合用
伐地那非	合用可能会增加发生严重心律失常的风险
凡德他尼	合用可能会增加发生严重心律失常的风险
戈舍瑞林	合用可能会增加发生严重心律失常的风险，甚至可能危及生命
格拉德吉	合用可能会增加发生严重心律失常的风险，甚至可能危及生命
吉特替尼	合用可能会增加发生严重心律失常的风险，甚至可能危及生命，避免合用
卡博替尼	合用可能会增加发生严重心律失常的风险

续表

合用药物	临床评价
可待因	可待因会降低苄普地尔的代谢
克拉夫定	克拉夫定可使抗心律失常药的血药浓度降低,应谨慎合用,如合用应监测抗心律失常药物的血药浓度
克唑替尼	合用可能会增加发生严重心律失常的风险,甚至可能危及生命
拉帕替尼	合用可能会增加发生严重心律失常的风险,甚至可能危及生命
来伐木林	来伐木林可能降低苄普地尔的血药浓度,延长QT间期,增加心律失常的风险
乐伐替尼	合用可能会增加发生严重心律失常的风险,甚至可能危及生命
亮丙瑞林	合用可能会增加发生严重心律失常的风险,甚至可能危及生命
罗米地辛	合用可能会增加发生严重心律失常的风险,甚至可能危及生命
洛哌丁胺	合用可能会显著升高洛哌丁胺的血药浓度,会导致严重和潜在的并发症,如心律失常和心搏骤停
米哚妥林	合用可能会增加发生严重心律失常的风险,甚至可能危及生命,避免合用
帕唑帕尼	合用可能会增加发生严重心律失常的风险
匹多桑特	合用可能会增加发生(严重甚至危及生命)心律失常的风险
曲普瑞林	合用可能会增加发生严重心律失常的风险,甚至可能危及生命
三氧化二砷	合用可能会增加发生(严重甚至危及生命)心律失常的风险,应避免合用
色瑞替尼	合用可能会增加发生严重心律失常的风险
舒尼替尼	合用可能会增加发生严重心律失常的风险,甚至可能危及生命
他莫昔芬	合用可能会增加发生严重心律失常的风险,甚至可能危及生命
特非那定	合用可能会增加发生严重心律失常的风险,甚至可能危及生命
替拉瑞韦	替拉瑞韦能升高苄普地尔的血药浓度,导致严重或致命性不良反应。如需合用,应严密监视患者症状
威罗非尼	合用可能会增加发生严重心律失常的风险
文尼克拉	合用可能会显著升高文尼克拉的血药浓度和增加肿瘤溶解综合征发生的风险,其他不良反应也可能增加。合用时应密切监测
西美瑞韦	西美瑞韦可轻度升高抗心律失常药的血药浓度,合用时应密切观察,并监测血药浓度
西沙必利	合用可能会增加发生严重心律失常的风险,甚至可能危及生命
腺苷	腺苷易导致先前存在长QT间期综合征的患者发生扭转型室性心律失常,合用可能会增加出现严重心律失常的风险,这可能是严重的,甚至可能危及生命,应谨慎合用
伊伐布雷定	伊伐布雷定与延长QT间期的药物苄普地尔合用,由于其心动过缓作用,QT间期延长和扭转型心律失常的风险可能会增加
依度沙班	苄普地尔可升高依度沙班的血药浓度,会增加发生严重或威胁生命的出血并发症的风险
依福德尼	合用可能会增加发生严重心律失常的风险,甚至可能危及生命
异丙嗪	合用可能会增加发生严重心律失常的风险

五、其他抗心律失常药

腺苷 与腺苷合用药物临床评价见表7-19。

表7-19 与腺苷合用药物临床评价

合用药物	临床评价
阿布他明	合用可能会影响心脏节律
阿那格雷	合用会增加致命性心律失常的风险,应谨慎合用
阿司咪唑	合用会增加致命性心律失常的风险,应谨慎合用

续表

合用药物	临床评价
胺碘酮	合用会增加致命性心律失常的风险，应谨慎合用
奥西替尼	合用可能会增加出现严重心律失常的风险，应谨慎合用，如果发生严重的心动过缓，应立即停用腺苷
贝达喹啉	合用会增加致命性心律失常的风险，应谨慎合用
苄普地尔	合用可能会增加出现严重心律失常的风险，应谨慎合用
丙吡胺	合用可能会增加出现严重心律失常的风险，应谨慎合用，如果发生严重的心动过缓，应立即停用腺苷
地高辛	接受地高辛的患者使用腺苷可能会增加心室颤动的风险，接受地高辛的患者应谨慎使用腺苷，如果发生心绞痛、严重的心动过缓、严重的低血压或心搏停止，应立即停用腺苷
多非利特	合用可能会增加出现严重心律失常的风险，应谨慎合用，如果发生严重的心动过缓，应立即停用腺苷
多拉司琼	合用可能会增加出现严重心律失常的风险，应谨慎合用，如果发生严重的心动过缓，应立即停用腺苷
凡德他尼	合用可能会增加出现严重心律失常的风险，应谨慎合用，如果发生严重的心动过缓，应立即停用腺苷
氟哌啶醇	合用可能会增加出现严重心律失常的风险，应谨慎合用，如果发生严重的心动过缓，应立即停用腺苷
氟哌利多	合用可能会增加出现严重心律失常的风险，应谨慎合用，如果发生严重的心动过缓，应立即停用腺苷
格帕沙星	合用可能会增加出现严重心律失常的风险，应谨慎合用，如果发生严重的心动过缓，应立即停用腺苷
加替沙星	合用可能会增加出现严重心律失常的风险，应谨慎合用，如果发生严重的心动过缓，应立即停用腺苷
决奈达隆	合用可能会增加出现严重心律失常的风险，应谨慎合用，如果发生严重的心动过缓，应立即停用腺苷
卡博替尼	合用会增加致命性心律失常的风险，应谨慎合用
克唑替尼	合用可能会增加出现严重心律失常的风险，应谨慎合用，如果发生严重的心动过缓，应立即停用腺苷
奎尼丁	合用可能会增加出现严重心律失常的风险，应谨慎合用，如果发生严重的心动过缓，应立即停用腺苷
奎宁	合用可能会增加出现严重心律失常的风险，应谨慎合用，如果发生严重的心动过缓，应立即停用腺苷
来伐木林	合用可能会增加出现严重心律失常的风险，应谨慎合用，如果发生严重的心动过缓，应立即停用腺苷
硫利达嗪	合用可能会增加出现严重心律失常的风险，应谨慎合用，如果发生严重的心动过缓，应立即停用腺苷
卤泛群	合用可能会增加出现严重心律失常的风险，应谨慎合用，如果发生严重的心动过缓，应立即停用腺苷
氯氮平	合用可能会增加出现严重心律失常的风险，应谨慎合用，如果发生严重的心动过缓，应立即停用腺苷
美沙酮	合用可能会增加出现严重心律失常的风险，应谨慎合用，如果发生严重的心动过缓，应立即停用腺苷
美索达嗪	合用可能会增加出现严重心律失常的风险，应谨慎合用，如果发生严重的心动过缓，应立即停用腺苷
米非司酮	合用可能会增加出现严重心律失常的风险，应谨慎合用，如果发生严重的心动过缓，应立即停用腺苷
莫西沙星	合用可能会增加出现严重心律失常的风险，应谨慎合用，如果发生严重的心动过缓，应立即停用腺苷
尼洛替尼	合用可能会增加出现严重心律失常的风险，应谨慎合用，如果发生严重的心动过缓，应立即停用腺苷
帕比司他	合用可能会增加出现严重心律失常的风险，应谨慎合用，如果发生严重的心动过缓，应立即停用腺苷
帕瑞肽	合用可能会增加出现严重心律失常的风险，应谨慎合用，如果发生严重的心动过缓，应立即停用腺苷
匹莫齐特	合用可能会增加出现严重心律失常的风险，应谨慎合用，如果发生严重的心动过缓，应立即停用腺苷
普鲁卡因胺	合用可能会增加出现严重心律失常的风险，应谨慎合用，如果发生严重的心动过缓，应立即停用腺苷
齐拉西酮	合用可能会增加出现严重心律失常的风险，应谨慎合用，如果发生严重的心动过缓，应立即停用腺苷
瑞博西利	合用可能会增加出现严重心律失常的风险，应谨慎合用，如果发生严重的心动过缓，应立即停用腺苷
三氧化二砷	合用会增加致命性心律失常的风险，应谨慎合用
色瑞替尼	合用会增加致命性心律失常的风险，应谨慎合用
沙奎那韦	合用可能会增加出现严重心律失常的风险，应谨慎合用，如果发生严重的心动过缓，应立即停用腺苷
司帕沙星	合用可能会增加出现严重心律失常的风险，应谨慎合用，如果发生严重的心动过缓，应立即停用腺苷
索他洛尔	合用可能会增加出现严重心律失常的风险，应谨慎合用，如果发生严重的心动过缓，应立即停用腺苷
特非那定	合用可能会增加出现严重心律失常的风险，应谨慎合用，如果发生严重的心动过缓，应立即停用腺苷

续表

合用药物	临床评价
托瑞米芬	合用可能会增加出现严重心律失常的风险，应谨慎合用，如果发生严重的心动过缓，应立即停用腺苷
威罗非尼	合用可能会增加出现严重心律失常的风险，应谨慎合用，如果发生严重的心动过缓，应立即停用腺苷
西波莫德	合用可能会增加QT间期延长和尖端扭转型心律失常的风险
西沙必利	合用会增加致命性心律失常的风险，应谨慎合用
西酞普兰	合用会增加致命性心律失常的风险，应谨慎合用
洋地黄毒苷	接受洋地黄毒苷的患者使用腺苷可能会增加心室颤动的风险，接受洋地黄毒苷的患者应谨慎使用腺苷，如果发生心绞痛、严重的心动过缓、严重的低血压或心搏停止，应立即停用腺苷
伊布利特	合用可能会增加出现严重心律失常的风险，应谨慎合用，如果发生严重的心动过缓，应立即停用腺苷
伊潘立酮	合用可能会增加出现严重心律失常的风险，应谨慎合用，如果发生严重的心动过缓，应立即停用腺苷
依法韦仑	合用可能会增加出现严重心律失常的风险，应谨慎合用，如果发生严重的心动过缓，应立即停用腺苷
依福德尼	合用可能会增加出现严重心律失常的风险，应谨慎合用，如果发生严重的心动过缓，应立即停用腺苷
罂粟碱	罂粟碱冠状动脉内给药与QT间期延长和尖端扭转型室性心律失常有关，合用能延长QT间期或引起心动过缓的药物会增加心律失常的风险。在罂粟碱冠状动脉内给药期间，建议谨慎和严密监测，特别是在合用可延长QT间期的药物的患者中
左醋美沙朵	合用可能会增加出现严重心律失常的风险，应谨慎合用，如果发生严重的心动过缓，应立即停用腺苷

第二节 抗心绞痛药

一、有机硝酸酯类

1. 硝酸甘油 与硝酸甘油合用药物临床评价见表7-20。

表7-20 与硝酸甘油合用药物临床评价

合用药物	临床评价
阿伐那非	不建议合用，合用可能会导致血压过度下降，从而导致心血管衰竭
丙胺卡因	合用可能会增加高铁血红蛋白血症的风险
伐地那非	不建议合用，合用可能会导致血压过度下降，从而导致心血管衰竭
利奥西呱	不建议合用，合用可能会导致血压过低、晕厥和胸痛
他达拉非	不建议合用，合用可能会导致血压过度下降，从而导致心血管衰竭
替扎尼定	替扎尼定可能会增强降压作用，两者合用会降低血压
西地那非	不建议合用，合用可能会导致血压过度下降，从而导致心血管衰竭
亚硝酸钠	合用可能会增加高铁血红蛋白血症的风险

2. 硝酸异山梨酯 与硝酸异山梨酯合用药物临床评价见表7-21。

表7-21 与硝酸异山梨酯合用药物临床评价

合用药物	临床评价
阿伐那非	不建议合用，合用可能会导致血压过度下降，从而导致心血管衰竭
丙胺卡因	合用可能会增加高铁血红蛋白血症的风险
伐地那非	不建议合用，合用可能会导致血压过度下降，从而导致心血管衰竭
利奥西呱	不建议合用，合用可能会导致血压过低、晕厥和胸痛
他达拉非	不建议合用，合用可能会导致血压过度下降，从而导致心血管衰竭

合用药物	临床评价
替扎尼定	合用会降低血压
西地那非	不建议合用，合用可能会导致血压过度下降，从而导致心血管衰竭
亚硝酸钠	合用可能会增加高铁血红蛋白血症的风险

3. **单硝酸异山梨酯** 参见硝酸异山梨酯。

二、其他抗心绞痛药

尼可地尔 与尼可地尔合用药物临床评价见表 7-22。

表 7-22　与尼可地尔合用药物临床评价

合用药物	临床评价
阿达那非	合用可导致严重的低血压，禁止合用
伐地那非	合用可导致严重的低血压，禁止合用
他达那非	合用可导致严重的低血压，禁止合用
西地那非	合用可导致严重的低血压，禁止合用

第三节　治疗慢性心功能不全药

一、强心苷类

1. **地高辛** 与地高辛合用药物临床评价见表 7-23。

表 7-23　与地高辛合用药物临床评价

合用药物	临床评价
阿布他明	阿布他明与地高辛的合用可能导致严重的心脏疾病，地高辛表现出负性变时作用，而阿布他明具有正面的变时作用，避免合用
阿扎那韦	阿扎那韦已被证明可以延长某些患者的 PR 间期，合用可能导致传导障碍和房室传导阻滞的风险升高
胺碘酮	合用可能导致地高辛的血药浓度更高，如果开始使用胺碘酮，应密切监测地高辛的水平
多拉司琼	合用可能会增加出现严重心律失常的风险
芬戈莫德	合用会使心率过度减慢，从而导致严重的或危及生命的心脏并发症
氟班色林	氟班色林可能会显著升高地高辛的血药浓度，增强其作用
甲状旁腺激素	甲状旁腺激素可能会改变地高辛的作用，地高辛的正性肌力作用受血清钙水平的影响，由于甲状旁腺激素会引起血清钙的瞬时增加，因此如果发生高钙血症，可能会增加地高辛毒性的风险，另一方面，如果发生低钙血症，地高辛功效可能会降低，甲状旁腺激素治疗期间应密切监测血清钙和地高辛水平，并根据需要调整地高辛剂量
决奈达隆	合用可能会显著升高地高辛的血药浓度
克拉霉素	合用可能会显著升高地高辛的血药浓度，增强其作用
奎尼丁	合用可能会显著升高地高辛的血药浓度，增强其作用
拉帕替尼	合用会显著升高地高辛的血药浓度，增强其作用
氯化钙	肠胃外给予钙剂，特别是快速静脉注射，可能会发生严重的心律失常，接受地高辛的患者最好不要使用静脉补钙，或者应缓慢或少量给予静脉补钙以避免高血钙

合用药物	临床评价
葡萄糖酸钙	肠胃外给予钙剂,特别是快速静脉注射,可能会发生严重的心律失常,接受地高辛的患者最好不要使用静脉补钙,或者应缓慢或少量给予静脉补钙以避免高血钙
色瑞替尼	色瑞替尼与地高辛合用会减慢心率,并增加发生严重心律失常的风险,可能需要调整剂量或更频繁地进行监测,以策安全
沙奎那韦	合用可能会增加出现严重心律失常的风险
西波莫德	合用可能会增加严重心动过缓和房室传导阻滞的风险
腺苷	合用可能会增加严重心律失常的风险
伊曲康唑	伊曲康唑可能会显著升高地高辛的血药浓度,增强其作用

2. 其他强心苷的相互作用 参见地高辛。

二、非强心苷类

1. 多巴酚丁胺 与多巴酚丁胺合用药物临床评价见表 7-24。

表 7-24 与多巴酚丁胺合用药物临床评价

合用药物	临床评价
阿米替林	阿米替林可显著加强多巴胺酚丁胺的升压反应,除紧急情况外(如过敏性休克治疗),应优选三环类抗抑郁药。如需合用,应降低多巴酚丁胺的初始剂量和给药速度,并应密切监测包括血压在内的心血管状况
阿莫沙平	阿莫沙平可显著加强多巴胺酚丁胺的升压反应,除紧急情况外(如过敏性休克治疗),应优选三环类抗抑郁药。如需合用,应降低多巴酚丁胺的初始剂量和给药速度,并应密切监测包括血压在内的心血管状况
丙米嗪	丙米嗪可显著加强多巴胺酚丁胺的升压反应,除紧急情况外(如过敏性休克治疗),应优选三环类抗抑郁药。如需合用,应降低多巴酚丁胺的初始剂量和给药速度,并应密切监测包括血压在内的心血管状况
地昔帕明	地昔帕明可显著加强多巴胺酚丁胺的升压反应,除紧急情况外(如过敏性休克治疗),应优选三环类抗抑郁药。如需合用,应降低多巴酚丁胺的初始剂量和给药速度,并应密切监测包括血压在内的心血管状况
多塞平	多塞平可显著加强多巴胺酚丁胺的升压反应,除紧急情况外(如过敏性休克治疗),应优选三环类抗抑郁药。如需合用,应降低多巴酚丁胺的初始剂量和给药速度,并应密切监测包括血压在内的心血管状况
可卡因(包括滴鼻剂)	多巴酚丁胺与可卡因合用可能会偶尔导致心律失常,从而危及生命,避免合用
利奈唑胺	利奈唑胺可能增强多巴酚丁胺的反应,除非可以密切监测血压和临床状况,否则应避免合用,如必须合用,应降低多巴酚丁胺的初始剂量,并小心滴定至所需剂量
氯米帕明	氯米帕明可能显著增加多巴酚丁胺的升压反应
普罗替林	普罗替林可抑制肾上腺素能神经元中去甲肾上腺素的再摄取,从而导致肾上腺素能受体的刺激强,除紧急情况外(如过敏反应治疗),应优选三环类抗抑郁药。如需合用,应降低多巴酚丁胺的初始剂量和给药速度,并应密切监测包括血压在内的心血管状况
曲米帕明	曲米帕明可抑制肾上腺素能神经元中去甲肾上腺素的再摄取,从而导致肾上腺素能受体的刺激强,除紧急情况外(如过敏反应治疗),应优选三环类抗抑郁药。如需合用,应降低多巴酚丁胺的初始剂量和给药速度,并应密切监测包括血压在内的心血管状况
去甲替林	去甲替林可抑制肾上腺素能神经元中去甲肾上腺素的再摄取,从而导致肾上腺素能受体的刺激强,除紧急情况外(如过敏反应治疗),应优选三环类抗抑郁药。如需合用,应降低多巴酚丁胺的初始剂量和给药速度,并应密切监测包括血压在内的心血管状况

2. 氨力农 与氨力农合用药物临床评价见表 7-25。

表 7-25 与氨力农合用药物临床评价

合用药物	临床评价
阿那格雷	阿那格雷与氨力农都是磷酸二酯酶-Ⅲ抑制剂，作用机制相同，禁止合用
丙吡胺	合用可能会导致低血压

3. 米力农 与米力农合用药物临床评价见表 7-26。

表 7-26 与米力农合用药物临床评价

合用药物	临床评价
阿那格雷	阿那格雷与米力农都是磷酸二酯酶-Ⅲ抑制剂，作用机制相同，禁止合用
丙吡胺	合用可能会导致低血压

4. 左西孟旦 与左西孟旦合用药物临床评价见表 7-27。

表 7-27 与左西孟旦合用药物临床评价

合用药物	临床评价
硝酸酯类	合用可导致低血压

5. 奈西利肽 与奈西利肽合用药物临床评价见表 7-28。

表 7-28 与奈西利肽合用药物临床评价

合用药物	临床评价
替扎尼定	替扎尼定可能会增强继其α_2肾上腺素能活动后的某些药物的降压作用，合用会降低血压

6. 高血糖素 与高血糖素合用药物临床评价见表 7-29。

表 7-29 与高血糖素合用药物临床评价

合用药物	临床评价
吲哚美辛	吲哚美辛可能会减弱对胰高血糖素的高血糖反应，或可能导致低血糖症，如果患者用吲哚美辛治疗又必须使用胰高血糖素，建议谨慎

7. 伊伐布雷定 与伊伐布雷定合用药物临床评价见表 7-30。

表 7-30 与伊伐布雷定合用药物临床评价

合用药物	临床评价
阿巴瑞克	合用时 QT 间期延长和扭转型心律失常的风险可能会增加
阿比特龙	合用时 QT 间期延长和扭转型心律失常的风险可能会增加
阿夫唑嗪	合用时 QT 间期延长和扭转型心律失常的风险可能会增加
阿利马嗪	合用时 QT 间期延长和扭转型心律失常的风险可能会增加
阿米替林	合用时 QT 间期延长和扭转型心律失常的风险可能会增加
阿莫沙平	合用时 QT 间期延长和扭转型心律失常的风险可能会增加
阿那格雷	合用时 QT 间期延长和扭转型心律失常的风险可能会增加
阿帕鲁胺	合用可能显著降低伊伐布雷定及其活性 N-去甲基代谢产物的血药浓度
阿扑吗啡	合用时 QT 间期延长和扭转型心律失常的风险可能会增加

续表

合用药物	临床评价
阿奇霉素	合用时QT间期延长和扭转型心律失常的风险可能会增加
阿瑞匹坦	合用可能显著升高伊伐布雷定的血药浓度
阿塞那平	合用时QT间期延长和扭转型心律失常的风险可能会增加
阿司咪唑	合用时QT间期延长和扭转型心律失常的风险可能会增加
阿扎那韦	合用可能显著升高伊伐布雷定的血药浓度
艾代拉里斯	合用可能显著升高伊伐布雷定的血药浓度
艾日布林	合用时QT间期延长和扭转型心律失常的风险可能会增加
艾司西酞普兰	合用时QT间期延长和扭转型心律失常的风险可能会增加
安泼那韦	合用可能显著升高伊伐布雷定的血药浓度
昂丹司琼	合用时QT间期延长和扭转型心律失常的风险可能会增加
奥沙利铂	合用时QT间期延长和扭转型心律失常的风险可能会增加
奥西替尼	合用时QT间期延长和扭转型心律失常的风险可能会增加
贝达喹啉	合用时QT间期延长和扭转型心律失常的风险可能会增加
苯巴比妥	合用可能显著降低伊伐布雷定及其活性 N-去甲基化代谢物的血药浓度
苯妥英钠	合用可能显著降低伊伐布雷定及其活性 N-去甲基化代谢物的血药浓度
比卡鲁胺	合用时QT间期延长和扭转型心律失常的风险可能会增加
苄普地尔	合用时QT间期延长和扭转型心律失常的风险可能会增加
表柔比星	合用时QT间期延长和扭转型心律失常的风险可能会增加
丙吡胺	合用时QT间期延长和扭转型心律失常的风险可能会增加
丙米嗪	合用时QT间期延长和扭转型心律失常的风险可能会增加
丙嗪	合用时QT间期延长和扭转型心律失常的风险可能会增加
丙氧芬	合用时QT间期延长和扭转型心律失常的风险可能会增加
伯氨喹	合用时QT间期延长和扭转型心律失常的风险可能会增加
泊沙康唑	合用可能显著升高伊伐布雷定的血药浓度
博赛普韦	合用博赛普韦可能显著升高伊伐布雷定的血药浓度
博舒替尼	合用时QT间期延长和扭转型心律失常的风险可能会增加
醋竹桃霉素	合用可能显著升高伊伐布雷定的血药浓度
达芦那韦	合用可能显著升高伊伐布雷定的血药浓度
达沙替尼	合用时QT间期延长和扭转型心律失常的风险可能会增加
氘代丁苯那嗪	合用时QT间期延长和扭转型心律失常的风险可能会增加
地尔硫䓬	合用可能会显著升高伊伐布雷定的血药浓度,并增加过度心动过缓或其他传导障碍的风险
地加瑞克	合用时QT间期延长和扭转型心律失常的风险可能会增加
地拉夫定	合用可能显著升高伊伐布雷定的血药浓度
地昔帕明	合用时QT间期延长和扭转型心律失常的风险可能会增加
丁苯那嗪	合用时QT间期延长和扭转型心律失常的风险可能会增加
丁丙诺啡	合用时QT间期延长和扭转型心律失常的风险可能会增加
多非利特	合用时QT间期延长和扭转型心律失常的风险可能会增加
多拉司琼	合用时QT间期延长和扭转型心律失常的风险可能会增加
多柔比星	合用时QT间期延长和扭转型心律失常的风险可能会增加
多塞平（包括外用）	合用时QT间期延长和扭转型心律失常的风险可能会增加
恩克芬尼	合用时QT间期延长和扭转型心律失常的风险可能会增加

合用药物	临床评价
恩曲替尼	合用时 QT 间期延长和扭转型心律失常的风险可能会增加
恩杂鲁胺	合用可能会显著降低伊伐布雷定及其活性 N-去甲基化代谢物的血药浓度
伐地那非	伊伐布雷定与延长 QT 间期的药物伐地那非合用，由于其心动过缓作用，QT 间期延长和扭转型心律失常的风险可能会增加
凡德他尼	合用时 QT 间期延长和扭转型心律失常的风险可能会增加
奋乃静	合用时 QT 间期延长和扭转型心律失常的风险可能会增加
伏立康唑	合用可能显著升高伊伐布雷定的血药浓度
氟奋乃静	合用时 QT 间期延长和扭转型心律失常的风险可能会增加
氟卡尼	合用时 QT 间期延长和扭转型心律失常的风险可能会增加
氟康唑	合用可能显著升高伊伐布雷定的血药浓度
氟哌啶醇	合用时 QT 间期延长和扭转型心律失常的风险可能会增加
氟哌利多	合用时 QT 间期延长和扭转型心律失常的风险可能会增加
氟他胺	合用时 QT 间期延长和扭转型心律失常的风险可能会增加
氟烷	合用时 QT 间期延长和扭转型心律失常的风险可能会增加
氟西汀	合用时 QT 间期延长和扭转型心律失常的风险可能会增加
福沙那韦	合用可能显著升高伊伐布雷定的血药浓度
福沙匹坦	合用可能显著升高伊伐布雷定的血药浓度
戈舍瑞林	合用时 QT 间期延长和扭转型心律失常的风险可能会增加
格拉德吉	合用时 QT 间期延长和扭转型心律失常的风险可能会增加
格拉司琼	合用时 QT 间期延长和扭转型心律失常的风险可能会增加
格雷沙星	合用时 QT 间期延长和扭转型心律失常的风险可能会增加
贯叶连翘	合用可能会显著降低伊伐布雷定及其活性 N-去甲基代谢产物的血药浓度
红霉素	合用可能会显著升高伊伐布雷定的血药浓度
吉特替尼	合用时 QT 间期延长和扭转型心律失常的风险可能会增加
加压素	合用时 QT 间期延长和扭转型心律失常的风险可能会增加
甲氟喹	合用时 QT 间期延长和扭转型心律失常的风险可能会增加
决奈达隆	合用可能显著升高伊伐布雷定的血药浓度
卡博替尼	合用时 QT 间期延长和扭转型心律失常的风险可能会增加
卡马西平	合用可能显著降低伊伐布雷定及其活性 N-去甲基代谢产物的血药浓度
考尼伐坦	合用可能显著升高伊伐布雷定的血药浓度
可比司他	合用可能显著升高伊伐布雷定的血药浓度
克拉霉素	合用可能显著升高伊伐布雷定的血药浓度
克霉唑	合用可能显著升高伊伐布雷定的血药浓度
克唑替尼	合用可能显著升高伊伐布雷定的血药浓度
奎尼丁	合用时 QT 间期延长和扭转型心律失常的风险可能会增加
奎宁	合用时 QT 间期延长和扭转型心律失常的风险可能会增加
喹硫平	合用时 QT 间期延长和扭转型心律失常的风险可能会增加
喹诺酮类药物	合用时 QT 间期延长和扭转型心律失常的风险可能会增加
拉帕替尼	合用时 QT 间期延长和扭转型心律失常的风险可能会增加
来伐木林	合用可能显著升高伊伐布雷定的血药浓度

续表

合用药物	临床评价
来特莫韦	合用可能显著升高伊伐布雷定的血药浓度
乐伐替尼	合用时 QT 间期延长和扭转型心律失常的风险可能会增加
雷诺嗪	合用时 QT 间期延长和扭转型心律失常的风险可能会增加
锂剂	合用时 QT 间期延长和扭转型心律失常的风险可能会增加
利福布汀	合用可能显著降低伊伐布雷定及其活性 N-去甲基化代谢物的血药浓度
利福喷丁	合用可能显著降低伊伐布雷定及其活性 N-去甲基化代谢物的血药浓度
利福平	合用可能显著降低伊伐布雷定及其活性 N-去甲基化代谢物的血药浓度
利培酮	合用时 QT 间期延长和扭转型心律失常的风险可能会增加
利匹韦林	合用时 QT 间期延长和扭转型心律失常的风险可能会增加
利托那韦	合用可能显著升高伊伐布雷定的血药浓度
亮丙瑞林	合用时 QT 间期延长和扭转型心律失常的风险可能会增加
磷苯妥英	合用可能会显著降低伊伐布雷定及其活性 N-去甲基化代谢物的血药浓度
膦甲酸	合用时 QT 间期延长和扭转型心律失常的风险可能会增加
硫利达嗪	合用时 QT 间期延长和扭转型心律失常的风险可能会增加
卤泛群	合用时 QT 间期延长和扭转型心律失常的风险可能会增加
罗米地辛	合用时 QT 间期延长和扭转型心律失常的风险可能会增加
洛非西定	合用时 QT 间期延长和扭转型心律失常的风险可能会增加
氯丙嗪	合用时 QT 间期延长和扭转型心律失常的风险可能会增加
氯氮平	合用时 QT 间期延长和扭转型心律失常的风险可能会增加
氯法齐明	合用时 QT 间期延长和扭转型心律失常的风险可能会增加
氯喹	合用时 QT 间期延长和扭转型心律失常的风险可能会增加
氯米帕明	合用时 QT 间期延长和扭转型心律失常的风险可能会增加
马普替林	合用时 QT 间期延长和扭转型心律失常的风险可能会增加
马西瑞林	合用时 QT 间期延长和扭转型心律失常的风险可能会增加
美沙酮	合用时 QT 间期延长和扭转型心律失常的风险可能会增加
美索达嗪	合用时 QT 间期延长和扭转型心律失常的风险可能会增加
米贝地尔	合用可能显著升高伊伐布雷定的血药浓度
米哚妥林	合用时 QT 间期延长和扭转型心律失常的风险可能会增加
米非司酮	合用可能显著升高伊伐布雷定的血药浓度
米塔扎平	合用时 QT 间期延长和扭转型心律失常的风险可能会增加
米托坦	合用可能会显著降低伊伐布雷定及其活性 N-去甲基化代谢物的血药浓度
奈非那韦	合用可能显著升高伊伐布雷定的血药浓度
萘法唑酮	合用可能显著升高伊伐布雷定的血药浓度
尼鲁米特	合用时 QT 间期延长和扭转型心律失常的风险可能会增加
尼洛替尼	合用时 QT 间期延长和扭转型心律失常的风险可能会增加
帕比司他	合用时 QT 间期延长和扭转型心律失常的风险可能会增加
帕利哌酮	合用时 QT 间期延长和扭转型心律失常的风险可能会增加
帕洛诺司琼	合用时 QT 间期延长和扭转型心律失常的风险可能会增加
帕瑞肽	合用时 QT 间期延长和扭转型心律失常的风险可能会增加
帕唑帕尼	合用时 QT 间期延长和扭转型心律失常的风险可能会增加
喷他脒	合用时 QT 间期延长和扭转型心律失常的风险可能会增加
匹多桑特	合用时 QT 间期延长和扭转型心律失常的风险可能会增加

合用药物	临床评价
匹莫范色林	合用时QT间期延长和扭转型心律失常的风险可能会增加
匹莫齐特	合用时QT间期延长和扭转型心律失常的风险可能会增加
扑米酮	合用可能会显著降低伊伐布雷定及其活性N-去甲基化代谢物的血药浓度
普鲁卡因胺	合用时QT间期延长和扭转型心律失常的风险可能会增加
普鲁氯嗪	合用时QT间期延长和扭转型心律失常的风险可能会增加
普罗布考	合用时QT间期延长和扭转型心律失常的风险可能会增加
普罗帕酮	合用时QT间期延长和扭转型心律失常的风险可能会增加
普罗替林	合用时QT间期延长和扭转型心律失常的风险可能会增加
七氟烷	合用时QT间期延长和扭转型心律失常的风险可能会增加
齐拉西酮	合用时QT间期延长和扭转型心律失常的风险可能会增加
羟氯喹	合用时QT间期延长和扭转型心律失常的风险可能会增加
羟嗪	合用时QT间期延长和扭转型心律失常的风险可能会增加
曲马多	合用时QT间期延长和扭转型心律失常的风险可能会增加
曲米帕明	合用时QT间期延长和扭转型心律失常的风险可能会增加
曲普瑞林	合用时QT间期延长和扭转型心律失常的风险可能会增加
曲唑酮	合用时QT间期延长和扭转型心律失常的风险可能会增加
去甲替林	合用时QT间期延长和扭转型心律失常的风险可能会增加
全氟丙烷	合用时QT间期延长和扭转型心律失常的风险可能会增加
柔红霉素	合用时QT间期延长和扭转型心律失常的风险可能会增加
瑞博西利	合用可能显著升高伊伐布雷定的血药浓度
三氟丙嗪	合用时QT间期延长和扭转型心律失常的风险可能会增加
三氟拉嗪	合用时QT间期延长和扭转型心律失常的风险可能会增加
三氯苯达唑	合用时QT间期延长和扭转型心律失常的风险可能会增加
三氧化二砷	合用时QT间期延长和扭转型心律失常的风险可能会增加
色瑞替尼	合用可能显著升高伊伐布雷定的血药浓度
沙奎那韦	合用可能显著升高伊伐布雷定的血药浓度
舍曲林	合用时QT间期延长和扭转型心律失常的风险可能会增加
舒尼替尼	合用时QT间期延长和扭转型心律失常的风险可能会增加
司替戊醇	合用可能显著升高伊伐布雷定的血药浓度
索拉非尼	合用时QT间期延长和扭转型心律失常的风险可能会增加
索利那新	合用时QT间期延长和扭转型心律失常的风险可能会增加
索他洛尔	合用时QT间期延长和扭转型心律失常的风险可能会增加
他克莫司	合用时QT间期延长和扭转型心律失常的风险可能会增加
他莫昔芬	合用时QT间期延长和扭转型心律失常的风险可能会增加
泰利霉素	合用可能显著升高伊伐布雷定的血药浓度
特非那定	合用时QT间期延长和扭转型心律失常的风险可能会增加
特拉万星	伊伐布雷定与延长QT间期的药物特拉万星合用，由于其心动过缓作用，QT间期延长和扭转型心律失常的风险可能会增加
替拉那韦	合用可能显著升高伊伐布雷定的血药浓度
替拉替尼	合用可能显著升高伊伐布雷定的血药浓度
替扎尼定	合用时QT间期延长和扭转型心律失常的风险可能会增加

续表

合用药物	临床评价
酮康唑	合用可能显著升高伊伐布雷定的血药浓度
托莫西汀	合用时 QT 间期延长和扭转型心律失常的风险可能会增加
托瑞米芬	合用时 QT 间期延长和扭转型心律失常的风险可能会增加
威罗非尼	合用时 QT 间期延长和扭转型心律失常的风险可能会增加
文拉法辛	合用时 QT 间期延长和扭转型心律失常的风险可能会增加
西波莫德	合用可能会增加严重心动过缓和房室传导阻滞的风险
西沙必利	合用时 QT 间期延长和扭转型心律失常的风险可能会增加
西酞普兰	合用时 QT 间期延长和扭转型心律失常的风险可能会增加
缬苯那嗪	合用时 QT 间期延长和扭转型心律失常的风险可能会增加
伊马替尼	合用可能显著升高伊伐布雷定的血药浓度
伊潘立酮	合用时 QT 间期延长和扭转型心律失常的风险可能会增加
伊曲康唑	合用可能显著升高伊伐布雷定的血药浓度
依布利特	合用时 QT 间期延长和扭转型心律失常的风险可能会增加
依法韦仑	合用时 QT 间期延长和扭转型心律失常的风险可能会增加
依福德尼	合用时 QT 间期延长和扭转型心律失常的风险可能会增加
依托珠单抗	合用时 QT 间期延长和扭转型心律失常的风险可能会增加
依佐加滨	合用时 QT 间期延长和扭转型心律失常的风险可能会增加
异丙嗪	合用时 QT 间期延长和扭转型心律失常的风险可能会增加
茚地那韦	合用可能显著升高伊伐布雷定的血药浓度
罂粟碱	罂粟碱冠状动脉内给药与 QT 间期延长和尖端扭转型室性心动过速（TdP）有关，合用该风险可能会增加，罂粟碱引起室性心律失常的确切机制尚未阐明，但可能涉及抑制钾电流和延长动作电位持续时间
组氨瑞林	合用时 QT 间期延长和扭转型心律失常的风险可能会增加
左醋美沙朵	合用时 QT 间期延长和扭转型心律失常的风险可能会增加
左美丙嗪	合用时 QT 间期延长和扭转型心律失常的风险可能会增加

第四节 抗高血压药

一、中枢性抗高血压药

1. **可乐定** 与可乐定合用药物临床评价见表 7-31。

表 7-31 与可乐定合用药物临床评价

合用药物	临床评价
β受体阻滞剂	β受体阻滞剂有可能加重可乐定突然停用时所发生的反跳性高血压。如欲终止与可乐定的联合治疗，应在停用可乐定前数日停用β受体阻滞剂
阿普唑仑	合用可彼此增效，应调整剂量
奥曲肽	奥曲肽可加重可乐定的减慢心率作用
苯佐卡因	合用会升高可乐定的血药浓度
比索洛尔	可能会由中枢交感神经紧张性降低而导致心率和心排血量降低，以及血管舒张。突然停药，特别是在停用β受体阻滞剂前突然停药，可能会增加"反跳性高血压"的风险，不推荐合用

合用药物	临床评价
丙泊酚	合用会增加丙泊酚的不良反应的风险性或严重性
布比卡因	合用会增加布比卡因的不良反应的风险性或严重性
雌激素	雌激素拮抗可乐定的降压效应
达克罗宁	合用会增加达克罗宁的不良反应的风险性或严重性
地塞米松	合用时降低可乐定的血药浓度
地西泮	合用时可彼此增效,应调整剂量
丁丙诺啡	可乐定可能会增强丁丙诺啡的中枢神经系统抑制作用
丁卡因	合用会增加丁卡因的不良反应的风险性或严重性
恩氟烷	合用会增加恩氟烷的不良反应的严重性或风险性
二氢埃托啡	合用会增加二氢埃托啡的不良反应的风险性或严重性
非甾体抗炎药	非甾体抗炎药可拮抗可乐定的降压效应
芬太尼	合用会升高可乐定的血药浓度
氟奋乃静	可乐定为肾上腺素能激动剂,氟奋乃静为多巴胺受体阻滞剂,肾上腺素能相对占上风。曾有一患者使用可乐定和氯噻酮时加用氟奋乃静,导致急性中枢神经系统不良反应
氟哌噻吨美利曲辛	氟哌噻吨美利曲辛可降低可乐定的抗高血压作用
格列美脲	可乐定可能会增强或减弱格列美脲的降血糖效果
环孢素	可乐定可能有助于降低环孢素引起的肾毒性,但两药同时应用可能导致环孢素的血药浓度提高。对于长期应用环孢素的患者,无论是开始应用还是停用可乐定时,都要监测环孢素的血药浓度。环孢素的剂量可能需要调整,可乐定可能需要停用
加兰他敏	加兰他敏可能会增加可乐定的致心率过缓的作用
甲基多巴	可乐定与甲基多巴合用可增强降压效应
甲哌卡因	合用会增加甲哌卡因的不良反应的风险性或严重性
可待因	合用会降低可乐定的代谢
兰瑞肽	可乐定可加重兰瑞肽的减慢心率作用
利多卡因	合用会增加可乐定的血药浓度
硫酸镁	硫酸镁会增加可乐定中枢神经系统抑制作用
氯胺酮	合用会升高可乐定的血药浓度
氯普鲁卡因	合用会增加氯普鲁卡因的不良反应的风险性或严重性
吗啡	合用会升高可乐定的血药浓度
麦角胺	麦角胺可能会增强可乐定的降压作用
米塔扎平	可乐定为中枢α_2受体激动剂,抑制去甲肾上腺素的释放而降压,米塔扎平可对抗此作用而释放去甲肾上腺素,尽量避免合用
纳洛酮	纳洛酮可以降低可乐定的降血压作用
拟交感神经药	可乐定与肾上腺素或去甲肾上腺素合用有致高血压风险
哌甲酯	可乐定与哌甲酯合用有严重不良事件报道(因果关系尚未确立)
哌替啶	合用会增加哌替啶的不良反应的风险性或严重性
硼替佐米	合用时减少可乐定的代谢
皮质激素	皮质激素可拮抗可乐定的降压效应
普鲁卡因	合用会增加普鲁卡因不良反应的风险性或严重性
普萘洛尔	合用可使心脏抑制加强,停用可乐定可引起严重血压反跳性升高

合用药物	临床评价
前列地尔	可乐定与前列地尔合用可增强降压效应
羟丁酸钠	羟丁酸钠可能会增强可乐定的中枢神经系统抑制作用
曲马多	合用会增加曲马多的不良反应的风险性或严重性
瑞芬太尼	合用会增加瑞芬太尼的不良反应的风险性或严重性
噻氯匹定	合用时减少可乐定的代谢
三环类抗抑郁药	三环类抗抑郁药可拮抗可乐定的降压作用，也增强可乐定撤药后的高血压风险
双嘧达莫	合用时增加不良反应的风险或严重性
新斯的明	可乐定可能会增强新斯的明减慢心率的作用，升高可乐定的血药浓度
溴隐亭	合用时升高可乐定的血药浓度
氧化亚氮	合用会增加氧化亚氮不良反应的风险性或严重性
依替卡因	合用会增加依替卡因不良反应的风险性或严重性
依托咪酯	合用会增加依托咪酯不良反应的风险性或严重性
胰岛素	可乐定可改变糖代谢，使血糖升高，因此合用时胰岛素应适当加量
乙醇	合用增强降压效应
乙酰丙嗪	合用会增加乙酰丙嗪不良反应的风险性或严重性
中枢神经系统抑制剂	可乐定可增强中枢神经系统抑制剂的中枢神经系统抑制作用
左旋多巴	左旋多巴和可乐定合用可使降压作用增强

2. **甲基多巴** 与甲基多巴合用药物临床评价见表 7-32。

表 7-32 与甲基多巴合用药物临床评价

合用药物	临床评价
比索洛尔	可能会由中枢交感神经紧张性降低导致心率和心排血量降低，以及血管舒张。突然停药，特别是在停用比索洛尔前突然停药，可能会增加"反跳性高血压"的风险。不推荐合用
丙泊酚	合用会增加甲基多巴不良反应的风险性或严重性
布比卡因	合用会增加甲基多巴不良反应的风险性或严重性
雌激素	雌激素可拮抗甲基多巴的降压作用
地高辛	使用地高辛的患者服用甲基多巴，有时会出现心动过缓
多巴胺能药	甲基多巴可拮抗多巴胺能药的抗震颤麻痹效应
恩他卡朋	恩他卡朋可能增强甲基多巴的效应，甲基多巴可拮抗恩他卡朋的抗震颤麻痹效应
非甾体抗炎药	非甾体抗炎药可拮抗甲基多巴的降压作用
酚苄明	两药都可以降低膀胱α受体的兴奋性，松弛膀胱逼尿肌，导致小便失禁
氟哌啶醇	合用可产生意识障碍、思维迟缓、定向障碍
氟哌噻吨美利曲辛	氟哌噻吨美利曲辛可降低甲基多巴的抗高血压作用
加兰他敏	加兰他敏可能会增加甲基多巴的致心率过缓的作用
甲苯磺丁脲	甲基多巴通过抑制肝药酶降低甲苯磺丁脲的代谢而增强并延长降血糖作用，应注意监测血糖
金刚烷胺	合用增加锥体外系不良反应风险，甲基多巴可对抗金刚烷胺的抗震颤麻痹效应
抗抑郁药	甲基多巴与抗抑郁药合用可增加降压作用
口服铁剂	口服铁剂可拮抗甲基多巴的降压效应
兰瑞肽	甲基多巴可加重兰瑞肽减慢心率的作用
锂剂	合用能导致严重的锥体外系反应和不可逆性痴呆

合用药物	临床评价
利斯的明	甲基多巴可能会增强利斯的明减慢心率的作用
吗啡	合用会增加甲基多巴不良反应的风险性或严重性
麦角胺	麦角胺可能会增强甲基多巴的降压作用
帕吉林	甲基多巴和帕吉林合用可能导致幻觉及长时间神经系统兴奋。若出现神经系统不良反应，则需停止两者之一或全部用药。甲基多巴和其他单胺氧化酶抑制剂之间有类似的相互作用
皮质激素	皮质激素可拮抗甲基多巴的降压效应
普萘洛尔	普萘洛尔可抑制β_2受体的交感舒血管作用，拮抗甲基多巴的药理作用，导致血压升高，存在潜在严重后果。其他无选择性的β_2受体阻滞剂也有类似的相互作用
前列腺素	甲基多巴与前列腺素 E1 合用可增加降压作用
氢氯噻嗪	文献中报告联合使用氢氯噻嗪和甲基多巴可引起溶血性贫血
去甲肾上腺素	合用使去甲肾上腺素加压作用增强
全身麻醉药	合用增强降压效应
瑞芬太尼	合用会增加甲基多巴不良反应的风险性或严重性
三环类抗抑郁药	三环类抗抑郁药物可以拮抗甲基多巴、可乐定的中枢α受体激动作用，导致血压控制的失败
沙丁胺醇	甲基多巴与沙丁胺醇注射剂合用有急性低血压的报道
双嘧达莫	合用时增加不良反应的风险或严重性
托卡朋	甲基多巴可拮抗托卡朋的抗震颤麻痹作用
胰岛素	甲基多巴可降低患者的胰岛素需求量
乙醇	合用增强降压效应
左旋多巴	合用降压作用增强，甲基多巴可拮抗左旋多巴的抗帕金森病作用

3. 莫索尼定 与莫索尼定合用药物临床评价见表 7-33。

表 7-33　与莫索尼定合用药物临床评价

合用药物	临床评价
比索洛尔	可能会由于中枢交感神经紧张性降低而导致心率和心排血量降低，以及血管舒张。突然停药，特别是在停用β受体阻滞剂前突然停药，可能会增加"反跳性高血压"的风险。不推荐合用
丙泊酚	合用会增加莫索尼定不良反应的风险性或严重性
布比卡因	合用会增加布比卡因不良反应的风险性或严重性
雌激素类	雌激素可拮抗莫索尼定的降压作用
非甾体抗炎药	非甾体抗炎药可拮抗莫索尼定的降压作用
呋塞米	莫索尼定可能会增强呋塞米的降压作用
甘露醇	莫索尼定可能会增强甘露醇的降压作用
肼屈嗪	莫索尼定与舒张血管类抗高血压药合用可使降压作用增强
吗啡	合用会增加吗啡不良反应的风险性或严重性
米诺地尔	莫索尼定与舒张血管类抗高血压药合用可使降压作用增强
皮质激素	皮质激素拮抗莫索尼定的降压作用
瑞芬太尼	合用会增加莫索尼定不良反应的风险性或严重性
乙醇	合用降压作用增强

4. 利美尼定 与利美尼定合用药物临床评价见表 7-34。

表 7-34　与利美尼定合用药物临床评价

合用药物	临床评价
比索洛尔	可能会由于中枢交感神经紧张性降低而导致心率和心排血量降低,以及血管舒张。突然停药,特别是在停用β受体阻滞剂前突然停药,可能会增加"反跳性高血压"的风险,不推荐合用
麦角胺	麦角胺可能会增强利美尼定的降压作用

5. 胍那苄　与胍那苄合用药物临床评价见表 7-35。

表 7-35　与胍那苄合用药物临床评价

合用药物	临床评价
利多卡因	合用时减少胍那苄的代谢
麦角胺	麦角胺可能会增强胍那苄的降压作用
硼替佐米	合用时减少胍那苄的代谢
噻氯匹定	合用时减少胍那苄的代谢

6. 胍法辛　与胍法辛合用药物临床评价见表 7-36。

表 7-36　与胍法辛合用药物临床评价

合用药物	临床评价
米非司酮	米非司酮可以升高胍法辛的血药浓度

二、外周性抗高血压药

1. 利血平　与利血平合用药物临床评价见表 7-37。

表 7-37　与利血平合用药物临床评价

合用药物	临床评价
阿片	合用会增加利血平不良反应的风险性或严重性
阿普唑仑	合用会增加利血平不良反应的风险性或严重性
阿司匹林	合用会降低阿司匹林的血药浓度
倍他米松	合用可降低倍他米松的血药浓度
苯佐卡因	合用会升高利血平的血药浓度
丙泊酚	合用会增加利血平不良反应的风险性或严重性
丙米嗪	利血平本身具有一定的致抑郁作用,与三环类抗抑郁药合用将导致低血压、脸潮红、腹泻及躁狂症状
布比卡因	合用会增加利血平的不良反应的风险性或严重性
达克罗宁	合用会增加利血平不良反应的风险性或严重性
地塞米松	合用会降低地塞米松的血药浓度
丁丙诺啡	利血平可能会增强丁丙诺啡的中枢神经系统抑制作用
丁卡因	合用会增加利血平不良反应的风险性或严重性
恩氟烷	合用会增加利血平不良反应的风险性或严重性
二氢埃托啡	合用会增加利血平不良反应的风险性或严重性
芬太尼	合用会升高利血平的血药浓度

续表

合用药物	临床评价
吩噻嗪类	合用锥体外系症状出现的可能性增加，血压下降幅度加大
呋喃唑酮	利血平加快去甲肾上腺素的释放，单胺氧化酶抑制呋喃唑酮阻挠去甲肾上腺素的破坏，使在体液中去甲肾上腺素的浓度升高，可出现血压升高
氟哌噻吨美利曲辛	氟哌噻吨美利曲辛可降低利血平的抗高血压作用
氟烷	氟烷加强利血平耗竭儿茶酚胺的药理作用，加强心脏抑制，减少心脏搏出和引起低血压
格列美脲	利血平可能会增强或减弱格列美脲的降血糖效果
甲哌卡因	合用会增加利血平不良反应的风险性或严重性
甲氧氯普胺	甲氧氯普胺可加重利血平的不良反应/毒性反应
间羟胺	利血平可使交感神经末梢囊泡中的神经递质（去甲肾上腺素）耗竭，因而可使非直接作用的间羟胺的作用降低或消失（如有升压需要，可用去甲肾上腺素）
肼屈嗪	降压作用协同。肼屈嗪可加快心率，可抵消利血平的减慢心率作用，可减量合用
奎尼丁	合用增强奎尼丁的心肌抑制作用，其他抗高血压药也可有类似作用，应注意血压变化
利多卡因	合用会升高利血平的血药浓度
利伐沙班	合用时降低利伐沙班的血药浓度
硫喷妥钠	利血平可增强硫喷妥钠引起的中枢神经系统的抑制作用，导致低血压和心动过缓
硫酸镁	硫酸镁会增加利血平中枢神经系统抑制的活性
氯胺酮	合用会升高利血平的血药浓度
氯吡格雷	合用时降低氯吡格雷的血药浓度
氯普鲁卡因	合用会增加利血平不良反应的风险性或严重性
麻黄碱	麻黄碱的间接拟交感活性可能拮抗利血平的肾上腺素能神经递质耗竭作用。对于接受利血平治疗的患者，如需升压应使用直接拟交感活性药物，如去甲肾上腺素、肾上腺素等
吗啡	合用会降低吗啡的血药浓度
麦角胺	合用会升高利血平的血药浓度
麦角新碱	合用时风险性和不良反应的严重性增加
哌替啶	合用会增加利血平不良反应的风险性或严重性
普鲁卡因	合用会增加利血平不良反应的风险性或严重性
普萘洛尔	利血平可增强普萘洛尔的降压作用。合用可导致直立性低血压、心动过缓、头晕、晕厥
强心苷类药	强心苷类药与利血平合用会增加心肌毒性，尤其对曾有心房颤动的患者，更应注意
羟丁酸钠	羟丁酸钠可能会增强利血平的中枢神经系统抑制作用
曲马多	合用会增加曲马多不良反应的风险性或严重性
瑞芬太尼	合用会增加利血平不良反应的风险性或严重性
肾上腺素	合用可致高血压和心动过速
双嘧达莫	合用时增加不良反应的风险或严重性
维库溴铵	合用会降低维库溴铵的血药浓度
新斯的明	合用会升高利血平的血药浓度
溴隐亭	合用时增加不良反应的风险或严重性，同时降低溴隐亭的血药浓度
氧化亚氮	合用会增加利血平不良反应的风险性或严重性
依替卡因	合用会增加利血平不良反应的风险性或严重性
依托咪酯	合用会增加利血平不良反应的风险性或严重性
异烟肼	利血平可加快去甲肾上腺素的释放，单胺氧化酶抑制异烟肼阻挠去甲肾上腺素的破坏，使在体液中去甲肾上腺素的浓度升高，可出现血压升高

续表

合用药物	临床评价
镇静催眠药	合用增强中枢抑制，常可出现倦怠、思睡症状
中枢神经系统抑制剂	利血平增强中枢神经系统抑制剂的中枢神经系统抑制作用

2. 胍乙啶 与胍乙啶合用药物临床评价见表7-38。

表7-38 与胍乙啶合用药物临床评价

合用药物	临床评价
单胺氧化酶抑制剂	单胺氧化酶抑制剂可以减少儿茶酚胺的代谢，导致胍乙啶抗高血压作用降低，尽量避免合用
地昔帕明	地昔帕明可拮抗胍乙啶的神经元封闭作用，致使降压作用减弱，禁止合用
多巴胺	合用时可加强多巴胺的加压效应，使胍乙啶的降压作用减弱，导致高血压及心律失常
酚妥拉明	合用时直立性低血压或心动过缓的发生率增高
奋乃静	合用时胍乙啶的降压效应可被抵消
格列美脲	合用可能会导致低血糖的发生
间羟胺	胍乙啶可使交感神经末梢囊泡中神经递质（去甲肾上腺素）耗竭，因而可使间羟胺的作用降低或消失（如有升压需要，可用去甲肾上腺素）
氯丙嗪	氯丙嗪可以抑制胍乙啶向神经元中的转运，降低胍乙啶的降压作用。建议尽量避免合用
米诺地尔	胍乙啶可能导致直立性低血压，而米诺地尔则加强了这一反应。需要米诺地尔治疗的患者至少提前1周停用胍乙啶
喷他佐辛	合用有发生直立性低血压的危险，给药后立即随访监测
去氧肾上腺素	去氧肾上腺素可能拮抗胍乙啶的降压作用，造成血压控制失败，禁止合用
肾上腺素	合用可致高血压和心动过速
胰岛素	长期使用胍乙啶可减少组织中儿茶酚胺水平，从而改善葡萄糖的耐受性，当加用或停用胍乙啶时应根据血糖水平调整胰岛素的用量
乙醇	乙醇可能可以增强胍乙啶引起的直立性低血压和晕厥，服用胍乙啶期间应避免饮酒
右苯丙胺	右苯丙胺可对抗胍乙啶的降压效应

3. 异喹胍 与异喹胍合用药物临床评价见表7-39。

表7-39 与异喹胍合用药物临床评价

合用药物	临床评价
苯佐卡因	合用会升高异喹胍的血药浓度
地塞米松	合用会降低异喹胍的血药浓度
丁丙诺啡	合用会升高异喹胍的血药浓度
芬太尼	合用会升高异喹胍的血药浓度
可待因	合用会减少异喹胍的代谢
利多卡因	合用会升高异喹胍的血药浓度
氯胺酮	合用会升高异喹胍的血药浓度
吗啡	合用会升高异喹胍的血药浓度
麦角胺	合用会升高异喹胍的血药浓度
咪达唑仑	合用会降低异喹胍的血药浓度

续表

合用药物	临床评价
噻氯匹定	合用会减少异喹胍的代谢
双嘧达莫	合用会升高异喹胍的血药浓度
新斯的明	合用会升高异喹胍的血药浓度
溴隐亭	合用会升高异喹胍的血药浓度

4. 帕吉林 与帕吉林合用药物临床评价见表 7-40。

表 7-40 与帕吉林合用药物临床评价

合用药物	临床评价
苯丙胺	合用可致血压上升
丙米嗪	合用可致血压上升
丁丙诺啡	合用会增加丁丙诺啡不良反应的风险性或严重性
芬太尼	芬太尼可能会增强帕吉林的 5-羟色胺活性
胍乙啶	合用可致血压上升
甲基多巴	合用可能导致幻觉及长时间神经系统兴奋。若出现神经系统不良反应，则需停止两者之一或全部。甲基多巴和其他单胺氧化酶抑制剂之间有类似的相互作用
利血平	合用可致血压上升
麻黄碱	合用可致血压上升
吗啡	合用会增加帕吉林不良反应的风险性或严重性
麦角胺	帕吉林可能会增强麦角胺的降压作用
哌替啶	帕吉林为单胺氧化酶抑制剂，与哌替啶同时使用会使中枢神经系统兴奋或抑制，导致深度昏迷甚至死亡。该反应可在当时或停用帕吉林数天时发生。应避免同时使用
曲马多	曲马多可能会增强帕吉林的神经兴奋活性
瑞芬太尼	瑞芬太尼可能会增强帕吉林的 5-羟色胺活性
乙醇	合用可致血压上升
左旋多巴	左旋多巴与帕吉林（单胺氧化酶抑制剂）合用将导致严重的血压升高、面色潮红及心悸。若需对已接受左旋多巴的患者使用抗抑郁剂，则应考虑使用三环抗抑郁剂。若必须同时使用单胺氧化酶抑制剂和左旋多巴，则应考虑加用卡比多巴，用复方左旋多巴代替单一成分的左旋多巴。单胺氧化酶抑制剂通常在停用之后 2 周内依然保持药效，因此，应在停用单胺氧化酶抑制剂 4 周后再使用左旋多巴

三、血管扩张药

1. 肼屈嗪 与肼屈嗪合用药物临床评价见表 7-41。

表 7-41 与肼屈嗪合用药物临床评价

合用药物	临床评价
丙泊酚	合用时会增加肼屈嗪不良反应的风险性或严重性
布比卡因	合用时会增加肼屈嗪不良反应的风险性或严重性
雌激素	合用时拮抗肼屈嗪的降压作用
地高辛	有资料显示，使用地高辛的患者服用甲基多巴，有时会出现心动过缓症状，合用时应密切观察，一旦出现窦性心动过缓，可用肼屈嗪替代甲基多巴

合用药物	临床评价
非甾体抗炎药	合用时拮抗肼屈嗪的降压作用
拉贝洛尔	肼屈嗪通过改变首过消除，显著增加拉贝洛尔的生物利用度，可致心动过缓、支气管痉挛
吗啡	合用时会增加肼屈嗪不良反应的风险性或严重性
美托洛尔	肼屈嗪会升高美托洛尔的血药浓度，可致心动过缓、支气管痉挛
普萘洛尔	肼屈嗪通过改变首过消除，显著增加普萘洛尔的生物利用度，可致心动过缓、支气管痉挛
瑞芬太尼	合用时会增加肼屈嗪不良反应的风险性或严重性
双嘧达莫	合用时增加不良反应的风险或严重性
吲哚美辛	有些资料显示，吲哚美辛可能阻断或降低肼屈嗪的抗高血压作用。两药合用时注意监测患者的血压

2. 双肼屈嗪 与双肼屈嗪合用药物临床评价见表 7-42。

表 7-42 与双肼屈嗪合用药物临床评价

合用药物	临床评价
非甾体抗炎药	合用可使降压作用减弱
拟交感胺类药	合用可使双肼屈嗪的降压作用降低

3. 硝普钠 与硝普钠合用药物临床评价见表 7-43。

表 7-43 与硝普钠合用药物临床评价

合用药物	临床评价
艾司洛尔	艾司洛尔对肾素-血管紧张素系统和产生血管紧张素Ⅱ的影响可加重低血压，注意监测患者的血压
丙泊酚	合用时会增加硝普钠不良反应的风险性或严重性
布比卡因	合用时会增加硝普钠不良反应的风险性或严重性
雌激素	合用时拮抗硝普钠的降压作用
非甾体抗炎药	合用时拮抗硝普钠的降压作用
磷酸二酯酶Ⅴ型抑制剂	应避免与磷酸二酯酶Ⅴ型抑制剂合用，以免发生严重低血压
吗啡	合用时会增加硝普钠不良反应的风险性或严重性
皮质激素	合用时拮抗硝普钠的抗高血压效应
其他抗高血压药	合用时可使血压剧降
瑞芬太尼	合用时会增加硝普钠不良反应的风险性或严重性
双嘧达莫	合用时增加不良反应的风险或严重性
亚硝酸钠	硝普钠和亚硝酸钠合用时风险性和不良反应的严重性增加

4. 米诺地尔 与米诺地尔合用药物临床评价见表 7-44。

表 7-44 与米诺地尔合用药物临床评价

合用药物	临床评价
丙泊酚	合用时会增加米诺地尔不良反应的风险性或严重性
布比卡因	合用时会增加米诺地尔不良反应的风险性或严重性
雌激素	拮抗米诺地尔的降压作用

续表

合用药物	临床评价
胍乙啶	胍乙啶可能导致直立性低血压,而米诺地尔则加强了这一反应。需要米诺地尔治疗的患者至少提前1周停用胍乙啶
利尿药	米诺地尔与利尿药合用可增强降压和高血糖效应
吗啡	合用时会增加米诺地尔不良反应的风险性或严重性
皮质激素	合用时拮抗米诺地尔的降压效应
瑞芬太尼	合用时会增加米诺地尔不良反应的风险性或严重性
双嘧达莫	合用时增加不良反应的风险或严重性

5. 二氮嗪 与二氮嗪合用药物临床评价见表 7-45。

表 7-45 与二氮嗪合用药物临床评价

合用药物	临床评价
苯妥英	二氮嗪可以促进苯妥英的肝代谢,加快其消除,并且从血浆蛋白结合部位置换苯妥英。因此,治疗中同时应用二氮嗪会导致苯妥英血清水平降低。需要监测苯妥英血浆水平,如抗癫痫效果降低则需提高其剂量
苄氟噻嗪	两药合用产生独特的升高血糖的作用。二氮嗪和噻嗪类利尿药具有协同抑制胰岛素分泌的作用。有报道利尿药可加快隐性糖尿病的进程,或使血糖水平升高
雌激素	可拮抗二氮嗪的降压作用
地特胰岛素	合用时减弱地特胰岛素的治疗效果
二甲双胍	合用时减弱二甲双胍的治疗效果
非甾体抗炎药	合用时拮抗二氮嗪的降压作用
格列本脲	合用时减弱格列本脲的治疗效果
格列喹酮	合用时减弱格列喹酮的治疗效果
格列美脲	合用时减弱格列美脲的治疗效果
格列齐特	合用时减弱格列齐特的治疗效果
华法林	二氮嗪可以从蛋白结合物中置换华法林,合用时可以增强低凝血酶原状态,应随时监测凝血时间
甲苯磺丁脲	合用时减弱甲苯磺丁脲的治疗效应
甲基多巴	合用增强降压作用
肼屈嗪	合用增强降压作用
抗癫痫药	二氮嗪可减少苯妥英的血药浓度,二氮嗪的效应也可能降低
抗焦虑药和催眠药	合用时增强降压效应
抗糖尿病药	二氮嗪拮抗抗糖尿病药的降血糖效应。二氮嗪可抑制胰岛素的释放,严重糖尿病患者应用二氮嗪或长期与降血糖药合用可产生高血糖,应监测血糖的升高,若发生高血糖,应调整一种或两种药物的用量,对于严重的高血糖患者可用胰岛素控制,其他磺酰脲类降血糖药之间也具有相同的相互作用
抗抑郁药	三环类相关抗抑郁药合用可增强降压效应
可乐定	合用时可增强降压效应
赖脯胰岛素	合用时减弱赖脯胰岛素的治疗效应
利尿药	合用增强降压和高血糖效应

续表

合用药物	临床评价
氯丙嗪	氯丙嗪和二氮嗪都有潜在的升高血糖作用，两药长期合用可能导致高血糖。应密切监测患者血糖变化，必要时减量
门冬胰岛素	合用时减弱门冬胰岛素的治疗效应
普萘洛尔	合用加重普萘洛尔的低血压作用
氢氯噻嗪	两药合用产生独特的升高血糖的作用。二氮嗪和噻嗪类利尿药具有协同抑制胰岛素分泌的作用。有报道利尿药可加快隐性糖尿病的进程，或使血糖水平升高
全身麻醉药	合用时增强降压效应
瑞格列奈	合用时减弱瑞格列奈的治疗作用
替扎尼定	合用增强降压效应
维格列汀	合用时减弱维格列汀的治疗作用
缬沙坦氢氯噻嗪	噻嗪类利尿药可能会增强二氮嗪升高血糖的作用。二氮嗪和噻嗪类利尿药具有协同抑制胰岛素分泌的作用。有报道利尿药可加快隐性糖尿病的进程，或使血糖水平升高
胰岛素	二氮嗪合用时减弱胰岛素的治疗效应

四、钙通道阻滞剂

1. 硝苯地平 与硝苯地平合用药物（食物）临床评价见表 7-46。

表 7-46 与硝苯地平合用药物（食物）临床评价

合用药物（食物）	临床评价
β受体阻滞剂	合用会加强硝苯地平的降压作用。硝苯地平与β受体阻滞剂合用可能引起严重的低血压和心力衰竭，因为已知个别病例有心力衰竭恶化的情况，必须对患者严格监测
阿曲库铵	硝苯地平可能会增强阿曲库铵的神经肌肉阻滞作用
阿扎那韦	合用时硝苯地平的血药浓度会升高
安泼那韦（或福沙那韦）	合用时硝苯地平的血药浓度会升高
胺碘酮	硝苯地平可升高胺碘酮的血药浓度
倍他米松	硝苯地平可降低倍他米松的血药浓度
苯巴比妥	合用可能会降低硝苯地平的血药浓度，从而降低疗效
苯妥英	硝苯地平可以从血浆蛋白置换苯妥英或抑制苯妥英对羟基化代谢，导致苯妥英水平升高，出现毒性反应，表现为眼球震颤、发音困难和小脑运动失调。治疗中加用或停用硝苯地平时需监测苯妥英水平
比索洛尔	用于高血压或心绞痛的治疗，需谨慎合用，有潜在的心功能不全的患者合并使用β受体阻滞剂可能会导致心力衰竭
丙泊酚	合用时会增加硝苯地平不良反应的风险性或严重性
长春新碱	硝苯地平可能抑制长春新碱的代谢
雌激素	雌激素可拮抗硝苯地平的降压效应
地尔硫䓬	合用时两药的血药浓度均增加
地高辛	与硝苯地平同时使用时，应警惕地高辛的肾脏和肾外清除降低，明显升高地高辛的血药浓度，治疗作用和毒性均增强。因此应监测其血药浓度防止药物过量，必要时可根据地高辛的血药浓度减少其用药剂量

续表

合用药物（食物）	临床评价
丁丙诺啡	合用会升高硝苯地平的血药浓度
非去极化型肌松药	硝苯地平可增强非去极化型肌松药的作用
非甾体抗炎药	非甾体抗炎药可拮抗硝苯地平的降压效应
芬太尼	合用会升高硝苯地平的血药浓度
氟康唑	部分二氢吡啶类钙通道阻滞剂（硝苯地平）经 CYP3A4 代谢。氟康唑可能具有增加硝苯地平全身暴露的潜在效应，因此建议密切监测不良事件
氟烷	接受氟烷麻醉的患者应用硝苯地平会导致心肌无力，因此尽量避免两药同时应用，特别是左心室功能降低的患者
环孢素	合用时可能升高硝苯地平的血药浓度（增加中毒风险包括牙龈增生）
甲氟喹	合用可能增加心动过缓风险
决奈达隆	硝苯地平可升高决奈达隆的血药浓度
卡马西平	合用可能会降低硝苯地平的血药浓度，从而降低疗效
奎尼丁	合用时奎尼丁浓度下降，或停服硝苯地平后，在个别的病例中奎尼丁的血药浓度明显升高。因此服用奎尼丁时，若加服或停服硝苯地平均应监测奎尼丁的血药浓度，必要时调整剂量
奎奴普丁	合用可导致硝苯地平的血药浓度升高
雷尼替丁	雷尼替丁可能使硝苯地平的代谢变慢而增强效应
利伐沙班	硝苯地平可降低利伐沙班的血药浓度
利福平	利福平可加速硝苯地平的代谢，硝苯地平的生物利用度会降低而影响其疗效，避免合用
利托那韦	合用时硝苯地平的血药浓度会升高
氯胺酮	合用时硝苯地平的血药浓度会升高
氯吡格雷	合用时硝苯地平可减弱氯吡格雷的治疗作用
吗啡	硝苯地平会降低吗啡的血药浓度
麦角胺	合用会升高硝苯地平的血药浓度
镁（口服）	据报道，硝苯地平与口服镁剂合用治疗先兆子痫时可引起严重低血压
咪达唑仑	硝苯地平会降低咪达唑仑的血药浓度
米非司酮	合用时可以升高硝苯地平的血药浓度
米卡芬净	合用时可以升高硝苯地平的血药浓度
奈非那韦	合用时硝苯地平的血药浓度会升高
哌唑嗪	合用可引起血压剧降，增强降压效应，增加首剂低血压风险
硼替佐米	合用时减少硝苯地平的代谢
皮质激素	皮质激素拮抗硝苯地平的降压效应
普萘洛尔	合用可加强降压效果，但要警惕血压过低和心力衰竭
瑞芬太尼	合用会增加硝苯地平的不良反应的风险性或严重性
双嘧达莫	合用时增加不良反应的风险或严重性
他克莫司	硝苯地平是他克莫司代谢的竞争抑制剂，使他克莫司的血药浓度增加 55%，应严密监测他克莫司的血药浓度，可能需要调整剂量
维库溴铵	合用会升高维库溴铵的血药浓度

合用药物（食物）	临床评价
西咪替丁	西咪替丁可抑制硝苯地平的代谢，导致硝苯地平的血药浓度和药-时曲线下面积增加，增强抗高血压疗效。患者的动脉压可能会显著下降，合用时，注意监测患者的治疗反应。雷尼替丁、尼扎替丁、法莫替丁可作西咪替丁替代药
西柚汁	西柚汁可抑制 CYP3A4，合用由于首过效应降低或清除率降低可使硝苯地平的血药浓度升高并延长硝苯地平的作用时间，从而增强降压的作用。经常服用西柚汁者，末次服用后，这种效果可以持续至少 3 天。因此服用硝苯地平时应避免食用葡萄柚汁或西柚汁
溴隐亭	合用时硝苯地平可降低溴隐亭的血药浓度。溴隐亭可升高硝苯地平的血药浓度
伊曲康唑	伊曲康唑可能抑制硝苯地平的代谢，升高其血药浓度，合用可能增强负性肌力作用
胰岛素	合用时糖耐量偶尔受损
乙醇	乙醇抑制硝苯地平的代谢。两药同时应用可以导致硝苯地平药-时曲线下面积增大。维拉帕米与乙醇也有类似的相互作用。注意接受硝苯地平治疗的患者不得饮酒
茚地那韦	硝苯地平的血药浓度会升高
右酮洛芬氨丁三醇	合用时右酮洛芬氨丁三醇的血药浓度会增高

2. 尼卡地平　与尼卡地平合用药物（食物）临床评价见表 7-47。

表 7-47　与尼卡地平合用药物（食物）临床评价

合用药物（食物）	临床评价
阿莫西林	尼卡地平会降低阿莫西林的代谢
阿普唑仑	尼卡地平会降低阿普唑仑的代谢
阿曲库铵	尼卡地平可能会增强阿曲库铵的神经肌肉阻滞活性
阿司匹林	尼卡地平可升高阿司匹林的血药浓度
阿扎那韦	合用时尼卡地平的血药浓度会升高
安泼那韦（或福沙那韦）	合用时尼卡地平的血药浓度会升高
倍他米松	合用时升高倍他米松的血药浓度
苯妥英	合用时可能降低尼卡地平的效应
苯佐卡因	合用时会升高尼卡地平的血药浓度
丙泊酚	合用时尼卡地平的血药浓度会升高
布比卡因	尼卡地平会降低布比卡因的代谢
达芦那韦	尼卡地平的血药浓度会升高
地高辛	尼卡地平可升高地高辛的血药浓度
地拉夫定	尼卡地平的血药浓度会升高
地塞米松	合用时降低尼卡地平的血药浓度。尼卡地平可升高地塞米松的血药浓度
丁丙诺啡	合用时会降低丁丙诺啡的代谢
芬太尼	芬太尼可升高尼卡地平的血药浓度
戈舍瑞林	尼卡地平会增加戈舍瑞林的 QTc 间期延长效应
华法林	合用时减少华法林的代谢
环孢素	尼卡地平可升高环孢素的血药浓度

合用药物（食物）	临床评价
加兰他敏	尼卡地平会降低加兰他敏的代谢
卡马西平	合用时可能降低尼卡地平的血药浓度
可待因	合用时会降低尼卡地平的代谢
利多卡因	尼卡地平会降低利多卡因的代谢
利伐沙班	尼卡地平可升高利伐沙班的血药浓度
利福平	合用时可能降低尼卡地平的血药浓度
利托那韦	尼卡地平的血药浓度会升高
硫酸镁	增加硫酸镁不良反应/毒性作用。硫酸镁可增强尼卡地平的降压作用。尼卡地平和硫酸镁合用时风险性或不良反应的严重性增加
洛匹那韦	尼卡地平的血药浓度会升高
氯胺酮	合用会降低氯胺酮的代谢
氯吡格雷	尼卡地平可减弱氯吡格雷的治疗作用。氯吡格雷减少尼卡地平的代谢
吗啡	可使降压效果相加，合用时应谨慎。建议密切监测低血压的症状
麦角胺	合用会升高尼卡地平的血药浓度
咪达唑仑	合用会降低尼卡地平的血药浓度
米非司酮	合用时可以升高尼卡地平的血药浓度
奈非那韦	尼卡地平的血药浓度会升高
哌替啶	合用会降低哌替啶的代谢
哌唑嗪	合用增强降压效应，与突触后α阻滞剂哌唑嗪合用增加首剂低血压风险
硼替佐米	合用时减少尼卡地平的代谢
曲马多	合用会降低曲马多的治疗效果
瑞芬太尼	合用会增加尼卡地平不良反应的风险性或严重性
噻氯匹定	合用时减少尼卡地平的代谢
沙奎那韦	合用时尼卡地平的血药浓度会升高
双嘧达莫	合用时增加不良反应的风险或严重性
他克莫司	尼卡地平可能升高他克莫司的血药浓度
他莫昔芬	合用时降低他莫昔芬活性代谢物的血药浓度，导致治疗失败
替拉那韦	尼卡地平的血药浓度会升高
维库溴铵	尼卡地平会升高维库溴铵的血药浓度
西洛他唑	尼卡地平会升高西洛他唑的血药浓度
西咪替丁	合用时尼卡地平的血药浓度会升高
西柚汁	合用升高尼卡地平的血药浓度
新斯的明	合用时会升高尼卡地平的血药浓度
溴隐亭	尼卡地平可升高溴隐亭的血药浓度
依法韦仑	合用时尼卡地平的血药浓度会升高
依曲伟林	合用时尼卡地平的血药浓度会升高
茚地那韦	合用时尼卡地平的血药浓度会升高

3. **尼群地平**　与尼群地平合用药物临床评价见表 7-48。

表 7-48　与尼群地平合用药物临床评价

合用药物	临床评价
阿曲库铵	尼群地平可能会增强阿曲库铵的神经肌肉阻滞活性
阿司匹林	尼群地平可升高阿司匹林的血药浓度
倍他米松	尼群地平可升高倍他米松的血药浓度
丙泊酚	合用时会增加尼群地平不良反应的风险性或严重性
布比卡因	尼群地平会增加布比卡因不良反应的风险性或严重性
地塞米松	合用时降低尼群地平的血药浓度。尼群地平可升高地塞米松的血药浓度
利伐沙班	尼群地平可升高利伐沙班的血药浓度
硫酸镁	合用可增加硫酸镁不良反应/毒性反应
氯吡格雷	尼群地平可减弱氯吡格雷的治疗作用
吗啡	可使降压效果相加,合用时应谨慎。建议密切监测低血压的症状
咪达唑仑	尼群地平会升高咪达唑仑的血药浓度
硼替佐米	合用可减少尼群地平的代谢
瑞芬太尼	合用会增加尼群地平不良反应的风险性或严重性
噻氯匹定	合用可减少尼群地平的代谢
双嘧达莫	尼群地平可升高双嘧达莫的血药浓度
维库溴铵	尼群地平会升高维库溴铵的血药浓度
西咪替丁	合用时可升高尼群地平的血药浓度
溴隐亭	尼群地平可升高溴隐亭的血药浓度

4. **尼索地平**　参见尼群地平。
5. **非洛地平**　参见尼卡地平。
6. **伊拉地平**　参见尼卡地平。
7. **氨氯地平**　与氨氯地平合用药物临床评价见表 7-49。

表 7-49　与氨氯地平合用药物临床评价

合用药物	临床评价
阿曲库铵	氨氯地平可能会增强阿曲库铵的神经肌肉阻滞活性
阿司匹林	氨氯地平可升高阿司匹林的血药浓度
阿扎那韦	合用时氨氯地平的血药浓度会升高
安泼那韦(或福沙那韦)	合用时氨氯地平的血药浓度会升高
倍他米松	氨氯地平可升高倍他米松的血药浓度
苯妥英钠	合用时氨氯地平的血药浓度会降低
丙泊酚	合用时会增加氨氯地平不良反应的风险性或严重性
布比卡因	合用时会增加布比卡因不良反应的风险性或严重性
达芦那韦	氨氯地平的血药浓度会升高
地尔硫草	地尔硫草可升高氨氯地平的血药浓度,合用时应监测低血压及水肿症状

续表

合用药物	临床评价
地拉夫定	合用时氨氯地平的血药浓度会升高
地塞米松	合用时可降低氨氯地平的血药浓度,升高地塞米松的血药浓度
氟康唑	氟康唑可能会升高氨氯地平的血药浓度,建议密切监测不良反应
贯叶连翘	可能降低氨氯地平的血药浓度
红霉素	红霉素可升高氨氯地平的血药浓度,合用时应监测低血压及水肿症状
环孢素	与氨氯地平同时服用,环孢素谷浓度水平平均可提高40%
利伐沙班	氨氯地平可升高利伐沙班的血药浓度
利托那韦	合用时氨氯地平的血药浓度会升高
硫酸镁	合用可增加硫酸镁不良反应/毒性反应
洛匹那韦-利托那韦	合用时氨氯地平的血药浓度会升高
氯吡格雷	氨氯地平可减弱氯吡格雷的治疗作用
吗啡	可使降压效果加成,合用时应谨慎。建议密切监测低血压的发展
麦角胺	氨氯地平可干扰麦角胺的代谢,建议在开始合用时监测麦角胺的血药浓度
咪达唑仑	氨氯地平会升高咪达唑仑的血药浓度
米非司酮	米非司酮可升高氨氯地平的血药浓度
奈非那韦	合用时氨氯地平的血药浓度会升高
硼替佐米	合用时减少氨氯地平的代谢
瑞芬太尼	合用时会增加氨氯地平不良反应的风险性或严重性
噻氯匹定	合用时减少氨氯地平的代谢
沙奎那韦	合用时氨氯地平的血药浓度会升高
双嘧达莫	合用时增加不良反应的风险或严重性
酮康唑	酮康唑可升高氨氯地平的血药浓度,合用时应监测低血压及水肿症状
维库溴铵	氨氯地平可升高维库溴铵的血药浓度
辛伐他汀	合用可能增加肌病风险。10mg氨氯地平多次给药合并使用80mg辛伐他汀,辛伐他汀的暴露量比单独使用辛伐他汀增加了77%。服用氨氯地平的患者应将辛伐他汀剂量限制在20mg/d以下
溴隐亭	氨氯地平可升高溴隐亭的血药浓度
伊曲康唑	伊曲康唑可升高氨氯地平的血药浓度,合用时应监测低血压及水肿症状
依法韦仑	合用时氨氯地平的血药浓度会升高
依曲伟林	合用时氨氯地平的血药浓度会升高
茚地那韦	合用时氨氯地平的血药浓度会升高

8. **左氨氯地平** 参见氨氯地平。

9. **尼伐地平** 与尼伐地平合用药物临床评价见表7-50。

表7-50 与尼伐地平合用药物临床评价

合用药物	临床评价
阿曲库铵	尼伐地平可能会增强阿曲库铵的神经肌肉阻滞活性
丙泊酚	合用时会增加尼伐地平不良反应的风险性或严重性

续表

合用药物	临床评价
布比卡因	合用时会增加布比卡因不良反应的风险性或严重性
地塞米松	合用时降低尼伐地平的血药浓度
氯吡格雷	尼伐地平可减弱氯吡格雷的治疗作用
吗啡	可使降压效果相加,合用时应谨慎。建议密切监测低血压的症状
硼替佐米	合用时减少尼伐地平的代谢
瑞芬太尼	合用时会增加尼伐地平不良反应的风险性或严重性
噻氯匹定	合用时减少尼伐地平的代谢
西洛他唑	尼伐地平可升高西洛他唑的血药浓度

10. 乐卡地平 与乐卡地平合用药物（食物）临床评价见表 7-51。

表 7-51 与乐卡地平合用药物（食物）临床评价

合用药物（食物）	临床评价
阿曲库铵	乐卡地平可能会增强阿曲库铵的神经肌肉阻滞活性
苯妥英	合用时应当注意,因为降压效果可能会降低,应当比平时更频繁地监测患者的血压
丙泊酚	合用时会增加乐卡地平不良反应的风险性或严重性
布比卡因	乐卡地平会增加布比卡因不良反应的风险性或严重性
醋竹桃霉素	醋竹桃霉素显著升高乐卡地平的血药浓度,避免合用
地高辛	乐卡地平可升高地高辛的血药浓度。合用时应密切监测地高辛中毒的临床征象
地塞米松	合用时降低乐卡地平的血药浓度
红霉素	红霉素可升高乐卡地平的血药浓度,应避免合用
环孢素	乐卡地平和环孢素的血药浓度均升高,禁止合用
卡马西平	合用时应当注意,因为降压效果可能会降低,应当比平时更频繁地监测患者的血压
利福平	合用时应当注意,因为降压效果可能会降低,应当比平时更频繁地监测患者的血压
利托那韦	利托那韦可抑制 CYP3A4 介导的乐卡地平的代谢,导致乐卡地平的血药浓度升高
氯吡格雷	乐卡地平可减弱氯吡格雷的治疗作用
吗啡	可使降压效果相加,合用时应谨慎。建议密切监测低血压的症状
镁盐	可增加镁盐不良反应/毒性反应
硼替佐米	合用时减少乐卡地平的代谢
瑞芬太尼	合用时会增加乐卡地平不良反应的风险性或严重性
噻氯匹定	合用时减少乐卡地平的代谢
酮康唑	酮康唑可显著升高乐卡地平的血药浓度,避免合用
西柚汁	不能与柚子汁同服。乐卡地平对于柚子汁的代谢抑制作用敏感,会导致全身性利用度的提高,从而增加降压效果
伊曲康唑	伊曲康唑可显著升高乐卡地平的血药浓度,避免合用
乙醇	服药期间应避免饮酒或含乙醇的饮料,因为这可能会增强抗高血压药物的血管扩张作用
茚地那韦	茚地那韦可抑制 CYP3A4 介导的乐卡地平的代谢,升高乐卡地平的血药浓度

11. 拉西地平 与拉西地平合用药物（食物）临床评价见表 7-52。

表 7-52　与拉西地平合用药物（食物）临床评价

合用药物（食物）	临床评价
阿曲库铵	拉西地平可能会增强阿曲库铵的神经肌肉阻滞活性
丙泊酚	合用时会增加拉西地平不良反应的风险性或严重性
布比卡因	拉西地平会增加布比卡因不良反应的风险性或严重性
氯吡格雷	拉西地平可减弱氯吡格雷的治疗作用
吗啡	可使降压效果加成，合用时应谨慎。建议密切监测低血压的发展
普萘洛尔	拉西地平可增强普萘洛尔的降血压作用
瑞芬太尼	合用时会增加拉西地平不良反应的风险性或严重性
西柚汁	西柚汁可升高拉西地平的血药浓度

12. 巴尼地平 与巴尼地平合用药物临床评价见表 7-53。

表 7-53　与巴尼地平合用药物临床评价

合用药物	临床评价
阿曲库铵	巴尼地平可能会增强阿曲库铵的神经肌肉阻滞活性
丙泊酚	合用时会增加巴尼地平不良反应的风险性或严重性
布比卡因	合用时会增加布比卡因不良反应的风险性或严重性
氯吡格雷	巴尼地平可减弱氯吡格雷的治疗作用
吗啡	可使降压效果加成，合用时应谨慎。建议密切监测低血压的发展
瑞芬太尼	合用时会增加巴尼地平不良反应的风险性或严重性

13. 阿折地平 与阿折地平合用药物临床评价见表 7-54。

表 7-54　与阿折地平合用药物临床评价

合用药物	临床评价
阿曲库铵	阿扎地平可能会增强阿曲库铵的神经肌肉阻滞活性
氯吡格雷	阿折地平可减弱氯吡格雷的治疗作用

14. 阿雷地平 与阿雷地平合用药物临床评价见表 7-55。

表 7-55　与阿雷地平合用药物临床评价

合用药物	临床评价
苯巴比妥	合用可使阿雷地平血药浓度降低
苯妥英钠	合用可使阿雷地平血药浓度降低
地尔硫䓬	地尔硫䓬可使阿雷地平血药浓度升高
地高辛	合用可使地高辛血药浓度升高
红霉素	合用可使阿雷地平血药浓度升高
甲基多巴	合用可使降压作用增强
利福平	合用可使阿雷地平血药浓度降低

合用药物	临床评价
利血平	合用可使降压作用增强
哌唑嗪	合用可使降压作用增强
普萘洛尔	合用可使降压作用增强
西咪替丁	西咪替丁可使阿雷地平血药浓度升高

15. 贝尼地平 与贝尼地平合用药物（食物）临床评价见表 7-56。

表 7-56 与贝尼地平合用药物（食物）临床评价

合用药物（食物）	临床评价
地高辛	合用可使地高辛血药浓度升高
抗高血压药	其他抗高血压药可增强贝尼地平的降压效应，可能引起血压过度降低
利福平	合用可降低贝尼地平的血药浓度
西咪替丁	合用可使贝尼地平血药浓度升高
西柚汁	合用可使贝尼地平血药浓度升高

16. 西尼地平 与西尼地平合用药物（食物）临床评价见表 7-57。

表 7-57 与西尼地平合用药物（食物）临床评价

合用药物（食物）	临床评价
地高辛	合用可使地高辛血药浓度升高
贯叶连翘	贯叶连翘可能会降低西尼地平的血药浓度，应该避免合用
含麻黄碱制剂	临床上不推荐患者在使用西尼地平的同时服用麻黄类药物。麻黄中的麻黄碱能够加剧高血压症状
利福平	合用可降低西尼地平的血药浓度
其他抗高血压药	西尼地平与其他抗高血压药合用时可能有叠加作用，使降压效应增强，可能导致血压过度降低
酮康唑	西尼地平与酮康唑合用时的血药浓度会增加，可能是由唑类抗真菌药抑制了 CYP3A4 而减少西尼地平的代谢所致
西咪替丁	合用可使西尼地平的血药浓度升高
西柚汁	合用可使西尼地平的血药浓度升高
伊曲康唑	西尼地平与伊曲康唑合用时的血药浓度会增加，可能是唑类抗真菌药抑制了 CYP3A4 而减少西尼地平的代谢所致

17. 依福地平 参见硝苯地平。

18. 马尼地平 与马尼地平合用药物临床评价见表 7-58。

表 7-58 与马尼地平合用药物临床评价

合用药物	临床评价
阿曲库铵	马尼地平可能会增强阿曲库铵的神经肌肉阻滞活性
氯吡格雷	马尼地平可减弱氯吡格雷的治疗作用

19. 尼鲁地平 与尼鲁地平合用药物临床评价见表7-59。

表7-59 与尼鲁地平合用药物临床评价

合用药物	临床评价
阿曲库铵	尼鲁地平可能会增强阿曲库铵的神经肌肉阻滞活性
氯吡格雷	尼鲁地平可减弱氯吡格雷的治疗作用

五、非二氢吡啶类钙通道阻滞剂

米贝地尔 与米贝地尔合用药物临床评价见表7-60。

表7-60 与米贝地尔合用药物临床评价

合用药物	临床评价
阿贝西尼	可能会显著升高阿贝西尼的血药浓度
阿伐那非	可能会显著升高阿伐那非的血药浓度
阿法替尼	可能会显著升高阿法替尼的血药浓度
阿芬太尼	可能会显著升高阿芬太尼的血药浓度
阿夫唑嗪	可能会显著升高阿夫唑嗪的血药浓度
阿卡替尼	可能会显著升高阿卡替尼的血药浓度
阿司咪唑	可能会显著升高阿司咪唑的血药浓度
阿托伐他汀	可能会发生出现横纹肌溶解症的风险
阿昔替尼	可能会显著升高阿昔替尼的血药浓度
艾沙康唑	可能会显著升高艾沙康唑的血药浓度
艾司佐匹克隆	可能会显著升高艾司佐匹克隆的血药浓度
奥拉帕尼	可能会显著升高奥拉帕尼的血药浓度
奥西替尼	可能会显著升高奥西替尼的血药浓度
奥卓司他	可能会显著升高奥卓司他的血药浓度
贝曲西班	可能会显著升高贝曲西班的血药浓度
吡非尼酮	可能会显著升高吡非尼酮的血药浓度
丙吡胺	可能会显著升高丙吡胺的血药浓度
泊拉图单抗	可能会显著升高泊拉图单抗的血药浓度
博舒替尼	可能会显著升高博舒替尼的血药浓度
布地奈德	可能会显著升高布地奈德的血药浓度
布加替尼	可能会显著升高布加替尼的血药浓度
布托啡诺	可能会显著升高布托啡诺的血药浓度
达非那新	可能会显著升高达非那新的血药浓度
达卡他韦	可能会显著升高达卡他韦的血药浓度
达沙替尼	可能会显著升高达沙替尼的血药浓度
地夫可特	可能会显著升高地夫可特的血药浓度
杜韦利昔布	可能会显著升高杜韦利昔布的血药浓度
多拉司琼	可能会增加出现严重心律失常的风险
多西他赛	可能会显著升高多西他赛的血药浓度
厄达替尼	可能会显著升高厄达替尼的血药浓度

续表

合用药物	临床评价
厄拉戈利	可能会显著升高厄拉戈利的血药浓度
恩曲替尼	可能会显著升高恩曲替尼的血药浓度
非达替尼	可能会显著升高非达替尼的血药浓度
非索罗定	可能会显著升高非索罗定的血药浓度
芬太尼	可能会显著升高芬太尼的血药浓度
氟班色林	可能会显著升高氟班色林的血药浓度
氟伐他汀	可能会发生出现横纹肌溶解症的风险
氟替卡松（包括经鼻给药）	可能会显著升高氟替卡松的血药浓度
福他替尼	可能会显著升高福他替尼的血药浓度
格拉德吉	可能会显著升高格拉德吉的血药浓度
胍法辛	可能会显著升高胍法辛的血药浓度
红霉素	可能会显著升高红霉素的血药浓度
卡博替尼	可能会显著升高卡博替尼的血药浓度
卡利拉嗪	可能会显著升高卡利拉嗪的血药浓度
康奈非尼	可能会显著升高康奈非尼的血药浓度
考比替尼	可能会显著升高考比替尼的血药浓度
考尼伐坦	可能会显著升高考尼伐坦的血药浓度
库潘尼西	可能会显著升高库潘尼西的血药浓度
喹硫平	可能会显著升高喹硫平的血药浓度
拉罗替尼	可能会显著升高拉罗替尼的血药浓度
拉帕替尼	可能会显著升高拉帕替尼的血药浓度
来法莫林	可能会显著升高来法莫林的血药浓度
劳拉替尼	可能会显著升高劳拉替尼的血药浓度
雷诺嗪	可能会显著升高雷诺嗪的血药浓度
雷沙吉兰	可能会显著升高雷沙吉兰的血药浓度
利伐沙班	可能会显著升高利伐沙班的血药浓度
硫利达嗪	可能会显著升高硫利达嗪的血药浓度
卢美哌隆	可能会显著升高卢美哌隆的血药浓度
卤泛群	可能会显著升高卤泛群的血药浓度
鲁拉西酮	可能会显著升高鲁拉西酮的血药浓度
鲁索替尼	可能会显著升高鲁索替尼的血药浓度
洛伐他汀	可能会发生出现横纹肌溶解症的风险
洛美他派	可能会显著升高洛美他派的血药浓度
洛哌丁胺	可能会显著升高洛哌丁胺的血药浓度
马拉维若	可能会显著升高马拉维若的血药浓度
马西替坦	可能会显著升高马西替坦的血药浓度
米哚妥林	可能会显著升高米哚妥林的血药浓度
纳洛塞醇	可能会显著升高纳洛塞醇的血药浓度
奈拉替尼	可能会显著升高奈拉替尼的血药浓度
尼洛替尼	可能会显著升高尼洛替尼的血药浓度
尼莫地平	可能会显著升高尼莫地平的血药浓度

续表

合用药物	临床评价
帕比司他	可能会显著升高帕比司他的血药浓度
帕博西利	可能会显著升高帕博西利的血药浓度
培西达替尼	可能会显著升高培西达替尼的血药浓度
匹莫范色林	可能会显著升高匹莫范色林的血药浓度
匹莫齐特	可能会显著升高匹莫齐特的血药浓度
普伐他汀	可能会发生出现横纹肌溶解症的风险
羟考酮	可能会显著升高羟考酮的血药浓度
氢可酮	可能会显著升高氢可酮的血药浓度
秋水仙碱	可能会显著升高秋水仙碱的血药浓度
屈螺酮	可能会增加发生高钾血症的风险，严重时会导致肾衰竭、肌肉麻痹、心律失常和心搏骤停
曲贝替定	可能会显著升高曲贝替定的血药浓度
瑞博西利	可能会显著升高瑞博西利的血药浓度
色瑞替尼	可能会显著升高色瑞替尼的血药浓度
舒沃占特	可能会显著升高舒沃占特的血药浓度
索利那新	可能会显著升高索利那新的血药浓度
索尼德吉	可能会显著升高索尼德吉的血药浓度
他克莫司	可能会显著升高他克莫司的血药浓度
他泽司他	可能会显著升高他泽司他的血药浓度
坦索罗辛	可能会显著升高坦索罗辛的血药浓度
特非那定	可能会显著升高特非那定的血药浓度
替卡格雷	可能会显著升高替卡格雷的血药浓度
替扎尼定	可能会显著升高替扎尼定的血药浓度
托伐普坦	可能会显著升高托伐普坦的血药浓度
维拉唑酮	可能会显著升高维拉唑酮的血药浓度
维奈托克	可能会显著升高维奈托克的血药浓度
沃克洛托	可能会显著升高沃克洛托的血药浓度
沃拉帕沙	可能会显著升高沃拉帕沙的血药浓度
乌格潘特	可能会显著升高乌格潘特的血药浓度
西波莫德	可能会导致心率过度减慢，从而导致严重或危及生命的心脏并发症
西立伐他汀	可能会发生出现横纹肌溶解症的风险
西罗莫司	可能会显著升高西罗莫司的血药浓度
西洛他唑	可能会显著升高西洛他唑的血药浓度
西咪匹韦	可能会显著升高西咪匹韦的血药浓度
西沙必利	可能会显著升高西沙必利的血药浓度
缬苯那嗪	可能会显著升高缬苯那嗪的血药浓度
辛伐他汀	可能会发生出现横纹肌溶解症的风险
伊伐布雷定	可能会显著升高伊伐布雷定的血药浓度
伊立替康	可能会显著升高伊立替康的血药浓度
伊曲茶碱	可能会显著升高伊曲茶碱的血药浓度
伊曲康唑	可能会显著升高米贝地尔的血药浓度
依度沙班	可能会显著升高依度沙班的血药浓度

合用药物	临床评价
依伐卡托	可能会显著升高依伐卡托的血药浓度
依福德尼	可能会显著升高依福德尼的血药浓度
依立曲坦	可能会显著升高依立曲坦的血药浓度
依利格鲁司特	可能会显著升高依利格鲁司特的血药浓度
依鲁替尼	可能会显著升高依鲁替尼的血药浓度
依匹哌唑	可能会显著升高依匹哌唑的血药浓度
依普利酮	可能会显著升高依普利酮的血药浓度
依维莫司	可能会显著升高依维莫司的血药浓度
赞布替尼	可能会显著升高赞布替尼的血药浓度
左醋美沙朵	可能会显著升高左醋美沙朵的血药浓度
左米那普仑	可能会显著升高左米那普仑的血药浓度

六、血管紧张素转换酶抑制剂

1. 卡托普利 与卡托普利合用药物临床评价见表 7-61。

表 7-61 与卡托普利合用药物临床评价

合用药物	临床评价
阿米洛利	合用可能引起血钾过高
阿普唑仑	卡托普利会升高阿普唑仑的血药浓度
阿司匹林	合用时增加不良反应的风险或严重性。由于阿司匹林可以干扰扩血管作用的前列腺素的释放，两药同时应用可以使卡托普利的抗高血压作用降低。建议合用时，严密监测患者的血压，必要时停用阿司匹林
氨苯蝶啶	合用可能引起血钾过高
倍他米松	卡托普利可升高倍他米松的血药浓度
别嘌醇	合用可能导致史-约（Stevens-Johnson）综合征型发热、关节疼痛和肌痛。两药合用应慎重，特别是患者患有慢性肾衰竭时
丙泊酚	合用时会增加卡托普利不良反应的风险性或严重性
丙磺舒	丙磺舒可减少卡托普利的排泄。有资料显示，丙磺舒干扰肾小管排泄，可以降低卡托普利的总体清除率和肾清除率，提高其血药浓度，两药合用时注意监测患者的血压，卡托普利可能需要减量
布比卡因	合用时会增加卡托普利不良反应的风险性或严重性
达肝素	合用时加重卡托普利的高血钾作用
地高辛	有资料显示通过降低地高辛肾脏清除率，卡托普利可引起地高辛的血药浓度升高。但有些研究却显示地高辛的血药浓度可能有轻微降低
地塞米松	卡托普利可升高地塞米松的血药浓度
呋塞米	合用可能会导致严重的一过性直立性低血压。如果患者发生此反应，应立即采取卧位，必要时采用常规液体扩容
肝素钠	合用时加重卡托普利的高血钾作用
抗酸药（铝镁化合物、氢氧化铝、碳酸镁、氢氧化镁等）	合用时可降低卡托普利的生物利用度，应避免合用。酸性环境有利于卡托普利的胃肠道吸收，抗酸药可以提高胃内 pH，造成卡托普利血药浓度和生物利用度的降低，合用时，服药间隔应尽可能延长

续表

合用药物	临床评价
可待因	合用会降低卡托普利的代谢
可乐定	可能延缓卡托普利的降压效应
利伐沙班	卡托普利升高利伐沙班的血药浓度
硫唑嘌呤	合用可能增加贫血和白细胞减少症的风险,尤其是对已有肾损伤的患者
螺内酯	合用可能引起血钾过高。卡托普利有潴钾作用,合用可引起血钾水平升高,也有可能无临床症状
氯吡格雷	卡托普利可升高氯吡格雷的血药浓度
氯丙嗪	有资料显示,由于协同作用,两药合用可以导致低血压,合用时,注意监测患者的血压,必要时停药
氯化钾	有资料显示,两药相加作用可导致血钾水平的升高,然而,没有临床证据显示此相互作用与高钾血症有关系。合用时,注意监测患者的血钾水平,必要时需要停药
吗啡	卡托普利会升高吗啡的血药浓度
麦角胺	卡托普利会升高麦角胺的血药浓度
咪达唑仑	卡托普利会升高咪达唑仑的血药浓度
那曲肝素	合用时可加重卡托普利的高血钾作用
纳洛酮	纳洛酮(阿片受体拮抗剂)可以减弱卡托普利的降压作用,合用时需要注意监测患者的血压
纳曲酮	纳曲酮(阿片受体拮抗剂)可以减弱卡托普利的降压作用,合用时需要注意监测患者的血压
哌替啶	合用会增加卡托普利不良反应的风险性或严重性
普鲁卡因胺	合用增加中毒的危险,特别是在肾损伤时
瑞芬太尼	合用会增加卡托普利不良反应的风险性或严重性
噻氯匹定	合用时减少卡托普利的代谢
双嘧达莫	合用时增加不良反应的风险或严重性
碳酸钙	合用时减少卡托普利的吸收
维库溴铵	合用会升高维库溴铵的血药浓度
西格列汀	合用时增加不良反应的风险或严重性
西咪替丁	合用有可能引起精神病症状
硝普钠	合用可引起严重低血压,可能需要减少硝普钠的剂量
溴隐亭	卡托普利可升高溴隐亭的血药浓度
依诺肝素	合用时加重卡托普利的高血钾作用
吲哚美辛	合用使卡托普利的降压作用减弱。吲哚美辛可以干扰扩血管作用的前列腺素的释放。有资料显示,合用可导致卡托普利降压作用的降低或失效。合用时需要监测患者的血压,可能需要停用吲哚美辛

2. 其他血管紧张素转换酶抑制剂如依那普利、赖诺普利等 参见卡托普利。

七、血管紧张素Ⅱ受体阻滞药

1. 氯沙坦 与氯沙坦合用药物临床评价见表 7-62。

表 7-62 与氯沙坦合用药物临床评价

合用药物	临床评价
阿普唑仑	合用会降低阿普唑仑的代谢
阿司匹林	合用时增加不良反应的风险或严重性

续表

合用药物	临床评价
倍他米松	合用时升高倍他米松的血药浓度
苯佐卡因	合用会升高氯沙坦的血药浓度
丙泊酚	合用会降低丙泊酚的代谢
布比卡因	合用会增加氯沙坦不良反应的风险性或严重性
达肝素	合用时加重氯沙坦的高血钾作用
地塞米松	合用时降低氯沙坦的血药浓度,升高地塞米松的血药浓度
丁丙诺啡	合用会升高氯沙坦的血药浓度
芬太尼	合用会升高氯沙坦的血药浓度
氟康唑	氟康唑可抑制氯沙坦代谢为活性代谢物(E-3174),此活性代谢物在拮抗血管紧张素Ⅱ受体过程中起主要作用,因此合用时需连续监测血压水平
肝素钠	合用时加重氯沙坦的高血钾作用
华法林	合用时减少华法林的代谢
利多卡因	合用会升高氯沙坦的血药浓度
利伐沙班	合用时升高利伐沙班的血药浓度
利福平	合用时降低氯沙坦及其活性代谢物的血药浓度,可能会造成患者血压控制失败,合用时注意监测氯沙坦的血药浓度和治疗效果
氯胺酮	合用会升高氯沙坦的血药浓度
氯吡格雷	合用时升高氯吡格雷的血药浓度
吗啡	氯沙坦会升高吗啡的血药浓度
麦角胺	合用会升高氯沙坦的血药浓度
咪达唑仑	合用会降低氯沙坦的血药浓度
米非司酮	合用时可以升高氯沙坦的血药浓度
那曲肝素	合用时加重氯沙坦的高血钾作用
硼替佐米	合用时减少氯沙坦的代谢
瑞芬太尼	合用会增加氯沙坦不良反应的风险性或严重性
噻氯匹定	合用时减少氯沙坦的代谢
双嘧达莫	合用时增加不良反应的风险或严重性
碳酸锂	氯沙坦可抑制醛固酮的分泌,增加近端肾小管对锂的重吸收,可致锂的血药浓度上升及毒性增加,引起共济失调、运动障碍及精神错乱,合用时需监测锂的血药浓度
维库溴铵	合用会升高维库溴铵的血药浓度
西洛他唑	合用时升高西洛他唑的血药浓度
新斯的明	合用会升高氯沙坦的血药浓度
溴隐亭	合用时升高溴隐亭的血药浓度
依诺肝素	合用时加重氯沙坦升高血钾的作用

2. **缬沙坦** 与缬沙坦合用药物临床评价见表 7-63。

表 7-63　与缬沙坦合用药物临床评价

合用药物	临床评价
阿利吉仑	联合使用会使低血压、高钾血症、肾功能异常的风险增加。应当密切监测血压、肾功能和电解质
阿米洛利	合用时，补钾或使用含钾制剂可导致血钾浓度升高和引起心力衰竭患者血清肌酐升高。因此，联合用药时需要注意
阿普唑仑	合用会降低阿普唑仑的代谢
阿司匹林	合用时增加不良反应的风险或严重性
氨苯蝶啶	合用可导致血钾浓度升高并可引起心力衰竭，患者血清肌酐升高。因此，联合用药时需要注意
丙泊酚	合用会降低丙泊酚的代谢
布比卡因	合用会增加缬沙坦不良反应的风险性或严重性
雌二醇	缬沙坦可加重雌二醇的高血钾作用
达肝素	合用时加重缬沙坦的高血钾作用
碘化钾	合用时加重缬沙坦的高血钾作用
丁丙诺啡	缬沙坦会降低丁丙诺啡的代谢
二甲双胍	合用时加重缬沙坦的高血钾作用
甘露醇	合用会增加缬沙坦不良反应的风险性或严重性
肝素钠	合用时加重缬沙坦的高血钾作用
环孢素	合用时可能会增加缬沙坦的全身暴露量
利多卡因	合用会降低利多卡因的代谢
利福平	合用时可能会增加缬沙坦的全身暴露量
利托那韦	合用时可能会增加缬沙坦的全身暴露量
氯胺酮	合用会降低氯胺酮的代谢
氯吡格雷	合用时减少氯吡格雷的代谢
螺内酯	合用可导致血钾浓度升高并可引起心力衰竭，患者血清肌酐升高，因此合用时需注意
吗啡	合用会增加缬沙坦不良反应的风险性或严重性
那曲肝素	合用时加重缬沙坦的高血钾作用
硼替佐米	合用时减少硼替佐米的代谢
普萘洛尔	合用时增加不良反应的风险和严重性
瑞芬太尼	合用会增加缬沙坦不良反应的风险性或严重性
噻氯匹定	合用时减少缬沙坦的代谢
双嘧达莫	合用时增加不良反应的风险或严重性
选择性环氧合酶-2（COX-2）抑制剂的非甾体抗炎药	合用时可能削弱其抗高血压作用。而且，老年、体液容量减少（使用利尿药治疗的患者）或肾损伤患者合用血管紧张素Ⅱ受体阻滞药与非甾体抗炎药药物治疗可能导致肾功能恶化风险增加。因此，缬沙坦治疗患者开始合用非甾体抗炎药药物治疗或调整治疗时应监测患者的肾功能情况
血管紧张素转化酶抑制剂（ACEI）	联合使用ACEI会使低血压、高钾血症、肾功能异常的风险增加
亚硝酸异戊酯	合用时风险性和不良反应的严重性增加
依诺肝素	合用时加重缬沙坦的高血钾作用

3. **厄贝沙坦、坎地沙坦、替米沙坦、依普罗沙坦、奥美沙坦、阿利沙坦** 参见缬沙坦。

八、神经节阻滞药

1. **樟磺咪芬** 与樟磺咪芬合用药物临床评价见表 7-64。

表 7-64　与樟磺咪芬合用药物临床评价

合用药物	临床评价
琥珀胆碱	樟磺咪芬可抑制胆碱酯酶，从而减慢琥珀胆碱代谢，患者可呈现延长的呼吸暂停，合用应谨慎，需注意血液供氧
筒箭毒碱	樟磺咪芬可抑制胆碱酯酶，从而减慢筒箭毒碱代谢，患者可呈现延长的呼吸暂停，合用应谨慎，需注意血液供氧

2. **美卡拉明** 与美卡拉明合用药物临床评价见表 7-65。

表 7-65　与美卡拉明合用药物临床评价

合用药物	临床评价
格列本脲	合用时增加不良反应的风险或严重性
格列吡嗪	合用时增加不良反应的风险或严重性
格列美脲	合用时增加不良反应的风险或严重性
格列齐特	合用时增加不良反应的风险或严重性
甲苯磺丁脲	合用时增加不良反应的风险或严重性
双嘧达莫	合用时增加不良反应的风险或严重性
碳酸钙	合用时升高美卡拉明的血药浓度

第五节　周围血管扩张药

一、尼莫地平

与尼莫地平合用药物（食物）临床评价见表 7-66。

表 7-66　与尼莫地平合用药物（食物）临床评价

合用药物（食物）	临床评价
阿普唑仑	合用会升高尼莫地平的血药浓度
阿曲库铵	尼莫地平可能会增强阿曲库铵的神经肌肉阻滞活性
阿扎那韦	合用时尼莫地平的血药浓度会升高
安泼那韦（或福沙那韦）	合用时尼莫地平的血药浓度会升高
吡咯类抗真菌药	合用时，可能由于首过效应减少使尼莫地平的生物利用度增加
吡格列酮	合用时降低尼莫地平的血药浓度
丙泊酚	合用会升高尼莫地平的血药浓度
丙戊酸	合用会升高尼莫地平的血药浓度
布比卡因	合用会增加尼莫地平不良反应的风险性或严重性
达芦那韦	合用时尼莫地平的血药浓度会升高

续表

合用药物（食物）	临床评价
达那唑	合用时升高尼莫地平的血药浓度
地拉夫定	合用时尼莫地平的血药浓度会升高
地塞米松	合用时降低尼莫地平的血药浓度
氟西汀	氟西汀可使尼莫地平的稳态血药浓度提高50%
甲羟孕酮	合用时降低尼莫地平的血药浓度
克霉唑	合用时会升高尼莫地平的血药浓度
利福平	合用时加速尼莫地平的代谢，显著降低其血药浓度
利托那韦	尼莫地平的血药浓度会升高
硫酸镁	合用时风险性或不良反应的严重性增加
洛匹那韦-利托那韦	合用时尼莫地平的血药浓度会升高
氯吡格雷	合用时减弱氯吡格雷的治疗作用
吗啡	可使降压效果相加，合用时应谨慎。建议密切监测低血压的症状
奈非那韦-利托那韦	尼莫地平的血药浓度会升高
萘法唑酮	合用可能使尼莫地平的血药浓度显著升高
硼替佐米	合用时升高尼莫地平的血药浓度
泼尼松	合用时降低尼莫地平的血药浓度
氢化可的松	合用时降低尼莫地平的血药浓度
瑞芬太尼	合用会增加尼莫地平不良反应的风险性或严重性
噻氯匹定	合用时升高尼莫地平的血药浓度
沙奎那韦	合用时尼莫地平的血药浓度会升高
双嘧达莫	合用时增加不良反应的风险或严重性
西洛他唑	合用时升高尼莫地平的血药浓度
西咪替丁	合用会升高尼莫地平的血药浓度
西柚汁	西柚汁可导致尼莫地平的血药浓度增加，并延长尼莫地平的作用。服用西柚汁后，血压下降作用可能增强，此作用可持续至少4天，因此应用尼莫地平时应避免摄入西柚汁
依法韦仑	合用时尼莫地平的血药浓度会升高
依曲伟林	合用时尼莫地平的血药浓度会升高
茚地那韦	合用时尼莫地平的血药浓度会升高

二、桂利嗪

与桂利嗪合用药物临床评价见表7-67。

表7-67 与桂利嗪合用药物临床评价

合用药物	临床评价
阿曲库铵	桂利嗪可能会增强阿曲库铵的神经肌肉阻滞活性
苯妥英钠	合用时可以降低桂利嗪的血药浓度
卡马西平	合用时可以降低桂利嗪的血药浓度

续表

合用药物	临床评价
可待因	合用会降低桂利嗪的代谢
利多卡因	合用会降低桂利嗪的代谢
氯吡格雷	桂利嗪减弱氯吡格雷的治疗作用。氯吡格雷减少桂利嗪的代谢
硼替佐米	合用时减少桂利嗪的代谢
噻氯匹定	合用时减少桂利嗪的代谢

三、氟桂利嗪

与氟桂利嗪合用药物临床评价见表 7-68。

表 7-68　与氟桂利嗪合用药物临床评价

合用药物	临床评价
阿片	合用会增加阿片不良反应的风险性或严重性
阿普唑仑	合用会增加阿普唑仑不良反应的风险性或严重性
阿曲库铵	氟桂利嗪可能会增强阿曲库铵的神经肌肉阻滞活性
苯佐卡因	合用会增加苯佐卡因不良反应的风险性或严重性
丙泊酚	合用会增加丙泊酚不良反应的风险性或严重性
布比卡因	合用会增加布比卡因不良反应的风险性或严重性
达克罗宁	合用会增加达克罗宁不良反应的风险性或严重性
丁丙诺啡	氟桂利嗪可能会增强丁丙诺啡的中枢神经系统抑制作用
丁卡因	合用会增加丁卡因不良反应的风险性或严重性
恩氟烷	合用会增加恩氟烷不良反应的严重性或风险性
二氢埃托啡	合用会增加二氢埃托啡不良反应的风险性或严重性
芬太尼	合用会增加芬太尼不良反应的风险性或严重性
甲哌卡因	合用会增加甲哌卡因不良反应的风险性或严重性
可待因	合用会降低氟桂利嗪的代谢
利多卡因	合用会降低氟桂利嗪的代谢
硫酸镁	合用会增加氟桂利嗪中枢神经系统抑制的活性
氯胺酮	合用会增加氯胺酮不良反应的风险性或严重性
氯吡格雷	合用时氟桂利嗪会减弱氯吡格雷的治疗作用。氯吡格雷会减少氟桂利嗪的代谢
氯普鲁卡因	合用会增加氯普鲁卡因不良反应的风险性或严重性
吗啡	合用会增加吗啡不良反应的风险性或严重性
咪达唑仑	合用会增加咪达唑仑不良反应的风险性或严重性
哌替啶	合用会增加哌替啶不良反应的风险性或严重性
硼替佐米	合用时减少氟桂利嗪的代谢
普鲁卡因	合用会增加普鲁卡因不良反应的风险性或严重性
羟丁酸钠	合用可能会增强氟桂利嗪的中枢神经系统抑制作用
曲马多	合用会增加曲马多不良反应的风险性或严重性

合用药物	临床评价
瑞芬太尼	合用会增加瑞芬太尼不良反应的风险性或严重性
噻氯匹定	合用时减少氟桂利嗪的代谢
氧化亚氮	合用会增加氧化亚氮不良反应的风险性或严重性
依替卡因	合用会增加依替卡因不良反应的风险性或严重性
依托咪酯	合用会增加依托咪酯不良反应的风险性或严重性

四、罂粟碱

与罂粟碱合用药物临床评价见表 7-69。

表 7-69　与罂粟碱合用药物临床评价

合用药物	临床评价
丙泊酚	合用会增加罂粟碱不良反应的风险性或严重性
布比卡因	合用会增加罂粟碱不良反应的风险性或严重性
吗啡	合用会增加罂粟碱不良反应的风险性或严重性
瑞芬太尼	合用会增加罂粟碱不良反应的风险性或严重性
双嘧达莫	合用时增加不良反应的风险性或严重性
左旋多巴	两药合用可以拮抗左旋多巴的药理作用，应监测帕金森症状的恶化，左旋多巴的剂量可能需要增加

五、己酮可可碱

与己酮可可碱合用药物临床评价见表 7-70。

表 7-70　与己酮可可碱合用药物临床评价

合用药物	临床评价
阿司匹林	己酮可可碱增强阿司匹林的抗血栓作用
阿替普酶	己酮可可碱增强阿替普酶抗凝作用
茶碱	己酮可可碱升高茶碱的血药浓度
达肝素	己酮可可碱增强达肝素的抗凝作用
呋塞米	己酮可可碱可能会增强呋塞米的降压作用
甘露醇	己酮可可碱可能会增强甘露醇的降压作用
肝素钠	己酮可可碱增强肝素钠的抗凝作用
格列美脲	合用可能会导致低血糖的发生
华法林	己酮可可碱增强华法林的抗凝作用
磺达肝素	己酮可可碱增强磺达肝素的抗凝作用
利多卡因	合用会降低己酮可可碱的代谢
利伐沙班	己酮可可碱增强利伐沙班的抗凝作用
链激酶	己酮可可碱增强链激酶的抗凝作用
氯吡格雷	己酮可可碱增强氯吡格雷的抗血栓作用

合用药物	临床评价
那曲肝素	己酮可可碱增强那曲肝素的抗凝作用
尿激酶	己酮可可碱增强尿激酶的抗凝作用
硼替佐米	合用时减少己酮可可碱的代谢
普萘洛尔	己酮可可碱增强普萘洛尔的降压作用
前列地尔	己酮可可碱增强前列地尔的抗血栓作用
瑞替普酶	己酮可可碱增强瑞替普酶的抗凝作用
噻氯匹定	己酮可可碱增强噻氯匹定的抗血栓作用。噻氯匹定合用时减少己酮可可碱的代谢
双嘧达莫	己酮可可碱增强双嘧达莫的抗血栓作用
替罗非班	己酮可可碱增强替罗非班的抗血栓作用
替奈普酶	己酮可可碱增强替奈普酶的抗凝作用
酮咯酸	合用增加出血危险（避免同时使用）
西洛他唑	己酮可可碱增强西洛他唑的抗血栓作用
西咪替丁	合用时升高己酮可可碱的血药浓度，合用时应严密监测
依诺肝素	己酮可可碱增强依诺肝素的抗凝作用
右旋糖酐 40	己酮可可碱增强右旋糖酐 40 的抗凝作用

六、倍他司汀

与倍他司汀合用药物临床评价见表 7-71。

表 7-71　与倍他司汀合用药物临床评价

合用药物	临床评价
抗组胺药	抗组胺类药理论上可拮抗倍他司汀的效应，减弱倍他司汀的治疗作用

七、尼麦角林

与尼麦角林合用药物临床评价见表 7-72。

表 7-72　与尼麦角林合用药物临床评价

合用药物	临床评价
可待因	合用会降低尼麦角林的代谢
噻氯匹定	合用时减少尼麦角林的代谢

八、甲磺酸双氢麦角碱

与甲磺酸双氢麦角碱合用药物临床评价见表 7-73。

表 7-73　与甲磺酸双氢麦角碱合用药物临床评价

合用药物	临床评价
5-羟色胺调节剂	合用可能增加神经阻滞剂恶性综合征的风险
地塞米松	合用时降低甲磺酸双氢麦角碱的血药浓度

续表

合用药物	临床评价
利伐沙班	合用时升高甲磺酸双氢麦角碱的血药浓度
米非司酮	可以升高甲磺酸双氢麦角碱的血药浓度
硼替佐米	合用时减少甲磺酸双氢麦角碱的代谢
噻氯匹定	合用时减少甲磺酸双氢麦角碱的代谢
溴隐亭	合用时增加不良反应的风险或严重性。甲磺酸双氢麦角碱加重溴隐亭的血管收缩作用

九、长春西汀

与长春西汀合用药物临床评价见表 7-74。

表 7-74 与长春西汀合用药物临床评价

合用药物	临床评价
肝素	长春西汀不得与肝素合用
甲基多巴	合用时偶见其降压作用轻微增强，所以合用时建议监测血压

十、前列地尔

与前列地尔合用药物临床评价见表 7-75。

表 7-75 与前列地尔合用药物临床评价

合用药物	临床评价
阿哌沙班	合用时增加不良反应的风险或严重性
阿普斯特	合用时减弱前列地尔的治疗作用
阿司匹林	合用时减弱前列地尔的治疗作用。前列地尔与阿司匹林合用时增加不良反应的风险或严重性
艾替班特	合用时减弱前列地尔的治疗作用
氨基水杨酸	合用时增加不良反应的风险或严重性
奥滨尤妥珠单抗	合用时增加不良反应的风险或严重性
二氟尼柳	合用时增加不良反应的风险或严重性
胶原酶	合用时增加不良反应的风险或严重性
替伊莫单抗	合用时增加不良反应的风险或严重性
托西莫单抗	合用时增加不良反应的风险或严重性

十一、依前列醇

与依前列醇合用药物临床评价见表 7-76。

表 7-76 与依前列醇合用药物临床评价

合用药物	临床评价
阿司匹林	合用时减弱依前列醇的治疗作用。依前列醇与阿司匹林合用时增加不良反应的风险或严重性
阿替普酶	合用时增加不良反应的风险或严重性。依前列醇可增强阿替普酶的抗凝作用

续表

合用药物	临床评价
丙泊酚	合用会增加依前列醇不良反应的风险或严重性
布比卡因	合用会增加布比卡因不良反应的风险或严重性
链激酶	合用时增加不良反应的风险或严重性。依前列醇可增强链激酶的抗凝作用
吗啡	合用会增加依前列醇不良反应的风险性或严重性
尿激酶	合用时增加不良反应的风险或严重性。依前列醇可增强尿激酶的抗凝作用
瑞芬太尼	合用会增加依前列醇不良反应的风险性或严重性
瑞替普酶	合用时增加不良反应的风险或严重性。依前列醇可增强瑞替普酶的抗凝作用
替奈普酶	合用时增加不良反应的风险或严重性。依前列醇可增强替奈普酶的抗凝作用

十二、雷诺嗪

与雷诺嗪合用药物（食物）临床评价见表 7-77。

表 7-77　与雷诺嗪合用药物（食物）临床评价

合用药物（食物）	临床评价
P 糖蛋白/ABCB1	合用升高 P 糖蛋白/ABCB1 底物的血药浓度
阿普唑仑	合用会降低阿普唑仑的代谢
阿司匹林	合用时升高阿司匹林的血药浓度
阿扎那韦	合用可能增强雷诺嗪的血药浓度，应避免合用
倍他米松	雷诺嗪合用时升高倍他米松的血药浓度
苯佐卡因	合用会升高雷诺嗪的血药浓度
丙吡胺	避免与雷诺嗪合用
丙泊酚	合用会降低丙泊酚的代谢
泊沙康唑	合用可能增强雷诺嗪的血药浓度，雷诺嗪的制造商建议避免合用
布比卡因	合用会降低布比卡因的代谢
雌二醇	合用时雷诺嗪升高雌二醇的血药浓度
达芦那韦	合用可能升高雷诺嗪的血药浓度，避免合用
地尔硫䓬	合用升高雷诺嗪的血药浓度（考虑减少雷诺嗪的给药剂量）
地高辛	雷诺嗪可升高地高辛的血药浓度
地塞米松	合用时降低雷诺嗪的血药浓度，升高地塞米松的血药浓度
丁丙诺啡	合用会升高雷诺嗪的血药浓度
二甲双胍	雷诺嗪会升高二甲双胍的血药浓度
芬太尼	雷诺嗪会升高芬太尼的血药浓度
伏立康唑	合用可能升高雷诺嗪的血药浓度，建议避免合用
福沙那韦	合用可能升高雷诺嗪的血药浓度，避免合用
戈舍瑞林	雷诺嗪会增加戈舍瑞林的 QTc 间期延长效应
华法林	合用时雷诺嗪可减少华法林的代谢
环孢素	合用可能升高雷诺嗪的血药浓度

合用药物（食物）	临床评价
黄体酮	合用时升高雷诺嗪的血药浓度
加兰他敏	合用时雷诺嗪会降低加兰他敏的代谢
可卡因	合用会增加雷诺嗪不良反应的风险性或严重性，合用雷诺嗪会降低可卡因的代谢
利多卡因	合用会升高雷诺嗪的血药浓度
利伐沙班	合用时会升高利伐沙班的血药浓度
洛伐他汀	合用可能会增加肌病，包括横纹肌溶解症发生的风险
氯胺酮	合用会升高雷诺嗪的血药浓度
氯吡格雷	合用时升高氯吡格雷的血药浓度
吗啡	合用会升高雷诺嗪的血药浓度
麦角胺	合用会升高雷诺嗪的血药浓度
咪达唑仑	合用会升高雷诺嗪的血药浓度
米非司酮	合用可以升高雷诺嗪的血药浓度
帕拉米松	合用时减少帕拉米松的代谢
帕罗西汀	合用升高雷诺嗪的血药浓度
哌替啶	合用会降低哌替啶的代谢
硼替佐米	合用时减少雷诺嗪的代谢
普萘洛尔	合用时升高雷诺嗪的血药浓度
氢化可的松	合用时升高氢化可的松的血药浓度
曲安奈德	合用时减少曲安奈德的代谢
曲安西龙	合用时减少曲安西龙的代谢
曲马多	合用会降低曲马多的治疗效果
噻氯匹定	合用时减少雷诺嗪的代谢
双嘧达莫	合用时升高雷诺嗪的血药浓度
索他洛尔	雷诺嗪的制造商建议避免雷诺嗪与索他洛尔合用
他莫昔芬	合用时升高雷诺嗪的血药浓度
酮康唑	合用会升高雷诺嗪的血药浓度，避免合用
维库溴铵	合用会升高维库溴铵的血药浓度
维拉帕米	合用会升高雷诺嗪的血药浓度（考虑降低雷诺嗪的给药剂量）
西洛他唑	合用时升高西洛他唑的血药浓度
西柚汁	合用可能升高雷诺嗪的血药浓度，避免合用
新斯的明	合用会升高雷诺嗪的血药浓度
溴隐亭	合用时升高雷诺嗪的血药浓度
伊曲康唑	合用可能升高雷诺嗪的血药浓度，避免合用
茚地那韦	合用可能升高雷诺嗪的血药浓度，避免合用

十三、长春胺

与长春胺合用药物临床评价见表 7-78。

表 7-78　与长春胺合用药物临床评价

合用药物	临床评价
胺碘酮	合用时容易导致尖端扭转型室性心动过速

十四、布酚宁

与布酚宁合用药物临床评价见表 7-79。

表 7-79　与布酚宁合用药物临床评价

合用药物	临床评价
麦角胺	合用时可能会增强布酚宁的降压作用

第六节　抗氧化药

依达拉奉　与依达拉奉合用药物临床评价见表 7-80。

表 7-80　与依达拉奉合用药物临床评价

合用药物	临床评价
哌拉西林	合用时，有致肾衰竭加重的可能，因此合用药物时需进行多次肾功能检测等观察
头孢替安	合用时，有致肾衰竭加重的可能，因此合用药物时需进行多次肾功能检测等观察
头孢唑林	合用时，有致肾衰竭加重的可能，因此合用药物时需进行多次肾功能检测等观察

第七节　治疗肺动脉高压药

一、波生坦

与波生坦合用药物临床评价见表 7-81。

表 7-81　与波生坦合用药物临床评价

合用药物	临床评价
阿普唑仑	与波生坦合用会降低阿普唑仑的血药浓度
昂丹司琼	昂丹司琼可降低波生坦的血药浓度
奥美拉唑	奥美拉唑可升高波生坦的血药浓度
丙泊酚	合用会降低丙泊酚的血药浓度
布比卡因	合用会降低布比卡因的血药浓度
雌二醇	合用时降低雌二醇的血药浓度
地塞米松	波生坦可降低地塞米松的血药浓度
丁丙诺啡	波生坦可降低丁丙诺啡的血药浓度
芬太尼	波生坦可降低芬太尼的血药浓度
氟康唑	合用可能升高波生坦的血药浓度，避免合用
格列本脲	合用增强肝毒性风险，避免合用

续表

合用药物	临床评价
华法林	合用时增加华法林代谢
环孢素	环孢素（全身）升高波生坦的血药浓度，波生坦降低环孢素（全身）的血药浓度，避免合用
环丙孕酮	合用时降低环丙孕酮的血药浓度
黄体酮	合用时降低黄体酮的血药浓度
加兰他敏	合用会降低加兰他敏的血药浓度
甲苯磺丁脲	合用时升高波生坦的血药浓度
甲羟孕酮	合用时降低甲羟孕酮的血药浓度
可卡因	合用会降低可卡因的血药浓度
兰索拉唑	合用时降低波生坦的血药浓度
雷贝拉唑	合用时降低波生坦的血药浓度
利多卡因	合用会升高利多卡因的血药浓度
利伐沙班	合用时降低利伐沙班的血药浓度
利福平	合用明显降低波生坦的血药浓度，避免同时使用
利托那韦	合用可能升高波生坦的血药浓度
氯胺酮	合用会降低氯胺酮的血药浓度
氯吡格雷	合用时降低氯吡格雷的血药浓度
氯烯雌醚	合用时降低氯烯雌醚的血药浓度
吗啡	合用会降低吗啡的血药浓度
麦角胺	合用会降低麦角胺的血药浓度
咪达唑仑	合用会升高咪达唑仑的血药浓度
那格列奈	合用时降低那格列奈的血药浓度
帕拉米松	与波生坦合用时降低帕拉米松的血药浓度
哌替啶	合用会降低哌替啶的血药浓度
硼替佐米	合用时降低硼替佐米的血药浓度，升高波生坦的血药浓度
曲安奈德	合用时降低曲安奈德的血药浓度
曲安西龙	合用时降低曲安西龙的血药浓度
曲马多	合用会升高曲马多的血药浓度
炔诺酮	合用时降低炔诺酮的血药浓度
瑞格列奈	合用时降低瑞格列奈的血药浓度
噻氯匹定	合用时降低噻氯匹定的血药浓度，升高波生坦的血药浓度
他达那非	波生坦可降低他达那非的血药浓度
他莫昔芬	合用时降低他莫昔芬的血药浓度
酮康唑	合用升高波生坦的血药浓度
西地那非	合用时减少西地那非的血药浓度
西洛他唑	合用时降低西洛他唑的血药浓度
西咪替丁	合用时可升高波生坦的血药浓度
辛伐他汀	波生坦可降低辛伐他汀的血药浓度

续表

合用药物	临床评价
溴隐亭	合用时降低溴隐亭的血药浓度
伊曲康唑	合用可能升高波生坦的血药浓度
扎鲁司特	扎鲁司特可升高波生坦的血药浓度
左炔诺孕酮	合用时降低左炔诺孕酮的血药浓度

二、安贝生坦

与安贝生坦合用药物临床评价见表 7-82。

表 7-82　与安贝生坦合用药物临床评价

合用药物	临床评价
环孢素	安贝生坦与环孢素多剂量合用时，可使安贝生坦的血药浓度增加 2 倍，故西尼地平与环孢素合用时剂量应控制在 5mg，1 次/日

三、马西替坦

与马西替坦合用药物临床评价见表 7-83。

表 7-83　与马西替坦合用药物临床评价

合用药物	临床评价
地塞米松	合用时降低马西替坦的血药浓度
利福平	合用时降低马西替坦的血药浓度
利托那韦	合用时升高马西替坦的血药浓度
米非司酮	合用时可以升高马西替坦的血药浓度
硼替佐米	合用时减少马西替坦的代谢
噻氯匹定	合用时减少马西替坦的代谢
酮康唑	合用时升高马西替坦的血药浓度

四、利奥西呱

与利奥西呱合用药物临床评价见表 7-84。

表 7-84　与利奥西呱合用药物临床评价

合用药物	临床评价
丙泊酚	合用会增加利奥西呱不良反应的风险性或严重性
地塞米松	合用时降低利奥西呱的血药浓度
利伐沙班	合用时升高利奥西呱的血药浓度
氯吡格雷	合用时减少利奥西呱的代谢
硼替佐米	合用时减少利奥西呱的代谢
噻氯匹定	合用时减少利奥西呱的代谢
双嘧达莫	合用时增强利奥西呱的降压作用，增加不良反应的风险性或严重性

合用药物	临床评价
碳酸钙	合用时降低利奥西呱的血药浓度
西洛他唑	合用时增强利奥西呱的降压作用
亚硝酸戊酯	利奥西呱可能会增加亚硝酸戊酯的致低血压的活性

五、伊洛前列素

与伊洛前列素合用药物临床评价见表 7-85。

表 7-85　与伊洛前列素合用药物临床评价

合用药物	临床评价
阿司匹林	合用增加出血风险，合用时减弱伊洛前列素的治疗作用，增加不良反应的风险性或严重性
阿替普酶	伊洛前列素可增强阿替普酶的抗凝作用，合用时增加不良反应的风险性或严重性
苯茚二酮	合用增加出血风险
丙泊酚	合用会增加伊洛前列素不良反应的风险性或严重性
布比卡因	合用会增加布比卡因不良反应的风险性或严重性
达肝素	伊洛前列素可增强达肝素的抗凝作用
非甾体抗炎药	伊洛前列素与非甾体抗炎药合用增加出血风险
肝素	伊洛前列素可能增强肝素的抗凝血效应
华法林	伊洛前列素增强华法林的抗凝作用
磺达肝癸钠	伊洛前列素增强磺达肝癸钠的抗凝作用
利伐沙班	伊洛前列素增强利伐沙班的抗凝作用
链激酶	伊洛前列素增强链激酶的抗凝作用，合用时增加不良反应的风险性或严重性
氯吡格雷	氯吡格雷与伊洛前列素合用增加出血风险
吗啡	合用会增加伊洛前列素不良反应的风险性或严重性
那曲肝素	伊洛前列素增强那曲肝素的抗凝作用
尿激酶	伊洛前列素增强尿激酶的抗凝作用，合用时增加不良反应的风险性或严重性
前列地尔	前列地尔可增强伊洛前列素的抗凝作用
瑞芬太尼	合用会增加伊洛前列素不良反应的风险性或严重性
瑞替普酶	伊洛前列素增强瑞替普酶的抗凝作用，合用时增加不良反应的风险性或严重性
噻氯匹定	噻氯匹定增强伊洛前列素的抗凝作用
双嘧达莫	双嘧达莫增强伊洛前列素的抗凝作用
替罗非班	合用增加出血风险，替罗非班增强伊洛前列素的抗凝作用
替奈普酶	伊洛前列素增强替奈普酶的抗凝作用，合用时增加不良反应的风险性或严重性
西洛他唑	伊洛前列素增强西洛他唑的抗凝作用
依地酸	合用可能增加伊洛前列素的危险性
依诺肝素	伊洛前列素可增强依诺肝素的抗凝作用
依替巴肽	合用增加出血风险
右旋糖酐 40	伊洛前列素可增强右旋糖酐 40 的抗凝作用

六、曲前列尼尔

与曲前列尼尔合用药物临床评价见表 7-86。

表 7-86　与曲前列尼尔合用药物临床评价

合用药物	临床评价
抗高血压药	合用增加直立性低血压的风险
抗凝血药	曲前列尼尔可抑制血小板聚集，增加出血风险，特别是正在接受抗凝剂的患者
利尿药	合用增加直立性低血压的风险
血管扩张药	合用增加直立性低血压的风险

七、塞来西帕

与塞来西帕合用药物临床评价见表 7-87。

表 7-87　与塞来西帕合用药物临床评价

合用药物	临床评价
吉非贝齐	吉非贝齐可明显升高塞来西帕及其活性代谢产物的血药浓度，禁止合用

第八节　调血脂药及减肥药

一、调血脂药和抗动脉粥样硬化药

1. **洛伐他汀**　与洛伐他汀合用药物（食物）临床评价见表 7-88。

表 7-88　与洛伐他汀合用药物（食物）临床评价

合用药物（食物）	临床评价
阿普唑仑	合用会降低阿普唑仑的代谢
阿司匹林	合用时升高阿司匹林的血药浓度
阿扎那韦	合用时洛伐他汀的血药浓度明显升高，可增加肌病及肝损伤的风险
安泼那韦	合用时洛伐他汀的血药浓度明显升高，可增加肌病及肝损伤的风险
胺碘酮	合用时肌肉毒性风险增加
贝特类药物	合用治疗高脂血症，将增加两者严重肌肉毒性发生的危险，可引起肌痛、横纹肌溶解、血肌酸磷酸激酶增高等肌病，应尽量避免联合使用
倍他米松	合用时升高倍他米松的血药浓度
丙泊酚	合用会降低丙泊酚的代谢
布比卡因	合用会降低布比卡因的代谢
达芦那韦	合用时洛伐他汀的血药浓度明显升高，可增加肌病及肝损伤的风险
达那唑	合用会导致肌病/横纹肌溶解症的风险增加，尤其是与高剂量洛伐他汀合用时
地尔硫䓬	合用会导致肌病/横纹肌溶解症的风险增加，尤其是与高剂量洛伐他汀合用时
地高辛	高胆固醇血症患者同时服用洛伐他汀和地高辛，不影响地高辛的血药浓度
地拉夫定	合用时洛伐他汀的血药浓度会明显升高
地塞米松	合用时降低洛伐他汀的血药浓度，减少地塞米松的代谢
丁丙诺啡	合用会降低丁丙诺啡的代谢

续表

合用药物（食物）	临床评价
芬太尼	合用会升高芬太尼的血药浓度
红霉素	合用可以使洛伐他汀的浓度增加到 97.6ng/ml（正常为 12.2ng/ml）并引起横纹肌溶解。应特别谨慎，如必须合用时，监测患者无法解释的肌痛、触痛和虚弱
华法林	合用可以引起患者凝血酶原时间延长并发生出血。应检查凝血酶原时间的变化，华法林的剂量应酌情调整
环孢素	与洛伐他汀（降血脂药）合用于心脏移植患者，有可能增加横纹肌溶解和急性肾衰竭的危险性
环丙孕酮	合用时升高洛伐他汀的血药浓度
加兰他敏	与洛伐他汀合用会降低加兰他敏的代谢
甲状腺素	合用可以升高甲状腺素的血药浓度，合用或撤销洛伐他汀时，应严密监测血清甲状腺素浓度变化。这可能是由两药之间发生协同作用，引起横纹肌溶解所致
决奈达隆	合用会导致肌病/横纹肌溶解症的风险增加，尤其是与高剂量洛伐他汀合用时
考来替泊	可使洛伐他汀的生物利用度降低，故应在服用考来替泊 4 小时后服用洛伐他汀
考来烯胺	可使洛伐他汀的生物利用度降低，故应在服用考来烯胺 4 小时后服用洛伐他汀
可卡因	合用会降低可卡因的代谢
口服降血糖药	在高胆固醇血症非胰岛素依赖型糖尿病患者中进行的洛伐他汀药代动力学研究中，格列吡嗪或氯磺丙脲对洛伐他汀药代动力学参数无影响
雷诺嗪	合用可能会增加肌病，包括横纹肌溶解症发生的风险
利多卡因	合用会降低利多卡因的代谢
利伐沙班	合用时升高洛伐他汀血药浓度
利托那韦	合用时洛伐他汀的血药浓度明显升高，可增加肌病及肝损伤的风险
洛匹那韦	合用时洛伐他汀的血药浓度明显升高，可增加肌病及肝损伤的风险
氯胺酮	合用会降低氯胺酮的代谢
氯吡格雷	合用时减少氯吡格雷的代谢
吗啡	合用会降低吗啡的代谢
麦角胺	合用会降低麦角胺的代谢
咪达唑仑	合用会降低咪达唑仑的代谢
米非司酮	合用时可以升高洛伐他汀的血药浓度
奈非那韦	合用时洛伐他汀的血药浓度明显升高，可增加肌病及肝损伤的风险
奈韦拉平	合用时洛伐他汀的血药浓度会降低
帕拉米松	合用时减少帕拉米松的代谢
哌替啶	合用会降低哌替啶的代谢
硼替佐米	合用时减少洛伐他汀的代谢
普萘洛尔	健康志愿者同时服用单剂量洛伐他汀和普萘洛尔，临床上未发现药代动力学和药效学发生显著变化
秋水仙碱	已有报道洛伐他汀与秋水仙碱合用会导致肌病，包括横纹肌溶解
曲安奈德	合用时减少曲安奈德的代谢
曲安西龙	合用时减少曲安西龙的代谢
曲马多	合用会降低曲马多的代谢
噻氯匹定	合用时减少洛伐他汀的代谢
沙奎那韦	合用时洛伐他汀的血药浓度明显升高，可增加肌病及肝损伤的风险
双嘧达莫	合用时升高双嘧达莫的血药浓度
碳酸钙	合用时降低洛伐他汀的血药浓度

续表

合用药物（食物）	临床评价
替拉那韦	合用时洛伐他汀的血药浓度明显升高，可增加肌病及肝损伤的风险
维库溴铵	合用会升高维库溴铵的血药浓度
维拉帕米	合用会导致肌病/横纹肌溶解症的风险增加，尤其是与高剂量洛伐他汀合用时
西洛他唑	合用时升高西洛他唑的血药浓度
西柚汁	西柚汁可抑制小肠内的CYP3A4，升高洛伐他汀及洛伐他汀酸的血药浓度，应避免合用
溴隐亭	合用时减少溴隐亭的代谢
烟酸	合用有增加肌病发生的风险
依法韦仑	合用时洛伐他汀的血药浓度会降低
依曲韦林	合用时洛伐他汀的血药浓度会降低
茚地那韦	合用时洛伐他汀的血药浓度明显升高，可增加肌病及肝损伤的风险

2. 辛伐他汀 与辛伐他汀合用药物临床评价见表7-89。

表7-89 与辛伐他汀合用药物临床评价

合用药物	临床评价
阿司匹林	合用时升高阿司匹林的血药浓度
阿扎那韦	合用增强肌病风险
安泼那韦	合用可能增加肌病的危险
氨氯地平	10mg氨氯地平多次给药合并使用80mg辛伐他汀时，辛伐他汀的暴露量比单独使用辛伐他汀时增加了77%。服用氨氯地平的患者应将辛伐他汀剂量限制在20mg/d以下
胺碘酮	合用增加肌病风险
贝特类药物	合用治疗高脂血症将增加发生严重肌肉毒性的危险，可引起肌痛、横纹肌溶解、血肌酸磷酸激酶增高等肌病，应尽量避免联合使用
倍他米松	合用时升高倍他米松的血药浓度
波生坦	合用时降低辛伐他汀的血药浓度
达芦那韦	合用时辛伐他汀的血药浓度会明显升高，升高肌病及肝损伤的风险
达那唑	合用可能增加肌病风险
达沙替尼	合用时可能升高辛伐他汀的血药浓度
地尔硫䓬	合用时辛伐他汀的血药浓度升高，可能增加肌病风险
地拉夫定	合用时辛伐他汀的血药浓度会明显升高
地塞米松	合用时降低辛伐他汀的血药浓度，升高地塞米松的血药浓度
多沙替尼	合用时可能升高辛伐他汀的血药浓度
夫西地酸	合用可能增加肌病风险
福沙那韦	合用可能增加肌病风险
红霉素	合用增加肌病危险
华法林	合用时辛伐他汀增强华法林的抗凝作用
环孢素（全身）	合用时升高辛伐他汀的血药浓度
环丙孕酮	合用时升高辛伐他汀的血药浓度
决奈达隆	合用增加肌病风险
卡马西平	合用时减少辛伐他汀的血药浓度
考来替泊	合用时可使辛伐他汀的生物利用度降低，故应在服用考来替泊4小时后服用辛伐他汀

续表

合用药物	临床评价
考来烯胺	合用时可使辛伐他汀的生物利用度降低，故应在服用考来烯胺 5 小时后服用辛伐他汀
可待因	合用会降低辛伐他汀的代谢
克拉霉素	合用增加肌病危险
乐卡地平	20mg 乐卡地平和 40mg 辛伐他汀多次合用时，乐卡地平的 AUC 无明显改变，但是辛伐他汀的 AUC 增加 56%，并且它的活性产物β-羟酸增加了 28%，只是这些改变不大可能具有临床相关性。如果按照药物的使用方法，在上午口服乐卡地平而在晚上口服辛伐他汀， 这种相互作用就不会发生
利伐沙班	合用时升高辛伐他汀的血药浓度
利托那韦	合用可能增加肌病危险
洛匹那韦	合用可能增加肌病危险
氯吡格雷	合用时升高氯吡格雷的血药浓度，减少辛伐他汀的代谢
吗啡	合用会升高吗啡的血药浓度
咪达唑仑	合用会升高咪达唑仑的血药浓度
咪康唑	合用可能增强肌病风险
米非司酮	合用时可以升高辛伐他汀的血药浓度
那非那韦	合用增加肌病危险
奈韦拉平	合用时辛伐他汀的血药浓度会降低
萘法唑酮	合用可加强横纹肌溶解和肌炎发生的可能性
硼替佐米	合用时减少辛伐他汀的代谢
羟甲基戊二酸单酰辅酶 A 还原酶抑制剂	合用时降低羟甲基戊二酸单酰辅酶 A 还原酶抑制剂的血药浓度
噻氯匹定	合用时减少辛伐他汀的代谢
沙奎那韦	合用增加肌病危险
双嘧达莫	合用时升高双嘧达莫的血药浓度
泰利霉素	合用增加肌病的危险
碳酸钙	合用时降低辛伐他汀的血药浓度
替拉那韦	合用时辛伐他汀的血药浓度会明显升高，升高肌病及肝损伤的风险
酮康唑	合用增强肌病风险（避免合用）
维库溴铵	合用会升高维库溴铵的血药浓度
维拉帕米	合用增加肌病风险
西洛他唑	合用时升高西洛他唑的血药浓度
溴隐亭	合用时升高溴隐亭的血药浓度
伊马替尼	合用时升高辛伐他汀的血药浓度
依法韦仑	合用时降低辛伐他汀的血药浓度
依曲韦林	合用时辛伐他汀的血药浓度会降低
茚地那韦	合用增加肌病风险

3. 普伐他汀 与普伐他汀合用药物临床评价见表 7-90。

表 7-90 与普伐他汀合用药物临床评价

合用药物	临床评价
阿司匹林	合用时升高阿司匹林的血药浓度
阿扎那韦	合用时普伐他汀的血药浓度会升高
倍他米松	合用时升高倍他米松的血药浓度
苯佐卡因	合用会升高普伐他汀的血药浓度
达芦那韦	合用时可能升高普伐他汀的血药浓度
地塞米松	合用时降低普伐他汀的血药浓度,升高地塞米松的血药浓度
丁丙诺啡	合用会升高普伐他汀的血药浓度
芬太尼	合用会升高普伐他汀的血药浓度
华法林	合用可以引起患者凝血酶原时间延长并发生出血
环孢素(全身)	合用时升高普伐他汀的血药浓度,普伐他汀可升高环孢素(全身)的血药浓度
利多卡因	合用会升高普伐他汀的血药浓度
利伐沙班	合用时升高利伐沙班的血药浓度
洛匹那韦	合用时普伐他汀的血药浓度会升高
氯胺酮	合用会升高普伐他汀的血药浓度
氯吡格雷	合用时升高氯吡格雷的血药浓度
吗啡	合用会升高普伐他汀的血药浓度
麦角胺	合用会升高普伐他汀的血药浓度
咪达唑仑	合用会降低普伐他汀的血药浓度
硼替佐米	合用时减少普伐他汀的代谢
普萘洛尔	合用时可使普伐他汀的总平均药-时曲线下降,生物利用度降低
噻氯匹定	合用时减少普伐他汀的代谢
双嘧达莫	合用时升高普伐他汀的血药浓度
碳酸钙	合用时降低普伐他汀的血药浓度
维库溴铵	合用会升高维库溴铵的血药浓度
新斯的明	合用会升高普伐他汀的血药浓度
溴隐亭	合用时升高普伐他汀的血药浓度
依法韦仑	合用时降低普伐他汀的血药浓度

4. 氟伐他汀 与氟伐他汀合用药物临床评价见表 7-91。

表 7-91 与氟伐他汀合用药物临床评价

合用药物	临床评价
阿普唑仑	合用会降低阿普唑仑的代谢
阿司匹林	合用时减少阿司匹林的代谢
贝特类药物	合用治疗高脂血症时,将增加两者发生严重肌肉毒性的危险,可引起肌痛、横纹肌溶解、血肌酸磷酸激酶增高等肌病,应尽量避免联合使用
苯妥英	合用可以增加另一个药的血药浓度(或两个都增加)
丙泊酚	合用会降低丙泊酚的代谢
地拉夫定	合用时氟伐他汀的血药浓度会升高
地塞米松	合用时降低氟伐他汀的血药浓度
丁丙诺啡	合用会降低丁丙诺啡的代谢

合用药物	临床评价
氟康唑	合用时增强氟伐他汀的血药浓度
格列本脲	合用时氟伐他汀可能增强格列本脲的血药浓度
华法林	合用时减少华法林的代谢
环孢素（全身）	合用时升高氟伐他汀的血药浓度
环丙孕酮	合用时升高氟伐他汀的血药浓度
可待因	合用会降低氟伐他汀的代谢
利多卡因	合用会降低利多卡因的代谢
利福平	合用时加速氟伐他汀的代谢（作用减弱）
氯胺酮	合用会降低氯胺酮的代谢
氯吡格雷	合用时减少氯吡格雷的代谢
米非司酮	合用时可以升高氟伐他汀的血药浓度
硼替佐米	合用时减少氟伐他汀的代谢
噻氯匹定	合用时减少氟伐他汀的代谢
碳酸钙	合用时降低氟伐他汀的血药浓度
西洛他唑	合用时升高西洛他唑的血药浓度
依法韦仑	合用时会降低氟伐他汀的血药浓度
依曲韦林	合用时会升高氟伐他汀的血药浓度

5. 阿托伐他汀 与阿托伐他汀合用药物临床评价见表 7-92。

表 7-92 与阿托伐他汀合用药物临床评价

合用药物	临床评价
CYP3A4 抑制剂	合用导致阿托伐他汀的血药浓度升高，可能需调整阿托伐他汀的剂量
贝特类调血脂药	合用可增加横纹肌溶解症的风险
华法林	合用时在最初几天内凝血酶原时间轻度下降，15 天后恢复正常。即便如此，服用华法林的患者加服阿托伐他汀时应严密监测
环孢素	合用可导致阿托伐他汀的血药浓度增加
考来替泊	合用时阿托伐他汀及其活性代谢产物的血药浓度下降 25%，但二药合用的降脂效果大于单一药物使用的降脂效果
口服避孕药	合用时，炔诺酮和炔雌醇的血药浓度增高
氢氧化铝	合用阿托伐他汀及其活性代谢产物的血药浓度下降，但其降低低密度脂蛋白胆固醇的作用未受影响
氢氧化镁	合用阿托伐他汀及其活性代谢产物的血药浓度下降，但其降低低密度脂蛋白胆固醇的作用未受影响
秋水仙碱	虽然尚未进行有关阿托伐他汀和秋水仙碱临床评价的研究，但已有关于阿托伐他汀与秋水仙碱联合应用时肌病（包括横纹肌溶解）发生的报道，当对阿托伐他汀与秋水仙碱进行联合处方时应谨慎

6. 瑞舒伐他汀 与瑞舒伐他汀合用药物临床评价见表 7-93。

表 7-93 与瑞舒伐他汀合用药物临床评价

合用药物	临床评价
贝特类调血脂药	合用可增加横纹肌溶解症的风险
地塞米松	合用时降低瑞舒伐他汀的血药浓度

续表

合用药物	临床评价
红霉素	合用导致瑞舒伐他汀的 $AUC_{0\sim t}$ 下降 20%、C_{max} 下降 30%
华法林	瑞舒伐他汀可增强华法林的抗凝作用
环孢素（全身）	合用可升高瑞舒伐他汀的血药浓度
口服避孕药	同时使用瑞舒伐他汀和口服避孕药，使炔雌醇和炔诺孕酮的 AUC 分别增加 26%和 34%
利伐沙班	合用时升高利伐沙班的血药浓度
氯吡格雷	合用时升高瑞舒伐他汀的血药浓度
硼替佐米	合用时减少瑞舒伐他汀的代谢
噻氯匹定	合用时减少瑞舒伐他汀的代谢
碳酸钙	合用时降低瑞舒伐他汀的血药浓度

7. 匹伐他汀 与匹伐他汀合用药物临床评价见表 7-94。

表 7-94 与匹伐他汀合用药物临床评价

合用药物	临床评价
贝特类调血脂药	合用可增加横纹肌溶解症的风险
苯佐卡因	合用会升高匹伐他汀的血药浓度
达那唑	合用时升高匹伐他汀的血药浓度
地塞米松	合用时降低匹伐他汀的血药浓度
丁丙诺啡	合用会升高匹伐他汀的血药浓度
芬太尼	合用会升高匹伐他汀的血药浓度
华法林	匹伐他汀可增强华法林的抗凝作用
环孢素（全身）	合用时升高匹伐他汀的血药浓度
利多卡因	合用会升高匹伐他汀的血药浓度
氯胺酮	合用会升高匹伐他汀的血药浓度
氯吡格雷	合用时减少匹伐他汀的代谢
吗啡	合用会升高匹伐他汀的血药浓度
麦角胺	合用会升高匹伐他汀的血药浓度
咪达唑仑	合用会降低匹伐他汀的血药浓度
噻氯匹定	合用时减少匹伐他汀的代谢
双嘧达莫	合用时升高匹伐他汀的血药浓度
碳酸钙	合用时降低匹伐他汀的血药浓度
新斯的明	合用会升高匹伐他汀的血药浓度
溴隐亭	合用时升高匹伐他汀的血药浓度

8. 考来烯胺 与考来烯胺合用药物临床评价见表 7-95。

表 7-95 与考来烯胺合用药物临床评价

合用药物	临床评价
阿卡波糖	考来烯胺可能增强阿卡波糖的降血糖效应
阿司匹林	考来烯胺减少阿司匹林的吸收，可导致血药浓度降低和疗效减弱
胺碘酮	考来烯胺可影响胺碘酮的肠肝循环，加速其清除
苯茚二酮	考来烯胺可能增强或降低香豆素类或苯茚二酮的抗凝血效应

续表

合用药物	临床评价
吡罗昔康	考来烯胺可缩短吡罗昔康的半衰期
丙戊酸盐	考来烯胺可能减少丙戊酸盐的吸收
胆汁酸	考来烯胺可能减少胆汁酸的吸收
地高辛	考来烯胺可抑制洋地黄强心苷吸收而导致强心苷作用减弱
对乙酰氨基酚	考来烯胺可减少对乙酰氨基酚的吸收
多塞平	体外实验显示多塞平与考来烯胺结合可达80%～83%，导致血清多塞平和其活性代谢产物水平降低
呋塞米	考来烯胺是一种阴离子交换树脂，可吸附酸性的呋塞米，而使其利尿作用减弱
格列吡嗪	考来烯胺可阻碍酸性药物的吸收，可与格列吡嗪结合，降低其吸收率，从而使血药浓度降低
华法林	合用可引起华法林抗凝作用的减弱
环孢素	考来烯胺可能会减少环孢素的吸收，但还未证实
甲氨蝶呤	合用时考来烯胺结合甲氨蝶呤的能力大于血清蛋白
甲状腺激素	考来烯胺可以减弱甲状腺激素的作用
口服皮质激素	考来烯胺可减少口服皮质激素的吸收，导致血药浓度降低和疗效减弱
来氟米特	考来烯胺显著降低来氟米特的效应（增加消除）
雷洛昔芬	考来烯胺减少雷洛昔芬的吸收（避免合用）
罗格列酮	合用时降低罗格列酮的血药浓度
螺内酯	同时使用可能导致酸中毒症和高钾血症
洛伐他汀	考来烯胺可使洛伐他汀的生物利用度降低
氯烯雌醚	合用时降低氯烯雌醚的血药浓度
吗替麦考酚酯	考来烯胺可减少吗替麦考酚酯的吸收
萘普生	考来烯胺可减少萘普生的吸收，使其镇痛作用延迟并减小
普萘洛尔	由于两者可能形成难吸收的复合物，合用考来烯胺时应调整普萘洛尔的剂量
氢氯噻嗪	考来烯胺能减少胃肠道对氢氯噻嗪的吸收
去乙酰毛花苷	考来烯胺可抑制洋地黄强心苷吸收而导致强心苷作用减弱
炔诺酮	合用时降低炔诺酮的血药浓度
四环素	考来烯胺可能减少四环素的吸收
替诺昔康	考来烯胺可缩短替诺昔康的半衰期
万古霉素	考来烯胺可拮抗口服万古霉素的效应
辛伐他汀	考来烯胺可使辛伐他汀的生物利用度降低
熊去氧胆酸	不应与考来烯胺同时服用，因为考来烯胺可以在肠中和熊去氧胆酸结合，从而阻碍吸收，影响疗效

9. 考来替泊、考来维仑 参见考来烯胺。

10. 氯贝丁酯 与氯贝丁酯合用药物临床评价见表7-96。

表7-96 与氯贝丁酯合用药物临床评价

合用药物	临床评价
丙磺舒	丙磺舒减少氯贝丁酯的血浆蛋白结合，并可抑制氯贝丁酯酸葡萄糖酸苷的合成，减少氯贝丁酯酸的肾清除率，导致氯贝丁酯酸在体内堆积，增强治疗作用和毒性
地塞米松	合用时降低氯贝丁酯的血药浓度
呋塞米	合用时两药的作用均增强，并可出现肌肉酸痛、强直
华法林	合用时从血浆蛋白结合部位置换华法林，使抗凝作用加强，引起出血的不良反应

合用药物	临床评价
口服避孕药	合用可以使氯贝丁酯清除率增加
利福平	同时使用可以造成氯贝丁酯的血药浓度下降
氯磺丙脲	氯贝丁酯可从蛋白结合中替代氯磺丙脲，可延长氯磺丙脲的血浆半衰期，减少排泄，引起低血糖
硼替佐米	合用时减少氯贝丁酯的代谢
噻氯匹定	合用时减少氯贝丁酯的代谢
胰岛素	氯贝丁酯可引起胰岛素依赖型糖尿病患者血糖降低，需监测血糖浓度，调整胰岛素用量

11. 非诺贝特 与非诺贝特合用药物临床评价见表7-97。

表7-97 与非诺贝特合用药物临床评价

合用药物	临床评价
地塞米松	合用时降低非诺贝特的血药浓度
格列本脲	非诺贝特可增强格列本脲的降血糖作用
格列吡嗪	非诺贝特可增强格列吡嗪的降血糖作用
格列美脲	非诺贝特可增强格列美脲的降血糖作用
格列齐特	非诺贝特可增强格列齐特的降血糖作用
华法林	非诺贝特可增强华法林抗凝作用
甲苯磺丁脲	非诺贝特可增强甲苯磺丁脲的降血糖作用
硼替佐米	合用时减少非诺贝特的代谢
噻氯匹定	合用时减少非诺贝特的代谢
他汀类	合用可增加横纹肌溶解症的风险

12. 吉非贝齐 与吉非贝齐合用药物临床评价见表7-98。

表7-98 与吉非贝齐合用药物临床评价

合用药物	临床评价
阿托伐他汀	吉非贝齐抑制阿托伐他汀的葡萄糖醛酸代谢途径，这可能导致阿托伐他汀血浆水平的升高
贝沙罗汀	吉非贝齐可升高贝沙罗汀的血药浓度
格列本脲	吉非贝齐具有强蛋白结合力，可替代蛋白结合中的格列本脲，加强降血糖作用
洛伐他汀	吉非贝齐可以增加肌溶解发生率和升高肌酸激酶，两药合用易引起横纹肌溶解和急性肾衰竭
那格列奈	吉非贝齐可能增强那格列奈的降血糖效应
瑞格列奈	合用会使瑞格列奈的血浆药物浓度显著升高，可能增强瑞格列奈的降血糖作用
瑞舒伐他汀	合用可使瑞舒伐他汀的 C_{max} 和 AUC 增加 2 倍

13. 苯扎贝特 与苯扎贝特合用药物临床评价见表7-99。

表7-99 与苯扎贝特合用药物临床评价

合用药物	临床评价
地塞米松	合用时降低苯扎贝特的血药浓度
华法林	苯扎贝特可增强华法林的抗凝作用
环孢素	合用增加肾损伤风险
降血糖药	苯扎贝特能增加降血糖药的作用
硼替佐米	合用时减少苯扎贝特的代谢

合用药物	临床评价
噻氯匹定	合用时减少苯扎贝特的代谢
他汀类	合用可增加横纹肌溶解症的风险

14. 环丙贝特 与环丙贝特合用药物临床评价见表7-100。

表7-100 与环丙贝特合用药物临床评价

合用药物	临床评价
华法林	环丙贝特可增强华法林的抗凝作用
他汀类	合用可增加横纹肌溶解症的风险

15. 依托贝特 与依托贝特合用药物临床评价见表7-101。

表7-101 与依托贝特合用药物临床评价

合用药物	临床评价
华法林	依托贝特可增强华法林的抗凝作用
他汀类	合用可增加横纹肌溶解症的风险

16. 烟酸 与烟酸合用药物临床评价见表7-102。

表7-102 与烟酸合用药物临床评价

合用药物	临床评价
阿司匹林	面部潮红是烟酸的不良反应,与前列腺素游离相关。阿司匹林可抑制前列腺素的合成,从而减轻了此不良反应
阿托伐他汀钙	合用时发生肌病的危险性增加
地特胰岛素	合用时减弱地特胰岛素的治疗效应
二甲双胍	合用时减弱二甲双胍的治疗效果
甘精胰岛素	合用时减弱甘精胰岛素的治疗效应
格列本脲	合用时减弱格列本脲的治疗效应
格列喹酮	合用时减弱格列喹酮的治疗效果
格列美脲	合用时减弱格列美脲的治疗效果
格列齐特	合用时减弱格列齐特的治疗效应
磺吡酮	合用可导致磺吡酮促尿酸排泄的作用下降
甲苯磺丁脲	合用时减弱甲苯磺丁脲的治疗效应
卡马西平	可能会降低卡马西平的消除,提高其血浆水平
赖脯胰岛素	合用时减弱赖脯胰岛素的治疗效应
洛伐他汀	合用有增加肌病发生的风险
门冬胰岛素	合用时减弱门冬胰岛素的治疗效应
瑞格列奈	合用时减弱瑞格列奈的治疗作用
维格列汀	合用时减弱维格列汀的治疗作用
辛伐他汀	合用可增加肌溶解和急性肾衰竭发生的危险
胰岛素	合用时减弱胰岛素的治疗效应

17. 普罗布考　与普罗布考合用药物临床评价见表 7-103。

表 7-103　与普罗布考合用药物临床评价

合用药物	临床评价
吩噻嗪类	普罗布考与吩噻嗪类药物合用时，应注意不良反应发生的危险性增加
环孢素	合用可使环孢素血药浓度降低，合用或撤销普罗布考时，应监测环孢素血药浓度变化，其剂量可能需要调整
降血糖药	普罗布考能加强降血糖药的作用
抗心律失常药	普罗布考与抗心律失常药合用时，应注意不良反应发生的危险性增加
三环类抗抑郁药	普罗布考与三环类抗抑郁药合用时，应注意不良反应发生的危险性增加
香豆素类	普罗布考能加强香豆素类药物的抗凝血作用

18. 硫酸软骨素　与硫酸软骨素合用药物临床评价见表 7-104。

表 7-104　与硫酸软骨素合用药物临床评价

合用药物	临床评价
华法林	硫酸软骨素可增强华法林抗凝作用

19. 依折麦布　与依折麦布合用药物临床评价见表 7-105。

表 7-105　与依折麦布合用药物临床评价

合用药物	临床评价
苯佐卡因	合用会升高依折麦布的血药浓度
地塞米松	合用时降低依折麦布的血药浓度
丁丙诺啡	合用会升高依折麦布的血药浓度
芬太尼	合用会升高依折麦布的血药浓度
环孢素	合用时升高环孢素（全身）血药浓度，环孢素（全身）升高依折麦布的血药浓度
利多卡因	合用会升高依折麦布的血药浓度
氯胺酮	合用会升高依折麦布的血药浓度
吗啡	合用会升高依折麦布的血药浓度
麦角胺	合用会升高依折麦布的血药浓度
咪达唑仑	合用会降低依折麦布的血药浓度
双嘧达莫	合用时升高依折麦布的血药浓度
新斯的明	合用会升高依折麦布的血药浓度
溴隐亭	合用时升高依折麦布的血药浓度

20. 洛美他派　与洛美他派合用药物临床评价见表 7-106。

表 7-106　与洛美他派合用药物临床评价

合用药物	临床评价
CYP3A4 抑制剂	合用时升高洛美他派血清浓度
阿普唑仑	合用会升高洛美他派的血药浓度
阿司匹林	合用时升高阿司匹林的血药浓度
倍他米松	合用时升高倍他米松的血药浓度
丙泊酚	合用会升高洛美他派的血药浓度

续表

合用药物	临床评价
达那唑	合用时升高洛美他派的血药浓度
地塞米松	合用时降低洛美他派的血药浓度，升高地塞米松的血药浓度
华法林	合用时升高华法林血药浓度
克霉唑	合用会升高洛美他派的血药浓度
利伐沙班	合用时升高利伐沙班血药浓度
氯吡格雷	合用时升高氯吡格雷的血药浓度
吗啡	合用会升高吗啡的血药浓度
咪达唑仑	合用会升高咪达唑仑的血药浓度
米非司酮	合用可以升高洛美他派的血药浓度
硼替佐米	合用时升高洛美他派的血药浓度
噻氯匹定	合用时升高洛美他派的血药浓度
双嘧达莫	合用时升高双嘧达莫的血药浓度
维库溴铵	合用会升高维库溴铵的血药浓度
西洛他唑	合用时升高洛美他派的血药浓度
溴隐亭	当与洛美他派合用时升高溴隐亭的血药浓度

21. 美曲普汀 与美曲普汀合用药物临床评价见表 7-107。

表 7-107 与美曲普汀合用药物临床评价

合用药物	临床评价
地特胰岛素	美曲普汀增强地特胰岛素的降血糖作用
甘精胰岛素	美曲普汀增强甘精胰岛素的降血糖作用
格列本脲	美曲普汀增强格列本脲的降血糖作用
格列吡嗪	美曲普汀增强格列吡嗪的降血糖作用
格列美脲	美曲普汀增强格列美脲的降血糖作用
格列齐特	美曲普汀增强格列齐特的降血糖作用
华法林	合用时降低华法林的血药浓度
环孢素	美曲普汀升高环孢素（全身）的血药浓度
甲苯磺丁脲	美曲普汀增强甲苯磺丁脲的降血糖作用
甲羟孕酮	合用时降低甲羟孕酮的血药浓度
赖脯胰岛素	美曲普汀增强赖脯胰岛素的降血糖作用
氯烯雌醚	合用时降低氯烯雌醚的血药浓度
门冬胰岛素	美曲普汀增强门冬胰岛素的降血糖作用
炔诺酮	合用时降低炔诺酮的血药浓度
胰岛素	美曲普汀增强胰岛素的降血糖作用
左炔诺孕酮	合用时降低左炔诺孕酮的血药浓度

二、减肥药

1. 苄非他明 与苄非他明合用药物临床评价见表 7-108。

表 7-108　与苄非他明合用药物临床评价

合用药物	临床评价
苯丙胺	合用时减少苯丙胺分泌，减轻苯丙胺的刺激作用
地塞米松	合用时降低苄非他明的血药浓度
丁丙诺啡	苄非他明可能会增强丁丙诺啡的镇痛作用
二氢埃托啡	苄非他明可能会增强二氢埃托啡的镇痛作用
芬太尼	苄非他明可能会增强芬太尼的镇痛作用
利托君	合用时风险性或不良反应的严重性增加
氯吡格雷	合用时减少苄非他明的代谢
吗啡	苄非他明可能会增强吗啡的镇痛作用
米非司酮	合用时可以升高苄非他明的血药浓度
哌替啶	苄非他明可能会增强哌替啶的镇痛作用
硼替佐米	合用时减少苄非他明的代谢
曲马多	苄非他明可能会增强曲马多的镇痛作用
瑞芬太尼	苄非他明可能会增强瑞芬太尼的镇痛作用
噻氯匹定	合用时减少苄非他明的代谢
碳酸钙	减少苄非他明的排泄导致血药浓度降低和疗效减弱

2. 芬氟拉明　与芬氟拉明合用药物临床评价见表 7-109。

表 7-109　与芬氟拉明合用药物临床评价

合用药物	临床评价
氢氯噻嗪	两药合用可引起血压下降
胰岛素	合用时可使胰岛素的降糖作用增加，发生低血糖

3. 右芬氟拉明　与右芬氟拉明合用药物临床评价见表 7-110。

表 7-110　与右芬氟拉明合用药物临床评价

合用药物	临床评价
可待因	合用时减少右芬氟拉明的代谢
利多卡因	合用时减少右芬氟拉明的代谢
硼替佐米	合用时减少右芬氟拉明的代谢
噻氯匹定	合用时减少右芬氟拉明的代谢
西洛他唑	合用时升高西洛他唑的血药浓度

4. 马吲哚　与马吲哚合用药物临床评价见表 7-111。

表 7-111　与马吲哚合用药物临床评价

合用药物	临床评价
倍他尼定	马吲哚为非直接作用拟交感胺类食欲抑制药，可与倍他尼定竞争肾上腺素能神经元的摄取或将倍他尼定替换下来而逆转降血压作用
碳酸锂	两药合用锂的重吸收增加，排泄下降，导致毒性增加

5. 安非拉酮　与安非拉酮合用药物临床评价见表 7-112。

表 7-112　与安非拉酮合用药物临床评价

合用药物	临床评价
丁丙诺啡	安非拉酮可能会增强丁丙诺啡的镇痛作用
芬太尼	安非拉酮可能会增强芬太尼的镇痛作用
利托君	合用时风险性或不良反应的严重性增加
吗啡	安非拉酮可能会增强吗啡的镇痛作用
哌替啶	安非拉酮会增加哌替啶的镇痛作用
曲马多	安非拉酮可能会增强曲马多的镇痛作用
瑞芬太尼	安非拉酮可能会增强瑞芬太尼的镇痛作用

6. 西布曲明　与西布曲明合用药物临床评价见表 7-113。

表 7-113　与西布曲明合用药物临床评价

合用药物	临床评价
5-羟色胺再摄取抑制剂类抗抑郁药	与西布曲明合用增加中枢神经系统毒性的风险
阿司匹林	合用增加出血危险
地塞米松	合用时降低西布曲明的血药浓度
抗精神病药	合用增加中枢神经中毒的危险
抗凝血药	合用增加出血危险
吗氯贝胺	合用增加中枢神经毒性
米塔扎平	合用增加中枢神经毒性
硼替佐米	合用时减少西布曲明的代谢
去甲肾上腺素再摄取抑制剂	合用增加中枢神经系统中毒的危险
噻氯匹定	合用时减少西布曲明的代谢

7. 奥利司他　与奥利司他合用药物临床评价见表 7-114。

表 7-114　与奥利司他合用药物临床评价

合用药物	临床评价
阿卡波糖	奥利司他生产商建议避免与阿卡波糖合用
胺碘酮	合用有血浆胺碘酮浓度及胺碘酮活性代谢作用下降的风险
复方消化酶	奥利司他等脂肪酶抑制剂不得和奥利司他同时使用
华法林	奥利司他可增强华法林的抗凝作用
环孢素	合用降低环孢素（全身）血药浓度
抗癫痫药	奥利司他会降低抗癫痫药的血药浓度
硫酸镁	奥利司他会降低硫酸镁的血药浓度
维生素 K_1	奥利司他可以降维生素 K_1 的血药浓度
左甲状腺素	合用时降低左甲状腺素的血药浓度

8. 甲基苯丙胺　与甲基苯丙胺合用药物临床评价见表 7-115。

表 7-115　与甲基苯丙胺合用药物临床评价

合用药物	临床评价
苯丙胺	合用减少苯丙胺排泄
可待因	合用会降低甲基苯丙胺的代谢

续表

合用药物	临床评价
利托君	合用时风险性或不良反应的严重性增加
噻氯匹定	合用时减少甲基苯丙胺的代谢
碳酸钙	合用可减少甲基苯丙胺的排泄，导致其血药浓度降低和疗效减弱

9. 苯甲曲秦 与苯甲曲秦合用药物临床评价见表 7-116。

表 7-116 与苯甲曲秦合用药物临床评价

合用药物	临床评价
苯丙胺	减少苯丙胺排泄，减弱苯丙胺的刺激作用
利托君	合用时风险性或不良反应的严重性增加

10. 利莫那班 与利莫那班合用药物临床评价见表 7-117。

表 7-117 与利莫那班合用药物临床评价

合用药物	临床评价
地塞米松	合用时降低利莫那班的血药浓度
硼替佐米	合用时减少利莫那班的代谢
噻氯匹定	合用时减少利莫那班的代谢
酮康唑	合用时升高利莫那班的血药浓度

11. 氯卡色林 与氯卡色林合用药物临床评价见表 7-118。

表 7-118 与氯卡色林合用药物临床评价

合用药物	临床评价
丙泊酚	合用会降低丙泊酚的代谢
布比卡因	合用会降低布比卡因的代谢
地塞米松	合用时降低氯卡色林的血药浓度
丁丙诺啡	合用会降低丁丙诺啡的代谢
芬太尼	合用会增加芬太尼不良反应的风险性或严重性
加兰他敏	合用会降低加兰他敏的代谢
甲氧氯普胺	合用加重甲氧氯普胺不良反应/毒性作用
可待因	合用会降低氯卡色林的代谢
利多卡因	合用会降低氯卡色林的代谢
氯吡格雷	合用时减少氯卡色林的代谢
吗啡	合用会降低吗啡的代谢
麦角胺	合用会增加氯卡色林不良反应的风险性或严重性
麦角新碱	合用时风险性和不良反应的严重性增加
哌替啶	合用会增加哌替啶不良反应的风险性或严重性
硼替佐米	合用时减少氯卡色林的代谢
曲马多	合用会降低曲马多的治疗效果
噻氯匹定	合用时减少氯卡色林的代谢
他莫昔芬	合用时降低他莫昔芬活性代谢物的血药浓度，导致疗效损失
西洛他唑	合用时减少西洛他唑的代谢

第八章 中枢神经系统用药

第一节 精神兴奋药

一、咖啡因

与咖啡因合用药物临床评价见表8-1。

表8-1 与咖啡因合用药物临床评价

合用药物	临床评价
氨茶碱	合用可增加氨茶碱的作用和毒性
苯丙胺	合用会加强兴奋作用,彼此增效,出现激动、易怒、失眠、惊厥等
苯丙醇胺	苯丙醇胺可使咖啡因的血药浓度上升,两药合用应监测咖啡因的不良反应
二羟丙茶碱	合用可增加二羟丙茶碱的作用和毒性
贯叶连翘	贯叶连翘提取物可加速咖啡因的代谢
甲氧沙林	甲氧沙林选择性抑制咖啡因代谢,可以降低咖啡因的消除率并延长其半衰期,增加咖啡因不良反应,应避免合用
口服避孕药	口服避孕药可使咖啡因的血浆清除率降低、半衰期延长,一般情况下两药可以合用,但出现中枢神经兴奋时,应降低咖啡因剂量
利托君	合用时不良反应的严重性增加
氯氮平	服用含咖啡因的饮料,氯氮平的血药浓度可能升高,而加重患者的精神症状,引起心动过速
匹莫林	合用会加强兴奋作用,彼此增效,出现激动、易怒、失眠、惊厥等
西咪替丁	合用时咖啡因的代谢减缓,可导致清除延缓,血药浓度升高,可能发生中毒反应
腺苷	咖啡因的心血管作用可被腺苷拮抗,一般情况下两药可以合用,当临床需用大剂量咖啡因时,腺苷的剂量可能需要降低,茶碱与腺苷间是否有相互作用尚有争议

二、哌甲酯

与哌甲酯合用药物临床评价见表8-2。

表8-2 与哌甲酯合用药物临床评价

合用药物	临床评价
苯巴比妥	哌甲酯可能升高苯巴比妥的血药浓度
苯妥英	哌甲酯可升高苯妥英的血药浓度
丙戊酸	哌甲酯会增加丙戊酸的不良反应和中枢神经系统毒性,但也有一研究称影响是不确定的,要小心监测可能出现的丙戊酸不良反应,必要时要调整哌甲酯的剂量
单胺氧化酶抑制剂	哌甲酯与单胺氧化酶抑制剂合用有高血压危象的风险,一些厂商建议在停用单胺氧化酶抑制剂至少2周后,才能使用哌甲酯
多巴胺激动药	合用可加重多巴胺激动药的不良反应或毒性作用
胍乙啶	哌甲酯可对抗肾上腺素能神经阻滞药的降压效应
华法林	合用时升高华法林的血药浓度

续表

合用药物	临床评价
卡马西平	合用会降低哌甲酯的血药浓度和药效,在儿童中尤为突出,治疗中加入或停用卡马西平时均需监测哌甲酯的血药浓度和作用,必要时调整其剂量
抗精神病药	合用加重抗精神病药的不良反应或毒性作用
可乐定	可乐定与哌甲酯合用有严重不良事件报道(因果关系尚未确立)
利培酮	哌甲酯可能增强利培酮的不良反应
利托君	合用时不良反应的严重性增加
扑米酮	合用可能升高扑米酮的血药浓度
全身麻醉剂	挥发性液体全身麻醉剂与哌甲酯合用有增加高血压的风险
噻氯匹定	合用时减缓哌甲酯的代谢
三环类抗抑郁药	哌甲酯可能抑制三环类抗抑郁药的代谢
碳酸钙	碳酸钙可增加哌甲酯的吸收,导致其血药浓度升高和不良反应加重
选择性 5-羟色胺再摄取抑制剂	哌甲酯可能抑制选择性 5-羟色胺再摄取抑制剂的代谢
氧化镁	氧化镁增加哌甲酯的吸收,特别是抗酸药,可干扰缓释胶囊药物正常释放,导致早期吸收增加和延迟吸收减少
乙醇	乙醇可能增强哌甲酯的效应
质子泵抑制剂	质子泵抑制剂可增加哌甲酯的吸收,质子泵抑制剂可干扰缓释胶囊的正常释放,导致吸收(早期)增加和延迟吸收减少

三、匹莫林

与匹莫林合用药物临床评价见表 8-3。

表 8-3 与匹莫林合用药物临床评价

合用药物	临床评价
单胺氧化酶抑制剂	可能会出现高血压危象
抗癫痫药	可能会降低癫痫患者的癫痫发作阈值
中枢神经兴奋药	可相互增强作用

四、右苯丙胺

与右苯丙胺合用药物临床评价见表 8-4。

表 8-4 与右苯丙胺合用药物临床评价

合用药物	临床评价
β受体阻滞剂	合用可能引起严重高血压
苯巴比妥	右苯丙胺可延迟苯巴比妥的吸收
苯丙胺	两者作用相同,应避免合用
苯妥英	右苯丙胺可延迟苯妥英的吸收
单胺氧化酶抑制剂	不可合用单胺氧化酶抑制剂,或在停用单胺氧化酶抑制剂还不满 14 天时合用,因合用可导致高血压危象,也可发生各种神经毒性和恶性高热,有时可致命
氟哌啶醇	氟哌啶醇可抑制右苯丙胺的兴奋作用

合用药物	临床评价
胍乙啶	右苯丙胺可降低胍乙啶和类似药物的降压作用
挥发性麻醉药	合用挥发性麻醉药（如氟烷）可增加心律失常的风险
藜芦生物碱类	右苯丙胺可降低藜芦生物碱类的降压作用
锂剂	锂剂可抑制右苯丙胺的兴奋作用
利托那韦	利托那韦可能升高右苯丙胺的血药浓度
氯丙嗪	氯丙嗪可抑制右苯丙胺的兴奋作用
吗氯贝胺	合用有高血压危象的危险
拟交感神经药	合用拟交感神经药可增加心律失常的风险
哌替啶	右苯丙胺可增强哌替啶的镇痛效果
三环类抗抑郁药	正在接受三环类抗抑郁药的患者应注意监测对心血管的不良影响，如可能加重心律失常
双硫仑	双硫仑可抑制右苯丙胺的代谢和排出
乙琥胺	右苯丙胺可延迟乙琥胺的吸收
右丙氧芬	右丙氧芬过量，可增强右苯丙胺中枢神经兴奋作用，可发生致命的惊厥

五、赖右苯丙胺

与赖右苯丙胺合用药物临床评价见表 8-5。

表 8-5　与赖右苯丙胺合用药物临床评价

合用药物	临床评价
单胺氧化酶抑制剂	合用能引起高血压危象可能的结果，包括死亡、脑卒中、心肌梗死、主动脉壁夹层形成、眼睛并发症、惊厥、肺水肿和肾衰竭
利托君	合用时不良反应的严重性增加
氯丙嗪	氯丙嗪抑制赖右苯丙胺的兴奋作用
碳酸氢钠	碳酸氢钠及其他药物碱化尿液可减少尿液排泄，延长苯丙胺的半衰期，应相应地调整剂量
维生素 C	维生素 C 和其他药物酸化尿液增加尿液排泄可降低苯丙胺的半衰期，应相应地调整剂量
中枢神经系统兴奋剂	合用能引起高血压危象，可能的结果包括死亡、脑卒中、心肌梗死、主动脉壁夹层形成、眼睛并发症、惊厥、肺水肿和肾衰竭

六、苯丙胺

与苯丙胺合用药物临床评价见表 8-6。

表 8-6　与苯丙胺合用药物临床评价

合用药物	临床评价
多巴丝肼	多巴丝肼不可与拟交感神经类药物如苯丙胺合用，因为左旋多巴能使苯丙胺的作用增强，如患者必须合用，则应严密监测心血管系统反应，并需减少交感神经类药物的用量
奋乃静	合用时，由于吩噻嗪类药具有α肾上腺素受体阻断作用，苯丙胺的效应可减弱
呋喃唑酮	呋喃唑酮可以抑制单胺氧化酶，使去甲肾上腺素的释放增多，代谢减慢，从而造成苯丙胺作用的增强，合用会产生高血压危象
氟哌啶醇	合用可降低苯丙胺的作用
抗组胺药	苯丙胺可减少抗组胺药的镇静作用

续表

合用药物	临床评价
氯化铵	氯化铵可酸化尿液，使苯丙胺重吸收减少，苯丙胺的尿排泄增加，降低苯丙胺的药理作用
噻氯匹定	合用时减缓苯丙胺的代谢
碳酸钙	碳酸钙可减缓苯丙胺的排泄
碳酸氢钠	合用时碳酸氢钠经肾排泄减少，易出现毒性作用
右丙氧芬	苯丙胺若用来治疗右丙氧芬引起的中枢神经抑制，则可增加癫痫发生的可能，因此不推荐使用

七、芬氟拉明

与芬氟拉明合用药物临床评价见表 8-7。

表 8-7 与芬氟拉明合用药物临床评价

合用药物	临床评价
阿司匹林	芬氟拉明可增强阿司匹林的抗血栓作用
奥曲肽	芬氟拉明可加重奥曲肽的降血糖作用
兰瑞肽	芬氟拉明可加重兰瑞肽的降血糖作用
去氨加压素	合用时增加不良反应的风险或严重性
溴隐亭	芬氟拉明可加重溴隐亭的降血糖作用

八、麻黄碱

与麻黄碱合用药物临床评价见表 8-8。

表 8-8 与麻黄碱合用药物临床评价

合用药物	临床评价
氨茶碱	一般认为两药有协同的止喘效用，但中药麻黄可使茶碱的血药浓度降低，两药合用毒性增大
单胺氧化酶抑制剂	合用有高血压危象的危险
地塞米松	麻黄碱可加速地塞米松的代谢
吩噻嗪类	麻黄碱可拮抗吩噻嗪类所引起的低血压（一般不出现肾上腺素与吩噻嗪类合用时的不良反应）
局部麻醉药	麻黄碱可对抗局部麻醉药所致的血压降低并减轻呼吸抑制
利托君	合用时不良反应的严重性增加
利血平	麻黄碱的间接拟交感作用可能拮抗利血平的肾上腺素能神经递质耗竭作用
呋氯贝胺	合用有高血压危象的危险
泼尼松	合用可增强泼尼松的代谢清除
羟嗪	羟嗪可拮抗麻黄碱的中枢兴奋作用
肾上腺素能神经阻滞药	麻黄碱可对抗肾上腺素能神经阻滞药的降压效应
碳酸氢钠	碳酸氢钠可使尿液碱化，影响肾对麻黄碱的排泄，故合用时应降低麻黄碱剂量
异烟肼	不可与麻黄碱同时服用，以免发生或增加不良反应

九、多沙普仑

与多沙普仑合用药物临床评价见表 8-9。

表 8-9 与多沙普仑合用药物临床评价

合用药物	临床评价
艾司氯胺酮	多沙普仑可增强艾司氯胺酮的升高血压作用,合用时应监测血压
安非他酮	两者合用可能引起癫痫,合用时应密切监测
单胺氧化酶抑制剂	多沙普仑与单胺氧化酶抑制剂合用可导致严重的高血压,禁止合用,且在停用单胺氧化酶抑制14天内亦不能使用多沙普仑
碘海醇	碘海醇椎管内造影时与多沙普仑合用可导致癫痫的风险增加,应避免合用
碘帕醇	碘帕醇椎管内造影时与多沙普仑合用可导致癫痫的风险增加,应避免合用
可卡因	对心脏的作用相加,可能会出现心律失常、心肌缺血、心肌梗死,应避免合用

十、托莫西汀

与托莫西汀合用药物临床评价见表 8-10。

表 8-10 与托莫西汀合用药物临床评价

合用药物	临床评价
β_2 受体激动剂	托莫西汀可加强其他 β_2 受体激动剂的作用,造成心率加快、血压升高,应谨慎合用
单胺氧化酶抑制剂	合用可导致严重的甚至致命的反应,禁止合用
地西泮	体外实验显示,托莫西汀不影响地西泮与人白蛋白的结合
多巴胺	慎与影响血压的药物合用
多巴酚丁胺	慎与影响血压的药物合用
氟西汀	可升高托莫西汀的稳态血药浓度,合用时应调整托莫西汀的剂量
奎尼丁	可升高托莫西汀的稳态血药浓度,合用时应调整托莫西汀的剂量
米非司酮	米非司酮会增加托莫西汀的 QTc 间期延长作用
帕罗西汀	可升高托莫西汀的稳态血药浓度,合用时应调整托莫西汀的剂量
沙丁胺醇	托莫西汀可加强全身使用沙丁胺醇的作用,造成心率加快、血压升高,应谨慎合用

十一、匹多桑特

与匹多桑特合用药物临床评价见表 8-11。

表 8-11 与匹多桑特合用药物临床评价

合用药物	临床评价
阿那格雷	可能会增加发生(严重甚至危及生命)心律失常的风险
阿帕鲁胺	可能会降低匹多桑特的血药浓度
安非他酮	可能会显著升高匹多桑特的血药浓度
氨磺必利	可能会增加发生(严重甚至危及生命)心律失常的风险
胺碘酮	可能会增加发生(严重甚至危及生命)心律失常的风险
奥西替尼	可能会增加发生(严重甚至危及生命)心律失常的风险
贝达喹啉	可能会增加发生(严重甚至危及生命)心律失常的风险
苯巴比妥	可能会降低匹多桑特的血药浓度
苯妥英	可能会降低匹多桑特的血药浓度

续表

合用药物	临床评价
苄普地尔	可能会增加发生（严重甚至危及生命）心律失常的风险
丙吡胺	可能会增加发生（严重甚至危及生命）心律失常的风险
达克替尼	可能会显著升高匹多桑特的血药浓度
多非利特	可能会增加发生（严重甚至危及生命）心律失常的风险
多拉司琼	可能会增加发生（严重甚至危及生命）心律失常的风险
恩杂鲁胺	可能会降低匹多桑特的血药浓度
凡德他尼	可能会增加发生（严重甚至危及生命）心律失常的风险
芬戈莫德	可能会增加发生（严重甚至危及生命）心律失常的风险
氟哌啶醇	可能会增加发生（严重甚至危及生命）心律失常的风险
氟哌利多	可能会增加发生（严重甚至危及生命）心律失常的风险
氟西汀	可能会显著升高匹多桑特的血药浓度
格帕沙星	可能会增加发生（严重甚至危及生命）心律失常的风险
贯叶连翘	可能会降低匹多桑特的血药浓度
加替沙星	可能会增加发生（严重甚至危及生命）心律失常的风险
决奈达隆	可能会增加发生（严重甚至危及生命）心律失常的风险
卡博替尼	可能会增加发生（严重甚至危及生命）心律失常的风险
卡马西平	可能会降低匹多桑特的血药浓度
克唑替尼	可能会增加发生（严重甚至危及生命）心律失常的风险
奎尼丁	可能会增加发生（严重甚至危及生命）心律失常的风险
来伐木林	可能会增加发生（严重甚至危及生命）心律失常的风险
劳拉替尼	可能会降低劳拉替尼的血药浓度
利福布汀	可能会降低匹多桑特的血药浓度
利福喷丁	可能会降低匹多桑特的血药浓度
利福平	可能会降低匹多桑特的血药浓度
磷苯妥英	可能会降低匹多桑特的血药浓度
硫利达嗪	可能会增加发生（严重甚至危及生命）心律失常的风险
卢美哌隆	可能会降低卢美哌隆的血药浓度
卤泛群	可能会增加发生（严重甚至危及生命）心律失常的风险
氯氮平	可能会增加发生（严重甚至危及生命）心律失常的风险
美沙酮	可能会增加发生（严重甚至危及生命）心律失常的风险
美索达嗪	可能会增加发生（严重甚至危及生命）心律失常的风险
米非司酮	可能会增加发生（严重甚至危及生命）心律失常的风险
米托坦	可能会降低匹多桑特的血药浓度
莫西沙星	可能会增加发生（严重甚至危及生命）心律失常的风险
尼洛替尼	可能会增加发生（严重甚至危及生命）心律失常的风险
帕比司他	可能会增加发生（严重甚至危及生命）心律失常的风险
帕罗西汀	可能会显著升高匹多桑特的血药浓度
帕瑞肽	可能会增加发生（严重甚至危及生命）心律失常的风险
匹莫齐特	可能会增加发生（严重甚至危及生命）心律失常的风险
普里米酮	可能会降低匹多桑特的血药浓度

合用药物	临床评价
普鲁卡因胺	可能会增加发生（严重甚至危及生命）心律失常的风险
普瑞玛尼	可能会降低普瑞玛尼的血药浓度
齐拉西酮	可能会增加发生（严重甚至危及生命）心律失常的风险
瑞博西利	可能会增加发生（严重甚至危及生命）心律失常的风险
三氧化二砷	可能会增加发生（严重甚至危及生命）心律失常的风险
色瑞替尼	可能会增加发生（严重甚至危及生命）心律失常的风险
沙奎那韦	可能会增加发生（严重甚至危及生命）心律失常的风险
司帕沙星	可能会增加发生（严重甚至危及生命）心律失常的风险
索他洛尔	可能会增加发生（严重甚至危及生命）心律失常的风险
特比萘芬	可能会显著升高匹多桑特的血药浓度
托瑞米芬	可能会增加发生（严重甚至危及生命）心律失常的风险
威罗非尼	可能会增加发生（严重甚至危及生命）心律失常的风险
西那卡塞	可能会显著升高匹多桑特的血药浓度
西沙必利	可能会增加发生（严重甚至危及生命）心律失常的风险
西酞普兰	可能会增加发生（严重甚至危及生命）心律失常的风险
伊伐布雷定	可能会增加发生（严重甚至危及生命）心律失常的风险
伊潘立酮	可能会增加发生（严重甚至危及生命）心律失常的风险
依布利特	可能会增加发生（严重甚至危及生命）心律失常的风险
依法韦仑	可能会增加发生（严重甚至危及生命）心律失常的风险
依福德尼	可能会增加发生（严重甚至危及生命）心律失常的风险
依他普仑	可能会增加发生（严重甚至危及生命）心律失常的风险
罂粟碱	可能会增加发生（严重甚至危及生命）心律失常的风险
左醋美沙朵	可能会增加发生（严重甚至危及生命）心律失常的风险
左美丙嗪	可能会显著升高匹多桑特的血药浓度

十二、索拉非多

与索拉非多合用药物临床评价见表 8-12。

表 8-12 与索拉非多合用药物临床评价

合用药物	临床评价
苯乙肼	可能增加高血压反应的风险，包括死亡、脑卒中、心肌梗死、主动脉夹层、肺水肿和肾衰竭
丙卡巴肼	可能增加高血压反应的风险，包括死亡、脑卒中、心肌梗死、主动脉夹层、肺水肿和肾衰竭
反苯环丙胺	可能增加高血压反应的风险，包括死亡、脑卒中、心肌梗死、主动脉夹层、肺水肿和肾衰竭
呋喃唑酮	可能增加高血压反应的风险，包括死亡、脑卒中、心肌梗死、主动脉夹层、肺水肿和肾衰竭
雷沙吉兰	可能增加高血压反应的风险，包括死亡、脑卒中、心肌梗死、主动脉夹层、肺水肿和肾衰竭
沙芬酰胺	可能增加高血压反应的风险，包括死亡、脑卒中、心肌梗死、主动脉夹层、肺水肿和肾衰竭
司来吉兰	可能增加高血压反应的风险，包括死亡、脑卒中、心肌梗死、主动脉夹层、肺水肿和肾衰竭
异卡波肼	可能增加高血压反应的风险，包括死亡、脑卒中、心肌梗死、主动脉夹层、肺水肿和肾衰竭

第二节 抗精神病药

一、吩噻嗪类

1. 氯丙嗪　与氯丙嗪合用药物临床评价见表 8-13。

表 8-13　与氯丙嗪合用药物临床评价

合用药物	临床评价
阿司匹林	合用时升高阿司匹林的血药浓度
阿托品	与阿托品类药物合用，不良反应加强
胺碘酮	有增加室性心律失常的危险，特别是尖端扭转型室性心动过速
奥曲肽	奥曲肽可加重氯丙嗪延长 QTc 间期的作用
倍他米松	合用时升高倍他米松的血药浓度
苯巴比妥	苯巴比妥可增加氯丙嗪在尿中的排出量，减低其抗精神病作用
苯丙胺	氯丙嗪可抑制苯丙胺的兴奋作用
苯海索	苯海索可对抗氯丙嗪的椎体外系反应，苯海索还可降低氯丙嗪的血药浓度，两者合用还有促进和加重迟发性运动障碍的可能
苯妥英钠	苯妥英钠可加重抗精神病药引起的运动障碍
丙戊酸	氯丙嗪可以抑制丙戊酸的肝代谢，显著升高丙戊酸的血药浓度，两药合用需监测丙戊酸的血药浓度，必要时降低剂量或用氟哌啶醇代替氯丙嗪
单胺氧化酶抑制剂	合用时，两者的抗胆碱能作用可增强并延长
地塞米松	合用时降低氯丙嗪的血药浓度，升高地塞米松的血药浓度
二氮嗪	氯丙嗪和二氮嗪都有潜在的升高血糖作用，两药长期合用可能导致高血糖，应密切监测患者血糖变化，必要时减量
吩噻嗪类	氯丙嗪减少抗精神病药（吩噻嗪类）的吸收，加重抗精神病药的不良反应或毒性作用
氟哌啶醇	氯丙嗪可能升高氟哌啶醇的血药浓度，避免合用
戈舍瑞林	戈舍瑞林会增加氯丙嗪的 QTc 间期延长效应
格列喹酮	氯丙嗪可减弱格列喹酮的降血糖作用
胍乙啶	氯丙嗪会减弱胍乙啶及同类药的降压作用
甲泛葡胺	造影时应用甲泛葡胺之前，应停用氯丙嗪，以免增加癫痫发作的风险
甲氧氯普胺	合用加重锥体外系反应
抗酸药	含有镁、铝氢氧化物的抗酸药可减少氯丙嗪的吸收
赖右苯丙胺	氯丙嗪可抑制赖右苯丙胺的兴奋作用
利伐沙班	合用时升高利伐沙班的血药浓度
亮丙瑞林	亮丙瑞林会增加氯丙嗪的 QTc 间期延长效应
硫酸镁	硫酸镁会增加氯丙嗪中枢神经系统抑制的作用
氯吡格雷	合用时升高氯吡格雷的血药浓度
麦角新碱	合用时不良反应的严重性增加
米非司酮	米非司酮会增加氯丙嗪的 QTc 间期延长效应
哌嗪	氯丙嗪可降低癫痫阈值，与哌嗪合用可能导致惊厥，监测患者的血药浓度及肾功能
哌替啶	哌替啶和氯丙嗪的组合被广泛用于手术前给药，氯丙嗪能增强哌替啶的降压和镇静作用，但也可增加哌替啶的毒性代谢物去甲哌替啶的产生，两者合用时，哌替啶用量应减少 25%～50%

续表

合用药物	临床评价
硼替佐米	硼替佐米可增强氯丙嗪QTc间期延长作用
普萘洛尔	合用可升高两者的血药浓度
曲唑酮	可产生协同降压作用，引起低血压
去氨加压素	合用时增加不良反应的风险或严重性
全身麻醉药	中枢抑制药与氯丙嗪合用时，可增强对中枢的抑制作用
噻氯匹定	合用时减缓氯丙嗪的代谢
三环类抗抑郁药	合用时两者的抗胆碱能作用可增强并延长
肾上腺素	合用可导致明显的低血压和心动过速
肾上腺素能神经阻滞药	高剂量氯丙嗪可对抗肾上腺素能神经阻滞药的降压效应
舒必利	合用有发生室性心律失常的危险，严重者可致尖端扭转型心律失常
双嘧达莫	合用时升高氯丙嗪的血药浓度
他莫昔芬	合用时降低他莫昔芬代谢物的血药浓度，导致其疗效降低
碳酸钙	碳酸钙减少氯丙嗪的吸收导致的血药浓度降低和疗效减弱
碳酸锂	合用可引起血锂浓度增高
西洛他唑	合用可降低西洛他唑的代谢
西咪替丁	西咪替丁可能增强氯丙嗪的抗精神病效应
吸烟	吸烟可诱导氯丙嗪的代谢，使氯丙嗪的中枢抑制作用和降压作用减弱，而需适当增加剂量，其他抗精神病药物也可能发生相似的相互作用
溴隐亭	合用时增加不良反应的风险或严重性
胰岛素	氯丙嗪可阻止胰岛素的释放，可产生与剂量和服药时间相关的血浆葡萄糖水平升高，从而使糖尿病治疗失控
乙醇	中枢抑制药与氯丙嗪合用时，增强对中枢的抑制作用
右苯丙胺	氯丙嗪可抑制右苯丙胺的兴奋作用
左旋多巴	氯丙嗪可抑制左旋多巴的抗震颤麻痹效应

2. 奋乃静 与奋乃静合用药物临床评价见表8-14。

表8-14 与奋乃静合用药物临床评价

合用药物	临床评价
β受体阻滞剂	合用增加降压效应
巴比妥类	奋乃静与巴比妥类等静脉全麻药合用时，可彼此增效
苯丙胺类药	奋乃静与苯丙胺类药合用时，由于吩噻嗪类药具有α受体阻断作用，后者的效应可减弱
单胺氧化酶抑制剂	合用时，两者的抗胆碱作用可增强并延长
地塞米松	合用时升高地塞米松的血药浓度
吩噻嗪类	奋乃静可减少抗精神病药（吩噻嗪类）的吸收
胍乙啶类	合用可使胍乙啶类药物的降压效果被抵消
甲氧氯普胺	甲氧氯普胺可加重抗精神病药奋乃静的不良反应或毒性反应
抗酸药	合用可减少奋乃静的口服吸收
氯吡格雷	合用可降低奋乃静的代谢
麦角新碱	合用时风险性和不良反应的严重性增加
帕罗西汀	帕罗西汀可抑制奋乃静的代谢，合用时应减少奋乃静的剂量

续表

合用药物	临床评价
噻氯匹定	合用可降低奋乃静的代谢
三环类抗抑郁药	合用时两者的抗胆碱作用可增强并延长
肾上腺素	肾上腺素的α受体效应受阻，仅显示出β受体效应，可导致明显的低血压和心动过速
碳酸钙	碳酸钙可减少奋乃静的吸收导致的血药浓度降低和疗效减弱
吸入性全麻药	合用时可彼此增效
溴隐亭	合用时可升高溴隐亭的血药浓度，增加不良反应的风险或严重性
止泻药	合用可减少奋乃静的口服吸收
左旋多巴	奋乃静可抑制左旋多巴的抗震颤麻痹效应

3. 氟奋乃静 与氟奋乃静合用药物临床评价见表 8-15。

表 8-15 与氟奋乃静合用药物临床评价

合用药物	临床评价
β受体阻滞剂	合用增加降压效应
阿司匹林	合用时升高阿司匹林的血药浓度
倍他米松	合用时升高倍他米松的血药浓度
地塞米松	合用时升高地塞米松的血药浓度
甲氧氯普胺	甲氧氯普胺可加重抗精神病药氟奋乃静的不良反应或毒性反应
抗胆碱药	抗胆碱药可减弱氟奋乃静的治疗作用
可乐定	可能会导致急性中枢神经系统不良反应
利伐沙班	合用时升高利伐沙班的血药浓度
硫酸镁	硫酸镁会增加氟奋乃静中枢神经系统抑制的作用
氯吡格雷	合用时升高氯吡格雷的血药浓度
氯氮平	合用如果出现中性粒细胞缺乏症，不能快速撤药
麦角新碱	合用时不良反应的严重性增加
硼替佐米	合用时减缓氟奋乃静的代谢
噻氯匹定	合用时减缓氟奋乃静的代谢
双嘧达莫	合用时升高双嘧达莫的血药浓度
碳酸钙	碳酸钙可减少氟奋乃静的吸收，导致其血药浓度降低和疗效减弱
溴隐亭	合用时升高溴隐亭的血药浓度，增加不良反应的风险或严重性

4. 醋奋乃静 与醋奋乃静合用药物临床评价见表 8-16。

表 8-16 与醋奋乃静合用药物临床评价

合用药物	临床评价
甲氧氯普胺	甲氧氯普胺加重抗精神病药醋奋乃静的不良反应或毒性反应
麦角新碱	合用时不良反应的严重性增加
溴隐亭	合用时增加不良反应的风险或严重性

5. 卡奋乃静 与卡奋乃静合用药物临床评价见表 8-17。

表 8-17　与卡奋乃静合用药物临床评价

合用药物	临床评价
甲氧氯普胺	甲氧氯普胺可加重抗精神病药卡奋乃静的不良反应或毒性反应
麦角新碱	合用时不良反应的严重性增加

6. 三氟拉嗪　与三氟拉嗪合用药物临床评价见表 8-18。

表 8-18　与三氟拉嗪合用药物临床评价

合用药物	临床评价
β受体阻滞剂	合用增加降压效应
阿司匹林	合用时升高阿司匹林的血药浓度
倍他米松	合用时升高倍他米松的血药浓度
地塞米松	合用时升高地塞米松的血药浓度
环丙孕酮	合用时降低三氟拉嗪的血药浓度
甲氧氯普胺	甲氧氯普胺加重抗精神病药三氟拉嗪的不良反应或毒性反应
抗胆碱药	抗胆碱药可减弱三氟拉嗪的治疗作用
利伐沙班	合用时升高利伐沙班的血药浓度
硫酸镁	硫酸镁会增加三氟拉嗪的中枢神经系统抑制作用
氯吡格雷	合用时升高氯吡格雷的血药浓度
麦角新碱	合用时不良反应的严重性增加
硼替佐米	合用可降低三氟拉嗪的代谢
噻氯匹定	合用可降低三氟拉嗪的代谢
双嘧达莫	合用时升高双嘧达莫的血药浓度
碳酸钙	碳酸钙可减少三氟拉嗪的吸收，导致其血药浓度降低和疗效减弱
溴隐亭	合用时升高溴隐亭的血药浓度，增加不良反应的风险或严重性
伊托必利	三氟拉嗪可减弱伊托必利的治疗作用

7. 硫利达嗪　与硫利达嗪合用药物临床评价见表 8-19。

表 8-19　与硫利达嗪合用药物临床评价

合用药物	临床评价
胺碘酮	合用增加室性心律失常的危险，特别是尖端扭转型室性心动过速
达芦那韦（利托那韦）	达芦那韦、利托那韦会升高硫利达嗪的血药浓度，三种药物的剂量均应减少
地昔帕明	硫利达嗪会抑制地昔帕明的代谢，导致地昔帕明水平和毒性升高，仔细监测地昔帕明水平，必要时停药或降低剂量
戈舍瑞林	戈舍瑞林会增加硫利达嗪的 QTc 间期延长效应
硫酸镁	硫酸镁会增加硫利达嗪的中枢神经系统抑制作用
麦角新碱	合用时风险性和不良反应的严重性增加
米非司酮	米非司酮会增强硫利达嗪的 QTc 间期延长作用
碳酸锂	两药合用可增加神经毒性出现的风险，如梦游等不良反应，由于不良反应在正常治疗浓度范围就可出现，所以监测两者的血药浓度及脑电图是必要的
溴隐亭	硫利达嗪可抵消溴隐亭的降低催乳素功能，从而导致泌乳素水平上升，个别患者发生暂时失明，必要时停用

二、噻吨类

1. 氯普噻吨 与氯普噻吨合用药物临床评价见表8-20。

表8-20 与氯普噻吨合用药物临床评价

合用药物	临床评价
阿司匹林	合用时升高阿司匹林的血药浓度
倍他米松	合用时升高倍他米松的血药浓度
地塞米松	合用时升高地塞米松的血药浓度
甲氧氯普胺	甲氧氯普胺加重抗精神病药的不良反应或毒性作用
卡马西平	合用可增强卡马西平的代谢，引起氯普噻吨的血药浓度升高，出现毒性反应
利伐沙班	合用时升高利伐沙班的血药浓度
氯吡格雷	合用时升高氯吡格雷的血药浓度
麦角新碱	合用时风险性和不良反应的严重性增加
双嘧达莫	合用时升高双嘧达莫的血药浓度
顺铂	噻吨类药与顺铂合用，可能掩盖耳毒性的症状，如耳鸣、眩晕等
溴隐亭	合用时增加不良反应的风险或严重性

2. 氟哌噻吨美利曲辛 与氟哌噻吨美利曲辛合用药物临床评价见表8-21。

表8-21 与氟哌噻吨美利曲辛合用药物临床评价

合用药物	临床评价
阿司咪唑	与其他已知可显著延长QT间期的药物合用，可能造成与抗精神病药物治疗相关的QT间期延长恶化
阿司匹林	合用时升高阿司匹林的血药浓度
胺碘酮	与其他已知可显著延长QT间期的药物合用，可能造成与抗精神病药物治疗相关的QT间期延长恶化
奥曲肽	奥曲肽可加重氟哌噻吨延长QTc间期的作用
巴比妥类	合用增强中枢系统的抑制作用
倍他米松	合用时升高倍他米松的血药浓度
倍他尼定	氟哌噻吨美利曲辛可降低倍他尼定的抗高血压作用
苯丙醇胺	氟哌噻吨美利曲辛可能会加强苯丙醇胺（局部麻醉药、全麻药和鼻去充血药中含有的成分）对心血管的影响
单胺氧化酶抑制剂	合用有导致5-羟色胺综合征的风险
地塞米松	合用时升高地塞米松的血药浓度
多非利特	与其他已知可显著延长QT间期的药物合用，可能造成与抗精神病药物治疗相关的QT间期延长恶化
氟哌啶醇	与其他已知可显著延长QT间期的药物合用，可能造成与抗精神病药物治疗相关的QT间期延长恶化
胍乙啶	氟哌噻吨美利曲辛可降低胍乙啶的抗高血压作用
红霉素	与其他已知可显著延长QT间期的药物合用，可能造成与抗精神病药物治疗相关的QT间期延长恶化
加替沙星	与其他已知可显著延长QT间期的药物合用，可能造成与抗精神病药物治疗相关的QT间期延长恶化

续表

合用药物	临床评价
甲基多巴	氟哌噻吨美利曲辛可降低甲基多巴的抗高血压作用
甲氧氯普胺	甲氧氯普胺可加重氟哌噻吨美利曲辛的不良反应或毒性作用
卡马西平	合用可增强卡马西平的代谢,引起后者的血药浓度升高,出现毒性反应
抗胆碱药物	可能会增加发生麻痹性肠梗阻、高热等风险,应避免合用
可乐定	氟哌噻吨美利曲辛可降低可乐定的抗高血压作用
奎尼丁	与其他已知可显著延长QT间期的药物合用,可能造成与抗精神病药物治疗相关的QT间期延长恶化
喹硫平	与其他已知可显著延长QT间期的药物合用,可能造成与抗精神病药物治疗相关的QT间期延长恶化
锂剂	避免合用,合用会增加发生神经毒性的风险
利伐沙班	合用时升高利伐沙班的血药浓度
利血平	氟哌噻吨美利曲辛可降低利血平的抗高血压作用
氯吡格雷	合用时升高氯吡格雷的血药浓度
麻黄碱	氟哌噻吨美利曲辛可能会加强其对心血管的影响
莫西沙星	与其他已知可显著延长QT间期的药物合用,可能造成与抗精神病药物治疗相关的QT间期延长恶化
硼替佐米	硼替佐米可增强氟哌噻吨美利曲辛的QTc间期延长效应
其他中枢神经抑制药物	合用增强抑制作用
去甲肾上腺素	合用可能会加强去甲肾上腺素对心血管的影响
去氧肾上腺素	合用可能会加强去氧肾上腺素对心血管的影响
肾上腺素	合用可能会加强肾上腺素对心血管的影响
双嘧达莫	合用时升高双嘧达莫的血药浓度
顺铂	合用可能掩盖耳毒性的症状,如耳鸣、眩晕等
索他洛尔	与其他已知可显著延长QT间期的药物合用,可能造成与抗精神病药物治疗相关的QT间期延长恶化
特非那定	与其他已知可显著延长QT间期的药物合用,可能造成与抗精神病药物治疗相关的QT间期延长恶化
西沙必利	避免合用
溴隐亭	合用时升高溴隐亭的血药浓度,增加不良反应的风险或严重性
乙醇	合用增强中枢神经系统的抑制作用
异丙肾上腺素	氟哌噻吨美利曲辛可能会加强其对心血管的影响
左旋多巴	氟哌噻吨美利曲辛会降低左旋多巴的作用,而增加其心脏不良反应的风险

3. 替沃噻吨 与替沃噻吨合用药物临床评价见表8-22。

表8-22 与替沃噻吨合用药物临床评价

合用药物	临床评价
阿司咪唑	与其他已知可显著延长QT间期的药物合用,可能造成与抗精神病药物治疗相关的QT间期延长恶化
阿司匹林	合用时升高阿司匹林的血药浓度
胺碘酮	与其他已知可显著延长QT间期的药物合用,可能造成与抗精神病药物治疗相关的QT间期延长恶化

合用药物	临床评价
奥曲肽	奥曲肽可加重替沃噻吨延长 QTc 间期的作用
巴比妥类	合用增强中枢神经系统的抑制作用
倍他米松	合用时升高倍他米松的血药浓度
倍他尼定	替沃噻吨可降低倍他尼定的抗高血压作用
苯丙醇胺	替沃噻吨可能会加强苯丙醇胺（局部麻醉药、全麻药和鼻去充血药中含有的成分）对心血管的影响
单胺氧化酶抑制剂	合用有导致 5-羟色胺综合征的风险
地塞米松	合用时升高地塞米松的血药浓度
多非利特	与其他已知可显著延长 QT 间期的药物合用，可能造成与抗精神病药物治疗相关的 QT 间期延长恶化
氟哌啶醇	与其他已知可显著延长 QT 间期的药物合用，可能造成与抗精神病药物治疗相关的 QT 间期延长恶化
胍乙啶	替沃噻吨可降低胍乙啶的抗高血压作用
红霉素	与其他已知可显著延长 QT 间期的药物合用，可能造成与抗精神病药物治疗相关的 QT 间期延长恶化
加替沙星	与其他已知可显著延长 QT 间期的药物合用，可能造成与抗精神病药物治疗相关的 QT 间期延长恶化
甲基多巴	替沃噻吨可降低甲基多巴的抗高血压作用
甲氧氯普胺	甲氧氯普胺加重抗精神病药的不良反应或毒性作用
卡马西平	合用可增强卡马西平的代谢，引起替沃噻吨的血药浓度升高，出现毒性反应
抗胆碱药物	可能会增加发生麻痹性肠梗阻、高热等的风险，应避免合用
可乐定	替沃噻吨可降低可乐定的抗高血压作用
奎尼丁	与其他已知可显著延长 QT 间期的药物合用，可能造成与抗精神病药物治疗相关的 QT 间期延长恶化
喹硫平	与其他已知可显著延长 QT 间期的药物合用，可能造成与抗精神病药物治疗相关的 QT 间期延长恶化
锂剂	避免合用，合用会增加发生神经毒性的风险
利伐沙班	合用时升高利伐沙班的血药浓度
利血平	替沃噻吨可降低利血平的抗高血压作用
氯吡格雷	合用时升高氯吡格雷的血药浓度
麻黄碱	合用可能会加强麻黄碱对心血管的影响
吗氯贝胺	合用有导致 5-羟色胺综合征的风险
莫西沙星	与其他已知可显著延长 QT 间期的药物合用，可能造成与抗精神病药物治疗相关的 QT 间期延长恶化
硼替佐米	硼替佐米增强替沃噻吨的 QTc 间期延长作用
其他中枢神经抑制药物	合用增强中枢神经系统抑制作用
去甲肾上腺素	合用可能会加强去甲肾上腺素对心血管的影响
去氧肾上腺素	合用可能会加强去氧肾上腺素对心血管的影响
肾上腺素	合用可能会加强肾上腺素对心血管的影响
双嘧达莫	合用时升高双嘧达莫的血药浓度
顺铂	合用可能掩盖耳毒性的症状，如耳鸣、眩晕等

合用药物	临床评价
索他洛尔	与其他已知可显著延长 QT 间期的药物合用，可能造成与抗精神病药物治疗相关的 QT 间期延长恶化
特非那定	与其他已知可显著延长 QT 间期的药物合用，可能造成与抗精神病药物治疗相关的 QT 间期延长恶化
西沙必利	QT 间期延长的风险增加，避免合用
溴隐亭	合用时升高溴隐亭的血药浓度，增加不良反应的风险或严重性
乙醇	合用增强中枢神经系统抑制作用
异丙肾上腺素	替沃噻吨可能会加强异丙肾上腺素对心血管的影响
左旋多巴	替沃噻吨会降低左旋多巴的作用，而增加其心脏不良反应的风险

4. 氟哌噻吨 与氟哌噻吨合用药物临床评价见表 8-23。

表 8-23 与氟哌噻吨合用药物临床评价

合用药物	临床评价
阿司匹林	合用时升高阿司匹林的血药浓度
奥曲肽	奥曲肽可加重氟哌噻吨延长 QTc 间期的作用
倍他米松	合用时升高倍他米松的血药浓度
地塞米松	合用时升高地塞米松的血药浓度
戈舍瑞林	戈舍瑞林会增加氟哌噻吨的 QTc 间期延长效应
甲氧氯普胺	甲氧氯普胺可加重氟哌噻吨的不良反应或毒性作用
利伐沙班	合用时升高利伐沙班的血药浓度
亮丙瑞林	亮丙瑞林会增加氟哌噻吨的 QTc 间期延长效应
硫酸镁	硫酸镁会增加氟哌噻吨的中枢神经系统抑制作用
氯吡格雷	合用时升高氯吡格雷的血药浓度
氯氮平	合用时如果出现中性粒细胞缺乏症，不能快速撤药
麦角新碱	合用时不良反应的严重性增加
米非司酮	米非司酮会增加氟哌噻吨的 QTc 间期延长作用
硼替佐米	硼替佐米可增强氟哌噻吨延长 QTc 间期的作用
双嘧达莫	合用时升高双嘧达莫的血药浓度
溴隐亭	合用时升高溴隐亭的血药浓度，增加不良反应的风险或严重性
中枢神经系统抑制剂	氟哌噻吨可增强中枢神经系统抑制剂的中枢神经系统抑制作用

5. 氯哌噻吨 与氯哌噻吨合用药物临床评价见表 8-24。

表 8-24 与氯哌噻吨合用药物临床评价

合用药物	临床评价
戈舍瑞林	戈舍瑞林会增加氯哌噻吨的 QTc 间期延长效应
甲氧氯普胺	甲氧氯普胺可加重氯哌噻吨的不良反应或毒性作用
抗精神病药	合用增加室性心律失常风险，避免同时应用
麦角新碱	合用时不良反应的严重性增加
米非司酮	米非司酮会增加氯哌噻吨的 QTc 间期延长效应

6. 氨枫噻吨

与氨枫噻吨合用药物临床评价见表8-25。

表8-25 与氨枫噻吨合用药物临床评价

合用药物	临床评价
甲氧氯普胺	甲氧氯普胺可加重氨枫噻吨的不良反应或毒性作用
中枢神经系统抑制剂	氨枫噻吨可增强中枢神经系统抑制剂的抑制作用

7. 氯美噻吨

与氯美噻吨合用药物临床评价见表8-26。

表8-26 与氯美噻吨合用药物临床评价

合用药物	临床评价
西咪替丁	西咪替丁可抑制氯美噻吨的代谢，升高其血药浓度

8. 珠氯噻醇

与珠氯噻醇合用药物临床评价见表8-27。

表8-27 与珠氯噻醇合用药物临床评价

合用药物	临床评价
奥曲肽	奥曲肽可加重珠氯噻醇延长QTc间期的作用
丙吡胺	合用增强室性心律失常风险，避免合用
红霉素	合用增强室性心律失常风险，避免合用
甲氧氯普胺	甲氧氯普胺可加重抗精神病药的不良反应或毒性作用
硫酸镁	硫酸镁会增加珠氯噻醇中枢神经系统抑制的作用
硼替佐米	合用时升高珠氯噻醇的血药浓度
噻氯匹定	合用时升高珠氯噻醇的血药浓度
索他洛尔	合用增强室性心律失常风险，避免合用
溴隐亭	合用时增加不良反应的风险或严重性
伊托必利	抗胆碱药可减弱伊托必利的治疗作用
中枢神经系统抑制剂	珠氯噻醇可增强中枢神经系统抑制剂的中枢神经系统抑制作用

三、丁酰苯类

1. 氟哌啶醇

与氟哌啶醇合用药物临床评价见表8-28。

表8-28 与氟哌啶醇合用药物临床评价

合用药物	临床评价
阿司匹林	合用时升高阿司匹林的血药浓度，增加不良反应的风险或严重性
胺碘酮	合用有增加室性心律失常的危险，特别是尖端扭转型室性心动过速
奥曲肽	奥曲肽可加重氟哌啶醇延长QTc间期的作用
苯巴比妥	苯巴比妥可明显降低氟哌啶醇的血药浓度
苯丙胺	氟哌啶醇会降低苯丙胺的作用
苯丁酸钠	氟哌啶醇可能降低苯丁酸钠的效应
苯甲酸钠	氟哌啶醇可能降低苯甲酸钠的效应
苯妥英钠	苯妥英钠可明显降低氟哌啶醇的血药浓度，苯妥英钠还可能加重抗精神病药引起的运动障碍
苯茚二酮	苯茚二酮和氟哌啶醇合用可以导致苯茚二酮的抗凝作用降低，因此在用药过程中可以减小氟哌啶醇的剂量或可以在需要时增大苯茚二酮的剂量

续表

合用药物	临床评价
丙吡胺	合用增强室性心律失常的风险，避免合用
地塞米松	合用时降低氟哌啶醇的血药浓度，升高地塞米松的血药浓度
丁螺环酮	丁螺环酮可升高氟哌啶醇的血药浓度
氟哌噻吨美利曲辛	合用可能造成与抗精神病药物治疗相关的QT间期延长恶化
戈舍瑞林	戈舍瑞林会增加氟哌啶醇的QTc间期延长效应
甲氟喹	合用可能增强室性心律失常风险，避免合用
甲基多巴	合用可导致精神错乱、意识障碍、思维迟缓与定向障碍
甲氧氯普胺	合用时锥体外系反应的发生率可能增高
卡马西平	合用可使氟哌啶醇的血药浓度降低，作用减弱
抗胆碱药	抗胆碱药与氟哌啶醇合用，虽可减少锥体外系不良反应，但有可能使眼压增高，或降低精神分裂症患者的血药浓度
奎宁	合用可能增强室性心律失常风险，避免合用
锂盐	合用时需注意观察神经毒性与脑损伤
利伐沙班	合用时升高利伐沙班的血药浓度
利福平	利福平可加速氟哌啶醇的代谢（血药浓度降低）
亮丙瑞林	亮丙瑞林会增加氟哌啶醇的QTc间期延长效应
硫酸镁	硫酸镁会增加氟哌啶醇的中枢神经系统抑制作用
氯苯那敏	氯苯那敏可增强氟哌啶醇的作用
氯吡格雷	合用时升高氯吡格雷的血药浓度
氯丙嗪	氯丙嗪可能增强氟哌啶醇的血药浓度，避免合用
麦角新碱	合用时不良反应的严重性增加
米非司酮	米非司酮会增加氟哌啶醇的QTc间期延长效应
莫西沙星	合用增强室性心律失常风险，避免合用
硼替佐米	氟哌啶醇减少硼替佐米的代谢，硼替佐米增强氟哌啶醇延长QTc间期的效应
扑米酮	扑米酮加速氟哌啶醇的代谢（血药浓度降低）
普萘洛尔	合用可导致低血压及心脏停搏
噻氯匹定	合用可降低氟哌啶醇的代谢
三氧化二砷	合用增强室性心律失常风险
沙奎那韦	合用增强室性心律失常风险，避免合用
肾上腺素	合用时，由于阻断了α受体，使β受体的活动占优势，导致血压下降
双嘧达莫	合用时升高氟哌啶醇的血药浓度
索他洛尔	合用增强室性心律失常风险，避免合用
他克林	他克林可增加体内的乙酰胆碱，氟哌啶醇有多巴胺受体阻滞作用，两药合用乙酰胆碱作用增强，可导致帕金森综合征，停药后症状消失
文拉法辛	文拉法辛可增强氟哌啶醇的血药浓度
西洛他唑	合用时减缓西洛他唑的代谢
乙醇	服氟哌啶醇时饮酒，易产生严重的低血压和（或）深度昏迷
吲哚美辛	氟哌啶醇与吲哚美辛合用可能发生严重的困倦作用
中枢神经系统抑制剂	氟哌啶醇可增强中枢神经系统抑制剂的中枢镇静作用

2. 氟哌利多 与氟哌利多合用药物临床评价见表8-29。

表 8-29 与氟哌利多合用药物临床评价

合用药物	临床评价
氨磺必利	合用增强室性心律失常风险，避免合用
奥曲肽	奥曲肽加重氟哌利多 QTc 间期延长作用
倍他米松	合用时升高倍他米松的血药浓度
丙吡胺	合用增强室性心律失常风险，避免合用
大环内酯类	氟哌利多应避免与大环内酯类合用（有室性心律失常风险）
东莨菪碱	氟哌利多可能会增加东莨菪碱的中枢神经系统抑制作用
吩噻嗪类	氟哌利多与具有延长 QT 间期的吩噻嗪类合用增强室性心律失常的风险，避免合用
氟伏沙明	建议氟伏沙明避免与氟哌利多合用（增加室性心律失常风险）
氟西汀	建议氟西汀避免与氟哌利多合用（增加室性心律失常风险）
戈舍瑞林	戈舍瑞林会增加氟哌利多的 QTc 间期延长效应
甲氧氯普胺	氟哌利多加重甲氧氯普胺的不良反应或毒性作用
奎宁	合用增强室性心律失常风险，避免合用
亮丙瑞林	亮丙瑞林会增加氟哌利多的 QTc 间期延长效应
硫喷妥钠	氟哌利多增强硫喷妥钠的效应
硫酸镁	硫酸镁会增加氟哌利多的中枢神经系统抑制作用
氯喹	合用增强室性心律失常风险，避免合用
麦角新碱	合用时不良反应的严重性增加
米非司酮	米非司酮会增强氟哌利多的 QTc 间期延长效应
莫西沙星	合用增强室性心律失常风险，避免合用
喷他脒	合用增强室性心律失常风险，避免合用
硼替佐米	硼替佐米增强氟哌利多延长 QTc 间期的效应
匹莫齐特	合用增强室性心律失常风险，避免合用
羟氯喹	合用增强室性心律失常风险，避免合用
三环类抗抑郁药	避免三环类抗抑郁药与氟哌利多合用（增强室性心律失常风险）
舍曲林	建议舍曲林避免与氟哌利多合用（增加室性心律失常风险）
舒必利	合用增强室性心律失常风险，避免合用
索他洛尔	合用增强室性心律失常风险，避免合用
他克莫司	合用增强室性心律失常风险，避免合用
他莫昔芬	合用增强室性心律失常风险，避免合用
溴隐亭	合用时增加不良反应的风险或严重性
伊曲康唑	伊曲康唑可能增强氟哌利多的血药浓度
中枢神经性系统抑制剂	氟哌利多增强中枢神经性系统抑制剂的中枢镇静作用
珠氯噻醇	合用增强室性心律失常的风险，避免合用

3. 溴哌利多 与溴哌利多合用药物临床评价见表 8-30。

表 8-30 与溴哌利多合用药物临床评价

合用药物	临床评价
巴比妥类药物	合用可相互增强作用，应减量慎用
锂剂	合用可引起心电图变化、严重锥体外系症状、持续性运动障碍、突发性神经阻滞剂恶性综合征及不可逆性脑功能障碍

续表

合用药物	临床评价
肾上腺素	溴哌利多可逆转肾上腺素的作用而使血压下降
乙醇	合用可相互增强作用，应减量慎用
中枢神经抑制药	合用可相互增强作用，应减量慎用

4. 替米哌隆 与替米哌隆合用药物临床评价见表 8-31。

表 8-31 与替米哌隆合用药物临床评价

合用药物	临床评价
巴比妥类药物	合用可相互增强作用，应减量慎用
乙醇	合用可相互增强作用，应减量慎用
中枢神经抑制药	合用可相互增强作用，应减量慎用

四、二苯丁哌啶类

1. 五氟利多 与五氟利多合用药物临床评价见表 8-32。

表 8-32 与五氟利多合用药物临床评价

合用药物	临床评价
抗高血压药	合用有增加直立性低血压的危险
乙醇	合用可相互增强作用，应减量慎用
中枢神经抑制药	合用可相互增强作用，应减量慎用

2. 匹莫齐特 与匹莫齐特合用药物临床评价见表 8-33。

表 8-33 与匹莫齐特合用药物临床评价

合用药物	临床评价
阿瑞匹坦	增加心律失常风险，匹莫齐特避免与阿瑞匹坦合用
阿司匹林	合用时升高阿司匹林的血药浓度
阿扎那韦	阿扎那韦可能增强匹莫齐特的血药浓度，避免合用
埃索美拉唑	禁止合用
安泼那韦	匹莫齐特的血药浓度会升高，增加心律失常风险，可能发生严重的或危及生命的不良反应
胺碘酮	合用增加室性心律失常风险，避免同时应用
奥曲肽	奥曲肽加重匹莫齐特延长 QTc 间期的作用
倍他米松	合用时升高倍他米松的血药浓度
丙吡胺	合用增强室性心律失常风险，避免合用
达芦那韦	匹莫齐特的血药浓度会升高，增加心律失常风险，可能发生严重的或危及生命的不良反应
达那唑	合用时升高匹莫齐特的血药浓度
地拉夫定	匹莫齐特的血药浓度会明显升高，增加心律失常的风险，禁止合用
地塞米松	合用时降低匹莫齐特的血药浓度
吩噻嗪类	合用增强室性心律失常风险，避免合用
伏立康唑	伏立康唑会影响 CYP3A4 酶的作用，从而影响匹莫齐特代谢
氟康唑	尽管缺少体外和体内研究，但这两种药物合用可能会抑制匹莫齐特代谢，匹莫齐特的血药浓度升高可导致 QT 间期延长和罕见的尖端扭转型室性心动过速，故禁止合用

续表

合用药物	临床评价
福沙那韦	匹莫齐特的血药浓度会升高，增加心律失常风险，可能发生严重的或危及生命的不良反应
戈舍瑞林	戈舍瑞林会增加匹莫齐特的QTc间期延长效应
红霉素	合用增强室性心律失常风险，避免合用
环丙孕酮	合用时降低匹莫齐特的血药浓度
磺胺异噁唑-甲氧苄啶	服用磺胺异噁唑-甲氧苄啶可能改变患者对匹莫齐特的效应，合用以上药物时，应仔细监控患者对匹莫齐特的反应
克拉霉素	合用会升高匹莫齐特血浓度，导致QT间期延长，发生心律失常如室性心动过速、心室颤动和充血性心力衰竭
克霉唑	克霉唑会升高匹莫齐特的血药浓度
奎宁	合用增加室性心律失常危险，避免合用
拉帕替尼	合用增加室性心律失常危险，避免合用
利伐沙班	合用时升高匹莫齐特的血药浓度
利尿药	利尿药引起的低血钾可增强匹莫齐特的室性心律失常风险，避免合用
利托那韦	匹莫齐特的血药浓度可被利托那韦升高，从而增加室性心律失常的风险
硫酸镁	硫酸镁会增加匹莫齐特中枢神经系统抑制的作用
洛匹那韦	匹莫齐特的血药浓度会升高，增加心律失常风险，可能发生严重的或危及生命的不良反应
氯吡格雷	合用时升高氯吡格雷的血药浓度
麦角新碱	合用时不良反应的严重性增加
咪唑类	合用增强室性心律失常风险，避免合用
米非司酮	米非司酮会增加匹莫齐特的QTc间期延长效应
莫西沙星	合用增强室性心律失常风险，避免合用
奈非那韦	奈非那韦可能升高匹莫齐特的血药浓度，增强室性心律失常风险，避免合用
硼替佐米	合用时升高匹莫齐特的血药浓度
噻氯匹定	合用时升高噻氯匹定的血药浓度
三环类抗抑郁药	合用增强室性心律失常风险，避免合用
三唑类	合用增强室性心律失常风险，避免合用
沙奎那韦	沙奎那韦可能升高匹莫齐特的血药浓度，增强室性心律失常风险，避免合用
舍吲哚	合用增加室性心律失常危险，避免合用
舒必利	合用增强室性心律失常风险，避免合用
双嘧达莫	合用时升高双嘧达莫的血药浓度
泰利霉素	合用增强室性心律失常风险，避免合用
西洛他唑	合用时升高匹莫齐特的血药浓度
溴隐亭	合用时升高溴隐亭的血药浓度，增加不良反应的风险或严重性
选择性5-羟色胺再摄取抑制剂	选择性5-羟色胺再摄取抑制剂可能升高匹莫齐特的血药浓度，增加室性心律失常风险，避免合用
伊伐布雷定	合用增强室性心律失常风险
伊曲康唑	伊曲康唑会影响CYP3A4酶作用，从而影响匹莫齐特代谢
依法韦仑	依法韦仑可能升高匹莫齐特的血药浓度，增强室性心律失常风险，避免合用
依曲韦林	匹莫齐特的血药浓度可能会降低，密切监测匹莫齐特的治疗效果
茚地那韦	茚地那韦可能升高匹莫齐特的血药浓度，增强室性心律失常风险，避免合用

五、苯酰胺类

1. 舒必利 与舒必利合用药物临床评价见表 8-34。

表 8-34 与舒必利合用药物临床评价

合用药物	临床评价
阿托品	阿托品会降低舒必利的治疗作用
胺碘酮	合用有增加室性心律失常的危险，特别是尖端扭转型室性心动过速
丙吡胺	合用增加室性心律失常风险
东莨菪碱	东莨菪碱可以降低舒必利的治疗作用
氟哌啶醇	合用增强室性心律失常风险
氟哌利多	合用增强室性心律失常风险，避免合用
红霉素	合用增强室性心律失常风险
抗酸药	抗酸药降低舒必利的血药浓度
锂剂	合用增强椎体外系不良反应风险
硫糖铝	硫糖铝降低舒必利的血药浓度
氯丙嗪	合用有发生室性心律失常的危险，严重者可致尖端扭转型心律失常
麦角新碱	合用时风险性和不良反应的严重性增加
匹莫齐特	合用增强室性心律失常风险
羟嗪	合用增强室性心律失常风险
碳酸钙	合用时降低舒必利的血药浓度
溴隐亭	合用时增加不良反应的风险或严重性

2. 左舒必利 参见舒必利。

3. 舒托必利 与舒托必利合用药物临床评价见表 8-35。

表 8-35 与舒托必利合用药物临床评价

合用药物	临床评价
胺碘酮	合用增加室性心律失常的危险，特别是尖端扭转型室性心动过速

六、二苯二氮䓬类和苯并氧氮䓬类

1. 氯氮平 与氯氮平合用药物临床评价见表 8-36。

表 8-36 与氯氮平合用药物临床评价

合用药物	临床评价
阿糖胞苷	氯氮平避免与细胞毒性药物合用（增加粒细胞缺乏的风险）
奥美拉唑	奥美拉唑可能降低氯氮平的血药浓度，也可能升高氯氮平的血药浓度
奥曲肽	奥曲肽加重氯氮平延长 QTc 间期的作用
白消安	氯氮平避免与细胞毒性药物合用（增加粒细胞缺乏的风险）
贝沙罗汀	氯氮平避免与细胞毒性药物合用（增加粒细胞缺乏的风险）
苯妥英	苯妥英加速氯氮平的代谢（使氯氮平的血药浓度降低）
表柔比星	氯氮平避免与细胞毒性药物合用（增加粒细胞缺乏的风险）
丙卡巴肼	氯氮平避免与细胞毒性药物合用（增加粒细胞缺乏的风险）

续表

合用药物	临床评价
丙硫氧嘧啶	合用时增加不良反应的风险或严重性
丙戊酸盐	丙戊酸盐增强或减少氯氮平的血药浓度
铂类化合物	氯氮平避免与细胞毒性药物合用（增加粒细胞缺乏的风险）
博来霉素	氯氮平避免与细胞毒性药物合用（增加粒细胞缺乏的风险）
长春碱	氯氮平避免与细胞毒性药物合用（增加粒细胞缺乏的风险）
长春瑞滨	氯氮平避免与细胞毒性药物合用（增加粒细胞缺乏的风险）
长春新碱	氯氮平避免与细胞毒性药物合用（增加粒细胞缺乏的风险）
雌莫司汀	氯氮平避免与细胞毒性药物合用（增加粒细胞缺乏的风险）
达卡巴嗪	氯氮平避免与细胞毒性药物合用（增加粒细胞缺乏的风险）
达沙替尼	氯氮平避免与细胞毒性药物合用（增加粒细胞缺乏的风险）
单胺氧化酶抑制剂	氯氮平可能增强单胺氧化酶抑制剂的中枢神经系统效应
地拉夫定	无显著临床意义的相互作用，不必调整剂量
地塞米松	合用时降低氯氮平的血药浓度
地特胰岛素	合用时减弱地特胰岛素的治疗作用
多柔比星	氯氮平避免与细胞毒性药物多柔比星合用（增加粒细胞缺乏的风险）
多西他赛	氯氮平避免与细胞毒性药物多西他赛合用（增加粒细胞缺乏的风险）
厄洛替尼	氯氮平避免与细胞毒性药物厄洛替尼合用（增加粒细胞缺乏的风险）
二甲双胍	合用时减弱二甲双胍的治疗效果
氟达拉滨	氯氮平避免与细胞毒性药物合用（增加粒细胞缺乏的风险）
氟奋乃静	合用如果出现中性粒细胞缺乏症，不能快速撤药
氟伏沙明	氟伏沙明升高氯氮平的血药浓度
氟卡尼	合用增强室性心律失常风险
氟尿嘧啶	氯氮平避免与细胞毒性药物合用（增加粒细胞缺乏的风险）
氟哌噻吨	合用如果出现中性粒细胞缺乏症，不能快速撤药
氟西汀	氟西汀升高氯氮平的血药浓度
甘精胰岛素	合用时减弱甘精胰岛素的治疗作用
戈舍瑞林	戈舍瑞林会增加氯氮平的QTc间期延长效应
格列本脲	合用时减弱格列本脲的治疗作用
格列喹酮	合用时减弱格列喹酮的治疗效果
格列美脲	合用时减弱格列美脲的治疗效果
格列齐特	合用时减弱格列齐特的治疗作用
贯叶连翘提取物	贯叶连翘提取物加速氯氮平的代谢
环丙沙星	环丙沙星升高氯氮平的血药浓度
环丙孕酮	合用时降低氯氮平的血药浓度
环磷酰胺	氯氮平避免与细胞毒性环磷酰胺合用（增加粒细胞缺乏的风险）
磺胺类	磺胺类避免与氯氮平合用（增加粒细胞缺乏的风险）
吉非替尼	氯氮平避免与细胞毒性药物吉非替尼合用（增加粒细胞缺乏的风险）
吉西他滨	氯氮平避免与细胞毒性药物吉西他滨合用（增加粒细胞缺乏的风险）
甲氨蝶呤	氯氮平避免与细胞毒性药物甲氨蝶呤合用（增加粒细胞缺乏的风险）
甲苯磺丁脲	合用时减弱甲苯磺丁脲的治疗作用

续表

合用药物	临床评价
甲巯咪唑	合用时增加不良反应的风险或严重性
甲氧氯普胺	加重抗精神病药的不良反应或毒性作用
咖啡因	服用含咖啡因的饮料，氯氮平的血药浓度可能上升，从而加重患者的精神症状，引起心动过速
卡马西平	卡马西平加速氯氮平的代谢（使其血药浓度降低），增加粒细胞缺乏症的风险
卡莫司汀	氯氮平避免与细胞毒性药物合用（增加粒细胞缺乏的风险）
抗毒蕈碱药	合用增强抗毒蕈碱药的不良反应风险
拉帕替尼	氯氮平避免与细胞毒性药物合用（增加粒细胞缺乏的风险）
赖脯胰岛素	合用时减弱赖脯胰岛素的治疗作用
锂剂	合用增加锥体外系不良反应和可能的神经毒性
利福平	利福平可能降低氯氮平的血药浓度
利托那韦	利托那韦增强氯氮平的血药浓度（增加中毒风险），避免合用
亮丙瑞林	亮丙瑞林会增加氯氮平的 QTc 间期延长效应
硫鸟嘌呤	氯氮平避免与细胞毒性药物硫鸟嘌呤合用（增加粒细胞缺乏的风险）
硫酸镁	硫酸镁增加氯氮平的中枢神经系统抑制作用
洛匹那韦	氯氮平的血药浓度可能会升高，心律失常的风险增加，不推荐合用
氯吡格雷	合用时减缓氯氮平的代谢
氯霉素	氯霉素避免与氯氮平合用（增加粒细胞缺乏的风险）
麦角新碱	合用时不良反应的严重性增加
麦考酚酯	避免合用（增加粒细胞缺乏的风险）
美法仑	避免合用（增加粒细胞缺乏的风险）
门冬胰岛素	合用时减弱门冬胰岛素的治疗作用
米非司酮	米非司酮会增加氯氮平的 QTc 间期延长效应
米托坦	氯氮平避免与细胞毒性药物合用（增加粒细胞缺乏的风险）
帕罗西汀	帕罗西汀升高氯氮平的血药浓度
喷司他丁	氯氮平避免与细胞毒性药物喷司他丁合用（增加粒细胞缺乏的风险）
硼替佐米	氯氮平避免与细胞毒性药物硼替佐米合用（增加粒细胞缺乏的风险）
羟基脲	氯氮平避免与细胞毒性药物羟基脲合用（增加粒细胞缺乏的风险）
青霉胺	青霉胺避免与氯氮平合用（增加粒细胞缺乏的风险）
巯嘌呤	氯氮平避免与细胞毒性药物合用（增加粒细胞缺乏的风险）
瑞格列奈	合用时减弱瑞格列奈的治疗作用
塞替派	氯氮平避免与细胞毒性药物塞替派合用（增加粒细胞缺乏的风险）
噻氯匹定	合用时减缓氯氮平的代谢
三环类抗抑郁药	合用可能增强三环类抗抑郁药的不良反应
沙奎那韦	合用增加室性心律失常风险，避免合用
舍曲林	舍曲林升高氯氮平的血药浓度
舒尼替尼	氯氮平避免与细胞毒性药物舒尼替尼合用（增加粒细胞缺乏的风险）
双嘧达莫	合用时升高氯氮平的血药浓度
丝裂霉素	氯氮平避免与细胞毒性药物丝裂霉素合用（增加粒细胞缺乏的风险）
索拉非尼	氯氮平避免与细胞毒性药物索拉非尼合用（增加粒细胞缺乏的风险）
他莫昔芬	合用时降低他莫昔芬作用代谢物的血药浓度，导致疗效损失

续表

合用药物	临床评价
替莫唑胺	氯氮平避免与细胞毒性药物合用（增加粒细胞缺乏的风险）
维格列汀	合用时减弱维格列汀的治疗作用
文拉法辛	不良反应严重性增加
西洛他唑	合用时升高西洛他唑的血药浓度
西咪替丁	合用时升高氯氮平的血药浓度
西酞普兰	西酞普兰可能升高氯氮平的血药浓度（增加中毒风险）
溴隐亭	合用时增加不良反应的严重性
伊达比星	氯氮平避免与细胞毒性药物伊达比星合用（增加粒细胞缺乏的风险）
伊立替康	氯氮平避免与细胞毒性药物伊立替康合用（增加粒细胞缺乏的风险）
伊马替尼	氯氮平避免与细胞毒性药物伊马替尼合用（增加粒细胞缺乏的风险）
依托泊苷	氯氮平避免与细胞毒性药物依托泊苷合用（增加粒细胞缺乏的风险）
依维莫司	氯氮平避免与细胞毒性药物依维莫司合用（增加粒细胞缺乏的风险）
胰岛素	合用时减弱胰岛素的治疗作用
异环磷酰胺	氯氮平避免与细胞毒性药物异环磷酰胺合用（增加粒细胞缺乏的风险）
中枢神经系统抑制剂	氯氮平增强中枢神经系统抑制剂的中枢神经系统抑制作用
紫杉醇	氯氮平避免与细胞毒性药物紫杉醇合用（增加粒细胞缺乏的风险）

2. 奥氮平 与奥氮平合用药物临床评价见表8-37。

表8-37 与奥氮平合用药物临床评价

合用药物	临床评价
阿芬太尼	合用可能会导致过度镇静、呼吸抑制、昏迷甚至死亡，避免合用
安非他酮	合用可能会导致过度镇静、呼吸抑制、昏迷甚至死亡，避免合用
氘代丁苯那嗪	合用可导致神经阻滞剂恶性综合征、帕金森症、吞咽困难、静坐不能及其他锥体外系疾病，避免合用
地西泮	合用的安全性尚不明确，有奥氮平与苯二氮䓬类合用导致死亡的报道，应避免合用
地佐辛	合用可能会导致过度镇静、呼吸抑制、昏迷甚至死亡，避免合用
碘海醇	奥氮平与碘海醇在椎管内造影合用时可增加癫痫发作的风险
碘帕醇	奥氮平与碘帕醇在椎管内造影合用时可增加癫痫发作的风险
丁丙诺啡	合用可能会增加癫痫发作的风险
枸橼酸钾	固体制剂的枸橼酸钾与奥氮平合用可导致上消化道损伤的风险，禁止合用
甲泛葡胺	奥氮平与甲泛葡胺在椎管内造影合用时可增加癫痫发作的风险
甲氧氯普胺	合用可增加锥体外系反应，禁止合用
可待因	合用可能会导致过度镇静、呼吸抑制、昏迷甚至死亡，避免合用
劳拉西泮	合用的安全性尚不明确，有奥氮平与苯二氮䓬类合用导致死亡的报道，应避免合用
氯化钾	氯化钾片剂与氯氮平合用可导致上消化道损伤的风险，禁止合用
吗啡	合用可能会导致过度镇静、呼吸抑制、昏迷甚至死亡，避免合用
美沙酮	合用可能会导致过度镇静、呼吸抑制、昏迷甚至死亡，避免合用
咪达唑仑	合用的安全性尚不明确，有奥氮平与苯二氮䓬类合用导致死亡的报道，应避免合用
纳布啡	合用可能会导致过度镇静、呼吸抑制、昏迷甚至死亡，避免合用
哌替啶	合用可能会导致过度镇静、呼吸抑制、昏迷甚至死亡，避免合用
喷他佐辛	合用可能会导致过度镇静、呼吸抑制、昏迷甚至死亡，避免合用

续表

合用药物	临床评价
羟丁酸钠	合用可增加中枢神经抑制作用，避免合用
羟考酮	合用可能会导致过度镇静、呼吸抑制、昏迷甚至死亡，避免合用
氢吗啡酮	合用可能会导致过度镇静、呼吸抑制、昏迷甚至死亡，避免合用
曲马多	合用可能会导致过度镇静、呼吸抑制、昏迷甚至死亡，避免合用
瑞芬太尼	合用可导致上消化道损伤的风险，禁止合用
舒芬太尼	合用可能会导致过度镇静、呼吸抑制、昏迷甚至死亡，避免合用
他喷他多	合用可能会导致过度镇静、呼吸抑制、昏迷甚至死亡，避免合用
托吡酯	合用可能会导致过度镇静、呼吸抑制、昏迷甚至死亡，避免合用
右丙氧芬	合用可能会导致过度镇静、呼吸抑制、昏迷甚至死亡，避免合用
左醋美沙朵	合用可能会导致过度镇静、呼吸抑制、昏迷甚至死亡，避免合用
左啡诺	合用可能会导致过度镇静、呼吸抑制、昏迷甚至死亡，避免合用
唑尼沙胺	合用会导致患者对环境温度变化失去调整能力

3. 喹硫平　与喹硫平合用药物临床评价见表 8-38。

表 8-38　与喹硫平合用药物临床评价

合用药物	临床评价
奥曲肽	奥曲肽可加重喹硫平延长 QTc 间期的作用
苯妥英	苯妥英加速喹硫平的代谢（使喹硫平的血药浓度降低）
丙戊酸盐	丙戊酸盐可能升高喹硫平的血药浓度
大环内酯类	大环内酯类可能升高喹硫平的血药浓度（减少喹硫平的给药剂量）
地塞米松	合用时降低奥氮平的血药浓度
地特胰岛素	合用时减弱地特胰岛素的治疗作用
二甲双胍	合用时减弱二甲双胍的治疗效果
氟哌噻吨美利曲辛	与其他已知可显著延长 QT 间期的药物合用，可能造成与抗精神病药物治疗相关的 QT 间期延长恶化
甘精胰岛素	合用时减弱甘精胰岛素的治疗作用
戈舍瑞林	戈舍瑞林会增加喹硫平的 QTc 间期延长效应
格列本脲	合用时减弱格列本脲的治疗作用
格列喹酮	合用时减弱格列喹酮的治疗效果
格列美脲	合用时减弱格列美脲的治疗效果
格列齐特	合用时减弱格列齐特的治疗作用
甲苯磺丁脲	合用时减弱甲苯磺丁脲的治疗作用
甲氧氯普胺	加重抗精神病药的不良反应或毒性作用
卡马西平	卡马西平加速喹硫平的代谢（使喹硫平的血药浓度降低）
赖脯胰岛素	合用时减弱赖脯胰岛素的治疗作用
硫酸镁	硫酸镁会增加喹硫平中枢神经系统抑制作用
麦角新碱	合用时风险性和不良反应的严重性增加
门冬胰岛素	合用时减弱门冬胰岛素的治疗作用
咪唑类	咪唑类可能升高喹硫平的血药浓度（减少喹硫平的剂量）
米非司酮	米非司酮会增加喹硫平的 QTc 间期延长效应

合用药物	临床评价
硼替佐米	合用可降低喹硫平的代谢
瑞格列奈	合用时减弱瑞格列奈的治疗作用
噻氯匹定	合用可降低喹硫平的代谢
三唑类	三唑类可能升高喹硫平的血药浓度（减少喹硫平的给药剂量）
双嘧达莫	合用时增加不良反应的风险或严重性
维格列汀	合用时减弱维格列汀的治疗作用
溴隐亭	合用时增加不良反应的风险或严重性
伊托必利	抗胆碱药减弱伊托必利的治疗作用
胰岛素	合用时减弱胰岛素的治疗作用
中枢神经系统抑制剂	喹硫平增强中枢神经系统抑制剂的中枢神经系统抑制作用

4. 佐替平 与佐替平合用药物临床评价见表 8-39。

表 8-39 与佐替平合用药物临床评价

合用药物	临床评价
地西泮	合用可能升高佐替平的血药浓度
氟西汀	合用可能升高佐替平的血药浓度
抗毒蕈碱药物	佐替平可增强抗毒蕈碱药物的作用
抗精神病药	佐替平与其他高剂量抗精神病药合用时，特别会增加癫痫发作的风险，故不建议合用
溴隐亭	合用时增加不良反应的风险或严重性
延长 QT 间期的药物	与其他可能延长 QT 间期的药物合用可增加出现心律失常的危险性

七、苯并异噁唑和苯并异噻唑类

1. 齐拉西酮 与齐拉西酮合用药物临床评价见表 8-40。

表 8-40 与齐拉西酮合用药物临床评价

合用药物	临床评价
奥曲肽	奥曲肽加重齐拉西酮延长 QTc 间期的作用
地塞米松	合用时降低齐拉西酮的血药浓度，减少地塞米松的代谢
地特胰岛素	合用时减弱地特胰岛素的治疗作用
多非利特	与其他可使 QT 间期延长的药物合用，会使 QT 间期显著延长
二甲双胍	合用时减弱二甲双胍的治疗效果
甘精胰岛素	合用时减弱甘精胰岛素的治疗作用
戈舍瑞林	戈舍瑞林会增加齐拉西酮的 QTc 间期延长效应
格列本脲	合用时减弱格列本脲的治疗作用
格列喹酮	合用时减弱格列喹酮的治疗效果
格列美脲	合用时减弱格列美脲的治疗效果
格列齐特	合用时减弱格列齐特的治疗效果
华法林	合用可降低华法林代谢
甲苯磺丁脲	合用时减弱甲苯磺丁脲的治疗作用
甲氧氯普胺	甲氧氯普胺加重抗精神病药齐拉西酮的不良反应或毒性作用

续表

合用药物	临床评价
卡马西平	卡马西平可减少齐拉西酮的吸收
奎尼丁	与其他可使 QT 间期延长的药物合用，会使 QT 间期显著延长
赖脯胰岛素	合用时减弱赖脯胰岛素的治疗作用
利伐沙班	合用可降低利伐沙班的代谢
硫利达嗪	与其他可使 QT 间期延长的药物合用，会使 QT 间期显著延长
硫酸镁	硫酸镁会增加齐拉西酮中枢神经系统抑制作用
氯吡格雷	合用可降低氯吡格雷的代谢
麦角新碱	合用时风险性和不良反应的严重性增加
米非司酮	米非司酮会增加齐拉西酮的 QTc 间期延长效应
莫西沙星	与其他可使 QT 间期延长的药物合用，会使 QT 间期显著延长
帕拉米松	合用可降低帕拉米松的代谢
硼替佐米	合用可降低齐拉西酮的代谢
匹莫齐特	与其他可使 QT 间期延长的药物合用，会使 QT 间期显著延长
曲安奈德	合用可降低曲安奈德的代谢
曲安西龙	合用可降低曲安西龙的代谢
瑞格列奈	合用时减弱瑞格列奈的治疗作用
噻氯匹定	合用可降低齐拉西酮的代谢
司帕沙星	与其他可使 QT 间期延长的药物合用，会使 QT 间期显著延长
索他洛尔	与其他可使 QT 间期延长的药物合用，会使 QT 间期显著延长
酮康唑	酮康唑可增加齐拉西酮的吸收
维格列汀	合用时减弱维格列汀的治疗作用
西洛他唑	合用时升高西洛他唑的血药浓度
溴隐亭	合用可减少溴隐亭的代谢，增加不良反应的风险或严重性
中枢神经系统抑制剂	齐拉西酮增强中枢神经系统抑制剂的中枢抑制作用

2. 利培酮 与利培酮合用药物临床评价见表 8-41。

表 8-41　与利培酮合用药物临床评价

合用药物	临床评价
达芦那韦-利托那韦	达芦那韦-利托那韦会升高利培酮的血药浓度，三种药物的剂量均应减少
地塞米松	合用时降低利培酮的血药浓度
地特胰岛素	合用时减弱地特胰岛素的治疗作用
丁苯那嗪	合用增强锥体外系不良反应风险
二甲双胍	合用时减弱二甲双胍的治疗效果
吩噻嗪类	吩噻嗪类抗精神病药升高利培酮的血药浓度，但不升高其作用代谢产物的血药浓度
氟西汀	氟西汀（CYP2D6 抑制剂）可升高利培酮的血药浓度，但对其作用代谢产物抗精神病作用的影响较小，当开始或停止与氟西汀合用时，应重新确定利培酮的剂量
甘精胰岛素	合用时减弱甘精胰岛素的治疗作用
戈舍瑞林	利培酮会增加戈舍瑞林的 QTc 间期延长效应
格列本脲	合用时减弱格列本脲的治疗作用
格列喹酮	合用时减弱格列喹酮的治疗效果

续表

合用药物	临床评价
格列美脲	合用时减弱格列美脲的治疗效果
格列齐特	合用时减弱格列齐特的治疗作用
甲苯磺丁脲	合用时减弱甲苯磺丁脲的治疗作用
甲氧氯普胺	甲氧氯普胺加重抗精神病药的不良反应或毒性作用
卡马西平	卡马西平降低利培酮的血药浓度,合用需增加利培酮的剂量,但如果停止使用卡马西平,则应重新确定利培酮的剂量,必要时可减量
赖脯胰岛素	合用时减弱赖脯胰岛素的治疗作用
雷尼替丁	雷尼替丁可升高利培酮的生物利用度,但对其作用代谢产物抗精神病作用的影响很小
硫酸镁	硫酸镁会增加利培酮的中枢神经系统抑制作用
麦角新碱	合用时不良反应的严重性增加
门冬胰岛素	合用时减弱门冬胰岛素的治疗作用
米非司酮	米非司酮会增加利培酮的QTc间期延长效应
帕罗西汀	帕罗西汀(CYP2D6抑制剂)可升高利培酮的血药浓度,但对其作用代谢产物抗精神病作用的影响较小,当开始或停止与帕罗西汀合用时,应重新确定利培酮的剂量
哌甲酯	哌甲酯可能增强利培酮的不良反应
硼替佐米	硼替佐米合用可降低利培酮的代谢
普萘洛尔	普萘洛尔可增强利培酮的降压作用
瑞格列奈	合用时减弱瑞格列奈的治疗作用
噻氯匹定	合用可降低利培酮的代谢
三环类抗抑郁药	三环类抗抑郁药可升高利培酮的血药浓度,但不升高其作用代谢产物的血药浓度
双嘧达莫	双嘧达莫可增强利培酮的降压作用
维格列汀	合用时减弱维格列汀的治疗作用
西咪替丁	西咪替丁可升高利培酮的生物利用度,但对其作用代谢产物抗精神病作用的影响很小
溴隐亭	合用时增加不良反应的风险或严重性
亚硝酸戊酯	利培酮可能会增加亚硝酸戊酯低血压的作用
胰岛素	合用时减弱胰岛素的治疗作用
中枢神经系统抑制剂	利培酮增强中枢神经系统抑制剂的中枢抑制作用
左旋多巴	利培酮可拮抗左旋多巴的作用

3. 哌罗匹隆 与哌罗匹隆合用药物临床评价见表8-42。

表8-42 与哌罗匹隆合用药物临床评价

合用药物	临床评价
CYP3A4抑制剂	与CYP3A4抑制剂(如大环内酯类抗生素)合用时,可使哌罗匹隆的血药浓度升高,可能导致不良反应发生率增加,要充分观察,慎重合用
H_2受体拮抗剂	与H_2受体拮抗剂(如西咪替丁)合用时,可能会相互增强对胃酸分泌的抑制作用,要充分观察,慎重合用
多潘立酮	合用时,易引起内分泌功能紊乱或锥体外系症状
甲氧氯普胺	合用时,易引起内分泌功能紊乱或锥体外系症状
抗高血压药	合用时,因有相互增强降压作用的可能性,须慎重合用,可能需减少抗高血压药的剂量
三唑仑	合用时,两种药物的不良反应发生率都会增加,要密切观察,慎重合用

续表

合用药物	临床评价
西沙必利	合用时，两种药物的不良反应发生率都会增加，要密切观察，慎重合用
溴隐亭	合用时可减弱彼此的作用，慎重合用
中枢神经抑制剂	与中枢神经抑制剂（如巴比妥类药物）合用时，可相互增强对中枢神经系统的抑制作用，慎重合用
左旋多巴制剂	合用时，可减弱彼此的作用，慎重合用

4. 鲁拉西酮 与鲁拉西酮合用药物（食物）临床评价见表 8-43。

表 8-43 与鲁拉西酮合用药物（食物）临床评价

合用药物（食物）	临床评价
阿扎那韦	鲁拉西酮主要由 CYP3A4 代谢，应避免与 CYP3A4 强抑制剂或诱导剂合用，与轻度 CYP3A4 抑制剂合用时，鲁拉西酮剂量应减半
丙戊酸钠	合用时不必调整剂量
地尔硫䓬	鲁拉西酮主要由 CYP3A4 代谢，应避免与 CYP3A4 强抑制剂或诱导剂合用，与轻度 CYP3A4 抑制剂合用时，鲁拉西酮剂量应减半
地塞米松	合用时降低鲁拉西酮的血药浓度
地特胰岛素	合用时减弱地特胰岛素的治疗作用
二甲双胍	合用时减弱二甲双胍的治疗效果
氟康唑	鲁拉西酮主要由 CYP3A4 代谢，应避免与 CYP3A4 强抑制剂或诱导剂合用，与轻度 CYP3A4 抑制剂合用时，鲁拉西酮剂量应减半
甘精胰岛素	合用时减弱甘精胰岛素的治疗作用
格列本脲	合用时减弱格列本脲的治疗作用
格列喹酮	合用时减弱格列喹酮的治疗效果
格列美脲	合用时减弱格列美脲的治疗效果
格列齐特	合用时减弱格列齐特的治疗作用
红霉素	鲁拉西酮主要由 CYP3A4 代谢，应避免与 CYP3A4 强抑制剂或诱导剂合用，与轻度 CYP3A4 抑制剂合用时，鲁拉西酮剂量应减半
甲苯磺丁脲	合用时减弱甲苯磺丁脲的治疗作用
甲氧氯普胺	甲氧氯普胺加重抗精神病药的不良反应或毒性作用
赖脯胰岛素	合用时减弱赖脯胰岛素的治疗作用
硫酸镁	硫酸镁会增加鲁拉西酮的中枢抑制作用
门冬胰岛素	合用时减弱门冬胰岛素的治疗作用
米非司酮	米非司酮可以升高鲁拉西酮的血药浓度
硼替佐米	合用可降低鲁拉西酮的代谢
瑞格列奈	合用时减弱瑞格列奈的治疗作用
噻氯匹定	合用可降低鲁拉西酮的代谢
维格列汀	合用时减弱维格列汀的治疗作用
维拉帕米	鲁拉西酮主要由 CYP3A4 代谢，应避免与 CYP3A4 强抑制剂或诱导剂合用，与轻度 CYP3A4 抑制剂合用时，鲁拉西酮剂量应减半
西柚汁	合用减弱鲁拉西酮的作用，避免合用
溴隐亭	合用时增加不良反应的风险或严重性
胰岛素	合用时减弱胰岛素的治疗作用

5. 帕利哌酮　与帕利哌酮合用药物临床评价见表 8-44。

表 8-44　与帕利哌酮合用药物临床评价

合用药物	临床评价
多巴胺受体激动药	帕利哌酮可对抗其他多巴胺受体激动药，导致直立性低血压，与其他能引起该不良反应的药物合用，可出现叠加效应
戈舍瑞林	戈舍瑞林会增加帕利哌酮的 QTc 间期延长效应
甲氧氯普胺	甲氧氯普胺加重抗精神病药的不良反应或毒性作用
卡马西平	帕利哌酮 6mg，1 次/日与卡马西平 200mg，2 次/日合用，帕利哌酮的稳态 C_{max} 和 AUC 约降低 37%，这种降低主要是通过增加肾排泄而产生，开始卡马西平治疗时，应考虑增加帕利哌酮剂量，相反，卡马西平停药时，应考虑降低帕利哌酮剂量
硫酸镁	硫酸镁会增加帕利哌酮中枢神经系统抑制作用
溴隐亭	合用时增加不良反应的风险或严重性
乙醇	慎重合用
左旋多巴	帕利哌酮可对抗左旋多巴，导致直立性低血压，与其他能引起该不良反应的药物合用，可出现叠加效应

6. 伊潘立酮　与伊潘立酮合用药物临床评价见表 8-45。

表 8-45　与伊潘立酮合用药物临床评价

合用药物	临床评价
阿托品	阿托品加重伊潘立酮延长 QTc 间期的作用
胺碘酮	胺碘酮加重伊潘立酮延长 QTc 间期的作用，禁止合用
奥曲肽	奥曲肽加重伊潘立酮延长 QTc 间期的作用
地塞米松	合用时降低伊潘立酮的血药浓度
地特胰岛素	合用时减弱地特胰岛素的治疗作用
多非利特	多非利特加重伊潘立酮延长 QTc 间期的作用，禁止合用
二甲双胍	合用时减弱二甲双胍的治疗效果
氟西汀	可以抑制伊潘立酮的代谢并使其血药浓度升高
甘精胰岛素	合用时减弱甘精胰岛素的治疗作用
戈舍瑞林	戈舍瑞林可增强伊潘立酮的 QTc 间期延长效应
格列本脲	合用时减弱格列本脲的治疗作用
格列喹酮	合用时减弱格列喹酮的治疗效果
格列美脲	合用时减弱格列美脲的治疗效果
格列齐特	合用时减弱格列齐特的治疗作用
甲苯磺丁脲	合用时减弱甲苯磺丁脲的治疗作用
甲氧氯普胺	甲氧氯普胺加重抗精神病药伊潘立酮的不良反应或毒性作用
克拉霉素	克拉霉素可以抑制伊潘立酮代谢并使其血药浓度升高
奎尼丁	奎尼丁加重伊潘立酮延长 QTc 间期的作用，禁止合用
赖脯胰岛素	合用时减弱赖脯胰岛素的治疗作用
利托那韦	利托那韦可以抑制伊潘立酮代谢并使其血药浓度升高
亮丙瑞林	亮丙瑞林增加伊潘立酮的 QTc 间期延长效应

续表

合用药物	临床评价
硫酸镁	硫酸镁可增强伊潘立酮中枢神经系统抑制作用
门冬胰岛素	合用时减弱门冬胰岛素的治疗作用
米非司酮	米非司酮可增强伊潘立酮的QTc间期延长效应
帕罗西汀	帕罗西汀可以抑制伊潘立酮代谢并使其血药浓度升高
硼替佐米	合用可降低伊潘立酮的代谢
匹莫齐特	匹莫齐特加重伊潘立酮延长QTc间期的作用，禁止合用
普鲁卡因胺	普鲁卡因胺加重伊潘立酮延长QTc间期的作用，禁止合用
瑞格列奈	合用可减弱瑞格列奈的治疗作用
噻氯匹定	合用可降低伊潘立酮的代谢
索他洛尔	索他洛尔加重伊潘立酮延长QTc间期的作用，禁止合用
酮康唑	酮康唑可以抑制伊潘立酮代谢并使其血药浓度升高
维格列汀	合用时减弱维格列汀的治疗作用
溴隐亭	合用可增加不良反应的风险或严重性
伊曲康唑	伊曲康唑可以抑制伊潘立酮代谢，使其血药浓度升高
胰岛素	合用时减弱胰岛素的治疗作用
乙醇	合用可增强降压作用，慎与乙醇合用
中枢神经系统药物	合用可增强抗高血压药的作用，慎与其他影响中枢神经系统药物合用

八、其他抗精神病药物

1. **吗茚酮** 与吗茚酮合用药物临床评价见表8-46。

表8-46 与吗茚酮合用药物临床评价

合用药物	临床评价
阿托品类抗胆碱药	吗茚酮可增强阿托品类抗胆碱药的作用
巴比妥	吗茚酮可增强巴比妥的作用
苯妥英钠	吗茚酮可拮抗苯妥英钠的作用，不宜合用
麻醉药	吗茚酮可增强麻醉药的作用
他克林	他克林可增加体内乙酰胆碱，吗茚酮有多巴胺受体阻滞作用，两药合用时乙酰胆碱作用增强，可导致帕金森综合征，停药后症状消失
溴隐亭	合用时增加不良反应的风险或严重性
乙醇	吗茚酮可增强乙醇的作用

2. **丁苯那嗪** 与丁苯那嗪合用药物临床评价见表8-47。

表8-47 与丁苯那嗪合用药物临床评价

合用药物	临床评价
胺碘酮	丁苯那嗪可略微延长QTc间期，应尽量避免与其他延长QTc间期的药物合用，同时禁用于患有先天长QT间期综合征及有心律失常病史的患者
奥氮平	合用时，与丁苯那嗪有关的不良反应如QTc间期延长、神经阻滞剂恶性综合征、锥体外系反应会加重
单胺氧化酶抑制剂	丁苯那嗪禁止与单胺氧化酶抑制剂合用，后者停药至少14天方可服用丁苯那嗪

续表

合用药物	临床评价
氟哌啶醇	丁苯那嗪可略微延长QTc间期，应尽量避免与其他延长QTc间期的药物合用，同时禁用于患有先天长QT间期综合征及有心律失常病史的患者
氟哌啶醇	合用时，与丁苯那嗪有关的不良反应如QTc间期延长、神经阻滞剂恶性综合征、锥体外系反应会加重
氟西汀	丁苯那嗪与强效CYP2D6抑制剂合用时，可显著增加氟西汀代谢产物的暴露量，所以在维持丁苯那嗪剂量稳定并加用强效CYP2D6抑制剂时，丁苯那嗪必须减量使用，单次给药最大剂量不应超过25mg，日给药量不得超过50mg
戈舍瑞林	戈舍瑞林会增加丁苯那嗪的QTc间期延长效应
甲氧氯普胺	甲氧氯普胺加重丁苯那嗪的不良反应或毒性作用
金刚烷胺	金刚烷胺与丁苯那嗪合用可增加锥体外系不良反应风险
奎尼丁	丁苯那嗪与强效CYP2D6抑制剂合用时，可显著增加奎尼丁代谢产物的暴露量，所以在维持丁苯那嗪剂量稳定并加用强效CYP2D6抑制剂时，丁苯那嗪必须减量使用，单次给药最大剂量不应超过25mg，日给药量不得超过50mg，而且丁苯那嗪可略微延长QTc，应尽量避免与其他延长QTc间期的药物合用
利培酮	合用时，与丁苯那嗪有关的不良反应如QTc间期延长、神经阻滞剂恶性综合征、锥体外系反应会加重
利血平	利血平可与小泡单胺转运蛋白2（VMAT2）进行不可逆的结合，作用可持续数天，为避免过量用药及使中枢神经系统的5-羟色胺和去甲肾上腺素过度消耗，丁苯那嗪不可与利血平合用，至少在停用利血平20天后方可给予丁苯那嗪
硫利达嗪	合用时，与丁苯那嗪有关的不良反应如QTc间期延长、神经阻滞剂恶性综合征、锥体外系反应会加重
硫酸镁	硫酸镁增加丁苯那嗪的中枢神经系统抑制作用
氯丙嗪	丁苯那嗪可略微延长QTc间期，应尽量避免与其他延长QTc间期的药物合用，同时禁用于患有先天长QT间期综合征及有心律失常病史的患者
米非司酮	米非司酮会增加丁苯那嗪的QTc间期延长效应
莫西沙星	丁苯那嗪可略微延长QTc间期，应尽量避免与其他延长QTc间期的药物合用，同时禁用于患有先天长QT间期综合征及有心律失常病史的患者
帕罗西汀	丁苯那嗪与强效CYP2D6抑制剂合用时，可显著增加帕罗西汀代谢产物的暴露量，所以在维持丁苯那嗪剂量稳定并加用强效CYP2D6抑制剂时，丁苯那嗪必须减量使用，单次给药最大剂量不应超过25mg，日给药量不得超过50mg
普鲁卡因	丁苯那嗪可略微延长QTc间期，应尽量避免与其他延长QTc间期的药物合用，同时禁用于患有先天长QT间期综合征及有心律失常病史的患者
齐拉西酮	合用时，与丁苯那嗪有关的不良反应如QTc间期延长、神经阻滞剂恶性综合征、锥体外系反应会加重
索他洛尔	丁苯那嗪可略微延长QTc间期，应尽量避免与其他延长QTc间期的药物合用，同时禁用于患有先天长QT间期综合征及有心律失常病史的患者
乙醇	用药期间饮酒可加重镇静作用和嗜睡
镇静剂	用药期间服用其他镇静剂可加重镇静作用和嗜睡

3. 阿立哌唑 与阿立哌唑合用药物临床评价见表8-48。

表 8-48 与阿立哌唑合用药物临床评价

合用药物	临床评价
阿扎那韦	合用可能抑制阿立哌唑的代谢（减少阿立哌唑的给药剂量）
安泼那韦	合用可能抑制阿立哌唑的代谢（减少阿立哌唑的给药剂量）
苯巴比妥	苯巴比妥可能减少阿立哌唑的血药浓度，合用需增加阿立哌唑的给药剂量
苯妥英	苯妥英可能降低阿立哌唑的血药浓度，合用需增加阿立哌唑的给药剂量
吡格列酮	合用时降低阿立哌唑的血药浓度
雌二醇	合用时降低阿立哌唑的血药浓度
达那唑	合用时升高阿立哌唑的血药浓度
地塞米松	合用时降低阿立哌唑的血药浓度
地特胰岛素	合用时减弱地特胰岛素的治疗作用
二甲双胍	合用时减弱二甲双胍的治疗效果
氟西汀	氟西汀可能抑制阿立哌唑的代谢（合用时应减少阿立哌唑的剂量）
福沙那韦	合用可能抑制阿立哌唑的代谢（减少阿立哌唑的给药剂量）
甘精胰岛素	合用时减弱甘精胰岛素的治疗作用
戈舍瑞林	阿立哌唑增加戈舍瑞林的 QTc 间期延长效应
格列本脲	合用时减弱格列本脲的治疗作用
格列喹酮	合用时减弱格列喹酮的治疗效果
格列美脲	合用时减弱格列美脲的治疗效果
格列齐特	合用时减弱格列齐特的治疗作用
贯叶连翘	贯叶连翘提取物可能降低阿立哌唑的血药浓度，合用需增阿立哌唑剂量
环丙孕酮	合用时升高阿立哌唑的血药浓度
甲苯磺丁脲	合用时减弱甲苯磺丁脲的治疗作用
甲羟孕酮	合用时降低阿立哌唑的血药浓度
甲巯咪唑	合用时升高阿立哌唑的血药浓度
甲氧氯普胺	甲氧氯普胺加重阿立哌唑的不良反应或毒性作用
卡马西平	卡马西平降低阿立哌唑的血药浓度，合用需增加阿立哌唑的给药剂量
克霉唑	克霉唑会升高阿立哌唑的血药浓度
赖脯胰岛素	合用时减弱赖脯胰岛素的治疗作用
利福布汀	利福布汀可能降低阿立哌唑的血药浓度，合用需增加阿立哌唑的给药剂量
利福平	利福平可能降低阿立哌唑的血药浓度，合用需增加阿立哌唑的给药剂量
利托那韦	合用可能抑制阿立哌唑的代谢（减少阿立哌唑的给药剂量）
亮丙瑞林	阿立哌唑可增加亮丙瑞林的 QTc 间期延长效应
硫酸镁	硫酸镁增加阿立哌唑的中枢神经系统抑制作用
洛匹那韦	合用可能抑制阿立哌唑的代谢（减少阿立哌唑的给药剂量）
麦角新碱	合用时风险性和不良反应的严重性增加
门冬胰岛素	合用时减弱门冬胰岛素的治疗作用
米非司酮	米非司酮可以升高阿立哌唑的血药浓度
奈非那韦	奈非那韦可能抑制阿立哌唑的代谢，需降低阿立哌唑的给药剂量
奈韦拉平	合用可能减少阿立哌唑的血药浓度，需增加阿立哌唑的给药剂量
帕罗西汀	帕罗西汀可能抑制阿立哌唑的代谢，需降低阿立哌唑的给药剂量
硼替佐米	合用时升高阿立哌唑的血药浓度

续表

合用药物	临床评价
泼尼松	合用时降低阿立哌唑的血药浓度
扑米酮	扑米酮可能降低阿立哌唑的血药浓度，合用需增加阿立哌唑的给药剂量
普萘洛尔	合用时升高阿立哌唑的血药浓度
氢化可的松	合用时降低阿立哌唑的血药浓度
瑞格列奈	合用时减弱瑞格列奈的治疗作用
噻氯匹定	合用时升高阿立哌唑的血药浓度
沙奎那韦	合用可能抑制阿立哌唑的代谢，需降低阿立哌唑的给药剂量
双嘧达莫	阿立哌唑增强双嘧达莫的降压作用
酮康唑	酮康唑抑制阿立哌唑的代谢（减少阿立哌唑的剂量）
维格列汀	合用时减弱维格列汀的治疗作用
西洛他唑	合用时升高阿立哌唑的血药浓度
溴隐亭	合用时增加不良反应的风险或严重性
伊曲康唑	伊曲康唑可能抑制阿立哌唑的代谢，需降低阿立哌唑的给药剂量
依法那韦	合用可能降低阿立哌唑的血药浓度，需增加阿立哌唑的给药剂量
依法韦仑	合用可能降低阿立哌唑的血药浓度，需增加阿立哌唑的给药剂量
胰岛素	合用时减弱胰岛素的治疗作用
乙醇	合用可增加中枢抑制
茚地那韦	合用可能抑制阿立哌唑的代谢，需降低阿立哌唑的给药剂量

4. 阿塞那平 与阿塞那平合用药物临床评价见表 8-49。

表 8-49 与阿塞那平合用药物临床评价

合用药物	临床评价
奥曲肽	奥曲肽可加重阿塞那平延长 QTc 间期的作用
地塞米松	合用时降低阿塞那平的血药浓度
地特胰岛素	合用时减弱地特胰岛素的治疗作用
二甲双胍	合用时减弱二甲双胍的治疗效果
氟伏沙明	阿塞那平主要经 UGT1A4 葡萄糖醛酸化和 CYP1A2 氧化代谢，与氟伏沙明（强效 CYP1A2 抑制剂）合用应慎重
甘精胰岛素	合用时减弱甘精胰岛素的治疗作用
戈舍瑞林	戈舍瑞林会增加阿塞那平的 QTc 间期延长效应
格列本脲	合用时减弱格列本脲的治疗作用
格列喹酮	合用时减弱格列喹酮的治疗效果
格列美脲	合用时减弱格列美脲的治疗效果
格列齐特	合用时减弱格列齐特的治疗作用
环丙孕酮	合用时降低阿塞那平的血药浓度
甲苯磺丁脲	合用时减弱甲苯磺丁脲的治疗作用
甲氧氯普胺	甲氧氯普胺加重抗精神病药的不良反应或毒性作用

续表

合用药物	临床评价
抗高血压药物	阿塞那平具有$α_1$-肾上腺素能拮抗作用，因此，有可能增加某些抗高血压药物的降压效果
抗精神病药	阿塞那平加重抗精神病药的不良反应或毒性作用
赖脯胰岛素	合用时减弱赖脯胰岛素的治疗作用
亮丙瑞林	亮丙瑞林增加阿塞那平的 QTc 间期延长效应
硫酸镁	硫酸镁增加阿塞那平的中枢神经系统抑制作用
门冬胰岛素	合用时减弱门冬胰岛素的治疗作用
米非司酮	米非司酮增加阿塞那平的 QTc 间期延长效应
帕罗西汀	阿塞那平是 CYP2D6 弱抑制剂，与帕罗西汀（CYP2D6 底物和抑制剂）合用应慎重
硼替佐米	合用可降低阿塞那平的代谢
瑞格列奈	合用时减弱瑞格列奈的治疗作用
噻氯匹定	合用可降低阿塞那平的代谢
维格列汀	合用时减弱维格列汀的治疗作用
溴隐亭	合用时增加不良反应的风险或严重性
胰岛素	合用时减弱胰岛素的治疗作用
乙醇	合用时应慎重

5. 氘代丁苯那嗪　参见丁苯那嗪。

第三节　抗 抑 郁 药

一、丙米嗪

与丙米嗪合用药物临床评价见表 8-50。

表 8-50　与丙米嗪合用药物临床评价

合用药物	临床评价
阿扎那韦	合用升高三环类药的血药浓度，推荐监测三环类药物的血药浓度
埃索美拉唑镁	埃索美拉唑抑制 CYP2C19，后者为埃索美拉唑的主要代谢酶，因此，当埃索美拉唑与经 CYP2C19 代谢的药物如丙米嗪合用时，丙米嗪的血药浓度可升高，可能需要降低剂量，特别是埃索美拉唑镁用于按需治疗时，更应考虑这一点
安泼那韦	合用升高三环类药的血药浓度，推荐监测三环类药物的血药浓度
巴比妥类药物	合用肝药酶诱导剂会使丙米嗪的血药浓度减低，清除速率加快
保泰松	丙米嗪可抑制保泰松的吸收
倍他尼定	丙米嗪可减低倍他尼定的抗高血压作用
苯妥英	合用肝药酶诱导剂会使丙米嗪的血药浓度减低，清除速率加快
雌激素	雌激素或含雌激素的避孕药可增加丙米嗪的不良反应，并降低抗抑郁效果
单胺氧化酶抑制剂	合用可产生高血压危象，且已有导致死亡的报道，一般应在单胺氧化酶抑制剂停用 2 周后再使用丙米嗪
地尔硫䓬	地尔硫䓬升高丙米嗪的血药浓度
碘海醇	合用会增加癫痫发作的危险
碘塞罗宁	碘塞罗宁可能导致丙米嗪作用的增加
氟西汀	合用会升高丙米嗪的血药浓度，延长清除半衰期

续表

合用药物	临床评价
福沙那韦	升高三环类药的血药浓度，推荐监测三环类药物的血药浓度
钙通道阻滞剂	钙通道阻滞剂可减少丙米嗪的代谢，导致其血药浓度升高，并伴随毒性反应
戈舍瑞林	丙米嗪会增加戈舍瑞林的 QTc 间期延长效应
胍乙啶	丙米嗪可减低胍乙啶的抗高血压作用
华法林	合用会使抗凝血药的代谢减少，出血风险增加
甲状腺素制剂	合用可互相增效，并导致心律失常
卡马西平	合用肝药酶诱导剂会使丙米嗪的血药浓度减低，清除速率加快
抗胆碱类药物	合用会产生阿托品样作用（如口干、散瞳、肠蠕动减慢等）
抗组胺药	抗组胺药与丙米嗪合用时可见药效相互加强，但会产生阿托品样作用（如口干、散瞳、肠蠕动减慢等）
可乐定	丙米嗪可减弱可乐定的抗高血压作用
奎尼丁	合用会升高丙米嗪的血药浓度，延长清除半衰期
拉贝洛尔	拉贝洛尔可升高丙米嗪的血药浓度
亮丙瑞林	丙米嗪会增加亮丙瑞林的 QTc 间期延长效应
硫酸镁	硫酸镁会增加丙米嗪的中枢神经系统抑制作用
卤泛群	合用具有延长 QT 间期的药品，可引起室性心律失常
氯吉兰	禁止合用，因易发生致死性 5-羟色胺综合征（表现为高血压、心动过速、高热、肌阵挛、精神状态兴奋性改变等）
吗氯贝胺	禁止合用，因易发生致死性 5-羟色胺综合征（表现为高血压、心动过速、高热、肌阵挛、精神状态兴奋性改变等）
米非司酮	米非司酮会增加丙米嗪的 QTc 间期延长效应
奈福泮	合用会增加癫痫发作危险
拟肾上腺素类药物	合用药物的升压作用增强
帕罗西汀	合用会升高丙米嗪的血药浓度，延长清除半衰期
哌甲酯	哌甲酯可减少丙米嗪的代谢，导致其血药浓度升高，并伴随毒性反应
普萘洛尔	普萘洛尔升高丙米嗪的血药浓度
曲马多	合用会增加癫痫发作危险
舍曲林	合用会升高丙米嗪的血药浓度，延长清除半衰期
肾上腺素受体激动药	肾上腺素受体激动药与丙米嗪合用可引起严重高血压与高热
司来吉兰	禁止合用，因易发生致死性 5-羟色胺综合征（表现为高血压、心动过速、高热、肌阵挛、精神状态兴奋性改变等）
维拉帕米	维拉帕米升高丙米嗪的血药浓度
西咪替丁	西咪替丁可减少丙米嗪的代谢，导致其血药浓度升高，并伴随毒性反应，合用会升高丙米嗪的血药浓度升高，清除半衰期延长
伊托必利	合用可减弱伊托必利的治疗作用
乙醇	合用可增强中枢神经的抑制作用
异喹胍	合用可降低异喹胍的抗高血压作用

二、氯米帕明

与氯米帕明合用药物临床评价见表 8-51。

表 8-51　与氯米帕明合用药物临床评价

合用药物	临床评价
5-羟色胺调节剂	5-羟色胺调节剂加重抗精神病药的不良反应或毒性作用
阿司匹林	氯米帕明增强阿司匹林的抗血栓作用
埃索美拉唑	埃索美拉唑抑制 CYP2C19，后者为氯米帕明的主要代谢酶，因此，合用时氯米帕明的血药浓度可被升高，可能需要降低剂量，特别是埃索美拉唑镁用于按需治疗时，更应考虑这一点
奥昔布宁	氯米帕明的血药浓度降低，严密监测氯米帕明浓度和抑郁症状，可能需要调整氯米帕明的剂量
巴比妥类药物	合用会使氯米帕明的血药浓度减低，清除速率加快
倍他尼定	氯米帕明可降低倍他尼定的抗高血压作用
苯妥英	合用会使氯米帕明的血药浓度减低，清除速率加快
雌激素	雌激素或含雌激素的避孕药可增加氯米帕明的不良反应，并降低抗抑郁效果
单胺氧化酶抑制剂	合用可产生高血压危象，且已有导致死亡的报道，一般应在单胺氧化酶抑制剂停用 2 周后再使用氯米帕明
碘海醇	合用会增加癫痫发作危险
碘塞罗宁	合用可能增加心律失常的风险
丁二磺酸腺苷蛋氨酸	服用腺苷蛋氨酸和氯米帕明的患者可出现血清素综合征
度洛西汀	合用可能增强 5-羟色胺能效应
氟西汀	合用会升高氯米帕明的血药浓度，延长清除半衰期
钙通道阻滞剂	钙通道阻滞剂可减少氯米帕明的代谢，导致其血药浓度升高，并伴随毒性反应
戈舍瑞林	氯米帕明会增强戈舍瑞林的 QTc 间期延长效应
胍乙啶	合用可降低胍乙啶的抗高血压作用
环丙孕酮	合用可降低氯米帕明的血药浓度
甲氧氯普胺	甲氧氯普胺可加重三环类抗抑郁药的不良反应或毒性作用
甲状腺素制剂	合用易相互增强作用，引起心律失常，甚至产生毒性反应
卡马西平	合用会使氯米帕明的血药浓度减低，清除速率加快
抗胆碱类药物	合用会产生阿托品样作用（如口干、散瞳、肠蠕动减慢等）
抗组胺药	合用时可见药效相互加强，但会产生阿托品样作用（如口干、散瞳、肠蠕动减慢等）
可乐定	氯米帕明可降低可乐定的抗高血压作用
奎尼丁	合用会升高氯米帕明的血药浓度，延长清除半衰期
兰瑞肽	氯米帕明加强兰瑞肽的降血糖作用
利伐沙班	合用可升高氯米帕明的血药浓度
亮丙瑞林	氯米帕明增加亮丙瑞林的 QTc 间期延长效应
硫酸镁	硫酸镁会增强氯米帕明的中枢神经系统抑制作用
卤泛群	合用可延长 QT 间期，引起室性心律失常
氯吡格雷	合用可升高氯吡格雷的血药浓度
米非司酮	米非司酮会增加氯米帕明的 QTc 间期延长效应
奈福泮	合用会增加癫痫发作危险
帕罗西汀	合用会升高氯米帕明的血药浓度，延长清除半衰期
哌甲酯	哌甲酯可减少氯米帕明的代谢，导致氯米帕明的血药浓度升高，并伴随毒性反应
硼替佐米	合用可降低氯米帕明的代谢
曲马多	合用会增加癫痫发生的危险
噻氯匹定	合用可降低氯米帕明的代谢

续表

合用药物	临床评价
三氧化二砷	合用增强室性心律失常的风险
舍曲林	合用会升高氯米帕明的血药浓度，延长清除半衰期
肾上腺素受体激动药	肾上腺素受体激动药与氯米帕明合用可能会引起严重高血压与高热
双嘧达莫	合用可升高双嘧达莫的血药浓度
他莫昔芬	合用时降低他莫昔芬活性代谢物的血药浓度，导致疗效降低
西洛他唑	合用可降低西洛他唑的代谢
西咪替丁	西咪替丁可减少氯米帕明的代谢，导致其血药浓度升高，并伴随毒性反应
香豆素类药物（如华法林）	合用会使香豆素类药物（如华法林）的代谢减少，出血风险增加
溴隐亭	氯米帕明可加重溴隐亭的低血糖作用，合用时增加不良反应的风险或严重性
乙醇	合用可增强中枢神经的抑制作用
异喹胍	氯米帕明可降低异喹胍的抗高血压作用

三、曲米帕明

与曲米帕明合用药物临床评价见表 8-52。

表 8-52 与曲米帕明合用药物临床评价

合用药物	临床评价
巴比妥类药物	合用会使曲米帕明的血药浓度减低，清除速率加快
倍他尼定	曲米帕明可降低倍他尼定的抗高血压作用
苯妥英	合用会使曲米帕明的血药浓度减低，清除速率加快
雌激素	雌激素或含雌激素的避孕药可增加曲米帕明的不良反应，并降低抗抑郁效果
单胺氧化酶抑制剂	合用可产生高血压危象，且已有导致死亡的报道，一般应在单胺氧化酶抑制剂停用 2 周后再使用曲米帕明
钙通道阻滞剂	钙通道阻滞剂可减少曲米帕明的代谢，导致其血药浓度升高，并伴随毒性反应
戈舍瑞林	曲米帕明会增强戈舍瑞林的 QTc 间期延长效应
胍乙啶	曲米帕明可降低胍乙啶的抗高血压作用
华法林	曲米帕明可增强华法林的抗凝作用
甲状腺素制剂	合用可互相增效，并导致心律失常
卡马西平	合用会使曲米帕明的血药浓度减低，清除速率加快
抗毒蕈碱药	合用可使中枢抑制作用增强
抗惊厥药	曲米帕明可降低癫痫阈值，从而降低抗惊厥药的作用
抗心律失常药	合用可引起室性心律失常
抗组胺药	抗组胺药与曲米帕明合用时可见药效相互加强，但会产生阿托品样作用（如口干、散瞳、肠蠕动减慢等）
可乐定	曲米帕明可降低可乐定的抗高血压作用
利伐沙班	利伐沙班可升高曲米帕明的血药浓度
硫酸镁	硫酸镁会增加曲米帕明的中枢神经系统抑制作用
卤泛群	合用可引起室性心律失常
氯吡格雷	合用可升高氯吡格雷的血药浓度

续表

合用药物	临床评价
米非司酮	米非司酮可升高曲米帕明的血药浓度
哌甲酯	哌甲酯可减少曲米帕明的代谢,导致其血药浓度升高,并伴随毒性反应
噻氯匹定	合用可降低曲米帕明的代谢
肾上腺素受体激动药	肾上腺素受体激动药与曲米帕明合用可引起严重高血压与高热
双嘧达莫	合用可升高双嘧达莫的血药浓度
西咪替丁	西咪替丁可减少曲米帕明的代谢,导致其血药浓度升高,并伴随毒性反应
乙醇	合用可增强中枢神经的抑制作用
异喹胍	曲米帕明可降低异喹胍的抗高血压作用

四、阿米替林

与阿米替林合用药物临床评价见表 8-53。

表 8-53 与阿米替林合用药物临床评价

合用药物	临床评价
阿司匹林	合用可升高阿司匹林的血药浓度
阿扎那韦	升高阿米替林的血药浓度,推荐监测阿米替林的血药浓度
安泼那韦	升高阿米替林的血药浓度,推荐监测阿米替林的血药浓度
奥芬那君	奥芬那君可增强阿米替林的抗胆碱作用
倍他米松	合用可升高倍他米松的血药浓度
倍他尼定	阿米替林可降低倍他尼定的抗高血压作用
丙戊酸	合用可能会发生药代动力学改变,需同时监测丙戊酸和阿米替林的水平
雌激素	雌激素或含雌激素的避孕药可增加阿米替林的不良反应,并降低抗抑郁效果
单胺氧化酶抑制剂	合用可产生高血压危象,且已有导致死亡的报道,一般应在单胺氧化酶抑制剂停用 2 周后再使用阿米替林
地塞米松	合用时降低阿米替林的血药浓度,升高地塞米松的血药浓度
碘塞罗宁	碘塞罗宁可能增加阿米替林的致心律失常性
度洛西汀	合用可能增强 5-羟色胺能效应
吩噻嗪类	吩噻嗪类可增强阿米替林的疗效
氟康唑	氟康唑可增加阿米替林的疗效,合用初期及 1 周后可能需要检测 5-去甲替林的血药浓度,如有必要可调整阿米替林的用药剂量
福沙那韦	合用可升高阿米替林的血药浓度,推荐监测阿米替林的血药浓度
钙通道阻滞剂	钙通道阻滞剂可减少阿米替林的代谢,导致其血药浓度升高,并伴随毒性反应
戈舍瑞林	阿米替林增加戈舍瑞林的 QTc 间期延长效应
格列本脲	阿米替林可增强格列本脲的降血糖作用
格列吡嗪	阿米替林可增强格列吡嗪的降血糖作用
格列美脲	阿米替林可增强格列美脲的降血糖作用
格列齐特	阿米替林可增强格列齐特的降血糖作用
胍乙啶	阿米替林可降低胍乙啶的抗高血压作用
贯叶连翘	贯叶连翘提取物可降低阿米替林的血药浓度
华法林	阿米替林可增强华法林的抗凝作用,合用时应监测凝血反应
甲苯磺丁脲	阿米替林可增强甲苯磺丁脲的降血糖作用

续表

合用药物	临床评价
甲基多巴	阿米替林可以拮抗甲基多巴的中枢α受体激动作用，导致血压控制的失败
甲状腺素制剂	合用可互相增效，并导致心律失常
抗毒蕈碱药	与阿米替林合用可使中枢抑制作用增强
抗心律失常药	合用可引起室性心律失常
抗组胺药	抗组胺药与阿米替林合用时可见药效相互加强
可乐定	阿米替林可以拮抗可乐定的中枢α受体激动作用，导致血压控制的失败
利伐沙班	合用可升高阿米替林的血药浓度
亮丙瑞林	阿米替林增加亮丙瑞林的QTc间期延长效应
硫酸镁	硫酸镁会增强阿米替林的中枢神经系统抑制作用
卤泛群	合用可引起室性心律失常
氯吡格雷	合用可升高氯吡格雷的血药浓度，减少阿米替林的代谢
氯氮䓬	氯氮䓬可增强阿米替林的抗胆碱作用
吗啡	合用可升高吗啡的血药浓度和生物利用度，两种药物还作用于同一神经回路，产生的协同作用可增强镇痛作用，可对某些患者有益
米非司酮	米非司酮可增强阿米替林的QTc间期延长效应
哌甲酯	哌甲酯可减少阿米替林的代谢，导致其血药浓度升高，并伴随毒性反应
硼替佐米	合用可降低阿米替林的代谢
去氨加压素	合用可增加不良反应的风险或严重性
噻氯匹定	合用可降低阿米替林的代谢
三环类抗抑郁药	阿米替林可减少三环类抗抑郁药的代谢，加重三环类抗抑郁药的不良反应或毒性作用
三氧化二砷	合用可增加室性心律失常的风险
肾上腺素受体激动药	肾上腺素受体激动药与阿米替林合用可引起严重高血压与高热
双嘧达莫	合用可升高阿米替林的血药浓度
西洛他唑	合用可升高西洛他唑的血药浓度
西咪替丁	西咪替丁可减少阿米替林的代谢，导致其血药浓度升高，并伴随毒性反应
溴隐亭	合用可减弱溴隐亭的治疗作用，升高阿米替林的血药浓度
伊托必利	阿米替林可减弱伊托必利的治疗作用
乙醇	合用可增强中枢神经的抑制作用
异喹胍	阿米替林可降低异喹胍的抗高血压作用
中枢神经系统抑制剂	合用可使中枢抑制作用增强
左甲状腺素	左甲状腺素可能增加阿米替林的致心律失常作用

五、多塞平

与多塞平合用药物临床评价见表8-54。

表8-54 与多塞平合用药物临床评价

合用药物	临床评价
阿扎那韦	合用可升高多塞平的血药浓度，推荐监测多塞平的血药浓度
安泼那韦	合用可升高多塞平的血药浓度，推荐监测多塞平的血药浓度
倍他尼定	多塞平可降低倍他尼定的抗高血压作用
丙戊酸	合用可能会发生药代动力学改变，需同时监测丙戊酸和多塞平的血药浓度

合用药物	临床评价
雌激素	雌激素或含雌激素的避孕药可增加多塞平的不良反应，并降低抗抑郁效果
碘海醇	合用会增加癫痫发作的危险
福沙那韦	合用可升高多塞平的血药浓度，推荐监测多塞平的血药浓度
钙通道阻滞剂	钙通道阻滞剂可减少多塞平的代谢，导致其血药浓度升高，并伴随毒性反应
戈舍瑞林	多塞平可增加戈舍瑞林的 QTc 间期延长效应
胍乙啶	多塞平可降低胍乙啶的抗高血压作用
甲状腺素制剂	合用可互相增效，并导致心律失常
抗胆碱类药物	合用会产生阿托品样作用（如口干、散瞳、肠蠕动减慢等）
抗惊厥药	多塞平可降低癫痫阈值，从而降低抗惊厥药的作用
抗心律失常药	合用可引起室性心律失常
抗组胺药	合用会产生阿托品样作用（如口干、散瞳、肠蠕动减慢等）
考来烯胺	体外实验显示多塞平与考来烯胺结合可达 80%～83%，导致血清多塞平和其作用代谢产物水平降低，需仔细监测血药浓度和药效
亮丙瑞林	多塞平增加亮丙瑞林的 QTc 间期延长效应
硫酸镁	硫酸镁可增强多塞平中枢神经系统抑制作用
卤泛群	合用可引起室性心律失常
米非司酮	米非司酮增加多塞平的 QTc 间期延长效应
奈福泮	合用会增加癫痫发作危险
哌甲酯	哌甲酯可减少多塞平的代谢，导致其血药浓度升高，并伴随毒性反应
曲马多	合用会增加癫痫发作危险
肾上腺素受体激动药	肾上腺素受体激动药与多塞平合用可引起严重高血压与高热
司来吉兰	禁止合用单胺氧化酶抑制剂，因易发生致死性 5-羟色胺综合征（表现为高血压、心动过速、高热、肌阵挛、精神状态兴奋性改变等）
妥拉磺脲	合用时可产生低血糖，应监测血糖水平，如发生低血糖，可补充葡萄糖，停用磺酰脲类药物或降低用量
西咪替丁	西咪替丁可减少多塞平的代谢，导致其血药浓度升高，并伴随毒性反应
香豆素类药物（如华法林）	合用会使香豆素类药物（如华法林）的代谢减少，出血风险增加
乙醇	合用可增强中枢神经的抑制作用
异喹胍	多塞平可降低异喹胍的抗高血压作用
右丙氧芬	右丙氧芬可以抑制多塞平的肝代谢，导致其血药浓度升高，监测患者中枢神经系统不良反应，可能需降低多塞平剂量或停用右丙氧芬
左甲状腺素	合用可能会增加心律失常的风险

六、噻奈普汀

与噻奈普汀合用药物临床评价见表 8-55。

表 8-55 与噻奈普汀合用药物临床评价

合用药物	临床评价
倍他尼定	噻奈普汀可降低倍他尼定的抗高血压作用
丙戊酸	合用可能会发生药代动力学改变，需同时监测丙戊酸和噻奈普汀的水平

续表

合用药物	临床评价
雌激素	雌激素或含雌激素的避孕药可增加噻奈普汀的不良反应，并降低抗抑郁效果
大麻属药物	合用可导致心动过速和谵妄
单胺氧化酶抑制剂	禁与单胺氧化酶抑制剂合用，可导致5-羟色胺综合征，临床表现有出汗、腹痛、腹泻、发热、心动过速、血压升高、肌阵挛、反射亢进和激惹表现，严重者出现意识障碍、精神不安、休克，甚至发生死亡
钙通道阻滞剂	钙通道阻滞剂可减少噻奈普汀的代谢，导致其血药浓度升高，并伴随毒性反应
胍乙啶	噻奈普汀可降低胍乙啶的抗高血压作用
贯叶连翘	合用可能会导致5-羟色胺综合征的发生
华法林	噻奈普汀可增强华法林的抗凝作用
甲状腺素制剂	合用可互相增效，并导致心律失常
抗毒蕈碱药	合用可使中枢抑制作用增强
抗惊厥药	噻奈普汀可降低癫痫阈值，从而降低抗惊厥药的作用
抗心律失常药	合用可引起室性心律失常
抗组胺药	合用时可见药效相互加强
利伐沙班	合用可升高噻奈普汀的血药浓度
卤泛群	合用可引起室性心律失常
哌甲酯	哌甲酯可减少噻奈普汀的代谢，导致其血药浓度升高，并伴随毒性反应
去氨加压素	合用时增加不良反应的风险或严重性
肾上腺素受体激动药	肾上腺素受体激动药与噻奈普汀合用可引起严重高血压与高热
水杨酸类药物	可降低噻奈普汀的血浆蛋白结合率，使其血药浓度升高，如果合用可考虑减少水杨酸类药物的剂量
西咪替丁	西咪替丁可减少噻奈普汀的代谢，导致其血药浓度升高，并伴随毒性反应
溴隐亭	合用可减弱溴隐亭的治疗作用
乙醇	合用可增强中枢神经的抑制作用
异喹胍	噻奈普汀可降低异喹胍的抗高血压作用
左甲状腺素	合用可能增加心律失常的风险

七、吗氯贝胺

与吗氯贝胺合用药物临床评价见表8-56。

表8-56 与吗氯贝胺合用药物临床评价

合用药物	临床评价
5-羟色胺和去甲肾上腺素双重抑制剂	合用可导致5-羟色胺综合征，症状严重，常可致死，禁止合用
CYP的底物	合用可能会增强吗氯贝胺及其他单胺氧化酶抑制剂的血药浓度，或者两种药物之间产生复杂的相互作用
CYP抑制剂	合用可能会增强吗氯贝胺及其他单胺氧化酶抑制剂的血药浓度，或者两种药物之间产生复杂的相互作用
阿片类	吗氯贝胺与阿片类镇痛药合用可能导致中枢神经兴奋或抑制（高血压或低血压）
阿托品	吗氯贝胺增加阿托品的高血压作用
安非他酮	安非他酮生产商建议避免与吗氯贝胺合用

续表

合用药物	临床评价
奥曲肽	吗氯贝胺加重奥曲肽的降血糖作用
苯丙醇胺	合用可导致严重高血压，禁止合用
丙酸睾酮	合用时增加不良反应的风险或严重性
多巴丝肼	已接受多巴丝肼治疗的患者可以使用选择性单胺氧化酶 A 抑制剂吗氯贝胺，这时建议根据每个患者的疗效和耐受情况调整左旋多巴的剂量
恩他卡朋	谨慎与吗氯贝胺合用
氟伏沙明	吗氯贝胺应在停用氟伏沙明 1 周后开始使用
氟西汀	吗氯贝胺的应用应在停用氟西汀 5 周后开始使用
卡马西平	合用可引起高血压、高热和癫痫发作
抗疟药	蒿甲醚/本芴醇生产商建议避免与抗抑郁药合用
利扎曲坦	合用有中枢中毒的危险（停用吗氯贝胺 2 周内避免使用利扎曲坦）
麻黄碱	合用可导致严重高血压，禁止合用
米塔扎平	停用米塔扎平 1 周内不得使用吗氯贝胺
帕罗西汀	吗氯贝胺应在停用帕罗西汀 1 周后开始使用
哌替啶	吗氯贝胺与镇痛药合用可能导致中枢神经兴奋或抑制（高血压或低血压），避免合用
去甲肾上腺素	合用会进一步增加交感作用增强药的作用，引起急性高血压、心悸、激动等，甚至引起躁狂发作
三环类抗抑郁药	合用可导致 5-羟色胺综合征，症状严重，常可致死，禁止合用
沙美特罗	合用会进一步增加交感作用增强药的作用，引起急性高血压、心悸、激动等，甚至引起躁狂发作
舍曲林	吗氯贝胺应在停用舍曲林 1 周后开始使用
肾上腺素	合用会进一步增加交感作用增强药的作用，引起急性高血压、心悸、激动等，甚至引起躁狂发作
舒马曲坦	合用有中枢中毒的危险（停用吗氯贝胺 2 周内避免使用舒马曲坦）
司来吉兰	避免合用
伪麻黄碱	可导致严重的高血压，禁止合用
西布曲明	合用增加中枢神经毒性（西布曲明生产商建议避免合用），停用吗氯贝胺 2 周内也避免使用西布曲明
西酞普兰	吗氯贝胺应在停用西酞普兰 1 周后开始使用
溴莫尼定	合用会进一步增加交感作用增强药的作用，引起急性高血压、心悸、激动等，甚至引起躁狂发作
选择性 5-羟色胺再摄取抑制剂	合用可导致 5-羟色胺综合征，症状严重，常可致死，禁止合用
伊托必利	吗氯贝胺减弱伊托必利的治疗作用
依他普仑	合用增加中枢神经系统毒性风险，尽可能避免合用
乙醇	合用可增强中枢神经的抑制作用
右美沙芬	吗氯贝胺与镇痛药合用可能导致中枢神经兴奋或抑制（高血压或低血压），避免合用
治疗糖尿病药物	吗氯贝胺会刺激胰岛素分泌，合用会增加治疗糖尿病药物的疗效，引起低血糖，甚至是低血糖性的癫痫发作、意识障碍等
佐米曲坦	合用增加中枢神经系统毒性风险，需降低佐米曲坦的给药剂量

八、氟伏沙明

与氟伏沙明合用药物临床评价见表 8-57。

表 8-57　与氟伏沙明合用药物临床评价

合用药物	临床评价
阿戈美拉汀	氟伏沙明抑制阿戈美拉汀的代谢（升高其血药浓度）
阿米替林	合用可使氟伏沙明的血药浓度升高
阿普唑仑	合用可使氟伏沙明的血药浓度升高
阿司咪唑	禁止合用
阿司匹林	可能增加出血风险
奥氮平	氟伏沙明升高奥氮平的血药浓度
奥曲肽	氟伏沙明加重奥曲肽的降血糖作用
倍他米松	合用时升高倍他米松的血药浓度
苯巴比妥	合用会降低氟伏沙明的血药浓度与疗效
苯妥英	合用会降低氟伏沙明的血药浓度与疗效，升高苯妥英的血药浓度
丙米嗪	合用可使氟伏沙明的血药浓度升高
茶碱	氟伏沙明升高茶碱的血药浓度（尽可能避免合用，茶碱剂量不可减半，但应监测茶碱的血药浓度）
地塞米松	合用可降低地塞米松的代谢
地西泮	氟伏沙明升高地西泮的血药浓度
碘塞罗宁	合用时降低碘塞罗宁的治疗效果
丁螺环酮	合用可使氟伏沙明的血药浓度升高
度洛西汀	氟伏沙明抑制度洛西汀的代谢（避免合用）
奋乃静	合用可使氟伏沙明的血药浓度升高
氟哌啶醇	氟伏沙明可能升高氟哌啶醇的血药浓度
氟哌利多	氟伏沙明避免与氟哌利多合用（增加室性心律失常风险）
贯叶连翘	合用可能会增加并导致 5-羟色胺能神经的作用亢进，而出现 5-羟色胺综合征
华法林	可能增加出血风险
环丙孕酮	合用时降低氟伏沙明的血药浓度
降血糖药	可降低血糖，甚至导致低血糖，停用氟伏沙明时血糖升高，故在使用氟伏沙明和停药后一段时间，应监测血糖水平，及时采取干预措施
卡马西平	合用会降低氟伏沙明的血药浓度与疗效，升高卡马西平的血药浓度
兰瑞肽	氟伏沙明加重兰瑞肽的降血糖作用
兰索拉唑	氟伏沙明可能增强兰索拉唑的血药浓度
雷沙吉兰	氟伏沙明应在雷沙吉兰停药 2 周以后开始应用
锂盐	合用可能会增加并导致 5-羟色胺能神经的作用亢进，从而出现 5-羟色胺综合征
利伐沙班	合用可降低利伐沙班的代谢
利托那韦	合用可使氟伏沙明的血药浓度升高
硫利达嗪	禁止合用，否则会引起心脏毒性，导致 QT 间期延长、心脏停搏等
氯吡格雷	氟伏沙明可能降低氯吡格雷的抗血小板效应
氯氮平	氟伏沙明升高氯氮平的血药浓度

合用药物	临床评价
罗氟司特	氟伏沙明抑制罗氟司特的代谢
罗哌卡因	氟伏沙明抑制罗哌卡因的代谢，罗哌卡因避免长期给药
马普替林	合用可使氟伏沙明的血药浓度升高
麦角新碱	合用时风险性和不良反应的严重性增加
美沙酮	氟伏沙明可能升高美沙酮的血药浓度
美西律	氟伏沙明抑制慢心率的代谢（增加中毒的危险）
米塔扎平	合用可能增强5-羟色胺能效应
帕拉米松	合用可降低帕拉米松的代谢
硼替佐米	合用可降低硼替佐米的代谢
匹莫齐特	禁止合用，因会引起心脏毒性，导致QT间期延长、心脏停搏等
普萘洛尔	氟伏沙明升高普萘洛尔的血药浓度
其他抗凝血药	可能增加出血风险
曲安奈德	合用可降低曲安奈德的代谢
曲安西龙	合用可降低曲安西龙的代谢
曲马多	合用可能会增加并导致5-羟色胺能神经的作用亢进，而出现5-羟色胺综合征
曲坦类	合用可能会增加并导致5-羟色胺能神经的作用亢进，而出现5-羟色胺综合征
去氨加压素	合用时增加不良反应的风险或严重性
去氧孕烯	合用可降低氟伏沙明的代谢
炔雌醇	合用时会减少氟伏沙明的代谢
瑞波西汀	避免合用
噻氯匹定	合用可降低噻氯匹定的代谢
三环类抗抑郁药	合用可能会增加并导致5-羟色胺能神经的作用亢进，而出现5-羟色胺综合征
色氨酸	合用可能会增加并导致5-羟色胺能神经的作用亢进，而出现5-羟色胺综合征
双嘧达莫	合用时升高双嘧达莫的血药浓度
司来吉兰	合用增加高血压和中枢神经系统兴奋风险，司来吉兰应在氟伏沙明停药1周后应用，避免在司来吉兰停药2周内应用氟伏沙明
他克林	氟伏沙明可抑制他克林的代谢，使他克林血浆水平升高，可引起不良反应，他克林的用量需进行调整，或停用两药之一或全部
特非那定	禁止合用，会引起心脏毒性，导致QT间期延长、心脏停搏等
替扎尼定	会升高替扎尼定的血药浓度（增加中毒风险），引起血压降低，心率减慢，避免合用
褪黑激素	氟伏沙明升高褪黑激素的血药浓度，避免合用
西洛他唑	合用时升高西洛他唑的血药浓度
西咪替丁	合用可使氟伏沙明的血药浓度升高
西沙必利	禁止合用，否则会引起心脏毒性，导致QT间期延长、心脏停搏等
溴隐亭	氟伏沙明加重溴隐亭的降血糖作用，合用时增加不良反应的风险或严重性
选择性5-羟色胺再摄取抑制剂	禁止合用，在停用选择性5-羟色胺再摄取抑制剂或单胺氧化酶抑制剂14天内禁止使用另一种药物，否则可能引起5-羟色胺综合征（临床表现为高热、肌肉强直、肌痉挛）精神症状，甚至会出现生命体征的改变
依他酸	氟伏沙明可能增加依他酸的抗凝作用
胰岛素	氟伏沙明增强胰岛素的降血糖作用

九、帕罗西汀

与帕罗西汀合用药物临床评价见表 8-58。

表 8-58　与帕罗西汀合用药物临床评价

合用药物	临床评价
5-羟色胺和去甲肾上腺素双重抑制剂	合用可能会增加并导致 5-羟色胺能神经的作用亢进，从而出现 5-羟色胺综合征
阿卡波糖	帕罗西汀增强阿卡波糖的降血糖作用
阿立哌唑	帕罗西汀可能抑制阿立哌唑的代谢（合用时应减少阿立哌唑的剂量）
阿米替林	合用可使帕罗西汀的血药浓度升高
阿普唑仑	合用可使帕罗西汀的血药浓度升高
阿司匹林	可能增加出血风险
阿托品	合用时风险性和不良反应的严重性增加
奥曲肽	帕罗西汀加重奥曲肽的降血糖作用
倍他米松	合用时升高倍他米松的血药浓度
苯巴比妥	合用会降低帕罗西汀的血药浓度与疗效
苯妥英钠	合用会降低帕罗西汀的血药浓度与疗效
吡格列酮	帕罗西汀增强吡格列酮的降血糖作用
丙环定	帕罗西汀增强丙环定的血药浓度
丙米嗪	合用可使帕罗西汀的血药浓度升高
达非那新	帕罗西汀增强达非那新的血药浓度
达芦那韦	达芦那韦可能降低帕罗西汀的血药浓度
地高辛	可能升高地高辛的血药浓度，增加发生洋地黄中毒的风险
地塞米松	合用时升高地塞米松的血药浓度
地特胰岛素	帕罗西汀增强地特胰岛素的降血糖作用
碘塞罗宁	合用时不良反应的风险或严重性可能增加
丁螺环酮	合用可使帕罗西汀的血药浓度升高
东莨菪碱	合用时风险性和不良反应的严重性增加
恩他卡朋	警惕帕罗西汀和恩他卡朋的合用
二甲双胍	帕罗西汀增强二甲双胍的降血糖作用
奋乃静	帕罗西汀抑制奋乃静的代谢，合用时应减少奋乃静的剂量
甘精胰岛素	帕罗西汀增强甘精胰岛素的降血糖作用
戈舍瑞林	帕罗西汀会增加戈舍瑞林的 QTc 间期延长效应
格列本脲	帕罗西汀增强格列本脲的降血糖作用
格列吡嗪	帕罗西汀增强格列吡嗪的降血糖作用
格列美脲	帕罗西汀增强格列美脲的降血糖作用
格列齐特	帕罗西汀增强格列齐特的降血糖作用
贯叶连翘	合用可能会增加并导致 5-羟色胺能神经的作用亢进，而出现 5-羟色胺综合征
华法林	帕罗西汀可抑制华法林代谢，可以增强华法林的抗凝作用，可能增加出血风险
加兰他敏	帕罗西汀增强加兰他敏的血药浓度
甲苯磺丁脲	帕罗西汀增强甲苯磺丁脲的降血糖作用
甲状腺剂	合用时减弱甲状腺剂的治疗效果

续表

合用药物	临床评价
降血糖药	可降低血糖，甚至导致低血糖发生，停用帕罗西汀时血糖升高，故在使用帕罗西汀和停药后一段时间，应监测血糖水平，及时采取干预措施
卡马西平	合用会降低帕罗西汀的血药浓度与疗效
赖脯胰岛素	帕罗西汀增强赖脯胰岛素的降血糖作用
兰瑞肽	帕罗西汀加强兰瑞肽的降血糖作用
雷诺嗪	帕罗西汀增强雷诺嗪的血药浓度
锂盐	合用可能会增加并导致5-羟色胺能神经的作用亢进，从而出现5-羟色胺综合征
利伐沙班	合用时升高利伐沙班的血药浓度
利培酮	帕罗西汀可能升高利培酮的血药浓度（增加中毒风险）
利托那韦	合用可使帕罗西汀的血药浓度升高
硫利达嗪	禁止合用，因会引起心脏毒性，导致QT间期延长、心脏停搏等
氯吡格雷	合用时升高氯吡格雷的血药浓度
氯氮䓬	合用可使帕罗西汀的血药浓度升高
氯氮平	帕罗西汀升高氯氮平的血药浓度
罗格列酮	帕罗西汀增强罗格列酮的降血糖作用
马普替林	合用可使帕罗西汀的血药浓度升高
美沙酮	帕罗西汀可能升高美沙酮的血药浓度
美托洛尔	帕罗西汀可能升高美托洛尔的血药浓度（效应增强）
门冬胰岛素	帕罗西汀增强门冬胰岛素的降血糖作用
米非司酮	米非司酮会增加帕罗西汀的QTc间期延长效应
那格列奈	帕罗西汀增强那格列奈的降血糖作用
奈韦拉平	无显著临床意义的相互作用，不必调整剂量
硼替佐米	合用可降低硼替佐米的代谢
匹莫齐特	禁止合用，否则会引起心脏毒性，导致QT间期延长、心脏停搏等
扑米酮	扑米酮可能降低帕罗西汀的血药浓度
普罗帕酮	帕罗西汀可能抑制普罗帕酮的代谢（增加中毒风险）
其他抗凝血药	可能增加出血风险
曲马多	合用可能会增加并导致5-羟色胺能神经的作用亢进，而出现5-羟色胺综合征
曲坦类	合用可能会增加并导致5-羟色胺能神经的作用亢进，而出现5-羟色胺综合征
去氨加压素	合用时增加不良反应的风险或严重性
瑞波西汀	瑞波西汀生产商建议避免与帕罗西汀合用
瑞格列奈	帕罗西汀增强瑞格列奈的降血糖作用
噻氯匹定	合用可降低帕罗西汀的代谢
赛庚啶	赛庚啶是一个5-羟色胺拮抗剂，与帕罗西汀的疗效相反，会抵消帕罗西汀对5-羟色胺受体的激动作用，需停用赛庚啶
三环类抗抑郁药	合用可能会增加并导致5-羟色胺能神经的作用亢进，而出现5-羟色胺综合征
色氨酸	合用可能会增加并导致5-羟色胺能神经的作用亢进，而出现5-羟色胺综合征
舒马曲坦	合用增加中枢神经系统毒性风险
双嘧达莫	合用时升高双嘧达莫的血药浓度
司来吉兰	合用增加高血压和中枢神经系统兴奋风险，司来吉兰应在帕罗西汀停药1周后应用，避免在司来吉兰停药2周内应用帕罗西汀

续表

合用药物	临床评价
他莫昔芬	帕罗西汀可能抑制他莫昔芬代谢物的作用（避免合用）
特非那定	禁止合用，否则会引起心脏毒性，导致 QT 间期延长、心脏停搏等
托莫西汀	帕罗西汀可能抑制托莫西汀的代谢
西格列汀	帕罗西汀增强西格列汀的降血糖作用
西洛他唑	合用可降低西洛他唑的代谢
西咪替丁	合用可使帕罗西汀的血药浓度升高
西沙必利	禁止合用，否则会引起心脏毒性，导致 QT 间期延长、心脏停搏等
溴隐亭	帕罗西汀加重溴隐亭的降血糖作用，合用时增加不良反应的风险或严重性
选择性 5-羟色胺再摄取抑制剂	禁止合用，在停用选择性 5-羟色胺再摄取抑制剂或单胺氧化酶抑制剂 14 天内禁止使用另一种药物，否则可能引起 5-羟色胺综合征（临床表现为高热、肌肉强直、肌痉挛）精神症状，甚至会出现生命体征的改变
依法韦仑	无显著临床意义的相互作用，不必调整剂量
依曲韦林	无显著临床意义的相互作用，不必调整剂量
胰岛素	帕罗西汀增强胰岛素的降血糖作用
左甲状腺素	合用时减弱左甲状腺素的治疗效果
唑吡坦	唑吡坦和帕罗西汀都具有较强的蛋白结合能力，故两者发生竞争结合位点相互作用，这两种药物单独使用都不会导致幻觉，两者合用需谨慎考虑

十、氟西汀

参见帕罗西汀。

十一、舍曲林

与舍曲林合用药物（食物）临床评价见表 8-59。

表 8-59 与舍曲林合用药物（食物）临床评价

合用药物（食物）	临床评价
5-羟色胺和去甲肾上腺素双重抑制剂	合用可能会增加并导致 5-羟色胺能神经的作用亢进，而出现 5-羟色胺综合征
阿米替林	合用可使舍曲林的血药浓度升高
阿普唑仑	合用可使舍曲林的血药浓度升高
阿司匹林	可能增加出血风险
安泼那韦	舍曲林的血药浓度可能会升高，密切监测，可能须调整剂量
奥曲肽	舍曲林加重奥曲肽的降血糖作用
倍他米松	合用时升高倍他米松的血药浓度
苯巴比妥	合用会降低舍曲林的血药浓度与疗效
苯妥英钠	合用会降低舍曲林的血药浓度与疗效
丙米嗪	合用可使舍曲林的血药浓度升高
达芦那韦	舍曲林的血药浓度会升高，以低剂量开始使用，并密切监测抗抑郁效果
地高辛	合用可能升高地高辛的血药浓度，增加发生洋地黄中毒的风险
地塞米松	合用时降低舍曲林的血药浓度

续表

合用药物（食物）	临床评价
碘塞罗宁	合用时减弱碘塞罗宁的治疗效果
丁螺环酮	合用可使舍曲林的血药浓度升高
奋乃静	合用可使舍曲林的血药浓度升高
氟哌利多	舍曲林避免与氟哌利多合用（增加室性心律失常风险）
福沙那韦	舍曲林的血药浓度可能会升高，密切监测，可能须调整剂量
戈舍瑞林	舍曲林增加戈舍瑞林的 QTc 间期延长效应
贯叶连翘	合用可能会增加并导致 5-羟色胺能神经的作用亢进，而出现 5-羟色胺综合征
华法林	合用可减少华法林代谢，可能增加出血风险
降血糖药	可降低血糖，甚至导致低血糖，停用舍曲林时血糖升高，故在使用舍曲林和停药后一段时间，应监测血糖水平，及时采取干预措施
卡马西平	合用会降低舍曲林的血药浓度与疗效
兰瑞肽	舍曲林加强兰瑞肽的降血糖作用
锂盐	合用可能会增加并导致 5-羟色胺能神经的作用亢进，而出现 5-羟色胺综合征
利伐沙班	合用时升高利伐沙班的血药浓度
利福平	利福平可使舍曲林血药浓度降低，降低抗抑郁剂的药效，并呈现 SSRI 停用综合征的反应，若对使用舍曲林的患者加用或停用利福平，需仔细监控舍曲林的血药浓度及临床效果，并调整舍曲林剂量
利托那韦	合用可使舍曲林的血药浓度升高
硫利达嗪	禁止合用，否则会引起心脏毒性，导致 QT 间期延长、心脏停搏等
氯吡格雷	合用可减少舍曲林的代谢，升高氯吡格雷的血药浓度
氯氮䓬	合用可使舍曲林的血药浓度升高
氯氮平	舍曲林升高氯氮平的血药浓度
马普替林	合用可使舍曲林的血药浓度升高
美沙酮	舍曲林可能升高美沙酮的血药浓度
美托洛尔	舍曲林可升高美托洛尔的血药浓度，对于服用美托洛尔的患者，在开始舍曲林的治疗时应减少美托洛尔的剂量
米非司酮	米非司酮增加舍曲林的 QTc 间期延长效应
米塔扎平	在舍曲林疗程中加入米塔扎平将导致轻度躁狂，若两者合用时，需谨慎观察患者是否出现躁狂症状或迹象
硼替佐米	合用可降低舍曲林的代谢
匹莫齐特	禁止合用，否则会引起心脏毒性，导致 QT 间期延长、心脏停搏等
曲马多	合用可能会增加并导致 5-羟色胺能神经的作用亢进，而出现 5-羟色胺综合征
曲坦类	合用可能会增加并导致 5-羟色胺能神经的作用亢进，而出现 5-羟色胺综合征
去氨加压素	合用时增加不良反应的风险或严重性
噻氯匹定	合用可降低舍曲林的代谢
三环类抗抑郁药	合用可能会增加并导致 5-羟色胺能神经的作用亢进，而出现 5-羟色胺综合征
色氨酸	合用可能会增加并导致 5-羟色胺能神经的作用亢进，而出现 5-羟色胺综合征
舒马曲坦	合用可见中枢神经系统毒性
双嘧达莫	合用时升高双嘧达莫的血药浓度

续表

合用药物（食物）	临床评价
司来吉兰	合用增加高血压和中枢神经系统兴奋风险，司来吉兰应在舍曲林停药1周后应用，避免在司来吉兰停药2周内应用舍曲林
他莫昔芬	合用时降低他莫昔芬作用代谢物的血药浓度，导致疗效损失
特非那定	禁止合用，否则会引起心脏毒性，导致QT间期延长、心脏停搏等
西洛他唑	合用时升高西洛他唑的血药浓度
西咪替丁	合用可使舍曲林的血药浓度升高
西沙必利	禁止合用，否则会引起心脏毒性，导致QT间期延长、心脏停搏等
西柚汁	西柚汁中含槲皮黄酮和山柰酚等类黄酮，可使舍曲林的血药浓度升高
溴隐亭	舍曲林加重溴隐亭的降血糖作用，增加不良反应的风险或严重性
选择性5-羟色胺再摄取抑制剂	禁止合用，在停用选择性5-羟色胺再摄取抑制剂或单胺氧化酶抑制剂14天内禁止使用另一种药物，否则可能引起5-羟色胺综合征（临床表现为高热、肌肉强直、肌痉挛）精神症状，甚至会出现生命体征的改变
依地酸	舍曲林可能增加依地酸的抗凝作用
依法韦仑	舍曲林的血药浓度降低，可能须增加舍曲林的剂量
胰岛素	舍曲林增强胰岛素的降血糖作用
右美沙芬	在使用舍曲林治疗过程中，加入右美沙芬将导致5-羟色胺综合征（精神状态改变、烦躁不安、高血压、颤抖及肌阵挛），应尽可能避免两者共用
唑吡坦	唑吡坦和舍曲林都具有较强的蛋白结合能力，故两者发生竞争结合位点相互作用，合用可增强镇静效应

十二、西酞普兰

与西酞普兰合用药物（食物）临床评价见表8-60。

表8-60　与西酞普兰合用药物（食物）临床评价

合用药物（食物）	临床评价
5-羟色胺和去甲肾上腺素双重抑制剂	合用可能会增加并导致5-羟色胺能神经的作用亢进，而出现5-羟色胺综合征
阿米替林	合用可使西酞普兰的血药浓度升高
阿普唑仑	合用可使西酞普兰的血药浓度升高
阿司匹林	西酞普兰增强阿司匹林的抗血栓作用，可能增加出血风险
埃索美拉唑	埃索美拉唑与经CYP2C19代谢的药物如西酞普兰合用时，西酞普兰的血药浓度可被升高，可能需要降低剂量，特别是埃索美拉唑用于按需治疗时，更应考虑这一点
安非他酮	安非他酮可能升高西酞普兰的血药浓度
奥美拉唑	奥美拉唑可升高西酞普兰的血药浓度
奥曲肽	西酞普兰加重奥曲肽的降血糖作用，奥曲肽加重西酞普兰延长QTc间期的作用
倍他米松	合用时升高倍他米松的血药浓度
苯巴比妥	合用会降低西酞普兰的血药浓度与疗效
苯妥英钠	合用会降低西酞普兰的血药浓度与疗效
丙米嗪	合用可使西酞普兰的血药浓度升高

续表

合用药物（食物）	临床评价
地高辛	可能升高地高辛的血药浓度，增加发生洋地黄中毒的风险
地拉夫定	西酞普兰的血药浓度升高，密切监测血钾、血镁和心电图，西酞普兰的剂量不超过 20mg/d
地塞米松	合用时降低西酞普兰的血药浓度，升高地塞米松的血药浓度
碘塞罗宁	合用时减弱碘塞罗宁的治疗效果
丁螺环酮	合用可使西酞普兰的血药浓度升高
奋乃静	合用可使西酞普兰的血药浓度升高
戈舍瑞林	戈舍瑞林会增加西酞普兰的 QTc 间期延长效应
贯叶连翘	合用可能会增加并导致 5-羟色胺能神经的作用亢进，从而出现 5-羟色胺综合征
华法林	合用可减少华法林代谢，可能增加出血风险
甲硝唑	甲硝唑会增加西酞普兰的 QTc 间期延长作用
卡马西平	合用会降低西酞普兰的血药浓度与疗效
兰瑞肽	西酞普兰加重兰瑞肽的降血糖作用
锂盐	合用可能会增加并导致 5-羟色胺能神经的作用亢进，从而出现 5-羟色胺综合征
利伐沙班	合用时升高利伐沙班的血药浓度
利托那韦	合用可使西酞普兰的血药浓度升高
亮丙瑞林	亮丙瑞林会增加西酞普兰的 QTc 间期延长效应
硫利达嗪	禁止合用，否则会引起心脏毒性，导致 QT 间期延长、心脏停搏等
氯吡格雷	合用时升高氯吡格雷的血药浓度
氯氮䓬	合用可使西酞普兰的血药浓度升高
氯氮平	西酞普兰可能升高氯氮平的血药浓度（增加中毒风险）
马普替林	合用可使西酞普兰的血药浓度升高
美托洛尔	西酞普兰可升高美托洛尔的血药浓度
米非司酮	米非司酮会增加西酞普兰的 QTc 间期延长效应
硼替佐米	合用可降低西酞普兰的代谢
匹莫齐特	禁止合用，否则会引起心脏毒性，导致 QT 间期延长、心脏停搏等
曲马多	合用可能会增加并导致 5-羟色胺能神经的作用亢进，从而出现 5-羟色胺综合征
曲普瑞林	曲普瑞林会增加西酞普兰的 QTc 间期延长效应
曲坦类	合用可能会增加并导致 5-羟色胺能神经的作用亢进，从而出现 5-羟色胺综合征
去氨加压素	合用时增加不良反应的风险或严重性
噻氯匹定	噻氯匹定可降低西酞普兰的代谢
三环类抗抑郁药	合用可能会增加并导致 5-羟色胺能神经的作用亢进，从而出现 5-羟色胺综合征
色氨酸	合用可能会增加并导致 5-羟色胺能神经的作用亢进，从而出现 5-羟色胺综合征
双嘧达莫	合用时升高西酞普兰的血药浓度
司来吉兰	合用理论上有 5-羟色胺综合征危险（特别是司来吉兰剂量每天超过 10mg 时），建议避免西酞普兰与司来吉兰合用
缩宫素	缩宫素可能会增加西酞普兰的 QTc 间期延长效应
他莫昔芬	他莫昔芬加重西酞普兰的 QTc 间期延长效应
特非那定	禁止合用，否则会引起心脏毒性，导致 QT 间期延长、心脏停搏等
西洛他唑	合用时升高西洛他唑的血药浓度

续表

合用药物（食物）	临床评价
西咪替丁	合用可使西酞普兰的血药浓度升高
西沙必利	禁止合用，否则会引起心脏毒性，导致 QT 间期延长、心脏停搏等
西柚汁	西柚汁中含槲皮黄酮和山柰酚等类黄酮，可使西酞普兰的血药浓度升高
溴隐亭	合用时升高西酞普兰的血药浓度，西酞普兰可加重溴隐亭的低血糖作用
选择性 5-羟色胺再摄取抑制剂	禁止合用，在停用选择性 5-羟色胺再摄取抑制剂或单胺氧化酶抑制剂 14 天内禁止使用另一种药物，否则可能引起 5-羟色胺综合征（临床表现为高热、肌肉强直、肌痉挛）精神症状，甚至会出现生命体征的改变
依法韦仑	西酞普兰的血药浓度升高，密切监测血钾、血镁和心电图，西酞普兰的剂量不超过 20mg/d
依曲韦林	西酞普兰的血药浓度升高，密切监测血钾、血镁和心电图，西酞普兰的剂量不超过 20mg/d
胰岛素	西酞普兰增强胰岛素的降血糖作用

十三、艾司西酞普兰

参见西酞普兰。

十四、马普替林

与马普替林合用药物临床评价见表 8-61。

表 8-61　与马普替林合用药物临床评价

合用药物	临床评价
阿司匹林	合用时升高阿司匹林的血药浓度
巴比妥类药物	合用会使马普替林的血药浓度减低，清除速率加快
倍他米松	合用可升高倍他米松的血药浓度
苯妥英	合用肝药酶诱导剂会使马普替林的血药浓度减低，清除速率加快
单胺氧化酶抑制剂	合用增加马普替林的不良反应
地塞米松	合用时升高地塞米松的血药浓度
碘海醇	合用会增加癫痫发作的危险
氟西汀	合用会升高马普替林的血药浓度，延长其清除半衰期
戈舍瑞林	马普替林可增加戈舍瑞林的 QTc 间期延长效应
甲状腺素制剂	合用易相互增强作用，引起心律失常，甚至产生毒性反应
卡马西平	合用会使马普替林的血药浓度减低，清除速率加快
抗胆碱类药物	合用会产生阿托品样作用，如口干、散瞳、肠蠕动减慢等
抗组胺药	合用会产生阿托品样作用，如口干、散瞳、肠蠕动减慢等
奎尼丁	合用会升高马普替林的血药浓度，延长其清除半衰期
利伐沙班	合用时升高利伐沙班的血药浓度
硫酸镁	硫酸镁增强马普替林的中枢神经系统抑制作用
氯吡格雷	合用可升高氯吡格雷的血药浓度
吗氯贝胺	马普替林禁止合用单胺氧化酶抑制剂，因易发生致死性 5-羟色胺综合征（表现为高血压、心动过速、高热、肌阵挛、精神状态兴奋性改变等）
米非司酮	米非司酮增加马普替林的 QTc 间期延长效应

续表

合用药物	临床评价
奈法泮	合用会增加癫痫发生发作危险
拟肾上腺素类药物	合用药物的升压作用增强
帕罗西汀	合用会升高马普替林的血药浓度，延长其清除半衰期
硼替佐米	合用可降低马普替林的代谢
曲马多	合用会增加癫痫发作危险
噻氯匹定	合用可降低马普替林的代谢
舍曲林	合用会升高马普替林的血药浓度，延长其清除半衰期
双嘧达莫	合用可升高双嘧达莫的血药浓度
司来吉兰	马普替林禁止合用单胺氧化酶抑制剂，因易发生致死性 5-羟色胺综合征（表现为高血压、心动过速、高热、肌阵挛、精神状态兴奋性改变等）
西咪替丁	合用会升高马普替林的血药浓度，延长其清除半衰期
香豆素类药物（如华法林）	合用会使香豆素类药物（如华法林）的代谢减少，出血风险增加
溴隐亭	合用可升高溴隐亭的血药浓度，增加不良反应的风险或严重性
右丙氧芬	右丙氧芬可以抑制马普替林的肝代谢，导致其血药浓度升高，监测患者中枢神经系统不良反应，可能需降低马普替林剂量或停用右丙氧芬

十五、阿莫沙平

与阿莫沙平合用药物临床评价见表 8-62。

表 8-62　与阿莫沙平合用药物临床评价

合用药物	临床评价
甲状腺素制剂	合用易相互增强作用，引起心律失常，甚至产生毒性反应
卡马西平	合用会使阿莫沙平的血药浓度减低，清除速率加快
抗胆碱类药物	合用会产生阿托品样作用（如口干、散瞳、肠蠕动减慢等）
抗精神病药	合用易发生迟发性运动障碍和神经阻滞剂恶性综合征
抗组胺药	合用会产生阿托品样作用（如口干、散瞳、肠蠕动减慢等）
奎尼丁	合用 CYP2D6 抑制剂会升高阿莫沙平的血药浓度，延长其清除半衰期
兰瑞肽	阿莫沙平加重兰瑞肽的降血糖作用
亮丙瑞林	阿莫沙平会增加亮丙瑞林的 QTc 间期延长效应
硫酸镁	硫酸镁增加阿莫沙平的中枢神经系统抑制作用
吗氯贝胺	阿莫沙平禁止合用单胺氧化酶抑制剂（如吗氯贝胺），因易发生致死性 5-羟色胺综合征（表现为高血压、心动过速、高热、肌阵挛、精神状态兴奋性改变等）
米非司酮	米非司酮增加阿莫沙平的 QTc 间期延长效应
奈法泮	合用会增加癫痫发作的危险
拟肾上腺素类药物	合用时药物的升压作用增强
帕罗西汀	合用会升高阿莫沙平的血药浓度，延长其清除半衰期
曲马多	合用会增加癫痫发作的危险
去氨加压素	合用时增加不良反应的风险或严重性
噻氯匹定	合用可降低阿莫沙平的代谢

续表

合用药物	临床评价
舍曲林	合用会升高阿莫沙平的血药浓度，延长其清除半衰期
司来吉兰	阿莫沙平禁止合用单胺氧化酶抑制剂（如司来吉兰），因易发生致死性 5-羟色胺综合征（表现为高血压、心动过速、高热、肌阵挛、精神状态兴奋性改变等）
西咪替丁	合用会升高阿莫沙平的血药浓度，延长其清除半衰期
香豆素类药物（如华法林）	合用会使香豆素类药物（如华法林）的代谢减少，出血风险增加
溴隐亭	阿莫沙平加重溴隐亭的低血糖作用，合用时增加不良反应的风险或严重性

十六、米安色林

与米安色林合用药物临床评价见表 8-63。

表 8-63　与米安色林合用药物临床评价

合用药物	临床评价
巴比妥类	巴比妥类可使米安色林的代谢加快（使其血药浓度降低）
苯妥英	苯妥英降低米安色林的血药浓度
单胺氧化酶抑制剂	禁止合用，且停用单胺氧化酶抑制剂 2 周内亦不能服用米安色林
地塞米松	合用时降低米安色林的血药浓度
东莨菪碱	米安色林可能会增加东莨菪碱的抗胆碱能作用
氟哌利多	合用可增加心脏毒性（表现为 QT 间期延长、尖端扭转型室性心动过速、心搏骤停）
卡马西平	卡马西平降低米安色林的血药浓度
抗胆碱药	米安色林增强抗胆碱药的抗胆碱作用
氯吡格雷	合用可降低米安色林的代谢
硼替佐米	合用可降低米安色林的代谢
扑米酮	扑米酮可加快米安色林的代谢，降低其血药浓度
噻氯匹定	合用可降低米安色林的代谢
溴隐亭	合用时减弱溴隐亭的治疗作用
中枢神经系统抑制剂（包括乙醇）	合用应减少中枢神经系统抑制剂（包括乙醇）的用量，或避免合用

十七、曲唑酮

与曲唑酮合用药物临床评价见表 8-64。

表 8-64　与曲唑酮合用药物临床评价

合用药物	临床评价
阿司匹林	曲唑酮增强阿司匹林的抗血栓作用
阿扎那韦	曲唑酮的血药浓度会升高，谨慎合用，考虑减少曲唑酮的剂量
安泼那韦	曲唑酮的血药浓度会升高，谨慎合用，考虑减少曲唑酮的剂量
奥曲肽	曲唑酮加重奥曲肽的降血糖作用
倍他米松	合用时降低倍他米松的血药浓度
苯妥英钠	曲唑酮抑制苯妥英钠在肝脏的代谢，升高其血药浓度

合用药物	临床评价
达芦那韦-利托那韦	达芦那韦-利托那韦会升高曲唑酮的血药浓度，谨慎合用，可考虑减少曲唑酮的剂量
单胺氧化酶抑制剂	禁止合用，且停药14天内亦不能服用单胺氧化酶抑制剂
地高辛	使用地高辛的患者合用曲唑酮，可引起地高辛的血药浓度升高，毒性增强
地拉夫定	曲唑酮的血药浓度会升高，密切监测，可能须减少曲唑酮的剂量
地塞米松	合用可降低曲唑酮的血药浓度
奋乃静	可产生协同降压作用，引起低血压
氟哌利多	可增加氟哌利多的心脏毒性（QT间期延长、尖端扭转型室性心动过速、心脏停搏等）
氟西汀	氟西汀可以减少肝脏对曲唑酮的代谢，造成曲唑酮的血药浓度升高并产生相关不良反应，两者合用时，需对患者曲唑酮的血药水平及相关不良反应进行监控
福沙那韦	曲唑酮的血药浓度会升高，谨慎合用，考虑减少曲唑酮的剂量
戈舍瑞林	曲唑酮会增加戈舍瑞林的QTc间期延长效应
贯叶连翘	合用可产生5-羟色胺综合征，表现为昏睡、焦虑和恶心等，也可有精神症状表现
华法林	曲唑酮可能增强或降低华法林的抗凝血效应
甲氧氯普胺	曲唑酮加重甲氧氯普胺的不良反应或毒性作用
卡马西平	曲唑酮抑制卡马西平在肝脏的代谢，升高其血药浓度
兰瑞肽	曲唑酮加重兰瑞肽的降血糖作用
利伐沙班	合用可降低利伐沙班的血药浓度
利托那韦	利托那韦可能升高曲唑酮的血药浓度（中毒风险增加）
硫利达嗪	可产生协同降压作用，引起低血压
洛匹那韦-利托那韦	曲唑酮的血药浓度会升高，谨慎合用，考虑减少曲唑酮的剂量
氯吡格雷	合用可降低氯吡格雷的血药浓度
氯丙嗪	可产生协同降压作用，引起低血压
美索达嗪	可产生协同降压作用，引起低血压
米非司酮	米非司酮可以升高曲唑酮的血药浓度
奈非那韦	奈非那韦会升高曲唑酮的血药浓度，谨慎合用，考虑减少曲唑酮的剂量
萘法唑酮	合用可致5-羟色胺综合征，应避免合用
帕罗西汀	帕罗西汀可降低曲唑酮的清除
硼替佐米	合用可降低曲唑酮的代谢
去氨加压素	合用时增加不良反应的风险或严重性
噻氯匹定	合用可降低曲唑酮的代谢
三氟拉嗪	可产生协同降压作用，引起低血压
沙奎那韦	合用增加室性心律失常的风险，避免合用
双嘧达莫	合用可降低双嘧达莫的血药浓度
他克莫司	曲唑酮可使他克莫司的血药浓度上升和不良反应增强，应严密监测他克莫司浓度和不良反应症状，可能需要调整剂量或停用曲唑酮
替拉那韦	替拉那韦会升高曲唑酮的血药浓度，谨慎合用，应考虑减少曲唑酮的剂量
溴隐亭	曲唑酮加重溴隐亭的降血糖作用，合用时增加不良反应的风险或严重性
依法韦仑	曲唑酮的血药浓度可能降低，密切监测，可能须增加曲唑酮的剂量
依曲韦林	曲唑酮的血药浓度可能降低，密切监测，可能须增加曲唑酮的剂量

续表

合用药物	临床评价
银杏叶制剂	银杏叶制剂与曲唑酮合用造成一名阿尔茨海默病患者昏迷，经注射氟马西尼，患者立即苏醒，因此两药合用应谨慎，虽是个别病例，但应对曲唑酮的不良反应进行监测
茚地那韦	曲唑酮的血药浓度会升高，谨慎合用，考虑减少曲唑酮的剂量
中枢性抗高血压药（如可乐定）	合用可减弱降压作用

十八、萘法唑酮

与萘法唑酮合用药物临床评价见表 8-65。

表 8-65 与萘法唑酮合用药物临床评价

合用药物	临床评价
阿司咪唑	禁止合用，以免增加发生严重室性心律失常的风险
单胺氧化酶抑制剂	禁止合用，且停药 14 天内内亦不能服用单胺氧化酶抑制剂
地高辛	合用升高地高辛的血药浓度，使发生洋地黄中毒的风险增加
丁螺环酮	合用会升高丁螺环酮的血药浓度，不建议合用
氟哌啶醇	合用会升高氟哌啶醇的血药浓度，不建议合用
卡马西平	合用会升高卡马西平的血药浓度，不建议合用
抗高血压药物	合用可能会加剧降压效果，甚至出现低血压和直立性低血压
匹莫齐特	禁止合用，以免增加发生严重室性心律失常的风险
全身麻醉药	萘法唑酮与全身麻醉药之间存在潜在的相互作用，在择期手术前，尽量停用萘法唑酮
他汀类药物	禁止合用，有引起横纹肌溶解的报道
特非那定	禁止合用，以免增加发生严重室性心律失常的风险
特酚伪麻	禁止合用，以免增加发生严重室性心律失常的风险
西沙必利	禁止合用，以免增加发生严重室性心律失常的风险

十九、阿戈美拉汀

与阿戈美拉汀合用药物临床评价见表 8-66。

表 8-66 与阿戈美拉汀合用药物临床评价

合用药物	临床评价
雌激素	合用可能会升高阿戈美拉汀的血药浓度
伏氟沙明	伏氟沙明可明显抑制阿戈美拉汀的代谢，使阿戈美拉汀的暴露量增高 60 倍，禁止合用
环丙沙星	环丙沙星可明显抑制阿戈美拉汀的代谢，使阿戈美拉汀的暴露量增高，禁止合用

二十、地昔帕明

与地昔帕明合用药物临床评价见表 8-67。

表 8-67 与地昔帕明合用药物临床评价

合用药物	临床评价
阿司匹林	合用可升高阿司匹林的血药浓度
阿扎那韦	合用地昔帕明的血药浓度会升高，推荐监测地昔帕明的血药浓度

续表

合用药物	临床评价
安泼那韦	合用地昔帕明的血药浓度会升高,推荐监测地昔帕明的血药浓度
保泰松	地昔帕明有抗胆碱作用,导致胃排空减慢,使保泰松的吸收受抑制,血药浓度降低,作用减弱
倍他米松	合用可升高倍他米松的血药浓度
大麻	在使用地昔帕明治疗期间吸食大麻(或使用大麻类药物)将导致心动过速、谵妄
地塞米松	合用可升高地塞米松的血药浓度
碘塞罗宁	碘塞罗宁可能增加地昔帕明的致心律失常作用
福沙那韦	地昔帕明的血药浓度会升高,推荐监测地昔帕明的血药浓度
戈舍瑞林	地昔帕明会增加戈舍瑞林的 QTc 间期延长效应
胍乙啶	地昔帕明拮抗胍乙啶的神经元封闭作用,致使降压作用减弱,禁止合用
华法林	地昔帕明可增强华法林的抗凝作用
卡马西平	卡马西平和地昔帕明会竞争肝药酶的羟基化反应,使卡马西平的浓度升高,以致引起剧烈的急性恶心、呕吐、幻觉、语言不清、运动失调
奎尼丁	奎尼丁抑制地昔帕明代谢,降低地昔帕明的消除
利伐沙班	合用可升高地昔帕明的血药浓度
亮丙瑞林	地昔帕明增加亮丙瑞林的 QTc 间期延长效应
硫利达嗪	硫利达嗪会抑制地昔帕明的代谢,导致地昔帕明水平和毒性升高,应监测地昔帕明的血药浓度,必要时停药或降低剂量
硫酸镁	硫酸镁增加地昔帕明中枢神经系统抑制作用
氯吡格雷	合用可升高氯吡格雷的血药浓度
美沙酮	美沙酮可抑制地昔帕明的代谢
米非司酮	米非司酮增加地昔帕明的 QTc 间期延长效应
硼替佐米	合用可降低地昔帕明的代谢
普萘洛尔	由于地昔帕明可能拮抗普萘洛尔对心肌组织的作用,削弱其减缓心率作用,降低其收缩效应,在没有确实的临床资料证实其安全性前,两药合用时应小心谨慎,并密切观察
羟布宗	地昔帕明抑制羟布宗的吸收
去氨加压素	合用时增加不良反应的风险或严重性
噻氯匹定	合用可降低地昔帕明的代谢
三环类抗抑郁药	地昔帕明可减少三环类抗抑郁药代谢,加重三环类抗抑郁药的不良反应或毒性作用
双嘧达莫	合用可升高双嘧达莫的血药浓度
他莫昔芬	合用时因降低他莫昔芬活性代谢物的血药浓度导致疗效降低
西洛他唑	合用可升高西洛他唑的血药浓度
溴隐亭	合用可减弱溴隐亭的治疗作用,增加不良反应的风险或严重性
伊托必利	地昔帕明可减弱伊托必利的治疗作用
中枢神经系统抑制剂	地昔帕明可增强中枢神经系统抑制剂的中枢神经系统抑制作用

二十一、维拉唑酮

与维拉唑酮合用药物临床评价见表 8-68。

表 8-68　与维拉唑酮合用药物临床评价

合用药物	临床评价
非甾体抗炎药	合用增加上消化道出血的危险性
红霉素	红霉素可升高维拉唑酮的血药浓度，对于不能耐受不良反应者，应降低剂量至 20mg
华法林	正在服用华法林者，在开始或停止使用维拉唑酮时，应密切观察
卡马西平	强效 CYP3A4 诱导剂可降低维拉唑酮的暴露量约 45%，如果使用时间超过 14 天，维拉唑酮的剂量应加倍，停用后，应在 14 天内将维拉唑酮的剂量降低到正常用量
曲坦类	合用可能发生 5-羟色胺综合征，合用时尤其是在开始服用和剂量增加时应仔细观察
色胺能抗抑郁药	合用可能发生 5-羟色胺综合征，合用时尤其是在开始服用和剂量增加时应仔细观察
酮康唑	强效 CYP3A4 抑制剂能升高维拉唑酮的血药浓度 50%，如需合用，维拉唑酮的剂量应减少至 20mg
乙醇	有药效学相互作用，服药期间应戒酒

二十二、沃替西汀

与沃替西汀合用药物临床评价见表 8-69。

表 8-69　与沃替西汀合用药物临床评价

合用药物	临床评价
5-羟色胺再摄取抑制剂	合用时应密切监测 5-羟色胺综合征的症状和体征，如发生 5-羟色胺综合征，应立即停用沃替西汀及合用药物
奥曲肽	沃替西汀可加重奥曲肽的降血糖作用
单胺氧化酶抑制剂	合用或近期才停用单胺氧化酶抑制剂的患者，可能会产生严重甚至致命的不良反应
地塞米松	合用可降低沃替西汀的血药浓度
碘塞罗宁	合用可减弱碘塞罗宁的治疗效果
兰瑞肽	沃替西汀加重兰瑞肽的降血糖作用
氯吡格雷	合用可降低沃替西汀的代谢
硼替佐米	合用可降低沃替西汀的代谢
曲马多	合用时应密切监测 5-羟色胺综合征的症状和体征，如发生 5-羟色胺综合征，应立即停用沃替西汀及合用药物
曲坦类	合用时应密切监测 5-羟色胺综合征的症状和体征，如发生 5-羟色胺综合征，应立即停用沃替西汀及合用药物
去氨加压素	合用时增加不良反应的风险或严重性
噻氯匹定	合用可降低沃替西汀的代谢
色氨酸	合用时应密切监测 5-羟色胺综合征的症状和体征，如发生 5-羟色胺综合征，应立即停用沃替西汀及合用药物
溴隐亭	沃替西汀加重溴隐亭的降血糖作用，溴隐亭加重沃替西汀的血管收缩作用
胰岛素	沃替西汀增强胰岛素的降血糖作用

二十三、维洛沙秦

与维洛沙秦合用药物临床评价见表 8-70。

表 8-70　与维洛沙秦合用药物临床评价

合用药物	临床评价
单胺氧化酶抑制剂	维洛沙秦不可合用单胺氧化酶抑制剂，在停用单胺氧化酶抑制剂 14 天之内亦不可使用
二甲苄肼	维洛沙秦减弱二甲苄肼的降压作用
胍乙啶	维洛沙秦减弱胍乙啶的降压作用
可乐定	维洛沙秦减弱可乐定的降压作用
异喹胍	维洛沙秦减弱异喹胍的降压作用

二十四、瑞波西汀

与瑞波西汀合用药物临床评价见表 8-71。

表 8-71　与瑞波西汀合用药物临床评价

合用药物	临床评价
阿司匹林	合用时升高阿司匹林的血药浓度
倍他米松	合用时升高倍他米松的血药浓度
大环内酯类抗生素（阿奇霉素除外）	合用可明显升高瑞波西汀的血药浓度，避免合用
单胺氧化酶抑制剂	不可合用单胺氧化酶抑制剂，在停用单胺氧化酶抑制剂 14 天之内亦不可使用瑞波西汀
地塞米松	合用时降低瑞波西汀的血药浓度，升高地塞米松的血药浓度
氟伏沙明	避免合用
蒿甲醚/木芴醇	避免与抗抑郁药合用
环孢素	避免合用
抗高血压药	瑞波西汀与抗高血压药合用时，可能引起直立性低血压
抗精神病药	避免合用
抗心律失常药	避免合用
利伐沙班	合用时升高利伐沙班的血药浓度
氯吡格雷	合用时升高氯吡格雷的血药浓度
麦角胺	合用时应注意血压升高
美西麦角	合用可能出现高血压风险
咪唑类抗真菌药	避免合用
袢利尿药	合用可能增加低血钾风险，避免合用
硼替佐米	合用可降低瑞波西汀的代谢
噻氯匹定	合用可降低瑞波西汀的代谢
噻嗪类	合用可能增加低血钾风险，避免合用
噻嗪类相关利尿药	合用可能增加低血钾风险，避免合用
三环类抗抑郁药	避免合用
三唑类	避免合用
双嘧达莫	合用时升高双嘧达莫的血药浓度
溴隐亭	合用时升高溴隐亭的血药浓度

二十五、文拉法辛

与文拉法辛合用药物临床评价见表 8-72。

表 8-72　与文拉法辛合用药物临床评价

合用药物	临床评价
5-羟色胺	文拉法辛加重 5-羟色胺的不良反应或毒性作用
5-羟色胺和去甲肾上腺素双重抑制剂	合用会引起 5-羟色胺综合征，应谨慎合用
阿司匹林	合用增强出血风险
阿扎那韦	文拉法辛及其代谢物的血药浓度可能会升高，谨慎合用，密切监测
安泼那韦	文拉法辛及其代谢物的血药浓度可能会升高，谨慎合用，密切监测
倍他米松	合用时升高倍他米松的血药浓度
达芦那韦	文拉法辛及其代谢物的血药浓度可能会升高，谨慎合用，密切监测
地塞米松	合用可降低文拉法辛的血药浓度
度洛西汀	合用可能增加 5-羟色胺能效应
恩他卡朋	恩他卡朋厂商建议慎与文拉法辛合用
芬氟拉明	合用会引起 5-羟色胺综合征，应谨慎合用
氟哌啶醇	减少氟哌啶醇代谢，两者合用应谨慎
福沙那韦	文拉法辛及其代谢物的血药浓度可能会升高，谨慎合用，密切监测
戈舍瑞林	文拉法辛会增加戈舍瑞林的 QTc 间期延长效应
贯叶连翘	合用会引起 5-羟色胺综合征，应谨慎合用
华法林	合用增加出血的风险
锂剂	合用会引起 5-羟色胺综合征，应谨慎合用
利伐沙班	合用可降低利伐沙班的代谢
利奈唑胺	合用会引起 5-羟色胺综合征，应谨慎合用
利托那韦	文拉法辛的血药浓度会升高，谨慎合用，应考虑降低文拉法辛的剂量
洛匹那韦-利托那韦	文拉法辛及其代谢物的血药浓度可能会升高，谨慎合用，密切监测
氯吡格雷	合用可降低氯吡格雷的代谢
氯氮平	相互作用，导致对方的血药浓度增加，出现不良反应
美托洛尔	会使降压作用增强，出现低血压
米非司酮	米非司酮可以升高文拉法辛的血药浓度
奈非那韦	文拉法辛及其代谢物的血药浓度可能会升高，谨慎合用，密切监测
帕拉米松	合用可降低帕拉米松的代谢
硼替佐米	合用可降低文拉法辛的代谢
曲安奈德	合用可降低曲安奈德的代谢
曲安西龙	合用可降低曲安西龙的代谢
曲坦类药物	合用会引起 5-羟色胺综合征，应谨慎合用
去甲肾上腺素再摄取抑制剂	文拉法辛加重去甲肾上腺素再摄取抑制剂的不良反应或毒性作用
噻氯匹定	合用可降低文拉法辛的代谢
三氟拉嗪	合用可能会导致神经阻滞剂恶性综合征的发生
三环类抗抑郁药	合用会引起 5-羟色胺综合征，应谨慎合用
色氨酸	合用会引起 5-羟色胺综合征，应谨慎合用
沙奎那韦	两药合用可能使 QT 间期延长出现叠加效应，不推荐合用

续表

合用药物	临床评价
双嘧达莫	合用可升高文拉法辛的血药浓度
司来吉兰	合用增加高血压风险和中枢神经系统兴奋（停用文拉法辛 1 周内不应使用司来吉兰，停用司来吉兰 2 周内避免使用文拉法辛）
酮康唑	酮康唑可减少文拉法辛的代谢，增加毒性
西布曲明	合用增加中枢神经系统毒性风险，避免合用
西洛他唑	合用时升高西洛他唑的血药浓度
西咪替丁	西咪替丁可减少文拉法辛的代谢，增加毒性
溴隐亭	合用时升高文拉法辛的血药浓度，减少溴隐亭的代谢
选择性 5-羟色胺再摄取抑制剂	合用会引起 5-羟色胺综合征，应谨慎合用
乙醇	合用可能增加中枢神经系统抑制作用
茚地那韦	文拉法辛及其代谢物的血药浓度可能会升高，谨慎合用，密切监测
右苯丙胺	合用会引起 5-羟色胺综合征，应谨慎合用
右美沙芬	相互作用导致对方的血药浓度增加，出现不良反应

二十六、去甲文拉法辛

与去甲文拉法辛合用药物临床评价见表 8-73。

表 8-73 与去甲文拉法辛合用药物临床评价

合用药物	临床评价
5-羟色胺和去甲肾上腺素双重抑制剂	合用可能会发生 5-羟色胺综合征
单胺氧化酶抑制剂	去甲文拉法辛与单胺氧化酶抑制剂合用可能会发生 5-羟色胺综合征，禁止合用
地昔帕明	合用可导致地昔帕明的血药浓度升高
非甾体抗炎药	合用增加出血的风险
贯叶连翘	合用时可能会发生 5-羟色胺综合征
华法林	合用增加出血的风险
锂盐	合用时可能会发生 5-羟色胺综合征
咪达唑仑	合用可导致咪达唑仑的血药浓度降低
曲马多	合用时可能会发生 5-羟色胺综合征
曲坦类	合用时可能会发生 5-羟色胺综合征
三环类	合用时可能会发生 5-羟色胺综合征
色氨酸	不建议去甲文拉法辛与血清素前体药物（如色氨酸）合用
色氨酸补充剂	合用时可能会发生 5-羟色胺综合征
酮康唑	合用可能会使去甲文拉法辛的血药浓度升高
西布曲明	合用时可能会发生 5-羟色胺综合征
选择性 5-羟色胺再摄取抑制剂	合用时可能会发生 5-羟色胺综合征
乙醇	尽管有研究表明去甲文拉法辛不会增加乙醇导致的精神、运动和心理测定的改变，但是服用去甲文拉法辛期间应建议患者避免饮酒

二十七、度洛西汀

与度洛西汀合用药物临床评价见表 8-74。

表 8-74　与度洛西汀合用药物临床评价

合用药物	临床评价
Ic 类抗心律失常药物	使 Ic 类抗心律失常药物代谢减慢，血药浓度增高
阿米替林	合用可能增强 5-羟色胺能效应
单胺氧化酶抑制剂	禁止合用，会发生致命性的 5-羟色胺综合征
非甾体抗炎药	合用可能使上消化道出血的风险增加
吩噻嗪类药物	使吩噻嗪类药物代谢减慢，血药浓度增高
氟伏沙明	氟伏沙明抑制度洛西汀的代谢，避免合用
贯叶连翘	合用可能增加 5-羟色胺能作用
蒿甲醚/木芴醇	避免与蒿甲醚/木芴醇合用
华法林	度洛西汀增强华法林的抗凝作用
环丙沙星	环丙沙星抑制度洛西汀的代谢，避免合用
环丙孕酮	合用可降低度洛西汀的血药浓度
减慢胃排空药物	度洛西汀在酸性环境下会生成无药理作用的萘酚，合用时应慎重
奎尼丁	可使度洛西汀的血药浓度增高，半衰期延长
喹诺酮类药物	可使度洛西汀的血药浓度增高，半衰期延长
硫利达嗪	禁止合用，会发生致命性的 5-羟色胺综合征
氯米帕明	合用可能增强 5-羟色胺能效应
吗氯贝胺	合用可能增加 5-羟色胺能效应
帕罗西汀	可使度洛西汀的血药浓度增高，半衰期延长，合用更应谨慎，以免引起 5-羟色胺综合征
哌替啶	合用可能增加 5-羟色胺能效应
硼替佐米	合用可降低度洛西汀的代谢
普萘洛尔	普萘洛尔加重度洛西汀的直立性低血压作用
曲马多	合用可能增加 5-羟色胺能效应
噻氯匹定	合用可降低度洛西汀的代谢
三环类抗抑郁药	使三环类抗抑郁药代谢减慢，血药浓度增高
色氨酸	合用可能增加 5-羟色胺能效应
双嘧达莫	双嘧达莫增强度洛西汀的直立低血压效应
他莫昔芬	合用时降低他莫昔芬作用代谢物的血药浓度，导致疗效降低
托莫西汀	合用可能增加抽搐风险
文拉法辛	合用可能增加 5-羟色胺能效应
西洛他唑	合用可降低西洛他唑的代谢
西咪替丁	可使度洛西汀的血药浓度增高，半衰期延长
溴隐亭	度洛西汀减弱溴隐亭的降压作用，合用时增加不良反应的风险或严重性
亚硝酸戊酯	亚硝酸戊酯可能会增加度洛西汀的直立性低血压的作用
中枢神经系统抑制剂	禁止合用，可能导致精神运动障碍的症状恶化

二十八、米那普仑

与米那普仑合用药物临床评价见表 8-75。

表 8-75 与米那普仑合用药物临床评价

合用药物	临床评价
5-羟色胺/去甲肾上腺素	米那普仑加重 5-羟色胺/去甲肾上腺素再摄取抑制剂的不良反应或毒性作用
阿司匹林	米那普仑增强阿司匹林的抗血栓作用
奥曲肽	米那普仑加重奥曲肽的降血糖作用
巴比妥类药物	合用可能出现相互增效的作用
单胺氧化酶抑制剂	米那普仑与单胺氧化酶抑制剂或其他抗抑郁药合用时,可出现汗多、步态不稳、抽搐、高热和昏迷,禁止合用
华法林	合用时增加不良反应的风险或严重性
卡马西平	合用时米那普仑的血药浓度轻微降低,如需长期合用,应监测血药浓度
可乐定	米那普仑可能减弱可乐定等的降压作用
兰瑞肽	米那普仑加重兰瑞肽的降血糖作用
利奈唑胺	因可增加 5-羟色胺综合征的风险,禁止合用
去氨加压素	合用时增加不良反应的风险或严重性
溴隐亭	合用时米那普仑加重溴隐亭的降血糖作用,溴隐亭升高米那普仑的血药浓度
亚甲蓝	因可增加 5-羟色胺综合征的风险,禁与静脉用亚甲蓝合用
乙醇	合用有相互增效的作用

二十九、左米那普仑

参见米那普仑。

三十、安非他酮

与安非他酮合用药物临床评价见表 8-76。

表 8-76 与安非他酮合用药物临床评价

合用药物	临床评价
阿地白介素	合用可能增加癫痫发作的风险
阿芬太尼	合用可能增加癫痫发作的风险
阿立哌唑	合用可能增加癫痫发作的风险
阿利马嗪	合用可能增加癫痫发作的风险
阿米替林	合用可能增加癫痫发作的风险
阿莫沙平	合用可能增加癫痫发作的风险
阿帕鲁胺	合用可能增加癫痫发作的风险
艾司西酞普兰	安非他酮可能会升高艾司西酞普兰的血药浓度,导致不良反应增加
安非拉酮	合用可能增加癫痫发作的风险
氨茶碱	合用可能增加癫痫发作的风险
昂丹司琼	合用可能会导致 5-羟色胺综合征,避免合用
奥氮平	合用可能增加癫痫发作的风险

续表

合用药物	临床评价
苯丙胺	合用可能增加癫痫发作的风险
苯丙醇胺	合用可能增加癫痫发作的风险
苯丁胺	合用可能增加癫痫发作的风险
苯甲曲秦	合用可能增加癫痫发作的风险
苯乙肼	合用可导致严重的高血压,避免合用
苄非他明	合用可能增加癫痫发作的风险
丙卡巴肼	合用可导致严重的高血压,避免合用
丙米嗪	合用可能增加癫痫发作的风险
博那图单抗	合用可能增加癫痫发作的风险
布托啡诺	合用可能增加癫痫发作的风险
茶碱	合用可能增加癫痫发作的风险
达伐吡啶	合用可能增加癫痫发作的风险
胆茶碱	合用可能增加癫痫发作的风险
氘代丁苯那嗪	合用可能增加癫痫发作的风险
德拉沙星	合用可能增加癫痫发作的风险
地夫可特	合用可能增加癫痫发作的风险
地昔帕明	合用可能增加癫痫发作的风险
地佐辛	合用可能增加癫痫发作的风险
碘[^{131}I]苄胍	安非他酮可干扰神经细胞瘤摄取碘[^{131}I]苄胍
碘海醇	合用可能增加癫痫发作的风险
碘帕醇	合用可能增加癫痫发作的风险
丁苯那嗪	合用可能增加癫痫发作的风险
丁丙诺啡	合用可能增加癫痫发作的风险
毒扁豆碱	合用可能增加癫痫发作的风险
度洛西汀	合用可能增加癫痫发作的风险
多拉司琼	合用可能增加癫痫发作的风险
多奈哌齐	合用可能增加癫痫发作的风险
多塞平(包括外用)	合用可能增加癫痫发作的风险
多沙普仑	合用可能增加癫痫发作的风险
厄他培南	合用可能增加癫痫发作的风险
恩杂鲁胺	合用可能增加癫痫发作的风险
二氨吡啶	合用可能增加癫痫发作的风险
二醋吗啡	合用可能增加癫痫发作的风险
反环苯丙胺	合用可能导致严重的高血压,禁止合用
芬氟拉明	合用可能增加癫痫发作的风险
芬太尼	合用可能增加癫痫发作的风险
奋乃静	合用可能增加癫痫发作的风险
呋喃唑酮	合用可导致血压升高至危险水平,禁止合用
氟奋乃静	合用可能增加癫痫发作的风险
氟伏沙明	合用可能增加癫痫发作的风险
氟哌啶醇	合用可能增加癫痫发作的风险

续表

合用药物	临床评价
氟西汀	合用可能增加癫痫发作的风险
干扰素	合用可能增加癫痫发作的风险
格拉司琼	合用可能增加癫痫发作的风险
格帕沙星	合用可能增加癫痫发作的风险
环苯扎林	合用可能增加癫痫发作的风险
环丙沙星	合用可能增加癫痫发作的风险
环丝氨酸	合用可能增加癫痫发作的风险
吉米沙星	合用可能增加癫痫发作的风险
加兰他敏	合用可能增加癫痫发作的风险
加替沙星	合用可能增加癫痫发作的风险
甲泛葡胺	合用可能增加癫痫发作的风险
甲氟喹	合用可能增加癫痫发作的风险
甲基苯丙胺	合用可能增加癫痫发作的风险
甲硝唑	合用可能会出现精神症状，禁止合用
甲氧氯普胺	合用可能增加癫痫发作的风险
金刚烷胺	合用可能增加癫痫发作的风险
金刚乙胺	合用可能增加癫痫发作的风险
可待因	合用可能增加癫痫发作的风险
可卡因（包括鼻用）	合用可能增加癫痫发作的风险
喹硫平	合用可能增加癫痫发作的风险
来氟米特	合用可能会导致肝损伤
雷沙吉兰	合用可导致严重高血压，避免合用
利多卡因	合用可能增加癫痫发作的风险
利培酮	合用可能增加癫痫发作的风险
利斯的明	合用可能增加癫痫发作的风险
膦甲酸	合用可能增加癫痫发作的风险
硫利达嗪	合用可能增加癫痫发作的风险
硫乙拉嗪	合用可能增加癫痫发作的风险
卢马哌隆	合用可能增加癫痫发作的风险
鲁拉西酮	合用可能增加癫痫发作的风险
洛美他派	合用可能会导致肝损伤
洛沙平	合用可能增加癫痫发作的风险
氯贝胆碱	合用可能增加癫痫发作的风险
氯丙嗪	合用可能增加癫痫发作的风险
氯氮平	合用可能增加癫痫发作的风险
氯卡色林	合用可能增加癫痫发作的风险
氯喹	合用可能增加癫痫发作的风险
氯米帕明	合用可能增加癫痫发作的风险
麻黄	合用可能增加癫痫发作的风险
麻黄碱	合用可能增加癫痫发作的风险
马普替林	合用可能增加癫痫发作的风险

续表

合用药物	临床评价
马吲哚	合用可能增加癫痫发作的风险
吗啡	合用可能增加癫痫发作的风险
吗茚酮	合用可能增加癫痫发作的风险
美罗培南	合用可能增加癫痫发作的风险
美沙酮	合用可能增加癫痫发作的风险
美索达嗪	合用可能增加癫痫发作的风险
美西律	合用可能增加癫痫发作的风险
米泊美生	合用可能会导致肝损伤
米那普仑	合用可能增加癫痫发作的风险
米塔扎平	合用可能增加癫痫发作的风险
莫罗单抗	合用可能增加癫痫发作的风险
莫西沙星	合用可能增加癫痫发作的风险
纳布啡	合用可能增加癫痫发作的风险
奈拉滨	合用可能增加癫痫发作的风险
萘啶酸	合用可能增加癫痫发作的风险
萘法唑酮	合用可能增加癫痫发作的风险
诺氟沙星	合用可能增加癫痫发作的风险
帕利哌酮	合用可能增加癫痫发作的风险
帕罗西汀	合用可能增加癫痫发作的风险
帕洛诺司琼	合用可增加发生 5-羟色胺综合征的风险
哌甲酯	合用可能增加癫痫发作的风险
哌嗪	合用可能增加癫痫发作的风险
哌替啶	合用可能增加癫痫发作的风险
培西达替尼	合用可能会导致肝损伤
喷他佐辛	合用可能增加癫痫发作的风险
皮质激素	合用可能增加癫痫发作的风险
匹多桑特	安非他酮可明显升高匹多桑特的血药浓度，合用时匹多桑特的剂量应减半
匹莫林	合用可能增加癫痫发作的风险
匹莫齐特	匹莫齐特可明显升高安非他酮的血药浓度，增加心律失常的风险，避免合用
普罗替林	合用可能增加癫痫发作的风险
齐拉西酮	合用可能增加癫痫发作的风险
羟丁酸钠	合用可增强中枢抑制作用，可发生呼吸抑制
羟考酮	合用可能增加癫痫发作的风险
羟吗啡酮	合用可能增加癫痫发作的风险
氢可酮	合用可能增加癫痫发作的风险
氢吗啡酮	合用可能增加癫痫发作的风险
屈大麻酚	合用可能增加癫痫发作的风险
曲马多	合用可能增加癫痫发作的风险
曲米帕明	合用可能增加癫痫发作的风险
曲唑酮	合用可能增加癫痫发作的风险
去甲替林	合用可能增加癫痫发作的风险

续表

合用药物	临床评价
去甲文拉法辛	合用可能增加癫痫发作的风险
瑞芬太尼	合用可能增加癫痫发作的风险
三氟丙嗪	合用可能增加癫痫发作的风险
三氟拉嗪	合用可能增加癫痫发作的风险
沙芬酰胺	合用可导致严重的高血压，避免合用
舍曲林	合用可能增加癫痫发作的风险
舒芬太尼	合用可能增加癫痫发作的风险
司来吉兰	合用可导致严重的高血压，避免合用
司帕沙星	合用可能增加癫痫发作的风险
他克林	合用可能增加癫痫发作的风险
他莫昔芬	安非他酮可降低他莫昔芬的作用，避免合用
他喷他多	合用可能增加癫痫发作的风险
特立氟胺	合用可增加肝损伤的风险
替沃噻吨	合用可能增加癫痫发作的风险
维拉佐酮	合用可增加发生 5-羟色胺综合征的风险
文拉法辛	合用可能增加癫痫发作的风险
西布曲明	合用可能增加癫痫发作的风险
西诺沙星	合用可能增加癫痫发作的风险
西酞普兰	安非他酮可能会升高西酞普兰的血药浓度，导致不良反应增加
缬苯那嗪	合用可能增加癫痫发作的风险
新斯的明	合用可能增加癫痫发作的风险
亚甲蓝	合用可增加发生 5-羟色胺综合征的风险
氧氟沙星	合用可能增加癫痫发作的风险
伊潘立酮	合用可能增加癫痫发作的风险
依利格鲁司特	安非他酮可明显升高依利格鲁司特的血药浓度，增加心动过缓的风险，禁止合用
依诺沙星	合用可能增加癫痫发作的风险
依匹哌啶	合用可能增加癫痫发作的风险
乙醇	合用可导致双硫仑样反应，禁止合用
异丙嗪	合用可能增加癫痫发作的风险
异卡波肼	合用可导致血压升高至危险水平，禁止合用
右苯丙胺	合用可能增加癫痫发作的风险
右丙氧芬	合用中枢抑制作用增加，可出现呼吸抑制
右芬氟拉明	合用可能增加癫痫发作的风险
右哌甲酯	合用可能增加癫痫发作的风险
左醋美沙朵	合用可能增加癫痫发作的风险
左啡诺	合用可能增加癫痫发作的风险
左美丙嗪	合用可能增加癫痫发作的风险
左米那普仑	合用可能增加癫痫发作的风险
左氧氟沙星	合用可能增加癫痫发作的风险

第四节 抗躁狂药物

碳酸锂 与碳酸锂合用药物临床评价见表 8-77。

表 8-77 与碳酸锂合用药物临床评价

合用药物	临床评价
ACEI	ACEI 减少锂的排泄,升高其血药浓度
阿司匹林	合用时升高锂的血药浓度
阿昔洛韦	两药均以原型经肾排泄,静脉注射阿昔洛韦可使碳酸锂的血药浓度由 0.8mmol／L 升至 3.4mmol／L（正常值为 0.6~1.2mmol／L），增大了碳酸锂的毒性,需密切监测锂的血药浓度
氨苯蝶啶	合用加速锂的排出
氨茶碱	合用可使锂的肾排泄增加,影响锂盐的作用
胺碘酮	胺碘酮避免与锂剂合用,增加室性心律失常风险
巴氯芬	锂增强肌松作用,巴氯芬可能加强锂引起痉挛的作用
苯妥英	合用锂的血药浓度虽不升高,但可引起锂中毒的征兆
吡罗昔康	合用减少锂排泄,锂盐的血浓度提高,可引起精神错乱、不安、震颤等反应,避免合用
丙米嗪	合用可增强抗抑郁作用,需对体内的锂水平进行监控,并调整两者之一或两者的剂量
丙戊酸钠	丙戊酸钠对血清锂水平没有影响
布洛芬	合用减少锂排泄,中毒的危险增加,避免合用
茶碱	合用可增加尿排出量,降低碳酸锂的血药浓度和药效
重组人粒细胞刺激因子	应慎用促进白细胞释放的药物（如锂剂）
地尔硫䓬	地尔硫䓬可降低血锂水平
地西泮	合用可导致昏迷,并有体温下降、反射减退、心率减慢及收缩压降低等不良反应,必要时需停药
碘化物	合用可促发甲状腺功能低下
厄贝沙坦-氢氯噻嗪	有报道当锂剂和血管紧张素转换酶抑制剂合用时,可使血清可逆性升高并出现毒性作用,而且噻嗪类利尿药可减少肾脏对锂的清除,合用时有增加锂剂中毒的风险
二羟丙茶碱	合用可使锂的肾排泄增加,影响锂盐的作用
吩噻嗪类	合用增强锥体外系不良反应,也可能增强神经毒性
呋塞米	合用由于锂经肾排泄减少,易致锂中毒
氟哌啶醇	少数患者合用后出现脑病综合征,遗留下不可逆的脑损害,应尽可能避免合用
氟哌噻吨	合用增强锥体外系不良反应,也可能增强神经毒性
戈舍瑞林	锂会增加戈舍瑞林的 QTc 间期延长效应
琥珀胆碱	合用肌松作用增效,时效延长
甲芬那酸	合用减少锂排泄,中毒的危险增加,避免合用
甲基多巴	合用锂的血药浓度虽不升高,但可引起锂中毒的征兆
甲硝唑	合用时增加锂的毒性
甲氧氯普胺	加重甲氧氯普胺的不良反应或毒性作用
抗精神病药	锂盐加重抗精神病药的神经毒性作用,锂盐降低抗精神病药的血药浓度,特别是氯丙嗪
咖啡因	合用可增加尿排出量,降低碳酸锂的血药浓度和药效
卡马西平	锂盐可以降低卡马西平的抗利尿作用

合用药物	临床评价
硫利达嗪	两药合用可增加神经毒性,出现如梦游等不良反应
螺内酯	合用加速锂的排出
氯丙嗪	锂中毒可出现恶心、呕吐,往往是锂中毒的先兆,吩噻嗪类则掩盖了这些症状,使锂中毒不能被早期发现
氯氮平	合用增强锥体外系不良反应,也可能增强神经毒性
氯化钠	过多的氯化钠摄取能增加锂盐的排出,而钠摄取不足又可促进锂盐蓄积,并增加中毒的危险,因此,服用锂盐的患者不可用低盐饮食
氯噻嗪	长期使用氯噻嗪可能导致锂的重吸收增多和清除率下降,诱发锂的心脏毒性和神经毒性,应避免共用其他噻嗪类利尿药,因为均可发生相似的相互作用
氯沙坦	氯沙坦可抑制醛甾酮的分泌,增加近端肾小管对锂的重吸收,可致锂的血药浓度上升及毒性增加,引起共济失调、运动障碍及精神错乱,需监测锂的血药浓度
氯硝西泮	合用增强神经毒性风险
马吲哚	合用使锂的重吸收增加,排泄减少降,导致毒性增加,必要时减量使用
美洛昔康	可升高锂的血药浓度,故建议在开始使用、调整和停用美洛昔康时监控血浆锂水平
美托洛尔	β受体阻滞剂(如美托洛尔)可加剧锂的震颤不良反应
米非司酮	米非司酮增加锂的QTc间期延长效应
萘普生	合用减少锂排泄,中毒的危险增加,避免合用
帕瑞昔布	合用减少锂排泄,中毒的危险增加,避免合用
氢氯噻嗪	氢氯噻嗪可减少肾脏对锂的清除,增加锂的肾毒性
去氨加压素	合用可减弱去氨加压素的治疗作用
去甲肾上腺素	碳酸锂可降低去甲肾上腺素的升压作用,为获得满意的升压效果,需增加去甲肾上腺素的剂量
三环类抗抑郁药	三环类抗抑郁药与锂剂合用有中毒风险
三氧化二砷	合用增强室性心律失常风险
舍吲哚	合用增加室性心律失常危险,避免合用
舒必利	合用增强椎体外系不良反应风险
舒马曲坦	合用可能增加中毒风险
双氯芬酸	合用减少锂排泄,中毒的危险增加,避免合用
顺铂	两药合用增强了肾排泄,可导致一过性的锂血药浓度降低,应加强监测
四环素	四环素能提高锂的血药浓度,增加不良反应,可能是由减少锂盐从肾脏排泄所致,故不宜合用
碳酸氢钠	合用可增加尿排出量,降低碳酸锂的血药浓度和药效
酮咯酸	合用减少锂排泄,中毒的危险增加,避免合用
酮咯酸氨丁三醇	前列腺素合成抑制药抑制肾脏中锂的清除,导致血浆中锂浓度的升高。目前,尚无酮咯酸氨丁三醇对血浆锂作用的研究资料,但使用酮咯酸氨丁三醇时出现血浆中锂浓度升高的事件已有报道
维拉帕米	维拉帕米可降低血锂水平
文法拉辛	合用可能增强5-羟色胺能作用
新斯的明	锂拮抗新斯的明的作用
溴吡斯的明	锂拮抗溴吡斯的明的作用
溴隐亭	合用时增加不良反应的风险或严重性

续表

合用药物	临床评价
选择性5-羟色胺再摄取抑制剂	合用增加中枢神经系统效应（有报道可见锂中毒）
血管紧张素Ⅱ受体拮抗剂	血管紧张素Ⅱ受体拮抗剂减少锂剂的排泄，升高其血药浓度
依他尼酸	合用由于锂经肾排泄减少，易致锂中毒
乙醇	乙醇可导致碳酸锂的血药浓度升高，不良反应上升，注意监测锂的血药浓度
乙酰唑胺	合用加速锂的排出
吲哚美辛	合用减少锂排泄，中毒的危险增加，避免合用
珠氯噻醇	合用增强锥体外系不良反应，也可能增强神经毒性

第五节 抗癫痫药

一、巴比妥类

1. 苯巴比妥 与苯巴比妥合用药物（食物）临床评价见表8-78。

表8-78 与苯巴比妥合用药物（食物）临床评价

合用药物（食物）	临床评价
阿巴卡韦	苯巴比妥可能减少阿巴卡韦的血药浓度
阿立哌唑	苯巴比妥可能减少阿立哌唑的血药浓度，需增强阿立哌唑的给药剂量
阿普洛尔	苯巴比妥可使阿普洛尔消除加速而降效
阿瑞匹坦	苯巴比妥可能减少阿瑞匹坦的血药浓度
阿司匹林	合用时降低阿司匹林的血药浓度
氨茶碱	苯巴比妥加快茶碱的肝清除率，使茶碱血药浓度降低
氨己烯酸	氨己烯酸可能降低苯巴比妥的血药浓度
奥卡西平	奥卡西平增强苯巴比妥的血药浓度，同时奥卡西平活性代谢物的血药浓度降低
奥硝唑	苯巴比妥可使奥硝唑加速消除而降效，并可影响凝血，因此应禁忌合用
保泰松	苯巴比妥减弱保泰松的抗炎镇痛作用
倍氯米松	合用时降低丙酸倍氯米松的血药浓度
倍他米松	合用时降低倍他米松的血药浓度
苯丙香豆素	由于肝药酶的诱导，加速了抗凝血药的代谢，降低其疗效
苯妥英	巴比妥类药物对苯妥英的代谢影响似乎是不一致的，一些研究者报告有促进作用，而另一些研究者报告却说没有影响。因为巴比妥类药物对苯妥英的代谢影响不可预测，如果同时服用，应更频繁地监测苯妥英和巴比妥类药物的血药浓度，应监测巴比妥类药物的血药浓度，并根据监测结果进行适当的剂量调整
丙吡胺	苯巴比妥加速丙吡胺的代谢（血药浓度降低）
丙戊酸钠	合用时使丙戊酸钠 $t_{1/2}$ 缩短，肝毒性增加，而苯巴比妥血药浓度增高
泊沙康唑	苯巴比妥可能减少泊沙康唑的血药浓度
茶	具有中枢兴奋作用，可拮抗苯巴比妥的中枢抑制作用，服药时忌饮
雌激素	苯巴比妥可使其代谢加速，疗效降低

续表

合用药物（食物）	临床评价
醋硝香豆素	由于肝药酶的诱导，加速了抗凝血药的代谢，降低其疗效
达芦那韦	苯巴比妥可能降低达芦那韦的血药浓度
单胺氧化酶抑制剂	与苯巴比妥合用时，可相互增强效能
地尔硫䓬	巴比妥类可能降低地尔硫䓬的效应
地高辛	苯巴比妥可使其代谢加速，疗效降低
地塞米松	苯巴比妥可使其代谢加速，疗效降低
对乙酰氨基酚	合用可引起肝脏毒性，且苯巴比妥使对乙酰氨基酚的代谢加速，疗效降低
多柔比星	两药合用，由于苯巴比妥诱导肝药酶，导致多柔比星的代谢增加，疗效下降，必要时需增加多柔比星的剂量
多西环素	在巴比妥类药物停药 2 周后还能缩短多西环素的 $t_{1/2}$，其机制可能是通过诱导抗生素代谢的肝药酶，如果同时给予苯巴比妥和多西环素，应密切监测多西环素的临床效应
非尔氨酯	非尔氨酯干扰苯巴比妥代谢，使其血药浓度增加，而苯巴比妥则诱导非尔氨酯代谢，加速消除，两者合用监测苯巴比妥的血药浓度，可调整一种药或两种药的剂量
非洛地平	合用时非洛地平的 AUC 降低 93%，C_{max} 降低 82%，非洛地平应避免与 CYP3A4 诱导剂（如苯巴比妥）合用
非诺洛芬	苯巴比妥通过诱导肝微粒酶加快非诺洛芬的代谢，降低其 AUC，使药效降低，可考虑加大非诺洛芬的剂量，类似的相互作用可能存在于苯巴比妥与其他的非甾体抗炎药之间
酚妥拉明	苯巴比妥加强酚妥拉明的降压作用
伏立康唑	两药合用可明显降低伏立康唑的血药浓度
氟桂利嗪	长期服用氟桂利嗪不会影响苯巴比妥的分布，合用时苯巴比妥的血浆蛋白结合率不受影响
氟哌啶醇	苯巴比妥加速氟哌啶醇的代谢（血药浓度降低）
氟氢可的松	合用时降低氟氢可的松的血药浓度
福沙那韦	苯巴比妥可能减少福沙那韦的血药浓度
钙通道阻滞剂	合用时增强钙通道阻滞剂的降压作用
甘露醇	渗透性利尿药可促进苯巴比妥的排泄
睾酮	苯巴比妥可使其代谢加速，疗效降低
骨化三醇	苯巴比妥等酶诱导剂可能会增加骨化三醇的代谢，从而使其血浓度降低，如同时服用这类制剂，则应增加骨化三醇的药物剂量
胍法辛	苯巴比妥是肝药酶的诱导剂，两药合用可能降低胍法辛的抗高血压作用，与其他巴比妥类药物有类似相互作用，两药同时使用时注意监测患者的血压
贯叶连翘	贯叶连翘提取物降低苯巴比妥的血药浓度，避免合用
琥珀酰胺类	清除
华法林	由于肝药酶的诱导，加速抗凝血药的代谢，降低其疗效
环孢素	苯巴比妥可使其代谢加速，疗效降低
环磷酰胺	合用时使环磷酰胺在体内活化的药物作用增加
灰黄霉素	苯巴比妥可使其代谢加速，疗效降低，而且会影响灰黄霉素的吸收而降低其效应，建议小量多次服用
活性炭	活性炭是苯巴比妥的有效吸附剂，合用时可使后者吸收显著减少，在后者中毒时可用前者解毒
吉非替尼	吉非替尼的制造商建议其避免与苯巴比妥合用
甲基多巴	苯巴比妥及其他巴比妥类药物会降低甲基多巴的血药浓度，此作用没有明确的临床意义，因此，两药可以合用

续表

合用药物（食物）	临床评价
甲泼尼龙	CYP3A4 诱导剂（如苯巴比妥）可降低甲泼尼龙的血药浓度
甲硝唑	苯巴比妥会降低甲硝唑的血药浓度
甲氧氟烷	巴比妥类药物可诱导肝药酶，加速甲氧氟烷代谢，导致毒性代谢物增加，造成肾损伤的概率增大，可导致肾功能不全，应避免合用，如必须使用甲氧氟烷，则应在使用前停用巴比妥类药物
甲状腺激素	巴比妥类加速甲状腺激素的代谢（可能增强甲状腺激素在治疗甲状腺功能减退症时的需要量）
碱性中药	可加速苯巴比妥的排出，影响疗效
决奈达隆	苯巴比妥可能降低决奈达隆的血药浓度，避免合用
咖啡	具有中枢兴奋作用，可拮抗苯巴比妥的中枢抑制作用，服药时忌饮
卡马西平	合用时使卡马西平的血药浓度降低，半衰期缩短
口服避孕药	苯巴比妥可使其代谢加速，疗效降低
口服抗凝血药	由于肝药酶的诱导，加速抗凝血药的代谢，降低其疗效
奎尼丁	苯巴比妥是肝药酶的诱导剂，可以降低奎尼丁的 AUC，缩短其消除半衰期。其他巴比妥类药物与奎尼丁也有类似的相互作用，合用时注意监测奎尼丁的血药浓度，奎尼丁的剂量可能需要增加
拉莫三嗪	苯巴比妥降低拉莫三嗪的血药浓度
利多卡因	苯巴比妥加速利多卡因的代谢，避免合用
利伐沙班	合用时降低利伐沙班的血药浓度
硫酸镁	硫酸镁会增加苯巴比妥中枢神经系统抑制的活性
卢非酰胺	苯巴比妥可能降低卢非酰胺的血药浓度，同时苯巴比妥的血药浓度可能增强
洛非西定	苯巴比妥与洛非西定合用增强镇静效应
洛匹那韦	苯巴比妥可能减少洛匹那韦的血药浓度
氯吡格雷	合用时降低氯吡格雷的血药浓度
氯丙嗪	苯巴比妥可使其代谢加速，疗效降低
氯环利嗪	两药合用时可产生相加作用，加强中枢神经系统的抑制作用，患者同时服用抗组胺药及巴比妥类药物时，可增加驾车及操作机器的危险性
氯霉素	苯巴比妥可使其代谢加速，疗效降低
氯烯雌醚	合用时减弱氯烯雌醚的治疗作用
氯硝西泮	苯巴比妥减少氯硝西泮的血药浓度
美金刚	美金刚可能降低巴比妥类的效应
美沙酮	苯巴比妥可增快美沙酮的清除
美托洛尔	巴比妥类可降低美托洛尔的血药浓度
美西律	合用可以降低美西律的血药浓度
孟鲁斯特	苯巴比妥降低孟鲁斯特的血药浓度
米安色林	苯巴比妥加速米安色林的代谢（血药浓度降低）
米非司酮	苯巴比妥可以降低米非司酮的血药浓度
奈非那韦	巴比妥类可能降低奈非那韦的血药浓度
尼莫地平	苯巴比妥可诱导酶的活性，从而导致与硝苯地平结构相似的钙通道阻滞剂尼莫地平的血药浓度降低
尿素	渗透性利尿药可促进苯巴比妥的排泄，以尿素的作用最甚
帕拉米松	合用时降低帕拉米松的血药浓度
帕罗西汀	苯巴比妥类减少帕罗西汀的血药浓度
哌甲酯	哌甲酯可能升高苯巴比妥的血药浓度

续表

合用药物（食物）	临床评价
哌替啶	苯巴比妥可增快哌替啶的清除率，加速了去甲哌替啶的生成，使尿中去甲哌替啶累积排泄量增加，而哌替啶的累积尿排泄量减少。如出现镇静作用增强或镇痛作用减退，则需调整一种或两种药物的剂量，哌替啶和其他巴比妥类药物之间可能发生相似的反应
硼替佐米	合用时降低硼替佐米的血药浓度
泼尼松	合用时降低泼尼松的血药浓度
泼尼松龙	合用时降低泼尼松龙的血药浓度
扑米酮	苯巴比妥与扑米酮合用可增强镇静效应
普萘洛尔	合用可加速普萘洛尔的清除
羟丁酸钠	巴比妥类增强羟丁酸钠的效应，避免合用
氢化可的松	苯巴比妥可使其代谢加速，疗效降低
曲安奈德	合用时降低曲安奈德的血药浓度
曲安西龙	合用时降低曲安西龙的血药浓度
去甲替林	数据显示苯巴比妥可能促进三环类抗抑郁药的代谢，降低去甲替林的血药浓度，降低的程度难以估计，两类药物合用，若患者对去甲替林无反应，则可能是巴比妥类药物造成的影响
全麻药	与苯巴比妥合用时，可相互增强效能
炔诺酮	合用时减弱炔诺酮的治疗作用
柔红霉素	两药合用，由于苯巴比妥诱导肝药酶，导致柔红霉素的代谢增加，疗效下降，必要时需增加柔红霉素的剂量
瑞格列奈	苯巴比妥可能减弱瑞格列奈的降血糖作用
噻加宾	苯巴比妥降低噻加宾的血药浓度
噻氯匹定	合用时增加噻氯匹定的代谢
噻吗洛尔	苯巴比妥降低噻吗洛尔的血药浓度
三环类抗抑郁药	因肝药酶的诱导，可使其代谢加快，疗效降低
沙奎那韦	巴比妥类可能减少沙奎那韦的血药浓度
双硫仑	双硫仑可抑制苯巴比妥的代谢，使后者产生毒性反应
双嘧达莫	苯巴比妥增强双嘧达莫的降压作用
双香豆素	苯巴比妥可使其代谢加速，疗效降低
司替戊醇	司替戊醇增强苯巴比妥的血药浓度
他克莫司	苯巴比妥降低他克莫司的血药浓度
泰利霉素	苯巴比妥降低泰利霉素的血药浓度，避免在苯巴比妥用药期间或停药后 2 周内使用泰利霉素
碳酸酐酶抑制药	苯巴比妥与碳酸酐酶抑制药合用可增强骨软化风险
替勃龙	苯巴比妥加速替勃龙的代谢（减少其血药浓度）
土霉素	因肝药酶的诱导，可使其代谢加快，疗效降低
托瑞米芬	苯巴比妥可能加速托瑞米芬的代谢（降低血药浓度）
托烷司琼	托烷司琼的血药浓度降低，因此代谢正常者需增加剂量（代谢不良者不需增加）
维拉帕米	苯巴比妥可能降低二氢吡啶类钙通道阻滞剂维拉帕米的效应
维生素 B_6	维生素 B_6 会增加苯巴比妥的代谢
维生素 D	合用可能增强维生素 D 的需要量
维生素 K	苯巴比妥可使维生素 K 代谢加速，作用减弱
乌利司他	乌利司他的制造商建议其避免与苯巴比妥合用（可能降低乌利司他的避孕效应）
西洛他唑	合用时增加西洛他唑的代谢

续表

合用药物（食物）	临床评价
硝苯地平	合用时硝苯地平的生物利用度降低，从而导致疗效下降
溴隐亭	合用时降低溴隐亭的血药浓度，升高苯巴比妥的血药浓度
亚硝酸钠	合用时风险性和不良反应的严重性增加
亚叶酸钙	亚叶酸钙可以降低苯巴比妥的血药浓度
洋地黄毒苷	苯巴比妥可使其代谢加速，疗效降低
叶酸	大剂量叶酸能拮抗苯巴比妥的抗癫痫作用，可使癫痫发作的临界值明显降低，并使敏感患者的发作次数增多
伊拉地平	苯巴比妥降低伊拉地平的效应
伊立替康	苯巴比妥降低伊立替康和其活性代谢物的血药浓度
伊曲康唑	苯巴比妥可能降低伊曲康唑的血药浓度
依普利酮	苯巴比妥减少利尿药依普利酮的血药浓度，避免合用
依曲韦林	依曲韦林的制造商建议其避免与苯巴比妥合用
依托泊苷	苯巴比妥可能减少依托泊苷的血药浓度
乙醇	与苯巴比妥合用时，可相互增强效能
乙琥胺	合用时使乙琥胺的血药浓度降低，半衰期缩短
茚地那韦	苯巴比妥可能降低茚地那韦的血药浓度，同时苯巴比妥的血药浓度可能增强
右丙氧芬	右丙氧芬可增加苯巴比妥的水平
孕激素	苯巴比妥可使其代谢加速，疗效降低
中枢性抑制药	与苯巴比妥合用时，可相互增强效能
唑尼沙胺	苯巴比妥降低唑尼沙胺的血药浓度

2. 异戊巴比妥 与异戊巴比妥合用药物临床评价见表 8-79。

表 8-79 与异戊巴比妥合用药物临床评价

合用药物	临床评价
奥硝唑	异戊巴比妥可使奥硝唑加速消除而降效，并可影响凝血，因此应避免合用
苯妥英钠	因肝药酶的诱导，可使其代谢加快，疗效降低，肝功能不全时，苯妥英钠与大量或常用量的异戊巴比妥合用，苯妥英钠代谢比正常慢，相应的，血药浓度可高于正常
雌激素	因酶的诱导，可使雌激素代谢加快，作用减弱
单胺氧化酶抑制剂	与异戊巴比妥合用时，可相互增强效能
地尔硫䓬	巴比妥类可能降低二氢吡啶类钙通道阻滞剂的效应
酚妥拉明	苯巴比妥类加强酚妥拉明的降压作用
甘露醇	渗透性利尿药可促进异戊巴比妥的排泄
琥珀酰胺类	使琥珀酰胺类半衰期缩短，血药浓度降低
华法林	合用时增加华法林代谢
环磷酰胺	理论上可增加环磷酰胺烷基化代谢产物，但临床上的意义尚未明确
灰黄霉素	两药合用，会影响灰黄霉素的吸收而降低其效应，建议小量多次服用
活性炭	活性炭是异戊巴比妥的有效吸附剂，合用时可使后者吸收显著减少，在后者中毒时可用前者解毒
吉非替尼	吉非替尼的制造商建议其避免与巴比妥类合用
甲基多巴	异戊巴比妥会降低甲基多巴的血药浓度，此作用没有明确的临床意义，因此，两药可以合用

续表

合用药物	临床评价
甲氧氟烷	异戊巴比妥可诱导肝药酶,加速甲氧氟烷代谢,导致毒性代谢物增加,造成肾损伤概率增大,可导致肾功能不全,应避免同时使用,如甲氧氟烷必须使用,则应在使用前停用异戊巴比妥
甲状腺激素	异戊巴比妥加速甲状腺激素的代谢(在治疗甲状腺功能减退症时,可能增强甲状腺激素的需要量)
卡马西平	使卡马西平半衰期缩短,血药浓度降低
奎尼丁	由于增加奎尼丁的代谢而减弱其作用,应按需调整用量
硫酸镁	硫酸镁会增加异戊巴比妥的中枢神经系统抑制活性
氯烯雌醚	合用时减弱氯烯雌醚的治疗作用
美托洛尔	巴比妥类减少美托洛尔的血药浓度
尿素	渗透性利尿药可促进异戊巴比妥的排泄,以尿素的作用最甚
皮质激素	因肝药酶的诱导,可使其代谢加快,疗效降低
扑米酮	合用可增强镇静效应
羟丁酸钠	异戊巴比妥增强羟丁酸钠的效应,避免合用
全麻药	合用可相互增强效能
炔诺酮	合用时减弱炔诺酮的治疗作用
噻吗洛尔	异戊巴比妥减少噻吗洛尔的血药浓度
三环类抗抑郁药	因肝药酶的诱导,可使其代谢加快,疗效降低
双硫仑	双硫仑可抑制异戊巴比妥的代谢失活,使后者产生毒性反应
双嘧达莫	异戊巴比妥增强双嘧达莫的降压作用
替勃龙	异戊巴比妥加速替勃龙的代谢(减少其血药浓度)
土霉素	因肝药酶的诱导,可使其代谢加快,疗效降低
维拉帕米	异戊巴比妥可能降低二氢吡啶类钙通道阻滞剂(如维拉帕米)的效应
维生素 B_6	维生素 B_6 会增加异戊巴比妥的代谢
维生素 D	异戊巴比妥可能增强维生素 D 的需要量
洋地黄类	因肝药酶的诱导,可使其代谢加快,疗效降低
乙醇	与异戊巴比妥合用时,可相互增强效能

3. 司可巴比妥 与司可巴比妥合用药物临床评价见表 8-80。

表 8-80 与司可巴比妥合用药物临床评价

合用药物	临床评价
阿司匹林	合用时增加阿司匹林的代谢
奥硝唑	司可巴比妥可使奥硝唑加速消除而降效并可影响凝血,因此应避免合用
苯妥英钠	因肝药酶的诱导,可使其代谢加快,疗效降低,肝功能有损害时,苯妥英钠与大量或常用量的司可巴比妥合用,苯妥英钠代谢比正常慢,相应的,血药浓度可高于正常
雌二醇	合用时减弱雌二醇的治疗作用
单胺氧化酶抑制剂	与司可巴比妥合用时,可相互增强效能
地尔硫䓬	司可巴比妥可能降低地尔硫䓬的效应
二甲双胍	司可巴比妥加重二甲双胍的低血压作用
酚妥拉明	司可巴比妥类加强酚妥拉明的降压作用
甘露醇	渗透性利尿药可促进司可巴比妥的排泄
格列本脲	合用时增加格列本脲的代谢

续表

合用药物	临床评价
格列吡嗪	合用时增加格列吡嗪的代谢
格列美脲	合用时增加格列美脲的代谢
格列齐特	合用时增加格列齐特的代谢
琥珀酰胺类	使琥珀酰胺类半衰期缩短，血药浓度降低
华法林	合用时增加华法林代谢
环孢素	司可巴比妥增加环孢素（全身）代谢
环磷酰胺	理论上可增加环磷酰胺烷基化代谢产物，但临床上的意义尚未明确
灰黄霉素	合用会影响灰黄霉素的吸收而降低其效应，建议小量多次服用
活性炭	活性炭是司可巴比妥的有效吸附剂，合用时可使后者吸收显著减少，在后者中毒时可用前者解毒
吉非替尼	吉非替尼的制造商建议避免其与司可巴比妥合用
甲苯磺丁脲	合用时增加甲苯磺丁脲的代谢
甲基多巴	司可巴比妥会降低甲基多巴的血药浓度，此作用没有明确的临床意义，因此两药可以合用
甲羟孕酮	合用时减弱醋酸甲羟孕酮的治疗作用
甲氧氟烷	司可巴比妥可诱导CYP，加速甲氧氟烷代谢，导致毒性代谢物增加，造成肾损伤的概率增大，可导致肾功能不全，应避免同时使用，如必须使用甲氧氟烷，则应在使用前停用司可巴比妥
甲状腺激素	司可巴比妥加速甲状腺激素的代谢（可能增强甲状腺激素在治疗甲状腺功能减退症时的需要量）
卡马西平	使卡马西平半衰期缩短而血药浓度降低
奎尼丁	由于增加奎尼丁的代谢而减弱其作用，应按需调整用量
硫酸镁	硫酸镁会增加司可巴比妥的中枢神经系统抑制活性
氯吡格雷	合用时增加氯吡格雷的代谢
氯烯雌醚	合用时减弱氯烯雌醚的治疗作用
美托洛尔	司可巴比妥减少美托洛尔的血药浓度
那格列奈	合用时增加那格列奈的代谢
尿素	渗透性利尿药可促进司可巴比妥的排泄，以尿素的作用最甚
硼替佐米	合用时增加硼替佐米的代谢
皮质激素	因肝药酶的诱导，可使其代谢加快，疗效降低
扑米酮	司可巴比妥与扑米酮合用增强镇静效应
普萘洛尔	合用时降低普萘洛尔的血药浓度
羟丁酸钠	司可巴比妥增强羟丁酸钠的效应，避免合用
去氧孕烯	合用时减弱去氧孕烯的治疗作用
全麻药	与司可巴比妥合用时，可相互增强效能
炔雌醇	合用时减弱炔雌醇的治疗作用
炔诺酮	合用时减弱炔诺酮的治疗作用
噻吗洛尔	巴比妥类减少噻吗洛尔的血药浓度
三环类抗抑郁药	因肝药酶的诱导，可使其代谢加快，疗效降低
双硫仑	双硫仑可抑制司可巴比妥的代谢失活，使后者产生毒性反应
双嘧达莫	司可巴比妥增强双嘧达莫的降压作用
他莫昔芬	合用时增加他莫昔芬的代谢
替勃龙	司可巴比妥加速替勃龙的代谢（减少其血药浓度）
土霉素	因肝药酶的诱导，可使其代谢加快，疗效降低
维拉帕米	司可巴比妥可能降低二氢吡啶类钙通道阻滞剂维拉帕米的效应

续表

合用药物	临床评价
维生素 B_6	维生素 B_6 会增加司可巴比妥的代谢
维生素 D	司可巴比妥可能增强维生素 D 的需要量
亚硝酸戊酯	司可巴比妥可能会增加亚硝酸戊酯的低血压活性
洋地黄类	因肝药酶的诱导，可使其代谢加快，疗效降低
乙醇	与司可巴比妥合用时，可相互增强效能
左炔诺孕酮	合用时减弱左炔诺孕酮的治疗作用

二、乙内酰脲类

1. 苯妥英 与苯妥英合用药物临床评价见表 8-81。

表 8-81 与苯妥英合用药物临床评价

合用药物	临床评价
阿巴卡韦	苯妥英可能降低阿巴卡韦的血药浓度
阿立哌唑	苯妥英可能降低阿立哌唑的血药浓度，合用须增加阿立哌唑的剂量
阿洛西林	阿洛西林静脉输液时，加入苯妥英后将出现混浊
阿奇霉素	阿奇霉素可使苯妥英浓度升高
阿瑞匹坦	苯妥英可能减少阿瑞匹坦的血药浓度
阿司匹林	阿司匹林增强苯妥英的作用
阿糖胞苷	细胞毒性药物可能减少苯妥英的吸收
阿扎那韦	两药的血药浓度均会降低
阿扎那韦-利托那韦	阿扎那韦-利托那韦可明显降低苯妥英的血药浓度，合用时须增加苯妥英的剂量，监测血药浓度
艾司利卡西平	苯妥英降低艾司利卡西平的血药浓度，同时升高苯妥英的血药浓度
安非他酮	苯妥英可降低安非他酮的血药浓度
安泼那韦	两药的血药浓度均会降低
氨己烯酸	氨己烯酸降低苯妥英的血药浓度
氨氯地平	体外研究数据显示氨氯地平不影响苯妥英与血浆蛋白的结合
胺碘酮	结论由磷苯妥英推断得到，用药过量会引起血浆苯妥英浓度增高，特别是会导致神经症状（肝脏的苯妥英代谢下降），应进行临床监测，控制苯妥英血药浓度并进行可能的剂量调整
昂丹司琼	苯妥英加速昂丹司琼的代谢（降低效应）
奥卡西平	奥卡西平可升高苯妥英的血药浓度，同时奥卡西平的活性代谢产物降低
奥硝唑	苯妥英为诱导肝药酶的药物，合用可加强奥硝唑代谢，使血药浓度下降，而苯妥英排泄减慢
白消安	细胞毒性药物白消安可能减少苯妥英的吸收
保泰松	可使苯妥英的血药浓度升高，毒性增大
贝沙罗汀	贝沙罗汀可能减少苯妥英的吸收
倍氯米松	合用时降低丙酸倍氯米松的血药浓度
倍他米松	合用时降低倍他米松的血药浓度
苯巴比妥	可使苯妥英血药浓度减低
苯达莫司汀	细胞毒性药物苯达莫司汀可能减少苯妥英的吸收
苯丁酰脲	可使苯妥英的血药浓度升高，毒性增大
苯扎贝特	苯扎贝特与高蛋白结合率的药物苯妥英合用时，可将苯妥英从蛋白结合位点上替换下来，导致其作用加强，在降血脂治疗期间服用苯妥英，则应调整苯妥英的剂量

续表

合用药物	临床评价
吡格列酮	合用时增加吡格列酮的代谢
表柔比星	细胞毒性药物表柔比星可能减少苯妥英的吸收
别嘌醇	别嘌醇会抑制苯妥英的氧化代谢,导致苯妥英血药浓度升高,应密切注意患者情况,若出现毒性反应,可降低剂量。别嘌醇同其他乙内酰脲类抗惊厥药物合用有类似的相互作用
丙吡胺	苯妥英降低丙吡胺的血药浓度
丙卡巴肼	细胞毒性药物丙卡巴肼可能减少苯妥英的吸收
丙米嗪	有报道丙米嗪会升高苯妥英水平而致苯妥英毒性,可能是由于丙米嗪可以抑制苯妥英的代谢,合用时需监测苯妥英水平和毒性征兆,以及三环类抗抑郁药的水平。三环类抗抑郁药物还可增加惊厥发作,可根据情况提高苯妥英剂量
泊沙康唑	苯妥英减少泊沙康唑的血药浓度
博来霉素	细胞毒性药物博来霉素可能减少苯妥英的吸收
布洛芬	合用苯妥英的血药浓度升高,可出现中毒反应
茶碱	苯妥英可诱导肝药酶,加快茶碱的肝清除率,使茶碱血药浓度降低,茶碱也干扰苯妥英的吸收,两者血药浓度均下降,合用时应调整剂量,并监测血药浓度
长春碱	细胞毒性药物长春碱可能减少苯妥英的吸收
长春瑞滨	细胞毒性药物长春瑞滨可能减少苯妥英的吸收
长春新碱	细胞毒性药物长春新碱可能减少苯妥英的吸收
肠内营养	肠内营养可能减少苯妥英的吸收
雌莫司汀	细胞毒性药物雌莫司汀可能减少苯妥英的吸收
达卡巴嗪	细胞毒性药物达卡巴嗪可能减少苯妥英的吸收
达芦那韦	苯妥英可能降低达芦那韦的血药浓度
达芦那韦-利托那韦	达芦那韦-利托那韦会降低苯妥英的血药浓度
达沙替尼	细胞毒性药物达沙替尼可能减少苯妥英的吸收
单胺氧化酶抑制剂	单胺氧化酶抑制剂对其他酶系也有一定的抑制作用,可使苯妥英的代谢减慢,作用增强,也可能造成中毒
地尔硫䓬	地尔硫䓬升高苯妥英的血药浓度,但是同时苯妥英也降低地尔硫䓬的效应
地拉夫定	地拉夫定的血药浓度会降低,不推荐合用,地拉夫定的抗病毒活性降低
地西泮	可使苯妥英血药浓度减低
碘塞罗宁	合用时降低碘塞罗宁的血药浓度
多巴胺	与苯妥英钠同时静脉注射可产生低血压与心动过缓,在用多巴胺时,如必须用苯妥英钠抗惊厥治疗时,则须考虑两药交替使用
多柔比星	细胞毒性药物多柔比星可能减少苯妥英的吸收
多西环素	苯妥英是酶诱导剂,可诱导并用药物的代谢,使其消除加快,作用减弱
多西他赛	细胞毒性药物多西他赛可能减少苯妥英的吸收
厄洛替尼	细胞毒性药物厄洛替尼可能减少苯妥英的吸收
二氮嗪	二氮嗪减少苯妥英的血药浓度,二氮嗪的效应也可能降低
二甲双胍	如同时服用,可能引起血糖升高,要密切监测血糖,而在苯妥英停用后,要密切注意低血糖的发生
二氢吡啶类钙通道阻滞剂	苯妥英可能降低二氢吡啶类钙通道阻滞剂的效应
非尔氨酯	非尔氨酯会竞争抑制苯妥英的代谢,合用会升高苯妥英的血药浓度,非尔氨酯的消除率也降低,以致出现苯妥英不良反应。苯妥英治疗中加用非尔氨酯需降低苯妥英剂量(20%~33%)以控制其血药浓度、减轻毒性反应

续表

合用药物	临床评价
非洛地平	苯妥英可降低非洛地平的效应
非去极化型肌松药	苯妥英拮抗非去极化型肌松药的肌松作用（加速神经肌肉阻滞恢复）
非甾体抗炎药	非甾体抗炎药可能增强苯妥英的作用
吩噻嗪类	能诱发癫痫的吩噻嗪类抗精神病药可减弱苯妥英的药理作用
呋喃妥因	有数据表明呋喃妥因会使苯妥英血药浓度降低，可能和呋喃妥因影响苯妥英吸收及加速苯妥英代谢有关，合用时需监测癫痫发作频率，必要时需增加苯妥英剂量或停用呋喃妥因
呋塞米	苯妥英可拮抗呋塞米的效应
伏立康唑	伏立康唑可升高苯妥英的血药浓度，同时伏立康唑的血药浓度降低，合用时应增加伏立康唑的给药剂量并监测苯妥英的毒性
氟达拉滨	细胞毒性药物氟达拉滨可能减少苯妥英的吸收
氟伏沙明	氟伏沙明可升高苯妥英的血药浓度
氟康唑	氟康唑可抑制苯妥英在肝脏的代谢，联合用药时需检测苯妥英的血药浓度，防止苯妥英毒性的发生
氟尿嘧啶	氟尿嘧啶可能抑制苯妥英的代谢（增加中毒风险），可能减少苯妥英的吸收
氟哌啶醇	苯妥英是酶诱导剂，可诱导并用药物的代谢，使其消除加快，作用减弱
氟氢可的松	合用时可降低氟氢可的松的血药浓度
氟烷	苯妥英和氟烷都有肝毒性，氟烷还可降低苯妥英的清除率导致中毒，合用需密切监测苯妥英的血药浓度和中毒症状（眼球震颤、视力模糊、运动失调）
氟西汀	氟西汀可升高苯妥英的血药浓度
福沙那韦	两药的血药浓度均会降低
格列本脲	合用时增加格列本脲的代谢
格列吡嗪	合用时增加格列吡嗪的代谢
格列美脲	合用可能会减弱降血糖的作用并升高血糖水平
格列齐特	合用时增加格列齐特的代谢
贯叶连翘	贯叶连翘提取物降低苯妥英的血药浓度，避免同时使用
环孢素	苯妥英降低环孢素（全身）的血药浓度
环丙沙星	环丙沙星升高或降低苯妥英的血药浓度
环磷酰胺	细胞毒性药物环磷酰胺可能减少苯妥英的吸收
黄体酮	合用时增加黄体酮的代谢
磺胺类药物	可使苯妥英的血药浓度升高，毒性增大
磺吡酮	磺吡酮可升高苯妥英的血药浓度
活性炭	活性炭会吸附苯妥英，明显减少苯妥英吸收，常用来治疗苯妥英过量，两药合用时应尽可能分开服用，需监测苯妥英的血药浓度
吉非替尼	细胞毒性药物吉非替尼可能减少苯妥英的吸收
吉西他滨	细胞毒性药物吉西他滨可能减少苯妥英的吸收
甲氨蝶呤	苯妥英升高甲氨蝶呤的血药浓度，具体来说，苯妥英可从血清蛋白中置换甲氨蝶呤，升高甲氨蝶呤的游离浓度
甲氟喹	甲氟喹可拮抗癫痫药的抗惊厥作用
甲泼尼龙	合用时可以导致甲泼尼龙代谢加速，作用降低
甲硝唑	苯妥英会降低甲硝唑的血药浓度
甲氧苄啶	甲氧苄啶可升高苯妥英的血药浓度（也增加抗叶酸作用）

续表

合用药物	临床评价
甲氧沙林	苯妥英可以诱导肝药酶对甲氧沙林的代谢，并可能减少其胃肠吸收或改变血浆蛋白与甲氧沙林的结合，导致甲氧沙林血药浓度降低，服用苯妥英的患者应用甲氧沙林（PUVA疗法）可能会导致治疗无效，如果停用苯妥英或降低其剂量，可能会使甲氧沙林血药浓度升高，以致出现严重的红斑和水疱反应
甲状腺素	苯妥英加速甲状腺素代谢（在甲状腺功能减退症中可能增加需要量），苯妥英的血药浓度也可能增加
决奈达隆	苯妥英可能降低决奈达隆的血药浓度，避免合用
卡泊芬净	苯妥英可能减少卡泊芬净的血药浓度，考虑增加卡泊芬净的给药剂量
卡马西平	可使苯妥英血药浓度减低
卡莫司汀	细胞毒性药物卡莫司汀可能减少苯妥英的吸收
卡培他滨	合用可升高苯妥英的血药浓度，应常规监测苯妥英的血药浓度
抗精神病药	抗精神病药可拮抗苯妥英的抗惊厥作用（惊厥阈值降低）
抗酸药	抗酸药可减少苯妥英的吸收
考来维仑	考来维仑可能减少苯妥英的吸收
口服避孕药	苯妥英使口服避孕药代谢加速而降效
口服抗凝血药	苯妥英使口服抗凝血药代谢加速而降效
奎尼丁	苯妥英使奎尼丁代谢加速而降效
喹硫平	苯妥英可加速喹硫平的代谢，使其血药浓度降低
拉莫三嗪	苯妥英可降低拉莫三嗪的血药浓度
拉帕替尼	细胞毒性药物拉帕替尼可能减少苯妥英的吸收
来氟米特	来氟米特可能升高苯妥英的血药浓度
乐卡地平	同时应用乐卡地平和CYP3A4酶诱导剂苯妥英时应当注意，因为降压效果可能会降低，应当比平时更频繁地监测患者的血压
锂剂	苯妥英与锂剂合用可以发生神经毒性作用，锂的血药浓度未增加
利多卡因	苯妥英静脉注射给药，可加强利多卡因的心脏抑制作用
利伐沙班	合用可降低利伐沙班血药浓度
利福平	利福平可增加苯妥英在肝脏中的代谢，故两者合用时应测定苯妥英的血药浓度并调整剂量
硫鸟嘌呤	细胞毒性药物硫鸟嘌呤可能减少苯妥英的吸收
硫酸镁	硫酸镁会增加苯妥英的中枢神经系统抑制作用
硫糖铝	硫糖铝可减少苯妥英的吸收
柳氮磺吡啶	合用时磺胺药可取代苯妥英的蛋白结合部位，或抑制苯妥英代谢，以致药物作用时间延长或毒性发生，因此当苯妥英与磺胺药合用时，或在应用磺胺药之后使用时，需调整其剂量
罗格列酮	合用时可加速罗格列酮的代谢
洛匹那韦	苯妥英可能降低洛匹那韦的血药浓度
氯苯那敏	有报道两药合用后会出现苯妥英毒性反应，虽然只是个别的报道，但是有必要在合用时监测苯妥英水平，如果毒性反应出现，须降低苯妥英剂量或停用氯苯那敏
氯丙嗪	氯丙嗪和其他吩噻嗪类药物可能和苯妥英竞争肝药酶，影响其羟基化反应代谢能力，苯妥英血药浓度可能升高，而当氯丙嗪停药时则可能降低，因此要合用时应监测患者苯妥英水平及患者癫痫发作频率
氯氮平	苯妥英可加速氯氮平的代谢，血药浓度降低
氯喹	合用可能增加惊厥危险

续表

合用药物	临床评价
氯霉素	可使苯妥英的血药浓度升高，毒性增大
氯硝西泮	可使苯妥英的血药浓度降低
吗啡	合用中枢抑制显著增强，有致呼吸抑制的危险
麦考酚酯	可能减少苯妥英的吸收
美法仑	细胞毒性药物美法仑可能减少苯妥英的吸收
美沙酮	苯妥英加速美沙酮代谢（减弱作用或有戒断作用危险）
美替拉酮	苯妥英诱导肝酶，使美替拉酮代谢增快而降低美替拉酮的血药浓度，合用时美替拉酮的剂量需加倍
美西律	苯妥英加速美西律的代谢，降低美西律的血药浓度
咪康唑	咪康唑会升高苯妥英的血药浓度
米安色林	苯妥英降低米安色林的血药浓度
米非司酮	苯妥英降低米非司酮的血药浓度
米塔扎平	苯妥英降低米塔扎平的血药浓度
米托坦	细胞毒性药物米托坦可能减少苯妥英的吸收
莫达非尼	莫达非尼可能升高苯妥英的血药浓度
那格列奈	合用时增加那格列奈的代谢
奈非那韦	奈非那韦可降低苯妥英的血药浓度
奈韦拉平	奈韦拉平的血药浓度可能会降低，谨慎合用，监测奈韦拉平的抗病毒效应
尼卡地平	苯妥英可能降低尼卡地平的效应
帕拉米松	合用时降低帕拉米松的血药浓度
帕罗西汀	苯妥英可能降低帕罗西汀的血药浓度
哌甲酯	拟交感神经药哌甲酯升高苯妥英的血药浓度
哌替啶	由于苯妥英增强哌替啶的代谢，促进其消除，从而降低其半衰期和生物利用度，合用时应适当加大哌替啶的剂量。由于口服等量的哌替啶比静脉注射产生更多的去甲哌替啶，为得到更好的镇痛效果，建议长期使用苯妥英的患者应选用注射哌替啶
喷司他丁	细胞毒性药物喷司他丁可能减少苯妥英的吸收
硼替佐米	细胞毒性药物硼替佐米可能减少苯妥英的吸收
泼尼松	合用时降低泼尼松的血药浓度
泼尼松龙	合用时降低泼尼松龙的血药浓度
普萘洛尔	苯妥英静脉注射增加普萘洛尔的心脏抑制作用
齐多夫定	齐多夫定可升高或降低苯妥英的血药浓度
羟基脲	细胞毒性药物羟基脲可能减少苯妥英的吸收
羟氯喹	合用可能增加惊厥危险
氢化可的松	合用可降低氢化可的松的血药浓度
氢氧化铝	氢氧化铝可以吸附苯妥英，使苯妥英血药浓度降低，两药应分开时间服用，必要时可按需要改变苯妥英的剂量
巯嘌呤	细胞毒性药物巯嘌呤可能减少苯妥英的吸收
曲安奈德	合用可降低曲安奈德的血药浓度
曲安西龙	合用可降低曲安西龙的血药浓度
曲唑酮	曲唑酮可能会升高苯妥英的血药浓度，治疗中加入或停用曲唑酮时需监测苯妥英的血药浓度
去甲替林	合用可降低去甲替林的血药浓度

续表

合用药物	临床评价
瑞格列奈	合用可增加瑞格列奈的代谢
塞替派	细胞毒性药物塞替派可能减少苯妥英的吸收
噻加宾	苯妥英降低噻加宾的血药浓度
噻氯匹定	苯妥英治疗中加用噻氯匹定会使苯妥英血药浓度和毒性反应升高,需仔细监测患者苯妥英血药浓度和毒性
三硅酸镁	可以吸附苯妥英,使苯妥英血药浓度降低,两药应分开时间服用,必要时可按需要改变苯妥英的剂量
三环类抗抑郁药	能诱发癫痫的三环类抗抑郁药可减弱苯妥英的药理作用
三氧化二砷	细胞毒性药物三氧化二砷可能减少苯妥英的吸收
沙奎那韦	苯妥英可能降低沙奎那韦的血药浓度
舍曲林	苯妥英可能降低舍曲林的血药浓度,同时苯妥英的血药浓度升高
舍吲哚	苯妥英加速舍吲哚代谢(血药浓度降低)
舒尼替尼	细胞毒性药物舒尼替尼可能减少苯妥英的吸收
双硫仑	双硫仑抑制苯妥英的代谢,增加其中毒风险
双氯芬酸钠	在应用双氯芬酸的同时使用苯妥英钠,可导致苯妥英的血药浓度升高
丝裂霉素	细胞毒性药物丝裂霉素可能减少苯妥英的吸收
索拉非尼	细胞毒性药物索拉非尼可能减少苯妥英的吸收
他克莫司	苯妥英降低他克莫司的血药浓度,苯妥英的血药浓度也可能升高
他莫昔芬	合用可增加他莫昔芬的代谢
泰利霉素	苯妥英可降低泰利霉素的血药浓度(应用苯妥英期间和停用苯妥英2周内避免应用泰利霉素)
碳酸酐酶抑制药	合用增加骨软化风险
替勃龙	苯妥英加速替勃龙代谢
替加氟	替加氟可抑制苯妥英的代谢,从而导致苯妥英血药浓度升高,可能发生苯妥英中毒(恶心、呕吐、眼球震颤和运动异常),须密切观察患者的一般状况,如发现异常,须采取停药等相应措施
替拉那韦	替拉那韦的血药浓度降低,抗病毒活性降低,谨慎合用
替莫唑胺	细胞毒性药物替莫唑胺可能减少苯妥英的吸收
酮咯酸氨丁三醇	合用时可能发生癫痫,但这种可能性极小
酮康唑	苯妥英可降低酮康唑的血药浓度
筒箭毒碱	苯妥英增加机体抗惊厥活性,提高神经肌肉接头处的乙酰胆碱浓度,可降低筒箭毒碱产生的神经肌肉阻滞的强度和持续时间,合用时需注意监测
托吡酯	托吡酯升高苯妥英的血药浓度(托吡酯血药浓度也被降低)
托瑞米芬	苯妥英可加速托瑞米芬代谢,使其血药浓度降低
维拉帕米	苯妥英可降低维拉帕米的效应
维生素 B_6	维生素 B_6 会增加苯妥英的代谢
维生素 D_2	苯妥英使维生素 D_2 代谢加速而降效
西洛他唑	合用可增加西洛他唑的代谢
西咪替丁	可使苯妥英的血药浓度升高,毒性增大
硝苯地平	合用时硝苯地平的生物利用度降低,从而导致疗效下降,当两种药物合用时,需监测硝苯地平的临床疗效
溴隐亭	合用时加速溴隐亭的代谢
亚硝酸钠	合用时风险性和不良反应的严重性增加
亚叶酸钙	较大剂量的亚叶酸钙与苯妥英合用,可影响抗癫痫作用

续表

合用药物	临床评价
洋地黄	苯妥英可诱导洋地黄的代谢，使其消除加快，作用减弱
叶酸	大剂量叶酸能拮抗苯妥英钠的抗癫痫作用，可使癫痫发作的临界值明显降低，并使敏感患者的发作次数增多
伊达比星	细胞毒性药物伊达比星可能减少苯妥英的吸收
伊拉地平	苯妥英降低伊拉地平的效应
伊立替康	细胞毒性药物伊立替康可能减少苯妥英的吸收
伊马替尼	细胞毒性药物伊马替尼可能减少苯妥英的吸收
伊曲康唑	苯妥英可降低伊曲康唑的血药浓度，避免合用
依法韦仑	两药的血药浓度均会降低
依普利酮	苯妥英可降低依普利酮的血药浓度，避免合用
依曲韦林	苯妥英可降低依曲韦林的血药浓度，避免合用
依托泊苷	苯妥英可能降低依托泊苷的血药浓度，依托泊苷可能减少苯妥英的吸收
依维莫司	细胞毒性药物依维莫司可能减少苯妥英的吸收
胰岛素	苯妥英钠可不同程度地升高血糖浓度，合用时应调整苯妥英钠或胰岛素的剂量
乙胺嘧啶	乙胺嘧啶拮抗苯妥英的抗惊厥作用，也增加抗叶酸作用
乙醇	可使苯妥英的血药浓度降低
乙琥胺	苯妥英可能降低乙琥胺的血药浓度，同时可能升高苯妥英的血药浓度
乙酰唑胺	乙酰唑胺可能升高苯妥英的血药浓度
异环磷酰胺	细胞毒性药物异环磷酰胺可能减少苯妥英的吸收
异烟肼	可使苯妥英的血药浓度升高，毒性增大
茚地那韦	苯妥英可能降低茚地那韦的血药浓度，苯妥英的血药浓度也可能升高
注射用水溶性维生素	所含叶酸可降低苯妥英钠的血药浓度并掩盖恶性贫血的临床表现
注射用脂溶性维生素（Ⅱ）	所含叶酸可降低苯妥英钠的血药浓度并掩盖恶性贫血的临床表现
紫杉醇	合用时，紫杉醇的药代动力学会发生改变，谨慎合用
左旋多巴	苯妥英可能减弱左旋多巴的作用
左旋咪唑	左旋咪唑可能升高苯妥英的血药浓度
唑尼沙胺	苯妥英可降低唑尼沙胺的血药浓度

2. **磷苯妥英** 参见苯妥英。

3. **乙苯妥英** 与乙苯妥英合用药物临床评价见表8-82。

表8-82 与乙苯妥英合用药物临床评价

合用药物	临床评价
活性炭	活性炭会吸附乙苯妥英，明显减少乙苯妥英吸收，常用来治疗乙苯妥英过量。两药合用时应尽可能分开服用，需监测乙苯妥英的血药浓度
硫酸镁	硫酸镁会增加乙苯妥英的中枢神经系统抑制作用
中枢神经系统抑制剂	增强中枢神经系统抑制剂的抑制作用

三、酰胺类

1. **卡马西平** 与卡马西平合用药物临床评价见表8-83。

表 8-83　与卡马西平合用药物临床评价

合用药物	临床评价
5-HT$_3$ 受体拮抗剂	卡马西平加速 5-HT$_3$ 受体拮抗剂昂丹司琼的代谢（降低其效应）
阿立哌唑	卡马西平降低阿立哌唑的血药浓度，合用时需要增加阿立哌唑的给药剂量
阿瑞匹坦	卡马西平可能降低阿瑞匹坦的血药浓度
阿司匹林	合用时阿司匹林的血药浓度降低
艾司利卡西平	合用时两药的血药浓度均降低
安非他酮	卡马西平可降低安非他酮的血药浓度
安泼那韦	卡马西平会降低安泼那韦的血药浓度，有丧失抗病毒活性的可能，并可能有导致病毒对安泼那韦耐药的风险
安泼那韦-利托那韦	卡马西平与安泼那韦-利托那韦合用，安泼那韦的血药浓度会升高，有丧失抗病毒活性并可能导致病毒对安泼那韦耐药的风险，如无利托那韦配合安泼那韦，卡马西平与安泼那韦应避免合用
奥氮平	卡马西平加速奥氮平的代谢（血药浓度降低）
奥卡西平	奥卡西平有时降低卡马西平的血药浓度（但卡马西平活性代谢物的血药浓度可能升高），但是奥卡西平活性代谢物的血药浓度总是降低
奥利司他	抗癫痫药与奥利司他合用增加惊厥的风险
倍他米松	合用时倍他米松的血药浓度降低
苯巴比妥	合用时亦可使卡马西平的清除半衰期缩短，血药浓度降低
苯妥英	卡马西平可能升高或降低苯妥英的血药浓度
丙酸倍氯米松	合用时丙酸倍氯米松的血药浓度降低
丙戊酸	已有丙戊酸与卡马西平合用时出现中毒的报道，因为丙戊酸可能引起卡马西平的毒性反应，因而在联合治疗开始时应进行临床监测，并按需要适时调整剂量
泊沙康唑	卡马西平可能降低泊沙康唑的血药浓度
茶碱	卡马西平加速茶碱的代谢（降低其效应）
长春碱	卡马西平诱导肝药酶，增加了长春碱的代谢，合用可导致长春碱的血药浓度下降，抗肿瘤疗效下降
垂体后叶素	合用时，可加强抗利尿作用，合用的各药都需减量
雌激素	卡马西平加速雌激素的代谢（降低避孕效应）
醋竹桃霉素	醋竹桃霉素可抑制卡马西平的代谢，引起血药浓度的升高，出现毒性反应
达芦那韦-利托那韦	达芦那韦-利托那韦会升高卡马西平的血药浓度
达那唑	达那唑可抑制卡马西平的代谢（增加中毒风险）
单胺氧化酶抑制剂	建议避免在单胺氧化酶抑制剂停药后 2 周内应用卡马西平
地尔硫䓬	对于一些病例，地尔硫䓬可使卡马西平血药浓度增高 40%～72%而导致毒性
地塞米松	地塞米松可降低卡马西平的血药浓度
地昔帕明	卡马西平和地昔帕明会竞争肝药酶的羟基化反应，使卡马西平浓度升高，以致引起剧烈的急性恶心、呕吐、幻觉、语言不清、运动失调。在卡马西平治疗中加入或停用地昔帕明时需对血药浓度、毒性反应及药物疗效进行监测
碘塞罗宁	合用时减弱碘塞罗宁的治疗效果
对乙酰氨基酚	合用时，尤其是单次超量或长期大量，肝脏中毒的危险增加，疗效降低
多西环素	卡马西平加速多西环素的代谢（降低效应）
非尔氨酯	两药合用会降低卡马西平血药浓度，减少非尔氨酯的清除，并且升高卡马西平环氧化物的血药浓度，必须仔细监测患者癫痫发作的情况

续表

合用药物	临床评价
非洛地平	卡马西平可增加非洛地平的代谢，合用时，非洛地平的 AUC 降低 93%，C_{max} 降低 82%，应避免合用
伏立康唑	合用可明显降低伏立康唑的血药浓度
氟伏沙明	氟伏沙明升高卡马西平的血药浓度
氟康唑	氟康唑可抑制卡马西平的代谢，使卡马西平的血药浓度升高 30%，因此有导致卡马西平毒性增加的风险，可根据药物浓度监测结果或临床疗效决定是否需要调整卡马西平的剂量
氟哌啶醇	氟哌啶醇可增强卡马西平对中枢神经的抑制，降低惊厥阈，从而降低抗惊厥药的疗效，需调整剂量以控制癫痫发作
氟氢可的松	卡马西平可降低氟氢可的松的血药浓度
氟西汀	氟西汀可升高卡马西平的血药浓度
福沙那韦	卡马西平可能降低福沙那韦的血药浓度
贯叶连翘	避免合用抗癫痫药与贯叶连翘
含雌激素的避孕药	由于卡马西平对肝代谢酶的诱导作用，含雌激素的避孕药的效果会降低，应调整剂量
红霉素	红霉素可抑制卡马西平的代谢，引起血药浓度的升高，出现毒性反应
华法林	合用时华法林的血药浓度降低，半衰期缩短，抗凝效应减弱，应测定凝血酶原时间而调整剂量
环孢素	由于卡马西平对肝代谢酶的诱导，环孢素的效果会减低，应调整剂量
活性炭	活性炭会明显减少卡马西平的吸收，加快其消除，一般用于救治卡马西平过量，如果不是用于此目的，两药应用要间隔尽可能长的时间
吉非替尼	吉非替尼的制造商建议避免其与卡马西平合用
加压素	合用时可加强抗利尿作用，合用的各药都需减量
甲氟喹	甲氟喹拮抗抗癫痫药卡马西平的抗惊厥效应
甲泼尼龙	合用时可以导致皮质类固醇代谢加速，作用降低
甲羟孕酮	合用时减弱醋酸甲羟孕酮的治疗作用
甲硝唑	有病例报道两药合用会升高卡马西平水平及其毒性，可能是由于甲硝唑选择性抑制卡马西平的芳环羟基化反应，需仔细监测卡马西平的血药浓度和毒性征兆
甲氧氯普胺	两药合用会导致卡马西平的神经毒性，因此需监测卡马西平的血药浓度神经毒性征兆
决奈达隆	卡马西平可能降低决奈达隆的血药浓度，避免合用
卡泊芬净	卡马西平可能降低卡泊芬净的血药浓度，建议增加卡泊芬净的给药剂量
抗精神病药	抗精神病药拮抗卡马西平的抗惊厥效应（惊厥阈值降低）
克拉霉素	克拉霉素可轻度升高卡马西平的血药浓度，两者合用时需监测后者的血药浓度
奎尼丁	由于卡马西平对肝代谢酶的诱导，其效应会减低，应调整剂量
喹硫平	卡马西平加速喹硫平的代谢（血药浓度降低）
拉莫三嗪	卡马西平常常降低拉莫三嗪的血药浓度，有时也升高卡马西平活性代谢物的血药浓度（但证据冲突）
拉帕替尼	卡马西平降低拉帕替尼的血药浓度，避免合用
赖氨加压素	合用时，可加强抗利尿作用，合用的各药都需减量
乐卡地平	同时应用乐卡地平和 CYP3A4 酶的诱导剂（如卡马西平）时应当注意，因为降压效果可能会降低，应当比平时更频繁地监测患者的血压
类视黄醇	类视黄醇可能降低卡马西平的血药浓度
锂剂	锂剂可以降低卡马西平的抗利尿作用
利伐沙班	合用时利伐沙班血药浓度降低

续表

合用药物	临床评价
利福布汀	利福布汀可降低卡马西平的血药浓度
利尿药	合用增加低钠血症风险
利培酮	卡马西平加速利培酮的代谢（血药浓度降低）
利托那韦	利托那韦可能升高卡马西平的血药浓度
硫酸镁	硫酸镁增加卡马西平中枢神经系统抑制活性
卢非酰胺	合用两药的血药浓度可能均降低
洛匹那韦	卡马西平可能降低洛匹那韦的血药浓度
洛沙平	洛沙平可增强卡马西平对中枢神经的抑制，降低惊厥阈，从而降低抗惊厥药的疗效，需调整卡马西平的剂量以控制癫痫发作
氯吡格雷	卡马西平可能降低氯吡格雷的抗血小板效应
氯氮平	卡马西平加速氯氮平的代谢（血药浓度降低），也避免与有巨大潜在可能引起粒细胞缺乏症的药物合用
氯磺丙脲	合用可加强抗利尿作用，合用时各药都需减量
氯喹	合用可能增加抽搐风险
氯烯雌醚	合用时减弱氯烯雌醚的治疗作用
氯硝西泮	卡马西平降低氯硝西泮的血药浓度
马普替林	马普替林可增强卡马西平对中枢神经的抑制，降低惊厥阈，从而降低抗惊厥药的疗效，需调整剂量，以控制癫痫发作
美沙酮	卡马西平降低美沙酮的血药浓度
咪达唑仑	卡马西平降低咪达唑仑的血药浓度
咪康唑	咪康唑可能升高卡马西平的血药浓度
米安色林	卡马西平降低米安色林的血药浓度
米非司酮	卡马西平可以降低米非司酮的血药浓度
米塔扎平	卡马西平降低米塔扎平的血药浓度
奈非那韦	卡马西平可能降低奈非那韦的血药浓度
奈韦拉平	卡马西平降低奈韦拉平的血药浓度
尼卡地平	卡马西平很可能降低二氢吡啶类钙通道阻滞剂尼卡地平的效应
尼莫地平	卡马西平可诱导酶的活性，从而导致钙离子通道阻滞剂尼莫地平的血药浓度降低
帕拉米松	合用时降低帕拉米松的血药浓度
帕潘立酮	卡马西平减少帕潘立酮的血药浓度
哌甲酯	两药合用会降低哌甲酯血药浓度和效果，在儿童中尤为突出。治疗中加入或停用卡马西平时均需监测哌甲酯血药浓度和效果，必要时调整其剂量
泮库溴铵	卡马西平可使泮库溴铵所致的神经肌肉阻滞作用时间缩短，必要时调整剂量
硼替佐米	合用时降低硼替佐米的血药浓度，减少卡马西平的代谢
泼尼松	合用时降低泼尼松的血药浓度
泼尼松龙	合用时降低泼尼松龙的血药浓度
扑米酮	扑米酮总是降低卡马西平的血药浓度，有时也降低扑米酮的血药浓度（但是总是升高扑米酮活性代谢物的血药浓度）
普萘洛尔	合用时增加普萘洛尔的代谢
羟氯喹	合用可能增加惊厥的风险
氢化可的松	合用时降低氢化可的松的血药浓度

续表

合用药物	临床评价
氢氯噻嗪	由于两药的协同作用，合用时可能引起低钠血症，合用时须监测患者血钠水平
曲安奈德	合用时降低曲安奈德的血药浓度
曲安西龙	合用时降低曲安西龙的血药浓度
曲马多	卡马西平降低曲马多的效应
曲唑酮	合用会使卡马西平的血药浓度升高，曲唑酮的血药浓度降低，需监测患者卡马西平和曲唑酮的血药浓度及可能的毒性反应，必要时需调整剂量
去氨加压素	合用时可加强抗利尿作用，合用的各药都需减量
去甲替林	合用需监测去甲替林或卡马西平水平及毒性，可能需要减少去甲替林和卡马西平的剂量
炔诺酮	合用时减弱炔诺酮的治疗作用
瑞格列奈	卡马西平可能减弱瑞格列奈的降血糖作用
噻吨类	噻吨类可增强卡马西平对中枢神经的抑制，降低惊厥阈，从而降低抗惊厥药的疗效，需调整剂量以控制癫痫发作
噻加宾	卡马西平降低噻加宾的血药浓度
噻氯匹定	噻氯匹定可能会抑制卡马西平的代谢，升高卡马西平血药浓度和毒性（包括眩晕、运动失调等）
三环类抗抑郁药	三环类抗抑郁药可增强卡马西平对中枢神经的抑制，降低惊厥阈，从而降低抗惊厥效果，需调整剂量以控制癫痫发作
沙奎那韦	卡马西平可能降低沙奎那韦的血药浓度
双嘧达莫	合用时降低双嘧达莫的血药浓度
司替戊醇	司替戊醇升高卡马西平的血药浓度
泰利霉素	卡马西平降低泰利霉素的血药浓度（避免在卡马西平治疗期间和停药后2周内应用泰利霉素）
碳酸酐酶抑制药	合用时出现骨质疏松的危险性增加，出现早期症状时碳酸酐酶抑制药即应停用，必要时给予相应治疗
特非那定	特非那定会从血浆蛋白上置换卡马西平，导致卡马西平水平升高，以及出现不良反应和毒性，两药合用需精密监测游离卡马西平的血药浓度和其毒性反应
替勃龙	卡马西平加速替勃龙的代谢（降低其血药浓度）
替拉那韦	卡马西平可能降低替拉那韦的血药浓度
酮咯酸氨丁三醇	联合用药时可能发生癫痫，但这种可能性极小
酮康唑	酮康唑可能升高卡马西平的血药浓度
托吡酯	卡马西平降低托吡酯的血药浓度
托瑞米芬	卡马西平可能加速托瑞米芬的代谢（降低其血药浓度）
维拉帕米	维拉帕米增强卡马西平的效应
维生素类	卡马西平可能增加维生素D的需要量
乌利司他	乌利司他的制造商建议其避免与卡马西平合用（可能降低乌利司他的避孕效应）
西洛他唑	合用时升高西洛他唑的血药浓度
西咪替丁	西咪替丁升高卡马西平血药浓度，在开始使用西咪替丁1周内卡马西平血药浓度恢复正常
硝苯地平	卡马西平可诱导酶的活性，从而导致硝苯地平的血药浓度降低，降低疗效
辛伐他汀	卡马西平降低辛伐他汀的血药浓度，合用时考虑减少辛伐他汀的给药剂量
溴隐亭	合用时降低溴隐亭的血药浓度，升高卡马西平的血药浓度
选择性5-羟色胺再摄取抑制剂	选择性5-羟色胺再摄取抑制剂拮抗抗癫痫药卡马西平的抗惊厥效应（惊厥阈值降低）

续表

合用药物	临床评价
烟酰胺	烟酰胺可以抑制卡马西平的肝代谢，卡马西平清除的降低与烟酰胺剂量密切相关，大剂量烟酰胺会降低卡马西平的消除，升高其血药浓度。治疗中加入、停用烟酰胺或改变其剂量时需监测卡马西平的血药浓度，必要时减少卡马西平的剂量
洋地黄类（可能地高辛除外）	卡马西平诱导洋地黄类的代谢，其效应会减低，应调整剂量
伊拉地平	卡马西平降低伊拉地平的效应
伊立替康	卡马西平降低伊立替康和其活性代谢物的血药浓度
伊马替尼	卡马西平降低伊马替尼的血药浓度，避免合用
伊曲康唑	卡马西平可能降低伊曲康唑的血药浓度
依法韦仑	合用两药的血药浓度均降低
依普利酮	卡马西平降低依普利酮的血药浓度，避免合用
依曲韦林	避免与卡马西平合用，可明显降低依曲韦林的血药浓度
乙醇	乙醇可能增加卡马西平的中枢神经系统不良反应
乙琥胺	卡马西平可能降低乙琥胺的血药浓度
乙酰唑胺	乙酰唑胺升高卡马西平的血药浓度
异维A酸	异维A酸可能降低卡马西平的血药浓度
异烟肼	异烟肼可抑制卡马西平的代谢，使其血药浓度升高，引起毒性反应，卡马西平则可诱导异烟肼的代谢，使具有肝毒性的中间代谢物增加
茚地那韦	卡马西平可能降低茚地那韦的血药浓度，卡马西平的血药浓度可能升高
右丙氧吩	右丙氧吩可抑制卡马西平的代谢，引起血药浓度的升高，出现毒性反应
孕激素类	卡马西平加速孕激素类的代谢（降低避孕效应）
紫杉醇	合用时紫杉醇的药代动力学会发生改变，谨慎合用
左甲状腺素	卡马西平诱导左甲状腺素的代谢，其效应会减低，应调整剂量
左炔诺孕酮	合用时减弱左炔诺孕酮的治疗作用
左乙拉西坦	合用可能增加卡马西平中毒的风险
唑尼沙胺	卡马西平降低唑尼沙胺的血药浓度

2. 奥卡西平 与奥卡西平合用药物临床评价见表8-84。

表8-84 与奥卡西平合用药物临床评价

合用药物	临床评价
5-羟色胺再摄取抑制剂	5-羟色胺再摄取抑制剂拮抗抗癫痫药奥卡西平的抗惊厥作用（惊厥阈值降低）
苯巴比妥	奥卡西平升高苯巴比妥的血药浓度，同时奥卡西平活性代谢物的血药浓度降低
苯妥英钠	奥卡西平可减少苯妥英钠的代谢，可升高苯妥英钠的血药浓度，使其毒性增加，表现为共济失调、眼球震颤、反射亢进等
丙戊酸	丙戊酸可使奥卡西平活性代谢产物的血药浓度降低
雌激素	奥卡西平加速雌激素的代谢，减弱避孕作用
单胺氧化酶抑制剂	单胺氧化酶抑制剂拮抗抗癫痫药奥卡西平的抗惊厥作用（惊厥阈值降低）
二氢吡啶钙通道阻滞剂	奥卡西平可使二氢吡啶钙通道阻滞剂的生物利用度降低28%~32%

续表

合用药物	临床评价
环孢素	奥卡西平可能降低环孢素的血药浓度
甲氟喹	甲氟喹可拮抗抗癫痫药奥卡西平抗惊厥的作用
卡马西平	奥卡西平有时降低卡马西平的血药浓度（但卡马西平活性代谢物的血药浓度可能增加），但是总是降低奥卡西平活性代谢物的血药浓度
抗精神病药	抗精神病药拮抗奥卡西平的抗惊厥效应（惊厥阈值降低）
拉莫三嗪	奥卡西平可使肝脏对拉莫三嗪的代谢增加，使之血药浓度降低，抗癫痫作用减弱
氯吡格雷	奥卡西平可能减少氯吡格雷的抗血小板效应
氯喹	合用可能增加惊厥危险
氯烯雌醚	合用时降低氯烯雌醚的血药浓度
马炔雌醇	奥卡西平可使马炔雌醇的生物利用度降低28%~32%
羟氯喹	合用可能增加惊厥危险
炔诺酮	合用时炔诺酮的血药浓度降低
三环类抗抑郁药	三环类抗抑郁药拮抗抗癫痫药奥卡西平的抗惊厥作用（惊厥阈值降低）
西洛他唑	合用时西洛他唑的血药浓度升高
伊马替尼	奥卡西平降低伊马替尼的血药浓度，避免合用
孕激素	奥卡西平加速孕激素代谢，减弱避孕效果
左炔诺孕酮	合用时左炔诺孕酮的血药浓度降低

3. **加巴喷丁** 与加巴喷丁合用药物临床评价见表8-85。

表8-85 与加巴喷丁合用药物临床评价

合用药物	临床评价
5-羟色胺再摄取抑制剂	5-羟色胺再摄取抑制剂拮抗抗癫痫药加巴喷丁的抗惊厥作用（惊厥阈值降低）
奥利司他	抗癫痫药与奥利司他合用可能增加抽搐风险
单胺氧化酶抑制剂	单胺氧化酶抑制剂可拮抗抗癫痫药加巴喷丁的抗惊厥作用（惊厥阈值降低）
贯叶连翘	抗癫痫药避免与贯叶连翘合用
甲氟喹	甲氟喹拮抗抗癫痫药加巴喷丁抗惊厥的作用
抗酸药	抗酸药减少加巴喷丁的吸收
硫酸镁	硫酸镁增加加巴喷丁中枢神经系统抑制的活性
氯喹	合用可能增加惊厥危险
吗啡	吗啡增加加巴喷丁的生物利用度
羟氯喹	合用可能增加惊厥危险
氢可酮	加巴喷丁可升高氢可酮的暴露量，同时加巴喷丁的暴露量也会升高
氢氧化铝	氢氧化铝降低加巴喷丁的血药浓度
三环类抗抑郁药	三环类抗抑郁药可拮抗抗癫痫药加巴喷丁的抗惊厥作用（惊厥阈值降低）
碳酸钙	碳酸钙降低加巴喷丁的血药浓度
西咪替丁	西咪替丁升高加巴喷丁的血药浓度
氧化镁	氧化镁降低加巴喷丁的血药浓度

4. **氨己烯酸** 与氨己烯酸合用药物临床评价见表8-86。

表 8-86　与氨己烯酸合用药物临床评价

合用药物	临床评价
5-羟色胺再摄取抑制剂	5-羟色胺再摄取抑制剂拮抗抗癫痫药氨己烯酸的抗惊厥作用（惊厥阈值降低）
苯巴比妥	氨己烯酸可能降低苯巴比妥的血药浓度
苯妥英	氨己烯酸降低苯妥英的血药浓度
单胺氧化酶抑制剂	单胺氧化酶抑制剂拮抗抗癫痫药氨己烯酸的抗惊厥作用（惊厥阈值降低）
贯叶连翘	抗癫痫药避免与贯叶连翘合用
甲氟喹	甲氟喹拮抗抗癫痫药氨己烯酸抗惊厥的作用
硫酸镁	硫酸镁增加氨己烯酸中枢神经系统抑制的活性
氯喹	合用可能增加惊厥危险
扑米酮	氨己烯酸可能降低扑米酮的血药浓度
羟氯喹	合用可能增加惊厥的危险
三环类抗抑郁药	三环类抗抑郁药拮抗抗癫痫药氨己烯酸的抗惊厥作用（惊厥阈值降低）
中枢神经系统抑制剂	增强中枢神经系统抑制剂的抑制作用

四、琥珀酰亚胺类

1. 乙琥胺　与乙琥胺合用药物临床评价见表 8-87。

表 8-87　与乙琥胺合用药物临床评价

合用药物	临床评价
5-羟色胺再摄取抑制剂	5-羟色胺再摄取抑制剂拮抗抗癫痫药乙琥胺的抗惊厥作用（惊厥阈值降低）
单胺氧化酶抑制剂	单胺氧化酶抑制剂拮抗抗癫痫药乙琥胺的抗惊厥作用（惊厥阈值降低）
贯叶连翘	抗癫痫药避免与贯叶连翘合用
甲氟喹	甲氟喹拮抗抗癫痫药乙琥胺的抗惊厥作用
氯喹	合用可能增加惊厥危险
羟氯喹	合用可能增加惊厥危险
三环类抗抑郁药	三环类抗抑郁药拮抗抗癫痫药乙琥胺的抗惊厥作用（惊厥阈值降低）
中枢神经系统抑制剂	增强中枢神经系统抑制剂的抑制作用

2. 甲琥胺　与甲琥胺合用药物临床评价见表 8-88。

表 8-88　与甲琥胺合用药物临床评价

合用药物	临床评价
苯巴比妥	甲琥胺可升高苯巴比妥的血药浓度，因此应该测定抗癫痫药物的血药浓度
苯妥英钠	甲琥胺可升高苯妥英钠的血药浓度，因此应该测定抗癫痫药物的血药浓度
硫酸镁	硫酸镁增加甲琥胺中枢神经系统抑制的活性
硼替佐米	合用时减少甲琥胺的代谢
噻氯匹定	合用时减少甲琥胺的代谢
西洛他唑	合用时升高西洛他唑的血药浓度
中枢神经系统抑制剂	甲琥胺增强中枢神经系统抑制剂的中枢神经系统抑制作用。

3. 苯琥胺　与苯琥胺合用药物临床评价见表 8-89。

表 8-89 与苯琥胺合用药物临床评价

合用药物	临床评价
丁丙诺啡	丁丙诺啡过量的可能性增加，可能出现呼吸抑制、昏迷，甚至死亡，应避免合用
羟丁酸钠	合用会导致中枢神经系统、呼吸抑制作用增强
右丙氧芬	合用会导致中枢神经系统抑制作用增强

4. 托吡酯 与托吡酯合用药物临床评价见表 8-90。

表 8-90 与托吡酯合用药物临床评价

合用药物	临床评价
阿托品	合用时不良反应增加
醋甲唑胺	合用会增加泌尿道结石的风险
醋酸甲羟孕酮	合用时降低醋酸甲羟孕酮的血药浓度
地高辛	托吡酯可降低地高辛的浓度
东莨菪碱	合用时风险性和不良反应的严重性增加
多佐胺	合用会增加泌尿道结石的风险
二甲双胍	托吡酯可能增强二甲双胍的血药浓度
格列本脲	托吡酯可能降低格列本脲的血药浓度
华法林	合用时减少华法林代谢
甲氟喹	甲氟喹拮抗抗癫痫药托吡酯的抗惊厥作用
卡马西平	卡马西平可降低托吡酯的血药浓度
硫酸镁	硫酸镁增加托吡酯的中枢神经系统抑制作用
氯吡格雷	合用时可降低氯吡格雷的代谢
氯喹	抗癫痫药托吡酯与氯喹合用增加惊厥的危险
氯烯雌醚	合用时降低氯烯雌醚的血药浓度
硼替佐米	合用时降低硼替佐米的代谢
羟氯喹	抗癫痫药托吡酯与羟氯喹合用增加惊厥的危险
氢氯噻嗪	氢氯噻嗪可能升高托吡酯的血药浓度
炔诺酮	合用时降低炔诺酮的血药浓度
噻氯匹定	合用时减少噻氯匹定的代谢
双氯非那胺	联合应用会增加泌尿道结石的风险
西洛他唑	合用时升高西洛他唑的血药浓度
乙醇	禁与乙醇同时服用
乙酰唑胺	联合应用会增加泌尿道结石的风险
左炔诺孕酮	合用时降低左炔诺孕酮的血药浓度

五、双酮类

三甲双酮 与三甲双酮合用药物临床评价见表 8-91。

表 8-91 与三甲双酮合用药物临床评价

合用药物	临床评价
氨己烯酸	合用可增强耳毒性，应避免合用

合用药物	临床评价
丙戊酸	丙戊酸会升高三甲双酮血药浓度水平
地塞米松	合用时降低三甲双酮的血药浓度
丁丙诺啡	合用时中枢神经系统抑制作用增强，应避免合用
华法林	合用时可降低华法林代谢
甲氟喹	甲氟喹拮抗抗癫痫药三甲双酮的抗惊厥作用，应避免合用
氯吡格雷	合用时减少氯吡格雷的代谢
氯氮平	合用可增加粒细胞减少的风险，应避免合用
氯喹	抗癫痫药三甲双酮与氯喹合用增加惊厥的危险，应避免合用
羟丁酸钠	合用时中枢神经系统抑制作用增强，应避免合用
羟氯喹	抗癫痫药三甲双酮与羟氯喹合用增加惊厥的危险，应避免合用
西洛他唑	合用时升高西洛他唑的血药浓度
右丙氧芬	合用时中枢神经系统抑制作用增强，应避免合用
左炔诺孕酮	合用时降低左炔诺孕酮的血药浓度

六、侧链脂肪酸

丙戊酸钠 与丙戊酸钠合用药物临床评价见表 8-92。

表 8-92 与丙戊酸钠合用药物临床评价

合用药物	临床评价
阿米替林	丙戊酸或其衍生物同三环类抗抑郁药合用可能会发生药代动力学改变，需同时监测丙戊酸和三环类抗抑郁药的水平。其他三环类抗抑郁药物可能有类似的相互作用
阿司匹林	阿司匹林与血浆蛋白竞争结合而增加丙戊酸的毒性
安非他酮	丙戊酸钠抑制安非他酮的代谢
奥氮平	合用增强包括中性粒细胞缺乏症的不良反应风险
奥卡西平	丙戊酸有时降低奥卡西平活性代谢产物的血药浓度
苯巴比妥	丙戊酸钠可提高苯巴比妥的血药浓度（抑制肝脏降解代谢所致），并且会出现镇静作用，特别是儿童，因而建议在联合用药的最初 15 天内进行临床监控，一旦出现了镇静现象，就应立即降低苯巴比妥剂量，并适时监测苯巴比妥的血药浓度
苯丁酸钠	丙戊酸钠可能减弱苯丁酸钠的作用
苯二氮䓬类药	丙戊酸钠可增强苯二氮䓬类药的药效，因而建议做临床监控并适当调整剂量
苯甲酸钠	丙戊酸钠可能减弱苯甲酸钠的作用
苯妥英	丙戊酸钠会降低苯妥英的总血药浓度，另外丙戊酸可提高游离形态的苯妥英的血药浓度，并可能出现药物过量的症状（丙戊酸从血浆蛋白结合位点上把苯妥英置换下来并降低其肝脏代谢过程），因而建议进行临床监控，测定苯妥英的血药浓度时，应检测游离形态的苯妥英
比阿培南	合用时可导致丙戊酸血药浓度降低，有可能使癫痫复发，因此比阿培南不宜与丙戊酸类制剂合用
单胺氧化酶抑制剂	丙戊酸钠可增强单胺氧化酶抑制剂的药效，因而建议做临床监控并适当调整剂量
地西泮	丙戊酸钠可能增强地西泮的血药浓度
多西他赛	体外试验显示易与蛋白结合的药物如丙戊酸钠不影响多西他赛与蛋白的结合

合用药物	临床评价
厄他培南	厄他培南可能降低丙戊酸钠的血药浓度
氟桂利嗪	长期服用氟桂利嗪不会影响丙戊酸钠的分布
氟西汀	有一报道称氟西汀会使丙戊酸血药浓度升高,接受丙戊酸治疗的患者开始或停用氟西汀都要监测丙戊酸血药浓度的可能改变
红霉素	合用时,丙戊酸的血药浓度会上升(抑制肝脏代谢的结果)
华法林	合用时可降低华法林的代谢
甲氟喹	甲氟喹会增加丙戊酸代谢,并有引发惊厥的作用,因此联合治疗时可出现癫痫发作
卡马西平	已有丙戊酸与卡马西平合用时出现中毒的报道,因为丙戊酸可能引起卡马西平的毒性反应,因而在联合治疗开始时应进行临床监测,并按需要适时调整剂量
抗精神病药	抗精神病药拮抗丙戊酸钠的抗惊厥效应(惊厥阈值降低)
抗凝血药	与依赖维生素 K 的抗凝血药合用时,要密切监测凝血酶原比率
抗抑郁药	丙戊酸钠可增强抗抑郁药的药效,因而建议做临床监控并适当调整剂量
考来烯胺	考来烯胺可能减少丙戊酸钠的吸收
喹硫平	丙戊酸钠可能升高喹硫平的血药浓度
拉莫三嗪	丙戊酸钠可减少拉莫三嗪的代谢,延长拉莫三嗪半衰期近两倍,可能会导致拉莫三嗪毒性增加,尤其是严重的皮疹,建议进行临床监测,并且应按需要适时调整剂量(减少拉莫三嗪的剂量)
劳拉西泮	丙戊酸钠可能升高劳拉西泮的血药浓度
利伐沙班	合用时可降低丙戊酸的血药浓度
利福平	利福平可能降低丙戊酸钠的血药浓度,导致疗效降低,因此,当与利福平联合使用时,有必要调整丙戊酸钠的给药剂量
氯巴占	氯巴占可能升高丙戊酸钠的血药浓度
氯吡格雷	合用时可降低氯吡格雷的代谢
氯丙嗪	氯丙嗪可以抑制丙戊酸的肝代谢,显著升高丙戊酸血药浓度,合用时需监测丙戊酸,必要时降低剂量或用氟哌啶醇代替氯丙嗪。丙戊酸和其他吩噻嗪类之间有类似的相互作用
氯氮平	丙戊酸钠升高或降低氯氮平的血药浓度
美罗培南	已有报告称,当丙戊酸钠与碳青霉烯类药物同时服用时,可导致丙戊酸在血液中的水平降低,在两天内减少了 60%~100%,有时可能引发惊厥。应避免对丙戊酸水平稳定的患者联合使用碳青霉烯类药物,若不能避免使用这些抗生素进行治疗,应密切监测丙戊酸的血药浓度
尼莫地平	合用会升高尼莫地平的血药浓度
帕尼培南	已有报告称,当与碳青霉烯类药物同时服用时,可导致丙戊酸在血液中的水平降低,在两天内减少了 60%~100%,有时可能引发惊厥。应避免对丙戊酸水平稳定的患者联合使用碳青霉烯类药物,若不能避免使用这些抗生素进行治疗,应密切监测丙戊酸的血药浓度
哌甲酯	哌甲酯会增加丙戊酸不良反应和中枢神经系统毒性,但也有一研究称影响不确定。合用时应监测可能出现的丙戊酸不良反应,必要时应调整哌甲酯的剂量
硼替佐米	合用可降低丙戊酸的代谢
扑米酮	丙戊酸钠会升高扑米酮的血药浓度,同时也加重其不良反应(如镇静),长期服用此种现象会消失,因而建议进行临床监控,适时调整剂量,特别是在联合治疗的初期
齐多夫定	丙戊酸可升高齐多夫定的血药浓度,增加齐多夫定的毒性
氢氧化铝	抗酸药会显著升高丙戊酸的 AUC 和稳态血药浓度。由于抗酸药经常用来解除丙戊酸引起的胃肠道反应,因此合用时仔细监测丙戊酸毒性

合用药物	临床评价
氢氧化镁	抗酸药会显著升高丙戊酸的 AUC 和稳态血药浓度。由于抗酸药经常用来解除丙戊酸引起的胃肠道反应，因此合用时仔细监测丙戊酸毒性
噻氯匹定	合用可降低丙戊酸的代谢
三甲双酮	丙戊酸会升高三甲双酮血药浓度
神经阻滞剂	丙戊酸钠可增强神经阻滞剂的药效，因而建议做临床监控并适当调整剂量
替莫唑胺	丙戊酸可升高替莫唑胺的血药浓度
托吡酯	同时服用丙戊酸钠和托吡酯与脑病和（或）高氨血症有关，应严密监测接受两种药物治疗患者的高血氨性脑病的体征和症状
西洛他唑	合用时升高西洛他唑的血药浓度
西咪替丁	合用时，丙戊酸的血药浓度会升高（抑制肝脏代谢的结果）
香豆素类	丙戊酸钠可能增强香豆素类的抗凝血效应
硝苯地平	目前尚未进行硝苯地平与丙戊酸是否有潜在相互作用的研究，但是丙戊酸可抑制酶的活性，从而导致与硝苯地平结构相似的钙通道阻滞剂硝苯地平的血药浓度升高，因此不能排除二者合用可提高硝苯地平的血药浓度，从而提高了疗效
亚胺培南西司他丁	已有报告称，当与碳青霉烯类药物同时服用时，可导致丙戊酸在血液中的水平降低，在两天内减少了60%～100%，有时可能引发惊厥。应避免对丙戊酸水平稳定的患者联合使用碳青霉烯类药物，若不能避免使用这些抗生素进行治疗，应密切监测丙戊酸的血药浓度
乙琥胺	丙戊酸钠可能升高乙琥胺的血药浓度
异烟肼	异烟肼可以抑制丙戊酸代谢，使丙戊酸水平升高，而丙戊酸则可使异烟肼产生毒性反应，合用可能会引起肝脏和中枢神经系统毒性，需监测患者肝酶和中枢神经系统反应，如呕吐、嗜睡，可能需要停用丙戊酸

七、其他抗癫痫药

1. 司替戊醇 与司替戊醇合用药物临床评价见表 8-93。

表 8-93 与司替戊醇合用药物临床评价

合用药物	临床评价
阿伐那非	司替戊醇可显著升高阿伐那非的血药浓度，导致不良反应增加
阿芬太尼	司替戊醇可显著升高阿芬太尼的血药浓度，导致不良反应增加
阿卡替尼	司替戊醇可显著升高阿卡替尼的血药浓度，导致不良反应增加
阿帕鲁胺	阿帕鲁胺可显著降低司替戊醇的血药浓度，使抗癫痫的效果降低
奥拉帕尼	司替戊醇可显著升高奥拉帕尼的血药浓度，导致不良反应增加
苯巴比妥	合用可改变两种药物的血药浓度。司替戊醇的血药浓度可降低，使治疗癫痫的有效性降低，同时司替戊醇可导致苯巴比妥的血药浓度升高，更可能出现苯巴比妥的不良反应
苯妥英	司替戊醇的血药浓度可降低，使治疗癫痫的有效性降低，同时司替戊醇可导致苯妥英的血药浓度升高，更可能出现苯妥英的不良反应
博舒替尼	司替戊醇可显著升高博舒替尼的血药浓度，导致不良反应增加
布托啡诺	司替戊醇可升高布托啡诺的血药浓度，导致不良反应增加
丁丙诺啡	合用可导致严重的不良反应，如呼吸窘迫、昏迷甚至死亡，避免合用

续表

合用药物	临床评价
恩克芬尼	司替戊醇可显著升高恩克芬尼的血药浓度,导致不良反应增加
恩替替尼	司替戊醇可显著升高恩替替尼的血药浓度,导致不良反应增加
恩杂鲁胺	恩杂鲁胺可显著降低司替戊醇的血药浓度,这可能会使药物治疗癫痫的效果降低
芬太尼	司替戊醇可显著升高芬太尼的血药浓度
胍法辛	司替戊醇可显著升高胍法辛的血药浓度,导致不良反应增加
贯叶连翘	贯叶连翘可显著降低司替戊醇的血药浓度,使药物治疗癫痫的效果降低
利福布汀	利福布汀可显著降低司替戊醇的血药浓度,使药物治疗癫痫的效果降低
利福喷丁	利福喷丁可显著降低司替戊醇的血药浓度,使药物治疗癫痫的效果降低
利福平	利福平可显著降低司替戊醇的血药浓度,使药物治疗癫痫的效果降低
磷苯妥英	合用可改变两种药物的血药浓度。司替戊醇的血药浓度可能会降低,可能会使其治疗癫痫的疗效降低。同时,司替戊醇可导致磷苯妥英的血药浓度升高,可能出现中枢神经系统不良反应
卤泛群	司替戊醇可升高卤泛群的血药浓度,可增加发生严重的甚至危及生命的心律失常的风险
鲁拉西酮	司替戊醇可显著升高鲁拉西酮的血药浓度,导致不良反应增加
氯氮平	不建议两者合用。氯氮平可以降低白细胞计数,与司替戊醇合用可增加患病风险,可更容易出现严重且可能威胁生命的感染
奈拉替尼	司替戊醇可显著升高奈拉替尼的血药浓度,导致不良反应增加
匹莫齐特	合用可显著升高匹莫齐特的血药浓度,可增加发生严重甚至危及生命的心律失常的风险
羟丁酸钠	合用可增加不良反应,如嗜睡、头晕、精神错乱、沮丧、低血压、呼吸缓慢或浅短,以及思维、判断和运动协调障碍,严重者可能会导致昏迷甚至死亡
羟考酮	司替戊醇可升高羟考酮的血药浓度,导致不良反应增加
氢可酮	司替戊醇可升高氢可酮的血药浓度,导致不良反应增加
秋水仙碱	司替戊醇可将秋水仙碱的血药浓度提高到危险水平,增加发生严重不良反应的风险
去铁酮	去铁酮可降低白细胞数量,与司替戊醇合用可增加该风险,可能更容易出现严重且可能威胁生命的感染
他莫昔芬	司替戊醇可降低他莫昔芬在治疗乳腺癌中的疗效
西波莫德	司替戊醇可升高西波莫德的血药浓度和作用
西咪替丁	西咪替丁在某些患者中可能会升高司替戊醇的血药浓度,导致不良反应增加
西沙必利	不建议合用。司替戊醇可显著升高西沙必利的血药浓度,会增加严重的甚至危及生命的心律失常的风险
伊伐布雷定	司替戊醇可升高伊伐布雷定的血药浓度,导致不良反应增加
依匹哌唑	司替戊醇可升高依匹哌唑的血药浓度,导致不良反应增加
依维莫司	司替戊醇可显著升高依维莫司的血药浓度,导致不良反应增加
依维替尼	合用可显著升高依维替尼的血药浓度,导致不良反应增加
扎鲁替尼	司替戊醇可显著升高扎鲁替尼的血药浓度,导致不良反应增加
紫杉醇	司替戊醇可显著升高紫杉醇的血药浓度,导致不良反应增加
左醋美沙朵	合用可显著升高左醋美沙朵的血药浓度。可增加发生严重的甚至危及生命的心律失常的风险

2. 拉科酰胺 与拉科酰胺合用药物临床评价见表 8-94。

表 8-94 与拉科酰胺合用药物临床评价

合用药物	临床评价
阿扎那韦	合用可增加严重心律失常的风险

续表

合用药物	临床评价
多拉司琼	合用可增加出现严重心律失常的风险
羟丁酸钠	合用可增加不良反应，如嗜睡、头晕、精神错乱、沮丧、低血压、呼吸缓慢或浅短，以及思维、判断和运动协调障碍，严重者可能会导致昏迷甚至死亡
色瑞替尼	合用可减慢心率，增加发生严重心律失常的风险
沙奎那韦	合用可增加出现严重心律失常的风险
西波莫德	西波莫德可导致心率过度减慢，从而导致严重的或危及生命的心脏并发症，最有可能在开始用西波莫德治疗后5～6天内发生

3. 卢非酰胺 与卢非酰胺合用药物临床评价见表8-95。

表8-95 与卢非酰胺合用药物临床评价

合用药物	临床评价
丁丙诺啡	合用可导致严重的不良反应，如呼吸窘迫、昏迷甚至死亡
羟丁酸钠	合用可增加不良反应，如嗜睡、头晕、精神错乱、沮丧、低血压、呼吸缓慢或浅短，以及思维、判断和运动协调障碍，严重者可导致昏迷甚至死亡
左醋美沙朵	合用可增加不良反应，如嗜睡、头晕、精神错乱、沮丧、低血压、呼吸缓慢或浅短，以及思维、判断和运动协调障碍，严重者可导致昏迷甚至死亡

4. 吡仑帕奈 与吡仑帕奈合用药物临床评价见表8-96。

表8-96 与吡仑帕奈合用药物临床评价

合用药物	临床评价
丁丙诺啡	合用可导致严重的不良反应，如呼吸窘迫、昏迷甚至死亡
羟丁酸钠	合用可增加不良反应，如嗜睡、头晕、精神错乱、沮丧、低血压、呼吸缓慢或浅短，以及思维、判断和运动协调障碍。有时，严重者可导致昏迷甚至死亡

5. 艾司利卡西平 与艾司利卡西平合用药物临床评价见表8-97。

表8-97 与艾司利卡西平合用药物临床评价

合用药物	临床评价
胺碘酮	合用可降低胺碘酮的作用
贝达喹啉	合用可降低贝达喹啉的血药浓度，可降低治疗结核病的疗效
布托啡诺	艾司利卡西平可降低布托啡诺的血药浓度，可能使镇痛效果降低
丁丙诺啡	合用可导致严重的不良反应，如呼吸窘迫、昏迷甚至死亡
多拉韦林	艾司利卡西平可显著降低多拉韦林的血药浓度，可使治疗HIV感染的效果降低
芬太尼	艾司利卡西平可降低芬太尼的血药浓度，可能会降低疼痛的效果
劳拉替尼	艾司利卡西平可降低劳拉替尼的血药浓度，这可能会使药物治疗癌症的效果降低
美沙酮	艾司利卡西平可降低美沙酮的血药浓度，使其失效
羟丁酸钠	合用可增加不良反应，如嗜睡、头晕、精神错乱、沮丧、低血压、呼吸缓慢或浅短，以及思维、判断和运动协调障碍。有时，严重的反应可导致昏迷甚至死亡
羟考酮	艾司利卡西平可降低羟考酮的血药浓度，可能使镇痛效果降低
氢可酮	艾司利卡西平可降低氢可酮的血药浓度，可能使镇痛效果降低
屈螺酮	艾司利卡西平可降低屈螺酮的血药浓度和作用

续表

合用药物	临床评价
炔雌醇	艾司利卡西平可降低炔雌醇的血药浓度和作用
炔诺酮	艾司利卡西平可降低炔诺酮的血药浓度和作用
炔诺孕酮	艾司利卡西平可降低炔诺孕酮的血药浓度和作用
西波莫德	艾司利卡西平可降低西波莫德的血药浓度，这可能会使药物在某些情况下的疗效降低
西美泼韦	合用可降低西美泼韦的血药浓度，这可能会降低其治疗丙型肝炎的效力
依卡西平	艾司利卡西平可降低依卡西平的血药浓度和作用
依托孕酮	艾司利卡西平可降低依托孕酮的血药浓度和作用
左醋美沙朵	合用可导致左醋美沙朵副产物的形成增加，引起严重的心血管不良反应，如心律失常
左炔诺孕酮	艾司利卡西平可降低左炔诺孕酮的血药浓度和作用

第六节 镇静催眠药及调整睡眠节律药

一、苯二氮䓬类

1. 地西泮 与地西泮合用药物临床评价见表8-98。

表8-98 与地西泮合用药物临床评价

合用药物	临床评价
埃索美拉唑	埃索美拉唑与经CYP2C19代谢的药物如地西泮合用时，地西泮的血药浓度可被升高，可能需要降低剂量
安泼那韦	地西泮的血药浓度会升高，密切监测，可能须减少地西泮的剂量
氨茶碱	氨茶碱拮抗地西泮受体，抑制γ-氨基丁酸的转运，可拮抗由地西泮诱导的麻醉、镇静嗜睡、思维迟缓及精神活动等作用
氨基糖苷类	合用可致神经肌肉抑制加强（但程度较浅）
奥美拉唑	奥美拉唑会减少地西泮的代谢，进而升高地西泮的全身暴露量
苯妥英钠	合用可减慢苯妥英钠的代谢，增加血药浓度
避孕药	雌性激素可抑制肝药酶对地西泮的代谢，导致地西泮的血药浓度升高，疗效增强。注意监测，必要时调整剂量
丙戊酸钠	可能升高地西泮的血药浓度
布比卡因	地西泮会抑制布比卡因的代谢。在使用布比卡因前使用地西泮可导致布比卡因血浆水平升高，尤其应重视硬膜外注入布比卡因时引起药理作用的增强。必要时应调整布比卡因的剂量
单胺氧化酶A型抑制药	合用可彼此相互增效
地高辛	合用可升高地高辛血药浓度而致中毒
氟伏沙明	合用时氟伏沙明的血药浓度显著升高，故可给服用氟伏沙明的患者优先选用劳拉西泮或减少氟伏沙明的剂量
福沙那韦	地西泮的血药浓度会升高，密切监测，可能须减少地西泮的剂量
钙通道阻滞剂	合用降压作用增强
琥珀胆碱	地西泮可减少琥珀胆碱的去极化活性
卡马西平	肝药酶的诱导使卡马西平和（或）地西泮的血药浓度下降，清除半衰期缩短
抗精神病药	具有中枢神经系统抑制作用的药物可增强地西泮的镇静、呼吸及心血管抑制作用
抗酸药	延迟但不减少地西泮吸收

合用药物	临床评价
抗抑郁药	具有中枢神经系统抑制作用的药物可增强地西泮的镇静、呼吸及心血管抑制作用
抗组胺药	具有中枢神经系统抑制作用的药物可增强地西泮的镇静、呼吸及心血管抑制作用
可乐定	合用可彼此相互增效
克林霉素	克林霉素有一定的肌肉松弛作用，与地西泮合用可使肌松作用加强，特别是与手术用肌松药合用时，应予警惕。应准备新斯的明、氧气等，以防呼吸抑制
利福平	合用可增加地西泮的排泄，而使其血药浓度降低
利尿抗高血压药	合用可使降压作用增效
利托那韦	可能升高地西泮的血药浓度（有过度镇静和呼吸系统抑制危险，避免同时使用）
洛匹那韦-利托那韦	合用地西泮的血药浓度会升高，密切监测，可能须减少地西泮的剂量
氯胺酮	当服用过地西泮的患者使用氯胺酮时，会出现心动过速和高血压，应减少氯胺酮的剂量
美沙酮	地西泮可增强美沙酮的作用，合用时应注意美沙酮的作用增强，以及患者的呼吸抑制和瞳孔收缩
米非司酮	可升高地西泮的血药浓度
奈非那韦	地西泮的血药浓度会升高，密切监测，可能须减少地西泮的剂量
扑米酮	由于药物代谢的改变，可能引起癫痫发作类型改变，需调整扑米酮的用量
普萘洛尔	合用血药浓度可能明显降低，可导致癫痫发作的类型和（或）频率改变，应及时调整剂量
三环类抗抑郁药	合用可彼此相互增效
沙奎那韦	地西泮的血药浓度会升高，密切监测，可能须减少地西泮的剂量
双硫仑	可抑制地西泮的消除，合用时须减少地西泮的剂量
碳酸锂	两药合用可导致昏迷，并有体温下降、反射减退、心率减慢及收缩压降低等不良反应，必要时需停药
西咪替丁	合用可以抑制由肝脏转化地西泮的中间代谢产物，从而清除减慢，血药浓度升高
烟草	吸烟可刺激加速地西泮的代谢，吸烟者使用地西泮时，其镇静作用减弱，部分患者需增加地西泮的使用剂量
依法韦仑	地西泮的血药浓度会降低，密切监测，可能须调整地西泮的剂量
依曲韦林	地西泮的血药浓度会降低，密切监测，可能须调整地西泮的剂量
乙醇	可彼此相互增效
异丙泊酚	合用地西泮可增强异丙泊酚的作用，导致恢复时间延迟。需要监测患者状况
异烟肼	可抑制地西泮的消除，导致其血药浓度的增高
易成瘾药	成瘾的危险性增加
茚地那韦	地西泮的血药浓度会升高，密切监测，可能须减少地西泮的剂量
右丙氧芬	可改变地西泮的药代动力学参数
镇痛药	合用可彼此相互增效
左旋多巴	合用时可降低左旋多巴的疗效

2. 氯氮䓬 与氯氮䓬合用药物临床评价见表8-99。

表8-99 与氯氮䓬合用药物临床评价

合用药物	临床评价
阿米替林	两药合用可能会导致运动功能的损伤，并且氯氮䓬可能会加强三环类抗抑郁药的抗胆碱能作用。需监测三环类抗抑郁药的血清水平。合用氯氮䓬并不比单独应用三环类抗抑郁药的效果更好

续表

合用药物	临床评价
安泼那韦	氯氮䓬的血药浓度会升高，密切监测，可能须减少氯氮䓬的剂量
单胺氧化酶A型抑制药	合用可彼此相互增效
福沙那韦	氯氮䓬的血药浓度会升高，密切监测，可能须减少氯氮䓬的剂量
钙通道阻滞剂	合用可使降压作用增强
华法林	氯氮䓬类与华法林之间未见任何相互作用，联合应用无明显影响
卡马西平	肝药酶的诱导使卡马西平和（或）氯氮䓬的血药浓度下降，清除半衰期缩短
抗高血压药物	合用可使降压作用增效
可乐定	合用可彼此相互增效
可能成瘾药	成瘾的危险性增加
利托那韦	氯氮䓬的血药浓度会升高，密切监测，可能须减少氯氮䓬的剂量
硫酸镁	硫酸镁会增加氯氮䓬中枢神经系统抑制作用
洛匹那韦-利托那韦	氯氮䓬的血药浓度会升高，密切监测，可能须减少氯氮䓬的剂量
米非司酮	米非司酮可升高氯氮䓬的血药浓度
奈非那韦	氯氮䓬的血药浓度会升高，密切监测，可能须减少氯氮䓬的剂量
扑米酮	由于药物代谢的改变，可能引起癫痫发作类型改变，需调整扑米酮的用量
普萘洛尔	合用血药浓度可能降低明显，可导致癫痫发作的类型和（或）频率改变，应及时调整剂量。
全麻药	合用可彼此相互增效
三环类抗抑郁药	合用可彼此相互增效
沙奎那韦	无显著临床意义的相互作用，不必调整剂量
西咪替丁	合用可以抑制由肝脏转化氯氮䓬的中间代谢产物，从而减慢清除，升高血药浓度
乙醇	合用可彼此相互增效
易成瘾药	成瘾的危险性增加
茚地那韦	氯氮䓬的血药浓度会升高，密切监测，可能须减少氯氮䓬的剂量。
左旋多巴	合用可降低左旋多巴的疗效

3. 阿普唑仑 与阿普唑仑合用药物临床评价见表8-100。

表8-100 与阿普唑仑合用药物临床评价

合用药物	临床评价
安泼那韦	合用阿普唑仑的血药浓度会升高，密切监测，可能须减少阿普唑仑的剂量
单胺氧化酶A型抑制药	合用可彼此相互增效
地高辛	合用可升高地高辛血药浓度而致中毒
地拉夫定	合用阿普唑仑的血药浓度会明显升高，不推荐合用
吩噻嗪类	合用时可彼此增效，应调整用量
氟西汀	合用升高阿普唑仑的血药浓度
福沙那韦	合用阿普唑仑的血药浓度会升高，密切监测，可能须减少阿普唑仑的剂量
钙通道阻滞剂	合用可增强加压作用
卡马西平	合用由于肝药酶的诱导使卡马西平和（或）阿普唑仑的血药浓度下降，清除半衰期缩短
抗高血压药物	合用可使降压作用增效
可乐定	合用可彼此相互增效
可能成瘾药	合用成瘾的危险性增加

续表

合用药物	临床评价
利福平	合用增加阿普唑仑的消除，血药浓度降低
利托那韦	合用可能升高阿普唑仑的血药浓度，有极端镇静和呼吸抑制风险，避免合用
硫酸镁	合用增加阿普唑仑中枢神经系统抑制作用
洛匹那韦-利托那韦	合用阿普唑仑的血药浓度会升高，密切监测，可能须减少阿普唑仑的剂量
米非司酮	合用可以升高阿普唑仑的血药浓度
奈非那韦	合用阿普唑仑的血药浓度会升高，密切监测，可能须减少阿普唑仑的剂量
扑米酮	由于药物代谢的改变，合用可能引起癫痫发作类型改变，需调整扑米酮的用量
普萘洛尔	合用血药浓度可能降低明显，可导致癫痫发作的类型和（或）频率改变，应及时调整剂量
全麻药	合用可彼此相互增效
三环类抗抑郁药	合用可彼此相互增效
沙奎那韦	合用阿普唑仑的血药浓度会升高，密切监测，可能须减少阿普唑仑的剂量
替罗非班	阿普唑仑对替罗非班的血浆清除率没有具有临床意义的相互作用
酮康唑	合用升高阿普唑仑的血药浓度
酮咯酸氨丁三醇	阿普唑仑与神经系统药物阿普唑仑联合用药时，有使患者产生幻觉的可能性
西咪替丁	合用可以抑制由肝脏转化阿普唑仑的中间代谢产物，从而清除减慢，血药浓度升高
伊曲康唑	合用增强阿普唑仑的血药浓度
依法韦仑	合用阿普唑仑的血药浓度会降低，密切监测，可能须调整阿普唑仑的剂量
依曲韦林	合用阿普唑仑的血药浓度会降低，密切监测，可能须调整阿普唑仑的剂量
乙醇	合用可彼此相互增效
异烟肼	合用抑制阿普唑仑的消除，致血药浓度增高
易成瘾药	合用成瘾的危险性增加
茚地那韦	合用阿普唑仑的血药浓度会明显升高，可能发生严重的或危及生命的不良反应
左旋多巴	合用可降低左旋多巴的疗效

4. 夸西泮 与夸西泮合用药物临床评价见表 8-101。

表 8-101 与夸西泮合用药物临床评价

合用药物	临床评价
单胺氧化酶 A 型抑制药	合用可彼此相互增效
钙通道阻滞剂	合用可增强降压作用
卡马西平	肝药酶的诱导使卡马西平和（或）夸西泮的血药浓度下降，清除半衰期缩短
抗高血压药物	合用可使降压作用增效
可乐定	合用可彼此相互增效
可能成瘾药	成瘾的危险性增加
硫酸镁	会增加夸西泮中枢神经系统抑制作用
扑米酮	由于药物代谢的改变，可能引起癫痫发作类型改变，需调整扑米酮的用量
普萘洛尔	合用血药浓度可能降低明显，可导致癫痫发作的类型和（或）频率改变，应及时调整剂量
全麻药	合用可彼此相互增效
三环类抗抑郁药	合用可彼此相互增效
西咪替丁	合用可以抑制由肝脏转化夸西泮的中间代谢产物，从而清除减慢，血药浓度升高
乙醇	合用可彼此相互增效

合用药物	临床评价
易成瘾药	成瘾的危险性增加
镇痛药	合用可彼此相互增效
左旋多巴	合用可降低左旋多巴的疗效

5. **奥沙西泮** 参见夸西泮。

6. **劳拉西泮** 参见夸西泮。

7. **氟西泮** 参见阿普唑仑。

8. **艾司唑仑** 参见夸西泮。

9. **硝西泮** 参见夸西泮。

10. **咪达唑仑** 与咪达唑仑合用药物临床评价见表 8-102。

表 8-102 与咪达唑仑合用药物临床评价

合用药物	临床评价
阿瑞匹坦	增强咪达唑仑的血药浓度（有延长镇静状态时间风险）
阿扎那韦	可能升高咪达唑仑的血药浓度，避免与口服途径的咪达唑仑合用
安泼那韦	咪达唑仑经 CYP3A4 酶代谢，安泼那韦抑制该酶活性，升高咪达唑仑的血药浓度
泊沙康唑	升高咪达唑仑的血药浓度
催眠药	合用会加强中枢抑制作用
达福普汀	抑制咪达唑仑代谢（增加血药浓度与镇静作用）
地尔硫䓬	抑制咪达唑仑的代谢（升高血药浓度和增强镇静效应）
地拉罗司	可能减少咪达唑仑的血药浓度
芬太尼	可能抑制咪达唑仑的代谢
氟康唑	口服咪达唑仑后给予氟康唑可引起前者血药浓度明显升高，并出现精神运动性反应，咪达唑仑的这种作用在口服氟康唑患者中较静脉给氟康唑患者表现得更为明显。如患者需要同时接受氟康唑和苯二氮䓬类药物治疗，应考虑减少苯二氮䓬类药物的剂量，并对患者进行适当的监测
福沙那韦	可能升高咪达唑仑的血药浓度（有延长镇静状态时间风险，避免与口服途径的咪达唑仑合用）
贯叶连翘	可能减少口服咪达唑仑的血药浓度
红霉素	合用时可减少二者的清除而增强其作用
卡马西平	减少咪达唑仑的血药浓度
抗焦虑药	合用会加强中枢抑制作用
抗抑郁药	合用会加强中枢抑制作用
克拉霉素	克拉霉素可升高需要经过细胞色素 P450 系统代谢的药物咪达唑仑的血清浓度
奎奴普丁	抑制咪达唑仑代谢（增加血药浓度与镇静作用）
乐卡地平	老年志愿者同时口服 20mg 乐卡地平与咪达唑仑时，乐卡地平的吸收会增加（约 40%），而吸收速率会下降（T_{max} 从 1.75 小时延长到 3 小时），咪达唑仑浓度无变化
雷尼替丁	合用咪达唑仑的血药浓度会升高
利托那韦	可能升高咪达唑仑的血药浓度（有延长镇静状态时间风险，避免与口服途径的咪达唑仑合用）
硫喷妥钠	合用可能导致麻醉作用增强，注意观察，需分别降低两者剂量，其他苯二氮䓬类药物可能发生相似的相互作用
硫酸镁	合用增加咪达唑仑的中枢神经系统抑制作用
米非司酮	可以升高咪达唑仑的血药浓度

续表

合用药物	临床评价
那非那韦	可能升高咪达唑仑的血药浓度（有延长镇静状态时间风险，避免与口服途径的咪达唑仑合用）
尼洛替尼	增强咪达唑仑的血药浓度
沙奎那韦	可能升高咪达唑仑的血药浓度（有延长镇静状态时间风险，避免与口服途径的咪达唑仑合用）
泰利霉素	抑制咪达唑仑的代谢（升高血药浓度和增强镇静效应）
酮康唑	升高咪达唑仑的血药浓度（镇静时间延长，风险增强）
维拉帕米	抑制咪达唑仑的代谢（升高血药浓度和增强镇静效应）
西咪替丁	合用咪达唑仑的血药浓度会升高
伊曲康唑	升高咪达唑仑的血药浓度（有延长镇静状态时间风险）
依法韦恩茨	合用产生严重不良反应
依法韦仑	合用增加延长镇静作用风险，避免合用
乙醇	使用咪达唑仑后12小时内不得饮用含乙醇的饮料
茚地那韦	可能升高咪达唑仑的血药浓度（有延长镇静状态时间风险，避免与口服途径的咪达唑仑合用）
镇静性抗组胺药	合用会加强中枢抑制作用

11. 三唑仑 参见阿普唑仑。

12. 奥沙唑仑 与奥沙唑仑合用药物临床评价见表8-103。

表8-103 与奥沙唑仑合用药物临床评价

合用药物	临床评价
巴比妥类	合用可加强奥沙唑仑的作用
单胺氧化酶抑制剂	合用可加强奥沙唑仑的作用
吩噻嗪类	合用可加强奥沙唑仑的作用
西咪替丁	合用会影响奥沙唑仑的清除率
乙醇	饮酒可加强奥沙唑仑的作用

13. 依替唑仑 参见奥沙唑仑。

14. 氟地西泮 参见奥沙唑仑。

15. 氟托西泮 参见奥沙唑仑。

16. 哈拉西泮 与哈拉西泮合用药物临床评价见表8-104。

表8-104 与哈拉西泮合用药物临床评价

合用药物	临床评价
乙醇	饮酒可加强哈拉西泮的作用，用药期间不宜饮酒
中枢神经系统抑制剂	不宜同时使用其他中枢神经系统抑制剂

17. 氯甲西泮 与氯甲西泮合用药物临床评价见表8-105。

表8-105 与氯甲西泮合用药物临床评价

合用药物	临床评价
巴比妥类	合用可增强氯甲西泮作用
茶碱	可减弱氯甲西泮的镇静作用
单胺氧化酶抑制剂	合用可增强氯甲西泮作用

合用药物	临床评价
咖啡因	可减弱氯甲西泮的镇静作用
抗精神病药	合用可增强氯甲西泮作用
其他催眠药	合用可增强氯甲西泮作用
强效镇痛药	合用可增强氯甲西泮作用
三环类抗抑郁药	合用可增强氯甲西泮作用
镇静作用的抗组胺药	合用可增强氯甲西泮作用

18. 替马西泮 与替马西泮合用药物临床评价见表 8-106。

表 8-106 与替马西泮合用药物临床评价

合用药物	临床评价
苯妥英钠	替马西泮可影响苯妥英钠的血药浓度
丙磺舒	丙磺舒可影响替马西泮与葡醛酸结合，使替马西泮代谢减慢，致过度嗜睡现象
单胺氧化酶 A 型抑制药	合用可彼此相互增效
钙通道阻滞剂	合用可增强降压作用
卡马西平	由于肝药酶的诱导使卡马西平和（或）替马西泮的血药浓度下降，清除半衰期缩短
可乐定	合用可彼此相互增效
吗啡衍生物	合用可增加替马西泮的中枢抑制作用，甚至呼吸抑制、心脏停搏，因此，不宜合用
扑米酮	由于药物代谢的改变，可能引起癫痫发作类型改变，需调整扑米酮的用量
普萘洛尔	合用血药浓度可能降低明显，可导致癫痫发作的类型和（或）频率改变，应及时调整剂量
其他中枢抑制药	合用可增加替马西泮中枢抑制作用，甚至呼吸抑制、心脏停搏，因此，不宜合用
全麻药	合用可彼此相互增效
三环类抗抑郁药	合用可彼此相互增效
西咪替丁	合用可以抑制由肝脏转化替马西泮的中间代谢产物，从而清除减慢，血药浓度升高，有增加嗜睡的可能
西沙必利	合用有增加嗜睡的可能
乙醇	合用可增加替马西泮中枢抑制作用，甚至呼吸抑制、心脏停搏，因此，不宜合用
易成瘾药	合用成瘾的危险性增加
镇痛药	合用可彼此相互增效
左旋多巴	合用可降低左旋多巴的疗效

19. 卤沙唑仑 与卤沙唑仑合用药物临床评价见表 8-107。

表 8-107 与卤沙唑仑合用药物临床评价

合用药物	临床评价
巴比妥类	合用可增强卤沙唑仑的作用
单胺氧化酶抑制剂	合用可增强卤沙唑仑的作用
吩噻嗪类	合用可增强卤沙唑仑的作用

20. 溴替唑仑 参见卤沙唑仑。

21. 溴西泮 参见夸西泮。

22. 氯䓬酸钾 参见夸西泮。

二、其他镇静催眠药及调整睡眠节律药

1. 佐匹克隆 与佐匹克隆合用药物临床评价见表 8-108。

表 8-108 与佐匹克隆合用药物临床评价

合用药物	临床评价
阿托品	合用使佐匹克隆的血药浓度降低
苯二氮䓬类	与苯二氮䓬类催眠药合用，增加戒断症状
氟马西尼	氟马西尼会降低佐匹克隆的镇定作用
红霉素	合用时红霉素增加佐匹克隆 AUC 和 $t_{1/2}$，并伴有精神运动障碍
肌松药	合用会增强镇静作用
甲氧氯普胺	合用时甲氧氯普胺升高佐匹克隆的血药浓度
卡马西平	合用时卡马西平使佐匹克隆峰浓度升高，而卡马西平峰浓度降低
利福平	合用使佐匹克隆的浓度降低
中枢神经抑制药	合用镇静作用增强

2. 格鲁米特（导眠能） 与格鲁米特合用药物临床评价见表 8-109。

表 8-109 与格鲁米特合用药物临床评价

合用药物	临床评价
单胺氧化酶抑制剂	合用时可增效，格鲁米特的中枢性抑制作用也更明显，应降低剂量
抗凝血药	合用时，抗凝效应减弱，由于格鲁米特能诱导肝药酶，加快抗凝血药的代谢，应及时调整后者的用量
可乐定	合用时可增效，格鲁米特的中枢性抑制作用也更明显，应降低剂量
硫酸镁	合用时可增效，格鲁米特的中枢性抑制作用也更明显，应降低剂量
三环类抗抑郁药	合用时可增效，格鲁米特的中枢性抑制作用也更明显，应降低剂量
乙醇	与合用时可增效，格鲁米特的中枢性抑制作用也更明显，应降低剂量
中枢神经抑制药	合用时可增效，格鲁米特的中枢性抑制作用也更明显，应降低剂量

3. 甲丙氨酯（安宁、眠尔通） 与甲丙氨酯合用药物临床评价见表 8-110。

表 8-110 与甲丙氨酯合用药物临床评价

合用药物	临床评价
单胺氧化酶抑制剂	合用时均可增效，甲丙氨酯的中枢性抑制作用也更明显
全麻药	合用时可增效，甲丙氨酯的中枢性抑制作用也更明显
三环类抗抑郁药	合用时可增效，甲丙氨酯的中枢性抑制作用也更明显
中枢性抑制药	合用时均可增效，甲丙氨酯的中枢性抑制作用也更明显

4. 氯美扎酮（芬那露） 与氯美扎酮合用药物临床评价见表 8-111。

表 8-111 与氯美扎酮合用药物临床评价

合用药物	临床评价
甲氧氯普胺	甲氧氯普胺加重氯美扎酮的不良反应/毒性作用
麦角新碱	合用时风险性和不良反应的严重性增加
其他中枢神经系统药物	氯美扎酮可加强其他中枢神经系统药物的作用
乙醇	可加强氯美扎酮作用

5. 水合氯醛 与水合氯醛合用药物临床评价见表 8-112。

表 8-112 与水合氯醛合用药物临床评价

合用药物	临床评价
呋喃唑酮	呋喃唑酮或其代谢物可抑制水合氯醛的代谢，增强对中枢神经系统的抑制作用
呋塞米	服用水合氯醛后静脉注射呋塞米可致出汗、面色潮红和血压升高，此与甲状腺素由结合状态转为游离状态增多，导致分解代谢加强有关
华法林	水合氯醛增强华法林的抗凝效应
甲氨蝶呤	水合氯醛可使甲氨蝶呤的游离血浓度升高，可显示毒性
咖啡	具有中枢兴奋作用，可拮抗苯巴比妥的中枢抑制作用，服药时忌饮
抗凝血药	合用时，抗凝效应减弱，应定期测定凝血酶原时间，以决定抗凝血药用量
牛黄	体外实验表明，牛黄能增强中枢抑制作用，合用可能出现水合氯醛的急性中毒，如昏睡、呼吸中枢抑制、低血压等
乙醇	合用时中枢神经系统抑制作用显著增强，心血管疾病的患者合用两药时，应特别观察由血管舒张引起的心动过速及低血压
中枢神经抑制药	合用可使水合氯醛的中枢性抑制作用更明显

6. 唑吡坦 与唑吡坦合用药物临床评价见表 8-113。

表 8-113 与唑吡坦合用药物临床评价

合用药物	临床评价
东莨菪碱	东莨菪碱可能会增加唑吡坦的中枢神经系统抑制活性
氟马西尼	氟马西尼会降低唑吡坦的镇定作用
利福平	利福平加速唑吡坦的代谢（减少其血药浓度和降低效应）
利托那韦	利托那韦可能增强唑吡坦的血药浓度，有极端镇静和呼吸抑制风险，避免合用
硫酸镁	硫酸镁会增加唑吡坦中枢神经系统抑制的活性
氯丙米嗪	合用增加嗜睡反应和逆性遗忘的发生，并降低氯丙米嗪的峰浓度
氯丙嗪	合用时可延长氯丙嗪的清除时间
米非司酮	米非司酮可以升高唑吡坦的血药浓度
帕罗西汀	合用导致一位患者出现精神狂乱，该患者在第一次服用唑吡坦后又服了帕罗西汀，发生狂乱，未经任何治疗，症状在 4 小时后消失。据推测，唑吡坦和帕罗西汀都具有较强的蛋白结合能力，故两者发生竞争结合位点相互作用，两种药物单独使用都不会导致幻觉，两者合用需谨慎考虑
舍曲林	合用增强镇静效应
依法韦仑	合用时唑吡坦的血药浓度可能会降低，密切监测，可能须调整唑吡坦的剂量
依曲韦林	合用时唑吡坦的血药浓度可能会降低，密切监测，可能须调整唑吡坦的剂量
乙醇	合用可增加吡唑坦的镇静作用
中枢抑制药	合用可增强吡唑坦的镇静作用

7. 扎来普隆 与扎来普隆合用药物临床评价见表 8-114。

表 8-114 与扎来普隆合用药物临床评价

合用药物	临床评价
催眠药	合用可加重后遗作用，导致清晨嗜睡
氟马西尼	氟马西尼会降低扎来普隆的镇定作用

续表

合用药物	临床评价
抗癫痫药	合用可加重后遗作用，导致清晨嗜睡
利福平	利福平可能加速扎来普隆的代谢
硫酸镁	硫酸镁会增加扎来普隆中枢神经系统抑制的活性
麻醉性镇痛药	合用可加重后遗作用，导致清晨嗜睡
西咪替丁	西咪替丁减少扎来普隆代谢
镇静性抗组胺药	合用可加重后遗作用，导致清晨嗜睡
治疗精神性疾病药物	合用可加重后遗作用，导致清晨嗜睡

8. 右美托咪定 与右美托咪定合用药物临床评价见表8-115。

表8-115 与右美托咪定合用药物临床评价

合用药物	临床评价
丁丙诺啡	合用可能会出现丁丙诺啡过量的风险，导致嗜睡、昏迷，甚至死亡，应避免合用
羟丁酸钠	右美托咪定可增强羟丁酸钠的中枢抑制作用，出现呼吸抑制，禁止合用
替扎尼定	合用会发生低血压，应避免合用
右丙氧芬	合用可加重中枢神经系统抑制作用

9. 舒沃占特 与舒沃占特合用药物临床评价见表8-116。

表8-116 与舒沃占特合用药物临床评价

合用药物	临床评价
阿芬太尼	可能会导致严重的不良反应，包括呼吸窘迫、昏迷，甚至死亡
阿帕鲁胺	可能会显著降低舒沃占特的血药浓度
阿瑞匹坦	可能会显著升高舒沃占特的血药浓度
阿扎那韦	可能会显著升高舒沃占特的血药浓度
艾代拉里斯	可能会显著升高舒沃占特的血药浓度
艾沙康唑	可能会显著升高舒沃占特的血药浓度
安泼那韦	可能会显著升高舒沃占特的血药浓度
苯巴比妥	可能会显著降低舒沃占特的血药浓度
苯妥英	可能会显著降低舒沃占特的血药浓度
丙氧芬	可能具有加和性中枢神经系统和（或）呼吸抑制作用
泊沙康唑	可能会显著升高舒沃占特的血药浓度
博赛普韦	可能会显著升高舒沃占特的血药浓度
布托啡诺	可能会导致严重的不良反应，包括呼吸窘迫、昏迷，甚至死亡
醋竹桃霉素	可能会显著升高舒沃占特的血药浓度
达芦那韦	可能会显著升高舒沃占特的血药浓度
地尔硫䓬	可能会显著升高舒沃占特的血药浓度
地拉夫定	可能会显著升高舒沃占特的血药浓度
地佐辛	可能会导致严重的不良反应，包括呼吸窘迫、昏迷，甚至死亡
丁丙诺啡	可能会导致严重的不良反应，包括呼吸窘迫、昏迷，甚至死亡
恩杂鲁胺	可能会显著降低舒沃占特的血药浓度
非达替尼	可能会显著升高舒沃占特的血药浓度

续表

合用药物	临床评价
芬太尼	可能会导致严重的不良反应，包括呼吸窘迫、昏迷，甚至死亡
伏立康唑	可能会显著升高舒沃占特的血药浓度
氟康唑	可能会显著升高舒沃占特的血药浓度
福沙那韦	可能会显著升高舒沃占特的血药浓度
福沙匹坦	可能会显著升高舒沃占特的血药浓度
贯叶连翘	可能会显著升高舒沃占特的血药浓度
红霉素	可能会显著升高舒沃占特的血药浓度
环丙沙星	可能会显著升高舒沃占特的血药浓度
决奈达隆	可能会显著升高舒沃占特的血药浓度
卡马西平	可能会显著降低舒沃占特的血药浓度
考尼伐坦	可能会显著升高舒沃占特的血药浓度
可比司他	可能会显著升高舒沃占特的血药浓度
可待因	可能会导致严重的不良反应，包括呼吸窘迫、昏迷，甚至死亡
克拉霉素	可能会显著升高舒沃占特的血药浓度
克唑替尼	可能会显著升高舒沃占特的血药浓度
来特莫韦	可能会显著升高舒沃占特的血药浓度
利福平	可能会显著降低舒沃占特的血药浓度
利托那韦	可能会显著升高舒沃占特的血药浓度
磷苯妥英	可能会显著降低舒沃占特的血药浓度
吗啡	可能会导致严重的不良反应，包括呼吸窘迫、昏迷，甚至死亡
美沙酮	可能会导致严重的不良反应，包括呼吸窘迫、昏迷，甚至死亡
米贝地尔	可能会显著升高舒沃占特的血药浓度
米托坦	可能会显著降低舒沃占特的血药浓度
纳布啡	可能会导致严重的不良反应，包括呼吸窘迫、昏迷，甚至死亡
奈非那韦	可能会显著升高舒沃占特的血药浓度
萘法唑酮	可能会显著升高舒沃占特的血药浓度
哌替啶	可能会导致严重的不良反应，包括呼吸窘迫、昏迷，甚至死亡
喷他佐辛	可能会导致严重的不良反应，包括呼吸窘迫、昏迷，甚至死亡
普里米酮	可能会显著降低舒沃占特的血药浓度
羟丁酸钠	可能会升高严重不良反应的风险，如呼吸抑制、血压低、晕厥、昏迷，甚至死亡
羟考酮	可能会导致严重的不良反应，包括呼吸窘迫、昏迷，甚至死亡
羟吗啡酮	可能会导致严重的不良反应，包括呼吸窘迫、昏迷，甚至死亡
氢可酮	可能会导致严重的不良反应，包括呼吸窘迫、昏迷，甚至死亡
氢吗啡酮	可能会导致严重的不良反应，包括呼吸窘迫、昏迷，甚至死亡
秋水仙碱	可能会显著升高秋水仙碱的血药浓度
曲马多	可能会导致严重的不良反应，包括呼吸窘迫、昏迷，甚至死亡
瑞博西利	可能会显著升高舒沃占特的血药浓度
瑞芬太尼	可能会导致严重的不良反应，包括呼吸窘迫、昏迷，甚至死亡
色瑞替尼	可能会显著升高舒沃占特的血药浓度
沙奎那韦	可能会显著升高舒沃占特的血药浓度

合用药物	临床评价
舒芬太尼	可能会导致严重的不良反应，包括呼吸窘迫、昏迷，甚至死亡
他喷他多	可能会导致严重的不良反应，包括呼吸窘迫、昏迷，甚至死亡
泰利霉素	可能会显著升高舒沃占特的血药浓度
替拉那韦	可能会显著升高舒沃占特的血药浓度
酮康唑	可能会显著升高舒沃占特的血药浓度
维拉帕米	可能会显著升高舒沃占特的血药浓度
维奈托克	可能会升高维奈托克的血药浓度
伊马替尼	可能会显著升高舒沃占特的血药浓度
伊曲康唑	可能会显著升高舒沃占特的血药浓度
依度沙班	可能会显著升高舒沃占特的血药浓度
茚地那韦	可能会显著升高舒沃占特的血药浓度
左醋美沙朵	可能会导致严重的不良反应，包括呼吸窘迫、昏迷，甚至死亡
左啡诺	可能会导致严重的不良反应，包括呼吸窘迫、昏迷，甚至死亡

10. 雷美替胺 与雷美替胺合用药物临床评价见表 8-117。

表 8-117 与雷美替胺合用药物临床评价

合用药物	临床评价
阿芬太尼	可能会导致严重的不良反应，包括呼吸窘迫、昏迷甚至死亡
丙氧芬	可能具有加和性中枢神经系统和（或）呼吸抑制作用
布托啡诺	可能会导致严重的不良反应，包括呼吸窘迫、昏迷，甚至死亡
地佐辛	可能会导致严重的不良反应，包括呼吸窘迫、昏迷，甚至死亡
丁丙诺啡	可能会导致严重的不良反应，包括呼吸窘迫、昏迷，甚至死亡
芬太尼	可能会导致严重的不良反应，包括呼吸窘迫、昏迷，甚至死亡
氟伏沙明	可能会显著升高雷美替胺的血药浓度
可待因	可能会导致严重的不良反应，包括呼吸窘迫、昏迷，甚至死亡
吗啡	可能会导致严重的不良反应，包括呼吸窘迫、昏迷，甚至死亡
美沙酮	可能会导致严重的不良反应，包括呼吸窘迫、昏迷，甚至死亡
纳布啡	可能会导致严重的不良反应，包括呼吸窘迫、昏迷，甚至死亡
哌替啶	可能会导致严重的不良反应，包括呼吸窘迫、昏迷，甚至死亡
喷他佐辛	可能会导致严重的不良反应，包括呼吸窘迫、昏迷，甚至死亡
羟丁酸钠	可能会增加严重不良反应的风险，如呼吸抑制、血压低、晕厥、昏迷，甚至死亡
羟考酮	可能会导致严重的不良反应，包括呼吸窘迫、昏迷，甚至死亡
羟吗啡酮	可能会导致严重的不良反应，包括呼吸窘迫、昏迷，甚至死亡
氢可酮	可能会导致严重的不良反应，包括呼吸窘迫、昏迷，甚至死亡
氢吗啡酮	可能会导致严重的不良反应，包括呼吸窘迫、昏迷，甚至死亡
曲马多	可能会导致严重的不良反应，包括呼吸窘迫、昏迷，甚至死亡
瑞芬太尼	可能会导致严重的不良反应，包括呼吸窘迫、昏迷，甚至死亡
舒芬太尼	可能会导致严重的不良反应，包括呼吸窘迫、昏迷，甚至死亡
他喷他多	可能会导致严重的不良反应，包括呼吸窘迫、昏迷，甚至死亡
左醋美沙朵	可能会导致严重的不良反应，包括呼吸窘迫、昏迷，甚至死亡
左啡诺	可能会导致严重的不良反应，包括呼吸窘迫、昏迷，甚至死亡

11. 他司美琼 与他司美琼合用药物临床评价见表 8-118。

表 8-118 与他司美琼合用药物临床评价

合用药物	临床评价
阿芬太尼	可能会导致严重的不良反应，包括呼吸窘迫、昏迷，甚至死亡
阿帕鲁胺	可能会显著降低他司美琼的血药浓度
苯巴比妥	可能会显著降低他司美琼的血药浓度
苯妥英	可能会显著降低他司美琼的血药浓度
丙氧芬	可能具有加和性中枢神经系统和（或）呼吸抑制作用
布托啡诺	可能会导致严重的不良反应，包括呼吸窘迫、昏迷，甚至死亡
地佐辛	可能会导致严重的不良反应，包括呼吸窘迫、昏迷，甚至死亡
丁丙诺啡	可能会导致严重的不良反应，包括呼吸窘迫、昏迷，甚至死亡
恩杂鲁胺	可能会显著降低他司美琼的血药浓度
芬太尼	可能会导致严重的不良反应，包括呼吸窘迫、昏迷，甚至死亡
氟伏沙明	可能会显著升高他司美琼的血药浓度
贯叶连翘	可能会显著降低他司美琼的血药浓度
环丙沙星	可能会显著升高他司美琼的血药浓度
卡马西平	可能会显著降低他司美琼的血药浓度
可待因	可能会导致严重的不良反应，包括呼吸窘迫、昏迷，甚至死亡
利福布汀	可能会显著降低他司美琼的血药浓度
利福喷丁	可能会显著降低他司美琼的血药浓度
利福平	可能会显著降低他司美琼的血药浓度
磷苯妥英	可能会显著降低他司美琼的血药浓度
吗啡	可能会导致严重的不良反应，包括呼吸窘迫、昏迷，甚至死亡
美沙酮	可能会导致严重的不良反应，包括呼吸窘迫、昏迷，甚至死亡
米托坦	可能会显著降低他司美琼的血药浓度
纳布啡	可能会导致严重的不良反应，包括呼吸窘迫、昏迷，甚至死亡
哌替啶	可能会导致严重的不良反应，包括呼吸窘迫、昏迷，甚至死亡
喷他佐辛	可能会导致严重的不良反应，包括呼吸窘迫、昏迷，甚至死亡
扑米酮	可能会显著降低他司美琼的血药浓度
羟丁酸钠	可能会增加严重不良反应的风险，如呼吸抑制、血压低、晕厥、昏迷，甚至死亡
羟考酮	可能会导致严重的不良反应，包括呼吸窘迫、昏迷，甚至死亡
羟吗啡酮	可能会导致严重的不良反应，包括呼吸窘迫、昏迷，甚至死亡
氢可酮	可能会导致严重的不良反应，包括呼吸窘迫、昏迷，甚至死亡
氢吗啡酮	可能会导致严重的不良反应，包括呼吸窘迫、昏迷，甚至死亡
曲马多	可能会导致严重的不良反应，包括呼吸窘迫、昏迷，甚至死亡
瑞芬太尼	可能会导致严重的不良反应，包括呼吸窘迫、昏迷，甚至死亡
舒芬太尼	可能会导致严重的不良反应，包括呼吸窘迫、昏迷，甚至死亡
他喷他多	可能会导致严重的不良反应，包括呼吸窘迫、昏迷，甚至死亡
依诺沙星	可能会显著升高他司美琼的血药浓度
左醋美沙朵	可能会导致严重的不良反应，包括呼吸窘迫、昏迷，甚至死亡
左啡诺	可能会导致严重的不良反应，包括呼吸窘迫、昏迷，甚至死亡

第七节 抗震颤麻痹及其他药物

一、比哌立登

与比哌立登合用药物临床评价见表 8-119。

表 8-119 与比哌立登合用药物临床评价

合用药物	临床评价
枸橼酸钾	比哌立登与枸橼酸钾固体制剂合用可能导致上消化道损伤，禁止合用
氯化钾	比哌立登与氯化钾固体制剂合用可能导致上消化道损伤，禁止合用
托吡酯	合用会导致体温升高、排汗减少，在炎热环境或剧烈运动时会导致体温调整失败，尤其是儿童
唑尼沙胺	合用会导致体温升高、排汗减少，在炎热环境或剧烈运动时会导致体温调整失败，尤其是儿童

二、苯扎托品

参见比哌立登。

三、奥芬那君

与奥芬那君合用药物临床评价见表 8-120。

表 8-120 与奥芬那君合用药物临床评价

合用药物	临床评价
阿芬太尼	合用可增加中枢系统抑制作用，可导致呼吸抑制、昏迷，甚至死亡，避免合用
安非他酮	合用可增加中枢系统抑制作用，可导致呼吸抑制、昏迷，甚至死亡，避免合用
布托啡诺	合用可增加中枢系统抑制作用，可导致呼吸抑制、昏迷，甚至死亡，避免合用
地佐辛	合用可增加中枢系统抑制作用，可导致呼吸抑制、昏迷，甚至死亡，避免合用
芬太尼	合用可增加中枢系统抑制作用，可导致呼吸抑制、昏迷，甚至死亡，避免合用
枸橼酸钾	奥芬那君与枸橼酸钾固体制剂合用，可增加上消化道损伤的风险
可待因	合用可增加中枢系统抑制作用，可导致呼吸抑制、昏迷，甚至死亡，避免合用
氯化钾	奥芬那君与氯化钾固体制剂合用，可增加上消化道损伤的风险
吗啡	合用可增加中枢系统抑制作用，可导致呼吸抑制、昏迷，甚至死亡，避免合用
美沙酮	合用可增加中枢系统抑制作用，可导致呼吸抑制、昏迷，甚至死亡，避免合用
纳布啡	合用可增加中枢系统抑制作用，可导致呼吸抑制、昏迷，甚至死亡，避免合用
哌替啶	合用可增加中枢系统抑制作用，可导致呼吸抑制、昏迷，甚至死亡，避免合用
喷他佐辛	合用可增加中枢系统抑制作用，可导致呼吸抑制、昏迷，甚至死亡，避免合用
羟丁酸钠	合用可增加中枢系统抑制作用，可导致呼吸抑制、昏迷，甚至死亡，避免合用
羟考酮	合用可增加中枢系统抑制作用，可导致呼吸抑制、昏迷，甚至死亡，避免合用
羟吗啡酮	合用可增加中枢系统抑制作用，可导致呼吸抑制、昏迷，甚至死亡，避免合用
氢吗啡酮	合用可增加中枢系统抑制作用，可导致呼吸抑制、昏迷，甚至死亡，避免合用
曲马多	合用可增加中枢系统抑制作用，可导致呼吸抑制、昏迷，甚至死亡，避免合用
瑞芬太尼	合用可增加中枢系统抑制作用，可导致呼吸抑制、昏迷，甚至死亡，避免合用
舒芬太尼	合用可增加中枢系统抑制作用，可导致呼吸抑制、昏迷，甚至死亡，避免合用
他喷他多	合用可增加中枢系统抑制作用，可导致呼吸抑制、昏迷，甚至死亡，避免合用

续表

合用药物	临床评价
托吡酯	合用会导致体温升高、排汗减少，在炎热环境或剧烈运动时会导致体温调整失败，尤其是儿童
右丙氧芬	合用可增加中枢系统抑制作用，可导致呼吸抑制、昏迷，甚至死亡，避免合用
左醋美沙朵	合用可增加中枢系统抑制作用，可导致呼吸抑制、昏迷，甚至死亡，避免合用
左啡诺	合用可增加中枢系统抑制作用，可导致呼吸抑制、昏迷，甚至死亡，避免合用
唑尼沙胺	合用会导致体温升高、排汗减少，在炎热环境或剧烈运动时会导致体温调整失败，尤其是儿童

四、托卡朋

与托卡朋合用药物临床评价见表 8-121。

表 8-121　与托卡朋合用药物临床评价

合用药物	临床评价
苯乙肼	合用可导致高血压危象和 5-羟色胺综合征，禁止合用
丙卡巴肼	合用可导致高血压危象和 5-羟色胺综合征，禁止合用
反环苯丙胺	合用可导致高血压危象和 5-羟色胺综合征，禁止合用
呋喃唑酮	合用可导致高血压危象和 5-羟色胺综合征，禁止合用
来氟米特	合用可能会导致肝损伤
利奈唑胺	合用可导致高血压危象和 5-羟色胺综合征，禁止合用
洛美他派	合用可能会导致肝损伤
米泊美生	合用可能会导致肝损伤
培西达替尼	合用可能会导致肝损伤
羟丁酸钠	合用可增加中枢系统抑制作用
亚甲蓝	合用可导致高血压危象和 5-羟色胺综合征，禁止合用
异卡波肼	合用可导致高血压危象和 5-羟色胺综合征，禁止合用
右丙氧芬	合用可增强中枢神经系统抑制作用

五、恩他卡朋

与恩他卡朋合用药物临床评价见表 8-122。

表 8-122　与恩他卡朋合用药物临床评价

合用药物	临床评价
苯乙肼	合用可导致高血压危象和 5-羟色胺综合征，禁止合用
丙卡巴肼	合用可导致高血压危象和 5-羟色胺综合征，禁止合用
反环苯丙胺	合用可导致高血压危象和 5-羟色胺综合征，禁止合用
呋喃唑酮	合用可导致高血压危象和 5-羟色胺综合征，禁止合用
利奈唑胺	合用可导致高血压危象和 5-羟色胺综合征，禁止合用
羟丁酸钠	合用可增加中枢系统抑制作用
亚甲蓝	合用可导致高血压危象和 5-羟色胺综合征，禁止合用
异卡波肼	合用可导致高血压危象和 5-羟色胺综合征，禁止合用
右丙氧芬	合用可增强中枢神经系统抑制作用

六、欧匹卡朋

参见恩他卡朋。

七、司来吉兰

与司来吉兰合用药物临床评价见表 8-123。

表 8-123　与司来吉兰合用药物临床评价

合用药物	临床评价
5-羟色胺酸	合用可导致高血压危象和 5-羟色胺综合征，禁止合用
阿芬太尼	合用可增加中枢系统抑制作用，可导致呼吸抑制、昏迷，甚至死亡，避免合用
阿可乐定	合用可导致高血压危象，避免合用
阿米替林	合用可导致高血压危象和 5-羟色胺综合征，禁止合用
阿莫沙平	合用可导致高血压危象，避免合用
艾司氯胺酮	合用可导致高血压危象，避免合用
艾司西酞普兰	合用可导致高血压危象和 5-羟色胺综合征，禁止合用
安非拉酮	合用可导致高血压危象和 5-羟色胺综合征，禁止合用
安非他酮	合用可导致高血压危象，避免合用
奥卡西平	合用可导致高血压危象和 5-羟色胺综合征，禁止合用
苯丙胺	合用可导致高血压危象，避免合用
苯丙醇胺	合用可导致高血压危象，避免合用
苯丁胺	合用可导致高血压危象，避免合用
苯甲曲秦	合用可导致高血压危象和 5-羟色胺综合征，禁止合用
苯乙肼	合用可导致高血压危象和 5-羟色胺综合征，禁止合用
苄非他明	合用可导致高血压危象，避免合用
丙泊酚	合用导致低血压或高血压，禁止合用
丙卡巴肼	合用可导致高血压危象和 5-羟色胺综合征，禁止合用
丙米嗪	合用可导致高血压危象和 5-羟色胺综合征，禁止合用
氘代丁苯那嗪	合用可导致高血压危象和 5-羟色胺综合征，禁止合用
地氟烷	合用可能导致低血压或高血压，禁止合用
地昔帕明	合用可导致高血压危象和 5-羟色胺综合征，禁止合用
碘 [^{131}I] 苄胍	合用可影响神经内分泌肿瘤对 ^{131}I 的摄取
丁苯那嗪	合用可导致高血压危象和 5-羟色胺综合征，禁止合用
丁螺环酮	合用可导致高血压危象和 5-羟色胺综合征，禁止合用
度洛西汀	合用可导致高血压危象和 5-羟色胺综合征，禁止合用
多巴胺	合用可导致高血压危象，避免合用
多塞平（包括外用）	合用可导致高血压危象和 5-羟色胺综合征，禁止合用
多沙普仑	合用可导致高血压危象，避免合用
多西拉敏	合用可导致高血压危象和 5-羟色胺综合征，禁止合用
恩氟烷	合用可导致高血压危象，避免合用
反环苯丙胺	合用可导致高血压危象，避免合用
芬氟拉明	合用可导致高血压危象和 5-羟色胺综合征，禁止合用
芬太尼	合用可能导致低血压或高血压，避免合用

续表

合用药物	临床评价
呋喃唑酮	合用可导致高血压危象，禁止合用
氟伏沙明	合用可导致高血压危象和5-羟色胺综合征，禁止合用
氟哌利多	合用可导致严重高血压，避免合用
氟烷	合用可能导致低血压或高血压，避免合用
氟西汀	合用可导致高血压危象和5-羟色胺综合征，禁止合用
贯叶连翘	合用可导致高血压危象和5-羟色胺综合征，禁止合用
环苯扎林	合用可导致高血压危象和5-羟色胺综合征，禁止合用
甲基苯丙胺	合用可导致严重高血压，避免合用
甲基多巴	合用可能导致血压失控和（或）中枢刺激症状，如过度兴奋和幻觉，禁止合用
甲氧氟烷	合用可能导致低血压或高血压，避免合用
间羟胺	合用可导致严重高血压，避免合用
卡马西平	合用可导致高血压危象和5-羟色胺综合征，禁止合用
可卡因（包括鼻用、外用）	合用可导致高血压危象，避免合用
雷沙吉兰	合用可导致高血压危象和5-羟色胺综合征，禁止合用
利奈唑胺	合用可导致高血压危象和5-羟色胺综合征，禁止合用
磷丙泊酚	合用可导致低血压或高血压，避免合用
硫喷妥钠	合用可导致低血压或高血压，避免合用
氯胺酮	合用可导致高血压危象，避免合用
氯米帕明	合用可导致高血压危象和5-羟色胺综合征，禁止合用
麻黄	合用可导致高血压危象，避免合用
麻黄碱	合用可导致高血压危象，避免合用
马替普林	合用可导致高血压危象和5-羟色胺综合征，禁止合用
马吲哚	合用可导致高血压危象，避免合用
麦角胺	合用可导致高血压危象和5-羟色胺综合征，禁止合用
美芬丁胺	合用可导致高血压危象，避免合用
美沙酮	合用可导致呼吸抑制、血压降低，不推荐合用
美索比妥	合用可导致低血压或高血压，避免合用
米那普仑	合用可导致高血压危象和5-羟色胺综合征，禁止合用
米塔扎平	合用可导致高血压危象和5-羟色胺综合征，禁止合用
帕罗西汀	合用可导致高血压危象和5-羟色胺综合征，禁止合用
哌甲酯	合用可导致高血压危象，避免合用
哌替啶	合用可导致呼吸抑制、血压降低，不推荐合用
喷托维林	合用可导致严重高血压，避免合用
普罗替林	合用可导致高血压危象和5-羟色胺综合征，禁止合用
七氟烷	合用可导致低血压或高血压，禁止合用
曲马多	合用可导致高血压危象和5-羟色胺综合征，禁止合用
曲米帕明	合用可导致高血压危象和5-羟色胺综合征，禁止合用
曲唑酮	合用可导致高血压危象和5-羟色胺综合征，禁止合用
去甲文拉法辛	合用可导致高血压危象和5-羟色胺综合征，禁止合用
去氧肾上腺素	合用可导致高血压危象，避免合用
瑞芬太尼	合用可导致呼吸抑制、低血压，甚至死亡，禁止合用

续表

合用药物	临床评价
色氨酸	合用可导致高血压危象和 5-羟色胺综合征，禁止合用
舍曲林	合用可导致高血压危象和 5-羟色胺综合征，禁止合用
舒芬太尼	合用可导致呼吸抑制、低血压，甚至死亡，禁止合用
双氢麦角胺	合用可导致高血压危象和 5-羟色胺综合征，禁止合用
四氢唑林（鼻用）	合用可增加心脏方面的不良反应
索拉非多	合用可导致严重高血压，避免合用
他喷他多	合用可导致呼吸抑制、低血压，甚至死亡，禁止合用
托莫西汀	合用可导致高血压危象，避免合用
维拉佐酮	合用可导致高血压危象和 5-羟色胺综合征，禁止合用
伪麻黄碱	合用可导致严重高血压，避免合用
文拉法辛	合用可导致高血压危象和 5-羟色胺综合征，禁止合用
沃替西汀	合用可导致高血压危象和 5-羟色胺综合征，禁止合用
西布曲明	合用可导致高血压危象和 5-羟色胺综合征，禁止合用
西酞普兰	合用可导致高血压危象和 5-羟色胺综合征，禁止合用
缬苯那嗪	合用可导致高血压危象和 5-羟色胺综合征，禁止合用
亚甲蓝	合用可导致高血压危象和 5-羟色胺综合征，禁止合用
依托咪酯	合用可导致严重高血压，避免合用
异氟烷	合用可能导致低血压或高血压，避免合用
异卡波肼	合用可导致高血压危象和 5-羟色胺综合征，禁止合用
右苯丙胺	合用可导致高血压危象和 5-羟色胺综合征，禁止合用
右丙氧芬	合用可导致高血压危象和 5-羟色胺综合征，禁止合用
右芬氟拉明	合用可导致高血压危象和 5-羟色胺综合征，禁止合用
右美沙芬	合用可导致高血压危象和 5-羟色胺综合征，禁止合用
左米那普仑	合用可导致高血压危象和 5-羟色胺综合征，禁止合用

八、雷沙吉兰

参见司来吉兰。

九、沙芬那胺

与沙芬那胺合用药物临床评价见表 8-124。

表 8-124　与沙芬那胺合用药物临床评价

合用药物	临床评价
5-羟色胺酸	合用可导致高血压危象和 5-羟色胺综合征，禁止合用
阿芬太尼	合用可增加中枢系统抑制作用，可导致呼吸抑制、昏迷，甚至死亡，避免合用
阿可乐定	合用可导致高血压危象，避免合用
阿米替林	合用可导致高血压危象和 5-羟色胺综合征，禁止合用
阿莫沙平	合用可导致高血压危象，避免合用
艾司氯胺酮	合用可导致高血压危象，避免合用
安非拉酮	合用可导致高血压危象和 5-羟色胺综合征，禁止合用

续表

合用药物	临床评价
安非他酮	合用可导致高血压危象,避免合用
丙卡巴肼	合用可导致高血压危象和5-羟色胺综合征,禁止合用
丙米嗪	合用可导致高血压危象和5-羟色胺综合征,禁止合用
氘代丁苯那嗪	合用可导致高血压危象和5-羟色胺综合征,禁止合用
地昔帕明	合用可导致高血压危象和5-羟色胺综合征,禁止合用
碘［^{131}I］苄胍	合用可影响神经内分泌肿瘤对^{131}I的摄取
丁苯那嗪	合用可导致高血压危象和5-羟色胺综合征,禁止合用
丁螺环酮	合用可导致高血压危象和5-羟色胺综合征,禁止合用
度洛西汀	合用可导致高血压危象和5-羟色胺综合征,禁止合用
多塞平(包括外用)	合用可导致高血压危象和5-羟色胺综合征,禁止合用
反环苯丙胺	合用可导致高血压危象,避免合用
芬氟拉明	合用可导致高血压危象和5-羟色胺综合征,禁止合用
芬太尼	合用可能导致低血压或高血压,避免合用
呋喃唑酮	合用可导致高血压危象,禁止合用
贯叶连翘	合用可导致高血压危象和5-羟色胺综合征,禁止合用
环苯扎林	合用可导致高血压危象和5-羟色胺综合征,禁止合用
甲基多巴	合用可能导致血压失控和(或)中枢刺激症状,如过度兴奋和幻觉,禁止合用
拉米替坦	合用可导致高血压危象和5-羟色胺综合征,禁止合用
利奈唑胺	合用可导致高血压危象和5-羟色胺综合征,禁止合用
氯米帕明	合用可导致高血压危象和5-羟色胺综合征,禁止合用
马替普林	合用可导致高血压危象和5-羟色胺综合征,禁止合用
麦角胺	合用可导致高血压危象和5-羟色胺综合征,禁止合用
美沙酮	合用可导致呼吸抑制、血压降低,不推荐合用
米那普仑	合用可导致高血压危象和5-羟色胺综合征,禁止合用
米塔扎平	合用可导致高血压危象和5-羟色胺综合征,禁止合用
萘法唑酮	合用可导致高血压危象和5-羟色胺综合征,禁止合用
哌甲酯	合用可导致高血压危象,避免合用
哌替啶	合用可导致呼吸抑制、血压降低,不推荐合用
喷托维林	合用可导致严重高血压,避免合用
普罗替林	合用可导致高血压危象和5-羟色胺综合征,禁止合用
曲马多	合用可导致高血压危象和5-羟色胺综合征,禁止合用
曲米帕明	合用可导致高血压危象和5-羟色胺综合征,禁止合用
曲唑酮	合用可导致高血压危象和5-羟色胺综合征,禁止合用
去甲替林	合用可导致高血压危象和5-羟色胺综合征,禁止合用
去甲文拉法辛	合用可导致高血压危象和5-羟色胺综合征,禁止合用
瑞芬太尼	合用可导致呼吸抑制、低血压,甚至死亡,禁止合用
色氨酸	合用可导致高血压危象和5-羟色胺综合征,禁止合用
舒芬太尼	合用可导致呼吸抑制、低血压,甚至死亡,禁止合用
双氢麦角胺	合用可导致高血压危象和5-羟色胺综合征,禁止合用
司来吉兰	合用可导致高血压危象和5-羟色胺综合征,禁止合用

续表

合用药物	临床评价
四氢唑林（鼻用）	合用可增加心脏方面的不良反应
索拉非多	合用可导致严重高血压，避免合用
他喷他多	合用可导致呼吸抑制、低血压，甚至死亡，禁止合用
维拉佐酮	合用可导致高血压危象和5-羟色胺综合征，禁止合用
文拉法辛	合用可导致高血压危象和5-羟色胺综合征，禁止合用
沃替西汀	合用可导致高血压危象和5-羟色胺综合征，禁止合用
西布曲明	合用可导致高血压危象和5-羟色胺综合征，禁止合用
缬苯那嗪	合用可导致高血压危象和5-羟色胺综合征，禁止合用
亚甲蓝	合用可导致高血压危象和5-羟色胺综合征，禁止合用
异卡波肼	合用可导致高血压危象和5-羟色胺综合征，禁止合用
右苯丙胺	合用可导致高血压危象和5-羟色胺综合征，禁止合用
右丙氧芬	合用可导致高血压危象和5-羟色胺综合征，禁止合用
右美沙芬	合用可导致高血压危象和5-羟色胺综合征，禁止合用
左米那普仑	合用可导致高血压危象和5-羟色胺综合征，禁止合用

十、溴隐亭

与溴隐亭合用药物临床评价见表8-125。

表8-125 与溴隐亭合用药物临床评价

合用药物	临床评价
氨磺必利	合用可导致疗效降低，中枢抑制和低血压不良反应加重，避免合用
苯丙醇胺	合用可增加溴隐亭的不良反应
麦角碱衍生物	合用可导致血管收缩作用叠加，造成心肌缺血和外周缺血，禁止合用
羟丁酸钠	合用可增加溴隐亭的不良反应
曲坦类抗偏头痛药	合用可导致血管收缩作用叠加，造成心肌缺血和外周缺血，禁止合用
右丙氧芬	合用可增加溴隐亭的不良反应

十一、培高利特

与培高利特合用药物临床评价见表8-126。

表8-126 与培高利特合用药物临床评价

合用药物	临床评价
氨磺必利	合用可导致疗效降低，中枢抑制和低血压不良反应加重，避免合用
氯卡色林	合用可能增加心脏瓣膜疾病的风险，主要影响二尖瓣和（或）主动脉瓣
羟丁酸钠	合用可增加溴隐亭的不良反应
右丙氧芬	合用可增加溴隐亭的不良反应

十二、卡麦角林

与卡麦角林合用药物临床评价见表8-127。

表 8-127 与卡麦角林合用药物临床评价

合用药物	临床评价
氨磺必利	合用可导致疗效降低，中枢抑制和低血压不良反应加重，避免合用
红霉素	红霉素可明显升高卡麦角林的血药浓度，可导致血管剧烈收缩，避免合用
克拉霉素	克拉霉素可明显升高卡麦角林的血药浓度，可导致血管剧烈收缩，避免合用
氯卡色林	合用可能增加心脏瓣膜疾病的风险，主要影响二尖瓣和（或）主动脉瓣
曲坦类抗偏头痛药	合用可导致血管收缩作用叠加，造成心肌缺血和外周缺血，禁止合用

十三、罗匹尼罗

与罗匹尼罗合用药物临床评价见表 8-128。

表 8-128 与罗匹尼罗合用药物临床评价

合用药物	临床评价
氨磺必利	合用可导致疗效降低，中枢抑制和低血压不良反应加重，避免合用
羟丁酸钠	合用可增加溴隐亭的不良反应
右丙氧芬	合用可增加溴隐亭的不良反应

十四、阿扑吗啡

与阿扑吗啡合用药物临床评价见表 8-129。

表 8-129 与阿扑吗啡合用药物临床评价

合用药物	临床评价
阿洛司琼	合用可能会导致严重的低血压，禁止合用
阿那格雷	合用可增加危及生命的心律失常的风险
艾司西酞普兰	合用可增加危及生命的心律失常的风险
氨磺必利	合用可增加危及生命的心律失常的风险
胺碘酮	合用可增加危及生命的心律失常的风险
昂丹司琼	合用可能会导致严重的低血压，禁止合用
奥西替尼	合用可增加危及生命的心律失常的风险
贝达喹啉	合用可增加危及生命的心律失常的风险
苄普地尔	合用可增加危及生命的心律失常的风险
丙吡胺	合用可增加危及生命的心律失常的风险
多非利特	合用可增加危及生命的心律失常的风险
多拉司琼	合用可增加危及生命的心律失常的风险
凡德他尼	合用可增加危及生命的心律失常的风险
芬戈莫德	合用可增加危及生命的心律失常的风险
氟哌啶醇	合用可增加危及生命的心律失常的风险
氟哌利多	合用可增加危及生命的心律失常的风险
格拉司琼	合用可增加危及生命的心律失常的风险
格帕沙星	合用可增加危及生命的心律失常的风险
加替沙星	合用可增加危及生命的心律失常的风险

续表

合用药物	临床评价
决奈达隆	合用可增加危及生命的心律失常的风险
卡博替尼	合用可增加危及生命的心律失常的风险
克唑替尼	合用可增加危及生命的心律失常的风险
奎尼丁	合用可增加危及生命的心律失常的风险
来伐木林	合用可增加危及生命的心律失常的风险
硫利达嗪	合用可增加危及生命的心律失常的风险
卤泛群	合用可增加危及生命的心律失常的风险
美沙酮	合用可增加危及生命的心律失常的风险
美索达嗪	合用可增加危及生命的心律失常的风险
米非司酮	合用可增加危及生命的心律失常的风险
莫西沙星	合用可增加危及生命的心律失常的风险
尼洛替尼	合用可增加危及生命的心律失常的风险
帕比司他	合用可增加危及生命的心律失常的风险
帕洛司琼	合用可增加溴隐亭的不良反应
帕瑞肽	合用可增加危及生命的心律失常的风险
匹莫齐特	合用可增加危及生命的心律失常的风险
普鲁卡因胺	合用可增加危及生命的心律失常的风险
齐拉西酮	合用可增加危及生命的心律失常的风险
羟丁酸钠	合用可增强中枢神经系统抑制作用，尤其是老年人，易发生认知损害
三氧化二砷	合用可增加危及生命的心律失常的风险
色瑞替尼	合用可增加危及生命的心律失常的风险
沙奎那韦	合用可增加危及生命的心律失常的风险
司帕沙星	合用可增加危及生命的心律失常的风险
索他洛尔	合用可增加危及生命的心律失常的风险
托瑞米芬	合用可增加危及生命的心律失常的风险
威罗非尼	合用可增加危及生命的心律失常的风险
西波莫德	合用可增加危及生命的心律失常的风险
西沙必利	合用可增加危及生命的心律失常的风险
西酞普兰	合用可增加危及生命的心律失常的风险
伊布利特	合用可增加危及生命的心律失常的风险
伊伐布雷定	合用可增加危及生命的心律失常的风险
伊潘立酮	合用可增加危及生命的心律失常的风险
依法韦仑	合用可增加危及生命的心律失常的风险
罂粟碱	合用可增加危及生命的心律失常的风险
右丙氧芬	合用可增强中枢抑制作用，特别是老年人，可出现认知损害
左醋美沙朵	合用可增加危及生命的心律失常的风险

十五、普拉克索、罗替戈汀

参见罗匹尼罗。

十六、伊曲茶碱

与伊曲茶碱合用药物临床评价见表 8-130。

表 8-130 与伊曲茶碱合用药物临床评价

合用药物	临床评价
阿帕鲁胺	阿帕鲁胺可明显降低伊曲茶碱的血药浓度,避免合用
阿扎那韦	阿扎那韦可显著升高伊曲茶碱的血药浓度,合用时伊曲茶碱的剂量应减少至 20mg/d
艾代拉里斯	艾代拉里斯可显著升高伊曲茶碱的血药浓度,合用时伊曲茶碱的剂量应减少至 20mg/d
安泼那韦	安泼那韦可显著升高伊曲茶碱的血药浓度,合用时伊曲茶碱的剂量应减少至 20mg/d
苯巴比妥	苯巴比妥可明显降低伊曲茶碱的血药浓度,避免合用
苯妥英	苯妥英可明显降低伊曲茶碱的血药浓度,避免合用
博赛普韦	博赛普韦可显著升高伊曲茶碱的血药浓度,合用时伊曲茶碱的剂量应减少至 20mg/d
醋竹桃霉素	醋竹桃霉素可显著升高伊曲茶碱的血药浓度,合用时伊曲茶碱的剂量应减少至 20mg/d
地拉夫定	地拉夫定可显著升高伊曲茶碱的血药浓度,合用时伊曲茶碱的剂量应减少至 20mg/d
伏立康唑	伏立康唑可显著升高伊曲茶碱的血药浓度,合用时伊曲茶碱的剂量应减少至 20mg/d
福沙那韦	福沙那韦可显著升高伊曲茶碱的血药浓度,合用时伊曲茶碱的剂量应减少至 20mg/d
贯叶连翘	贯叶连翘可明显降低伊曲茶碱的血药浓度,避免合用
卡马西平	卡马西平可明显降低伊曲茶碱的血药浓度,避免合用
考伐普坦	考伐普坦可显著升高伊曲茶碱的血药浓度,合用时伊曲茶碱的剂量应减少至 20mg/d
可比司他	可比司他可显著升高伊曲茶碱的血药浓度,合用时伊曲茶碱的剂量应减少至 20mg/d
克拉霉素	克拉霉素可显著升高伊曲茶碱的血药浓度,合用时伊曲茶碱的剂量应减少至 20mg/d
利福布汀	利福布汀可明显降低伊曲茶碱的血药浓度,避免合用
利福喷丁	利福喷丁可明显降低伊曲茶碱的血药浓度,避免合用
利福平	利福平可明显降低伊曲茶碱的血药浓度,避免合用
利托那韦	利托那韦可显著升高伊曲茶碱的血药浓度,合用时伊曲茶碱的剂量应减少至 20mg/d
磷苯妥英	磷苯妥英可明显降低伊曲茶碱的血药浓度,避免合用
米贝地尔	米贝地尔可显著升高伊曲茶碱的血药浓度,合用时伊曲茶碱的剂量应减少至 20mg/d
米托坦	米托坦可明显降低伊曲茶碱的血药浓度,避免合用
扑米酮	扑米酮可明显降低伊曲茶碱的血药浓度,避免合用
秋水仙碱	伊曲茶碱可明显升高秋水仙碱的血药浓度,合用时秋水仙碱的剂量不能超过 0.6mg/d
色瑞替尼	色瑞替尼可显著升高伊曲茶碱的血药浓度,合用时伊曲茶碱的剂量应减少至 20mg/d
沙奎那韦	沙奎那韦可显著升高伊曲茶碱的血药浓度,合用时伊曲茶碱的剂量应减少至 20mg/d
泰利霉素	泰利霉素可显著升高伊曲茶碱的血药浓度,合用时伊曲茶碱的剂量应减少至 20mg/d
替拉那韦	替拉那韦可显著升高伊曲茶碱的血药浓度,合用时伊曲茶碱的剂量应减少至 20mg/d
酮康唑	酮康唑可显著升高伊曲茶碱的血药浓度,合用时伊曲茶碱的剂量应减少至 20mg/d
维奈托克	维奈托克可显著升高伊曲茶碱的血药浓度,合用时伊曲茶碱的剂量应减少至 20mg/d
伊曲康唑	伊曲康唑可显著升高伊曲茶碱的血药浓度,合用时伊曲茶碱的剂量应减少至 20mg/d
茚地那韦	茚地那韦可显著升高伊曲茶碱的血药浓度,合用时伊曲茶碱的剂量应减少至 20mg/d

十七、金刚烷胺

与金刚烷胺合用药物临床评价见表 8-131。

表 8-131 与金刚烷胺合用药物临床评价

合用药物	临床评价
安非他酮	合用可导致老年患者、有癫痫病史者癫痫发作
碘海醇	合用可增加癫痫发作的风险，避免合用
碘帕醇	合用可增加癫痫发作的风险，避免合用
甲泛葡胺	合用可增加癫痫发作的风险，避免合用
曲马多	合用可增加癫痫发作的风险，避免合用

十八、利鲁唑

与利鲁唑合用药物临床评价见表 8-132。

表 8-132 与利鲁唑合用药物临床评价

合用药物	临床评价
来氟米特	合用可能会导致肝损伤
洛美他派	合用可能会导致肝损伤
米泊美生	合用可能会导致肝损伤
培西达替尼	合用可能会导致肝损伤
特立氟胺	合用可能会导致肝损伤

第九章 血液系统用药

第一节 抗贫血药

一、硫酸亚铁

与硫酸亚铁合用药物临床评价见表 9-1。

表 9-1 与硫酸亚铁合用药物临床评价

合用药物	临床评价
多替拉韦	可降低多替拉韦的生物利用度
二巯丙醇	可形成肾毒性金属螯合物

二、富马酸亚铁、葡萄糖酸亚铁、琥珀酸亚铁、山梨醇铁、蔗糖铁、蛋白琥珀酸铁

参见硫酸亚铁。

三、右旋糖酐铁

与右旋糖酐铁合用药物临床评价见表 9-2。

表 9-2 与右旋糖酐铁合用药物临床评价

合用药物	临床评价
贝那普利	可能增加与使用右旋糖酐铁有关的全身性不良反应的风险
二巯丙醇	可形成肾毒性金属螯合物
福辛普利	可能增加与使用右旋糖酐铁有关的全身性不良反应的风险
卡托普利	可能增加与使用右旋糖酐铁有关的全身性不良反应的风险
喹那普利	可能增加与使用右旋糖酐铁有关的全身性不良反应的风险
赖诺普利	可能增加与使用右旋糖酐铁有关的全身性不良反应的风险
雷米普利	可能增加与使用右旋糖酐铁有关的全身性不良反应的风险
莫西普利	可能增加与使用右旋糖酐铁有关的全身性不良反应的风险
培哚普利	可能增加与使用右旋糖酐铁有关的全身性不良反应的风险
群多普利	可能增加与使用右旋糖酐铁有关的全身性不良反应的风险

四、依泊汀-α

与依泊汀-α合用药物临床评价见表 9-3。

表 9-3 与依泊汀-α合用药物临床评价

合用药物	临床评价
泊马度胺	增加静脉血栓栓塞风险,包括深静脉血栓和肺栓塞
卡非佐米	增加静脉血栓栓塞风险,包括深静脉血栓和肺栓塞

合用药物	临床评价
来那度胺	增加静脉血栓栓塞风险，包括深静脉血栓和肺栓塞
沙利度胺	增加静脉血栓栓塞风险，包括深静脉血栓和肺栓塞

五、依泊汀-β、加马依泊汀、达贝泊汀-α

参见依泊汀-α。

六、非格司亭

与非格司亭合用药物临床评价见表 9-4。

表 9-4 与非格司亭合用药物临床评价

合用药物	临床评价
克拉屈滨	可能增加感染的风险。单独使用克拉屈滨可能会导致严重和长期的骨髓抑制、淋巴细胞减少和机会性感染

七、沙格司亭

参见非格司亭。

第二节 促凝血药和止血药

一、凝血酶原复合物

与凝血酶原复合物合用药物临床评价见表 9-5。

表 9-5 与凝血酶原复合物合用药物临床评价

合用药物	临床评价
阿加曲班	由于阿加曲班可用于治疗肝素诱导的血小板减少症（HIT）患者的血栓形成及具有 HIT 风险的患者的抗凝治疗，因此这些患者不宜使用含肝素的产品，如凝血酶原复合物
氨基己酸	由于相加或协同的药效学效应，当氨基己酸与凝血酶原复合物同时使用时，可能增加血栓形成的风险
氨甲环酸	由于相加或协同的药效学效应，当氨甲环酸与凝血酶原复合物同时使用时，可能增加血栓形成的风险
卡非佐米	增加静脉血栓栓塞风险，包括深静脉血栓和肺栓塞
来匹卢定	由于来匹卢定可用于治疗肝素诱导的 HIT 患者的血栓形成及具有 HIT 风险的患者的抗凝治疗，因此这些患者不宜使用含肝素的产品，如凝血酶原复合物
抑肽酶	由于相加或协同的药效学效应，当抑肽酶与凝血酶原复合物同时使用时，可能增加血栓形成的风险

二、艾曲波帕

与艾曲波帕合用药物临床评价见表 9-6。

表 9-6 与艾曲波帕合用药物临床评价

合用药物	临床评价
干扰素	在患有晚期肝病的慢性丙型肝炎患者中，艾曲波帕与干扰素疗法并用可能会增加不良反应的风险，包括潜在的致命性肝代谢失调和血栓栓塞
卡非佐米	合用增加静脉血栓栓塞风险，包括深静脉血栓和肺栓塞

合用药物	临床评价
来氟米特	合用增加药物肝毒性，增加肝损伤的风险
洛美他派	合用增加药物肝毒性，增加肝损伤的风险
米泊美生	合用增加药物肝毒性，增加肝损伤的风险
培西达替尼	合用增加药物肝毒性，增加肝损伤的风险
特立氟胺	合用增加药物肝毒性，增加肝损伤的风险
伊卢多啉	合用可能会显著升高伊卢多啉的血药浓度

三、氨甲环酸

与氨甲环酸合用药物临床评价见表 9-7。

表 9-7 与氨甲环酸合用药物临床评价

合用药物	临床评价
Ⅸ因子复合物	合用可增加血栓栓塞的风险，导致严重并发症
奥培米芬	合用可增加发生血栓的风险
雌激素（包括外用）	合用可增加发生血栓的风险
甲羟孕酮	不建议两者合用，可增加血栓栓塞的风险，导致严重并发症
卡非佐米	卡非佐米有引起血栓栓塞的风险，与氨甲环酸合用可能会增加该风险
抗抑制剂凝血因子复合物	合用可增加血栓栓塞的风险，导致严重的并发症
雷洛昔芬	合用可增加血栓形成的风险
凝血酶原复合物	合用可增加血栓栓塞的风险，导致严重的并发症
他莫昔芬	合用可增加血栓形成的风险
托瑞米芬	合用可增加血栓形成的风险
维 A 酸	合用可增加血栓栓塞的风险，导致严重的并发症
孕激素	不建议两者合用，可增加血栓栓塞的风险，导致严重并发症

四、氨基己酸

与氨基己酸合用药物临床评价见表 9-8。

表 9-8 与氨基己酸合用药物临床评价

合用药物	临床评价
Ⅸ因子复合物	合用可增加血栓栓塞的风险，导致严重的并发症，如卒中、肺栓塞、心脏病（如心力衰竭）、休克和肾衰竭等
阿尼普酶	合用可降低两种药物的药效
阿替普酶	合用可降低两种药物的药效
卡非佐米	卡非佐米有引起血栓栓塞的风险，与氨基己酸合用可增加该风险
抗抑制剂凝血因子复合物	合用可增加血栓栓塞的风险，导致严重的并发症，如卒中、肺栓塞、心脏病（如心力衰竭）、休克和肾衰竭等
链激酶	合用可降低两种药物的药效
尿激酶	合用可降低两种药物药效

合用药物	临床评价
凝血酶原复合物	合用可增加血栓栓塞的风险，导致严重的并发症，如卒中、肺栓塞、心脏病（如心力衰竭）、休克和肾衰竭等
替奈普酶	合用可降低两种药物的药效
维A酸	合用可增加血栓栓塞的风险，导致严重的并发症，如卒中、肺栓塞、心脏病（如心力衰竭）、休克和肾衰竭等

五、抑肽酶

与抑肽酶合用药物临床评价见表9-9。

表9-9　与抑肽酶合用药物临床评价

合用药物	临床评价
Ⅸ因子复合物	合用可增加血栓栓塞的风险，导致严重的并发症，如卒中、肺栓塞、心脏病（如心力衰竭）、休克和肾衰竭等
阿尼普酶	合用可降低两种药物的药效
阿替普酶	合用可降低两种药物的药效
抗抑制剂凝血因子复合物	合用可增加血栓栓塞的风险，导致严重的并发症，如卒中、肺栓塞、心脏病（如心力衰竭）、休克和肾衰竭等
链激酶	合用可降低两种药物的药效
尿激酶	合用可降低两种药物的药效
凝血酶原复合物	合用可增加血栓栓塞的风险，导致严重的并发症，如卒中、肺栓塞、心脏病（如心力衰竭）、休克和肾衰竭等
替奈普酶	合用可降低两种药物的药效
维A酸	合用可增加血栓栓塞的风险，导致严重的并发症，如卒中、肺栓塞、心脏病（如心力衰竭）、休克和肾衰竭等。用维A酸治疗的第一个月风险最大

六、纤维蛋白原

与纤维蛋白原合用药物临床评价见表9-10。

表9-10　与纤维蛋白原合用药物临床评价

合用药物	临床评价
卡非佐米	卡非佐米有引起血栓栓塞的风险，与纤维蛋白原合用可增加该危险

七、卡巴克络

与卡巴克络合用药物临床评价见表9-11。

表9-11　与卡巴克洛合用药物临床评价

合用药物	临床评价
抗胆碱药	可拮抗卡巴克络对毛细血管断端的收缩作用，降低其止血效能，故不宜合用
抗癫痫药	卡巴克络可能会拮抗抗癫痫药的疗效
抗精神病药	大剂量卡巴克络可降低抗精神病药的疗效
抗组胺药	可拮抗卡巴克络对毛细血管断端的收缩作用，降低其止血效能，故不宜合用

八、酚磺乙胺

与酚磺乙胺合用药物临床评价见表 9-12。

表 9-12 与酚磺乙胺合用药物临床评价

合用药物	临床评价
右旋糖酐	右旋糖酐具有抑制血小板聚集的作用，故可延长出血及凝血时间，与酚磺乙胺合用时，两者呈拮抗作用

九、芦丁

与芦丁合用药物临床评价见表 9-13。

表 9-13 与芦丁合用药物临床评价

合用药物	临床评价
华法林	合用可改变血药浓度，需密切监测凝血酶原时间或 INR，以确保用药安全

第三节 抗凝血药

1. 肝素 与肝素合用药物临床评价见表 9-14。

表 9-14 与肝素合用药物临床评价

合用药物	临床评价
阿达帕林	合用可增加出血的风险，包括严重的甚至致命的出血
阿加曲班	不建议合用，合用可增加出血的风险。此外，若正在治疗肝素诱导的血小板减少症或有肝病史，则不应使用任何含肝素的产品
阿卡替尼	阿卡替尼能引起严重出血，甚至是致命的出血，与肝素合用可增加出血的风险
阿利吉仑	合用可增加血液中的钾水平，可发展为高钾血症，严重时可导致肾衰竭、肌肉麻痹、心律失常和心搏骤停
阿哌沙班	合用可增加出血的风险，包括严重的甚至致命的出血
阿替普酶	合用更容易造成出血，除了监测凝血酶原时间或 INR 之外，还须调整剂量
阿昔单抗	合用容易造成出血，除监测凝血参数，还须调整剂量以策安全
奥利万星	通常不建议在使用奥利万星的 120 小时（5 天）内使用肝素。奥利万星可能会干扰一些常用的凝血测试
贝曲西班	合用可增加出血的风险，包括严重的甚至致命的出血
比伐卢定	合用更容易造成出血，除了监测凝血酶原时间或 INR 之外，还须调整剂量
泊那替尼	泊那替尼可引起严重的甚至是致命的出血，与肝素合用可增加出血的风险
达比加群酯	合用可增加出血的风险，包括严重的甚至致命的出血
达肝素	合用可增加出血的风险，包括严重的甚至致命的出血
达沙替尼	达沙替尼可引起严重的甚至致命的出血，合用可增加出血的风险。若为高龄或患有肾脏、肝脏疾病，则风险更大
地拉罗司	合用可增加胃肠道溃疡和出血的风险
地西卢定	合用可增加出血的风险，包括严重的甚至致命的出血
高三尖杉酯碱	高三尖杉酯碱可引起严重的甚至致命的出血，与肝素合用可进一步增加出血的风险

续表

合用药物	临床评价
华法林	合用更容易造成出血，除了监测凝血酶原时间或 INR 之外，还须调整剂量
磺达肝癸钠	合用可增加出血的风险，包括严重的甚至致命的出血
茴茚二酮	合用更容易造成出血，除了监测凝血酶原时间或 INR 之外，还须调整剂量
卡博替尼	卡博替尼可引起严重的出血，甚至是致命的出血，与肝素合用可增加出血的风险
卡普利珠单抗	合用可增加出血的风险，需密切监测
坎格瑞洛	合用可增加出血的风险，包括严重的甚至致命的出血
来匹卢定	合用可能增加出血的风险，禁止合用
雷莫芦单抗	雷莫芦单抗可引起严重的甚至致命的出血，与肝素合用可增加出血的风险
利伐沙班	合用可增加出血的风险，包括严重的甚至致命的出血
链激酶	合用更容易造成出血，除了监测凝血酶原时间或 INR 之外，还须调整剂量
尿激酶	合用更容易造成出血，除了监测凝血酶原时间或 INR 之外，还须调整剂量
曲妥珠单抗-美坦新偶联物	合用可增加出血风险，包括严重的甚至致命的出血
去纤苷酸	不建议两者合用，合用可增加出血的风险
瑞戈非尼	瑞戈非尼可引起严重的甚至致命的出血，与肝素合用可增加出血的风险
瘦素	不建议合用，合用可增加出血的风险。若正在接受肝素诱导的血小板减少症治疗或有肝病史，则不应使用任何含肝素的药品
双香豆素	合用更容易造成出血，除了监测凝血酶原时间或 INR 之外，还须调整剂量
特拉万星	不建议两者合用，尽管特拉万星不会干扰凝血，但其可能会延长活化部分凝血活酶时间，检测结果达 18 小时
替拉那韦	合用可增加出血的风险，包括严重的甚至致命的出血
替罗非班	合用更容易造成出血，除了密切监测外，还须调整剂量
替奈普酶	合用更容易造成出血，除了监测凝血酶原时间或 INR 之外，还须调整剂量
替伊莫单抗	合用可增加出血的风险，包括严重的甚至致命的出血
酮咯酸	合用更容易造成出血。使用肝素时，应避免使用非甾体抗炎药，尤其是长期或大剂量使用时。除了监测凝血酶原时间或 INR 之外，还须调整剂量
托西莫单抗	合用可增加出血的风险，包括严重的甚至致命的出血
沃拉帕沙	合用可增加出血的风险，包括严重的甚至致命的出血
西罗莫司	合用可增加脑部出血的风险
伊诺特森	伊诺特森可导致血小板计数显著突然下降，当与血液稀释剂或者其他影响血小板计数或功能的药物合用时，出血的风险可进一步增加。合用肝素可导致严重的甚至危及生命的出血
伊匹木单抗	合用可导致严重甚至危及生命的胃肠道出血并发症
依度沙班	合用可增加出血的风险，包括严重的甚至致命的出血
依鲁替尼	依鲁替尼可导致严重的甚至致命的出血，合用可增加出血的风险
依诺肝素	合用可增加出血的风险，包括严重的甚至致命的出血
依替巴肽	合用更容易造成出血
赞布替尼	赞布替尼可引起严重的甚至致命的出血，与肝素合用可增加出血的风险

2. 依诺肝素 与依诺肝素合用药物临床评价见表 9-15。

表 9-15 与依诺肝素合用药物临床评价

合用药物	临床评价
阿达帕林	合用可增加出血的风险，包括严重的甚至致命的出血
阿加曲班	合用可增加出血的风险，包括严重的甚至致命的出血
阿卡替尼	阿卡替尼能引起严重的甚至是致命的出血，与依诺肝素合用可增加出血的风险
阿那格雷	合用可增加出血的风险，包括严重的甚至致命的出血
阿哌沙班	合用可增加出血的风险，包括严重的甚至致命的出血
阿替普酶	合用可增加出血的风险，包括严重的甚至致命的出血
阿昔单抗	合用可增加出血的风险，包括严重的甚至致命的出血
奥沙普秦	合用可增加出血并发症的风险。可能需要调整剂量或更频繁地进行监测，以策安全
贝曲西班	合用可增加出血的风险，包括严重的甚至致命的出血
苯甲醚	合用可增加出血的风险，包括严重的甚至致命的出血
比伐卢定	合用可增加出血的风险，包括严重的甚至致命的出血
泊那替尼	泊那替尼可引起严重的甚至是致命的出血，与依诺肝素合用可增加出血的风险
达比加群酯	合用可增加出血的风险，包括严重的甚至致命的出血
达肝素	合用可增加出血的风险，包括严重的甚至致命的出血
达沙替尼	达沙替尼可引起严重的甚至是致命的出血，合用可增加出血的风险。若为老年或患有肾脏、肝脏疾病，则风险更大
地拉罗司	合用可增加胃肠道溃疡和出血的风险
非甾体抗炎药	合用可增加出血并发症的风险。可能需要调整剂量或更频繁地进行监测，以策安全
肝素	合用可增加出血的风险，包括严重的甚至致命的出血
华法林	合用可增加出血的风险，包括严重的甚至致命的出血
磺达肝癸钠	合用可增加出血的风险，包括严重的甚至致命的出血
卡博替尼	卡博替尼可引起严重的甚至是致命的出血，与依诺肝素合用可增加出血的风险
卡普利珠单抗	合用可增加出血并发症的风险。可能需要调整剂量或更频繁地进行监测，以策安全
坎格瑞洛	合用可增加出血的风险，包括严重的甚至致命的出血
抗凝血酶Ⅲ	合用可增加出血的风险，包括严重的甚至致命的出血
雷莫芦单抗	雷莫芦单抗可引起严重的甚至是致命的出血，与依诺肝素合用可增加出血的风险
利伐沙班	合用可增加出血的风险，包括严重的甚至致命的出血
链激酶	合用可增加出血的风险，包括严重的甚至致命的出血
鲁索替尼	合用可增加出血的风险，包括严重的甚至致命的出血
氯吡格雷	合用可增加出血的风险，包括严重的甚至致命的出血
尿激酶	合用可增加出血的风险，包括严重的甚至致命的出血
普拉格雷	合用可增加出血的风险，包括严重的甚至致命的出血
曲前列尼尔	合用可增加出血的风险，包括严重的甚至致命的出血
曲妥珠单抗-美坦新偶联物	合用可增加出血的风险，包括严重的甚至致命的出血
去纤苷酸	不建议两者合用，合用可增加出血的风险
瑞戈非尼	瑞戈非尼可引起严重的甚至是致命的出血，与依诺肝素合用可增加出血的风险
噻氯匹定	合用可增加出血的风险，包括严重的甚至致命的出血
瘦素	合用可增加出血的风险，包括严重的甚至致命的出血

续表

合用药物	临床评价
双嘧达莫	合用可增加出血的风险，包括严重的甚至致命的出血
双香豆素	合用可增加出血的风险，包括严重的甚至致命的出血
替卡格雷	合用可增加出血的风险，包括严重的甚至致命的出血
替拉那韦	合用可增加出血的风险，包括严重的甚至致命的出血
替罗非班	合用可增加出血的风险，包括严重的甚至致命的出血
替奈普酶	合用可增加出血的风险，包括严重的甚至致命的出血
亭扎肝素	合用可增加出血的风险，包括严重的甚至致命的出血
托西莫单抗	托西莫单抗可引起严重的甚至是致命的出血，与依诺肝素合用可增加出血的风险
沃拉帕沙	合用可增加出血的风险，包括严重的甚至致命的出血
西罗莫司	合用可增加脑部出血的风险
西洛他唑	合用可增加出血的风险，包括严重的甚至致命的出血
伊洛前列素	合用可增加出血的风险，包括严重的甚至致命的出血
伊诺特森	伊诺特森可导致血小板计数显著突然下降，当与血液稀释剂或者其他影响血小板计数或功能的药物合用时，出血的风险可进一步增加。合用依诺肝素可导致严重的甚至危及生命的出血并发症
伊匹木单抗	合用可增加严重甚至危及生命的胃肠道出血并发症的风险
依度沙班	合用可增加出血的风险，包括严重的甚至致命的出血
依鲁替尼	依鲁替尼可引起严重的甚至是致命的出血，合用可增加出血的风险
依替巴肽	合用可增加出血的风险，包括严重的甚至致命的出血
依托度酸	合用可增加出血并发症的风险。可能需要调整剂量或更频繁地进行监测，以策安全

3. **达肝素** 参见依诺肝素。

4. **亭扎肝素** 参见依诺肝素。

5. **阿地肝素** 参见依诺肝素。

6. **舍托肝素钠** 参见依诺肝素。

7. **达那肝素** 参见依诺肝素。

8. **贝米肝素** 参见依诺肝素。

9. **那曲肝素** 参见依诺肝素。

10. **磺达肝癸钠** 参见依诺肝素。

11. **方达帕林** 参见依诺肝素。

12. **华法林** 与华法林合用药物临床评价见表9-16。

表9-16 与华法林合用药物临床评价

合用药物	临床评价
阿达帕林	合用可增加出血的风险，包括严重的甚至致命的出血
阿加曲班	合用可增加出血并发症的风险。可能需要调整剂量或更频繁地进行监测，以策安全
阿卡替尼	阿卡替尼可能引起严重的甚至致命的出血，与华法林合用可增加出血的风险
阿莫比妥	阿莫比妥可以降低华法林的血药浓度，可能会使预防血栓的效果降低
阿哌沙班	合用可增加出血的风险，包括严重的甚至致命的出血
阿替普酶	合用可增加出血的风险，除监测凝血酶原时间或INR之外，可能还需要调整剂量

续表

合用药物	临床评价
阿昔单抗	合用可增加出血的风险，除监测凝血酶原时间或INR之外，可能还需要调整剂量
胺碘酮	合用可增加出血的风险，除监测凝血酶原时间或INR之外，可能还需要调整剂量
奥沙普秦	合用可增加出血的风险，除监测凝血酶原时间或INR之外，可能还需要调整剂量
贝曲西班	合用可增加出血的风险，包括严重的甚至致命的出血
苯巴比妥	苯巴比妥可降低华法林的血药浓度，可能会使预防血栓的效果降低
比伐卢定	合用可增加出血的风险，可能需要根据凝血酶原时间或INR进行剂量调整
吡罗昔康	合用可增加出血的风险，可能需要根据凝血酶原时间或INR进行剂量调整
泊那替尼	泊那替尼可引起严重的甚至致命的出血，与华法林合用可增加出血的风险
醋竹桃霉素	合用可增加出血的风险，可能需要根据凝血酶原时间或INR进行剂量调整
达比加群酯	合用可增加出血的风险，包括严重的甚至致命的出血
达肝素	合用可增加出血的风险，包括严重的甚至致命的出血
达那唑	合用可增加出血的风险，除监测凝血酶原时间或INR之外，可能还需要调整剂量
达沙替尼	达沙替尼可引起严重的甚至致命的出血，合用可增加出血的风险。若为老年或患有肾脏、肝脏疾病，则风险更大
地拉罗司	合用可增加胃肠道溃疡和出血的风险
非诺贝特	非诺贝特可以增强华法林的作用，增加出血的风险。合用时除了更频繁地监测凝血酶原时间或INR以外，可能还需要调整剂量，以策安全
非甾体抗炎药	合用可增加出血的风险，除监测凝血酶原时间或INR之外，可能还需要调整剂量
伏立康唑	合用可增加出血的风险，可能需要根据凝血酶原时间或INR进行剂量调整
氟甲睾酮	合用可增加出血的风险，除监测凝血酶原时间或INR之外，可能还需要调整剂量
氟康唑	合用可增加出血的风险，除监测凝血酶原时间或INR之外，可能还需要调整剂量
氟尿嘧啶	合用可增加出血的风险，除监测凝血酶原时间或INR之外，可能还需要调整剂量
肝素	合用可增加出血的风险，除监测凝血酶原时间或INR之外，可能还需要调整剂量
红霉素	合用可增加出血的风险，除监测凝血酶原时间或INR之外，可能还需要调整剂量
磺胺类药物	合用可增加出血的风险，年老或者有肾脏或肝脏损害的情况下更易发生。可能需要医生更频繁地监测凝血酶原时间或INR，以策安全
吉非贝齐	吉非贝齐可增强华法林的作用，更容易出血。合用时除了更频繁地监测凝血酶原时间或INR以外，可能还需要调整剂量，以策安全
甲苯比妥	甲苯比妥可降低华法林的血药水平，可能会使药物在预防血凝块方面的效力降低
甲睾酮	合用可增加出血的风险，除监测凝血酶原时间或INR之外，可能还需要调整剂量
甲硝唑	合用可增加出血的风险，除监测凝血酶原时间或INR之外，可能还需要调整剂量
卡博替尼	卡博替尼可引起严重的甚至致命的出血，与华法林合用可增加出血的风险
卡培他滨	合用可增加出血的风险，除监测凝血酶原时间或INR之外，可能还需要调整剂量
卡普利珠单抗	合用可增加出血并发症的风险。可能需要调整剂量或更频繁地进行监测，以策安全
坎格瑞洛	合用可增加出血的风险，包括严重的甚至致命的出血
克拉霉素	合用可增加出血的风险，除监测凝血酶原时间或INR之外，可能还需要调整剂量
喹诺酮类药物	合用可增加出血的风险，除监测凝血酶原时间或INR之外，可能还需要调整剂量
雷莫芦单抗	雷莫芦单抗可引起严重的甚至致命的出血，与华法林合用可增加出血的风险
利伐沙班	合用可增加出血的风险，包括严重的甚至致命的出血

合用药物	临床评价
利福布汀	合用可降低华法林的作用
利福平	合用可降低华法林的作用
链激酶	合用可增加出血的风险，可能需要根据凝血酶原时间或 INR 进行剂量调整
硫喷妥钠	硫喷妥钠可降低华法林的血药浓度，可能会降低其预防血栓的作用
氯贝丁酯	氯贝丁酯可增强华法林的作用，增加出血的风险。合用时除了更频繁地监测凝血酶原时间或 INR 以外，可能还需要调整剂量，以策安全
氯吡格雷	合用可增加出血并发症的风险
咪康唑（包括外用）	合用可导致出血并发症，可能是华法林血药浓度升高所致
萘夫西林	合用可能会降低华法林的作用
诺龙	合用可增加出血的风险，除监测凝血酶原时间或 INR 之外，可能还需要调整剂量
普拉格雷	合用可增加出血的风险，包括严重的甚至致命的出血
羟甲烯龙	合用可增加出血的风险，可能需要根据凝血酶原时间或 INR 进行剂量调整
曲妥珠单抗-美坦新偶联物	合用可增加出血的风险，包括严重的甚至致命的出血
去纤苷酸	不建议两者合用，合用可增加出血的风险
瑞戈非尼	瑞戈非尼可引起严重的甚至致命的出血，与华法林合用可增加出血的风险
瘦素	合用可增加出血并发症的风险。可能需要调整剂量或更频繁地进行监测，以策安全
双氯西林	合用可降低华法林的作用
司可巴比妥	司可巴比妥可降低华法林的血药浓度，可能会使药物在预防血凝块方面的效力降低
司坦唑醇	合用可增加出血的风险，可能需要根据凝血酶原时间或 INR 进行剂量调整
他莫昔芬	合用可显著提高华法林的作用，增加出血的风险
替拉瑞韦	合用可增加出血的风险，包括严重的甚至致命的出血
替罗非班	合用可增加出血的风险，可能需要根据凝血酶原时间或 INR 进行剂量调整
替奈普酶	合用可增加出血的风险，可能需要根据凝血酶原时间或 INR 进行剂量调整
亭扎肝素	合用可增加出血的风险，包括严重的甚至致命的出血
托西莫单抗	托西莫单抗可引起严重的甚至致命的出血，与华法林合用可增加出血的风险
沃拉帕沙	合用可增加出血的风险，包括严重的甚至致命的出血
戊巴比妥	戊巴比妥可降低华法林的血药浓度，可能会使药物在预防血凝块方面的效力降低
西罗莫司	合用可增加脑部出血的风险
氧雄龙	合用可增加出血的风险，除监测凝血酶原时间或 INR 之外，可能还需要调整剂量
伊马替尼	合用可增加出血的风险，除监测凝血酶原时间或 INR 之外，可能还需要调整剂量
伊诺特森	伊诺特森可导致血小板计数显著突然下降，当与血液稀释剂或者其他影响血小板计数或功能的药物合用时，出血的风险可进一步增加。合用华法林可导致严重的甚至危及生命的出血并发症
伊匹木单抗	合用可增加严重甚至危及生命的胃肠道出血并发症的风险
依度沙班	合用可增加出血的风险，包括严重的甚至致命的出血
依鲁替尼	依鲁替尼可引起严重的甚至致命的出血，与华法林合用可增加出血的风险
依诺肝素	合用可增加出血的风险，包括严重的甚至致命的出血
依替巴肽	合用可增加出血的风险，除监测凝血酶原时间或 INR 之外，可能还需要调整剂量
仲丁比妥	仲丁比妥可降低华法林的血药浓度，可能会使其预防血栓的效果降低

13. **双香豆素** 参见华法林。

14. **双香豆素乙酯** 参见华法林。

15. **醋硝香豆素** 参见华法林。

16. **苯丙香豆素** 参见华法林。

17. **阿加曲班** 与阿加曲班合用药物临床评价见表 9-17。

表 9-17 与阿加曲班合用药物临床评价

合用药物	临床评价
阿达帕林	合用可增加出血的风险，包括严重的甚至致命的出血
阿卡替尼	阿卡替尼能引起严重的甚至致命的出血，与阿加曲班合用可增加出血的风险
阿哌沙班	合用可增加出血的风险，包括严重的甚至致命的出血
阿替普酶	合用可增加出血的风险，除监测凝血酶原时间或 INR 之外，可能还需要调整剂量
贝曲西班	合用可增加出血的风险，包括严重的甚至致命的出血
苯甲醚	合用可增加出血并发症的风险
比伐卢定	合用可增加出血的风险，可能需要根据凝血酶原时间或 INR 进行剂量调整
泊那替尼	泊那替尼可引起严重的甚至致命的出血，与阿加曲班合用可增加出血的风险
达比加群酯	合用可增加出血的风险，包括严重的甚至致命的出血
达肝素	合用可增加出血的风险，包括严重的甚至致命的出血
达沙替尼	达沙替尼可引起严重的甚至致命的出血，合用可增加出血的风险。若为老年或患有肾脏、肝脏疾病，则风险更大
地拉罗司	合用可增加胃肠道溃疡和出血的风险
伏立康唑	合用可增加出血的风险，可能需要根据凝血酶原时间或 INR 进行剂量调整
肝素	不建议两者合用，合用可增加出血的风险
华法林	合用可增加出血并发症的风险。可能需要调整剂量或更频繁地进行监测，以策安全
磺达肝癸钠	合用可增加出血的风险，包括严重的甚至致命的出血
卡博替尼	卡博替尼可引起严重的甚至致命的出血，与阿加曲班合用可增加出血的风险
卡普利珠单抗	合用可增加出血并发症的风险
坎格瑞洛	合用可增加出血的风险，包括严重的甚至致命的出血
雷莫芦单抗	雷莫芦单抗可引起严重的甚至致命的出血，与阿加曲班合用可增加出血的风险
利伐沙班	合用可增加出血的风险，包括严重的甚至致命的出血
链激酶	合用可增加出血的风险，除监测凝血酶原时间或 INR 之外，可能还需要调整剂量
尿激酶	合用可增加出血的风险，可能需要根据凝血酶原时间或 INR 进行剂量调整
凝血酶原复合物	不建议两者合用。接受肝素治疗的血小板减少症或有肝炎血小板减少症病史的患者不应使用任何含有肝素的产品，包括凝血酶原复合物
曲妥珠单抗-美坦新偶联物	合用可增加出血的风险，包括严重的甚至致命的出血
去纤苷酸	不建议两者合用，合用可增加出血的风险
瑞戈非尼	瑞戈非尼可引起严重的甚至致命的出血，与阿加曲班合用可增加出血的风险
双香豆素	合用可增加出血并发症的风险
替拉那韦	合用可增加出血的风险，包括严重的甚至致命的出血
替奈普酶	合用可增加出血的风险，可能需要根据凝血酶原时间或 INR 进行剂量调整

续表

合用药物	临床评价
亭扎肝素	合用可增加出血的风险，包括严重的甚至致命的出血
托西莫单抗	托西莫单抗可引起严重的甚至致命的出血，与阿加曲班合用可增加出血的风险
沃拉帕沙	合用可增加出血的风险，包括严重的甚至致命的出血
西罗莫司	合用可增加脑部出血的风险
伊诺特森	伊诺特森可导致血小板计数显著突然下降，当与血液稀释剂或者其他影响血小板计数或功能的药物合用时，出血的风险可进一步增加。与阿加曲班合用可导致严重的甚至危及生命的出血并发症
依度沙班	合用可增加出血的风险，包括严重的甚至致命的出血
依鲁替尼	依鲁替尼可引起严重的甚至致命的出血，与阿加曲班合用可增加出血的风险
依诺肝素	合用可增加出血的风险，包括严重的甚至致命的出血
赞布替尼	赞布替尼可引起严重的甚至致命的出血，与阿加曲班合用可增加出血的风险

18. 去纤苷酸 与去纤苷酸合用药物临床评价见表9-18。

表9-18　与去纤苷酸合用药物临床评价

合用药物	临床评价
阿达帕林	不建议两者合用，合用可增加出血的风险
阿加曲班	不建议两者合用，合用可增加出血的风险
阿卡替尼	阿卡替尼能引起严重的甚至致命的出血。与去纤苷酸合用可增加出血的风险
阿那格雷	合用可增加出血的风险
阿尼普酶	不建议两者合用，合用可增加出血的风险
阿哌沙班	不建议两者合用，合用可增加出血的风险
阿司匹林	合用可增加出血的风险
阿替普酶	不建议两者合用，合用可增加出血的风险
阿昔单抗	合用可增加出血的风险
贝曲西班	不建议两者合用，合用可增加出血的风险
苯甲醚	不建议两者合用，合用可增加出血的风险
比伐卢定	不建议两者合用，合用可增加出血的风险
泊那替尼	泊那替尼可引起严重的甚至致命的出血，与去纤苷酸合用可增加出血的风险
达比加群酯	不建议两者合用，合用可增加出血的风险
达肝素	不建议两者合用，合用可增加出血的风险
达沙替尼	达沙替尼可引起严重的甚至致命的出血，合用可增加出血的风险。若为老年或患有肾脏、肝脏疾病，则风险更大
地拉罗司	合用可增加胃肠道溃疡和出血的风险
地西卢定	不建议两者合用，合用可增加出血的风险
肝素	不建议两者合用，合用可增加出血的风险
华法林	不建议两者合用，合用可增加出血的风险
磺达肝癸钠	合用可增加出血的风险
卡博替尼	卡博替尼可引起严重的甚至致命的出血，与去纤苷酸合用可增加出血的风险
卡普利珠单抗	合用可增加出血的风险
坎格瑞洛	合用可增加出血的风险

续表

合用药物	临床评价
抗凝血酶Ⅲ	不建议两者合用，合用可增加出血的风险
抗凝血酶重组剂	不建议两者合用，合用可增加出血的风险
雷莫芦单抗	雷莫芦单抗可引起严重的甚至致命的出血，与去纤苷酸合用可增加出血的风险
利伐沙班	不建议两者合用，合用可增加出血的风险
链激酶	不建议两者合用，合用可增加出血的风险
尿激酶	不建议两者合用，合用可增加出血的风险
普拉格雷	合用可增加出血的风险
瑞戈非尼	瑞戈非尼可引起严重的甚至致命的出血，与去纤苷酸合用可增加出血的风险
噻氯匹定	合用可增加出血的风险
瘦素	不建议两者合用，合用可增加出血的风险
双嘧达莫	合用可增加出血的风险
双香豆素	不建议两者合用，合用可增加出血的风险
替卡格雷	合用可增加出血的风险
替拉那韦	合用可增加出血的风险，包括严重的甚至致命的出血
替罗非班	合用可增加出血的风险
替奈普酶	不建议两者合用，合用可增加出血的风险
亭扎肝素	不建议两者合用，合用可增加出血的风险
托西莫单抗	托西莫单抗可引起严重的甚至致命的出血，与去纤苷酸合用可增加出血的风险
沃拉帕沙	合用可增加出血的风险
西洛他唑	合用可增加出血的风险
伊诺特森	伊诺特森可导致血小板计数显著突然降低，当与血液稀释剂或者其他影响血小板计数或功能的药物合用时，出血的风险可进一步增加。与去纤苷酸合用可导致严重的甚至危及生命的出血
依度沙班	不建议两者合用，合用可增加出血的风险
依鲁替尼	依鲁替尼可引起严重的甚至致命的出血，合用可增加出血的风险
依诺肝素	不建议两者合用，合用可增加出血的风险
依替巴肽	合用可增加出血的风险

19. **茚茚二酮** 参见华法林。

20. **双香豆素乙酯** 参见华法林。

21. **醋硝香豆素** 参见华法林。

22. **苯丙香豆素** 参见华法林。

23. **达比加群酯** 与达比加群酯合用药物临床评价见表9-19。

表9-19 与达比加群酯合用药物临床评价

合用药物	临床评价
阿达帕林	合用可增加出血的风险，包括严重的甚至致命的出血
阿加曲班	合用可增加出血的风险，包括严重的甚至致命的出血
阿卡替尼	阿卡替尼能引起严重的甚至致命的出血。与达比加群酯合用可增加出血的风险
阿哌沙班	合用可增加出血的风险，包括严重的甚至致命的出血

续表

合用药物	临床评价
阿替普酶	合用可增加出血的风险，包括严重的甚至致命的出血
阿昔单抗	合用可增加出血的风险，包括严重的甚至致命的出血
贝曲西班	合用可增加出血的风险，包括严重的甚至致命的出血
苯甲醚	合用可增加出血的风险，包括严重的甚至致命的出血
苯妥英	苯妥英可显著降低达比加群酯的血药浓度，可能会使药物在预防血栓方面的效果较差
比伐卢定	合用可增加出血的风险，包括严重的甚至致命的出血
泊那替尼	泊那替尼可引起严重的甚至致命的出血，与达比加群酯合用可增加出血的风险
达肝素	合用可增加出血的风险，包括严重的甚至致命的出血
达沙替尼	达沙替尼可引起严重的甚至致命的出血，合用可增加出血的风险。若为老年或患有肾脏、肝脏疾病，则风险更大
地拉罗司	合用可增加胃肠道溃疡和出血的风险
非甾体抗炎药	合用可增加出血的风险，包括严重的甚至致命的出血
肝素	合用可增加出血的风险，包括严重的甚至致命的出血
贯叶连翘	贯叶连翘可显著降低达比加群酯的血药浓度，可能会使药物在预防血栓方面的效果较差
华法林	合用可增加出血的风险，包括严重的甚至致命的出血
环孢素	环孢素可显著升高达比加群酯的血药浓度，可能会增加发生严重不良反应（如贫血和出血并发症）的风险
磺达肝癸钠	合用可增加出血的风险，包括严重的甚至致命的出血
决奈达隆	决奈达隆可增加达比加群酯的血药浓度和作用，合用可增加贫血和出血并发症的风险
卡博替尼	卡博替尼可引起严重的甚至致命的出血，与达比加群酯合用可增加出血的风险
卡马西平	卡马西平可显著降低达比加群酯的血药浓度，可能会使预防血栓的效果降低
卡普利珠单抗	合用可增加出血并发症的风险
坎格瑞洛	合用可增加出血的风险，包括严重的甚至致命的出血
雷莫芦单抗	雷莫芦单抗可引起严重的甚至致命的出血，与达比加群酯合用可增加出血的风险
利伐沙班	合用可增加出血的风险，包括严重的甚至致命的出血
利福平	利福平可显著降低达比加群酯的血药浓度，可能会使预防血栓的效果降低
链激酶	合用可增加出血的风险，包括严重的甚至致命的出血
磷苯妥英	磷苯妥英可显著降低达比加群酯的血药浓度，可能会使预防血栓的效果降低
氯吡格雷	合用可增加出血的风险，包括严重的甚至致命的出血
尿激酶	合用可增加出血的风险，包括严重的甚至致命的出血
普拉格雷	合用可增加出血的风险，包括严重的甚至致命的出血
曲妥珠单抗-美坦新偶联物	合用可增加出血的风险，包括严重的甚至致命的出血
去纤苷酸	不建议两者合用，合用可增加出血的风险
瑞戈非尼	瑞戈非尼可引起严重的甚至致命的出血，与达比加群酯合用可增加出血的风险
噻氯匹定	合用可增加出血的风险，包括严重的甚至致命的出血
双嘧达莫	合用可增加出血的风险，包括严重的甚至致命的出血
双香豆素	合用可增加出血的风险，包括严重的甚至致命的出血
替拉那韦	合用可增加出血的风险，包括严重的甚至致命的出血
替罗非班	合用可增加出血的风险，包括严重的甚至致命的出血
亭扎肝素	合用可增加出血的风险，包括严重的甚至致命的出血

续表

合用药物	临床评价
酮康唑	酮康唑可增加达比加群酯的血药浓度和作用，合用可增加贫血和出血并发症的风险
托西莫单抗	托西莫单抗可引起严重的甚至致命的出血，与达比加群酯合用可增加出血的风险
维拉帕米	维拉帕米可增加达比加群酯的血药浓度和作用，合用可能会增加贫血和出血并发症的风险
沃拉帕沙	合用可增加出血的风险，包括严重的甚至致命的出血
西罗莫司	合用可增加脑部出血的风险
伊洛前列素	合用可增加出血的风险，包括严重的甚至致命的出血
伊诺特森	伊诺特森可导致血小板计数显著突然下降，当与血液稀释剂或者其他影响血小板计数或功能的药物合用时，出血的风险可进一步增加。与达比加群酯合用可导致严重的甚至危及生命的出血并发症
伊匹木单抗	合用可增加发生严重或危及生命的胃肠道出血并发症的风险
伊曲康唑	伊曲康唑可显著升高达比加群酯的血药浓度，可能会增加发生严重不良反应（如贫血和出血并发症）的风险
依鲁替尼	依鲁替尼可引起严重的甚至致命的出血，合用可增加出血的风险
依诺肝素	合用可增加出血的风险，包括严重的甚至致命的出血
依替巴肽	合用可增加出血的风险，包括严重的甚至致命的出血
右旋糖酐	合用可增加出血的风险，包括严重的甚至致命的出血

24. 贝前列素 与贝前列素合用药物临床评价见表 9-20。

表 9-20 与贝前列素合用药物临床评价

合用药物	临床评价
阿司匹林	合用可增加出血的风险。谨慎合用，合用时应密切监测
波生坦	合用可发生低血压，合用时应监测血压
华法林	合用可增加出血的风险。谨慎合用，合用时应密切监测
噻氯匹定	合用可增加出血的风险。谨慎合用，合用时应密切监测
依前列醇	合用可发生低血压，合用时应监测血压

25. 沙格雷酯 与沙格雷酯合用药物临床评价见表 9-21。

表 9-21 与沙格雷酯合用药物临床评价

合用药物	临床评价
阿司匹林	合用可增加出血的风险。谨慎合用，合用时应密切监测
华法林	合用可增加出血的风险。谨慎合用，合用时应密切监测
噻氯匹定	合用可增加出血的风险。谨慎合用，合用时应密切监测
西洛他唑	合用可增加出血的风险。谨慎合用，合用时应密切监测

第四节 抗血小板聚集药

一、阿司匹林

与阿司匹林合用药物临床评价见表 9-22。

表 9-22　与阿司匹林合用药物临床评价

合用药物	临床评价
阿达帕林	合用可增加出血的风险，需调整剂量或密切监测合用的安全性
阿卡替尼	阿卡替尼能引起严重的甚至致命的出血，与阿司匹林合用可增加出血的风险
阿哌沙班	合用可增加出血的风险，包括严重的甚至致命的出血
贝曲西班	合用可增加出血的风险，包括严重的甚至致命的出血
泊那替尼	泊那替尼可引起严重的甚至致命的出血，与阿司匹林合用可增加出血的风险
布林佐胺眼用制剂	合用可能会引起耳鸣、头痛、恶心、呕吐、头晕、精神错乱、幻觉、呼吸急促、发热、癫痫发作（抽搐）或昏迷，两者合用须调整剂量
布洛芬	合用可降低阿司匹林的有效性，还可能会增加发生胃肠道溃疡和出血的风险，须调整剂量或密切监测以策安全
醋甲唑胺	合用可能会引起耳鸣、头痛、恶心、呕吐、头晕、精神错乱、幻觉、呼吸急促、发热、癫痫发作（抽搐）或昏迷，两者合用须调整剂量
达肝素	合用可增加出血的风险，须调整剂量或密切监测以策安全
达沙替尼	达沙替尼可引起严重的甚至致命的出血。与阿司匹林合用可增加出血的风险，若为高龄或者患有肾脏或肝脏疾病，则风险性更大
地拉罗司	合用可增加患胃肠道溃疡和出血的风险。若经常或长期使用阿司匹林（如治疗关节炎或慢性疼痛），合用时肾脏问题的风险也可能增加，须调整剂量或密切监测以策安全
地西卢定	合用可增加出血的风险，包括严重的甚至致命的出血
多佐胺眼用制剂	合用可能会引起耳鸣、头痛、恶心、呕吐、头晕、精神错乱、幻觉、呼吸急促、发热、癫痫发作（抽搐）或昏迷，两者合用须调整剂量
高三尖杉酯碱	高三尖杉酯碱可引起严重的甚至致命的出血，与阿司匹林合用可增加出血的风险
华法林	合用更容易造成出血。除监测凝血酶原时间或 INR 之外，还须调整剂量
磺达肝癸钠	合用可增加出血的风险，包括严重的甚至致命的出血
茴茚二酮	合用更容易造成出血。除监测凝血酶原时间或 INR 之外，还须调整剂量
甲氨蝶呤	合用可增加甲氨蝶呤在体内的作用，可能会导致恶心、呕吐、腹泻、喉痛、发冷、发热、异常的瘀伤或出血、皮肤苍白、四肢肿胀或呼吸急促等
甲型 H1N1 流感病毒活疫苗	不建议对正在接受阿司匹林治疗的 18 岁以下儿童进行甲型 H1N1 流感病毒活疫苗接种。对于患有某些病毒感染（如流感或水痘）的儿童，使用阿司匹林或相关药物与一种称为 Reye 综合征的严重且可能致命的疾病相关。由于甲型 H1N1 流感病毒活疫苗包含活（但减弱的）病毒，因此，与阿司匹林一起使用时，可能引起 Reye 综合征
卡博替尼	卡博替尼可引起严重的甚至致命的出血，与阿司匹林合用可增加出血的风险
卡普利珠单抗	合用可增加出血的风险
来氟米特	来氟米特可能会引起肝脏损害，与其他也会影响肝脏的药物（如阿司匹林）一起服用可增加该风险。在使用这些药物治疗时，应避免或限制使用乙醇
雷莫芦单抗	雷莫芦单抗可引起严重的甚至致命的出血，很少发生胃肠道穿孔，胃肠道穿孔是潜在的致命疾病和医疗急症，其中贯穿胃或肠的孔一直形成。与阿司匹林合用可增加出血和胃肠道穿孔的风险
利伐沙班	合用可增加出血的风险，包括严重的甚至致命的出血
流感病毒活疫苗	不建议对正在接受阿司匹林治疗的 18 岁以下儿童进行流感病毒活疫苗的接种。对于患有某些病毒感染（如流感或水痘）的儿童，使用阿司匹林或相关药物与一种称为 Reye 综合征的严重且可能致命的疾病相关。由于活的流感病毒疫苗含有活（但减弱的）病毒，因此与阿司匹林一起使用时会引起 Reye 综合征

续表

合用药物	临床评价
曲妥珠单抗-美坦新偶联物	合用可增加出血的风险，包括严重的甚至致命的出血
去纤苷酸	合用可增加出血的风险
瑞戈非尼	瑞戈非尼可引起严重的甚至致命的出血，与阿司匹林合用可增加出血的风险
双氯非那胺	合用可能会引起耳鸣、头痛、恶心、呕吐、头晕、精神错乱、幻觉、呼吸急促、发热、癫痫发作（抽搐）或昏迷，两者合用须调整剂量
双香豆素	合用时除监测凝血酶原时间或INR之外，还须调整剂量
特立氟胺	特立氟胺可引起肝脏损害，与阿司匹林合用可增加该风险。在使用这些药物治疗时，应避免或限制使用乙醇
替拉那韦	合用可增加出血的风险，包括严重的甚至致命的出血
亭扎肝素	合用可增加出血的风险，需调整剂量或更频繁地监测来安全使用两种药物
酮咯酸	合用可能增加胃肠道不良反应，如出血、溃疡和穿孔
托西莫单抗	托西莫单抗可引起严重的甚至致命的出血，与阿司匹林合用可增加出血的风险
伊诺特森	伊诺特森可能会导致血小板计数显著突然下降，在某些情况下可能导致出血。当与血液稀释剂或者其他影响血小板计数或功能的药物合用时，出血的风险可能会进一步增加。与阿司匹林合用可导致严重的甚至危及生命的出血
依度沙班	合用可增加出血的风险，包括严重的甚至致命的出血
依鲁替尼	依鲁替尼可引起严重的甚至致命的出血，与阿司匹林合用可增加出血的风险
依诺肝素	合用可增加出血的风险，须调整剂量或密切监测以策安全
乙酰唑胺	合用可能很少导致严重的代谢性酸中毒和（或）水杨酸中毒，曾有昏迷和死亡的报道，应避免合用
赞布替尼	赞布替尼可引起严重的甚至致命的出血，与阿司匹林合用可增加出血的风险

二、双嘧达莫

与双嘧达莫合用药物临床评价见表9-23。

表9-23 与双嘧达莫合用药物临床评价

合用药物	临床评价
阿达帕林	合用可增加出血的风险，包括严重的甚至致命的出血
阿卡替尼	阿卡替尼能引起严重的甚至致命的出血，与双嘧达莫合用可增加出血的风险
阿哌沙班	合用可增加出血的风险，包括严重的甚至致命的出血
阿昔单抗	合用更容易造成出血，除监测凝血酶原时间或INR之外，还须调整剂量
贝曲西班	合用可增加出血的风险，包括严重的甚至致命的出血
泊那替尼	泊那替尼可引起严重的甚至致命的出血，与双嘧达莫合用可增加出血的风险
达比加群酯	合用可增加出血的风险，包括严重的甚至致命的出血
达肝素	合用可增加出血的风险，包括严重的甚至致命的出血
达沙替尼	达沙替尼可引起严重的甚至致命的出血，与双嘧达莫合用可增加出血的风险，若为高龄或者患有肾脏或肝脏疾病，则风险性更大
地拉罗司	合用可增加患胃肠道溃疡和出血的风险
地西卢定	合用可增加出血的风险，包括严重的甚至致命的出血
高三尖杉酯碱	高三尖杉酯碱可引起严重的甚至致命的出血，与双嘧达莫合用可增加出血的风险

续表

合用药物	临床评价
磺达肝癸钠	合用可增加出血的风险,包括严重的甚至致命的出血
卡博替尼	卡博替尼可引起严重的甚至致命的出血,与双嘧达莫合用可增加出血的风险
卡普利珠单抗	合用可增加出血的风险,需调整剂量或密切监测以策安全
坎格瑞洛	合用可增加出血的风险,包括严重的甚至致命的出血
雷莫芦单抗	雷莫芦单抗可引起严重的甚至致命的出血,与双嘧达莫合用可增加出血的风险
利伐沙班	合用可增加出血的风险,包括严重的甚至致命的出血
普拉格雷	合用可增加出血的风险,包括严重的甚至致命的出血
曲妥珠单抗-美坦新偶联物	合用可增加出血的风险,包括严重的甚至致命的出血
去纤苷酸	合用可增加出血的风险
瑞戈非尼	瑞戈非尼可引起严重的甚至致命的出血,与双嘧达莫合用可增加出血的风险
替拉那韦	合用可增加出血的风险,包括严重的甚至致命的出血
替罗非班	合用更容易造成出血,除监测凝血酶原时间或 INR 之外,还须调整剂量
亭扎肝素	合用可增加出血的风险,包括严重的甚至致命的出血
托西莫单抗	托西莫单抗可引起严重的甚至致命的出血,与双嘧达莫合用可增加出血的风险
沃拉帕沙	合用可增加出血的风险,包括严重的甚至致命的出血
伊诺特森	伊诺特森可能会导致血小板计数突然显著下降,在某些情况下可能导致出血。当与血液稀释剂或者其他影响血小板计数或功能的药物合用时,出血的风险可能会进一步增加。与双嘧达莫合用可导致严重的甚至危及生命的出血并发症
依度沙班	合用可增加出血的风险,包括严重的甚至致命的出血
依鲁替尼	依鲁替尼可引起严重的甚至致命的出血,与双嘧达莫合用可增加出血的风险
依诺肝素	合用可增加出血的风险,包括严重的甚至致命的出血
依替巴肽	合用更容易造成出血,除监测凝血酶原时间或 INR 之外,还须调整剂量

三、噻氯匹定

与噻氯匹定合用药物临床评价见表 9-24。

表 9-24 与噻氯匹定合用药物临床评价

合用药物	临床评价
阿达帕林	合用可增加出血的风险,包括严重的甚至致命的出血
阿卡替尼	阿卡替尼能引起严重的甚至致命的出血,与噻氯匹定合用可增加出血的风险
阿哌沙班	合用可增加出血的风险,包括严重的甚至致命的出血
阿昔单抗	合用更容易造成出血,除监测凝血酶原时间或 INR 之外,还须调整剂量
贝曲西班	合用可增加出血的风险,包括严重的甚至致命的出血
泊那替尼	泊那替尼可引起严重的甚至致命的出血,与噻氯匹定合用可增加出血的风险
达比加群酯	合用可增加出血的风险,包括严重的甚至致命的出血
达肝素	合用可增加出血的风险,包括严重的甚至致命的出血
达沙替尼	达沙替尼可引起严重的甚至致命的出血,与噻氯匹定合用可增加出血的风险,若为高龄或患有肾脏或肝脏疾病,则风险性更大
地拉罗司	合用可增加胃肠道溃疡和出血的风险

续表

合用药物	临床评价
地西卢定	合用可增加出血的风险，包括严重的甚至致命的出血
高三尖杉酯碱	高三尖杉酯碱可引起严重的甚至致命的出血，与噻氯匹定合用可增加出血的风险
磺达肝癸钠	合用可增加出血的风险，包括严重的甚至致命的出血
卡博替尼	卡博替尼可引起严重的甚至致命的出血，与噻氯匹定合用可增加出血的风险
卡普利珠单抗	合用可增加出血并发症的风险，须调整剂量或密切监测以策安全
坎格瑞洛	合用可增加出血的风险，包括严重的甚至致命的出血
雷莫芦单抗	雷莫芦单抗可引起严重的甚至致命的出血，与噻氯匹定合用可增加出血的风险
雷沙吉兰	噻氯匹定可升高雷沙吉兰的血药浓度，导致一些不良反应，如嗜睡、头晕眼花、血压变化、恶心、呕吐、幻觉和强迫行为
利伐沙班	合用可增加出血的风险，包括严重的甚至致命的出血
硫利达嗪	不建议将硫利达嗪与噻氯匹定合用。合用可能会使硫利达嗪的血药浓度升高至危险水平，并导致心律失常，甚至可能危及生命
氯吡格雷	噻氯匹定可能会干扰某些患者使用氯吡格雷的效果，可能会使药物在预防心脏病和卒中方面效果不佳
氯氮平	不建议二者合用。氯氮平可降低白细胞计数，与噻氯匹定合用可增加患病风险，可能更容易出现严重且威胁生命的感染
普拉格雷	合用可增加出血的风险，包括严重的甚至致命的出血
曲妥珠单抗-美坦新偶联物	合用可增加出血的风险，包括严重的甚至致命的出血
去纤苷酸	合用可增加出血的风险
瑞戈非尼	瑞戈非尼可引起严重的甚至致命的出血，与噻氯匹定合用可增加出血的风险
替拉那韦	合用可增加出血的风险，包括严重的甚至致命的出血
替罗非班	合用更容易造成出血，除监测凝血酶原时间或 INR 之外，还须调整剂量
替扎尼定	噻氯匹定可能会显著提高某些患者替扎尼定的血药浓度和疗效，可能会导致血压过度下降，尤其是从坐姿或卧姿站立时，发生嗜睡、头晕、晕厥和心律失常等其他不良反应的风险也可能会增加
亭扎肝素	合用可增加出血的风险，包括严重的甚至致命的出血
托西莫单抗	托西莫单抗可引起严重的甚至致命的出血，与噻氯匹定合用可增加出血的风险
沃拉帕沙	合用可增加出血的风险，包括严重的甚至致命的出血
西洛他唑	噻氯匹定可显著升高西洛他唑的血药浓度，可引起如出血、心律失常、头晕、晕厥、恶心、腹泻等不良反应
西酞普兰	合用可增加西酞普兰的血药水平，并增加某些不良反应的风险，包括严重或可能会危及生命的心律失常
伊诺特森	伊诺特森可能会导致血小板计数显著突然下降，在某些情况下可能导致出血。当与血液稀释剂或者其他影响血小板计数或功能的药物合用时，出血的风险可能会进一步增加。与噻氯匹定合用可导致严重的甚至危及生命的出血并发症
依度沙班	合用可增加出血的风险，包括严重的甚至致命的出血
依鲁替尼	依鲁替尼可引起严重的甚至致命的出血，与噻氯匹定合用可增加出血的风险
依诺肝素	合用可增加出血的风险，包括严重的甚至致命的出血
依替巴肽	合用更容易造成出血，除监测凝血酶原时间或 INR 之外，还须调整剂量

四、西洛他唑

与西洛他唑合用药物临床评价见表 9-25。

表 9-25 与西洛他唑合用药物临床评价

合用药物	临床评价
阿达帕林	合用可增加出血的风险，包括严重的甚至致命的出血
阿卡替尼	阿卡替尼能引起严重的甚至致命的出血，与西洛他唑合用可增加出血的风险
阿哌沙班	合用可增加出血的风险，包括严重的甚至致命的出血
阿瑞匹坦	阿瑞匹坦可能会显著升高西洛他唑的血药浓度，可增加诸如出血、心律失常、头晕、晕厥、恶心、腹泻等不良反应的风险
阿扎那韦	阿扎那韦可能会显著升高西洛他唑的血药浓度，可增加诸如出血、心律失常、头晕、晕厥、恶心、腹泻等不良反应的风险
艾代拉里斯	艾代拉里斯可能会显著升高西洛他唑的血药浓度，可增加诸如出血、心律失常、头晕、晕厥、恶心、腹泻等不良反应的风险
艾沙康唑	艾沙康唑可能会显著升高西洛他唑的血药浓度，可增加诸如出血、心律失常、头晕、晕厥、恶心、腹泻等不良反应的风险
安泼那韦	安泼那韦可能会显著升高西洛他唑的血药浓度，可增加诸如出血、心律失常、头晕、晕厥、恶心、腹泻等不良反应的风险
奥美拉唑	奥美拉唑可能会显著升高西洛他唑的血药浓度，可增加诸如出血、心律失常、头晕、晕厥、恶心、腹泻等不良反应的风险
贝曲西班	合用可增加出血的风险，包括严重的甚至致命的出血
泊那替尼	泊那替尼可引起严重的甚至致命的出血，与西洛他唑合用可增加出血的风险
泊沙康唑	泊沙康唑可能会显著升高西洛他唑的血药浓度，可增加诸如出血、心律失常、头晕、晕厥、恶心、腹泻等不良反应的风险
博赛普韦	博赛普韦可能会显著升高西洛他唑的血药浓度，可增加诸如出血、心律失常、头晕、晕厥、恶心、腹泻等不良反应的风险
醋竹桃霉素	醋竹桃霉素可能会显著升高西洛他唑的血药浓度，可增加诸如出血、心律失常、头晕、晕厥、恶心、腹泻等不良反应的风险
达肝素	合用可增加出血的风险，包括严重的甚至致命的出血
达芦那韦	达芦那韦可能会显著升高西洛他唑的血药浓度，可增加诸如出血、心律失常、头晕、晕厥、恶心、腹泻等不良反应的风险
达沙替尼	达沙替尼可引起严重的甚至致命的出血，与西洛他唑合用可增加出血的风险，若为高龄或患有肾脏或肝脏疾病，则风险性更大
地拉夫定	地拉夫定可能会显著升高西洛他唑的血药浓度，可增加诸如出血、心律失常、头晕、晕厥、恶心、腹泻等不良反应的风险
地拉罗司	合用可增加胃肠道溃疡和出血的风险
伏立康唑	伏立康唑可能会显著升高西洛他唑的血药浓度，可增加诸如出血、心律失常、头晕、晕厥、恶心、腹泻等不良反应的风险
氟伏沙明	氟伏沙明可能会显著升高西洛他唑的血药浓度，可增加诸如出血、心律失常、头晕、晕厥、恶心、腹泻等不良反应的风险
氟康唑	氟康唑可能会显著升高西洛他唑的血药浓度，可增加诸如出血、心律失常、头晕、晕厥、恶心、腹泻等不良反应的风险

合用药物	临床评价
福沙那韦	福沙那韦可能会显著升高西洛他唑的血药浓度，可增加诸如出血、心律失常、头晕、晕厥、恶心、腹泻等不良反应的风险
福沙匹坦	福沙匹坦可能会显著升高西洛他唑的血药浓度，可增加诸如出血、心律失常、头晕、晕厥、恶心、腹泻等不良反应的风险
高三尖杉酯碱	高三尖杉酯碱可引起严重的甚至致命的出血，与西洛他唑合用可增加出血的风险
红霉素	红霉素可能会显著升高西洛他唑的血药浓度，可增加诸如出血、心律失常、头晕、晕厥、恶心、腹泻等不良反应的风险
磺达肝癸钠	合用可增加出血的风险，包括严重的甚至致命的出血
决奈达隆	决奈达隆可能会显著升高西洛他唑的血药浓度，可增加诸如出血、心律失常、头晕、晕厥、恶心、腹泻等不良反应的风险
卡博替尼	卡博替尼能引起严重的甚至致命的出血，与西洛他唑合用可增加出血的风险
考尼伐坦	考尼伐坦可能会显著升高西洛他唑的血药浓度，可增加诸如出血、心律失常、头晕、晕厥、恶心、腹泻等不良反应的风险
可比司他	可比司他可能会显著升高西洛他唑的血药浓度，可增加诸如出血、心律失常、头晕、晕厥、恶心、腹泻等不良反应的风险
克拉霉素	克拉霉素可能会显著升高西洛他唑的血药浓度，可增加诸如出血、心律失常、头晕、晕厥、恶心、腹泻等不良反应的风险
克唑替尼	克唑替尼可能会显著升高西洛他唑的血药浓度，可增加诸如出血、心律失常、头晕、晕厥、恶心、腹泻等不良反应的风险
来特莫韦	来特莫韦可能会显著升高西洛他唑的血药浓度，可增加诸如出血、心律失常、头晕、晕厥、恶心、腹泻等不良反应的风险
雷莫芦单抗	雷莫芦单抗可引起严重的甚至致命的出血，与西洛他唑合用可增加出血的风险
利伐沙班	合用可增加出血的风险，包括严重的甚至致命的出血
利托那韦	利托那韦可能会显著升高西洛他唑的血药浓度，可增加诸如出血、心律失常、头晕、晕厥、恶心、腹泻等不良反应的风险
米贝地尔	米贝地尔可能会显著升高西洛他唑的血药浓度，可增加诸如出血、心律失常、头晕、晕厥、恶心、腹泻等不良反应的风险
奈非那韦	奈非那韦可能会显著升高西洛他唑的血药浓度，可增加诸如出血、心律失常、头晕、晕厥、恶心、腹泻等不良反应的风险
萘法唑酮	萘法唑酮可能会显著升高西洛他唑的血药浓度，可增加诸如出血、心律失常、头晕、晕厥、恶心、腹泻等不良反应的风险
帕比司他	帕比司他可引起严重的甚至致命的出血，与西洛他唑合用可增加出血的风险
曲妥珠单抗-美坦新偶联物	合用可增加出血的风险，包括严重的甚至致命的出血
去纤苷酸	合用可增加出血的风险
瑞博西利	瑞博西利可能会显著升高西洛他唑的血药浓度，可增加诸如出血、心律失常、头晕、晕厥、恶心、腹泻等不良反应的风险
瑞戈非尼	瑞戈非尼可引起严重的甚至致命的出血，与西洛他唑合用可增加出血的风险
噻氯匹定	噻氯匹定可能会显著升高西洛他唑的血药浓度，可增加诸如出血、心律失常、头晕、晕厥、恶心、腹泻等不良反应的风险

续表

合用药物	临床评价
沙奎那韦	沙奎那韦可能会显著升高西洛他唑的血药浓度，可增加诸如出血、心律失常、头晕、晕厥、恶心、腹泻等不良反应的风险
泰利霉素	泰利霉素可能会显著升高西洛他唑的血药浓度，可增加诸如出血、心律失常、头晕、晕厥、恶心、腹泻等不良反应的风险
替拉那韦	替拉那韦可能会显著升高西洛他唑的血药浓度，可增加诸如出血、心律失常、头晕、晕厥、恶心、腹泻等不良反应的风险
替拉瑞韦	合用可增加出血的风险，包括严重的甚至致命的出血
亭扎肝素	合用可增加出血的风险，包括严重的甚至致命的出血
酮康唑	酮康唑可能会显著升高西洛他唑的血药浓度，可增加诸如出血、心律失常、头晕、晕厥、恶心、腹泻等不良反应的风险
托西莫单抗	托西莫单抗可引起严重的甚至致命的出血，与西洛他唑合用可增加出血的风险
维拉帕米	维拉帕米可能会显著升高西洛他唑的血药浓度，可增加诸如出血、心律失常、头晕、晕厥、恶心、腹泻等不良反应的风险
伊马替尼	伊马替尼可能会显著升高西洛他唑的血药浓度，可增加诸如出血、心律失常、头晕、晕厥、恶心、腹泻等不良反应的风险
伊诺特森	伊诺特森可能会导致血小板计数显著突然下降，在某些情况下可能导致出血。当与血液稀释剂或者其他影响血小板计数或功能的药物合用时，出血的风险可能会进一步增加。与西洛他唑合用可导致严重的甚至危及生命的出血并发症
伊曲康唑	伊曲康唑可能会显著升高西洛他唑的血药浓度，可增加诸如出血、心律失常、头晕、晕厥、恶心、腹泻等不良反应的风险
依度沙班	合用可增加出血的风险，包括严重的甚至致命的出血
依鲁替尼	依鲁替尼可引起严重的甚至致命的出血，与西洛他唑合用可增加出血的风险
依诺肝素	合用可增加出血的风险，包括严重的甚至致命的出血
茚地那韦	茚地那韦可能会显著升高西洛他唑的血药浓度，可增加诸如出血、心律失常、头晕、晕厥、恶心、腹泻等不良反应的风险

五、阿昔单抗

与阿昔单抗合用药物临床评价见表 9-26。

表 9-26　与阿昔单抗合用药物临床评价

合用药物	临床评价
阿达帕林	合用可增加出血的风险，包括严重的甚至致命的出血
阿卡替尼	阿卡替尼能引起严重的甚至致命的出血，与阿昔单抗合用可增加出血的风险
阿那格雷	合用可增加出血的风险，除监测凝血酶原时间或 INR 之外，可能还须调整剂量
阿哌沙班	合用可增加出血的风险，包括严重的甚至致命的出血
阿替普酶	合用可增加出血的风险，除监测凝血酶原时间或 INR 之外，可能还须调整剂量
贝曲西班	合用可增加出血的风险，包括严重的甚至致命的出血
泊那替尼	泊那替尼可引起严重的甚至致命的出血，与阿昔单抗合用可增加出血的风险
达比加群酯	合用可增加出血的风险，包括严重的甚至致命的出血
达肝素	合用可增加出血的风险，包括严重的甚至致命的出血

续表

合用药物	临床评价
达沙替尼	达沙替尼可引起严重的甚至致命的出血，与阿昔单抗合用可增加出血的风险，若为高龄或患有肾脏或肝脏疾病，则风险性更大
低分子右旋糖酐	合用更容易出血
地拉罗司	合用可增加胃肠道溃疡和出血的风险
地西卢定	合用可增加出血的风险，包括严重的甚至致命的出血
肝素	合用可增加出血的风险，除监测凝血酶原时间或INR之外，可能还须调整剂量
高三尖杉酯碱	高三尖杉酯碱可引起严重的甚至致命的出血，与阿昔单抗合用可增加出血的风险
华法林	合用可增加出血的风险，除监测凝血酶原时间或INR之外，可能还须调整剂量
磺达肝癸钠	合用可增加出血的风险，包括严重的甚至致命的出血
茴茚二酮	合用可增加出血的风险，除监测凝血酶原时间或INR之外，可能还须调整剂量
卡博替尼	卡博替尼能引起严重的甚至致命的出血，与阿昔单抗合用可增加出血的风险
卡普利珠单抗	合用可能会增加出血并发症的风险
坎格瑞洛	合用可增加出血的风险，包括严重的甚至致命的出血
雷莫芦单抗	雷莫芦单抗可引起严重的甚至致命的出血，与阿昔单抗合用可增加出血的风险
利伐沙班	合用可增加出血的风险，包括严重的甚至致命的出血
链激酶	合用可增加出血的风险，除监测凝血酶原时间或INR之外，可能还须调整剂量
氯吡格雷	合用可增加出血的风险，除监测凝血酶原时间或INR之外，可能还须调整剂量
尿激酶	合用可增加出血的风险，除监测凝血酶原时间或INR之外，可能还须调整剂量
普拉格雷	合用可增加出血的风险，除监测凝血酶原时间或INR之外，可能还须调整剂量
曲妥珠单抗-美坦新偶联物	合用可增加出血的风险，包括严重的甚至致命的出血
去纤苷酸	合用可增加出血的风险
瑞戈非尼	瑞戈非尼可引起严重的甚至致命的出血，与阿昔单抗合用可增加出血的风险
双嘧达莫	合用可增加出血的风险，除监测凝血酶原时间或INR之外，可能还须调整剂量
双香豆素	合用可增加出血的风险，除监测凝血酶原时间或INR之外，可能还须调整剂量
替拉瑞韦	合用可增加出血的风险，包括严重的甚至致命的出血
替罗非班	合用可增加出血的风险，包括严重的甚至致命的出血
替奈普酶	合用可增加出血的风险，除监测凝血酶原时间或INR之外，可能还须调整剂量
亭扎肝素	合用可增加出血的风险，包括严重的甚至致命的出血
托西莫单抗	托西莫单抗可引起严重的甚至致命的出血，与阿昔单抗合用可增加出血的风险
沃拉帕沙	合用可增加出血的风险，包括严重的甚至致命的出血
伊诺特森	伊诺特森可能会导致血小板计数显著突然下降，在某些情况下可能导致出血。当与血液稀释剂或者其他影响血小板计数或功能的药物合用时，出血的风险可能会进一步增加。与阿昔单抗合用可导致严重的甚至危及生命的出血并发症
依度沙班	合用可增加出血的风险，包括严重的甚至致命的出血
依鲁替尼	依鲁替尼可引起严重的甚至致命的出血，与阿昔单抗合用可增加出血的风险
依诺肝素	合用可增加出血的风险，包括严重的甚至致命的出血
依替巴肽	合用可增加出血的风险，包括严重的甚至致命的出血

六、替罗非班

与替罗非班合用药物临床评价见表 9-27。

表 9-27　与替罗非班合用药物临床评价

合用药物	临床评价
阿达帕林	合用可增加出血的风险，包括严重的甚至致命的出血
阿卡替尼	阿卡替尼能引起严重的甚至致命的出血，与替罗非班合用可增加出血的风险
阿那格雷	合用可增加出血的风险，除监测凝血酶原时间或 INR 之外，可能还须调整剂量
阿哌沙班	合用可增加出血的风险，包括严重的甚至致命的出血
阿替普酶	合用可增加出血的风险，除监测凝血酶原时间或 INR 之外，可能还须调整剂量
阿昔单抗	合用可增加出血的风险，包括严重的甚至致命的出血
贝曲西班	合用可增加出血的风险，包括严重的甚至致命的出血
泊那替尼	泊那替尼可引起严重的甚至致命的出血，与替罗非班合用可增加出血的风险
达比加群酯	合用可增加出血的风险，包括严重的甚至致命的出血
达肝素	合用可增加出血的风险，包括严重的甚至致命的出血
达沙替尼	达沙替尼可引起严重的甚至致命的出血，与替罗非班合用可增加出血的风险，若为高龄或患有肾脏或肝脏疾病，则风险性更大
地拉罗司	合用可增加胃肠道溃疡和出血的风险
地西卢定	合用可增加出血的风险，包括严重的甚至致命的出血
肝素	合用可增加出血的风险，除密切监测外，可能还需要调整剂量
高三尖杉酯碱	高三尖杉酯碱可引起严重的甚至致命的出血，与替罗非班合用可增加出血的风险
华法林	合用可增加出血的风险，除监测凝血酶原时间或 INR 之外，可能还须调整剂量
磺达肝癸钠	合用可增加出血的风险，包括严重的甚至致命的出血
茴茚二酮	合用可增加出血的风险，除监测凝血酶原时间或 INR 之外，可能还须调整剂量
卡博替尼	卡博替尼能引起严重的甚至致命的出血，与替罗非班合用可增加出血的风险
卡普利珠单抗	合用可能会增加出血并发症的风险
坎格瑞洛	合用可增加出血的风险，包括严重的甚至致命的出血
雷莫芦单抗	雷莫芦单抗可引起严重的甚至致命的出血，与替罗非班合用可增加出血的风险
利伐沙班	合用可增加出血的风险，包括严重的甚至致命的出血
链激酶	合用可增加出血的风险，除监测凝血酶原时间或 INR 之外，可能还须调整剂量
氯吡格雷	合用可增加出血的风险，除监测凝血酶原时间或 INR 之外，可能还须调整剂量
尿激酶	合用可增加出血的风险，除监测凝血酶原时间或 INR 之外，可能还须调整剂量
普拉格雷	合用可增加出血的风险，除监测凝血酶原时间或 INR 之外，可能还须调整剂量
曲妥珠单抗-美坦新偶联物	合用可增加出血的风险，包括严重的甚至致命的出血
去纤苷酸	合用可增加出血的风险
瑞戈非尼	瑞戈非尼可引起严重的甚至致命的出血，与替罗非班合用可增加出血的风险
噻氯匹定	合用可增加出血的风险，除监测凝血酶原时间或 INR 之外，可能还须调整剂量
双嘧达莫	合用可增加出血的风险，除监测凝血酶原时间或 INR 之外，可能还须调整剂量
双香豆素	合用可增加出血的风险，除监测凝血酶原时间或 INR 之外，可能还须调整剂量
替拉那韦	合用可增加出血的风险，包括严重的甚至致命的出血
替奈普酶	合用可增加出血的风险，除监测凝血酶原时间或 INR 之外，可能还须调整剂量

续表

合用药物	临床评价
亭扎肝素	合用可增加出血的风险，包括严重的甚至致命的出血
托西莫单抗	托西莫单抗可引起严重的甚至致命的出血，与替罗非班合用可增加出血的风险
沃拉帕沙	合用可增加出血的风险，包括严重的甚至致命的出血
伊诺特森	伊诺特森可能会导致血小板计数显著突然下降，在某些情况下可能导致出血。当与血液稀释剂或者其他影响血小板计数或功能的药物合用时，出血的风险可能会进一步增加。伊诺特森与替罗非班合用可导致严重的甚至危及生命的出血并发症
依度沙班	合用可增加出血的风险，包括严重的甚至致命的出血
依鲁替尼	依鲁替尼可引起严重的甚至致命的出血，与替罗非班合用可增加出血的风险
依诺肝素	合用可增加出血的风险，包括严重的甚至致命的出血
依替巴肽	合用可增加出血的风险，包括严重的甚至致命的出血

七、阿哌沙班

与阿哌沙班合用药物临床评价见表 9-28。

表 9-28　与阿哌沙班合用药物临床评价

合用药物	临床评价
阿达帕林	合用可增加出血的风险，包括严重的甚至致命的出血
阿卡替尼	阿卡替尼能引起严重的甚至致命的出血，与阿哌沙班合用可增加出血的风险
阿那格雷	合用可增加出血的风险，除监测凝血酶原时间或 INR 之外，可能还须调整剂量
阿替普酶	合用可增加出血的风险，除监测凝血酶原时间或 INR 之外，可能还须调整剂量
阿昔单抗	合用可增加出血的风险，包括严重的甚至致命的出血
贝曲西班	合用可增加出血的风险，包括严重的甚至致命的出血
泊那替尼	泊那替尼可引起严重的甚至致命的出血，与阿哌沙班合用可增加出血的风险
达比加群酯	合用可增加出血的风险，包括严重的甚至致命的出血
达肝素	合用可增加出血的风险，包括严重的甚至致命的出血
达沙替尼	达沙替尼可引起严重的甚至致命的出血，与阿哌沙班合用可增加出血的风险，若为高龄或患有肾脏或肝脏疾病，则风险性更大
地拉罗司	合用可增加胃肠道溃疡和出血的风险
地西卢定	合用可增加出血的风险，包括严重的甚至致命的出血
肝素	合用可增加出血的风险，除密切监测外，可能还需要调整剂量
高三尖杉酯碱	高三尖杉酯碱可引起严重的甚至致命的出血，与阿哌沙班合用可增加出血的风险
华法林	合用可增加出血的风险，除监测凝血酶原时间或 INR 之外，可能还须调整剂量
磺达肝癸钠	合用可增加出血的风险，包括严重的甚至致命的出血
茴茚二酮	合用可增加出血的风险，除监测凝血酶原时间或 INR 之外，可能还须调整剂量
卡博替尼	卡博替尼能引起严重的甚至致命的出血，与阿哌沙班合用可增加出血的风险
卡普利珠单抗	合用可能会增加出血并发症的风险
坎格瑞洛	合用可增加出血的风险，包括严重的甚至致命的出血
雷莫芦单抗	雷莫芦单抗可引起严重的甚至致命的出血，与阿哌沙班合用可增加出血的风险
利伐沙班	合用可增加出血的风险，包括严重的甚至致命的出血
链激酶	合用可增加出血的风险，除监测凝血酶原时间或 INR 之外，可能还须调整剂量

合用药物	临床评价
氯吡格雷	合用可增加出血的风险，除监测凝血酶原时间或INR之外，可能还须调整剂量
尿激酶	合用可增加出血的风险，除监测凝血酶原时间或INR之外，可能还须调整剂量
普拉格雷	合用可增加出血的风险，除监测凝血酶原时间或INR之外，可能还须调整剂量
曲妥珠单抗-美坦新偶联物	合用可增加出血的风险，包括严重的甚至致命的出血
去纤苷酸	合用可增加出血的风险
瑞戈非尼	瑞戈非尼可引起严重的甚至致命的出血，与阿哌沙班合用可增加出血的风险
噻氯匹定	合用可增加出血的风险，除监测凝血酶原时间或INR之外，可能还须调整剂量
双嘧达莫	合用可增加出血的风险，除监测凝血酶原时间或INR之外，可能还须调整剂量
双香豆素	合用可增加出血的风险，除监测凝血酶原时间或INR之外，可能还须调整剂量
替拉瑞韦	合用可增加出血的风险，包括严重的甚至致命的出血
替罗非班	合用可增加出血的风险，包括严重的甚至致命的出血
替奈普酶	合用可增加出血的风险，除监测凝血酶原时间或INR之外，可能还须调整剂量
亭扎肝素	合用可增加出血的风险，包括严重的甚至致命的出血
托西莫单抗	托西莫单抗可引起严重的甚至致命的出血，与阿哌沙班合用可增加出血的风险
沃拉帕沙	合用可增加出血的风险，包括严重的甚至致命的出血
伊诺特森	伊诺特森可能会导致血小板计数显著突然下降，在某些情况下可能导致出血。当与血液稀释剂或者其他影响血小板计数或功能的药物合用时，出血的风险可能会进一步增加。与阿哌沙班合用可导致严重的甚至危及生命的出血并发症
依度沙班	合用可增加出血的风险，包括严重的甚至致命的出血
依鲁替尼	依鲁替尼可引起严重的甚至致命的出血，与阿哌沙班合用可增加出血的风险
依诺肝素	合用可增加出血的风险，包括严重的甚至致命的出血
依替巴肽	合用可增加出血的风险，包括严重的甚至致命的出血

八、利伐沙班

与利伐沙班合用药物临床评价见表9-29。

表9-29 与利伐沙班合用药物临床评价

合用药物	临床评价
阿达帕林	合用可增加出血的风险，包括严重的甚至致命的出血
阿加曲班	合用可增加出血的风险，包括严重的甚至致命的出血
阿卡替尼	阿卡替尼能引起严重的甚至致命的出血，与利伐沙班合用可增加出血的风险
阿那格雷	合用可增加出血的风险，包括严重的甚至致命的出血
阿哌沙班	合用可增加出血的风险，包括严重的甚至致命的出血
阿司匹林	合用可增加出血的风险，包括严重的甚至致命的出血
阿替普酶	合用可增加出血的风险，包括严重的甚至致命的出血
阿昔单抗	合用可增加出血的风险，包括严重的甚至致命的出血
奥沙普秦	合用可增加出血的风险，包括严重的甚至致命的出血
贝曲西班	合用可增加出血的风险，包括严重的甚至致命的出血
苯巴比妥	苯巴比妥可能会降低利伐沙班的血药浓度，可能会使药物在预防血栓形成方面的作用降低

续表

合用药物	临床评价
苯妥英钠	苯妥英钠可能会降低利伐沙班的血药浓度，可能会使药物在预防血凝块方面的效力降低
比伐卢定	合用可增加出血的风险，包括严重的甚至致命的出血
吡罗昔康	合用可增加出血的风险，包括严重的甚至致命的出血
泊那替尼	泊那替尼可引起严重的甚至致命的出血，与利伐沙班合用可增加出血的风险
泊沙康唑	合用可显著增加利伐沙班的血药水平，并增加发生严重的或危及生命的出血并发症的风险。如果需要使用该组合药物进行治疗，可能需要调整剂量或进行更频繁的监测以策安全
博赛普韦	合用可显著增加利伐沙班的血药水平，并可增加发生严重的或威胁生命的出血并发症的风险
布洛芬	合用可增加出血的风险，包括严重的甚至致命的出血
重组抗凝血酶	合用可增加出血的风险，包括严重的甚至致命的出血
达比加群酯	合用可增加出血的风险，包括严重的甚至致命的出血
达肝素	合用可增加出血的风险，包括严重的甚至致命的出血
达沙替尼	达沙替尼可引起严重的甚至致命的出血，与利伐沙班合用可增加出血的风险，若为高龄或患有肾脏或肝脏疾病，则风险性更大
地拉罗司	合用可增加胃肠道溃疡和出血的风险
地西卢定	合用可增加出血的风险，包括严重的甚至致命的出血
恩杂鲁胺	合用可增加出血的风险，包括严重的甚至致命的出血
伏立康唑	合用可显著增加利伐沙班的血药水平，并可增加发生严重的或危及生命的出血并发症的风险
肝素	合用可增加出血的风险，包括严重的甚至致命的出血
高三尖杉酯碱	高三尖杉酯碱可引起严重的甚至致命的出血，与利伐沙班合用可增加出血的风险
贯叶连翘	贯叶连翘可能会降低利伐沙班的血药浓度，可能会使药物在预防血栓形成方面的效果较差
华法林	合用可增加出血的风险，包括严重的甚至致命的出血
磺达肝癸钠	合用可增加出血的风险，包括严重的甚至致命的出血
茴茚二酮	合用可增加出血的风险，包括严重的甚至致命的出血
卡博替尼	卡博替尼能引起严重的甚至致命的出血，与利伐沙班合用可增加出血的风险
坎格瑞洛	合用可增加出血的风险，包括严重的甚至致命的出血
抗凝血酶Ⅲ	合用可增加出血的风险，包括严重的甚至致命的出血
考尼伐坦	合用可显著增加利伐沙班的血药水平，并可增加发生严重的或威胁生命的出血并发症的风险
可比司他	合用可显著增加利伐沙班的血药水平，并可增加发生严重的或威胁生命的出血并发症的风险
雷莫芦单抗	雷莫芦单抗可引起严重的甚至致命的出血，与利伐沙班合用可增加出血的风险
利福平	利福平可能会降低利伐沙班的血药浓度，可能会使药物在预防血凝块方面的效力降低
利托那韦	合用可显著增加利伐沙班的血药水平，并可增加发生严重的或危及生命的出血并发症的风险
链激酶	合用可增加出血的风险，包括严重的甚至致命的出血
磷苯妥英	磷苯妥英可能会降低利伐沙班的血药浓度，可能会使药物在预防血栓形成方面的作用降低
鲁索替尼	合用可增加出血的风险，包括严重的甚至致命的出血
氯吡格雷	合用可增加出血的风险，包括严重的甚至致命的出血
米贝地尔	米贝地尔可能会降低利伐沙班的血药浓度，可能会使药物预防血栓形成的效果降低
奈非那韦	合用可显著增加利伐沙班的血药水平，并增加发生严重的或危及生命的出血并发症的风险。如果需要使用该组合药物进行治疗，可能需要调整剂量或进行更频繁的监测以策安全
尿激酶	合用可增加出血的风险，包括严重的甚至致命的出血

续表

合用药物	临床评价
普拉格雷	合用可增加出血的风险,包括严重的甚至致命的出血
曲伏前列素	合用可增加出血的风险,包括严重的甚至致命的出血
曲妥珠单抗-美坦新偶联物	合用可增加出血的风险,包括严重的甚至致命的出血
去纤苷酸	合用可增加出血的风险
瑞戈非尼	瑞戈非尼可引起严重的甚至致命的出血,与利伐沙班合用可增加出血的风险
噻氯匹定	合用可增加出血的风险,包括严重的甚至致命的出血
沙奎那韦	合用可显著增加利伐沙班的血药水平,并可增加发生严重的或危及生命的出血并发症的风险
瘦素	合用可增加出血的风险,包括严重的甚至致命的出血
双嘧达莫	合用可增加出血的风险,包括严重的甚至致命的出血
双香豆素	合用可增加出血的风险,包括严重的甚至致命的出血
泰利霉素	合用可显著增加利伐沙班的血药水平,并可增加发生严重的或危及生命的出血并发症的风险
替卡格雷	合用可增加出血的风险,包括严重的甚至致命的出血
替拉那韦	合用可显著增加利伐沙班的血药水平,并可增加发生严重的或危及生命的出血并发症的风险
替拉瑞韦	合用可增加出血的风险,包括严重的甚至致命的出血
替罗非班	合用可增加出血的风险,包括严重的甚至致命的出血
替奈普酶	合用可增加出血的风险,包括严重的甚至致命的出血
亭扎肝素	合用可增加出血的风险,包括严重的甚至致命的出血
酮康唑	合用可显著增加利伐沙班的血药水平,并增加发生严重的或危及生命的出血并发症的风险。如果需要使用该组合药物进行治疗,可能需要调整剂量或进行更频繁的监测以策安全
托西莫单抗	托西莫单抗可引起严重的甚至致命的出血,与利伐沙班合用可增加出血的风险
沃拉帕沙	合用可增加出血的风险,包括严重的甚至致命的出血
西罗莫司	合用可能会增加脑部出血的风险
西洛他唑	合用可增加出血的风险,包括严重的甚至致命的出血
伊洛前列素	合用可增加出血的风险,包括严重的甚至致命的出血
伊诺特森	伊诺特森可能会导致血小板计数显著突然下降,在某些情况下可能导致出血。当与血液稀释剂或者其他影响血小板计数或功能的药物合用时,出血的风险可能会进一步增加。与利伐沙班合用可导致严重的甚至危及生命的出血并发症
伊匹木单抗	合用可能会增加发生严重的或危及生命的胃肠道出血并发症的风险
伊曲康唑	合用可显著增加利伐沙班的血药水平,并增加发生严重的或危及生命的出血并发症的风险。如果需要使用该组合药物进行治疗,可能需要调整剂量或进行更频繁的监测以策安全
依度沙班	合用可增加出血的风险,包括严重的甚至致命的出血
依鲁替尼	依鲁替尼可引起严重的甚至致命的出血,与利伐沙班合用可增加出血的风险
依诺肝素	合用可增加出血的风险,包括严重的甚至致命的出血
依替巴肽	合用可增加出血的风险,包括严重的甚至致命的出血
右旋糖酐	合用可增加出血的风险,包括严重的甚至致命的出血

九、氯吡格雷

与氯吡格雷合用药物临床评价见表9-30。

表 9-30 与氯吡格雷合用药物临床评价

合用药物	临床评价
阿达帕林	合用可增加出血的风险,包括严重的甚至致命的出血
阿卡替尼	阿卡替尼能引起严重的甚至致命的出血,与氯吡格雷合用可增加出血的风险
阿哌沙班	合用可增加出血的风险,包括严重的甚至致命的出血
阿昔单抗	合用可增加出血的风险,除监测凝血酶原时间或 INR 之外,可能还须调整剂量
埃索美拉唑	合用可能会降低氯吡格雷预防心脏病发作或卒中的有效性
奥美拉唑	合用可能会降低氯吡格雷预防心脏病发作或卒中的有效性
贝曲西班	合用可增加出血的风险,包括严重的甚至致命的出血
吡格列酮	氯吡格雷可能会显著升高吡格列酮的血药浓度。合用可能更容易发生低血糖
泊那替尼	泊那替尼可引起严重的甚至致命的出血,与氯吡格雷合用可增加出血的风险
泊沙康唑	合用可显著增加利伐沙班的血药水平,并增加发生严重或危及生命的出血并发症的风险。如果需要使用该组合药物进行治疗,可能需要调整剂量或进行更频繁的监测以策安全
达比加群酯	合用可增加出血的风险,包括严重的甚至致命的出血
达肝素	合用可增加出血的风险,包括严重的甚至致命的出血
达沙替尼	达沙替尼可引起严重的甚至致命的出血,与氯吡格雷合用可增加出血的风险,若为高龄或患有肾脏或肝脏疾病,则风险性更大
地拉罗司	合用可增加胃肠道溃疡和出血的风险
地西卢定	合用可增加出血的风险,包括严重的甚至致命的出血
氟伏沙明	在某些患者中,氟伏沙明可能会干扰氯吡格雷的作用,可能会使药物在预防心脏病和卒中方面不太有效
氟康唑	在某些患者中,氟康唑可能会干扰氯吡格雷的作用,可能会使药物在预防心脏病和卒中方面不太有效
氟西汀	在某些患者中,氟西汀可能会干扰氯吡格雷的作用,可能会使药物在预防心脏病和卒中方面不太有效
高三尖杉酯碱	高三尖杉酯碱可引起严重的甚至致命的出血,与氯吡格雷合用可增加出血的风险
华法林	合用可增加出血并发症的风险
磺达肝癸钠	合用可增加出血的风险,包括严重的甚至致命的出血
茴茚二酮	合用可增加出血并发症的风险
卡博替尼	卡博替尼能引起严重的甚至致命的出血,与氯吡格雷合用可增加出血的风险
卡普利珠单抗	合用可能会增加出血并发症的风险
坎格瑞洛	坎格瑞洛可能会同时阻断氯吡格雷的作用并降低其有效性。为了最大限度地减少相互作用,应在坎格瑞洛输注完成后给予氯吡格雷
雷贝拉唑	合用可能会降低氯吡格雷预防心脏病发作或卒中的有效性
雷莫芦单抗	雷莫芦单抗可引起严重的甚至致命的出血,与氯吡格雷合用可增加出血的风险
利伐沙班	合用可增加出血的风险,包括严重的甚至致命的出血
洛哌丁胺	氯吡格雷可能会显著升高洛哌丁胺的血药浓度,可能会导致严重的和潜在的致命并发症,如心律失常和心搏骤停,尤其是使用了超过推荐剂量的洛哌丁胺时。如果患有先天性长 QT 间期综合征、传导异常或电解质紊乱(如由严重或长期腹泻或呕吐引起的镁或钾丢失)的心脏病,则可能更容易受到感染。不要超过产品标签上建议的或医师规定的洛哌丁胺的剂量、使用频率或使用期限
普拉格雷	合用可增加出血的风险,包括严重的甚至致命的出血
曲妥珠单抗-美坦新偶联物	合用可增加出血的风险,包括严重的甚至致命的出血
去纤苷酸	合用可增加出血的风险
瑞戈非尼	瑞戈非尼可引起严重的甚至致命的出血,与氯吡格雷合用可增加出血的风险

续表

合用药物	临床评价
瑞格列奈	氯吡格雷可能会显著增加瑞格列奈的血药浓度和作用,可能导致严重的低血糖症
噻氯匹定	噻氯匹定可能会干扰某些患者应用氯吡格雷的效果,可能会使药物在预防心脏病和卒中方面不太有效
双香豆素	合用可增加出血并发症的风险
替拉瑞韦	合用可增加出血的风险,包括严重的甚至致命的出血
替罗非班	合用可增加出血的风险,除监测凝血酶原时间或INR之外,可能还须调整剂量
亭扎肝素	合用可增加出血的风险,包括严重的甚至致命的出血
托美丁	合用可增加出血的风险,包括严重的甚至致命的出血
托西莫单抗	托西莫单抗可引起严重的甚至致命的出血,与氯吡格雷合用可增加出血的风险
伊诺特森	伊诺特森可能会导致血小板计数显著突然减少,在某些情况下可能导致出血。当与血液稀释剂或者其他影响血小板计数或功能的药物合用时,出血的风险可能会进一步增加。与氯吡格雷合用可导致严重的甚至危及生命的出血并发症
依度沙班	合用可增加出血的风险,包括严重的甚至致命的出血
依鲁替尼	依鲁替尼可引起严重的甚至致命的出血,与氯吡格雷合用可增加出血的风险
依诺肝素	合用可增加出血的风险,包括严重的甚至致命的出血
依替巴肽	合用可增加出血的风险,除监测凝血酶原时间或INR之外,可能还须调整剂量

十、依替巴肽

与依替巴肽合用药物临床评价见表9-31。

表9-31 与依替巴肽合用药物临床评价

合用药物	临床评价
阿达帕林	合用可增加出血的风险,包括严重的甚至致命的出血
阿卡替尼	阿卡替尼能引起严重的甚至致命的出血,与依替巴肽合用可增加出血的风险
阿那格雷	合用可增加出血的风险,除了对血液进行特殊测试之外,可能还需要调整剂量
阿尼普酶	合用可增加出血的风险,除密切监测外,可能还需要调整剂量以安全地服用两种药物
阿哌沙班	合用可增加出血的风险,包括严重的甚至致命的出血
阿替普酶	合用可增加出血的风险,除监测凝血酶原时间或INR之外,可能还需要调整剂量
阿昔单抗	合用可增加出血的风险,包括严重的甚至致命的出血
贝曲西班	合用可增加出血的风险,包括严重的甚至致命的出血
苯甲醚	合用可增加出血的风险,除监测凝血酶原时间或INR之外,可能还需要调整剂量
泊那替尼	泊那替尼可引起严重的甚至致命的出血,与依替巴肽合用可增加出血的风险
达比加群酯	合用可增加出血的风险,包括严重的甚至致命的出血
达肝素	合用可增加出血的风险,包括严重的甚至致命的出血
达沙替尼	达沙替尼可引起严重的甚至致命的出血,与依替巴肽合用可增加出血的风险,若为老年或患有肾脏或肝脏疾病,则风险性更大
地拉罗司	合用可增加胃肠道溃疡和出血的风险
肝素	合用可增加出血的风险,除密切监测外,可能还需要调整剂量
华法林	合用可增加出血的风险,除监测凝血酶原时间或INR之外,可能还需要调整剂量
磺达肝癸钠	合用可增加出血的风险,包括严重的甚至致命的出血
卡博替尼	卡博替尼能引起严重的甚至致命的出血,与依替巴肽合用可增加出血的风险

续表

合用药物	临床评价
卡普利珠单抗	合用可能会增加出血并发症的风险
坎格瑞洛	合用可增加出血的风险,包括严重的甚至致命的出血
雷莫芦单抗	雷莫芦单抗可引起严重的甚至致命的出血,与依替巴肽合用可增加出血的风险
利伐沙班	合用可增加出血的风险,包括严重的甚至致命的出血
链激酶	合用可增加出血的风险,除密切监测外,可能还需要调整剂量以安全地服用两种药物
氯吡格雷	合用可增加出血的风险,除了对血液进行特殊测试之外,可能还需要调整剂量
尿激酶	合用可增加出血的风险,除密切监测外,可能还需要调整剂量以安全地服用两种药物
普拉格雷	合用可增加出血的风险,除了对血液进行特殊测试之外,可能还需要调整剂量
曲妥珠单抗-美坦新偶联物	合用可增加出血的风险,包括严重的甚至致命的出血
去纤苷酸	合用可增加出血的风险
瑞戈非尼	瑞戈非尼可引起严重的甚至致命的出血,与依替巴肽合用可增加出血的风险
噻氯匹定	合用可增加出血的风险,除了对血液进行特殊测试之外,可能还需要调整剂量
双嘧达莫	合用可增加出血的风险,除了对血液进行特殊测试之外,可能还需要调整剂量
双香豆素	合用可增加出血的风险,除监测凝血酶原时间或 INR 之外,可能还需要调整剂量
替拉瑞韦	合用可增加出血的风险,包括严重的甚至致命的出血
替罗非班	合用可增加出血的风险,包括严重的甚至致命的出血
替奈普酶	合用可增加出血的风险,除密切监测外,可能还需要调整剂量以安全地服用两种药物
亭扎肝素	合用可增加出血的风险,包括严重的甚至致命的出血
托西莫单抗	托西莫单抗可引起严重的甚至致命的出血,与依替巴肽合用可增加出血的风险
沃拉帕沙	合用可增加出血的风险,包括严重的甚至致命的出血
伊诺特森	伊诺特森可能会导致血小板计数显著突然减少,在某些情况下可能导致出血。当与血液稀释剂或者其他影响血小板计数或功能的药物合用时,出血的风险可能会进一步增加。与依替巴肽合用可导致严重的甚至危及生命的出血并发症
依度沙班	合用可增加出血的风险,包括严重的甚至致命的出血
依鲁替尼	依鲁替尼可引起严重的甚至致命的出血,与依替巴肽合用可增加出血的风险
依诺肝素	合用可增加出血的风险,包括严重的甚至致命的出血

十一、依度沙班

与依度沙班合用药物临床评价见表 9-32。

表 9-32 与依度沙班合用药物临床评价

合用药物	临床评价
阿比特龙	阿比特龙可升高依度沙班的血药浓度,会增加发生严重或威胁生命的出血并发症的风险
阿达帕林	合用可增加出血的风险,包括严重的甚至致命的出血
阿加曲班	合用可增加出血的风险,包括严重的甚至致命的出血
阿卡替尼	阿卡替尼能引起严重的甚至致命的出血,与依度沙班合用可增加出血的风险
阿那格雷	合用可增加出血的风险,包括严重的甚至致命的出血
阿尼普酶	合用可增加出血的风险,包括严重的甚至致命的出血

续表

合用药物	临床评价
阿奇霉素	阿奇霉素可升高依度沙班的血药浓度，会增加发生严重或威胁生命的出血并发症的风险
阿司匹林	合用可增加出血的风险，包括严重的甚至致命的出血
阿替普酶	合用可增加出血的风险，包括严重的甚至致命的出血
阿昔单抗	合用可增加出血的风险，包括严重的甚至致命的出血
阿扎那韦	阿扎那韦可升高依度沙班的血药浓度，会增加发生严重或威胁生命的出血并发症的风险
胺碘酮	胺碘酮可升高依度沙班的血药浓度，会增加发生严重或威胁生命的出血并发症的风险
奥沙普秦	合用可增加出血的风险，包括严重的甚至致命的出血
贝曲西班	合用可增加出血的风险，包括严重的甚至致命的出血
苯甲醚	合用可增加出血的风险，包括严重的甚至致命的出血
比伐卢定	合用可增加出血的风险，包括严重的甚至致命的出血
吡罗昔康	合用可增加出血的风险，包括严重的甚至致命的出血
苄普地尔	苄普地尔可升高依度沙班的血药浓度，会增加发生严重或威胁生命的出血并发症的风险
泊那替尼	泊那替尼可引起严重的甚至致命的出血，与依度沙班合用可增加出血的风险
博赛普韦	博赛普韦可升高依度沙班的血药浓度，会增加发生严重或威胁生命的出血并发症的风险
布洛芬	合用可增加出血的风险，包括严重的甚至致命的出血
达比加群酯	合用可增加出血的风险，包括严重的甚至致命的出血
达肝素	合用可增加出血的风险，包括严重的甚至致命的出血
达卡他韦	达卡他韦可升高依度沙班的血药浓度，会增加发生严重或威胁生命的出血并发症的风险
达沙替尼	达沙替尼可引起严重的甚至致命的出血，与依度沙班合用可增加出血的风险，若为老年或者患有肾脏或肝脏疾病，则风险性更大
地拉罗司	合用可增加胃肠道溃疡和出血的风险
地西卢定	合用可增加出血的风险，包括严重的甚至致命的出血
非洛地平	非洛地平可升高依度沙班的血药浓度，会增加发生严重或威胁生命的出血并发症的风险
非诺洛芬	合用可增加出血的风险，包括严重的甚至致命的出血
氟班色林	氟班色林可升高依度沙班的血药浓度，会增加发生严重或威胁生命的出血并发症的风险
氟比洛芬	合用可增加出血的风险，包括严重的甚至致命的出血
肝素	合用可增加出血的风险，包括严重的甚至致命的出血
红霉素	红霉素可升高依度沙班的血药浓度，会增加发生严重或威胁生命的出血并发症的风险
华法林	合用可增加出血的风险，包括严重的甚至致命的出血
环孢素	环孢素可升高依度沙班的血药浓度，会增加发生严重或威胁生命的出血并发症的风险
黄体酮	黄体酮可升高依度沙班的血药浓度，会增加发生严重或威胁生命的出血并发症的风险
磺达肝癸钠	合用可增加出血的风险，包括严重的甚至致命的出血
甲芬那酸	合用可增加出血的风险，包括严重的甚至致命的出血
甲氯芬酸钠	合用可增加出血的风险，包括严重的甚至致命的出血
决奈达隆	决奈达隆可升高依度沙班的血药浓度，会增加发生严重或威胁生命的出血并发症的风险
卡博替尼	卡博替尼能引起严重的甚至致命的出血，与依度沙班合用可增加出血的风险
卡普利珠单抗	合用可能会增加出血并发症的风险
卡维地洛	卡维地洛可升高依度沙班的血药浓度，会增加发生严重或威胁生命的出血并发症的风险
坎格瑞洛	合用可增加出血的风险，包括严重的甚至致命的出血

合用药物	临床评价
抗凝血酶Ⅲ	合用可增加出血的风险，包括严重的甚至致命的出血
考尼伐坦	考尼伐坦可升高依度沙班的血药浓度，会增加发生严重或威胁生命的出血并发症的风险
可比司他	可比司他可升高依度沙班的血药浓度，会增加发生严重或威胁生命的出血并发症的风险
克拉霉素	克拉霉素可升高依度沙班的血药浓度，会增加发生严重或威胁生命的出血并发症的风险
克唑替尼	克唑替尼可升高依度沙班的血药浓度，会增加发生严重或威胁生命的出血并发症的风险
奎尼丁	奎尼丁可升高依度沙班的血药浓度，会增加发生严重或威胁生命的出血并发症的风险
奎宁	奎宁可升高依度沙班的血药浓度，会增加发生严重或威胁生命的出血并发症的风险
拉帕替尼	拉帕替尼可升高依度沙班的血药浓度，会增加发生严重或威胁生命的出血并发症的风险
雷莫芦单抗	雷莫芦单抗可引起严重的甚至致命的出血，与依度沙班合用可增加出血的风险
雷诺嗪	雷诺嗪可升高依度沙班的血药浓度，会增加发生严重或威胁生命的出血并发症的风险
利伐沙班	合用可增加出血的风险，包括严重的甚至致命的出血
利福平	不建议两者合用，合用可显著降低依度沙班的血药浓度和疗效
利托那韦	利托那韦可升高依度沙班的血药浓度，会增加发生严重或威胁生命的出血并发症的风险
链激酶	合用可增加出血的风险，包括严重的甚至致命的出血
鲁索替尼	合用可增加出血的风险，包括严重的甚至致命的出血
拉米地坦	拉米地坦可升高依度沙班的血药浓度，会增加发生严重或威胁生命的出血并发症的风险
螺内酯	螺内酯可升高依度沙班的血药浓度，会增加发生严重或威胁生命的出血并发症的风险
洛美他哌	洛美他哌可升高依度沙班的血药浓度，会增加发生严重或威胁生命的出血并发症的风险
氯吡格雷	合用可增加出血的风险，包括严重的甚至致命的出血
美洛昔康	合用可增加出血的风险，包括严重的甚至致命的出血
米贝地尔	米贝地尔可升高依度沙班的血药浓度，会增加发生严重或威胁生命的出血并发症的风险
奈非那韦	奈非那韦可升高依度沙班的血药浓度，会增加发生严重或威胁生命的出血并发症的风险
奈拉替尼	奈拉替尼可升高依度沙班的血药浓度，会增加发生严重或威胁生命的出血并发症的风险
萘丁美酮	合用可增加出血的风险，包括严重的甚至致命的出血
萘普生	合用可增加出血的风险，包括严重的甚至致命的出血
尼洛替尼	尼洛替尼可升高依度沙班的血药浓度，会增加发生严重或威胁生命的出血并发症的风险
尿激酶	合用可增加出血的风险，包括严重的甚至致命的出血
普拉格雷	合用可增加出血的风险，包括严重的甚至致命的出血
曲前列尼尔	合用可增加出血的风险，包括严重的甚至致命的出血
曲妥珠单抗-美坦新偶联物	合用可增加出血的风险，包括严重的甚至致命的出血
去纤苷酸	不建议合用，合用可增加出血的风险
瑞戈非尼	瑞戈非尼可引起严重的甚至致命的出血，与依度沙班合用可增加出血的风险
噻氯匹定	合用可增加出血的风险，包括严重的甚至致命的出血
沙奎那韦	沙奎那韦可升高依度沙班的血药浓度，会增加发生严重或威胁生命的出血并发症的风险
瘦素	合用可增加出血的风险，包括严重的甚至致命的出血
舒林酸	合用可增加出血的风险，包括严重的甚至致命的出血
双氯芬酸	合用可增加出血的风险，包括严重的甚至致命的出血
双嘧达莫	合用可增加出血的风险，包括严重的甚至致命的出血

续表

合用药物	临床评价
双香豆素	合用可增加出血的风险，包括严重的甚至致命的出血
索拉非尼	索拉非尼可升高依度沙班的血药浓度，会增加发生严重或威胁生命的出血并发症的风险
他克莫司	他克莫司可升高依度沙班的血药浓度，会增加发生严重或威胁生命的出血并发症的风险
他莫昔芬	他莫昔芬可升高依度沙班的血药浓度，会增加发生严重或威胁生命的出血并发症的风险
泰利霉素	泰利霉素可升高依度沙班的血药浓度，会增加发生严重或威胁生命的出血并发症的风险
替卡格雷	合用可增加出血的风险，包括严重的甚至致命的出血
替拉那韦	替拉那韦可升高依度沙班的血药浓度，会增加发生严重或威胁生命的出血并发症的风险
替罗非班	合用可增加出血的风险，包括严重的甚至致命的出血
替奈普酶	合用可增加出血的风险，包括严重的甚至致命的出血
亭扎肝素	合用可增加出血的风险，包括严重的甚至致命的出血
酮咯酸	合用可增加出血的风险，包括严重的甚至致命的出血
酮康唑	酮康唑可升高依度沙班的血药浓度，会增加发生严重或威胁生命的出血并发症的风险
酮洛芬	合用可增加出血的风险，包括严重的甚至致命的出血
托伐普坦	托伐普坦可升高依度沙班的血药浓度，会增加发生严重或威胁生命的出血并发症的风险
托美丁	合用可增加出血的风险，包括严重的甚至致命的出血
托西莫单抗	托西莫单抗可引起严重的甚至致命的出血，与依度沙班合用可增加出血的风险
威罗非尼	威罗非尼可升高依度沙班的血药浓度，会增加发生严重或威胁生命的出血并发症的风险
维拉帕米	维拉帕米可升高依度沙班的血药浓度，会增加发生严重或威胁生命的出血并发症的风险
沃拉帕沙	合用可增加出血的风险，包括严重的甚至致命的出血
乌利司他	乌利司他可升高依度沙班的血药浓度，会增加发生严重或威胁生命的出血并发症的风险
西罗莫司	合用可增加脑部出血的风险
西洛他唑	合用可增加出血的风险，包括严重的甚至致命的出血
西美瑞韦	西美瑞韦可升高依度沙班的血药浓度，会增加发生严重或威胁生命的出血并发症的风险
溴芬酸	合用可增加出血的风险，包括严重的甚至致命的出血
伊洛前列素	合用可增加出血的风险，包括严重的甚至致命的出血
伊诺特森	伊诺特森可能会导致血小板计数显著突然减少，在某些情况下可能导致出血。当与血液稀释剂或者其他影响血小板计数或功能的药物合用时，出血的风险可能会进一步增加。与依度沙班合用可导致严重的甚至危及生命的出血并发症
伊匹木单抗	合用可增加发生严重或危及生命的胃肠道出血并发症的风险
伊曲康唑	伊曲康唑可升高依度沙班的血药浓度，会增加发生严重或威胁生命的出血并发症的风险
依伐卡托	依伐卡托可升高依度沙班的血药浓度，会增加发生严重或威胁生命的出血并发症的风险
依格司他	依格司他可升高依度沙班的血药浓度，会增加发生严重或威胁生命的出血并发症的风险
依鲁替尼	依鲁替尼可引起严重的甚至致命的出血，与依度沙班合用可增加出血的风险
依诺肝素	合用可增加出血的风险，包括严重的甚至致命的出血
依替巴肽	合用可增加出血的风险，包括严重的甚至致命的出血
依托度酸	依托度酸可升高依度沙班的血药浓度，会增加发生严重或威胁生命的出血并发症的风险
依佐加滨	依佐加滨可升高依度沙班的血药浓度，会增加发生严重或威胁生命的出血并发症的风险
吲哚美辛	合用可增加出血的风险，包括严重的甚至致命的出血
右旋糖酐	合用可增加出血的风险，包括严重的甚至致命的出血

十二、普拉格雷

与普拉格雷合用药物临床评价见表9-33。

表9-33 与普拉格雷合用药物临床评价

合用药物	临床评价
阿达帕林	合用可增加出血的风险,包括严重的甚至致命的出血
阿加曲班	合用可增加出血的风险,包括严重的甚至致命的出血
阿卡替尼	阿卡替尼能引起严重的甚至致命的出血,与普拉格雷合用可增加出血的风险
阿那格雷	合用可增加出血的风险,包括严重的甚至致命的出血
阿哌沙班	合用可增加出血的风险,包括严重的甚至致命的出血
阿替普酶	合用可增加出血的风险,包括严重的甚至致命的出血
阿昔单抗	合用可增加出血的风险,除了对血液进行特殊测试之外,可能还需要调整剂量
贝曲西班	合用可增加出血的风险,包括严重的甚至致命的出血
苯甲醚	合用可增加出血的风险,包括严重的甚至致命的出血
比伐卢定	合用可增加出血的风险,包括严重的甚至致命的出血
泊那替尼	泊那替尼可引起严重的甚至致命的出血,与普拉格雷合用可增加出血的风险
达比加群酯	合用可增加出血的风险,包括严重的甚至致命的出血
达肝素	合用可增加出血的风险,包括严重的甚至致命的出血
达沙替尼	达沙替尼可引起严重的甚至致命的出血,与普拉格雷合用可增加出血的风险,若为老年或者患有肾脏或肝脏疾病,则风险性更大
地拉罗司	合用可增加胃肠道溃疡和出血的风险
地西卢定	合用可增加出血的风险,包括严重的甚至致命的出血
非甾体抗炎药	合用可增加出血的风险,包括严重的甚至致命的出血
华法林	合用可增加出血的风险,包括严重的甚至致命的出血
卡博替尼	卡博替尼可引起严重的甚至致命的出血,与普拉格雷合用可增加出血的风险
卡普利珠单抗	合用可能会增加出血并发症的风险
坎格瑞洛	合用时坎格瑞洛可能会阻止普拉格雷的作用并降低其有效性。为了减少相互作用,应在坎格瑞洛输注完成后再给予普拉格雷
抗凝血酶Ⅲ	合用可增加出血的风险,包括严重的甚至致命的出血
雷莫芦单抗	雷莫芦单抗可引起严重的甚至致命的出血,与普拉格雷合用可增加出血的风险
链激酶	合用可增加出血的风险,包括严重的甚至致命的出血
鲁索替尼	合用可增加出血的风险,包括严重的甚至致命的出血
氯吡格雷	合用可增加出血的风险,包括严重的甚至致命的出血
尿激酶	合用可增加出血的风险,包括严重的甚至致命的出血
曲妥珠单抗-美坦新复合物	合用可增加出血的风险,包括严重的甚至致命的出血
瑞戈非尼	瑞戈非尼可引起严重的甚至致命的出血,与普拉格雷合用可增加出血的风险
瑞替普酶	合用可增加出血的风险,包括严重的甚至致命的出血
噻氯匹定	合用可增加出血的风险,包括严重的甚至致命的出血
瘦素	合用可增加出血的风险,包括严重的甚至致命的出血
双香豆素	合用可增加出血的风险,包括严重的甚至致命的出血
替拉那韦	合用可增加出血的风险,包括严重的甚至致命的出血

续表

合用药物	临床评价
替罗非班	合用可增加出血的风险，除了对血液进行特殊测试之外，可能还需要调整剂量
替奈普酶	合用可增加出血的风险，包括严重的甚至致命的出血
亭扎肝素	合用可增加出血的风险，包括严重的甚至致命的出血
托西莫单抗	托西莫单抗可引起严重的甚至致命的出血，与普拉格雷合用可增加出血的风险
沃拉帕沙	合用可增加出血的风险，包括严重的甚至致命的出血
伊诺特森	伊诺特森可能会导致血小板计数显著突然减少，在某些情况下可能导致出血。当与血液稀释剂或者其他影响血小板计数或功能的药物合用时，出血的风险可能会进一步增加。与普拉格雷合用可导致严重的甚至危及生命的出血并发症
依度沙班	合用可增加出血的风险，包括严重的甚至致命的出血
依鲁替尼	依鲁替尼可引起严重的甚至致命的出血，与普拉格雷合用可增加出血的风险
依诺肝素	合用可增加出血的风险，包括严重的甚至致命的出血
依替巴肽	合用可增加出血的风险，除了对血液进行特殊测试之外，可能还需要调整剂量
右旋糖酐	合用可增加出血的风险，包括严重的甚至致命的出血

十三、替格瑞洛

与替格瑞洛合用药物临床评价见表 9-34。

表 9-34　与替格瑞洛合用药物临床评价

合用药物	临床评价
阿达帕林	合用可增加出血的风险，包括严重的甚至致命的出血
阿卡替尼	阿卡替尼能引起严重的甚至致命的出血，与替格瑞洛合用可增加出血的风险
阿帕鲁胺	阿帕鲁胺可能会显著降低替格瑞洛的血药浓度，可能会使药物在预防血栓形成、心脏病发作或脑卒中方面效果较差
阿哌沙班	合用可增加出血的风险，包括严重的甚至致命的出血
阿扎那韦	不建议两者合用，合用可显著升高替格瑞洛的血药浓度，并增加发生严重或威胁生命的出血并发症的风险
艾代拉里斯	不建议两者合用，合用可显著升高替格瑞洛的血药浓度，并增加发生严重或威胁生命的出血并发症的风险
贝曲西班	合用可增加出血的风险，包括严重的甚至致命的出血
苯巴比妥	苯巴比妥可显著降低替格瑞洛的血药浓度，可能会使药物在预防血凝块、心脏病或脑卒中方面作用降低
苯妥英	苯妥英可显著降低替格瑞洛的血药浓度，可能会使药物在预防血栓形成、心脏病发作或脑卒中方面不太有效
泊那替尼	泊那替尼可引起严重的甚至致命的出血，与替格瑞洛合用可增加出血的风险
泊沙康唑	不建议两者合用，合用可显著升高替格瑞洛的血药浓度，并增加发生严重或威胁生命的出血并发症的风险
博赛普韦	不建议两者合用，合用可显著升高替格瑞洛的血药浓度，并增加发生严重或威胁生命的出血并发症的风险
醋竹桃霉素	不建议两者合用，合用可显著升高替格瑞洛的血药浓度，并增加发生严重或威胁生命的出血并发症的风险
达比加群酯	合用可增加出血的风险，包括严重的甚至致命的出血
达肝素	合用可增加出血的风险，包括严重的甚至致命的出血
达沙替尼	达沙替尼可引起严重的甚至致命的出血，与替格瑞洛合用可增加出血的风险，若为老年或者患有肾脏或肝脏疾病，则风险性更大
地拉夫定	不建议两者合用，合用可显著升高替格瑞洛的血药浓度，并增加发生严重或威胁生命的出血并发症的风险
地拉罗司	合用可增加胃肠道溃疡和出血的风险

续表

合用药物	临床评价
恩杂鲁胺	恩杂鲁胺可能会显著降低替格瑞洛的血药浓度，可能会使药物在预防血栓形成、心脏病发作或脑卒中方面不太有效
伏立康唑	不建议两者合用，合用可显著升高替格瑞洛的血药浓度，并增加发生严重或威胁生命的出血并发症的风险
贯叶连翘	贯叶连翘可显著降低替格瑞洛的血药浓度，可能会使药物在预防血栓形成、心脏病发作或脑卒中方面效果较差
卡博替尼	卡博替尼可引起严重的甚至致命的出血，与替格瑞洛合用可增加出血的风险
卡马西平	卡马西平可能会显著降低替格瑞洛的血药浓度，可能会使药物在预防血栓形成、心脏病发作或脑卒中方面效果较差
卡普利珠单抗	合用可能会增加出血并发症的风险
考尼伐坦	不建议两者合用，合用可显著升高替格瑞洛的血药浓度，并增加发生严重或威胁生命的出血并发症的风险
可比司他	不建议两者合用，合用可显著升高替格瑞洛的血药浓度，并增加发生严重或威胁生命的出血并发症的风险
克拉霉素	不建议两者合用，合用可显著升高替格瑞洛的血药浓度，并增加发生严重或威胁生命的出血并发症的风险
雷莫芦单抗	雷莫芦单抗可引起严重的甚至致命的出血，与替格瑞洛合用可增加出血的风险
利福喷丁	利福喷丁可显著降低替格瑞洛的血药浓度，可能会使药物在预防血栓形成、心脏病或脑卒中方面不太有效
利福平	利福平可显著降低替格瑞洛的血药水平，可能会使药物在预防血栓形成、心脏病发作或脑卒中方面作用降低
磷苯妥英	磷苯妥英可能会显著降低替格瑞洛的血药浓度，可能会使药物在预防血栓形成、心脏病发作或脑卒中方面不太有效
米贝地尔	不建议两者合用，合用可显著升高替格瑞洛的血药浓度，并增加发生严重或威胁生命的出血并发症的风险
奈非那韦	不建议两者合用，合用可显著升高替格瑞洛的血药浓度，并增加发生严重或威胁生命的出血并发症的风险
萘法唑酮	不建议两者合用，合用可显著升高替格瑞洛的血药浓度，并增加发生严重或威胁生命的出血并发症的风险
曲妥珠单抗-美坦新偶联物	合用可增加出血的风险，包括严重的甚至致命的出血
去纤苷酸	合用可增加出血的风险
瑞戈非尼	瑞戈非尼可引起严重的甚至致命的出血，与替格瑞洛合用可增加出血的风险
瑞替普酶	合用可增加出血的风险，包括严重的甚至致命的出血
沙奎那韦	不建议两者合用，合用可显著升高替格瑞洛的血药浓度，并增加发生严重或威胁生命的出血并发症的风险
泰利霉素	不建议两者合用，合用可显著升高替格瑞洛的血药浓度，并增加发生严重或威胁生命的出血并发症的风险
替拉那韦	不建议两者合用，合用可显著升高替格瑞洛的血药浓度，并增加发生严重或威胁生命的出血并发症的风险
亭扎肝素	合用可增加出血的风险，包括严重的甚至致命的出血
酮康唑	不建议两者合用，合用可显著升高替格瑞洛的血药浓度，并增加发生严重或威胁生命的出血并发症的风险
维奈托克	不建议两者合用，合用可显著提高血脂水平和性病治疗的效果。可能会增加患上肿瘤溶解综合征的风险，这种情况是由癌细胞的快速分解引起的，可能导致肾衰竭甚至死亡。此外，还可能会导致其他不良反应，如恶心、呕吐、腹泻、疲劳，骨髓功能受损导致不同类型的血细胞数量减少，会增加贫血、出血问题和感染的风险
伊诺特森	伊诺特森可能会导致血小板计数显著突然减少，在某些情况下可能导致出血。当与血液稀释剂或者其他影响血小板计数或功能的药物合用时，出血的风险可能会进一步增加。与替格瑞洛合用可导致严重的甚至危及生命的出血并发症
伊曲康唑	不建议两者合用，合用可显著升高替格瑞洛的血药浓度，并增加发生严重或威胁生命的出血并发症的风险
依度沙班	合用可增加出血的风险，包括严重的甚至致命的出血

合用药物	临床评价
依鲁替尼	依鲁替尼可引起严重的甚至致命的出血，与替格瑞洛合用可增加出血的风险
依诺肝素	合用可增加出血的风险，包括严重的甚至致命的出血
茚地那韦	不建议两者合用，合用可显著升高替格瑞洛的血药浓度，并增加发生严重或威胁生命的出血并发症的风险

十四、沃拉帕沙

与沃拉帕沙合用药物临床评价见表9-35。

表9-35　与沃拉帕沙合用药物临床评价

合用药物	临床评价
阿达帕林	合用可增加出血的风险，包括严重的甚至致命的出血
阿加曲班	合用可增加出血的风险，包括严重的甚至致命的出血
阿卡替尼	阿卡替尼能引起严重的甚至致命的出血，与沃拉帕沙合用可增加出血的风险
阿那格雷	合用可增加出血的风险，包括严重的甚至致命的出血
阿尼普酶	合用可增加出血的风险，包括严重的甚至致命的出血
阿帕鲁胺	阿帕鲁胺可能会降低沃拉帕沙的血药浓度，可能会降低预防血栓形成的作用
阿哌沙班	合用可增加出血的风险，包括严重的甚至致命的出血
阿替普酶	合用可增加出血的风险，包括严重的甚至致命的出血
阿昔单抗	合用可增加出血的风险，包括严重的甚至致命的出血
阿扎那韦	阿扎那韦可显著升高沃拉帕沙的血药浓度，增强其作用。合用可增加出血并发症的风险
艾代拉里斯	艾代拉里斯可显著升高沃拉帕沙的血药浓度，增强其作用。合用可能会增加出血并发症的风险
安泼那韦	安泼那韦可显著升高沃拉帕沙的血药浓度，增强其作用。合用可增加出血并发症的风险
奥沙普秦	合用可增加出血的风险，包括严重的甚至致命的出血
贝曲西班	合用可增加出血的风险，包括严重的甚至致命的出血
苯巴比妥	苯巴比妥可降低沃拉帕沙的血药浓度，可能会使预防血栓形成的效果降低
苯甲醚	合用可增加出血的风险，包括严重的甚至致命的出血
苯妥英	苯妥英可降低沃拉帕沙的血药浓度，可能会使药物在预防血凝块方面的效力降低
比伐卢定	合用可增加出血的风险，包括严重的甚至致命的出血
吡罗昔康	合用可增加出血的风险，包括严重的甚至致命的出血
泊那替尼	泊那替尼可引起严重的甚至致命的出血，与沃拉帕沙合用可增加出血的风险
泊沙康唑	泊沙康唑可显著升高沃拉帕沙的血药浓度，增强其作用。合用可能会增加出血并发症的风险
博赛普韦	博赛普韦可显著升高沃拉帕沙的血药浓度，增强其作用。合用可增加出血并发症的风险
布洛芬	合用可增加出血的风险，包括严重的甚至致命的出血
醋竹桃霉素	醋竹桃霉素可显著升高沃拉帕沙的血药浓度，增强其作用。合用可能会增加出血并发症的风险
达比加群酯	合用可增加出血的风险，包括严重的甚至致命的出血
达肝素	合用可增加出血的风险，包括严重的甚至致命的出血
达沙替尼	达沙替尼可引起严重的甚至致命的出血，与沃拉帕沙合用可增加出血的风险，若为老年或者患有肾脏或肝脏疾病，则风险性更大
地拉夫定	地拉夫定可显著增加沃拉帕沙的血药浓度和作用。合用可能会增加出血并发症的风险
地拉罗司	合用可增加胃肠道溃疡和出血的风险

续表

合用药物	临床评价
恩杂鲁胺	恩杂鲁胺可降低沃拉帕沙的血药浓度，可能会使药物在预防血凝块方面的效力降低
非诺洛芬	合用可增加出血的风险，包括严重的甚至致命的出血
伏立康唑	伏立康唑可显著升高沃拉帕沙的血药浓度，增强其作用。合用可能会增加出血并发症的风险
氟比洛芬	合用可增加出血的风险，包括严重的甚至致命的出血
肝素	合用可增加出血的风险，包括严重的甚至致命的出血
贯叶连翘	贯叶连翘可降低沃拉帕沙的血药浓度，可能会使其在预防血凝块方面的效力降低
华法林	合用可增加出血的风险，包括严重的甚至致命的出血
甲芬那酸	合用可增加出血的风险，包括严重的甚至致命的出血
甲氯芬酸	合用可增加出血的风险，包括严重的甚至致命的出血
卡博替尼	卡博替尼可引起严重的甚至致命的出血，与沃拉帕沙合用可增加出血的风险
卡马西平	卡马西平可降低沃拉帕沙的血药浓度，可能会使药物在预防血凝块方面的效力降低
卡普利珠单抗	合用可能会增加出血并发症的风险
坎格瑞洛	合用可增加出血的风险，包括严重的甚至致命的出血
抗凝血酶III	合用可增加出血的风险，包括严重的甚至致命的出血
抗凝血酶重组剂	合用可增加出血的风险，包括严重的甚至致命的出血
考尼伐坦	考尼伐坦可显著升高沃拉帕沙的血药浓度和作用。合用可能会增加出血并发症的风险
可比司他	可比司他可显著升高沃拉帕沙的血药浓度和作用。合用可能会增加出血并发症的风险
克拉霉素	克拉霉素可显著升高沃拉帕沙的血药浓度和作用。合用可能会增加出血并发症的风险
雷莫芦单抗	雷莫芦单抗可引起严重的甚至致命的出血，与沃拉帕沙合用可增加出血的风险
利伐沙班	合用可增加出血的风险，包括严重的甚至致命的出血
利福平	利福平可降低沃拉帕沙的血药浓度，可能会使预防血栓形成的效果降低
利托那韦	利托那韦可显著增加沃拉帕沙的血药浓度，增强其作用。合用可能会增加出血并发症的风险
链激酶	合用可增加出血的风险，包括严重的甚至致命的出血
磷苯妥英	磷苯妥英可降低沃拉帕沙的血药浓度，可能会使其在预防血凝块方面的效力降低
美洛昔康	合用可增加出血的风险，包括严重的甚至致命的出血
米贝地尔	米贝地尔可显著升高沃拉帕沙的血药浓度，增强其作用。合用可能会增加出血并发症的风险
奈非那韦	奈非那韦可增加升高沃拉帕沙的血药浓度，增强其作用。合用可能会增加出血并发症的风险
萘丁美酮	合用可增加出血的风险，包括严重的甚至致命的出血
萘法唑酮	萘法唑酮可显著增加沃拉帕沙的血药浓度，增强其作用。合用可能会增加出血并发症的风险
萘普生	合用可增加出血的风险，包括严重的甚至致命的出血
尿激酶	合用可增加出血的风险，包括严重的甚至致命的出血
普拉格雷	合用可增加出血的风险，包括严重的甚至致命的出血
曲妥珠单抗-美坦新偶联物	合用可增加出血的风险，包括严重的甚至致命的出血
去纤苷酸	合用可增加出血的风险
瑞戈非尼	瑞戈非尼可引起严重的甚至致命的出血，与沃拉帕沙合用可增加出血的风险
瑞替普酶	合用可增加出血的风险，包括严重的甚至致命的出血
噻氯匹定	合用可增加出血的风险，包括严重的甚至致命的出血
沙奎那韦	沙奎那韦可显著升高沃拉帕沙的血药浓度，增强其作用。合用可能会增加出血并发症的风险

续表

合用药物	临床评价
瘦素	合用可增加出血的风险，包括严重的甚至致命的出血
舒林酸	合用可增加出血的风险，包括严重的甚至致命的出血
双氯芬酸	合用可增加出血的风险，包括严重的甚至致命的出血
双嘧达莫	合用可增加出血的风险，包括严重的甚至致命的出血
双香豆素	合用可增加出血的风险，包括严重的甚至致命的出血
泰利霉素	泰利霉素可显著升高沃拉帕沙的血药浓度，增强其作用。合用可能会增加出血并发症的风险
替拉那韦	替拉那韦可显著升高沃拉帕沙的血药浓度，增强其作用。合用可能会增加出血并发症的风险
替罗非班	合用可增加出血的风险，包括严重的甚至致命的出血
替奈普酶	合用可增加出血的风险，包括严重的甚至致命的出血
亭扎肝素	合用可增加出血的风险，包括严重的甚至致命的出血
酮咯酸	合用可增加出血的风险，包括严重的甚至致命的出血
酮康唑	酮康唑可显著升高沃拉帕沙的血药浓度，增强其作用。合用可能会增加出血并发症的风险
酮洛芬	合用可增加出血的风险，包括严重的甚至致命的出血
托美丁	合用可增加出血的风险，包括严重的甚至致命的出血
托西莫单抗	托西莫单抗可引起严重的甚至致命的出血，与沃拉帕沙合用可增加出血的风险
溴芬酸	合用可增加出血的风险，包括严重的甚至致命的出血
伊诺特森	伊诺特森可能会导致血小板计数显著突然减少，在某些情况下可能导致出血。当与血液稀释剂或者其他影响血小板计数或功能的药物合用时，出血的风险可能会进一步增加。与沃拉帕沙合用可导致严重的甚至危及生命的出血并发症
伊曲康唑	伊曲康唑可显著升高沃拉帕沙的血药浓度，增强其作用。合用可能会增加出血并发症的风险
依度沙班	合用可增加出血的风险，包括严重的甚至致命的出血
依鲁替尼	依鲁替尼可引起严重的甚至致命的出血，与沃拉帕沙合用可增加出血的风险
依诺肝素	合用可增加出血的风险，包括严重的甚至致命的出血
依替巴肽	合用可增加出血的风险，包括严重的甚至致命的出血
依托度酸	合用可增加出血的风险，包括严重的甚至致命的出血
吲哚美辛	合用可增加出血的风险，包括严重的甚至致命的出血
茚地那韦	茚地那韦可显著升高沃拉帕沙的血药浓度，增强其作用。合用可能会增加出血并发症的风险
右旋糖酐	合用可增加出血的风险，包括严重的甚至致命的出血

十五、比伐卢定

与比伐卢定合用药物临床评价见表 9-36。

表 9-36　与比伐卢定合用药物临床评价

合用药物	临床评价
阿地肝素	可能会增加出血并发症的风险
阿卡替尼	可能会增加出血并发症的风险
阿尼普酶	可能会增加出血并发症的风险
阿哌沙班	可能会增加出血并发症的风险
阿替普酶	可能会增加出血并发症的风险

续表

合用药物	临床评价
贝曲西班	可能会增加出血并发症的风险
泊那替尼	可能会增加出血并发症的风险
达比加群酯	可能会增加出血并发症的风险
达肝素	可能会增加出血并发症的风险
达那肝素	可能会增加出血并发症的风险
达沙替尼	可能会增加出血并发症的风险
地拉罗司	可能会增加胃肠道溃疡及出血并发症的风险
地西卢定	可能会增加出血并发症的风险
肝素	可能会增加出血并发症的风险
高三尖杉酯碱	可能会增加出血并发症的风险
华法林	可能会增加出血并发症的风险
磺达肝癸钠	可能会增加出血并发症的风险
茴茚二酮	可能会增加出血并发症的风险
卡博替尼	可能会增加出血并发症的风险
卡普利珠单抗	可能会增加出血并发症的风险
坎格瑞洛	可能会增加出血并发症的风险
雷莫芦单抗	可能会增加出血并发症的风险
利伐沙班	可能会增加出血并发症的风险
链激酶	可能会增加出血并发症的风险
米非司酮	可能会增加女性阴道出血的风险和（或）严重程度
尿激酶	可能会增加出血并发症的风险
凝血酶原复合物	可能会增加出血并发症的风险
帕比司他	可能会增加出血并发症的风险
普拉格雷	可能会增加出血并发症的风险
曲特康金α	可能会增加出血并发症的风险
曲妥珠单抗-美坦新偶联物	可能会增加出血并发症的风险
去纤苷酸	可能会增加出血并发症的风险
瑞戈非尼	可能会增加出血并发症的风险
瑞替普酶	可能会增加出血并发症的风险
双香豆素	可能会增加出血并发症的风险
替拉那韦	可能会增加出血并发症的风险
替奈普酶	可能会增加出血并发症的风险
替伊莫单抗	可能会增加出血并发症的风险
亭扎肝素	可能会增加出血并发症的风险
托西莫单抗	可能会增加出血并发症的风险
沃拉帕沙	可能会增加出血并发症的风险
西罗莫司	可能会增加脑部出血的风险
伊诺特森	可能会增加出血并发症的风险
伊匹单抗	可能会增加严重或危及生命的胃肠道出血并发症的风险

合用药物	临床评价
依度沙班	可能会增加出血并发症的风险
依鲁替尼	可能会增加出血并发症的风险
依诺肝素	可能会增加出血并发症的风险
赞布替尼	可能会增加出血并发症的风险

十六、来匹卢定、地西卢定

参见比伐卢定。

十七、枸橼酸钠

与枸橼酸钠合用药物临床评价见表9-37。

表9-37 与枸橼酸钠合用药物临床评价

合用药物	临床评价
卡巴铝	合用会增加卡巴铝的作用，可能会导致血铝水平过高。如果患有晚期肾脏疾病，则特别容易出现高血铝水平和脑病
氢氧化铝	合用会增加氢氧化铝的作用，可能会导致血铝水平过高。如果患有晚期肾脏疾病，则特别容易出现高血铝水平和脑病
碳酸铝	合用会增加碳酸铝的作用，可能会导致血铝水平过高。如果患有晚期肾脏疾病，则特别容易出现高血铝水平和脑病

第五节 溶 栓 药

一、瑞替普酶

与瑞替普酶合用药物临床评价见表9-38。

表9-38 与瑞替普酶合用药物临床评价

合用药物	临床评价
阿达帕林	合用可增加出血的风险，包括严重的甚至致命的出血
阿加曲班	合用可增加出血的风险，除监测凝血酶原时间或INR之外，可能还需要调整剂量
阿卡替尼	阿卡替尼能引起严重的甚至致命的出血，与瑞替普酶合用可增加出血的风险
阿哌沙班	合用可增加出血的风险，包括严重的甚至致命的出血
阿昔单抗	合用可增加出血的风险，除监测凝血酶原时间或INR之外，可能还需要调整剂量
贝曲西班	合用可增加出血的风险，包括严重的甚至致命的出血
苯甲醚	合用可增加出血的风险，除监测凝血酶原时间或INR之外，可能还需要调整剂量
比伐卢定	合用可增加出血的风险，除监测凝血酶原时间或INR之外，可能还需要调整剂量
泊那替尼	泊那替尼可引起严重的甚至致命的出血，与瑞替普酶合用可增加出血的风险
达比加群酯	合用可增加出血的风险，包括严重的甚至致命的出血
达肝素	合用可增加出血的风险，包括严重的甚至致命的出血
达沙替尼	达沙替尼可引起严重的甚至致命的出血，与瑞替普酶合用可增加出血的风险，若为老年或者患有肾脏或肝脏疾病，则风险性更大

合用药物	临床评价
地拉罗司	合用可增加胃肠道溃疡和出血的风险
肝素	合用可增加出血的风险,除监测凝血酶原时间或INR之外,可能还需要调整剂量
华法林	合用可增加出血的风险,除监测凝血酶原时间或INR之外,可能还需要调整剂量
磺达肝癸钠	合用可增加出血的风险,包括严重的甚至致命的出血
卡博替尼	卡博替尼能引起严重的甚至致命的出血,与瑞替普酶合用可增加出血的风险
卡普利珠单抗	合用可能会增加出血并发症的风险
坎格瑞洛	合用可增加出血的风险,包括严重的甚至致命的出血
雷莫芦单抗	雷莫芦单抗可引起严重的甚至致命的出血,与瑞替普酶合用可增加出血的风险
利伐沙班	合用可增加出血的风险,包括严重的甚至致命的出血
普拉格雷	合用可增加出血的风险,包括严重的甚至致命的出血
去纤苷酸	合用可增加出血的风险
瑞戈非尼	瑞戈非尼可引起严重的甚至致命的出血,与瑞替普酶合用可增加出血的风险
瘦素	合用可增加出血的风险,除密切监测外,可能还需要调整剂量以安全地服用两种药物
双香豆素	合用可增加出血的风险,除监测凝血酶原时间或INR之外,可能还需要调整剂量
替拉瑞韦	合用可增加出血的风险,包括严重的甚至致命的出血
替罗非班	合用可增加出血的风险,除监测凝血酶原时间或INR之外,可能还需要调整剂量
亭扎肝素	合用可增加出血的风险,包括严重的甚至致命的出血
托西莫单抗	托西莫单抗可引起严重的甚至致命的出血,与瑞替普酶合用可增加出血的风险
沃拉帕沙	合用可增加出血的风险,包括严重的甚至致命的出血
伊诺特森	伊诺特森可能会导致血小板计数显著突然减少,在某些情况下可能导致出血。当与血液稀释剂或者其他影响血小板计数或功能的药物合用时,出血的风险可能会进一步增加。与瑞替普酶合用可导致严重的甚至危及生命的出血并发症
依度沙班	合用可增加出血的风险,包括严重的甚至致命的出血
依鲁替尼	依鲁替尼可引起严重的甚至致命的出血,与瑞替普酶合用可增加出血的风险
依诺肝素	合用可增加出血的风险,包括严重的甚至致命的出血
依替巴肽	合用可增加出血的风险,除密切监测外,可能还需要调整剂量以安全地服用两种药物

二、替奈普酶

与替奈普酶合用药物临床评价见表9-39。

表9-39 与替奈普酶合用药物临床评价

合用药物	临床评价
阿达帕林	合用可增加出血的风险,包括严重的甚至致命的出血
阿加曲班	合用可增加出血的风险,除监测凝血酶原时间或INR之外,可能还需要调整剂量
阿卡替尼	阿卡替尼能引起严重的甚至致命的出血,与替奈普酶合用可增加出血的风险
阿哌沙班	合用可增加出血的风险,包括严重的甚至致命的出血
阿昔单抗	合用可增加出血的风险,除监测凝血酶原时间或INR之外,可能还需要调整剂量
贝曲西班	合用可增加出血的风险,包括严重的甚至致命的出血
苯甲醚	合用可增加出血的风险,除监测凝血酶原时间或INR之外,可能还需要调整剂量
比伐卢定	合用可增加出血的风险,除监测凝血酶原时间或INR之外,可能还需要调整剂量

合用药物	临床评价
泊那替尼	泊那替尼可引起严重的甚至致命的出血，与替奈普酶合用可增加出血的风险
达比加群酯	合用可增加出血的风险，包括严重的甚至致命的出血
达肝素	合用可增加出血的风险，包括严重的甚至致命的出血
达那肝素	合用可增加出血的风险，包括严重的甚至致命的出血
达沙替尼	达沙替尼可引起严重的甚至致命的出血，与替奈普酶合用可增加出血的风险，若为老年或者患有肾脏或肝脏疾病，则风险性更大
地拉罗司	合用可增加胃肠道溃疡和出血的风险
地西卢定	合用可增加出血的风险，包括严重的甚至致命的出血
肝素	合用可增加出血的风险，除监测凝血酶原时间或INR之外，可能还需要调整剂量
华法林	合用可增加出血的风险，除监测凝血酶原时间或INR之外，可能还需要调整剂量
磺达肝癸钠	合用可增加出血的风险，包括严重的甚至致命的出血
卡博替尼	卡博替尼能引起严重的甚至致命的出血，与替奈普酶合用可增加出血的风险
卡普利珠单抗	合用可能会增加出血并发症的风险
坎格瑞洛	合用可增加出血的风险，包括严重的甚至致命的出血
雷莫芦单抗	雷莫芦单抗可引起严重的甚至致命的出血，与替奈普酶合用可增加出血的风险
利伐沙班	合用可增加出血的风险，包括严重的甚至致命的出血
普拉格雷	合用可增加出血的风险，包括严重的甚至致命的出血
去纤苷酸	不建议合用，合用可增加出血的风险
瑞戈非尼	瑞戈非尼可引起严重的甚至致命的出血，与替奈普酶合用可增加出血的风险
瘦素	合用可增加出血的风险，除密切监测外，可能还需要调整剂量以安全地服用两种药物
双香豆素	合用可增加出血的风险，除监测凝血酶原时间或INR之外，可能还需要调整剂量
替拉瑞韦	合用可增加出血的风险，包括严重的甚至致命的出血
替罗非班	合用可增加出血的风险，除监测凝血酶原时间或INR之外，可能还需要调整剂量
亭扎肝素	合用可增加出血的风险，包括严重的甚至致命的出血
托西莫单抗	托西莫单抗可引起严重的甚至致命的出血，与替奈普酶合用可增加出血的风险
沃拉帕沙	合用可增加出血的风险，包括严重的甚至致命的出血
伊诺特森	伊诺特森可能会导致血小板计数显著突然减少，在某些情况下可能导致出血。当与血液稀释剂或者其他影响血小板计数或功能的药物合用时，出血的风险可能会进一步增加。与替奈普酶合用可导致严重的甚至危及生命的出血并发症
依度沙班	合用可增加出血的风险，包括严重的甚至致命的出血
依鲁替尼	依鲁替尼可引起严重的甚至致命的出血，与替奈普酶合用可增加出血的风险
依诺肝素	合用可增加出血的风险，包括严重的甚至致命的出血
依替巴肽	合用可增加出血的风险，除密切监测外，可能还需要调整剂量以安全地服用两种药物

三、尿激酶

与尿激酶合用药物临床评价见表9-40。

表9-40 与尿激酶合用药物临床评价

合用药物	临床评价
阿达帕林	合用可增加出血的风险，包括严重的甚至致命的出血
阿加曲班	合用可增加出血的风险，除监测凝血酶原时间或INR之外，可能还须调整剂量
阿卡替尼	阿卡替尼能引起严重的甚至致命的出血，与尿激酶合用可增加出血的风险

续表

合用药物	临床评价
阿哌沙班	合用可增加出血的风险，包括严重的甚至致命的出血
阿昔单抗	合用可增加出血的风险，除监测凝血酶原时间或 INR 之外，可能还须调整剂量
贝曲西班	合用可增加出血的风险，包括严重的甚至致命的出血
比伐卢定	合用可增加出血的风险，除监测凝血酶原时间或 INR 之外，可能还须调整剂量
泊那替尼	泊那替尼可引起严重的甚至致命的出血，与尿激酶合用可增加出血的风险
达比加群酯	合用可增加出血的风险，包括严重的甚至致命的出血
达肝素	合用可增加出血的风险，包括严重的甚至致命的出血
达沙替尼	达沙替尼可引起严重的甚至致命的出血，与尿激酶合用可增加出血的风险，若为高龄或者患有肾脏或肝脏疾病，则风险性更大
地拉罗司	合用可增加胃肠道溃疡和出血的风险
地西卢定	合用可增加出血的风险，包括严重的甚至致命的出血
肝素	合用可增加出血的风险，除监测凝血酶原时间或 INR 之外，可能还须调整剂量
高三尖杉酯碱	高三尖杉酯碱可引起严重的甚至致命的出血，与尿激酶合用可增加出血的风险
华法林	合用可增加出血的风险，除监测凝血酶原时间或 INR 之外，可能还须调整剂量
磺达肝癸钠	合用可增加出血的风险，包括严重的甚至致命的出血
茴茚二酮	合用可增加出血的风险，除监测凝血酶原时间或 INR 之外，可能还须调整剂量
卡博替尼	卡博替尼能引起严重的甚至致命的出血，与尿激酶合用可增加出血的风险
卡普利珠单抗	合用可能会增加出血并发症的风险
坎格瑞洛	合用可增加出血的风险，包括严重的甚至致命的出血
雷莫芦单抗	雷莫芦单抗可引起严重的甚至致命的出血，与尿激酶合用可增加出血的风险
利伐沙班	合用可增加出血的风险，包括严重的甚至致命的出血
普拉格雷	合用可增加出血的风险，包括严重的甚至致命的出血
去纤苷酸	合用可增加出血的风险
瑞戈非尼	瑞戈非尼可引起严重的甚至致命的出血，与尿激酶合用可增加出血的风险
瘦素	合用可增加出血的风险，除密切监测外，可能还需要调整剂量以安全地服用两种药物
双嘧达莫	合用可增加出血的风险，除监测凝血酶原时间或 INR 之外，可能还须调整剂量
双香豆素	合用可增加出血的风险，除监测凝血酶原时间或 INR 之外，可能还须调整剂量
替拉瑞韦	合用可增加出血的风险，包括严重的甚至致命的出血
替罗非班	合用可增加出血的风险，除监测凝血酶原时间或 INR 之外，可能还须调整剂量
亭扎肝素	合用可增加出血的风险，包括严重的甚至致命的出血
托西莫单抗	托西莫单抗可引起严重的甚至致命的出血，与尿激酶合用可增加出血的风险
沃拉帕沙	合用可增加出血的风险，包括严重的甚至致命的出血
伊诺特森	伊诺特森可能会导致血小板计数显著突然减少，在某些情况下可能导致出血。当与血液稀释剂或者其他影响血小板计数或功能的药物合用时，出血的风险可能会进一步增加。与尿激酶合用可导致严重的甚至危及生命的出血并发症
依度沙班	合用可增加出血的风险，包括严重的甚至致命的出血
依鲁替尼	依鲁替尼可引起严重的甚至致命的出血，与尿激酶合用可增加出血的风险
依诺肝素	合用可增加出血的风险，包括严重的甚至致命的出血
依替巴肽	合用可增加出血的风险，除密切监测外，可能还需要调整剂量以安全地服用两种药物

四、链激酶

与链激酶合用药物临床评价见表 9-41。

表 9-41　与链激酶合用药物临床评价

合用药物	临床评价
阿达帕林	合用可增加出血的风险，包括严重的甚至致命的出血
阿加曲班	合用可增加出血的风险，除监测凝血酶原时间或 INR 之外，可能还须调整剂量
阿卡替尼	阿卡替尼能引起严重的甚至致命的出血，与链激酶合用可增加出血的风险
阿哌沙班	合用可增加出血的风险，包括严重的甚至致命的出血
阿昔单抗	合用可增加出血的风险，除监测凝血酶原时间或 INR 之外，可能还须调整剂量
贝曲西班	合用可增加出血的风险，包括严重的甚至致命的出血
比伐卢定	合用可增加出血的风险，除监测凝血酶原时间或 INR 之外，可能还须调整剂量
泊那替尼	泊那替尼可引起严重的甚至致命的出血，与链激酶合用可增加出血的风险
达比加群酯	合用可增加出血的风险，包括严重的甚至致命的出血
达肝素	合用可增加出血的风险，包括严重的甚至致命的出血
达那肝素	合用可增加出血的风险，包括严重的甚至致命的出血
达沙替尼	达沙替尼可引起严重的甚至致命的出血，与链激酶合用可增加出血的风险，若为高龄或者患有肾脏或肝脏疾病，则风险性更大
地拉罗司	合用可增加胃肠道溃疡和出血的风险
地西卢定	合用可增加出血的风险，包括严重的甚至致命的出血
肝素	合用可增加出血的风险，除监测凝血酶原时间或 INR 之外，可能还须调整剂量
高三尖杉酯碱	高三尖杉酯碱可引起严重的甚至致命的出血，与链激酶合用可增加出血的风险
华法林	合用可增加出血的风险，除监测凝血酶原时间或 INR 之外，可能还须调整剂量
磺达肝癸钠	合用可增加出血的风险，包括严重的甚至致命的出血
茴茚二酮	合用可增加出血的风险，除监测凝血酶原时间或 INR 之外，可能还须调整剂量
卡博替尼	卡博替尼能引起严重的甚至致命的出血，与链激酶合用可增加出血的风险
卡普利珠单抗	合用可能会增加出血并发症的风险
坎格瑞洛	合用可增加出血的风险，包括严重的甚至致命的出血
雷莫芦单抗	雷莫芦单抗可引起严重的甚至致命的出血，与链激酶合用可增加出血的风险
利伐沙班	合用可增加出血的风险，包括严重的甚至致命的出血
普拉格雷	合用可增加出血的风险，包括严重的甚至致命的出血
去纤苷酸	合用可增加出血的风险
瑞戈非尼	瑞戈非尼可引起严重的甚至致命的出血，与链激酶合用可增加出血的风险
瘦素	合用可增加出血的风险，除密切监测外，可能还需要调整剂量以安全地服用两种药物
双嘧达莫	合用可增加出血的风险，除监测凝血酶原时间或 INR 之外，可能还须调整剂量
双香豆素	合用可增加出血的风险，除监测凝血酶原时间或 INR 之外，可能还须调整剂量
替拉瑞韦	合用可增加出血的风险，包括严重的甚至致命的出血
替罗非班	合用可增加出血的风险，除监测凝血酶原时间或 INR 之外，可能还须调整剂量
亭扎肝素	合用可增加出血的风险，包括严重的甚至致命的出血
托西莫单抗	托西莫单抗可引起严重的甚至致命的出血，与链激酶合用可增加出血的风险
沃拉帕沙	合用可增加出血的风险，包括严重的甚至致命的出血

合用药物	临床评价
伊诺特森	伊诺特森可能会导致血小板计数显著突然减少，在某些情况下可能导致出血。当与血液稀释剂或者其他影响血小板计数或功能的药物合用时，出血的风险可能会进一步增加。与链激酶合用可导致严重的甚至危及生命的出血并发症
依度沙班	合用可增加出血的风险，包括严重的甚至致命的出血
依鲁替尼	依鲁替尼可引起严重的甚至致命的出血，与链激酶合用可增加出血的风险
依诺肝素	合用可增加出血的风险，包括严重的甚至致命的出血
依替巴肽	合用可增加出血的风险，除密切监测外，可能还需要调整剂量以安全地服用两种药物

五、阿替普酶

与阿替普酶合用药物临床评价见表 9-42。

表 9-42　与阿替普酶合用药物临床评价

合用药物	临床评价
阿达帕林	合用可增加出血的风险，包括严重的甚至致命的出血
阿加曲班	合用可增加出血的风险，除监测凝血酶原时间或 INR 之外，可能还须调整剂量
阿卡替尼	阿卡替尼能引起严重的甚至致命的出血，与阿替普酶合用可增加出血的风险
阿哌沙班	合用可增加出血的风险，包括严重的甚至致命的出血
阿昔单抗	合用可增加出血的风险，除监测凝血酶原时间或 INR 之外，可能还须调整剂量
贝曲西班	合用可增加出血的风险，包括严重的甚至致命的出血
比伐卢定	合用可增加出血的风险，除监测凝血酶原时间或 INR 之外，可能还须调整剂量
泊那替尼	泊那替尼可引起严重的甚至致命的出血，与阿替普酶合用可增加出血的风险
达比加群酯	合用可增加出血的风险，包括严重的甚至致命的出血
达肝素	合用可增加出血的风险，包括严重的甚至致命的出血
达沙替尼	达沙替尼可引起严重的甚至致命的出血，与阿替普酶合用可增加出血的风险，若为高龄或者患有肾脏或肝脏疾病，则风险性更大
地拉罗司	合用可增加胃肠道溃疡和出血的风险
地西卢定	合用可增加出血的风险，包括严重的甚至致命的出血
肝素	合用可增加出血的风险，除监测凝血酶原时间或 INR 之外，可能还须调整剂量
高三尖杉酯碱	高三尖杉酯碱可引起严重的甚至致命的出血，与阿替普酶合用可增加出血的风险
华法林	合用可增加出血的风险，除监测凝血酶原时间或 INR 之外，可能还须调整剂量
磺达肝癸钠	合用可增加出血的风险，包括严重的甚至致命的出血
茴茚二酮	合用可增加出血的风险，除监测凝血酶原时间或 INR 之外，可能还须调整剂量
卡博替尼	卡博替尼能引起严重的甚至致命的出血，与阿替普酶合用可增加出血的风险
卡普利珠单抗	合用可能会增加出血并发症的风险
坎格瑞洛	合用可增加出血的风险，包括严重的甚至致命的出血
雷莫芦单抗	雷莫芦单抗可引起严重的甚至致命的出血，与阿替普酶合用可增加出血的风险
利伐沙班	合用可增加出血的风险，包括严重的甚至致命的出血
普拉格雷	合用可增加出血的风险，包括严重的甚至致命的出血
去纤苷酸	合用可增加出血的风险
瑞戈非尼	瑞戈非尼可引起严重的甚至致命的出血，与阿替普酶合用可增加出血的风险
瘦素	合用可增加出血的风险，除密切监测外，可能还需要调整剂量以安全地服用两种药物

续表

合用药物	临床评价
双香豆素	合用可增加出血的风险，除监测凝血酶原时间或INR之外，可能还须调整剂量
替拉瑞韦	合用可增加出血的风险，包括严重的甚至致命的出血
替罗非班	合用可增加出血的风险，除监测凝血酶原时间或INR之外，可能还须调整剂量
亭扎肝素	合用可增加出血的风险，包括严重的甚至致命的出血
托西莫单抗	托西莫单抗可引起严重的甚至致命的出血，与阿替普酶合用可增加出血的风险
沃拉帕沙	合用可增加出血的风险，包括严重的甚至致命的出血
伊诺特森	伊诺特森可能会导致血小板计数显著突然减少，在某些情况下可能导致出血。当与血液稀释剂或者其他也会影响血小板计数或功能的药物合用时，出血的风险可能会进一步增加。与阿替普酶合用可导致严重的甚至危及生命的出血并发症
依度沙班	合用可增加出血的风险，包括严重的甚至致命的出血
依鲁替尼	依鲁替尼可引起严重的甚至致命的出血，与阿替普酶合用可增加出血的风险
依诺肝素	合用可增加出血的风险，包括严重的甚至致命的出血
依替巴肽	合用可增加出血的风险，除密切监测外，可能还需要调整剂量以安全地服用两种药物

第六节　血容量扩充剂

右旋糖酐40

与右旋糖酐40合用药物临床评价见表9-43。

表9-43　与右旋糖酐40合用药物临床评价

合用药物	临床评价
阿达帕林	合用可增加出血的风险，包括严重的甚至致命的出血
阿卡替尼	阿卡替尼能引起严重的甚至致命的出血，与右旋糖酐40合用可增加出血的风险
阿哌沙班	合用可增加出血的风险，包括严重的甚至致命的出血
阿昔单抗	合用更容易出血
贝曲西班	合用可增加出血的风险，包括严重的甚至致命的出血
达比加群酯	合用可增加出血的风险，包括严重的甚至致命的出血
达肝素	合用可增加出血的风险，包括严重的甚至致命的出血
地西卢定	合用可增加出血的风险，包括严重的甚至致命的出血
高三尖杉酯碱	高三尖杉酯碱可引起严重的甚至致命的出血，与右旋糖酐40合用可增加出血的风险
华法林	合用可增加出血的风险，除监测凝血酶原时间或INR之外，可能还须调整剂量
磺达肝癸钠	合用可增加出血的风险，包括严重的甚至致命的出血
卡普利珠单抗	合用可能会增加出血并发症的风险
雷莫芦单抗	雷莫芦单抗可引起严重的甚至致命的出血，与右旋糖酐40合用可增加出血的风险
利伐沙班	合用可增加出血的风险，包括严重的甚至致命的出血
普拉格雷	合用可增加出血的风险，包括严重的甚至致命的出血
亭扎肝素	合用可增加出血的风险，包括严重的甚至致命的出血
沃拉帕沙	合用可增加出血的风险，包括严重的甚至致命的出血
依度沙班	合用可增加出血的风险，包括严重的甚至致命的出血
依诺肝素	合用可增加出血的风险，包括严重的甚至致命的出血

第十章 呼吸系统用药

一、镇咳药

1. **可待因** 与可待因合用药物临床评价见表10-1。

表10-1 与可待因合用药物临床评价

合用药物	临床评价
阿格列汀	可待因会减少阿格列汀的代谢
阿马林	可待因会减少阿马林的代谢
阿米替林	可待因会减少对阿米替林的代谢
阿莫曲坦	可待因会减少阿莫曲坦的代谢
阿莫沙平	可待因会减少对阿莫沙平的代谢
阿片	合用会增加可待因的不良反应的风险性或严重性
阿普林定	可待因会减少阿普林定的代谢
阿普洛尔	可待因会减少阿普洛尔的代谢
阿普唑仑	合用会增加阿普唑仑的不良反应的风险性或严重性
阿曲库铵	合用会增强阿曲库铵的不良反应的风险性或严重性
阿司咪唑	可待因会减少阿司咪唑的代谢
艾司西酞普兰	可待因会减少艾司西酞普兰的代谢
安吖啶	可待因会减少安吖啶的代谢
安非他酮	可待因会减少安非他酮的代谢
安泼那韦	可待因会减少安泼那韦的代谢
昂丹司琼	可待因会减少昂丹司琼的代谢
奥氮平	可待因会减少奥氮平的代谢
奥曲肽	合用会减少可待因的代谢
倍他洛尔	可待因会减少倍他洛尔的代谢
苯丙胺	可待因会减少苯丙胺的代谢
苯海拉明	可待因会减少苯海拉明的代谢
苯乙双胍	可待因会减少苯乙双胍的代谢
苯扎托品	可待因会减少苯扎托品的代谢
苯佐卡因	合用会增加可待因的不良反应的风险性或严重性
比索洛尔	可待因会减少比索洛尔的代谢
苄普地尔	可待因会减少苄普地尔的代谢
丙泊酚	合用会增加可待因的不良反应的风险性或严重性
丙氯拉嗪	可待因会减少丙氯拉嗪的代谢
丙米嗪	可待因会减少丙米嗪的代谢
泊那替尼	可待因会减少泊那替尼的代谢
布比卡因	合用会增加布比卡因的不良反应的风险性或严重性
茶碱	可待因会减少茶碱的代谢

续表

合用药物	临床评价
长春碱	可待因会减少长春碱的代谢
长春瑞滨	可待因会减少长春瑞滨的代谢
达非那新	可待因会减少达非那新的代谢
达格列净	可待因会减少达格列净的代谢
达克罗宁	合用会增加可待因的不良反应的风险性或严重性
达拉他韦	可待因会减少达拉他韦的代谢
氮卓斯汀	可待因会减少对氮卓斯汀的代谢
地尔硫䓬	可待因会减少地尔硫䓬的代谢
地拉夫定	可待因会减少地拉夫定的代谢
地塞米松	合用会减少可待因的血药浓度
地昔帕明	可待因会减少地昔帕明的代谢
丁丙诺啡	可待因可能会增强丁丙诺啡的中枢神经系统抑制作用
丁呋洛尔	可待因会减少丁呋洛尔的代谢
丁卡因	合用会增加可待因的不良反应的风险性或严重性
丁螺环酮	可待因会减少丁螺环酮的代谢
对乙酰氨基酚	可待因会减少对乙酰氨基酚的代谢
多巴胺	可待因会减少多巴胺的代谢
多拉司琼	可待因会减少多拉司琼的代谢
多奈哌齐	可待因会减少多奈哌齐的代谢
多潘立酮	可待因会减少多潘立酮的代谢
多柔比星	可待因会减少多柔比星的代谢
多塞平	可待因会减少多塞平的代谢
多沙唑嗪	可待因会减少多沙唑嗪的代谢
厄洛替尼	可待因会减少厄洛替尼的代谢
恩氟烷	合用会增加恩氟烷的不良反应的严重性或风险性
恩卡尼	可待因会减少恩卡尼的代谢
二氢埃托啡	合用会增加可待因的不良反应的风险性或严重性
非那西丁	可待因会减少非那西丁的代谢
芬戈莫德	可待因会减少芬戈莫德的代谢
芬太尼	合用会增加可待因的不良反应的风险性或严重性
奋乃静	可待因会减少奋乃静的代谢
呋喃西林	可待因会减少呋喃西林的代谢
呋塞米	合用会增加可待因的不良反应的风险性或严重性
氟伐他汀	可待因会减少氟伐他汀的代谢
氟奋乃静	可待因会减少氟奋乃静的代谢
氟伏沙明	可待因会减少氟伏沙明的代谢
氟桂利嗪	可待因会减少氟桂利嗪的代谢
氟卡尼	可待因会减少氟卡尼的代谢
氟哌啶醇	可待因会减少氟哌啶醇的代谢
氟烷	可待因会减少氟烷的代谢
氟西汀	可待因会减少氟西汀的代谢

续表

合用药物	临床评价
福莫特罗	可待因会减少福莫特罗的代谢
格拉司琼	可待因会减少格拉司琼的代谢
桂利嗪	可待因会减少桂利嗪的代谢
蒿甲醚	可待因会减少蒿甲醚的代谢
琥珀胆碱	琥珀胆碱可能会增强可待因的致心动过缓的作用
华法林	可增强华法林的作用
环苯扎林	可待因会减少环苯扎林的代谢
环磷酰胺	可待因会减少环磷酰胺的代谢
黄体酮	可待因会减少黄体酮的代谢
吉非替尼	可待因会减少吉非替尼的代谢
加兰他敏	可待因会减少加兰他敏的代谢
甲基苯丙胺	可待因会减少甲基苯丙胺的代谢
甲哌卡因	合用会增加可待因的不良反应的风险性或严重性
甲氧氟烷	可待因会减少甲氧氟烷的代谢
甲氧氯普胺	可待因会减少甲氧氯普胺的代谢
甲乙哌酮	可待因会减少甲乙哌酮的代谢
决奈达隆	可待因会减少决奈达隆的代谢
咖啡因	可待因会减少咖啡因的代谢
卡利拉嗪	可待因会减少卡利拉嗪的代谢
卡替洛尔	可待因会减少卡替洛尔的代谢
卡托普利	可待因会减少卡托普利的代谢
卡维地洛	可待因会减少卡维地洛的代谢
可卡因	合用会减少可待因的治疗效果
可乐定	可待因会减少可乐定的代谢
奎尼丁	奎尼丁可抑制可待因去甲基转化为活性代谢物吗啡的反应，而使可待因的药理作用降低
喹硫平	可待因会减少喹硫平的代谢
拉贝洛尔	可待因会减少拉贝洛尔的代谢
兰瑞肽	合用会减少可待因的代谢
雷尼替丁	可待因会减少雷尼替丁的代谢
利多卡因	合用会增加利多卡因的不良反应的风险性或严重性
利培酮	可待因会减少利培酮的代谢
罗哌卡因	可待因会减少罗哌卡因的代谢
洛莫司汀	可待因会减少洛莫司汀的代谢
洛哌丁胺	可待因会减少洛哌丁胺的代谢
氯胺酮	合用会增加可待因的不良反应的风险性或严重性
氯苯那敏	可待因会减少氯苯那敏的代谢
氯丙嗪	可待因会减少氯丙嗪的代谢
氯氮䓬	可待因会减少氯氮䓬的代谢
氯氮平	可待因会减少氯氮平的代谢
氯卡色林	可待因会减少氯卡色林的代谢
氯喹	可待因会减少氯喹的代谢

续表

合用药物	临床评价
氯雷他定	可待因会减少氯雷他定的代谢
氯米帕明	可待因会减少氯米帕明的代谢
氯维地平	可待因会减少氯维地平的代谢
氯唑沙宗	可待因会减少氯唑沙宗的代谢
马普替林	可待因会减少马普替林的代谢
吗啡	可待因会减少吗啡的代谢
吗氯贝胺	可待因会减少吗氯贝胺的代谢
麦角乙脲	可待因会减少麦角乙脲的代谢
美芬妥英	可待因会减少美芬妥英的代谢
美沙酮	可待因会减少美沙酮的代谢，可加重中枢性呼吸抑制作用
美索达嗪	可待因会减少美索达嗪的代谢
美西律	可待因会减少美西律的代谢
咪达唑仑	合用会增加可待因的不良反应的风险性或严重性
米安色林	可待因会减少米安色林的代谢
米氮平	可待因会减少米氮平的代谢
米那普林	可待因会减少米那普林的代谢
那格列奈	可待因会减少那格列奈的代谢
尼古丁	可待因会减少尼古丁的代谢
尼卡地平	可待因会减少尼卡地平的代谢
尼麦角林	可待因会减少尼麦角林的代谢
帕罗西汀	可待因会减少帕罗西汀的代谢
帕洛诺司琼	可待因会减少帕洛诺司琼的代谢
帕唑帕尼	可待因会减少帕唑帕尼的代谢
哌泊噻嗪	可待因会减少哌泊噻嗪的代谢
哌甲酯	可待因会减少哌甲酯的代谢
哌克昔林	可待因会减少哌克昔林的代谢
哌库溴铵	合用会增加哌库溴铵的不良反应的风险性或严重性
哌嗪	可待因会减少哌嗪的代谢
哌替啶	可待因会减少哌替啶的代谢，会增加可待因的不良反应的风险性或严重性
泮库溴铵	合用会增加泮库溴铵的不良反应的风险性或严重性
喷他脒	可待因会减少喷他脒的代谢
硼替佐米	可待因会减少硼替佐米的代谢
普鲁卡因胺	可待因会减少普鲁卡因胺的代谢
普罗替林	可待因会减少普罗替林的代谢
普萘洛尔	可待因会减少普萘洛尔的代谢
羟丁酸钠	羟丁酸钠可能会增强可待因的中枢神经系统抑制作用
羟考酮	可待因会减少羟考酮的代谢
羟吗啡酮	可待因会减少羟吗啡酮的代谢
氢吗啡酮	可待因会减少氢吗啡酮的代谢
曲马多	合用会增加曲马多的不良反应的风险性或严重性
曲唑酮	可待因会减少曲唑酮的代谢

续表

合用药物	临床评价
去氨加压素	合用会增加不良反应的风险或严重性
去甲替林	可待因会减少去甲替林的代谢
瑞芬太尼	合用会增加可待因的不良反应的风险性或严重性
噻氯匹定	合用会减弱可待因的治疗作用，可待因会减少噻氯匹定的代谢
噻吗洛尔	可待因会减少噻吗洛尔的代谢
舍曲林	可待因会减少舍曲林的代谢
舍吲哚	可待因会减少舍吲哚的代谢
双氢可待因	可待因会减少双氢可待因的代谢
特非那丁	可待因会减少特非那丁的代谢
替加色罗	可待因会减少替加色罗的代谢
替拉瑞韦	可待因会减少替拉瑞韦的代谢
筒箭毒碱	合用会增加筒箭毒碱的不良反应的风险性或严重性
头孢氨苄	可待因会减少头孢氨苄的代谢
托特罗定	可待因会减少托特罗定的代谢
维库溴铵	合用会增加维库溴铵的不良反应的风险性或严重性
维拉佐酮	可待因会减少维拉佐酮的代谢
伪麻黄碱	可待因会减少伪麻黄碱的代谢
文拉法辛	可待因会减少文拉法辛的代谢
芜地溴铵	可待因会减少芜地溴铵的代谢
西地那非	可待因会减少西地那非的代谢
西洛他唑	可待因会减少西洛他唑的代谢
西酞普兰	可待因会减少西酞普兰的代谢
西维美林	可待因会减少西维美林的代谢
硝苯地平	可待因会减少硝苯地平的代谢
辛伐他汀	可待因会减少辛伐他汀的代谢
氧化亚氮	合用会增加可待因的不良反应的风险性或严重性
伊达比星	可待因会减少伊达比星的代谢
伊马替尼	可待因会减少伊马替尼的代谢
伊沙佐米	可待因会减少伊沙佐米的代谢
依立曲坦	可待因会减少依立曲坦的代谢
依鲁替尼	可待因会减少依鲁替尼的代谢
依匹斯汀	可待因会减少依匹斯汀的代谢
依替卡因	合用会增加可待因的不良反应的风险性或严重性
依托考昔	可待因会减少依托考昔的代谢
依托咪酯	合用会增加依托咪酯的不良反应的风险性或严重性
乙基吗啡	可待因会减少乙基吗啡的代谢
乙酰胆碱	可待因会减少乙酰胆碱的代谢
异丙酚	可待因会减少异丙酚的代谢
异丙托溴铵	可待因会减少异丙托溴铵的代谢
异喹胍	可待因会减少异喹胍的代谢

合用药物	临床评价
吲哚洛尔	可待因会减少吲哚洛尔的代谢
右苯丙胺	可待因会减少右苯丙胺的代谢
右芬氟拉明	可待因会减少右芬氟拉明的代谢
右美沙芬	可待因会减少右美沙芬的代谢
右哌甲酯	可待因会减少右哌甲酯的代谢
育亨宾	可待因会减少育亨宾的代谢
扎西他滨	可待因会减少扎西他滨的代谢
珠氯噻醇	可待因会减少珠氯噻醇的代谢
左米那普仑	可待因会减少左米那普仑的代谢
左旋多巴	可待因会减少左旋多巴的代谢

2. **右美沙芬** 与右美沙芬合用药物临床评价见表 10-2。

表 10-2 与右美沙芬合用药物临床评价

合用药物	临床评价
阿司匹林	合用会升高阿司匹林的血药浓度
倍他米松	合用会升高倍他米松的血药浓度
苯乙肼	合用可导致死亡，避免合用
地塞米松	合用会降低右美沙芬的血药浓度，升高地塞米松的血药浓度
芬太尼	合用会增加右美沙芬的不良反应的风险性或严重性
金刚烷胺	合用会加重金刚烷胺的不良反应的严重性或风险
可待因	可待因会减少右美沙芬的代谢
雷沙吉兰	避免合用，可导致致命性不良反应
利伐沙班	合用会升高利伐沙班的血药浓度
利托那韦	利托那韦升高右美沙芬的血药浓度（有中毒的危险），避免合用
氯吡格雷	合用会升高氯吡格雷的血药浓度，减少右美沙芬的代谢
吗啡	合用会升高吗啡的血药浓度
吗氯贝胺	合用可能导致中枢神经兴奋或抑制（高血压或低血压），避免合用
麦角胺	合用会增加右美沙芬的不良反应的风险性或严重性
美金刚	合用增加中枢神经中毒的危险，避免合用
咪达唑仑	合用会升高咪达唑仑的血药浓度
帕罗西丁	在使用帕罗西丁治疗过程中，加入右美沙芬将导致 5-羟色胺综合征（精神状态改变、烦躁不安、高血压、颤抖及肌阵挛）
哌替啶	合用会增加哌替啶的不良反应的风险性或严重性
硼替佐米	合用会减少右美沙芬的代谢
曲马多	合用会增加曲马多的不良反应的风险性或严重性
噻氯匹定	合用会减少右美沙芬的代谢
双嘧达莫	合用会升高双嘧达莫的血药浓度
维库溴铵	合用会升高维库溴铵的血药浓度
溴隐亭	合用会升高溴隐亭的血药浓度，增加不良反应的风险或严重性

3. 那可丁 与那可丁合用药物临床评价见表10-3。

表10-3 与那可丁合用药物临床评价

合用药物	临床评价
华法林	那可丁可能提高华法林服用者的 INR 值

二、祛痰药

1. 氯化铵 与氯化铵合用药物临床评价见表10-4。

表10-4 与氯化铵合用药物临床评价

合用药物	临床评价
阿司匹林	合用时升高阿司匹林的血药浓度
苯丙胺	氯化铵酸化尿液，使苯丙胺重吸收减少、尿排泄增加，降低苯丙胺的药理作用。可能需要增加苯丙胺的剂量或停用氯化铵
丁丙诺啡	氯化铵可能会增加丁丙诺啡的排泄率，导致其血清水平降低，并有可能降低疗效
二氢埃托啡	氯化铵可能会增加二氢埃托啡的排泄率，导致其血清水平降低，并有可能降低疗效
芬太尼	氯化铵可能会增加芬太尼的排泄率，导致其血清水平降低，并有可能降低疗效
氟卡尼	氯化铵可以酸化尿液，从而造成氟卡尼肾清除率增加，合用时氟卡尼的剂量可能需要增加
螺内酯	合用时易发生代谢性酸中毒
吗啡	氯化铵可能会增加吗啡的排泄率，导致其血清水平降低，并有可能降低疗效
美沙酮	美沙酮的肾清除率随尿液 pH 的降低而升高，与氯化铵合用时美沙酮的清除加快
美西律	氯化铵可以酸化尿液，造成美西律尿液重吸收减少，合用时注意监测患者美西律的血药浓度和治疗效果
排钾利尿药	排钾利尿药降低血钾，氯化铵可增加血氨，对肝功能不全者有一定危险
哌替啶	氯化铵可能会增加哌替啶的排泄率，导致其血清水平降低，并有可能降低疗效
青蒿琥酯	氯化铵可能会增加青蒿琥酯的排泄率，导致其血清水平降低，并有可能降低疗效
庆大霉素	氯化铵可使尿液酸化，增加庆大霉素的尿排泄，降低其血药浓度而降效，其他尿酸化药物也有相同作用
曲马多	氯化铵可能会增加曲马多的排泄率，导致其血清水平降低，并有可能降低疗效
瑞芬太尼	氯化铵可能会增加瑞芬太尼的排泄率，导致其血清水平降低，并有可能降低疗效

2. 碘化钾 与碘化钾合用药物临床评价见表10-5。

表10-5 与碘化钾合用药物临床评价

合用药物	临床评价
阿地肝素	阿地肝素加重碘化钾的致高血钾作用
阿利吉仑	碘化钾加重阿利吉仑的致高血钾作用
氨苯蝶啶	碘化钾加重氨苯蝶啶的致高血钾作用
茶碱	合用会升高茶碱的血药浓度
地高辛	合用会升高地高辛的血药浓度
碘[^{131}I]化钠	合用时减弱碘[^{131}I]化钠的治疗作用
肝素	肝素加重碘化钾的致高血钾作用
尼可地尔	尼可地尔加重碘化钾的致高血钾作用

续表

合用药物	临床评价
培哚普利	碘化钾加重培哚普利的致高血钾作用
双香豆素	碘化钾减弱双香豆素的抗凝活性
碳酸锂	合用可能导致甲状腺功能不全和甲状腺肿等不良反应。注意监测，必要时停药
缬沙坦	碘化钾加重缬沙坦的致高血钾作用
依普利酮	依普利酮加重碘化钾的致高血钾作用

3. 溴己新 与溴己新合用药物临床评价见表10-6。

表10-6 与溴己新合用药物临床评价

合用药物	临床评价
四环素类抗生素	合用能增加四环素类抗生素在支气管的分布浓度，增强其抗菌疗效

4. 氨溴索 与氨溴索合用药物临床评价见表10-7。

表10-7 与氨溴索合用药物临床评价

合用药物	临床评价
地塞米松	合用会降低氨溴索的血药浓度
利伐沙班	合用会降低氨溴索的血药浓度
硼替佐米	合用会减少氨溴索的代谢
噻氯匹定	合用会减少氨溴索的代谢

5. 乙酰半胱氨酸 与乙酰半胱氨酸合用药物临床评价见表10-8。

表10-8 与乙酰半胱氨酸合用药物临床评价

合用药物	临床评价
巴氨西林	合用时乙酰半胱氨酸血药峰浓度降低
活性炭	合用可能降低乙酰半胱氨酸的疗效
硝酸甘油	合用会导致明显的低血压并增强颈动脉扩张作用。如果必须合用，应密切监控患者是否出现低血压
镇咳药	不应同时服用，因为镇咳药对咳嗽反射的抑制作用可能会导致支气管分泌物的积聚

6. 羧甲司坦 与羧甲司坦合用药物临床评价见表10-9。

表10-9 与羧甲司坦合用药物临床评价

合用药物	临床评价
格列本脲	合用时不良反应的风险或严重性增加
格列吡嗪	合用时不良反应的风险或严重性增加
格列美脲	合用时不良反应的风险或严重性增加
格列齐特	合用时不良反应的风险或严重性增加
甲苯磺丁脲	合用时不良反应的风险或严重性增加
甲硝唑	合用时危险性或不良反应增加

三、平喘药

1. 麻黄碱 与麻黄碱合用药物临床评价见表10-10。

表 10-10　与麻黄碱合用药物临床评价

合用药物	临床评价
氨茶碱	一般认为有协同的止喘效用，但中药麻黄可使茶碱的体液浓度降低，两药合用毒性增大，此配伍的合理性待定
巴比妥类	麻黄碱的中枢兴奋作用与巴比妥类的中枢神经系统抑制作用相对抗。两者配伍适用于抗哮喘
单胺氧化酶抑制剂	合用可增加高血压危象危险
地氟烷	麻黄碱可能会增强地氟烷的致心律失常作用
地塞米松	麻黄碱加速地塞米松的代谢，可以增加地塞米松肝清除或诱导肝药酶，缩短地塞米松的血浆半衰期，降低治疗效果，合用时可能需要增加地塞米松的剂量
恩氟烷	麻黄碱可能会增强恩氟烷的致心律失常作用
利托君	合用时风险性或不良反应的严重性增加
利血平	麻黄碱的间接拟交感活性可能拮抗利血平的肾上腺素能神经递质耗竭作用
麦角胺	麦角胺可能会增强麻黄碱的降压作用
七氟烷	麻黄碱可能会增强七氟烷的致心律失常作用
碳酸氢钠	碳酸氢钠可使尿液碱化，影响肾对麻黄碱的排泄，合用时麻黄碱剂量应减小
氧化亚氮	麻黄碱可能会增强氧化亚氮的致心律失常作用
异氟烷	麻黄碱可能会增强异氟烷的致心律失常作用
异烟肼	不可与麻黄碱同时服用，以免发生或增加不良反应

2. 比托特罗　与比托特罗合用药物临床评价见表 10-11。

表 10-11　与比托特罗合用药物临床评价

合用药物	临床评价
麦角胺	可能会增强比托特罗的降压作用

3. 海索那林　与海索那林合用药物临床评价见表 10-12。

表 10-12　与海索那林合用药物临床评价

合用药物	临床评价
麦角胺	可能会增强海索那林的降压作用

4. 奥西那林　与奥西那林合用药物临床评价见表 10-13。

表 10-13　与奥西那林合用药物临床评价

合用药物	临床评价
呋塞米	奥西那林可能会增强呋塞米的降压作用
麦角胺	可能会增强奥西那林的降压作用
普萘洛尔	可减弱奥西那林的作用

5. 沙丁胺醇　与沙丁胺醇合用药物临床评价见表 10-14。

表 10-14　与沙丁胺醇合用药物临床评价

合用药物	临床评价
槟榔	沙丁胺醇的支气管舒张作用被槟榔碱拟胆碱作用所拮抗而降效
茶碱	合用可增加松弛支气管平滑肌的作用，也可能增加不良反应

合用药物	临床评价
地高辛	沙丁胺醇可能减少地高辛的血药浓度
戈舍瑞林	沙丁胺醇会增强戈舍瑞林的QTc间期延长效应
甲基多巴	合用有发生急性低血压的报道
利托君	合用时风险性或不良反应的严重性增加
麦角胺	可能会增强沙丁胺醇的降压作用
米非司酮	会增强沙丁胺醇的QTc间期延长效应
其他肾上腺素受体激动药	合用其他肾上腺素受体激动药，其作用可增强，不良反应也可能加重
托莫西汀	与肠外途径给予的沙丁胺醇合用增强心血管不良反应风险

6. 非诺特罗 与非诺特罗合用药物临床评价见表10-15。

表10-15 与非诺特罗合用药物临床评价

合用药物	临床评价
利托君	合用时风险性或不良反应的严重性增加
麦角胺	可能会增强非诺特罗的降压作用

7. 特布他林 与特布他林合用药物临床评价见表10-16。

表10-16 与特布他林合用药物临床评价

合用药物	临床评价
茶碱	合用可增加疗效，但心悸等不良反应也可能加重
非选择性β受体阻滞剂（包括滴眼剂）	合用可部分或全部抑制特布他林的作用
氟烷	病例报道提示，在氟烷麻醉中特布他林可诱发心律失常，二者合用需调整剂量
戈舍瑞林	特布他林会增强戈舍瑞林的QTc间期延长效应
利托君	合用时风险性或不良反应的严重性增加
麦角胺	合用可能会增强特布他林的降压作用
米非司酮	合用会增强特布他林的QTc间期延长效应
其他$β_2$受体激动剂	可能会引起低钾血症

8. 吡布特罗 与吡布特罗合用药物临床评价见表10-17。

表10-17 与吡布特罗合用药物临床评价

合用药物	临床评价
麦角胺	可能会增强吡布特罗的降压作用

9. 妥洛特罗 与妥洛特罗合用药物临床评价见表10-18。

表10-18 与妥洛特罗合用药物临床评价

合用药物	临床评价
麦角胺	可能会增强妥洛特罗的降压作用

10. 沙美特罗 与沙美特罗合用药物临床评价见表 10-19。

表 10-19 与沙美特罗合用药物临床评价

合用药物	临床评价
CYP3A4 抑制剂	合用升高沙美特罗的血药浓度
地塞米松	合用会降低沙美特罗的血药浓度
戈舍瑞林	沙美特罗会增强戈舍瑞林的 QTc 间期延长效应
利托君	合用时风险性或不良反应的严重性增加
麦角胺	合用可能会增强沙美特罗的降压作用
米非司酮	合用可升高沙美特罗的血药浓度
硼替佐米	合用会升高沙美特罗的血药浓度
噻氯匹定	合用会升高沙美特罗的血药浓度

11. 福莫特罗 与福莫特罗合用药物临床评价见表 10-20。

表 10-20 与福莫特罗合用药物临床评价

合用药物	临床评价
地氟烷	合用可能会增强福莫特罗的致心律失常作用
恩氟烷	合用可能会增强福莫特罗的致心律失常作用
戈舍瑞林	福莫特罗会增强戈舍瑞林的 QTc 间期延长效应
可待因	合用会降低福莫特罗的代谢
利托君	合用时风险性或不良反应的严重性增加
亮丙瑞林	福莫特罗会增强亮丙瑞林的 QTc 间期延长效应
麦角胺	合用可能会增强福莫特罗的降压作用
米非司酮	合用会增强福莫特罗的 QTc 间期延长效应
硼替佐米	合用会减少福莫特罗的代谢
七氟烷	合用可能会增强福莫特罗的致心律失常作用
噻氯匹定	合用会减少福莫特罗的代谢
氧化亚氮	合用可能会增强福莫特罗的致心律失常作用
异氟烷	合用可能会增强福莫特罗的致心律失常作用

12. 班布特罗 与班布特罗合用药物临床评价见表 10-21。

表 10-21 与班布特罗合用药物临床评价

合用药物	临床评价
琥珀胆碱	班布特罗增强琥珀胆碱的作用
氯化琥珀胆碱	班布特罗增强氯化琥珀胆碱的作用

13. 茚达特罗 与茚达特罗合用药物临床评价见表 10-22。

表 10-22 与茚达特罗合用药物临床评价

合用药物	临床评价
倍氯米松	茚达特罗加重倍氯米松的致低血钾作用
倍他米松	茚达特罗加重倍他米松的致低血钾作用

续表

合用药物	临床评价
苯佐卡因	合用会升高茚达特罗的血药浓度
地塞米松	茚达特罗加重地塞米松的致低血钾作用。合用会降低茚达特罗的血药浓度
丁丙诺啡	合用会升高茚达特罗的血药浓度
芬太尼	合用会升高茚达特罗的血药浓度
氟氢可的松	茚达特罗加重氟氢可的松的致低血钾作用
戈舍瑞林	茚达特罗会增加戈舍瑞林的QTc间期延长效应
甲泼尼龙	茚达特罗加重甲泼尼龙的致低血钾作用
可的松	茚达特罗加重可的松的致低血钾作用
利多卡因	合用会升高茚达特罗的血药浓度
利托君	合用时风险性或不良反应的严重性增加
亮丙瑞林	茚达特罗会增强亮丙瑞林的QTc间期延长效应
氯胺酮	合用会升高茚达特罗的血药浓度
吗啡	合用会升高茚达特罗的血药浓度
麦角胺	合用会升高茚达特罗的血药浓度，可能会增强茚达特罗的降压作用
咪达唑仑	合用会降低茚达特罗的血药浓度
米非司酮	合用会增强茚达特罗的QTc间期延长效应
帕拉米松	茚达特罗加重帕拉米松的致低血钾作用
硼替佐米	合用会减少茚达特罗的代谢
泼尼松	茚达特罗加重泼尼松的致低血钾作用
泼尼松龙	茚达特罗加重泼尼松龙的致低血钾作用
氢化可的松	茚达特罗加重氢化可的松的致低血钾作用
曲安奈德	茚达特罗加重曲安奈德的致低血钾作用
曲安西龙	茚达特罗加重曲安西龙的致低血钾作用
噻氯匹定	合用会减少茚达特罗的代谢
双嘧达莫	合用会升高茚达特罗的血药浓度
新斯的明	合用会升高茚达特罗的血药浓度
溴隐亭	合用会升高茚达特罗的血药浓度

14. 维兰特罗 与维兰特罗合用药物临床评价见表10-23。

表10-23 与维兰特罗合用药物临床评价

合用药物	临床评价
地塞米松	合用会降低维兰特罗的血药浓度
戈舍瑞林	维兰特罗会增强戈舍瑞林的QTc间期延长效应
利托君	合用时风险性或不良反应的严重性增加
硼替佐米	合用会减少维兰特罗的代谢
噻氯匹定	合用会减少维兰特罗的代谢

15. 茶碱 与茶碱合用药物临床评价见表10-24。

表10-24 与茶碱合用药物临床评价

合用药物	临床评价
ATP	可使茶碱的作用和毒性反应增强
β₂拟交感神经药	大剂量的β₂拟交感神经药与茶碱合用会增加低血钾的风险
阿普唑仑	合用会降低阿普唑仑的治疗效果
阿糖腺苷	阿糖腺苷的主要代谢物与茶碱竞争代谢，可以升高茶碱的血药浓度，两药合用应监测茶碱的血药浓度，可能需要降低茶碱的剂量
氨鲁米特	合用可以加快茶碱清除，降低茶碱的药理作用，尽管可以合用，但应监测茶碱的血药浓度，必要时增加茶碱剂量
苯巴比妥	合用时由于苯巴比妥诱导肝药酶，使茶碱的血药浓度降低，必要时应监测茶碱的血药浓度，调整剂量。茶碱和其他巴比妥类药物之间可能有类似的相互作用
苯妥英	合用可以导致彼此浓度降低，应监测两药的血药浓度，必要时增加两药的剂量
别嘌醇	合用可以抑制肝药酶，减少茶碱的清除，增加毒性，合用时应监测茶碱的毒性，降低剂量
丙硫氧嘧啶	合用会升高茶碱的血药浓度
地尔硫䓬	合用可干扰茶碱在肝内的代谢，升高茶碱的血药浓度和毒性
地塞米松	合用会降低茶碱的血药浓度
碘塞罗宁	合用会增加茶碱的代谢
呋塞米	合用可以减轻肝充血，减少茶碱与血清蛋白结合而增加茶碱清除，从而降低茶碱的血药浓度，合用应监测茶碱的血药浓度，尽量分开使用
氟伏沙明	合用可以竞争性抑制肝药酶，使茶碱的血药浓度和毒性增加，合用应调整茶碱的剂量或不合用
氟马西尼	合用会降低氟马西尼的治疗效果
氟烷	合用可导致心律失常，应谨慎使用或用恩氟烷代替氟烷
干扰素	干扰素抑制茶碱代谢。合用可使茶碱的血药浓度升高，应监测茶碱的血药浓度，可能需要降低茶碱的剂量
红霉素	红霉素阻滞茶碱的代谢，合用可以减少茶碱的清除，应监测茶碱的血药浓度，也需观察红霉素的疗效
环丙沙星	环丙沙星抑制茶碱的肝代谢，使茶碱的血药浓度和毒性增加，合用应监测茶碱的血药浓度，可能需要降低茶碱的剂量或停用环丙沙星
环丙孕酮	合用会降低茶碱的血药浓度
活性炭	活性炭可以吸附茶碱，减少口服茶碱的吸收，增加其清除，可用于茶碱过量的治疗。除此目的外，两药应分开使用，可能需要提高茶碱剂量
甲巯咪唑	甲状腺功能亢进会增加肝药酶的活性而促进茶碱代谢，甲巯咪唑则可以减少茶碱的清除，合用时应监测茶碱的血药浓度，可能需要调整茶碱剂量
咖啡因	茶碱和咖啡因之间的代谢竞争使茶碱消除减缓，两药合用使茶碱的血药浓度升高，应严密监测茶碱的血药浓度变化
卡比马唑	合用会升高茶碱的血药浓度
卡马西平	茶碱能降低卡马西平的血药浓度和生物利用度，卡马西平也使茶碱的血药浓度降低。合用时应监测两药的血药浓度，剂量可能需要调整
口服避孕药	口服避孕药可以减少茶碱清除，升高茶碱的血药浓度，合用应监测茶碱的血药浓度
锂盐	合用可使锂的肾排泄增加
利多卡因	合用会减少茶碱的代谢
利伐沙班	合用会降低茶碱的血药浓度
利福平	利福平可使茶碱的药效减弱，在用利福平前和疗程中需调整剂量

续表

合用药物	临床评价
利托君	合用时风险性或不良反应的严重性增加
硫糖铝	硫糖铝可减少口服茶碱的吸收，两药合用应监测茶碱的血药浓度，茶碱的剂量可能需要调整。此相互作用尚有争议
氯胺酮	合用能促使惊厥发作，可以合用，但应谨慎
氯烯雌醚	合用会升高茶碱的血药浓度
美西律	美西律减少茶碱的肝代谢，可使茶碱的血药浓度升高，增强茶碱的不良反应，如临床需合用，应监测茶碱的血药浓度，必要时降低剂量
咪达唑仑	合用会降低咪达唑仑的治疗效果
米非司酮	米非司酮可升高茶碱的血药浓度
莫雷西嗪	合用时可能由于莫雷西嗪的酶诱导作用而增加茶碱清除和缩短其半衰期，应严密监测茶碱的血药浓度，可能需要调整茶碱的剂量
泮库溴铵	茶碱可对抗泮库溴铵的肌松作用，且导致室上性心动过速。需要监测患者情况，必要时应适当增加泮库溴铵的剂量
硼替佐米	合用会减少茶碱的代谢
普罗帕酮	普罗帕酮可抑制茶碱的肝代谢，使茶碱的血药浓度上升，应监测茶碱的血药浓度，调整剂量
普萘洛尔	茶碱可拮抗普萘洛尔的血钾升高和血糖降低作用，但普萘洛尔有诱发哮喘的可能
氢化可的松	氢化可的松可能使茶碱的血药浓度上升（原因未明），合用应监测茶碱的血药浓度，降低茶碱剂量
氢氧化铝	胃肠道pH改变可能影响茶碱的降解和吸收。茶碱（口服）和氢氧化铝应隔开分别口服
氢氧化镁	胃肠道pH改变可能影响茶碱的降解和吸收。茶碱（口服）和氢氧化镁应隔开分别口服
噻苯唑	噻苯唑抑制影响茶碱代谢的肝药酶。两药合用使茶碱的血药浓度上升，引起恶心、嗜睡、不适，应严密监测，其剂量可能需要降低或考虑使用其他的驱肠虫药
噻氯匹定	噻氯匹定可干扰茶碱肝代谢，降低其消除率，升高茶碱的血药浓度，两药合用时应监测茶碱的血药浓度和毒性症状
噻嘧啶	噻嘧啶抑制肝药酶，降低茶碱清除或可通过加快药物释放速率而使茶碱的血药浓度升高，导致毒性和不良反应增加，合用时应严密监测茶碱的血药浓度和毒性症状，调整剂量
四环素类	合用可升高茶碱的血药浓度，增强茶碱的不良反应。两药可以合用，但应按常规监测茶碱的血药浓度。多西环素与茶碱之间未见相互作用
他克林	合用可使茶碱的消除半衰期大幅度延长和平均血药浓度上升，应监测茶碱的血药浓度及相关毒性，其剂量可能需要调整
他克莫司	茶碱可使他克莫司的血药浓度和血清肌酐值升高，应严密监测他克莫司的血药浓度和肾功能，可能需要调整剂量
碳酸锂	茶碱可导致锂的清除率增加达51%，降低疗效。可输注茶碱来快速降低锂浓度，治疗锂中毒
特比萘芬	合用可以改变茶碱的药代动力学参数（增加茶碱的AUC和延长半衰期，降低消除速率常数和清除率），应监测茶碱的血药浓度、疗效及毒性征兆，茶碱的剂量可能需要调整。可能是特比萘芬干扰CYP，使茶碱代谢受到抑制
酮康唑	酮康唑抑制肝药酶，减少茶碱清除，升高茶碱血药浓度，可产生严重不良反应；而长期应用酮康唑也有可能刺激肝药酶活性而增加茶碱的代谢。两药合用时应监测茶碱的血药浓度
维拉帕米	维拉帕米可干扰茶碱在肝内的代谢，升高其血药浓度，增加其毒性，两药合用时应严密监测茶碱的血药浓度，调整剂量
西咪替丁	西咪替丁抑制肝药酶，可以减少茶碱的清除，使茶碱的血药浓度上升，合用时应严密监测茶碱的血药浓度

续表

合用药物	临床评价
亚胺培南	合用可导致癫痫发作，应密切观察中枢神经系统毒性和癫痫发作征兆
烟草	吸烟可以诱导茶碱代谢，导致茶碱的血药浓度降低，需增加茶碱剂量，开始吸烟或停止吸烟时应监测茶碱的血药浓度
胰岛素	茶碱可致血糖降低，合用时应适当降低胰岛素剂量
乙酰唑胺、袢利尿药、噻嗪类或噻嗪类相关利尿药	合用增加低钾血症风险
异烟肼	合用可抑制茶碱在肝脏中的代谢，导致茶碱的血药浓度增高，合用时茶碱的剂量应适当调整
扎鲁司特	茶碱降低扎鲁司特的血药浓度，扎鲁司特升高茶碱的血药浓度
左甲状腺素	左甲状腺素可增加茶碱清除，合用时应监测临床效果，茶碱的剂量可能需要调整
左氧氟沙星	避免与茶碱同时使用。如需同时应用，应监测茶碱的血药浓度以调整其剂量

16. 氨茶碱 为茶碱与乙二胺的复盐，合用药物临床评价参见茶碱。

17. 二羟丙茶碱 与二羟丙茶碱合用药物临床评价见表10-25。

表10-25 与二羟丙茶碱合用药物临床评价

合用药物	临床评价
阿普唑仑	合用会降低阿普唑仑的治疗效果
丙磺舒	丙磺舒抑制二羟丙茶碱肾清除，合用可以延长二羟丙茶碱的半衰期，降低其消除率，应监测二羟丙茶碱的血药浓度，降低其剂量
氟马西尼	合用会降低氟马西尼的治疗效果
咖啡因或其他黄嘌呤类药	合用可增加二羟丙茶碱的作用和毒性
锂盐	合用可使锂的肾排泄增加，影响锂盐的作用
利伐沙班	合用会降低二羟丙茶碱的血药浓度
利托君	合用时风险性或不良反应的严重性增加
咪达唑仑	合用会降低咪达唑仑的治疗效果
泮库溴铵	合用会增加二羟丙茶碱的不良反应的风险性或严重性
噻氯匹定	合用会减少二羟丙茶碱的代谢

18. 胆茶碱 胆茶碱是茶碱的胆酸盐形式，合用药物临床评价参见茶碱。

19. 多索茶碱 与多索茶碱合用药物临床评价见表10-26。

表10-26 与多索茶碱合用药物临床评价

合用药物	临床评价
黄嘌呤类药物	合用可增强多索茶碱的作用和毒性，避免合用
普萘洛尔	合用可升高多索茶碱的血药浓度

20. 罗氟司特 与罗氟司特合用药物临床评价见表10-27。

表 10-27 与罗氟司特合用药物临床评价

合用药物	临床评价
倍他米松	罗氟司特加重倍他米松的免疫抑制作用
促皮质素	罗氟司特加重促皮质素的免疫抑制作用
醋酸可的松	罗氟司特加重醋酸可的松的免疫抑制作用
地塞米松	罗氟司特加重地塞米松的免疫抑制作用
氟伏沙明	合用可抑制罗氟司特的代谢
氟氢可的松	罗氟司特加重氟氢可的松的免疫抑制作用
甲泼尼龙	罗氟司特加重甲泼尼龙的免疫抑制作用
泼尼松	罗氟司特加重泼尼松的免疫抑制作用
泼尼松龙	罗氟司特加重泼尼松龙的免疫抑制作用
氢化可的松	罗氟司特增强氢化可的松的免疫抑制作用
曲安奈德	罗氟司特加重曲安奈德的免疫抑制作用
曲安西龙	罗氟司特加重曲安西龙的免疫抑制作用
西咪替丁	西咪替丁升高罗氟司特活性代谢物的血药浓度

21. 异丙托溴铵 与异丙托溴铵合用药物临床评价见表 10-28。

表 10-28 与异丙托溴铵合用药物临床评价

合用药物	临床评价
阿片	合用会增加异丙托溴铵的不良反应的风险性或严重性
阿曲库铵	合用会增加异丙托溴铵的不良反应的风险性或严重性
阿托品	异丙托溴铵可能会增加阿托品的抗胆碱能活性
地塞米松	合用会降低异丙托溴铵的血药浓度
丁丙诺啡	合用会增加异丙托溴铵的不良反应的风险性或严重性
东莨菪碱	异丙托溴铵可能会增加东莨菪碱的抗胆碱能活性
二氢埃托啡	合用会增加异丙托溴铵的不良反应的风险性或严重性
芬太尼	合用会增加异丙托溴铵的不良反应的风险性或严重性
加兰他敏	合用会降低异丙托溴铵的治疗效果
可待因	合用会减少异丙托溴铵的代谢
利斯的明	合用会降低异丙托溴铵的治疗效果
利托君	合用时风险性或不良反应的严重性增加
吗啡	合用会增加异丙托溴铵的不良反应的风险性或严重性
哌库溴铵	合用会增加异丙托溴铵的不良反应的风险性或严重性
哌替啶	合用会增加异丙托溴铵的不良反应的风险性或严重性
泮库溴铵	合用会增加异丙托溴铵的不良反应的风险性或严重性
硼替佐米	合用会减少异丙托溴铵的代谢
曲马多	合用会增加异丙托溴铵的不良反应的风险性或严重性
瑞芬太尼	合用会增加异丙托溴铵的不良反应的风险性或严重性
噻氯匹定	合用会减少异丙托溴铵的代谢
筒箭毒碱	合用会增加异丙托溴铵的不良反应的风险性或严重性
维库溴铵	合用会增加维库溴铵的不良反应的风险性或严重性

合用药物	临床评价
新斯的明	合用会降低异丙托溴铵的治疗效果
溴吡斯的明	合用会降低异丙托溴铵的治疗效果
伊托必利	合用会减弱伊托必利的治疗作用
依酚氯铵	合用会降低异丙托溴铵的治疗效果

22. 噻托溴铵 与噻托溴铵合用药物临床评价见表 10-29。

表 10-29 与噻托溴铵合用药物临床评价

合用药物	临床评价
阿托品	可能会增加噻托溴铵的抗胆碱能活性
地塞米松	合用会降低噻托溴铵的血药浓度
东莨菪碱	可能会增加噻托溴铵的抗胆碱能活性
硼替佐米	合用会减少噻托溴铵的代谢
噻氯匹定	合用会减少噻托溴铵的代谢
伊托必利	合用能减弱伊托必利的治疗作用

23. 阿地溴铵 与阿地溴铵合用药物临床评价见表 10-30。

表 10-30 与阿地溴铵合用药物临床评价

合用药物	临床评价
东莨菪碱	合用可能会增加东莨菪碱的抗胆碱能活性
伊托必利	合用可减弱伊托必利的治疗作用

24. 格隆溴铵 与格隆溴铵合用药物临床评价见表 10-31。

表 10-31 与格隆溴铵合用药物临床评价

合用药物	临床评价
二甲双胍	合用会升高二甲双胍的血药浓度
利托君	合用可引起心率加快,格隆溴铵也可以增加心率,两药合用可导致严重的心动过速,应谨慎

25. 芜地溴铵 与芜地溴铵合用药物临床评价见表 10-32。

表 10-32 与芜地溴铵合用药物临床评价

合用药物	临床评价
阿片	合用会增加芜地溴铵的不良反应的风险性或严重性
阿曲库铵	芜地溴铵可能会增强阿曲库铵的抗胆碱能活性
苯佐卡因	合用会升高芜地溴铵的血药浓度
地塞米松	合用会降低芜地溴铵的血药浓度
丁丙诺啡	合用会升高芜地溴铵的血药浓度
二氢埃托啡	合用会增加芜地溴铵的不良反应的风险性或严重性
芬太尼	合用会升高芜地溴铵的血药浓度
加兰他敏	合用会降低芜地溴铵的治疗效果
可待因	合用会减少芜地溴铵的代谢
利多卡因	合用会升高芜地溴铵的血药浓度

续表

合用药物	临床评价
利斯的明	合用会降低芜地溴铵的治疗效果
氯胺酮	合用会升高芜地溴铵的血药浓度
吗啡	合用会升高芜地溴铵的血药浓度
麦角胺	合用会升高芜地溴铵的血药浓度
咪达唑仑	合用会降低芜地溴铵的血药浓度
哌库溴铵	芜地溴铵可能会增强哌库溴铵的抗胆碱能活性
哌替啶	合用会增加芜地溴铵的不良反应的风险性或严重性
泮库溴铵	芜地溴铵可能会增强泮库溴铵的抗胆碱能活性
曲马多	合用会增加芜地溴铵的不良反应的风险性或严重性
瑞芬太尼	合用会增加芜地溴铵的不良反应的风险性或严重性
噻氯匹定	合用会减少芜地溴铵的代谢
双嘧达莫	合用会升高芜地溴铵的血药浓度
筒箭毒碱	芜地溴铵可能会增强筒箭毒碱的抗胆碱能活性
维库溴铵	芜地溴铵可能会增强维库溴铵的抗胆碱能活性
新斯的明	合用会降低芜地溴铵的治疗效果
溴吡斯的明	合用会降低芜地溴铵的治疗效果
溴隐亭	合用会升高芜地溴铵的血药浓度
伊托必利	可减弱伊托必利的治疗作用
依酚氯铵	合用会降低芜地溴铵的治疗效果

26. 倍氯米松 与倍氯米松合用药物临床评价见表 10-33。

表 10-33 与倍氯米松合用药物临床评价

合用药物	临床评价
阿曲库铵	合用可能会增强倍氯米松的不良神经肌肉活性
华法林	倍氯米松可增强华法林的抗凝作用
筒箭毒碱	合用会增加倍氯米松的不良反应的风险性或严重性
新斯的明	合用会增加倍氯米松的不良反应的风险性或严重性
溴吡斯的明	合用会增加倍氯米松的不良反应的风险性或严重性
依酚氯铵	合用会增加倍氯米松的不良反应的风险性或严重性

27. 异丁司特 与异丁司特合用药物临床评价见表 10-34。

表 10-34 与异丁司特合用药物临床评价

合用药物	临床评价
阿司匹林	合用会增加不良反应的风险性或严重性,阿司匹林增强异丁司特的抗血栓作用
阿替普酶	异丁司特增强阿替普酶的抗凝作用
达肝素	异丁司特增强达肝素的抗凝作用
肝素钠	异丁司特增强肝素钠的抗凝作用
华法林	异丁司特增强华法林的抗凝作用
磺达肝素	异丁司特增强磺达肝素的抗凝作用
利伐沙班	异丁司特增强利伐沙班的抗凝作用

续表

合用药物	临床评价
链激酶	异丁司特增强链激酶的抗凝作用
氯吡格雷	异丁司特增强氯吡格雷的抗凝作用，氯吡格雷增强异丁司特的抗血栓作用
那曲肝素	异丁司特增强那曲肝素的抗凝作用
尿激酶	异丁司特增强尿激酶的抗凝作用
前列地尔	合用增强异丁司特的抗血栓作用
瑞替普酶	异丁司特增强瑞替普酶的抗凝作用
噻氯匹定	异丁司特增强噻氯匹定的抗凝作用，噻氯匹定增强异丁司特的抗血栓作用
双嘧达莫	异丁司特增强双嘧达莫的抗凝作用，双嘧达莫增强异丁司特的抗血栓作用
替罗非班	异丁司特增强替罗非班的抗凝作用
替奈普酶	异丁司特增强替奈普酶的抗凝作用
西洛他唑	异丁司特增强西洛他唑的抗凝作用
依诺肝素	异丁司特增强依诺肝素的抗凝作用
右旋糖酐40	异丁司特增强右旋糖酐40的抗凝作用

28. 扎鲁司特 与扎鲁司特合用药物临床评价见表10-35。

表10-35 与扎鲁司特合用药物临床评价

合用药物	临床评价
阿普唑仑	合用会减少阿普唑仑的代谢
阿司匹林	合用增强扎鲁司特的血药浓度，减少阿司匹林的代谢
氨茶碱	氨茶碱降低扎鲁司特的血药浓度，扎鲁司特升高氨茶碱的血药浓度
丙泊酚	合用会减少丙泊酚的代谢
地塞米松	合用会降低扎鲁司特的血药浓度
丁丙诺啡	合用会减少丁丙诺啡的代谢
华法林	扎鲁司特增强华法林的抗凝效应
利多卡因	合用会减少利多卡因的代谢
氯胺酮	合用会减少氯胺酮的代谢
氯吡格雷	合用会减少氯吡格雷的代谢
米非司酮	米非司酮可升高扎鲁司特的血药浓度
硼替佐米	合用会减少扎鲁司特的代谢
噻氯匹定	合用会减少扎鲁司特的代谢
西洛他唑	合用会升高西洛他唑的血药浓度

29. 孟鲁司特 与孟鲁司特合用药物临床评价见表10-36。

表10-36 与孟鲁司特合用药物临床评价

合用药物	临床评价
地塞米松	合用会降低孟鲁司特的血药浓度
吉非罗齐	合用会升高孟鲁司特的血药浓度
硼替佐米	合用会减少孟鲁司特的代谢
扑米酮	合用会降低孟鲁司特的血药浓度
噻氯匹定	合用会减少孟鲁司特的代谢

30. 塞曲司特 与塞曲司特合用药物临床评价见表 10-37。

表 10-37 与塞曲司特合用药物临床评价

合用药物	临床评价
阿司匹林	合用会增加不良反应的风险或严重性
达肝素	塞曲司特增强达肝素的抗凝作用
地塞米松	合用会降低塞曲司特的血药浓度
肝素钠	塞曲司特增强肝素钠的抗凝作用
华法林	塞曲司特增强华法林的抗凝作用
磺达肝素	塞曲司特增强磺达肝素的抗凝作用
利伐沙班	塞曲司特增强利伐沙班的抗凝作用
链霉素	塞曲司特可能会降低链霉素的排泄率并导致链霉素的血药浓度降低、疗效减弱
氯吡格雷	合用会减少塞曲司特的代谢
那曲肝素	塞曲司特增强那曲肝素的抗凝作用
硼替佐米	合用会减少塞曲司特的代谢
前列地尔	合用会减弱前列地尔的治疗作用
庆大霉素	塞曲司特可能会降低庆大霉素的排泄率，导致庆大霉素的血药浓度降低、疗效减弱
噻氯匹定	合用会减少塞曲司特的代谢
西洛他唑	合用会升高西洛他唑的血药浓度
依诺肝素	塞曲司特增强依诺肝素的抗凝作用
右旋糖酐 40	塞曲司特增强右旋糖酐 40 的抗凝作用

31. 曲尼司特 与曲尼司特合用药物临床评价见表 10-38。

表 10-38 与曲尼司特合用药物临床评价

合用药物	临床评价
阿曲库铵	曲尼司特可能会增强阿曲库铵的神经肌肉阻断活性
阿司匹林	合用会增加不良反应的风险或严重性
阿替普酶	曲尼司特增强阿替普酶的抗凝作用
达肝素	曲尼司特增强达肝素的抗凝作用
肝素钠	曲尼司特增强肝素钠的抗凝作用
华法林	曲尼司特增强华法林的抗凝作用，合用会增加不良反应的风险或严重性
磺达肝素	曲尼司特增强磺达肝素的抗凝作用
利伐沙班	曲尼司特增强利伐沙班的抗凝作用
链激酶	曲尼司特增强链激酶的抗凝作用
链霉素	曲尼司特可能会降低链霉素的排泄率，导致链霉素的血药浓度降低、疗效减弱
氯吡格雷	合用会减弱氯吡格雷的治疗作用，氯吡格雷增强曲尼司特的抗血栓作用
那曲肝素	曲尼司特增强那曲肝素的抗凝作用
尿激酶	曲尼司特增强尿激酶的抗凝作用
前列地尔	合用会减弱前列地尔的治疗作用
庆大霉素	曲尼司特可能会降低庆大霉素的排泄率，导致庆大霉素的血药浓度降低、疗效减弱
去氨加压素	合用会增加不良反应的风险或严重性
瑞替普酶	曲尼司特增强瑞替普酶的抗凝作用

续表

合用药物	临床评价
噻氯匹定	曲尼司特增强噻氯匹定的抗凝作用，噻氯匹定增强曲尼司特的抗血栓作用
双嘧达莫	曲尼司特增强双嘧达莫的抗凝作用，双嘧达莫增强曲尼司特的抗血栓作用
替罗非班	曲尼司特增强替罗非班的抗凝作用
替奈普酶	曲尼司特增强替奈普酶的抗凝作用
西洛他唑	曲尼司特增强西洛他唑的抗凝作用
依诺肝素	曲尼司特增强依诺肝素的抗凝作用
右旋糖酐40	曲尼司特增强右旋糖酐40的抗凝作用

32. 齐留通 与齐留通合用药物临床评价见表10-39。

表10-39 与齐留通合用药物临床评价

合用药物	临床评价
阿司匹林	合用会增加不良反应的风险性或严重性
达肝素	齐留通增强达肝素抗凝作用
地塞米松	合用会降低齐留通的血药浓度
肝素钠	齐留通增强肝素钠的抗凝作用
华法林	合用会升高华法林的血药浓度
磺达肝素	齐留通增强磺达肝素的抗凝作用
利多卡因	合用会减少齐留通的代谢
利伐沙班	齐留通增强利伐沙班的抗凝作用
链霉素	齐留通可能会降低链霉素的排泄率，导致链霉素的血药浓度降低、疗效减弱
那曲肝素	齐留通增强那曲肝素的抗凝作用
硼替佐米	合用会减少齐留通的代谢
普萘洛尔	合用会升高普萘洛尔的血药浓度
前列地尔	合用会减弱前列地尔的治疗作用
庆大霉素	齐留通可能会降低庆大霉素的排泄率，导致庆大霉素的血药浓度降低、疗效减弱
去氨加压素	合用会增加不良反应的风险或严重性
噻氯匹定	合用会减少齐留通的代谢
依诺肝素	齐留通增强依诺肝素的抗凝作用
右旋糖酐40	齐留通增强右旋糖酐40的抗凝作用

四、其他

1. α_1蛋白酶抑制剂 与α_1蛋白酶抑制剂合用药物临床评价见表10-40。

表10-40 与α_1蛋白酶抑制剂合用药物临床评价

合用药物	临床评价
溴隐亭	合用会升高溴隐亭的血药浓度

2. 猪肺磷脂 与猪肺磷脂合用药物临床评价见表10-41。

表 10-41 与猪肺磷脂合用药物临床评价

合用药物	临床评价
奥曲肽	加重猪肺磷脂减慢心率的作用
兰瑞肽	加重猪肺磷脂减慢心率的作用

3. 吡非尼酮 与吡非尼酮合用药物临床评价见表 10-42。

表 10-42 与吡非尼酮合用药物临床评价

合用药物	临床评价
CYP1A2 抑制剂	合用（中度）升高吡非尼酮的血药浓度
阿司匹林	合用会增加不良反应的风险性或严重性
达肝素	吡非尼酮增强达肝素的抗凝作用
肝素钠	吡非尼酮增强肝素钠的抗凝作用
华法林	吡非尼酮增强华法林的抗凝作用
磺达肝素	吡非尼酮增强磺达肝素的抗凝作用
利伐沙班	吡非尼酮增强利伐沙班的抗凝作用
链霉素	吡非尼酮可能会降低链霉素的排泄率，导致链霉素的血药浓度降低、疗效减弱
那曲肝素	吡非尼酮增强那曲肝素的抗凝作用
硼替佐米	合用会升高吡非尼酮的血药浓度
前列地尔	合用会减弱前列地尔的治疗作用
庆大霉素	吡非尼酮可能会降低庆大霉素的排泄率，导致庆大霉素的血药浓度降低、疗效减弱
去氨加压素	合用会增加不良反应的风险或严重性
依诺肝素	吡非尼酮增强依诺肝素的抗凝作用
右旋糖酐 40	吡非尼酮增强右旋糖酐 40 的抗凝作用

第十一章 消化系统用药

一、抗酸药

1. **碳酸氢钠** 与碳酸氢钠合用药物临床评价见表 11-1。

表 11-1 与碳酸氢钠合用药物临床评价

合用药物	临床评价
多替拉韦	多替拉韦和碳酸氢钠不应同时口服,包含铝、钙、铁、镁和(或)其他矿物质的产品可能会干扰多替拉韦的吸收并降低其在治疗 HIV 感染中的有效性,应该在碳酸氢钠给药前至少 2 小时或给药后 6 小时服用多替拉韦

2. **氧化镁** 与氧化镁合用药物临床评价见表 11-2。

表 11-2 与氧化镁合用药物临床评价

合用药物	临床评价
多替拉韦	多替拉韦和碳酸氢钠不应同时口服,包含铝、钙、铁、镁和(或)其他矿物质的产品可能会干扰多替拉韦的吸收并降低其在治疗 HIV 感染中的有效性,应该在碳酸氢钠给药前至少 2 小时或给药后 6 小时服用多替拉韦
厄达替尼	合用可能会影响厄达替尼的初始剂量测定,该机制可能与厄达替尼抑制成纤维细胞生长因子受体(FGFR)的药效学作用有关
聚苯乙烯	合用可能会增加发生代谢性碱中毒的风险,这是由碳酸氢盐的积累导致的体内 pH 失衡,肾功能不全者更易发生
帕替洛莫	合用时可能会发生全身性碱中毒,该机制涉及阳离子与树脂的结合,这阻止了阳离子中和肠中的碳酸氢根离子,也干扰了树脂的钾交换能力

3. **含铝抗酸药** 与含铝抗酸药合用药物临床评价见表 11-3。

表 11-3 与含铝抗酸药合用药物临床评价

合用药物	临床评价
度骨化醇	严重肾功能损害患者长期使用含铝制剂治疗,特别是在使用维生素 D 类似物治疗期间,可能导致铝中毒。肾衰竭患者由于铝的清除功能受损,存在毒性风险,而由于铝在肠道的吸收增加,服用维生素 D 类似物可能进一步增加毒性风险
多替拉韦	多替拉韦和碳酸氢钠不应同时口服,包含铝、钙、铁、镁和(或)其他矿物质的产品可能会干扰多替拉韦的吸收并降低其在治疗 HIV 感染中的有效性,应该在碳酸氢钠给药前至少 3 小时或给药后 6 小时服用多替拉韦
厄达替尼	厄达替尼与含铝抗酸药合用可能影响其起始剂量测定。其机制可能与厄达替尼抑制 FGFR 的药效作用有关。抑制 FGFR 受体已被证明导致血清磷酸盐水平升高。血清磷酸盐水平被用来指导在开始厄达替尼治疗后 14~21 天的初始剂量增加及治疗期间的剂量调整。除非没有其他选择,否则在使用厄达替尼期间,禁止合用会增加血清磷酸盐水平的药物(如磷酸钾补充剂、维生素 D 补充剂、抗酸药、含磷酸盐灌肠剂或泻药及已知含有磷酸盐作为赋形剂的药物)

续表

合用药物	临床评价
枸橼酸钙	合用可能会显著增加血清铝浓度，导致中毒，应避免合用。枸橼酸盐通过一种未知的机制增强铝的胃肠道吸收，这可能涉及可溶性铝-枸橼酸盐复合物的形成
枸橼酸钾	合用可能会显著增加血清铝浓度，导致中毒，应避免合用。枸橼酸盐通过一种未知的机制增强铝的胃肠道吸收，这可能涉及可溶性铝-枸橼酸盐复合物的形成
枸橼酸钠	合用可能会显著增加血清铝浓度，导致中毒，应避免合用。枸橼酸盐通过一种未知的机制增强铝的胃肠道吸收，这可能涉及可溶性铝-枸橼酸盐复合物的形成
聚磺苯乙烯钠	在口服阳离子交换树脂和不可吸收的阳离子制剂（如抗酸药或泻药）时，曾有过全身性碱中毒的报道。其机制涉及阳离子与树脂的结合，这阻止了阳离子中和肠道中的碳酸氢根离子，也干扰了树脂的钾交换能力。在肾功能不全患者中，这种相互作用更可能发生，也更为严重，应避免合用
喹诺酮类	含铝抗酸药可影响喹诺酮类药物的口服吸收
拉替拉韦	与含铝和（或）镁的抗酸药合用可降低拉替拉韦的口服生物利用度，应避免合用
帕立骨化醇	重度肾功能损害患者长期使用含铝制剂治疗，特别是在使用维生素 D 类似物治疗期间，可能导致铝中毒。肾衰竭患者由于铝的清除功能受损，存在毒性风险，而由于铝在肠道的吸收增加，服用维生素 D 类似物可能进一步增加毒性风险
帕替洛莫	在口服阳离子交换树脂和不可吸收的阳离子制剂（如抗酸药或泻药）时，曾有过全身性碱中毒的报道。其机制涉及阳离子与树脂的结合，这阻止了阳离子中和肠道中的碳酸氢根离子，也干扰了树脂的钾交换能力。在肾功能不全患者中，这种相互作用更可能发生，也更为严重，应避免合用
四环素类	含铝抗酸药可影响四环素类药物的口服吸收

二、H_2受体拮抗剂

1. 西咪替丁 与西咪替丁合用药物临床评价见表11-4。

表11-4 与西咪替丁合用药物临床评价

合用药物	临床评价
阿司咪唑	西咪替丁抑制 CYP，并可能干扰抗组胺药阿司咪唑的代谢，其积累都可能导致 QT 间期的延长，并可能导致室性心律失常
阿扎那韦	合用可能会干扰阿扎那韦的吸收并降低其有效性
苯妥英	合用可能会增加苯妥英的作用
表柔比星	西咪替丁可升高表柔比星 AUC 50%，其机制尚不清楚，但可能与西咪替丁抑制表柔比星的代谢酶有关，西咪替丁不应与表柔比星合用
达沙替尼	不建议合用，西咪替丁可能会干扰达沙替尼的吸收，可能降低其抗肿瘤效果
多非利特	不建议合用，合用可能会明显升高多非利特的血药浓度，增加发生心律失常的风险，这可能是严重的并且可能危及生命
卡莫司汀	合用可能会增加卡莫司汀对骨髓功能的抑制作用，导致不同类型的血细胞数量减少
利匹韦林	西咪替丁可通过降低胃中的酸度来减少利匹韦林的吸收和的血药浓度，并降低药物对 HIV 感染的疗效
磷苯妥英	合用可能会增强磷苯妥英的作用
硫利达嗪	不建议硫利达嗪与西咪替丁合用，合用会使硫利达嗪的血药浓度升高至危险水平，并导致心律失常，甚至可能危及生命
卤泛群	西咪替丁可能会升高卤泛群的血药浓度，可能会增加发生严重心律失常的风险，尽管这是一种相对罕见的不良反应，但可能会严重威胁生命

合用药物	临床评价
洛莫司汀	合用可能会增强洛莫司汀对患者骨髓功能的抑制作用，从而导致不同类型的血细胞数量减少
洛哌丁胺	西咪替丁可能显著升高洛哌丁胺的血药浓度，这可能会导致严重的和潜在的致命并发症，如心律失常和心搏骤停，尤其是患者使用超过推荐剂量的洛哌丁胺时
奈拉替尼	通过降低胃中的酸度，西咪替丁可能会干扰奈拉替尼的吸收并降低其有效性
帕唑帕尼	通过降低胃中的酸度，西咪替丁可能会干扰帕唑帕尼的吸收并降低其有效性
匹莫齐特	西咪替丁可能会显著升高匹莫齐特的血药浓度，可能会增加严重的、可能危及生命的心律失常发生的风险，以及匹莫齐特的其他不良反应，如嗜睡、视物模糊、口干、便秘、血压降低、帕金森样症状和异常的肌肉运动
羟考酮	西咪替丁可能会升高羟考酮的血药浓度
氢可酮	西咪替丁可能会升高氢可酮的血药浓度
他莫昔芬	西咪替丁有规律地或连续长时间使用时，可能会降低他莫昔芬在治疗乳腺癌中的有效性
特非那定	西咪替丁通过抑制 CYP，可能干扰抗组胺药特非那定的代谢，其蓄积可能导致 QT 间期延长，并可能导致室性心律失常
替扎尼定	西咪替丁可能会显著升高替扎尼定的血药浓度，增强其作用，可能会导致血压过度下降
西波莫德	合用可能会增加严重心动过缓和房室传导阻滞发生的风险
西沙必利	合用可能会升高西沙必利的血药浓度，其机制是西咪替丁可抑制 CYP3A4（负责西沙必利代谢清除的同工酶）
西酞普兰	合用可能会升高西酞普兰的血药浓度，并增加某些不良反应的风险，包括可能会严重发作或危及生命的心律失常
依利格鲁司特	西咪替丁治疗可显著升高依利格鲁司特的血药浓度，这可能会增加发生严重且可能危及生命的心脏不良反应（如心律失常、心脏传导阻滞和心搏骤停）的风险
依匹哌唑	西咪替丁可能会升高依匹哌唑的血药浓度，增加诸如嗜睡、癫痫发作、帕金森样症状、异常肌肉运动和低血压等不良反应
左醋美沙朵	不建议左醋美沙朵与西咪替丁合用，合用可能会显著升高左醋美沙朵的血药浓度，增加发生心律失常的风险，这种心律失常可能是严重的甚至可能危及生命，尽管这是一种相对罕见的不良反应

2. 雷尼替丁 与雷尼替丁合用药物临床评价见表 11-5。

表 11-5 与雷尼替丁合用药物临床评价

合用药物	临床评价
阿扎那韦	合用可能会干扰阿扎那韦的吸收并降低其有效性
达沙替尼	不建议将达沙替尼与雷尼替丁合用，雷尼替丁可能会干扰达沙替尼的吸收，可能会降低其抗肿瘤效果
利匹韦林	雷尼替丁可通过降低胃中的酸度来减少利匹韦林的吸收和的血药浓度，并降低药物对 HIV 感染的疗效
洛哌丁胺	雷尼替丁可能显著升高洛哌丁胺的血药浓度，可能会导致严重的和潜在的致命并发症，如心律失常和心搏骤停，尤其是患者使用超过推荐剂量的洛哌丁胺时
奈拉替尼	通过降低胃中的酸度，雷尼替丁可能会干扰奈拉替尼的吸收并降低其有效性
帕唑帕尼	通过降低胃中的酸度，雷尼替丁可能会干扰帕唑帕尼的吸收并降低其有效性
西波莫德	合用可能会增加严重心动过缓和房室传导阻滞发生的风险

3. 法莫替丁 与法莫替丁合用药物临床评价见表 11-6。

表 11-6 与法莫替丁合用药物临床评价

合用药物	临床评价
阿扎那韦	合用可能会干扰阿扎那韦的吸收并降低其有效性
达沙替尼	不建议达沙替尼与法莫替丁合用,法莫替丁可能会干扰达沙替尼的吸收,可能降低其抗肿瘤效果
利匹韦林	法莫替丁可通过降低胃中的酸度来减少利匹韦林的吸收和的血药浓度,并降低药物对 HIV 感染的疗效
奈拉替尼	通过降低胃中的酸度,法莫替丁可能会干扰奈拉替尼的吸收并降低其有效性
帕唑帕尼	通过降低胃中的酸度,法莫替丁可能会干扰帕唑帕尼的吸收并降低其有效性
替扎尼定	法莫替丁可能会显著增加患者的血药浓度和替扎尼定的作用,可能会导致血压过度下降
西波莫德	合用可能会增加严重心动过缓和房室传导阻滞发生的风险

4. 尼扎替丁 与尼扎替丁合用药物临床评价见表 11-7。

表 11-7 与尼扎替丁合用药物临床评价

合用药物	临床评价
阿扎那韦	合用可能会干扰阿扎那韦的吸收并降低其有效性
达沙替尼	不建议达沙替尼与尼扎替丁合用,尼扎替丁可能会干扰达沙替尼的吸收,降低其抗肿瘤效果
利匹韦林	尼扎替丁可通过降低胃中的酸度来减少利匹韦林的吸收和血药浓度,并降低药物对 HIV 感染的疗效
奈拉替尼	通过降低胃中的酸度,尼扎替丁可能会干扰奈拉替尼的吸收并降低其有效性
帕唑帕尼	通过降低胃中的酸度,尼扎替丁可能会干扰帕唑帕尼的吸收并降低其有效性
西波莫德	合用可能会增加严重心动过缓和房室传导阻滞发生的风险

三、质子泵抑制剂

1. 奥美拉唑 与奥美拉唑合用药物临床评价见表 11-8。

表 11-8 与奥美拉唑合用药物临床评价

合用药物	临床评价
阿卡替尼	奥美拉唑会减少胃酸分泌,从而影响阿卡替尼的吸收并降低其药效
阿扎那韦	通过降低胃酸,奥美拉唑会降低阿扎那韦的血药浓度,并影响药物对 HIV 感染的疗效
达克替尼	奥美拉唑会降低胃酸浓度,干扰达克替尼的吸收并降低其药效
达沙替尼	奥美拉唑可能会影响达沙替尼的吸收,降低其药效
厄洛替尼	奥美拉唑可能会影响厄洛替尼的吸收,降低其药效
甲氨蝶呤	奥美拉唑会升高甲氨蝶呤的血药浓度,增加甲氨蝶呤的不良反应,合用时可能需要调整甲氨蝶呤的剂量或进行血药浓度监测
利匹韦林	通过降低胃酸,奥美拉唑会降低利匹韦林的血药浓度,并影响其对 HIV 感染的疗效
氯吡格雷	奥美拉唑会降低氯吡格雷预防心脏病或卒中的有效性
奈非那韦	奥美拉唑会降低奈非那韦的药效
奈拉替尼	奥美拉唑会影响奈拉替尼的吸收并降低其药效
帕唑帕尼	奥美拉唑会影响帕唑帕尼的吸收并降低其药效
培西达替尼	奥美拉唑会显著降低培西达替尼的生物利用度和治疗效果,应避免合用
他克莫司	奥美拉唑会显著升高某些患者中他克莫司的血药浓度,增加发生严重不良反应的风险,如高钾血症和低镁血症
西洛他唑	奥美拉唑可能会显著升高西洛他唑的血药浓度,从而增加诸如头晕、恶心、腹泻、出血或心律失常等不良反应的风险
西酞普兰	奥美拉唑会升高西酞普兰的血药浓度,并增加某些不良反应的风险

2. **兰索拉唑**　与兰索拉唑合用药物临床评价见表 11-9。

表 11-9　与兰索拉唑合用药物临床评价

合用药物	临床评价
阿卡替尼	兰索拉唑通过降低胃酸，可能会影响阿卡替尼的吸收并降低其有效性
阿扎那韦	通过降低胃酸，兰索拉唑会降低阿扎那韦的血药浓度，并影响其对 HIV 感染的疗效
达克替尼	兰索拉唑会降低胃酸而影响达克替尼的吸收并降低其有效性
达沙替尼	兰索拉唑可能会影响达沙替尼的吸收，降低其抗肿瘤效果
厄洛替尼	兰索拉唑可能会影响厄洛替尼的吸收，降低其抗肿瘤效果
甲氨蝶呤	兰索拉唑会升高甲氨蝶呤的血药浓度，增加甲氨蝶呤的不良反应，合用时可能需要调整甲氨蝶呤的剂量或进行血药浓度监测
利匹韦林	通过降低胃酸，兰索拉唑会降低利匹韦林的血药浓度，并影响其对 HIV 感染的疗效
奈非那韦	兰索拉唑会降低奈非那韦的药效
奈拉替尼	兰索拉唑会影响奈拉替尼的吸收并降低其药效
帕唑帕尼	兰索拉唑会影响帕唑帕尼的吸收并降低其药效
培西达替尼	兰索拉唑会显著降低培西达替尼的生物利用度和治疗效果，应避免合用
他克莫司	兰索拉唑会显著升高某些患者中他克莫司的血药浓度，增加发生严重不良反应的风险，如高钾血症和低镁血症
西洛他唑	兰索拉唑可能升高西洛他唑或其活性代谢物的血药浓度，应进行密切的临床和实验室监测，并根据需要调整西洛他唑的剂量
西酞普兰	兰索拉唑可能会升高西酞普兰的血药浓度，并增加某些不良反应的风险，包括可能会严重发作或危及生命的心律失常。使用时需要调整剂量或密切监测

3. **右兰索拉唑**　参见兰索拉唑。

4. **泮托拉唑**　与泮托拉唑合用药物临床评价见表 11-10。

表 11-10　与泮托拉唑合用药物临床评价

合用药物	临床评价
阿卡替尼	通过降低胃酸，泮托拉唑可能会影响阿卡替尼的吸收并降低其有效性
阿扎那韦	通过降低胃酸，泮托拉唑会降低阿扎那韦的血药浓度，并影响药物对 HIV 感染的疗效
达克替尼	泮托拉唑会降低胃酸而影响达克替尼的吸收并降低其效果
达沙替尼	泮托拉唑可能会影响达沙替尼在血液中的吸收，使药物治疗癌症的效果降低
厄洛替尼	泮托拉唑可能会干扰厄洛替尼在血液中的吸收，使药物治疗癌症的效果降低
甲氨蝶呤	泮托拉唑增加甲氨蝶呤的不良反应，合用时可能需要调整甲氨蝶呤的剂量或进行血药浓度监测
利匹韦林	通过降低胃酸，泮托拉唑会降低利匹韦林的血药浓度吸收水平，并影响药物对 HIV 感染的疗效
奈非那韦	合用会降低奈非那韦的作用，影响其对 HIV 感染的疗效
奈拉替尼	泮托拉唑会减少胃酸分泌，影响奈拉替尼的吸收并降低其疗效
帕唑帕尼	合用会干扰帕唑帕尼的吸收并降低其疗效
培西达替尼	合用会显著降低培西达替尼的生物利用度和治疗效果，应避免合用

5. **雷贝拉唑**　参见泮托拉唑。

6. **右雷贝拉唑钠**　参见雷贝拉唑。

7. **埃索美拉唑**　参见奥美拉唑。

四、胃黏膜保护药

1. 硫糖铝 与硫糖铝合用药物临床评价见表 11-11。

表 11-11 与硫糖铝合用药物临床评价

合用药物	临床评价
度骨化醇	合用时铝中毒的风险可能会进一步增加,铝会随时间积聚并沉积在各种组织中,引起毒性
多替拉韦	不应同时口服。含铝、钙、铁、镁或其他矿物质的产品可能会干扰多替拉韦的吸收并降低其在治疗 HIV 感染中的有效性
帕立骨化醇	合用时铝中毒的风险可能会进一步增加,铝会随时间积聚并沉积在各种组织中,引起毒性

2. 枸橼酸铋钾 与枸橼酸铋钾合用药物临床评价见表 11-12。

表 11-12 与枸橼酸铋钾合用药物临床评价

合用药物	临床评价
阿伐西汀	合用可能会增加钾对胃和肠道的刺激性作用,有可能会导致溃疡、出血和其他胃肠道损伤
阿利马嗪	合用可能会增加钾对胃和肠道的刺激性作用,有可能会导致溃疡、出血和其他胃肠道损伤
阿米洛利	合用可能会显著升高血钾水平,从而发展成高钾血症,严重时会导致肾衰竭、肌肉麻痹、心律失常和心搏骤停
阿米替林	合用可能会增加钾对胃和肠道的刺激性作用,有可能会导致溃疡、出血和其他胃肠道损伤
阿莫沙平	合用可能会增加钾对胃和肠道的刺激性作用,有可能会导致溃疡、出血和其他胃肠道损伤
阿齐沙坦酯	合用可能会显著升高血钾水平,从而发展成高钾血症,严重时会导致肾衰竭、肌肉麻痹、心律失常和心搏骤停
阿托品	合用可能会增加钾对胃和肠道的刺激性作用,有可能会导致溃疡、出血和其他胃肠道损伤
阿扎他定	合用可能会增加钾对胃和肠道的刺激性作用,有可能会导致溃疡、出血和其他胃肠道损伤
氨苯蝶啶	合用可能会显著升高血钾水平,从而发展成高钾血症,严重时会导致肾衰竭、肌肉麻痹、心律失常和心搏骤停
奥氮平	合用可能会增加钾对胃和肠道的刺激性作用,有可能会导致溃疡、出血和其他胃肠道损伤
奥芬那君	合用可能会增加钾对胃和肠道的刺激性作用,有可能会导致溃疡、出血和其他胃肠道损伤
奥美沙坦	合用可能会显著升高血钾水平,从而发展成高钾血症,严重时会导致肾衰竭、肌肉麻痹、心律失常和心搏骤停
奥西布宁	合用可能会增加钾对胃和肠道的刺激性作用,有可能会导致溃疡、出血和其他胃肠道损伤
贝那普利	合用可能会显著升高血钾水平,从而发展成高钾血症,严重时会导致肾衰竭、肌肉麻痹、心律失常和心搏骤停
苯海拉明	合用可能会增加钾对胃和肠道的刺激性作用,有可能会导致溃疡、出血和其他胃肠道损伤
苯海索	合用可能会增加钾对胃和肠道的刺激性作用,有可能会导致溃疡、出血和其他胃肠道损伤
苯茚胺	合用可能会增加钾对胃和肠道的刺激性作用,有可能会导致溃疡、出血和其他胃肠道损伤
苯扎托品	合用可能会增加钾对胃和肠道的刺激性作用,有可能会导致溃疡、出血和其他胃肠道损伤
比哌立登	合用可能会增加钾对胃和肠道的刺激性作用,有可能会导致溃疡、出血和其他胃肠道损伤
丙胺太林	合用可能会增加钾对胃和肠道的刺激性作用,有可能会导致溃疡、出血和其他胃肠道损伤
丙吡胺	合用可能会增加钾对胃和肠道的刺激性作用,有可能会导致溃疡、出血和其他胃肠道损伤
丙环定	合用可能会增加钾对胃和肠道的刺激性作用,有可能会导致溃疡、出血和其他胃肠道损伤
丙米嗪	合用可能会增加钾对胃和肠道的刺激性作用,有可能会导致溃疡、出血和其他胃肠道损伤
丙嗪	合用可能会增加钾对胃和肠道的刺激性作用,有可能会导致溃疡、出血和其他胃肠道损伤

续表

合用药物	临床评价
丙酰马嗪	合用可能会增加钾对胃和肠道的刺激性作用，有可能会导致溃疡、出血和其他胃肠道损伤
茶苯海明	合用可能会增加钾对胃和肠道的刺激性作用，有可能会导致溃疡、出血和其他胃肠道损伤
达非那新	合用可能会增加钾对胃和肠道的刺激性作用，有可能会导致溃疡、出血和其他胃肠道损伤
地昔帕明	合用可能会增加钾对胃和肠道的刺激性作用，有可能会导致溃疡、出血和其他胃肠道损伤
颠茄	合用可能会增加钾对胃和肠道的刺激性作用，有可能会导致溃疡、出血和其他胃肠道损伤
东莨菪碱	合用可能会增加钾对胃和肠道的刺激性作用，有可能会导致溃疡、出血和其他胃肠道损伤
多塞平	合用可能会增加钾对胃和肠道的刺激性作用，有可能会导致溃疡、出血和其他胃肠道损伤
多西拉敏	合用可能会增加钾对胃和肠道的刺激性作用，有可能会导致溃疡、出血和其他胃肠道损伤
厄贝沙坦	合用可能会显著升高血钾水平，从而发展成高钾血症，严重时会导致肾衰竭、肌肉麻痹、心律失常和心搏骤停
二羟基铝碳酸钠	合用时增加二羟基铝碳酸钠的作用，可能会导致血铝水平过高
奋乃静	合用可能会增加钾对胃和肠道的刺激性作用，有可能会导致溃疡、出血和其他胃肠道损伤
氟奋乃静	合用可能会增加钾对胃和肠道的刺激性作用，有可能会导致溃疡、出血和其他胃肠道损伤
福辛普利	合用可能会显著升高血钾水平，从而发展成高钾血症，严重时会导致肾衰竭、肌肉麻痹、心律失常和心搏骤停
格隆溴铵	合用可能会增加钾对胃和肠道的刺激性作用，有可能会导致溃疡、出血和其他胃肠道损伤
环苯扎林	合用可能会增加钾对胃和肠道的刺激性作用，有可能会导致溃疡、出血和其他胃肠道损伤
黄酮哌酯	合用可能会增加钾对胃和肠道的刺激性作用，有可能会导致溃疡、出血和其他胃肠道损伤
甲氨蝶呤	合用可能会增加钾对胃和肠道的刺激性作用，有可能会导致溃疡、出血和其他胃肠道损伤
甲地嗪	合用可能会增加钾对胃和肠道的刺激性作用，有可能会导致溃疡、出血和其他胃肠道损伤
甲基东莨菪碱	合用可能会增加钾对胃和肠道的刺激性作用，有可能会导致溃疡、出血和其他胃肠道损伤
甲硝唑	合用可能会增加钾对胃和肠道的刺激性作用，有可能会导致溃疡、出血和其他胃肠道损伤
甲氧苄啶	合用可能会显著升高血钾水平，从而发展成高钾血症，严重时会导致肾衰竭、肌肉麻痹、心律失常和心搏骤停
卡比沙明	合用可能会增加钾对胃和肠道的刺激性作用，有可能会导致溃疡、出血和其他胃肠道损伤
卡托普利	合用可能会显著升高血钾水平，从而发展成高钾血症，严重时会导致肾衰竭、肌肉麻痹、心律失常和心搏骤停
坎地沙坦	合用可能会显著升高血钾水平，从而发展成高钾血症，严重时会导致肾衰竭、肌肉麻痹、心律失常和心搏骤停
喹那普利	合用可能会显著升高血钾水平，从而发展成高钾血症，严重时会导致肾衰竭、肌肉麻痹、心律失常和心搏骤停
赖诺普利	合用可能会显著升高血钾水平，从而发展成高钾血症，严重时会导致肾衰竭、肌肉麻痹、心律失常和心搏骤停
雷米普利	合用可能会显著升高血钾水平，从而发展成高钾血症，严重时会导致肾衰竭、肌肉麻痹、心律失常和心搏骤停
莨菪碱	合用可能会增加钾对胃和肠道的刺激性作用，有可能会导致溃疡、出血和其他胃肠道损伤
硫利达嗪	合用可能会增加钾对胃和肠道的刺激性作用，有可能会导致溃疡、出血和其他胃肠道损伤
硫乙拉嗪	合用可能会增加钾对胃和肠道的刺激性作用，有可能会导致溃疡、出血和其他胃肠道损伤
螺内酯	合用可能会显著升高血钾水平，从而发展成高钾血症，严重时会导致肾衰竭、肌肉麻痹、心律失常和心搏骤停
洛沙平	合用可能会增加钾对胃和肠道的刺激性作用，有可能会导致溃疡、出血和其他胃肠道损伤

续表

合用药物	临床评价
氯苯那敏	合用可能会增加钾对胃和肠道的刺激性作用，有可能会导致溃疡、出血和其他胃肠道损伤
氯丙嗪	合用可能会增加钾对胃和肠道的刺激性作用，有可能会导致溃疡、出血和其他胃肠道损伤
氯氮平	合用可能会增加钾对胃和肠道的刺激性作用，有可能会导致溃疡、出血和其他胃肠道损伤
氯环利嗪	合用可能会增加钾对胃和肠道的刺激性作用，有可能会导致溃疡、出血和其他胃肠道损伤
氯马斯汀	合用可能会增加钾对胃和肠道的刺激性作用，有可能会导致溃疡、出血和其他胃肠道损伤
氯米帕明	合用可能会增加钾对胃和肠道的刺激性作用，有可能会导致溃疡、出血和其他胃肠道损伤
氯沙坦	合用可能会显著升高血钾水平，从而发展成高钾血症，严重时会导致肾衰竭、肌肉麻痹、心律失常和心搏骤停
马普替林	合用可能会增加钾对胃和肠道的刺激性作用，有可能会导致溃疡、出血和其他胃肠道损伤
吗茚酮	合用可能会增加钾对胃和肠道的刺激性作用，有可能会导致溃疡、出血和其他胃肠道损伤
美吡拉敏	合用可能会增加钾对胃和肠道的刺激性作用，有可能会导致溃疡、出血和其他胃肠道损伤
美索达嗪	合用可能会增加钾对胃和肠道的刺激性作用，有可能会导致溃疡、出血和其他胃肠道损伤
莫西普利	合用可能会显著升高血钾水平，从而发展成高钾血症，严重时会导致肾衰竭、肌肉麻痹、心律失常和心搏骤停
培哚普利	合用可能会显著升高血钾水平，从而发展成高钾血症，严重时会导致肾衰竭、肌肉麻痹、心律失常和心搏骤停
匹莫齐特	合用可能会增加钾对胃和肠道的刺激性作用，有可能会导致溃疡、出血和其他胃肠道损伤
普罗替林	合用可能会增加钾对胃和肠道的刺激性作用，有可能会导致溃疡、出血和其他胃肠道损伤
羟嗪	合用可能会增加钾对胃和肠道的刺激性作用，有可能会导致溃疡、出血和其他胃肠道损伤
氢氧化铝	合用会增加氢氧化铝的作用，会导致血铝水平过高
曲吡那敏	合用可能会增加钾对胃和肠道的刺激性作用，有可能会导致溃疡、出血和其他胃肠道损伤
曲米帕明	合用可能会增加钾对胃和肠道的刺激性作用，有可能会导致溃疡、出血和其他胃肠道损伤
曲普利啶	合用可能会增加钾对胃和肠道的刺激性作用，有可能会导致溃疡、出血和其他胃肠道损伤
曲司氯铵	合用可能会增加钾对胃和肠道的刺激性作用，有可能会导致溃疡、出血和其他胃肠道损伤
去甲替林	合用可能会增加钾对胃和肠道的刺激性作用，有可能会导致溃疡、出血和其他胃肠道损伤
赛庚啶	合用可能会增加钾对胃和肠道的刺激性作用，有可能会导致溃疡、出血和其他胃肠道损伤
赛克利嗪	合用可能会增加钾对胃和肠道的刺激性作用，有可能会导致溃疡、出血和其他胃肠道损伤
三氟丙嗪	合用可能会增加钾对胃和肠道的刺激性作用，有可能会导致溃疡、出血和其他胃肠道损伤
三氟拉嗪	合用可能会增加钾对胃和肠道的刺激性作用，有可能会导致溃疡、出血和其他胃肠道损伤
双环维林	合用可能会增加钾对胃和肠道的刺激性作用，有可能会导致溃疡、出血和其他胃肠道损伤
索利那新	合用可能会增加钾对胃和肠道的刺激性作用，有可能会导致溃疡、出血和其他胃肠道损伤
碳酸铝	合用会增加碳酸铝的作用，会导致血铝水平过高
替米沙坦	合用可能会显著升高血钾水平，从而发展成高钾血症，严重时会导致肾衰竭、肌肉麻痹、心律失常和心搏骤停
替沃噻吨	合用可能会增加钾对胃和肠道的刺激性作用，有可能会导致溃疡、出血和其他胃肠道损伤
托特罗定	合用可能会增加钾对胃和肠道的刺激性作用，有可能会导致溃疡、出血和其他胃肠道损伤
缬沙坦	合用可能会显著升高血钾水平，从而发展成高钾血症，严重时会导致肾衰竭、肌肉麻痹、心律失常和心搏骤停
溴苯那敏	合用可能会增加钾对胃和肠道的刺激性作用，有可能会导致溃疡、出血和其他胃肠道损伤
依普利酮	合用可能会显著升高血钾水平，从而发展成高钾血症，严重时会导致肾衰竭、肌肉麻痹、心律失常和心搏骤停

续表

合用药物	临床评价
依普罗沙坦	合用可能会显著升高血钾水平，从而发展成高钾血症，严重时会导致肾衰竭、肌肉麻痹、心律失常和心搏骤停
异丙嗪	合用可能会增加钾对胃和肠道的刺激性作用，有可能会导致溃疡、出血和其他胃肠道损伤
右氯苯那敏	合用可能会增加钾对胃和肠道的刺激性作用，有可能会导致溃疡、出血和其他胃肠道损伤
右溴苯那敏	合用可能会增加钾对胃和肠道的刺激性作用，有可能会导致溃疡、出血和其他胃肠道损伤

3. **胶体果胶铋** 与胶体果胶铋合用药物（食物）临床评价见表 11-13。

表 11-13 与胶体果胶铋合用药物（食物）临床评价

合用药物（食物）	临床评价
H_2 受体拮抗剂	H_2 受体拮抗剂会降低胶体果胶铋的药效
抗酸药	抗酸药会降低胶体果胶铋的药效
牛奶	牛奶可影响胶体果胶铋的疗效
四环素类	胶体果胶铋可降低口服四环素类药物的抗菌活性，不宜合用

4. **胶体酒石酸铋** 参见胶体果胶铋。

5. **碱式碳酸铋** 与碱式碳酸铋合用药物（食物）临床评价见表 11-14。

表 11-14 与碱式碳酸铋合用药物（食物）临床评价

合用药物（食物）	临床评价
地高辛	碱式碳酸铋会降低地高辛的药效
环丙沙星	碱式碳酸铋可降低口服环丙沙星的抗菌活性，不宜合用
牛奶	牛奶可影响碱式碳酸铋的疗效
诺氟沙星	碱式碳酸铋可降低口服诺氟沙星的抗菌活性，不宜合用
四环素类	碱式碳酸铋可降低口服四环素类药物的抗菌活性，不宜合用
微生态制剂	碱式碳酸铋可影响某些微生态制剂如乳酸杆菌、乳酶生等的疗效，不宜同服

6. **尿囊素铝** 与尿囊素铝合用药物临床评价见表 11-15。

表 11-15 与尿囊素铝合用药物临床评价

合用药物	临床评价
环丙沙星	尿囊素铝可降低口服环丙沙星的抗菌活性，不宜合用
诺氟沙星	尿囊素铝可降低口服诺氟沙星的抗菌活性，不宜合用
四环素类	尿囊素铝可降低口服四环素类药物的抗菌活性，不宜合用

7. **甘珀酸** 与甘珀酸合用药物临床评价见表 11-16。

表 11-16 与甘珀酸合用药物临床评价

合用药物	临床评价
保钾利尿药	合用可降低甘珀酸不良反应的发生率，但与阿米洛利合用时，可使阿米洛利的药效降低，与螺内酯合用，两者疗效均降低
非保钾利尿药	合用可能加重低血钾。若须两者合用，必须补钾，并密切监测患者临床表现及血清电解质

合用药物	临床评价
抗胆碱药	抗胆碱药可减少甘珀酸的吸收
洋地黄类药物	甘珀酸引起的低血钾可明显增加地高辛等强心苷的毒性。正在使用洋地黄类药物的患者，不宜服用甘珀酸。如必须合用，须隔周监测血清电解质，并采取措施防止低钾血症的发生

五、抗溃疡性结肠炎药

1. 柳氮磺吡啶 与柳氮磺吡啶合用药物临床评价见表 11-17。

表 11-17 与柳氮磺吡啶合用药物临床评价

合用药物	临床评价
Rho（D）免疫球蛋白	合用会增加肾功能损伤的风险，应调整剂量或密切监测
阿德福韦	合用会增加肾功能损伤的风险，应调整剂量或密切监测
氨苯甲酸钠	合用会导致柳氮磺胺吡啶失效
氨基乙酰丙酸	合用可能会使光毒性皮肤反应（严重晒伤）的风险增加
苯甲醚	合用会增加出血的风险，应密切监测凝血酶原时间或 INR
丙胺卡因	合用会增加高铁血红蛋白血症的风险
地高洛尔	合用会增加出血的风险，应密切监测凝血酶原时间或 INR
地拉罗司	合用会增加肾功能损伤的风险，应调整剂量或密切监测
泛影酸盐	合用会增加肾功能损伤的风险
含碘造影剂	合用会增加肾功能损伤的风险
呼吸道合胞病毒免疫球蛋白	合用会增加肾功能损伤的风险，应调整剂量或密切监测
华法林	合用会增加出血的风险，应密切监测凝血酶原时间或 INR
环孢素	合用可能通过未知机制明显降低环孢素的血药浓度，导致排斥反应。合用时应密切监测肾功能和环孢素水平
甲泛葡胺	合用会增加肾功能损伤的风险
巨细胞病毒免疫球蛋白	合用会增加肾功能损伤的风险，应调整剂量或密切监测
来氟米特	合用会影响骨髓功能，导致不同类型的血细胞数量减少，出现贫血、出血或感染问题
洛美他派	合用会增加肝功能损伤的风险，合用时应避免饮酒或限制每天仅饮酒一次
米泊美生	合用会增加肝功能损伤的风险，合用时应避免饮酒或限制每天仅饮酒一次
培西达替尼	合用会增加肝功能损伤的风险
肉毒杆菌免疫球蛋白	合用会增加肾功能损伤的风险，应调整剂量或密切监测
他克莫司	合用会增加肾功能损伤的风险，应调整剂量或密切监测
特立氟胺	合用会影响骨髓功能，导致不同类型的血细胞数量减少，出现贫血、出血或感染问题
乌洛托品	合用会导致结晶尿
西多福韦	合用会增加肾功能损伤的风险
西罗莫司	合用会增加肾功能损伤的风险，应调整剂量或密切监测
亚硝酸钠	合用会增加高铁血红蛋白血症的风险

2. 奥沙拉秦 与奥沙拉秦合用药物临床评价见表 11-18。

表 11-18 与奥沙拉秦合用药物临床评价

合用药物	临床评价
Rho（D）免疫球蛋白	合用会增加肾损伤的风险，应调整剂量或进行更频繁的监测
阿德福韦	合用会增加肾损伤的风险，应调整剂量或进行更频繁的监测
地拉罗司	合用会增加肾损伤的风险，应调整剂量或进行更频繁的监测
泛影酸盐	合用会增加肾损伤的风险，在注射造影剂之前应采取特殊预防措施
含碘造影剂	合用会增加肾损伤的风险，在注射造影剂之前应采取特殊预防措施
呼吸道合胞体病毒免疫球蛋白	合用会增加肾损伤的风险，应调整剂量或进行更频繁的监测
巨细胞病毒免疫球蛋白	合用会增加肾损伤的风险，应调整剂量或进行更频繁的监测
肉毒杆菌免疫球蛋白	合用会增加肾损伤的风险，应调整剂量或进行更频繁的监测
他克莫司	合用会增加肾损伤的风险，应调整剂量或进行更频繁的监测
西多福韦	合用会增加肾损伤的风险，需在最后一次服用后等待 7 天再开始治疗
西罗莫司	合用会增加肾损伤的风险，应调整剂量或进行更频繁的监测
伊诺特森	伊诺特森可能会引起肾脏疾病，合用会增加肾损伤的风险

3. 美沙拉秦 与美沙拉秦合用药物临床评价见表 11-19。

表 11-19 与美沙拉秦合用药物临床评价

合用药物	临床评价
Rho（D）免疫球蛋白	合用会增加肾损伤的风险，应调整剂量或进行更频繁的监测
阿德福韦	合用会增加肾损伤的风险，应调整剂量或进行更频繁的监测
地拉罗司	合用会增加肾损伤的风险，应调整剂量或进行更频繁的监测
泛影酸盐	合用会增加肾损伤的风险，在注射造影剂之前应采取特殊预防措施
含碘造影剂	合用会增加肾损伤的风险，在注射造影剂之前应采取特殊预防措施
呼吸道合胞体病毒免疫球蛋白	合用会增加肾损伤的风险，应调整剂量或进行更频繁的监测
巨细胞病毒免疫球蛋白	合用会增加肾损伤的风险，应调整剂量或进行更频繁的监测
肉毒杆菌免疫球蛋白	合用会增加肾损伤的风险，应调整剂量或进行更频繁的监测
他克莫司	合用会增加肾损伤的风险，应调整剂量或进行更频繁的监测
西多福韦	合用会增加肾损伤的风险，需在最后一次服用后等待 7 天再开始治疗
西罗莫司	合用会增加肾损伤的风险，应调整剂量或进行更频繁的监测
伊诺特森	伊诺特森可能会引起肾脏疾病，合用会增加肾损伤的风险

4. 巴柳氮 与巴柳氮合用药物临床评价见表 11-20。

表 11-20 与巴柳氮合用药物临床评价

合用药物	临床评价
Rho（D）免疫球蛋白	合用会增加肾损伤的风险，应调整剂量或进行更频繁的监测
阿德福韦	合用会增加肾损伤的风险，应调整剂量或进行更频繁的监测
地拉罗司	合用会增加肾损伤的风险，应调整剂量或进行更频繁的监测
泛影酸盐	合用会增加肾损伤的风险，在注射造影剂之前应采取特殊预防措施
含碘造影剂	合用会增加肾损伤的风险，在注射造影剂之前应采取特殊预防措施
呼吸道合胞体病毒免疫球蛋白	合用会增加肾损伤的风险，应调整剂量或进行更频繁的监测
巨细胞病毒免疫球蛋白	合用会增加肾损伤的风险，应调整剂量或进行更频繁的监测

续表

合用药物	临床评价
肉毒杆菌免疫球蛋白	合用会增加肾损伤的风险，应调整剂量或进行更频繁的监测
他克莫司	合用会增加肾损伤的风险，应调整剂量或进行更频繁的监测
西多福韦	合用会增加肾损伤的风险，需在最后一次服用后等待7天再开始治疗
西罗莫司	合用会增加肾损伤的风险，应调整剂量或进行更频繁的监测

六、导泻药

硫酸镁 与硫酸镁合用药物临床评价见表11-21。

表11-21 与硫酸镁合用药物临床评价

合用药物	临床评价
阿米卡星	阿米卡星偶尔会引起肌肉麻痹，与硫酸镁合用可能会增加该风险，治疗期间应密切监测
吡唑米星	合用时会增加肌肉麻痹的风险，可能会导致严重或长期的呼吸抑制，应密切监测
达芦那韦	合用时会降低达芦那韦的口服生物利用度，该药应该在含有多价阳离子（如抗酸药、泻药或矿物质补充剂）的药物之前或之后2小时服用
厄达替尼	合用时建议密切监测患者的耐受性和血清磷酸盐水平
卡那霉素	合用时会增加肌肉麻痹的风险，可能会导致严重或长期的呼吸抑制，应密切监测
链霉素	合用时会增加肌肉麻痹的风险，可能会导致严重或长期的呼吸抑制，应密切监测
奈替米星	合用时会增加肌肉麻痹的风险，可能会导致严重或长期的呼吸抑制，应密切监测
庆大霉素	合用时会增加肌肉麻痹的风险，可能会导致严重或长期的呼吸抑制，应密切监测
妥布霉素	合用时会增加肌肉麻痹的风险，可能会导致严重或长期的呼吸抑制，应密切监测
新霉素	合用时会增加肌肉麻痹的风险，可能会导致严重或长期的呼吸抑制，应密切监测

七、止泻药

1. 复方地芬诺酯 与复方地芬诺酯合用药物临床评价见表11-22。

表11-22 与复方地芬诺酯合用药物临床评价

合用药物	临床评价
阿片类	合用会增强中枢神经系统抑制作用，不宜合用
巴比妥类	合用会增强中枢神经系统抑制作用，不宜合用
单胺氧化酶抑制剂	合用可能有发生高血压危象的潜在危险，应避免合用
呋喃妥因	合用会增强中枢神经系统抑制作用，不宜合用
格鲁米特	合用可增加中枢神经系统抑制作用，不宜合用
水合氯醛	合用会增强中枢神经系统抑制作用，不宜合用
乙醇	合用会增强中枢神经系统抑制作用，不宜合用

2. 洛哌丁胺 与洛哌丁胺合用药物临床评价见表11-23。

表11-23 与洛哌丁胺合用药物临床评价

合用药物	临床评价
阿比特龙	合用可能会显著升高洛哌丁胺的血药浓度，会导致严重和潜在的并发症，如心律失常和心搏骤停
阿扎那韦	合用可能会显著升高洛哌丁胺的血药浓度，会导致严重和潜在的并发症，如心律失常和心搏骤停

续表

合用药物	临床评价
艾代拉里斯	合用可能会显著升高洛哌丁胺的血药浓度，会导致严重和潜在的并发症，如心律失常和心搏骤停
安泼那韦	合用可能会显著升高洛哌丁胺的血药浓度，会导致严重和潜在的并发症，如心律失常和心搏骤停
胺碘酮	合用可能会显著升高洛哌丁胺的血药浓度，会导致严重和潜在的并发症，如心律失常和心搏骤停
苄普地尔	合用可能会显著升高洛哌丁胺的血药浓度，会导致严重和潜在的并发症，如心律失常和心搏骤停
泊沙康唑	合用可能会显著升高洛哌丁胺的血药浓度，会导致严重和潜在的并发症，如心律失常和心搏骤停
博赛普韦	合用可能会显著升高洛哌丁胺的血药浓度，会导致严重和潜在的并发症，如心律失常和心搏骤停
醋竹桃霉素	合用可能会显著升高洛哌丁胺的血药浓度，会导致严重和潜在的并发症，如心律失常和心搏骤停
地尔硫䓬	合用可能会显著升高洛哌丁胺的血药浓度，会导致严重和潜在的并发症，如心律失常和心搏骤停
地拉夫定	合用可能会显著升高洛哌丁胺的血药浓度，会导致严重和潜在的并发症，如心律失常和心搏骤停
伏立康唑	合用可能会显著升高洛哌丁胺的血药浓度，会导致严重和潜在的并发症，如心律失常和心搏骤停
氟班色林	合用可能会显著升高洛哌丁胺的血药浓度，会导致严重和潜在的并发症，如心律失常和心搏骤停
福沙那韦	合用可能会显著升高洛哌丁胺的血药浓度，会导致严重和潜在的并发症，如心律失常和心搏骤停
枸橼酸铋雷尼替丁	合用可能会显著升高洛哌丁胺的血药浓度，会导致严重和潜在的并发症，如心律失常和心搏骤停
红霉素	合用可能会显著升高洛哌丁胺的血药浓度，会导致严重和潜在的并发症，如心律失常和心搏骤停
环孢素	合用可能会显著升高洛哌丁胺的血药浓度，会导致严重和潜在的并发症，如心律失常和心搏骤停
吉非贝齐	合用可能会显著升高洛哌丁胺的血药浓度，会导致严重和潜在的并发症，如心律失常和心搏骤停
决奈达隆	合用可能会显著升高洛哌丁胺的血药浓度，会导致严重和潜在的并发症，如心律失常和心搏骤停
考尼伐坦	合用可能会显著升高洛哌丁胺的血药浓度，会导致严重和潜在的并发症，如心律失常和心搏骤停
可比司他	合用可能会显著升高洛哌丁胺的血药浓度，会导致严重和潜在的并发症，如心律失常和心搏骤停
克拉霉素	合用可能会显著升高洛哌丁胺的血药浓度，会导致严重和潜在的并发症，如心律失常和心搏骤停
奎尼丁	合用可能会显著升高洛哌丁胺的血药浓度，会导致严重和潜在的并发症，如心律失常和心搏骤停
奎宁	合用可能会显著升高洛哌丁胺的血药浓度，会导致严重和潜在的并发症，如心律失常和心搏骤停
拉帕替尼	合用可能会显著升高洛哌丁胺的血药浓度，会导致严重和潜在的并发症，如心律失常和心搏骤停
雷尼替丁	合用可能会显著升高洛哌丁胺的血药浓度，会导致严重和潜在的并发症，如心律失常和心搏骤停
利托那韦	合用可能会显著升高洛哌丁胺的血药浓度，会导致严重和潜在的并发症，如心律失常和心搏骤停
螺内酯	合用可能会显著升高洛哌丁胺的血药浓度，会导致严重和潜在的并发症，如心律失常和心搏骤停
氯吡格雷	合用可能会显著升高洛哌丁胺的血药浓度，会导致严重和潜在的并发症，如心律失常和心搏骤停
米贝地尔	合用可能会显著升高洛哌丁胺的血药浓度，会导致严重和潜在的并发症，如心律失常和心搏骤停
奈非那韦	合用可能会显著升高洛哌丁胺的血药浓度，会导致严重和潜在的并发症，如心律失常和心搏骤停
萘法唑酮	合用可能会显著升高洛哌丁胺的血药浓度，会导致严重和潜在的并发症，如心律失常和心搏骤停
他克莫司	合用可能会显著升高洛哌丁胺的血药浓度，会导致严重和潜在的并发症，如心律失常和心搏骤停
泰利霉素	合用可能会显著升高洛哌丁胺的血药浓度，会导致严重和潜在的并发症，如心律失常和心搏骤停
替拉瑞韦	合用可能会显著升高洛哌丁胺的血药浓度，会导致严重和潜在的并发症，如心律失常和心搏骤停
酮康唑	合用可能会显著升高洛哌丁胺的血药浓度，会导致严重和潜在的并发症，如心律失常和心搏骤停
维拉帕米	合用可能会显著升高洛哌丁胺的血药浓度，会导致严重和潜在的并发症，如心律失常和心搏骤停
西咪替丁	合用可能会显著升高洛哌丁胺的血药浓度，会导致严重和潜在的并发症，如心律失常和心搏骤停
伊曲康唑	合用可能会显著升高洛哌丁胺的血药浓度，会导致严重和潜在的并发症，如心律失常和心搏骤停
茚地那韦	合用可能会显著升高洛哌丁胺的血药浓度，会导致严重和潜在的并发症，如心律失常和心搏骤停
罂粟碱	合用会增加严重心律失常的风险

3. 阿洛司琼 与阿洛司琼合用药物临床评价见表11-24。

表11-24 与阿洛司琼合用药物临床评价

合用药物	临床评价
阿扑吗啡	合用可能会导致头晕、失去知觉、胸痛、重感或震颤的症状
氟伏沙明	合用可能会导致便秘或腹部绞痛的症状

4. 微生态制剂（地衣芽孢杆菌、酪酸梭菌、蜡样芽孢杆菌、凝结芽孢杆菌、乳杆菌LB、双歧杆菌活菌及其复合制剂） 与微生态制剂合用药物临床评价见表11-25。

表11-25 与微生态制剂合用药物临床评价

合用药物	临床评价
铋剂	合用可降低铋剂的作用，不宜合用
口服抗菌药物	合用可能会减弱微生态制剂的效果

5. 伊卢多啉 与伊卢多啉合用药物临床评价见表11-26。

表11-26 与伊卢多啉合用药物临床评价

合用药物	临床评价
CYP底物（如阿芬太尼、环孢素、双氢麦角胺、麦角胺、芬太尼、匹莫齐特、奎尼丁、西罗莫司、他克莫司）	伊卢多啉可能会升高CYP底物的血药浓度，合用时应监测合用药物的血药浓度
OATP1B1抑制剂（如环孢素、吉非贝齐、阿扎那韦、利托那韦、洛匹那韦、沙奎那韦、替拉那韦、利福平、艾曲波帕）	可升高伊卢多啉的血药浓度，合用时应降低本品的剂量，并且监测患者的不良反应，可能会对患者驾驶和操作机器的能力造成损害
强效CYP抑制剂[环丙沙星（CYP1A2）、伏立康唑（CYP2C19）、克拉霉素（CYP3A4）、帕罗西汀和安非他酮（CYP2D6）]	可能会升高伊卢多啉的血药浓度
瑞舒伐他汀	伊卢多啉可升高瑞舒伐他汀的血药浓度，增加发生肌病的风险，瑞舒伐他汀应给予最低有效剂量，并密切监测患者的不良反应
止泻药	伊卢多啉应避免与可导致便秘的药物合用（如阿洛司琼、抗胆碱药、阿片类药物），洛哌丁胺可在急性腹泻时使用，但不可长期使用，如发生便秘，应立即停用

八、催吐药

阿扑吗啡 与阿扑吗啡合用药物临床评价见表11-27。

表11-27 与阿扑吗啡合用药物临床评价

合用药物	临床评价
阿洛司琼	合用可能会导致头晕眼花、意识丧失、胸痛、重感或震颤等症状
阿那格雷	合用可能会增加心律失常的风险，甚至可能危及生命
艾司西酞普兰	合用可能会增加心律失常的风险，甚至可能危及生命
胺碘酮	合用可能会增加心律失常的风险，甚至可能危及生命

续表

合用药物	临床评价
昂丹司琼	合用可能会导致头晕眼花、意识丧失、胸痛或重感或震颤等症状
奥西替尼	合用可能会增加心律失常的风险，甚至可能危及生命
贝达喹啉	合用可能会增加心律失常的风险，甚至可能危及生命
苄普地尔	合用可能会增加心律失常的风险，甚至可能危及生命
丙吡胺	合用可能会增加心律失常的风险，甚至可能危及生命
丙氧芬	合用可能会增加如头晕、嗜睡、精神错乱和难以集中注意力的不良反应，尤其是老年人，可能在思维、判断和运动协调方面也受到损害
多非利特	合用可能会增加心律失常的风险，甚至可能危及生命
多拉司琼	合用可能会导致头晕眼花、意识丧失、胸痛、重感或震颤等症状
凡德他尼	合用可能会增加心律失常的风险，甚至可能危及生命
芬戈莫德	合用可能会增加心律失常的风险，甚至可能危及生命
氟哌啶醇	合用可能会增加心律失常的风险，甚至可能危及生命
氟哌利多	合用可能会增加心律失常的风险，甚至可能危及生命
格拉司琼	合用可能会导致头晕眼花、意识丧失、胸痛、重感或震颤等症状
加替沙星	合用可能会增加心律失常的风险，甚至可能危及生命
决奈达隆	合用可能会增加心律失常的风险，甚至可能危及生命
卡博替尼	合用可能会增加心律失常的风险，甚至可能危及生命
克唑替尼	合用可能会增加心律失常的风险，甚至可能危及生命
奎尼丁	合用可能会增加心律失常的风险，甚至可能危及生命
来伐木林	合用可能会增加心律失常的风险，甚至可能危及生命
硫利达嗪	合用可能会增加心律失常的风险，甚至可能危及生命
卤泛群	合用可能会增加心律失常的风险，甚至可能危及生命
美沙酮	合用可能会增加心律失常的风险，甚至可能危及生命
美索达嗪	合用可能会增加心律失常的风险，甚至可能危及生命
米非司酮	合用可能会增加心律失常的风险，甚至可能危及生命
莫西沙星	合用可能会增加心律失常的风险，甚至可能危及生命
尼洛替尼	合用可能会增加心律失常的风险，甚至可能危及生命
帕比司他	合用可能会增加心律失常的风险，甚至可能危及生命
帕诺洛司琼	合用可能会增加心律失常的风险，甚至可能危及生命
帕瑞肽	合用可能会增加心律失常的风险，甚至可能危及生命
匹莫齐特	合用可能会增加心律失常的风险，甚至可能危及生命
普鲁卡因胺	合用可能会增加心律失常的风险，甚至可能危及生命
齐拉西酮	合用可能会增加心律失常的风险，甚至可能危及生命
羟丁酸钠	合用可能会增加如嗜睡、头晕、精神错乱、沮丧、低血压、呼吸缓慢及思维、判断和运动协调障碍的不良反应。严重可能会导致昏迷甚至死亡
三氧化二砷	合用可能会增加心律失常的风险，甚至可能危及生命
色瑞替尼	合用可能会增加心律失常的风险，甚至可能危及生命
沙奎那韦	合用可能会增加心律失常的风险，甚至可能危及生命
索他洛尔	合用可能会增加心律失常的风险，甚至可能危及生命
托瑞米芬	合用可能会增加心律失常的风险，甚至可能危及生命
威罗非尼	合用可能会增加心律失常的风险，甚至可能危及生命

续表

合用药物	临床评价
西波莫德	合用可能会增加心律失常的风险，甚至可能危及生命
西沙必利	合用可能会增加心律失常的风险，甚至可能危及生命
西酞普兰	合用可能会增加心律失常的风险，甚至可能危及生命
伊伐布雷定	合用可能会增加心律失常的风险，甚至可能危及生命
伊潘立酮	合用可能会增加心律失常的风险，甚至可能危及生命
依布利特	合用可能会增加心律失常的风险，甚至可能危及生命
依法韦仑	合用可能会增加心律失常的风险，甚至可能危及生命
依福德尼	合用可能会增加心律失常的风险，甚至可能危及生命
罂粟碱	合用可能会增加心律失常的风险，甚至可能危及生命
左醋美沙朵	合用可能会增加心律失常的风险，甚至可能危及生命

九、止吐药

甲氧氯普胺 与甲氧氯普胺合用药物临床评价见表 11-28。

表 11-28 与甲氧氯普胺合用药物临床评价

合用药物	临床评价
阿立哌唑	合用可能增加帕金森样症状和肌肉异常运动的风险
阿利马嗪	合用可能增加帕金森样症状和肌肉异常运动的风险
阿莫沙平	合用可能增加帕金森样症状和肌肉异常运动的风险
阿塞那平	合用可能增加帕金森样症状和肌肉异常运动的风险
安非他酮	合用可能会增加癫痫发作的风险
奥氮平	合用可能增加帕金森样症状和肌肉异常运动的风险
丙胺卡因	合用可能会增加高铁血红蛋白血症的风险，应密切监测
丙嗪	合用可能增加帕金森样症状和肌肉异常运动的风险
丙酰马嗪	合用可能增加帕金森样症状和肌肉异常运动的风险
丙氧芬	合用可能会增加如头晕、嗜睡、精神错乱和难以集中注意力的不良反应，尤其是老年人，可能在思维、判断和运动协调方面受到损害
氘代丁苯那嗪	合用可能增加帕金森样症状和肌肉异常运动的风险
碘海醇	合用会增加癫痫发作的风险
碘帕醇	合用会增加癫痫发作的风险
丁苯那嗪	合用可能增加帕金森样症状和肌肉异常运动的风险
奋乃静	合用可能增加帕金森样症状和肌肉异常运动的风险
氟奋乃静	合用可能增加帕金森样症状和肌肉异常运动的风险
氟哌啶醇	合用可能增加帕金森样症状和肌肉异常运动的风险
氟哌利多	合用可能增加帕金森样症状和肌肉异常运动的风险
甲地拉嗪	合用可能增加帕金森样症状和肌肉异常运动的风险
甲泛葡胺	合用会增加癫痫发作的风险
卡利拉嗪	合用可能增加帕金森样症状和肌肉异常运动的风险
喹硫平	合用可能增加帕金森样症状和肌肉异常运动的风险
利培酮	合用可能增加帕金森样症状和肌肉异常运动的风险

续表

合用药物	临床评价
硫利达嗪	合用可能增加帕金森样症状和肌肉异常运动的风险
硫乙拉嗪	合用可能增加帕金森样症状和肌肉异常运动的风险
鲁拉西酮	合用可能增加帕金森样症状和肌肉异常运动的风险
洛沙平	合用可能增加帕金森样症状和肌肉异常运动的风险
氯丙嗪	合用可能增加帕金森样症状和肌肉异常运动的风险
氯氮平	合用可能增加帕金森样症状和肌肉异常运动的风险
吗茚酮	合用可能增加帕金森样症状和肌肉异常运动的风险
美索达嗪	合用可能增加帕金森样症状和肌肉异常运动的风险
帕潘立酮	合用可能增加帕金森样症状和肌肉异常运动的风险
匹莫齐特	合用可能增加帕金森样症状和肌肉异常运动的风险
齐拉西酮	合用可能增加帕金森样症状和肌肉异常运动的风险
羟丁酸钠	合用可能会增加如嗜睡、头晕、精神错乱、沮丧、低血压、呼吸缓慢及思维、判断和运动协调障碍的不良反应。严重可能会导致昏迷甚至死亡
曲马多	合用会增加癫痫发作的风险
三氟丙嗪	合用可能增加帕金森样症状和肌肉异常运动的风险
三氟拉嗪	合用可能增加帕金森样症状和肌肉异常运动的风险
替沃噻吨	合用可能增加帕金森样症状和肌肉异常运动的风险
亚硝酸钠	合用可能会增加高铁血红蛋白血症的风险，应密切监测
伊潘立酮	合用可能增加帕金森样症状和肌肉异常运动的风险
依匹哌唑	合用可能增加帕金森样症状和肌肉异常运动的风险
异丙嗪	合用可能增加帕金森样症状和肌肉异常运动的风险
左美丙嗪	合用可能增加帕金森样症状和肌肉异常运动的风险

十、胃肠动力药

1. 多潘立酮 与多潘立酮合用药物临床评价见表 11-29。

表 11-29　与多潘立酮合用药物临床评价

合用药物	临床评价
H_2 受体拮抗剂	胃内 pH 升高可影响多潘立酮的吸收，合用时应分开服用
地高辛	多潘立酮会掩盖地高辛中毒的症状，如恶心、呕吐，合用时应监测地高辛的血药浓度
氟哌啶醇	合用会导致内分泌调节异常和锥体外系反应增加
抗胆碱药	抗胆碱药可拮抗多潘立酮的作用
利血平	合用会导致内分泌调节异常和锥体外系反应增加
氯丙嗪	合用会导致内分泌调节异常和锥体外系反应增加

2. 西沙必利 与西沙必利合用药物临床评价见表 11-30。

表 11-30　与西沙必利合用药物临床评价

合用药物	临床评价
阿巴瑞克	合用会导致 QT 间期延长，增加室性心律失常风险，甚至可能危及生命
阿比特龙	合用会导致 QT 间期延长，增加室性心律失常风险，甚至可能危及生命

续表

合用药物	临床评价
阿夫唑嗪	合用会导致QT间期延长，增加室性心律失常风险，甚至可能危及生命
阿利马嗪	尚无相互作用，可能会升高西沙必利的血药浓度，导致心律失常
阿米替林	合用会导致QT间期延长，增加室性心律失常风险，甚至可能危及生命
阿莫沙平	合用会导致QT间期延长，增加室性心律失常风险，甚至可能危及生命
阿那格雷	合用会导致QT间期延长，增加室性心律失常风险，甚至可能危及生命
阿帕鲁胺	合用会导致QT间期延长，增加室性心律失常风险，甚至可能危及生命
阿扑吗啡	合用会导致QT间期延长，增加室性心律失常风险，甚至可能危及生命
阿奇霉素	合用会导致QT间期延长，增加室性心律失常风险，甚至可能危及生命
阿瑞匹坦	合用会升高西沙必利的血药浓度，增加心律失常的风险
阿塞那平	合用会导致QT间期延长，增加室性心律失常风险，甚至可能危及生命
阿司咪唑	合用会导致QT间期延长，增加室性心律失常风险，甚至可能危及生命
阿扎那韦	合用会升高西沙必利的血药浓度，增加心律失常的风险
艾代拉里斯	合用会升高西沙必利的血药浓度，增加心律失常的风险
艾日布林	合用会导致QT间期延长，增加室性心律失常风险，甚至可能危及生命
艾沙康唑	合用会升高西沙必利的血药浓度，增加心律失常的风险
艾司西酞普兰	合用会导致QT间期延长，增加室性心律失常风险，甚至可能危及生命
安泼那韦	合用会升高西沙必利的血药浓度，增加心律失常的风险
胺碘酮	合用会导致QT间期延长，增加室性心律失常风险，甚至可能危及生命
昂丹司琼	合用会导致QT间期延长，增加室性心律失常风险，甚至可能危及生命
奥西那林	合用会导致QT间期延长，增加室性心律失常风险，甚至可能危及生命
奥沙利铂	合用会导致QT间期延长，增加室性心律失常风险，甚至可能危及生命
奥西替尼	合用会导致QT间期延长，增加室性心律失常风险，甚至可能危及生命
贝达喹啉	合用会导致QT间期延长，增加室性心律失常风险，甚至可能危及生命
比卡鲁胺	合用会导致QT间期延长，增加室性心律失常风险，甚至可能危及生命
苄氟噻嗪	合用会增加心律失常的风险
苄普地尔	合用会导致QT间期延长，增加室性心律失常风险，甚至可能危及生命
苄噻嗪	合用会增加心律失常的风险
表柔比星	合用会导致QT间期延长，增加室性心律失常风险，甚至可能危及生命
丙吡胺	合用会导致QT间期延长，增加室性心律失常风险，甚至可能危及生命
丙氯拉嗪	合用会导致QT间期延长，增加室性心律失常风险，甚至可能危及生命
丙米嗪	合用会导致QT间期延长，增加室性心律失常风险，甚至可能危及生命
丙嗪	合用会导致QT间期延长，增加室性心律失常风险，甚至可能危及生命
丙氧芬	合用会导致QT间期延长，增加室性心律失常风险，甚至可能危及生命
伯氨喹	合用会导致QT间期延长，增加室性心律失常风险，甚至可能危及生命
泊利噻嗪	合用会增加心律失常的风险
泊沙康唑	合用会升高西沙必利的血药浓度，增加心律失常的风险
博赛普韦	合用会升高西沙必利的血药浓度，增加心律失常的风险
博舒替尼	合用会导致QT间期延长，增加室性心律失常风险，甚至可能危及生命
布美他尼	合用会升高西沙必利的血药浓度，增加心律失常的风险
垂体后叶素	合用会导致QT间期延长，增加室性心律失常风险，甚至可能危及生命
醋甲唑胺	合用使用会增加心律失常的风险

合用药物	临床评价
醋竹桃霉素	合用会升高西沙必利的血药浓度，增加心律失常的风险
达芦那韦	合用会升高西沙必利的血药浓度，增加心律失常的风险
达那唑	合用会升高西沙必利的血药浓度，增加心律失常的风险
达沙替尼	合用会导致 QT 间期延长，增加室性心律失常风险，甚至可能危及生命
氘代丁苯那嗪	合用会导致 QT 间期延长，增加室性心律失常风险，甚至可能危及生命
地尔硫䓬	合用会升高西沙必利的血药浓度，增加心律失常的风险
地加瑞克	合用会导致 QT 间期延长，增加室性心律失常风险，甚至可能危及生命
地拉夫定	合用会升高西沙必利的血药浓度，增加心律失常的风险
地昔帕明	合用会导致 QT 间期延长，增加室性心律失常风险，甚至可能危及生命
丁苯那嗪	合用会导致 QT 间期延长，增加室性心律失常风险，甚至可能危及生命
丁丙诺啡	合用会导致 QT 间期延长，增加室性心律失常风险，甚至可能危及生命
多非利特	合用会导致 QT 间期延长，增加室性心律失常风险，甚至可能危及生命
多拉司琼	合用会导致 QT 间期延长，增加室性心律失常风险，甚至可能危及生命
多柔比星	合用会导致 QT 间期延长，增加室性心律失常风险，甚至可能危及生命
多塞平（包括外用）	合用会导致 QT 间期延长，增加室性心律失常风险，甚至可能危及生命
恩克芬尼	合用会导致 QT 间期延长，增加室性心律失常风险，甚至可能危及生命
恩曲替尼	合用会导致 QT 间期延长，增加室性心律失常风险，甚至可能危及生命
恩杂鲁胺	合用会导致 QT 间期延长，增加室性心律失常风险，甚至可能危及生命
伐地那非	合用会导致 QT 间期延长，增加室性心律失常风险，甚至可能危及生命
凡德他尼	合用会导致 QT 间期延长，增加室性心律失常风险，甚至可能危及生命
芬戈莫德	合用会导致 QT 间期延长，增加室性心律失常风险，甚至可能危及生命
奋乃静	合用会导致 QT 间期延长，增加室性心律失常风险，甚至可能危及生命
呋塞米	合用会增加心律失常的风险
伏立康唑	合用会升高西沙必利的血药浓度，增加心律失常的风险
氟奋乃静	合用会导致 QT 间期延长，增加室性心律失常风险，甚至可能危及生命
氟伏沙明	合用会升高西沙必利的血药浓度，增加心律失常的风险
氟卡尼	合用会导致 QT 间期延长，增加室性心律失常风险，甚至可能危及生命
氟康唑	合用会升高西沙必利的血药浓度，增加心律失常的风险
氟哌啶醇	合用会导致 QT 间期延长，增加室性心律失常风险，甚至可能危及生命
氟哌利多	合用会导致 QT 间期延长，增加室性心律失常风险，甚至可能危及生命
氟他胺	合用会导致 QT 间期延长，增加室性心律失常风险，甚至可能危及生命
氟烷	合用会导致 QT 间期延长，增加室性心律失常风险，甚至可能危及生命
氟西汀	合用会导致 QT 间期延长，增加室性心律失常风险，甚至可能危及生命
福沙那韦	合用会升高西沙必利的血药浓度，增加心律失常的风险
福沙匹坦	合用会升高西沙必利的血药浓度，增加心律失常的风险
复方聚乙二醇电解质散	合用会增加心律失常的风险
戈舍瑞林	合用会导致 QT 间期延长，增加室性心律失常风险，甚至可能危及生命
格拉德吉	合用会导致 QT 间期延长，增加室性心律失常风险，甚至可能危及生命
格拉司琼	合用会导致 QT 间期延长，增加室性心律失常风险，甚至可能危及生命
格帕沙星	合用会导致 QT 间期延长，增加室性心律失常风险，甚至可能危及生命
红霉素	合用会升高西沙必利的血药浓度，增加心律失常的风险
环孢素	合用会升高西沙必利的血药浓度，增加心律失常的风险
环丙沙星	合用会导致 QT 间期延长，增加室性心律失常风险，甚至可能危及生命

续表

合用药物	临床评价
吉特替尼	合用会导致 QT 间期延长，增加室性心律失常风险，甚至可能危及生命
吉米沙星	合用会导致 QT 间期延长，增加室性心律失常风险，甚至可能危及生命
加替沙星	合用会导致 QT 间期延长，增加室性心律失常风险，甚至可能危及生命
甲氨蝶呤	合用会导致 QT 间期延长，增加室性心律失常风险，甚至可能危及生命
甲氟喹	合用会导致 QT 间期延长，增加室性心律失常风险，甚至可能危及生命
甲氯噻嗪	合用会增加心律失常的风险
决奈达隆	合用会导致 QT 间期延长，增加室性心律失常风险，甚至可能危及生命
卡博替尼	合用会导致 QT 间期延长，增加室性心律失常风险，甚至可能危及生命
考尼伐坦	合用会升高西沙必利的血药浓度，增加心律失常的风险
可比司他	合用会升高西沙必利的血药浓度，增加心律失常的风险
克拉霉素	合用会升高西沙必利的血药浓度，增加心律失常的风险
克唑替尼	合用会导致 QT 间期延长，增加室性心律失常风险，甚至可能危及生命
奎尼丁	合用会导致 QT 间期延长，增加室性心律失常风险，甚至可能危及生命
奎宁	合用会导致 QT 间期延长，增加室性心律失常风险，甚至可能危及生命
喹硫平	合用会导致 QT 间期延长，增加室性心律失常风险，甚至可能危及生命
拉帕替尼	合用会导致 QT 间期延长，增加室性心律失常风险，甚至可能危及生命
来特莫韦	合用会导致 QT 间期延长，增加室性心律失常风险，甚至可能危及生命
乐伐替尼	合用会导致 QT 间期延长，增加室性心律失常风险，甚至可能危及生命
雷诺嗪	合用会导致 QT 间期延长，增加室性心律失常风险，甚至可能危及生命
锂剂	合用会导致 QT 间期延长，增加室性心律失常风险，甚至可能危及生命
来伐木林	合用会增加心律失常的风险
利培酮	合用会导致 QT 间期延长，增加室性心律失常风险，甚至可能危及生命
利匹韦林	合用会导致 QT 间期延长，增加室性心律失常风险，甚至可能危及生命
利托君	合用会导致 QT 间期延长，增加室性心律失常风险，甚至可能危及生命
利托那韦	合用会升高西沙必利的血药浓度，增加心律失常的风险
亮丙瑞林	合用会导致 QT 间期延长，增加室性心律失常风险，甚至可能危及生命
膦甲酸钠	合用会导致 QT 间期延长，增加室性心律失常风险，甚至可能危及生命
硫利达嗪	合用会导致 QT 间期延长，增加室性心律失常风险，甚至可能危及生命
卢卡帕尼	合用会导致 QT 间期延长，增加室性心律失常风险，甚至可能危及生命
卤泛群	合用会导致 QT 间期延长，增加室性心律失常风险，甚至可能危及生命
氯丙嗪	合用会导致 QT 间期延长，增加室性心律失常风险，甚至可能危及生命
氯氮平	合用会导致 QT 间期延长，增加室性心律失常风险，甚至可能危及生命
氯法齐明	合用会导致 QT 间期延长，增加室性心律失常风险，甚至可能危及生命
氯喹	合用会导致 QT 间期延长，增加室性心律失常风险，甚至可能危及生命
氯霉素	合用会升高西沙必利的血药浓度，增加心律失常的风险
氯米帕明	合用会导致 QT 间期延长，增加室性心律失常风险，甚至可能危及生命
氯噻嗪	合用会增加心律失常的风险
氯噻酮	合用会增加心律失常的风险
罗米地辛	合用会导致 QT 间期延长，增加室性心律失常风险，甚至可能危及生命
洛非西定	合用会导致 QT 间期延长，增加室性心律失常风险，甚至可能危及生命

续表

合用药物	临床评价
洛美沙星	合用会导致 QT 间期延长，增加室性心律失常风险，甚至可能危及生命
马普替林	合用会导致 QT 间期延长，增加室性心律失常风险，甚至可能危及生命
马昔瑞林	合用会增加心律失常的风险
美沙酮	合用会导致 QT 间期延长，增加室性心律失常风险，甚至可能危及生命
美索达嗪	合用会导致 QT 间期延长，增加室性心律失常风险，甚至可能危及生命
米贝地尔	合用会升高西沙必利的血药浓度，增加心律失常的风险
米氮平	合用会导致 QT 间期延长，增加室性心律失常风险，甚至可能危及生命
米咪妥林	合用会导致 QT 间期延长，增加室性心律失常风险，甚至可能危及生命
米非司酮	合用会导致 QT 间期延长，增加室性心律失常风险，甚至可能危及生命
莫西沙星	合用会导致 QT 间期延长，增加室性心律失常风险，甚至可能危及生命
奈非那韦	合用会升高西沙必利的血药浓度，增加心律失常的风险
萘法唑酮	合用会升高西沙必利的血药浓度，增加心律失常的风险
尼鲁米特	合用会导致 QT 间期延长，增加室性心律失常风险，甚至可能危及生命
尼洛替尼	合用会导致 QT 间期延长，增加室性心律失常风险，甚至可能危及生命
诺氟沙星	合用会导致 QT 间期延长，增加室性心律失常风险，甚至可能危及生命
帕比司他	合用会导致 QT 间期延长，增加室性心律失常风险，甚至可能危及生命
帕利哌酮	合用会导致 QT 间期延长，增加室性心律失常风险，甚至可能危及生命
帕洛诺司琼	合用会导致 QT 间期延长，增加室性心律失常风险，甚至可能危及生命
帕瑞肽	合用会导致 QT 间期延长，增加室性心律失常风险，甚至可能危及生命
帕唑帕尼	合用会导致 QT 间期延长，增加室性心律失常风险，甚至可能危及生命
喷他脒	合用会导致 QT 间期延长，增加室性心律失常风险，甚至可能危及生命
匹多桑特	合用会增加心律失常的风险
匹莫范色林	合用会导致 QT 间期延长，增加室性心律失常风险，甚至可能危及生命
匹莫齐特	合用会导致 QT 间期延长，增加室性心律失常风险，甚至可能危及生命
普鲁卡因胺	合用会导致 QT 间期延长，增加室性心律失常风险，甚至可能危及生命
普罗帕酮	合用会导致 QT 间期延长，增加室性心律失常风险，甚至可能危及生命
普罗替林	合用会导致 QT 间期延长，增加室性心律失常风险，甚至可能危及生命
七氟烷	合用会导致 QT 间期延长，增加室性心律失常风险，甚至可能危及生命
齐拉西酮	合用会导致 QT 间期延长，增加室性心律失常风险，甚至可能危及生命
羟嗪	合用会导致 QT 间期延长，增加室性心律失常风险，甚至可能危及生命
氢氟噻嗪	合用会增加心律失常的风险
曲马多	合用会导致 QT 间期延长，增加室性心律失常风险，甚至可能危及生命
曲米帕明	合用会导致 QT 间期延长，增加室性心律失常风险，甚至可能危及生命
曲普瑞林	合用会导致 QT 间期延长，增加室性心律失常风险，甚至可能危及生命
曲唑酮	合用会导致 QT 间期延长，增加室性心律失常风险，甚至可能危及生命
去甲替林	合用会导致 QT 间期延长，增加室性心律失常风险，甚至可能危及生命
去氯羟嗪	合用会导致 QT 间期延长，增加室性心律失常风险，甚至可能危及生命
全氟丙烷	合用会导致 QT 间期延长，增加室性心律失常风险，甚至可能危及生命
柔红霉素	合用会导致 QT 间期延长，增加室性心律失常风险，甚至可能危及生命
瑞博西利	合用会导致 QT 间期延长，增加室性心律失常风险，甚至可能危及生命
三氟丙嗪	合用会导致 QT 间期延长，增加室性心律失常风险，甚至可能危及生命

续表

合用药物	临床评价
三氟拉嗪	合用会导致 QT 间期延长，增加室性心律失常风险，甚至可能危及生命
三氯苯达唑	合用会导致 QT 间期延长，增加室性心律失常风险，甚至可能危及生命
三氯噻嗪	合用会增加心律失常的风险
三氧化二砷	合用会导致 QT 间期延长，增加室性心律失常风险，甚至可能危及生命
色瑞替尼	合用会导致 QT 间期延长，增加室性心律失常风险，甚至可能危及生命
沙奎那韦	合用会导致 QT 间期延长，增加室性心律失常风险，甚至可能危及生命
舍曲林	合用会导致 QT 间期延长，增加室性心律失常风险，甚至可能危及生命
舒尼替尼	合用会导致 QT 间期延长，增加室性心律失常风险，甚至可能危及生命
双氯非那胺	合用会增加心律失常的风险
司帕沙星	合用会导致 QT 间期延长，增加室性心律失常风险，甚至可能危及生命
司替戊醇	合用会升高西沙必利的血药浓度，增加心律失常的风险
索拉非尼	合用会导致 QT 间期延长，增加室性心律失常风险，甚至可能危及生命
索利那新	合用会导致 QT 间期延长，增加室性心律失常风险，甚至可能危及生命
索他洛尔	合用会导致 QT 间期延长，增加室性心律失常风险，甚至可能危及生命
他克莫司	合用会导致 QT 间期延长，增加室性心律失常风险，甚至可能危及生命
他莫昔芬	合用会导致 QT 间期延长，增加室性心律失常风险，甚至可能危及生命
泰利霉素	合用会升高西沙必利的血药浓度，增加心律失常的风险
特布他林	合用会导致 QT 间期延长，增加室性心律失常风险，甚至可能危及生命
特非那定	合用会导致 QT 间期延长，增加室性心律失常风险，甚至可能危及生命
特拉万星	合用会导致 QT 间期延长，增加室性心律失常风险，甚至可能危及生命
替拉那韦	合用会升高西沙必利的血药浓度，增加心律失常的风险
替扎尼定	合用会导致 QT 间期延长，增加室性心律失常风险，甚至可能危及生命
酮康唑	合用会升高西沙必利的血药浓度，增加心律失常的风险
托拉塞米	合用会增加心律失常的风险
托莫西汀	合用会导致 QT 间期延长，增加室性心律失常风险，甚至可能危及生命
托瑞米芬	合用会导致 QT 间期延长，增加室性心律失常风险，甚至可能危及生命
威罗非尼	合用会导致 QT 间期延长，增加室性心律失常风险，甚至可能危及生命
维拉帕米	合用会导致 QT 间期延长，增加室性心律失常风险，甚至可能危及生命
文拉法辛	合用会导致 QT 间期延长，增加室性心律失常风险，甚至可能危及生命
沃克洛托	可能会升高西沙必利的血药浓度，导致心律失常
西波莫德	合用会导致 QT 间期延长，增加室性心律失常风险，甚至可能危及生命
西美瑞韦	合用会导致 QT 间期延长，增加室性心律失常风险，甚至可能危及生命
西咪替丁	合用会升高西沙必利的血药浓度，增加心律失常的风险
西酞普兰	合用会导致 QT 间期延长，增加室性心律失常风险，甚至可能危及生命
普罗布考	合用会导致 QT 间期延长，增加室性心律失常风险，甚至可能危及生命
腺苷	合用会增加心律失常的风险，安全使用需调整剂量，频繁监测
硝苯地平	合用会升高西沙必利的血药浓度，增加心律失常的风险
缬苯那嗪	合用会导致 QT 间期延长，增加室性心律失常风险，甚至可能危及生命
氧氟沙星	合用会导致 QT 间期延长，增加室性心律失常风险，甚至可能危及生命
伊布利特	合用会导致 QT 间期延长，增加室性心律失常风险，甚至可能危及生命
伊达比星	合用会导致 QT 间期延长，增加室性心律失常风险，甚至可能危及生命

续表

合用药物	临床评价
伊马替尼	合用会升高西沙必利的血药浓度，增加心律失常的风险
伊潘立酮	合用会导致 QT 间期延长，增加室性心律失常风险，甚至可能危及生命
伊曲康唑	合用会升高西沙必利的血药浓度，增加心律失常的风险
伊伐布雷定	合用会导致 QT 间期延长，增加室性心律失常风险，甚至可能危及生命
依法韦仑	合用会升高西沙必利的血药浓度，增加心律失常的风险
依福德尼	合用会导致 QT 间期延长，增加室性心律失常风险，甚至可能危及生命
依诺图单抗	合用会增加心律失常的风险
依他尼酸	合用会增加心律失常的风险
依佐他滨	合用会导致 QT 间期延长，增加室性心律失常风险，甚至可能危及生命
乙酰唑胺	合用会导致 QT 间期延长，增加室性心律失常风险，甚至可能危及生命
异丙嗪	合用会导致 QT 间期延长，增加室性心律失常风险，甚至可能危及生命
异丙肾上腺素	合用会导致 QT 间期延长，增加室性心律失常风险，甚至可能危及生命
吲达帕胺	合用会增加心律失常的风险
茚地那韦	合用会升高西沙必利的血药浓度，增加心律失常的风险
罂粟碱	合用会增加心律失常的风险
组氨瑞林	合用会导致 QT 间期延长，增加室性心律失常风险，甚至可能危及生命
左醋美沙朵	合用会导致 QT 间期延长，增加室性心律失常风险，甚至可能危及生命
左氧氟沙星	合用会导致 QT 间期延长，增加室性心律失常风险，甚至可能危及生命

3. **伊托必利** 与伊托必利合用药物临床评价见表 11-31。

表 11-31 与伊托必利合用药物临床评价

合用药物	临床评价
抗胆碱药	抗胆碱药可拮抗伊托必利的作用

4. **西尼必利** 参见伊托必利。
5. **氯波必利** 参见伊托必利。
6. **普卡必利** 参见伊托必利。
7. **莫沙必利** 参见伊托必利。
8. **溴必利** 参见伊托必利。

十一、抗肝胆疾病药

1. **胆酸** 与胆酸合用药物临床评价见表 11-32。

表 11-32 与胆酸合用药物临床评价

合用药物	临床评价
胆汁酸结合树脂（考来烯胺、考来替泊等）	胆汁酸结合树脂可影响胆酸的吸收
含铝抗酸药	含铝抗酸药可影响胆酸的吸收
环孢素	胆酸禁止与胆盐外排泵抑制剂如环孢素合用，可造成结合胆盐在肝脏的蓄积，如必须合用，应密切监测氨基转移酶和胆红素水平

2. 熊去氧胆酸 与熊去氧胆酸合用药物临床评价见表 11-33。

表 11-33　与熊去氧胆酸合用药物临床评价

合用药物	临床评价
雌激素	雌激素增加肝脏胆固醇的分泌，促进胆固醇胆结石的形成，因此可抵消熊去氧胆酸的作用
胆汁酸结合树脂（考来烯胺、考来替泊等）	胆汁酸结合树脂可影响熊去氧胆酸的吸收
含铝抗酸药	含铝抗酸药可影响熊去氧胆酸的吸收
口服避孕药	口服避孕药增加肝脏胆固醇的分泌，促进胆固醇胆结石的形成，因此可抵消熊去氧胆酸的作用
氯贝丁酯	氯贝丁酯增加肝脏胆固醇的分泌，促进胆固醇胆结石的形成，因此可抵消熊去氧胆酸的作用

3. 鹅去氧胆酸 与鹅去氧胆酸合用药物临床评价见表 11-34。

表 11-34　与鹅去氧胆酸合用药物临床评价

合用药物	临床评价
来氟米特	合用会增加肝功能损伤的风险
洛美他派	合用会增加肝功能损伤的风险
米泊美生	合用会增加肝功能损伤的风险
培西达替尼	合用会增加肝功能损伤的风险
特立氟胺	合用会增加肝功能损伤的风险。特立氟胺在最后一次服药后可以长时间留在血液中，即使停止服用，与其他药物的相互作用也可能会持续一段时间

第十二章 内分泌系统用药

第一节 下丘脑及影响内分泌的药物

一、促皮质素

与促皮质素合用药物临床评价见表12-1。

表12-1 与促皮质素合用药物临床评价

合用药物	临床评价
阿达木单抗	合用可增加发生严重且可能威胁生命的感染的风险
安非他酮	安非他酮很少会引起癫痫发作，将其与促皮质素合用可能会增加这种风险。如为高龄、正在戒酒或停药、有癫痫病史或影响中枢神经系统的疾病（如脑瘤或头部外伤），可能更容易发作
胺碘酮	合用可增加出现严重心律失常的风险。如果合用，须定期监测电解质（镁、钾）水平，以策安全
巴瑞替尼	合用可增加发生严重且可能致命的感染的风险。在某些情况下，合用影响骨髓或免疫系统的药物也会随时间延长增加各种癌症发生的风险
地西卢定	合用可增加出血的风险，包括严重的甚至致命的出血
芬戈莫德	合用可增加发生严重且可能威胁生命的感染的风险
戈利木单抗	合用可增加发生严重且可能威胁生命的感染的风险
克拉屈滨	合用可能会增加发生严重感染的风险
来氟米特	合用可增加发生严重感染的风险。来氟米特由于在最后一次给药后可在血液中长期停留，因此即使停止服用，与其他药物的相互作用也可能会持续一段时间
那他珠单抗	合用可增加发生严重且可能威胁生命的感染的风险。特别值得关注的是被称为进行性多灶性白质脑病（PML）的感染，这是一种罕见但严重的脑部病毒感染，可能导致残疾和死亡
赛妥珠单抗	合用可能会增加发生严重且可能威胁生命的感染的风险
特立氟胺	合用可增加发生严重感染的风险。特立氟胺由于在最后一次给药后可在血液中长期停留，因此即使停止服用，也可能与其他药物发生相互作用
天花疫苗	根据服用促皮质素的剂量和时间长短，可能有遭受疫苗感染或其他不良反应的风险，或者对疫苗的反应有所降低。在某些情况下须延迟接种疫苗，以使身体有时间从促皮质素治疗中恢复。如果最近已接种天花疫苗，可能须将促皮质素治疗推迟几周
依那西普	合用可增加发生严重且可能威胁生命的感染的风险
英夫利昔单抗	合用可增加发生严重且可能威胁生命的感染的风险

二、曲普瑞林

与曲普瑞林合用药物临床评价见表12-2。

表12-2 与曲普瑞林合用药物临床评价

合用药物	临床评价
阿那格雷	合用可增加出现严重的甚至是危及生命的心律失常的风险，尽管这是一种相对罕见的不良反应，但如患有先天性长QT间期综合征及其他心脏病（如传导异常）或电解质紊乱（如由于严重或长期腹泻或呕吐而导致镁或钾丢失），则更容易发生

续表

合用药物	临床评价
艾司西酞普兰	合用可增加出现严重的甚至是危及生命的心律失常的风险，尽管这是一种相对罕见的不良反应，但如患有先天性长QT间期综合征及其他心脏病（如传导异常）或电解质紊乱（如由于严重或长期腹泻或呕吐而导致镁或钾丢失），则更容易发生
胺碘酮	合用可增加出现严重的甚至是危及生命的心律失常的风险，尽管这是一种相对罕见的不良反应，但如患有先天性长QT间期综合征及其他心脏病（如传导异常）或电解质紊乱（如由于严重或长期腹泻或呕吐而导致镁或钾丢失），则更容易发生
奥西替尼	合用可增加出现严重的甚至是危及生命的心律失常的风险，尽管这是一种相对罕见的不良反应，但如患有先天性长QT间期综合征及其他心脏病（如传导异常）或电解质紊乱（如由于严重或长期腹泻或呕吐而导致镁或钾丢失），则更容易发生
贝达喹啉	合用可增加出现严重的甚至是危及生命的心律失常的风险，尽管这是一种相对罕见的不良反应，但如患有先天性长QT间期综合征及其他心脏病（如传导异常）或电解质紊乱（如由于严重或长期腹泻或呕吐而导致镁或钾丢失），则更容易发生
苄普地尔	合用可增加出现严重的甚至是危及生命的心律失常的风险，尽管这是一种相对罕见的不良反应，但如患有先天性长QT间期综合征及其他心脏病（如传导异常）或电解质紊乱（如由于严重或长期腹泻或呕吐而导致镁或钾丢失），则更容易发生
丙吡胺	合用可增加出现严重的甚至是危及生命的心律失常的风险，尽管这是一种相对罕见的不良反应，但如患有先天性长QT间期综合征及其他心脏病（如传导异常）或电解质紊乱（如由于严重或长期腹泻或呕吐而导致镁或钾丢失），则更容易发生
多非利特	合用可增加出现严重的甚至是危及生命的心律失常的风险，尽管这是一种相对罕见的不良反应，但如患有先天性长QT间期综合征及其他心脏病（如传导异常）或电解质紊乱（如由于严重或长期腹泻或呕吐而导致镁或钾丢失），则更容易发生
多拉司琼	合用可增加出现严重的甚至是危及生命的心律失常的风险，尽管这是一种相对罕见的不良反应，但如患有先天性长QT间期综合征及其他心脏病（如传导异常）或电解质紊乱（如由于严重或长期腹泻或呕吐而导致镁或钾丢失），则更容易发生
凡德他尼	合用可增加出现严重的甚至是危及生命的心律失常的风险，尽管这是一种相对罕见的不良反应，但如患有先天性长QT间期综合征及其他心脏病（如传导异常）或电解质紊乱（如由于严重或长期腹泻或呕吐而导致镁或钾丢失），则更容易发生
芬戈莫德	合用可增加出现严重的甚至是危及生命的心律失常的风险，尽管这是一种相对罕见的不良反应，但如患有先天性长QT间期综合征及其他心脏病（如传导异常）或电解质紊乱（如由于严重或长期腹泻或呕吐而导致镁或钾丢失），则更容易发生。另一方面，如果在开始使用曲普瑞林治疗的同时芬戈莫德治疗稳定了1个月以上，则可以合用
氟哌啶醇	合用可增加出现严重的甚至是危及生命的心律失常的风险，尽管这是一种相对罕见的不良反应，但如患有先天性长QT间期综合征及其他心脏病（如传导异常）或电解质紊乱（如由于严重或长期腹泻或呕吐而导致镁或钾丢失），则更容易发生
氟哌利多	合用可增加出现严重的甚至是危及生命的心律失常的风险，尽管这是一种相对罕见的不良反应，但如患有先天性长QT间期综合征及其他心脏病（如传导异常）或电解质紊乱（如由于严重或长期腹泻或呕吐而导致镁或钾丢失），则更容易发生
格帕沙星	格帕沙星已不在美国市场上销售。请勿将格帕沙星与任何其他药物一起服用
加替沙星	合用可增加出现严重的甚至是危及生命的心律失常的风险，尽管这是一种相对罕见的不良反应，但如患有先天性长QT间期综合征及其他心脏病（如传导异常）或电解质紊乱（如由于严重或长期腹泻或呕吐而导致镁或钾丢失），则更容易发生

续表

合用药物	临床评价
决奈达隆	合用可增加出现严重的甚至是危及生命的心律失常的风险，尽管这是一种相对罕见的不良反应，但如患有先天性长 QT 间期综合征及其他心脏病（如传导异常）或电解质紊乱（如由于严重或长期腹泻或呕吐而导致镁或钾丢失），则更容易发生
卡博替尼	合用可增加出现严重的甚至是危及生命的心律失常的风险，尽管这是一种相对罕见的不良反应，但如患有先天性长 QT 间期综合征及其他心脏病（如传导异常）或电解质紊乱（如由于严重或长期腹泻或呕吐而导致镁或钾丢失），则更容易发生
克唑替尼	合用可增加出现严重的甚至是危及生命的心律失常的风险，尽管这是一种相对罕见的不良反应，但如患有先天性长 QT 间期综合征及其他心脏病（如传导异常）或电解质紊乱（如由于严重或长期腹泻或呕吐而导致镁或钾丢失），则更容易发生
奎尼丁	合用可增加出现严重的甚至是危及生命的心律失常的风险，尽管这是一种相对罕见的不良反应，但如患有先天性长 QT 间期综合征及其他心脏病（如传导异常）或电解质紊乱（如由于严重或长期腹泻或呕吐而导致镁或钾丢失），则更容易发生
来伐木林	来伐木林可引起 QT 间期延长，理论上，与其他能延长 QT 间期的药物合用可能导致附加效应，增加室性心律失常的风险，包括心律失常和猝死。应避免合用
硫利达嗪	合用可增加出现严重的甚至是危及生命的心律失常的风险，尽管这是一种相对罕见的不良反应，但如患有先天性长 QT 间期综合征及其他心脏病（如传导异常）或电解质紊乱（如由于严重或长期腹泻或呕吐而导致镁或钾丢失），则更容易发生
卤泛群	合用可增加出现严重的甚至是危及生命的心律失常的风险，尽管这是一种相对罕见的不良反应，但如患有先天性长 QT 间期综合征及其他心脏病（如传导异常）或电解质紊乱（如由于严重或长期腹泻或呕吐而导致镁或钾丢失），则更容易发生
氯氮平	合用可增加出现严重的甚至是危及生命的心律失常的风险，尽管这是一种相对罕见的不良反应，但如患有先天性长 QT 间期综合征及其他心脏病（如传导异常）或电解质紊乱（如由于严重或长期腹泻或呕吐而导致镁或钾丢失），则更容易发生
美沙酮	合用可增加出现严重的甚至是危及生命的心律失常的风险，尽管这是一种相对罕见的不良反应，但如患有先天性长 QT 间期综合征及其他心脏病（如传导异常）或电解质紊乱（如由于严重或长期腹泻或呕吐而导致镁或钾丢失），则更容易发生
美索达嗪	合用可增加出现严重的甚至是危及生命的心律失常的风险，尽管这是一种相对罕见的不良反应，但如患有先天性长 QT 间期综合征及其他心脏病（如传导异常）或电解质紊乱（如由于严重或长期腹泻或呕吐而导致镁或钾丢失），则更容易发生
莫西沙星	合用可增加出现严重的甚至是危及生命的心律失常的风险，尽管这是一种相对罕见的不良反应，但如患有先天性长 QT 间期综合征及其他心脏病（如传导异常）或电解质紊乱（如由于严重或长期腹泻或呕吐而导致镁或钾丢失），则更容易发生
尼洛替尼	合用可增加出现严重的甚至是危及生命的心律失常的风险，尽管这是一种相对罕见的不良反应，但如患有先天性长 QT 间期综合征及其他心脏病（如传导异常）或电解质紊乱（如由于严重或长期腹泻或呕吐而导致镁或钾丢失），则更容易发生
帕比司他	合用可增加出现严重的甚至是危及生命的心律失常的风险，尽管这是一种相对罕见的不良反应，但如患有先天性长 QT 间期综合征及其他心脏病（如传导异常）或电解质紊乱（如由于严重或长期腹泻或呕吐而导致镁或钾丢失），则更容易发生
匹莫齐特	合用可增加出现严重的甚至是危及生命的心律失常的风险，尽管这是一种相对罕见的不良反应，但如患有先天性长 QT 间期综合征及其他心脏病（如传导异常）或电解质紊乱（如由于严重或长期腹泻或呕吐而导致镁或钾丢失），则更容易发生

续表

合用药物	临床评价
普鲁卡因胺	合用可增加出现严重的甚至是危及生命的心律失常的风险，尽管这是一种相对罕见的不良反应，但如患有先天性长 QT 间期综合征及其他心脏病（如传导异常）或电解质紊乱（如由于严重或长期腹泻或呕吐而导致镁或钾丢失），则更容易发生
齐拉西酮	合用可增加出现严重的甚至是危及生命的心律失常的风险，尽管这是一种相对罕见的不良反应，但如患有先天性长 QT 间期综合征及其他心脏病（如传导异常）或电解质紊乱（如由于严重或长期腹泻或呕吐而导致镁或钾丢失），则更容易发生
三氧化二砷	合用可增加出现严重的甚至是危及生命的心律失常的风险，尽管这是一种相对罕见的不良反应，但如患有先天性长 QT 间期综合征及其他心脏病（如传导异常）或电解质紊乱（如由于严重或长期腹泻或呕吐而导致镁或钾丢失），则更容易发生
色瑞替尼	合用可增加出现严重的甚至是危及生命的心律失常的风险，尽管这是一种相对罕见的不良反应，但如患有先天性长 QT 间期综合征及其他心脏病（如传导异常）或电解质紊乱（如由于严重或长期腹泻或呕吐而导致镁或钾丢失），则更容易发生
沙奎那韦	合用可增加出现严重的甚至是危及生命的心律失常的风险，尽管这是一种相对罕见的不良反应，但如患有先天性长 QT 间期综合征及其他心脏病（如传导异常）或电解质紊乱（如由于严重或长期腹泻或呕吐而导致镁或钾丢失），则更容易发生
索他洛尔	合用可增加出现严重的甚至是危及生命的心律失常的风险，尽管这是一种相对罕见的不良反应，但如患有先天性长 QT 间期综合征及其他心脏病（如传导异常）或电解质紊乱（如由于严重或长期腹泻或呕吐而导致镁或钾丢失），则更容易发生
托瑞米芬	合用可增加出现严重的甚至是危及生命的心律失常的风险，尽管这是一种相对罕见的不良反应，但如患有先天性长 QT 间期综合征及其他心脏病，传导异常或电解质紊乱（如由于严重或长期腹泻或呕吐而导致镁或钾丢失），则更容易发生
威罗非尼	合用可增加出现严重的甚至是危及生命的心律失常的风险，尽管这是一种相对罕见的不良反应，但如患有先天性长 QT 间期综合征及其他心脏病（如传导异常）或电解质紊乱（如由于严重或长期腹泻或呕吐而导致镁或钾丢失），则更容易发生
西沙必利	不建议西沙必利与曲普瑞林合用，合用可增加出现严重的甚至是危及生命的心律失常的风险。患有先天性长 QT 间期综合征及其他心脏病（如传导异常）或电解质紊乱（如由于严重或长期腹泻或呕吐而导致镁或钾丢失）者，更容易发生
西酞普兰	合用可增加出现严重的甚至是危及生命的心律失常的风险，尽管这是一种相对罕见的不良反应，但如患有先天性长 QT 间期综合征及其他心脏病（如传导异常）或电解质紊乱（如由于严重或长期腹泻或呕吐而导致镁或钾丢失），则更容易发生
伊布利特	合用可增加出现严重的甚至是危及生命的心律失常的风险，尽管这是一种相对罕见的不良反应，但如患有先天性长 QT 间期综合征及其他心脏病（如传导异常）或电解质紊乱（如由于严重或长期腹泻或呕吐而导致镁或钾丢失），则更容易发生
伊伐布雷定	合用可增加出现严重的甚至是危及生命的心律失常的风险，尽管这是一种相对罕见的不良反应，但如患有先天性长 QT 间期综合征及其他心脏病，传导异常或电解质紊乱（如由于严重或长期腹泻或呕吐而导致镁或钾丢失），则更容易发生
伊潘立酮	合用可增加出现严重的甚至是危及生命的心律失常的风险，尽管这是一种相对罕见的不良反应，但如患有先天性长 QT 间期综合征及其他心脏病（如传导异常）或电解质紊乱（如由于严重或长期腹泻或呕吐而导致镁或钾丢失），则更容易发生
依法韦仑	合用可增加出现严重的甚至是危及生命的心律失常的风险，尽管这是一种相对罕见的不良反应，但如患有先天性长 QT 间期综合征及其他心脏病（如传导异常）或电解质紊乱（如由于严重或长期腹泻或呕吐而导致镁或钾丢失），则更容易发生

合用药物	临床评价
依福地尼	合用可增加出现严重的甚至是危及生命的心律失常的风险，尽管这是一种相对罕见的不良反应，但如患有先天性长 QT 间期综合征及其他心脏病（如传导异常）或电解质紊乱（如由于严重或长期腹泻或呕吐而导致镁或钾丢失），则更容易发生
罂粟碱	合用可增加出现严重的甚至是危及生命的心律失常的风险
左醋美沙朵	合用可增加出现严重的甚至是危及生命的心律失常的风险，尽管这是一种相对罕见的不良反应，但如患有先天性长 QT 间期综合征及其他心脏病（如传导异常）或电解质紊乱（如由于严重或长期腹泻或呕吐而导致镁或钾丢失），则更容易发生

三、亮丙瑞林

与亮丙瑞林合用药物临床评价见表 12-3。

表 12-3　与亮丙瑞林合用药物临床评价

合用药物	临床评价
阿那格雷	合用可增加出现严重的甚至是危及生命的心律失常的风险，尽管这是一种相对罕见的不良反应，但如患有先天性长 QT 间期综合征及其他心脏病（如传导异常）或电解质紊乱（如由于严重或长期腹泻或呕吐而导致镁或钾丢失），则更容易发生
艾司西酞普兰	合用可增加出现严重的甚至是危及生命的心律失常的风险，尽管这是一种相对罕见的不良反应，但如患有先天性长 QT 间期综合征及其他心脏病（如传导异常）或电解质紊乱如由于严重或长期腹泻或呕吐而导致镁或钾丢失），则更容易发生
胺碘酮	合用可增加出现严重的甚至是危及生命的心律失常的风险，尽管这是一种相对罕见的不良反应，但如患有先天性长 QT 间期综合征及其他心脏病（如传导异常）或电解质紊乱（如由于严重或长期腹泻或呕吐而导致镁或钾丢失），则更容易发生
奥西替尼	合用可增加出现严重的甚至是危及生命的心律失常的风险，尽管这是一种相对罕见的不良反应，但如患有先天性长 QT 间期综合征及其他心脏病（如传导异常）或电解质紊乱（如由于严重或长期腹泻或呕吐而导致镁或钾丢失），则更容易发生
贝达喹啉	合用可增加出现严重的甚至是危及生命的心律失常的风险，尽管这是一种相对罕见的不良反应，但如患有先天性长 QT 间期综合征及其他心脏病（如传导异常）或电解质紊乱（如由于严重或长期腹泻或呕吐而导致镁或钾丢失），则更容易发生
苄普地尔	合用可增加出现严重的甚至是危及生命的心律失常的风险，尽管这是一种相对罕见的不良反应，但如患有先天性长 QT 间期综合征及其他心脏病（如传导异常）或电解质紊乱（如由于严重或长期腹泻或呕吐而导致镁或钾丢失），则更容易发生
丙吡胺	合用可增加出现严重的甚至是危及生命的心律失常的风险，尽管这是一种相对罕见的不良反应，但如患有先天性长 QT 间期综合征及其他心脏病（如传导异常）或电解质紊乱（如由于严重或长期腹泻或呕吐而导致镁或钾丢失），则更容易发生
多非利特	合用可增加出现严重的甚至是危及生命的心律失常的风险，尽管这是一种相对罕见的不良反应，但如患有先天性长 QT 间期综合征及其他心脏病（如传导异常）或电解质紊乱（如由于严重或长期腹泻或呕吐而导致镁或钾丢失），则更容易发生
多拉司琼	合用可增加出现严重的甚至是危及生命的心律失常的风险，尽管这是一种相对罕见的不良反应，但如患有先天性长 QT 间期综合征及其他心脏病（如传导异常）或电解质紊乱（如由于严重或长期腹泻或呕吐而导致镁或钾丢失），则更容易发生

续表

合用药物	临床评价
凡德他尼	合用可增加出现严重的甚至是危及生命的心律失常的风险，尽管这是一种相对罕见的不良反应，但如患有先天性长 QT 间期综合征及其他心脏病（如传导异常）或电解质紊乱（如由于严重或长期腹泻或呕吐而导致镁或钾丢失），则更容易发生
芬地林	合用可增加出现严重的甚至是危及生命的心律失常的风险，尽管这是一种相对罕见的不良反应，但如患有先天性长 QT 间期综合征及其他心脏病（如传导异常）或电解质紊乱（如由于严重或长期腹泻或呕吐而导致镁或钾丢失），则更容易发生
芬戈莫德	合用可增加出现严重的甚至是危及生命的心律失常的风险，尽管这是一种相对罕见的不良反应，但如患有先天性长 QT 间期综合征及其他心脏病（如传导异常）或电解质紊乱（如由于严重或长期腹泻或呕吐而导致镁或钾丢失），则更容易发生。如果在开始使用亮丙瑞林治疗时芬戈莫德治疗稳定了 1 个月以上，则可以合用
氟哌啶醇	合用可增加出现严重的甚至是危及生命的心律失常的风险，尽管这是一种相对罕见的不良反应，但如患有先天性长 QT 间期综合征及其他心脏病（如传导异常）或电解质紊乱（如由于严重或长期腹泻或呕吐而导致镁或钾丢失），则更容易发生
氟哌利多	合用可增加出现严重的甚至是危及生命的心律失常的风险，尽管这是一种相对罕见的不良反应，但如患有先天性长 QT 间期综合征及其他心脏病（如传导异常）或电解质紊乱（如由于严重或长期腹泻或呕吐而导致镁或钾丢失），则更容易发生
加替沙星	合用可增加出现严重的甚至是危及生命的心律失常的风险，尽管这是一种相对罕见的不良反应，但如患有先天性长 QT 间期综合征及其他心脏病（如传导异常）或电解质紊乱（如由于严重或长期腹泻或呕吐而导致镁或钾丢失），则更容易发生
决奈达隆	合用可增加出现严重的甚至是危及生命的心律失常的风险，尽管这是一种相对罕见的不良反应，但如患有先天性长 QT 间期综合征及其他心脏病（如传导异常）或电解质紊乱（如由于严重或长期腹泻或呕吐而导致镁或钾丢失），则更容易发生
卡博替尼	合用可增加出现严重的甚至是危及生命的心律失常的风险，尽管这是一种相对罕见的不良反应，但如患有先天性长 QT 间期综合征及其他心脏病（如传导异常）或电解质紊乱（如由于严重或长期腹泻或呕吐而导致镁或钾丢失），则更容易发生
克唑替尼	合用可增加出现严重的甚至是危及生命的心律失常的风险，尽管这是一种相对罕见的不良反应，但如患有先天性长 QT 间期综合征及其他心脏病（如传导异常）或电解质紊乱（如由于严重或长期腹泻或呕吐而导致镁或钾丢失），则更容易发生
奎尼丁	合用可增加出现严重的甚至是危及生命的心律失常的风险，尽管这是一种相对罕见的不良反应，但如患有先天性长 QT 间期综合征及其他心脏病（如传导异常）或电解质紊乱（如由于严重或长期腹泻或呕吐而导致镁或钾丢失），则更容易发生
硫利达嗪	合用可增加出现严重的甚至是危及生命的心律失常的风险，尽管这是一种相对罕见的不良反应，但如患有先天性长 QT 间期综合征及其他心脏病（如传导异常）或电解质紊乱（如由于严重或长期腹泻或呕吐而导致镁或钾丢失），则更容易发生
氯氮平	合用可增加出现严重的甚至是危及生命的心律失常的风险，尽管这是一种相对罕见的不良反应，但如患有先天性长 QT 间期综合征及其他心脏病（如传导异常）或电解质紊乱（如由于严重或长期腹泻或呕吐而导致镁或钾丢失），则更容易发生
美沙酮	合用可增加出现严重的甚至是危及生命的心律失常的风险，尽管这是一种相对罕见的不良反应，但如患有先天性长 QT 间期综合征及其他心脏病（如传导异常）或电解质紊乱（如由于严重或长期腹泻或呕吐而导致镁或钾丢失），则更容易发生

合用药物	临床评价
美索达嗪	合用可增加出现严重的甚至是危及生命的心律失常的风险，尽管这是一种相对罕见的不良反应，但如患有先天性长QT间期综合征及其他心脏病（如传导异常）或电解质紊乱（如由于严重或长期腹泻或呕吐而导致镁或钾丢失），则更容易发生
莫西沙星	合用可增加出现严重的甚至是危及生命的心律失常的风险，尽管这是一种相对罕见的不良反应，但如患有先天性长QT间期综合征及其他心脏病（如传导异常）或电解质紊乱（如由于严重或长期腹泻或呕吐而导致镁或钾丢失），则更容易发生
尼洛替尼	合用可增加出现严重的甚至是危及生命的心律失常的风险，尽管这是一种相对罕见的不良反应，但如患有先天性长QT间期综合征及其他心脏病（如传导异常）或电解质紊乱（如由于严重或长期腹泻或呕吐而导致镁或钾丢失），则更容易发生
帕比司他	合用可增加出现严重的甚至是危及生命的心律失常的风险，尽管这是一种相对罕见的不良反应，但如患有先天性长QT间期综合征及其他心脏病（如传导异常）或电解质紊乱（如由于严重或长期腹泻或呕吐而导致镁或钾丢失），则更容易发生
匹莫齐特	合用可增加出现严重的甚至是危及生命的心律失常的风险，尽管这是一种相对罕见的不良反应，但如患有先天性长QT间期综合征及其他心脏病（如传导异常）或电解质紊乱（如由于严重或长期腹泻或呕吐而导致镁或钾丢失），则更容易发生
普鲁卡因胺	合用可增加出现严重的甚至是危及生命的心律失常的风险，尽管这是一种相对罕见的不良反应，但如患有先天性长QT间期综合征及其他心脏病（如传导异常）或电解质紊乱（如由于严重或长期腹泻或呕吐而导致镁或钾丢失），则更容易发生
齐拉西酮	合用可增加出现严重的甚至是危及生命的心律失常的风险，尽管这是一种相对罕见的不良反应，但如患有先天性长QT间期综合征及其他心脏病（如传导异常）或电解质紊乱（如由于严重或长期腹泻或呕吐而导致镁或钾丢失），则更容易发生
三氧化二砷	合用可增加出现严重的甚至是危及生命的心律失常的风险，尽管这是一种相对罕见的不良反应，但如患有先天性长QT间期综合征及其他心脏病（如传导异常）或电解质紊乱（如由于严重或长期腹泻或呕吐而导致镁或钾丢失），则更容易发生
色瑞替尼	合用可增加出现严重的甚至是危及生命的心律失常的风险，尽管这是一种相对罕见的不良反应，但如患有先天性长QT间期综合征，其他心脏病（如传导异常）或电解质紊乱（如由于严重或长期腹泻或呕吐而导致镁或钾丢失），则更容易发生
沙奎那韦	合用可增加出现严重的甚至是危及生命的心律失常的风险，尽管这是一种相对罕见的不良反应，但如患有先天性长QT间期综合征及其他心脏病（如传导异常）或电解质紊乱（如由于严重或长期腹泻或呕吐而导致镁或钾丢失），则更容易发生
索他洛尔	合用可增加出现严重的甚至是危及生命的心律失常的风险，尽管这是一种相对罕见的不良反应，但如患有先天性长QT间期综合征及其他心脏病（如传导异常）或电解质紊乱（如由于严重或长期腹泻或呕吐而导致镁或钾丢失），则更容易发生
托瑞米芬	合用可增加出现严重的甚至是危及生命的心律失常的风险，尽管这是一种相对罕见的不良反应，但如患有先天性长QT间期综合征及其他心脏病（如传导异常）或电解质紊乱（如由于严重或长期腹泻或呕吐而导致镁或钾丢失），则更容易发生
威罗非尼	合用可增加出现严重的甚至是危及生命的心律失常的风险，尽管这是一种相对罕见的不良反应，但如患有先天性长QT间期综合征及其他心脏病（如传导异常）或电解质紊乱（如由于严重或长期腹泻或呕吐而导致镁或钾丢失），则更容易发生
西沙必利	不建议西沙必利与亮丙瑞林合用，合用可增加出现严重的甚至是危及生命的心律失常的风险。如患有先天性长QT间期综合征及其他心脏病（如传导异常）或电解质紊乱（如由于严重或长期腹泻或呕吐而导致镁或钾丢失），则更容易发生

续表

合用药物	临床评价
西酞普兰	合用可增加出现严重的甚至是危及生命的心律失常的风险，尽管这是一种相对罕见的不良反应，但如患有先天性长QT间期综合征及其他心脏病（如传导异常）或电解质紊乱（如由于严重或长期腹泻或呕吐而导致镁或钾丢失），则更容易发生
伊布利特	合用可增加出现严重的甚至是危及生命的心律失常的风险，尽管这是一种相对罕见的不良反应，但如患有先天性长QT间期综合征及其他心脏病（如传导异常）或电解质紊乱（如由于严重或长期腹泻或呕吐而导致镁或钾丢失），则更容易发生
伊伐布雷定	合用可增加出现严重的甚至是危及生命的心律失常的风险，尽管这是一种相对罕见的不良反应，但如患有先天性长QT间期综合征及其他心脏病（如传导异常）或电解质紊乱（如由于严重或长期腹泻或呕吐而导致镁或钾丢失），则更容易发生
伊潘立酮	合用可增加出现严重的甚至是危及生命的心律失常的风险，尽管这是一种相对罕见的不良反应，但如患有先天性长QT间期综合征及其他心脏病（如传导异常）或电解质紊乱（如由于严重或长期腹泻或呕吐而导致镁或钾丢失），则更容易发生
依法韦仑	合用可增加出现严重的甚至是危及生命的心律失常的风险，尽管这是一种相对罕见的不良反应，但如患有先天性长QT间期综合征及其他心脏病（如传导异常）或电解质紊乱（如由于严重或长期腹泻或呕吐而导致镁或钾丢失），则更容易发生
依福德尼	合用可增加出现严重的甚至是危及生命的心律失常的风险，尽管这是一种相对罕见的不良反应，但如患有先天性长QT间期综合征及其他心脏病（如传导异常）或电解质紊乱（如由于严重或长期腹泻或呕吐而导致镁或钾丢失），则更容易发生
罂粟碱	合用可增加出现严重的甚至是危及生命的心律失常的风险
左醋美沙朵	合用可增加出现严重的甚至是危及生命的心律失常的风险，尽管这是一种相对罕见的不良反应，但如患有先天性长QT间期综合征及其他心脏病（如传导异常）或电解质紊乱（如由于严重或长期腹泻或呕吐而导致镁或钾丢失），则更容易发生

四、戈舍瑞林

与戈舍瑞林合用药物临床评价见表12-4。

表12-4 与戈舍瑞林合用药物临床评价

合用药物	临床评价
阿那格雷	合用可增加出现严重的甚至是危及生命的心律失常的风险，尽管这是一种相对罕见的不良反应，但如患有先天性长QT间期综合征及其他心脏病（如传导异常）或电解质紊乱（如由于严重或长期腹泻或呕吐而导致镁或钾丢失），则更容易发生
艾司西酞普兰	合用可增加出现严重的甚至是危及生命的心律失常的风险，尽管这是一种相对罕见的不良反应，但如患有先天性长QT间期综合征及其他心脏病（如传导异常）或电解质紊乱（如由于严重或长期腹泻或呕吐而导致镁或钾丢失），则更容易发生
胺碘酮	合用可增加出现严重的甚至是危及生命的心律失常的风险，尽管这是一种相对罕见的不良反应，但如患有先天性长QT间期综合征及其他心脏病（如传导异常）或电解质紊乱（如由于严重或长期腹泻或呕吐而导致镁或钾丢失），则更容易发生
奥西替尼	合用可增加出现严重的甚至是危及生命的心律失常的风险，尽管这是一种相对罕见的不良反应，但如患有先天性长QT间期综合征及其他心脏病（如传导异常）或电解质紊乱（如由于严重或长期腹泻或呕吐而导致镁或钾丢失），则更容易发生

合用药物	临床评价
贝达喹啉	合用可增加出现严重的甚至是危及生命的心律失常的风险，尽管这是一种相对罕见的不良反应，但如患有先天性长 QT 间期综合征及其他心脏病（如传导异常）或电解质紊乱（如由于严重或长期腹泻或呕吐而导致镁或钾丢失），则更容易发生
苄普地尔	合用可增加出现严重的甚至是危及生命的心律失常的风险，尽管这是一种相对罕见的不良反应，但如患有先天性长 QT 间期综合征及其他心脏病（如传导异常）或电解质紊乱（如由于严重或长期腹泻或呕吐而导致镁或钾丢失），则更容易发生
丙吡胺	合用可增加出现严重的甚至是危及生命的心律失常的风险，尽管这是一种相对罕见的不良反应，但如患有先天性长 QT 间期综合征及其他心脏病（如传导异常）或电解质紊乱（如由于严重或长期腹泻或呕吐而导致镁或钾丢失），则更容易发生
多非利特	合用可增加出现严重的甚至是危及生命的心律失常的风险，尽管这是一种相对罕见的不良反应，但如患有先天性长 QT 间期综合征及其他心脏病（如传导异常）或电解质紊乱（如由于严重或长期腹泻或呕吐而导致镁或钾丢失），则更容易发生
多拉司琼	合用可增加出现严重的甚至是危及生命的心律失常的风险，尽管这是一种相对罕见的不良反应，但如患有先天性长 QT 间期综合征及其他心脏病（如传导异常）或电解质紊乱（如由于严重或长期腹泻或呕吐而导致镁或钾丢失），则更容易发生
凡德他尼	合用可增加出现严重的甚至是危及生命的心律失常的风险，尽管这是一种相对罕见的不良反应，但如患有先天性长 QT 间期综合征及其他心脏病（如传导异常）或电解质紊乱（如由于严重或长期腹泻或呕吐而导致镁或钾丢失），则更容易发生
芬地林	合用可增加出现严重的甚至是危及生命的心律失常的风险，尽管这是一种相对罕见的不良反应，但如患有先天性长 QT 间期综合征及其他心脏病（如传导异常）或电解质紊乱（如由于严重或长期腹泻或呕吐而导致镁或钾丢失），则更容易发生
芬戈莫德	合用可增加出现严重的甚至是危及生命的心律失常的风险，尽管这是一种相对罕见的不良反应，但如患有先天性长 QT 间期综合征及其他心脏病（如传导异常）或电解质紊乱（如由于严重或长期腹泻或呕吐而导致镁或钾丢失），则更容易发生。另外，如果在开始使用戈舍瑞林治疗的同时芬戈莫德治疗稳定了 1 个月以上，则可以合用
氟哌啶醇	合用可增加出现严重的甚至是危及生命的心律失常的风险，尽管这是一种相对罕见的不良反应，但如患有先天性长 QT 间期综合征及其他心脏病（如传导异常）或电解质紊乱（如由于严重或长期腹泻或呕吐而导致镁或钾丢失），则更容易发生
氟哌利多	合用可增加出现严重的甚至是危及生命的心律失常的风险，尽管这是一种相对罕见的不良反应，但如患有先天性长 QT 间期综合征及其他心脏病（如传导异常）或电解质紊乱（如由于严重或长期腹泻或呕吐而导致镁或钾丢失），则更容易发生
加替沙星	合用可增加出现严重的甚至是危及生命的心律失常的风险，尽管这是一种相对罕见的不良反应，但如患有先天性长 QT 间期综合征及其他心脏病（如传导异常）或电解质紊乱（如由于严重或长期腹泻或呕吐而导致镁或钾丢失），则更容易发生
决奈达隆	合用可增加出现严重的甚至是危及生命的心律失常的风险，尽管这是一种相对罕见的不良反应，但如患有先天性长 QT 间期综合征及其他心脏病（如传导异常）或电解质紊乱（如由于严重或长期腹泻或呕吐而导致镁或钾丢失），则更容易发生
卡博替尼	合用可增加出现严重的甚至是危及生命的心律失常的风险，尽管这是一种相对罕见的不良反应，但如患有先天性长 QT 间期综合征及其他心脏病（如传导异常）或电解质紊乱（如由于严重或长期腹泻或呕吐而导致镁或钾丢失），则更容易发生

续表

合用药物	临床评价
克唑替尼	合用可增加出现严重的甚至是危及生命的心律失常的风险，尽管这是一种相对罕见的不良反应，但如患有先天性长 QT 间期综合征及其他心脏病（如传导异常）或电解质紊乱（如由于严重或长期腹泻或呕吐而导致镁或钾丢失），则更容易发生
奎尼丁	合用可增加出现严重的甚至是危及生命的心律失常的风险，尽管这是一种相对罕见的不良反应，但如患有先天性长 QT 间期综合征及其他心脏病（如传导异常）或电解质紊乱（如由于严重或长期腹泻或呕吐而导致镁或钾丢失），则更容易发生
硫利达嗪	合用可增加出现严重的甚至是危及生命的心律失常的风险，尽管这是一种相对罕见的不良反应，但如患有先天性长 QT 间期综合征及其他心脏病（如传导异常）或电解质紊乱（如由于严重或长期腹泻或呕吐而导致镁或钾丢失），则更容易发生
美沙酮	合用可增加出现严重的甚至是危及生命的心律失常的风险，尽管这是一种相对罕见的不良反应，但如患有先天性长 QT 间期综合征及其他心脏病（如传导异常）或电解质紊乱（如由于严重或长期腹泻或呕吐而导致镁或钾丢失），则更容易发生
美索达嗪	合用可增加出现严重的甚至是危及生命的心律失常的风险，尽管这是一种相对罕见的不良反应，但如患有先天性长 QT 间期综合征及其他心脏病（如传导异常）或电解质紊乱（如由于严重或长期腹泻或呕吐而导致镁或钾丢失），则更容易发生
莫西沙星	合用可增加出现严重的甚至是危及生命的心律失常的风险，尽管这是一种相对罕见的不良反应，但如患有先天性长 QT 间期综合征及其他心脏病（如传导异常）或电解质紊乱（如由于严重或长期腹泻或呕吐而导致镁或钾丢失），则更容易发生
尼洛替尼	合用可增加出现严重的甚至是危及生命的心律失常的风险，尽管这是一种相对罕见的不良反应，但如患有先天性长 QT 间期综合征及其他心脏病（如传导异常）或电解质紊乱（如由于严重或长期腹泻或呕吐而导致镁或钾丢失），则更容易发生
帕比司他	合用可增加出现严重的甚至是危及生命的心律失常的风险，尽管这是一种相对罕见的不良反应，但如患有先天性长 QT 间期综合征及其他心脏病（如传导异常）或电解质紊乱（如由于严重或长期腹泻或呕吐而导致镁或钾丢失），则更容易发生
匹莫齐特	合用可增加出现严重的甚至是危及生命的心律失常的风险，尽管这是一种相对罕见的不良反应，但如患有先天性长 QT 间期综合征及其他心脏病（如传导异常）或电解质紊乱（如由于严重或长期腹泻或呕吐而导致镁或钾丢失），则更容易发生
普鲁卡因胺	合用可增加出现严重的甚至是危及生命的心律失常的风险，尽管这是一种相对罕见的不良反应，但如患有先天性长 QT 间期综合征及其他心脏病（如传导异常）或电解质紊乱（如由于严重或长期腹泻或呕吐而导致镁或钾丢失），则更容易发生
齐拉西酮	合用可增加出现严重的甚至是危及生命的心律失常的风险，尽管这是一种相对罕见的不良反应，但如患有先天性长 QT 间期综合征及其他心脏病（如传导异常）或电解质紊乱（如由于严重或长期腹泻或呕吐而导致镁或钾丢失），则更容易发生
瑞博西利	合用可增加出现严重的甚至是危及生命的心律失常的风险，尽管这是一种相对罕见的不良反应，但如患有先天性长 QT 间期综合征及其他心脏病（如传导异常）或电解质紊乱（如由于严重或长期腹泻或呕吐而导致镁或钾丢失），则更容易发生
三氧化二砷	合用可增加出现严重的甚至是危及生命的心律失常的风险，尽管这是一种相对罕见的不良反应，但如患有先天性长 QT 间期综合征及其他心脏病（如传导异常）或电解质紊乱（如由于严重或长期腹泻或呕吐而导致镁或钾丢失），则更容易发生
色瑞替尼	合用可增加出现严重的甚至是危及生命的心律失常的风险，尽管这是一种相对罕见的不良反应，但如患有先天性长 QT 间期综合征及其他心脏病（如传导异常）或电解质紊乱（如由于严重或长期腹泻或呕吐而导致镁或钾丢失），则更容易发生

续表

合用药物	临床评价
沙奎那韦	合用可增加出现严重的甚至是危及生命的心律失常的风险，尽管这是一种相对罕见的不良反应，但如患有先天性长QT间期综合征及其他心脏病（如传导异常）或电解质紊乱（如由于严重或长期腹泻或呕吐而导致镁或钾丢失），则更容易发生
索他洛尔	合用可增加出现严重的甚至是危及生命的心律失常的风险，尽管这是一种相对罕见的不良反应，但如患有先天性长QT间期综合征及其他心脏病（如传导异常）或电解质紊乱（如由于严重或长期腹泻或呕吐而导致镁或钾丢失），则更容易发生
托瑞米芬	合用可增加出现严重的甚至是危及生命的心律失常的风险，尽管这是一种相对罕见的不良反应，但如患有先天性长QT间期综合征及其他心脏病（如传导异常）或电解质紊乱（如由于严重或长期腹泻或呕吐而导致镁或钾丢失），则更容易发生
威罗菲尼	合用可增加出现严重的甚至是危及生命的心律失常的风险，尽管这是一种相对罕见的不良反应，但如患有先天性长QT间期综合征及其他心脏病（如传导异常）或电解质紊乱（如由于严重或长期腹泻或呕吐而导致镁或钾丢失），则更容易发生
西沙必利	不建议西沙必利与戈舍瑞林合用，合用可增加出现严重的甚至是危及生命的心律失常的风险。如患有先天性长QT间期综合征及其他心脏病（如传导异常）或电解质紊乱（如由于严重或长期腹泻或呕吐而导致镁或钾丢失），则更容易发生
西酞普兰	合用可增加出现严重的甚至是危及生命的心律失常的风险，尽管这是一种相对罕见的不良反应，但如患有先天性长QT间期综合征及其他心脏病（如传导异常）或电解质紊乱（如由于严重或长期腹泻或呕吐而导致镁或钾丢失），则更容易发生
伊布利特	合用可增加出现严重的甚至是危及生命的心律失常的风险，尽管这是一种相对罕见的不良反应，但如患有先天性长QT间期综合征及其他心脏病（如传导异常）或电解质紊乱（如由于严重或长期腹泻或呕吐而导致镁或钾丢失），则更容易发生
伊伐布雷定	合用可增加出现严重的甚至是危及生命的心律失常的风险，尽管这是一种相对罕见的不良反应，但如患有先天性长QT间期综合征及其他心脏病（如传导异常）或电解质紊乱（如由于严重或长期腹泻或呕吐而导致镁或钾丢失），则更容易发生
伊潘立酮	合用可增加出现严重的甚至是危及生命的心律失常的风险，尽管这是一种相对罕见的不良反应，但如患有先天性长QT间期综合征及其他心脏病（如传导异常）或电解质紊乱（如由于严重或长期腹泻或呕吐而导致镁或钾丢失），则更容易发生
依法韦仑	合用可增加出现严重的甚至是危及生命的心律失常的风险，尽管这是一种相对罕见的不良反应，但如患有先天性长QT间期综合征及其他心脏病（如传导异常）或电解质紊乱（如由于严重或长期腹泻或呕吐而导致镁或钾丢失），则更容易发生
依福德尼	合用可增加出现严重的甚至是危及生命的心律失常的风险，尽管这是一种相对罕见的不良反应，但如患有先天性长QT间期综合征及其他心脏病（如传导异常）或电解质紊乱（如由于严重或长期腹泻或呕吐而导致镁或钾丢失），则更容易发生
罂粟碱	合用可增加出现严重的甚至是危及生命的心律失常的风险
左醋美沙朵	合用可增加出现严重的甚至是危及生命的心律失常的风险，尽管这是一种相对罕见的不良反应，但如患有先天性长QT间期综合征及其他心脏病（如传导异常）或电解质紊乱（例如，由于严重或长期腹泻或呕吐而导致镁或钾丢失），则更容易发生

第二节 皮 质 激 素

一、氟氢可的松

与氟氢可的松合用药物临床评价见表 12-5。

表 12-5 与氟氢可的松合用药物临床评价

合用药物	临床评价
阿达木单抗	合用可增加发生严重甚至威胁生命的感染的风险
安非他酮	安非他酮很少会引起癫痫发作，与氟氢可的松合用可能会增加这种风险。如为高龄、正在戒酒或停药、有癫痫病史或影响中枢神经系统的疾病（如脑瘤或头部外伤），则可能更容易发作
胺碘酮	合用可增加出现严重心律失常的风险。如果同服，可能须定期监测电解质（镁、钾）水平，以策安全
巴瑞替尼	合用可增加发生严重甚至致命的感染的风险。在某些情况下，合用影响骨髓或免疫系统的药物也会随着时间延长增加各种癌症发生的风险
带状疱疹活疫苗	根据使用氟氢可的松的剂量和时间长短，可能有疫苗感染或降低对疫苗反应的风险。在某些情况下，须延迟接种疫苗，以使身体有时间从氟氢可的松治疗中恢复。相反，如果最近刚接种带状疱疹活疫苗，须推迟氟氢可的松治疗数周
德拉沙星	德拉沙星和其他同类药物可能会导致肌腱炎和肌腱断裂，与氟氢可的松合用时，风险可能会增加。60 岁以上的老年人及接受肾脏、心脏或肺移植的患者风险更高。在完成德拉沙星治疗后或长达数月之久，仍可能发生肌腱断裂，并且可能须手术或导致残疾
地拉罗司	合用可增加胃肠道溃疡和出血的风险
地奴昔单抗	合用可增加发生严重甚至致命的感染的风险。在某些情况下，合用影响骨髓或免疫系统的药物也会随着时间增加各种癌症发生的风险
多非利特	合用可增加出现严重心律失常的风险。如果合用，则可能需要定期监测电解质（镁、钾）水平及进行其他测试，以策安全
芬戈莫德	合用可增加发生严重甚至威胁生命的感染的风险，芬戈莫德由于在上次给药后可以长时间留在血液中，因此即使停止服用，也可能与其他药物发生相互作用
风疹病毒疫苗	根据使用氟氢可的松的剂量和时间长短，可能有疫苗感染或降低对疫苗反应的风险。在某些情况下，须延迟接种疫苗，以使身体有时间从氟氢可的松治疗中恢复。相反，如果最近刚接种过风疹病毒疫苗，须推迟氟氢可的松治疗数周
氟哌利多	合用可增加出现严重的甚至是危及生命的心律失常的风险，尽管这是一种相对罕见的不良反应，但如患有先天性长 QT 间期综合征及其他心脏病（如传导异常）或电解质紊乱（由于严重或长期腹泻或呕吐而导致镁或钾丢失），则更容易发生
戈利木单抗	合用可增加发生严重甚至威胁生命的感染的风险
格帕沙星	格帕沙星和其他同类药物可能会导致肌腱炎和肌腱断裂，与氟氢可的松合用时，风险可能会增加。60 岁以上的老年人及接受肾脏、心脏或肺移植的患者风险更高。在完成格帕沙星治疗后或长达数月之久，仍可能发生肌腱断裂，并且可能须手术或导致残疾
环丙沙星	环丙沙星和其他同类药物可能会导致肌腱炎和肌腱断裂，与氟氢可的松合用时，风险可能会增加。60 岁以上的老年人及接受肾脏、心脏或肺移植的患者风险更高。在完成环丙沙星治疗后或长达数月之久，仍可能发生肌腱断裂，并且可能须手术或导致残疾
黄热病疫苗	根据使用氟氢可的松的剂量和时间长短，可能有疫苗感染或降低对疫苗反应的风险。在某些情况下，须延迟接种疫苗，以使身体有时间从氟氢可的松治疗中恢复。相反，如果最近刚接种过黄热病疫苗，须推迟氟氢可的松治疗数周

续表

合用药物	临床评价
吉米沙星	加替沙星和其他同类药物可能会导致肌腱炎和肌腱断裂，与氟氢可的松合用时，风险可能会增加。60岁以上的老年人及接受肾脏、心脏或肺移植的患者风险更高。在完成吉米沙星治疗后或长达数月之久，仍可能发生肌腱断裂，并且可能须手术或导致残疾
脊髓灰质炎病毒活三价疫苗	根据使用氟氢可的松的剂量和时间长短，可能有疫苗感染或降低对疫苗反应的风险。在某些情况下，须延迟接种疫苗，以使身体有时间从氟氢可的松治疗中恢复。相反，如果最近刚接种过脊髓灰质炎病毒活三价疫苗，须推迟氟氢可的松治疗数周
加替沙星	加替沙星和其他同类药物可能会导致肌腱炎和肌腱断裂，与氟氢可的松合用时，风险可能会增加。60岁以上的老年人及接受肾脏、心脏或肺移植的患者风险更高。在完成加替沙星治疗后或长达数月之久，仍可能发生肌腱断裂，并且可能须手术或导致残疾
甲型H1N1流感病毒活疫苗	根据使用氟氢可的松的剂量和时间长短，可能有疫苗感染或降低对疫苗反应的风险。在某些情况下，须延迟接种疫苗，以使身体有时间从氟氢可的松治疗中恢复。相反，如果最近刚接种过甲型H1N1流感病毒活疫苗，须推迟氟氢可的松治疗数周
决奈达隆	合用可增加出现严重心律失常的风险。如果合用，则可能需要定期监测电解质（镁、钾）水平，以策安全
卡介苗	根据服用氟氢可的松的剂量和时间长短，可能会有卡介苗感染的风险或对卡介苗的反应降低。在某些情况下，须延迟使用卡介苗的治疗，以使身体从氟氢可的松治疗的影响中恢复。此外，由于卡介苗细菌可能在治疗后的几个月内在尿道中持续存在，即使在停止使用卡介苗治疗一段时间后接受氟氢可的松治疗，感染的风险仍然很高
卡介苗疫苗	根据服用氟氢可的松的剂量和时间长短，可能有疫苗感染或降低对疫苗反应的风险。在某些情况下，须延迟接种疫苗，以使身体有时间从氟氢可的松治疗中恢复。相反，如最近接种过卡介苗疫苗，应推迟氟氢可的松治疗数周
克拉屈滨	合用可增加发生严重感染的风险
来氟米特	合用可增加发生严重感染的风险。来氟米特由于在最后一次给药后可在血液中长期停留，因此即使停止服用，与其他药物的相互作用也可能会持续一段时间
流感病毒活疫苗	根据使用氟氢可的松的剂量和时间长短，可能有疫苗感染或降低对疫苗反应的风险。在某些情况下，须延迟接种疫苗，以使身体有时间从氟氢可的松治疗中恢复。相反，如果最近刚接种过流感病毒活疫苗，须推迟氟氢可的松治疗数周
轮状病毒疫苗	根据使用氟氢可的松的剂量和时间长短，可能有疫苗感染或降低对疫苗反应的风险。在某些情况下，须延迟接种疫苗，以使身体有时间从氟氢可的松治疗中恢复。相反，如果最近刚接种过轮状病毒疫苗，须推迟氟氢可的松治疗数周
洛美沙星	洛美沙星和其他同类药物可能会导致肌腱炎和肌腱断裂，与氟氢可的松合用时，风险可能会增加。60岁以上的老年人及接受肾脏、心脏或肺移植的患者风险更高。在完成洛美沙星治疗后或长达数月之久，仍可能发生肌腱断裂，并且可能须手术或导致残疾
麻疹病毒疫苗	根据使用氟氢可的松的剂量和时间长短，可能有疫苗感染或降低对疫苗反应的风险。在某些情况下，须延迟接种疫苗，以使身体有时间从氟氢可的松治疗中恢复。相反，如果最近刚接种过麻疹病毒疫苗，须推迟氟氢可的松治疗数周
莫西沙星	莫西沙星和其他同类药物可能会导致肌腱炎和肌腱断裂，与氟氢可的松合用时，风险可能会增加。60岁以上的老年人及接受肾脏、心脏或肺移植的患者风险更高。在完成莫西沙星治疗后或长达数月之久，仍可能发生肌腱断裂，并且可能须手术或导致残疾

续表

合用药物	临床评价
那他珠单抗	那他珠单抗与氟氢可的松一起使用或相继使用,都有可能会增加发生严重甚至威胁生命的感染的风险。特别值得关注的是被称为进行性多灶性白质脑病的感染,这是一种罕见但严重的脑部病毒感染,可能导致残疾和死亡。如当前正在接受治疗或最近接受过氟氢可的松治疗,则可能无法使用那他珠单抗,或须医生进行密切监视和特殊检查,以最大限度地降低治疗期间感染的风险
萘啶酸	萘啶酸和其他同类药物可能会导致肌腱炎和肌腱断裂,与氟氢可的松合用时,风险可能会增加。60岁以上的老年人及接受肾脏、心脏或肺移植的患者风险更高。在完成萘啶酸治疗后或长达数月之久,仍可能发生肌腱断裂,并且可能须手术或导致残疾
诺氟沙星	诺氟沙星和其他同类药物可能会导致肌腱炎和肌腱断裂,与氟氢可的松合用时,风险可能会增加。60岁以上的老年人及接受肾脏、心脏或肺移植的患者风险更高。在完成诺氟沙星治疗后或长达数月之久,仍可能发生肌腱断裂,并且可能须手术或导致残疾
匹莫齐特	合用可增加出现严重心律失常的风险。如果合用,则可能需要定期监测电解质(镁、钾)水平及进行其他测试,以策安全
齐拉西酮	合用可增加出现严重心律失常的风险。如果合用,则可能需要定期监测电解质(镁、钾)水平及进行其他测试,以策安全
曲伐沙星	曲伐沙星和其他同类药物可能会导致肌腱炎和肌腱断裂,与氟氢可的松合用时,风险可能会增加。60岁以上的老年人及接受肾脏、心脏或肺移植的患者风险更高。在完成曲伐沙星治疗后或长达数月之久,仍可能发生肌腱断裂,并且可能须手术或导致残疾
腮腺炎病毒疫苗	根据使用氟氢可的松的剂量和时间长短,可能有疫苗感染或降低对疫苗反应的风险。在某些情况下,须延迟接种疫苗,以使身体有时间从氟氢可的松治疗中恢复。相反,如果最近刚接种过腮腺炎病毒疫苗,须推迟氟氢可的松治疗数周
赛妥珠单抗	合用可增加发生严重甚至威胁生命的感染的风险
三氧化二砷	合用可增加出现严重心律失常的风险。如果同服,可能须定期监测电解质(镁、钾)水平,以策安全
伤寒活疫苗	根据使用氟氢可的松的剂量和时间长短,可能有疫苗感染或降低对疫苗反应的风险。在某些情况下,须延迟接种疫苗,以使身体有时间从氟氢可的松治疗中恢复。相反,如果最近刚接种过伤寒活疫苗,须推迟氟氢可的松治疗数周
水痘病毒疫苗	根据使用氟氢可的松的剂量和时间长短,可能有疫苗感染或降低对疫苗反应的风险。在某些情况下,须延迟接种疫苗,以使身体有时间从氟氢可的松治疗中恢复。相反,如果最近刚接种过水痘病毒疫苗,须推迟氟氢可的松治疗数周
司帕沙星	司帕沙星和其他同类药物可能会导致肌腱炎和肌腱断裂,与氟氢可的松合用时,风险可能会增加。60岁以上的老年人及接受肾脏、心脏或肺移植的患者风险更高。在完成司帕沙星治疗后或长达数月之久,仍可能发生肌腱断裂,并且可能须手术或导致残疾
特立氟胺	合用可增加发生严重感染的风险。特立氟胺由于在最后一次给药后可在血液中长期停留,因此即使停止服用,也可能与其他药物发生相互作用
天花疫苗	根据使用氟氢可的松的剂量和时间长短,可能有疫苗感染或降低对疫苗反应的风险。在某些情况下,须延迟接种疫苗,以使身体有时间从氟氢可的松治疗中恢复。相反,如果最近刚接种过天花疫苗,须推迟氟氢可的松治疗数周
托法替尼	合用可增加发生严重甚至能致命的感染的风险。在某些情况下,合用影响骨髓或免疫系统的药物也会随着时间延长增加各种癌症发生的风险
西诺沙星	西诺沙星和其他同类药物可能会导致肌腱炎和肌腱断裂,与氟氢可的松合用时,风险可能会增加。60岁以上的老年人及接受肾脏、心脏或肺移植的患者风险更高。在完成西诺沙星治疗后或长达数月之久,仍可能发生肌腱断裂,并且可能须手术或导致残疾

续表

合用药物	临床评价
氧氟沙星	氧氟沙星和其他同类药物可能会导致肌腱炎和肌腱断裂，与氟氢可的松合用时，风险可能会增加。60岁以上的老年人及接受肾脏、心脏或肺移植的患者风险更高。在完成氧氟沙星治疗后或长达数月之久，仍可能发生肌腱断裂，并且可能须手术或导致残疾
依那西普	合用可增加发生严重甚至威胁生命的感染的风险
依诺沙星	依诺沙星和其他同类药物可能会导致肌腱炎和肌腱断裂，与氟氢可的松合用时，风险可能会增加。60岁以上的老年人及接受肾脏、心脏或肺移植的患者风险更高。在完成依诺沙星治疗后或长达数月之久，仍可能发生肌腱断裂，并且可能须手术或导致残疾
英夫利昔单抗	合用可增加发生严重甚至威胁生命的感染的风险
左醋美沙朵	合用可增加出现严重心律失常的风险。如果合用，则可能需要定期监测电解质（镁、钾）水平及进行其他测试，以策安全
左氧氟沙星	左氧氟沙星和其他同类药物可能会导致肌腱炎和肌腱断裂，与氟氢可的松合用时，风险可能会增加。60岁以上的老年人及接受肾脏、心脏或肺移植的患者风险更高。在完成左氧氟沙星治疗后或长达数月之久，仍可能发生肌腱断裂，并且可能须手术或导致残疾

二、可的松

与可的松合用药物临床评价见表12-6。

表12-6　与可的松合用药物临床评价

合用药物	临床评价
阿达木单抗	合用可增加发生严重甚至威胁生命的感染的风险
安非他酮	安非他酮很少会引起癫痫发作，与可的松合用可能会增加这种风险。如果为高龄、正在戒酒或停药、有癫痫病史或影响中枢神经系统的疾病（如脑瘤或头部外伤），则可能更容易发作
氨己烯酸	长时间使用氨己烯酸和可的松，可能会增加与视力丧失相关的严重不良反应的风险，尤其是长时间使用时。氨己烯酸治疗期间需要常规视力测试
胺碘酮	合用可增加出现严重心律失常的风险。如果同服，可能需要定期监测电解质（镁、钾）水平及进行其他测试，以策安全
巴瑞替尼	合用可增加发生严重甚至能致命的感染的风险。在某些情况下，合用影响骨髓或免疫系统的药物也会随着时间延长增加各种癌症发生的风险
带状疱疹活疫苗	根据使用可的松的剂量和时间长短，可能有疫苗感染或降低对疫苗反应的风险。在某些情况下，须延迟接种疫苗，以使身体有时间从可的松治疗中恢复。相反，如果最近刚接种带状疱疹活疫苗，须推迟可的松治疗数周
德拉沙星	德拉沙星和其他同类药物可能会导致肌腱炎和肌腱断裂，与可的松合用时，风险可能会增加。60岁以上的老年人及接受肾脏、心脏或肺移植的患者风险更高。在完成德拉沙星治疗后或长达数月之久，仍可能发生肌腱断裂，并且可能须手术或导致残疾
地拉罗司	合用可增加胃肠道溃疡和出血的风险
地奴昔单抗	合用可增加发生严重甚至致命的感染的风险
地西卢定	合用可增加发生严重甚至威胁生命的出血的风险
碘海醇	不建议合用，合用可能会导致脑膜炎或癫痫发作
碘帕醇	不建议合用，合用可能会导致脑膜炎或癫痫发作
多非利特	合用可增加出现严重心律失常的风险。如果合用，则可能须定期监测电解质（镁、钾）水平及进行其他测试，以策安全

续表

合用药物	临床评价
芬戈莫德	合用可增加发生严重甚至威胁生命的感染的风险，芬戈莫德由于在最后一次给药后可以长时间留在血液中，因此即使停止服用，也可能与其他药物发生相互作用
风疹病毒疫苗	根据使用可的松的剂量和时间长短，可能有疫苗感染或降低对疫苗反应的风险。在某些情况下，须延迟接种疫苗，以使身体有时间从可的松治疗中恢复。相反，如果最近刚接种过风疹病毒疫苗，须推迟可的松治疗数周
氟哌利多	合用可增加出现严重的甚至是危及生命的心律失常的风险，尽管这是一种相对罕见的不良反应，但如患有先天性长 QT 间期综合征及其他心脏病（如传导异常）或电解质紊乱（如由于严重或长期腹泻或呕吐而导致镁或钾丢失），则更容易发生
戈利木单抗	合用可增加发生严重甚至威胁生命的感染的风险
格帕沙星	格帕沙星和其他同类药物可能导致肌腱炎和肌腱断裂，与可的松合用时，风险可能会增加。60岁以上的老年人及接受肾脏、心脏或肺移植的患者风险更高。在完成格帕沙星治疗后或长达数月之久，仍可能发生肌腱断裂，并且可能须手术或导致残疾
环丙沙星	环丙沙星和其他同类药物可能会导致肌腱炎和肌腱断裂，与可的松合用时，风险可能会增加。60岁以上的老年人及接受肾脏、心脏或肺移植的患者风险更高。在完成环丙沙星治疗后或长达数月之久，仍可能发生肌腱断裂，并且可能须手术或导致残疾
黄热病疫苗	根据使用可的松的剂量和时间长短，可能有疫苗感染或降低对疫苗反应的风险。在某些情况下，须延迟接种疫苗，以使身体有时间从可的松治疗中恢复。相反，如果最近刚接种过黄热病疫苗，须推迟可的松治疗数周
吉米沙星	吉米沙星和其他同类药物可能会导致肌腱炎和肌腱断裂，与可的松合用时，风险可能会增加。60岁以上的老年人及接受肾脏、心脏或肺移植的患者风险更高。在完成吉米沙星治疗后或长达数月之久，仍可能发生肌腱断裂，并且可能须手术或导致残疾
脊髓灰质炎病毒活三价疫苗	根据使用可的松的剂量和时间长短，可能有疫苗感染或降低对疫苗反应的风险。在某些情况下，须延迟接种疫苗，以使身体有时间从可的松治疗中恢复。相反，如果最近刚接种过脊髓灰质炎病毒活三价疫苗，须推迟可的松治疗数周
加替沙星	加替沙星和其他同类药物可能会导致肌腱炎和肌腱断裂，与可的松合用时，风险可能会增加。60岁以上的老年人及接受肾脏、心脏或肺移植的患者风险更高。在完成加替沙星治疗后或长达数月之久，仍可能发生肌腱断裂，并且可能须手术或导致残疾
甲型 H1N1 流感病毒活疫苗	根据使用可的松的剂量和时间长短，可能有疫苗感染或降低对疫苗反应的风险。在某些情况下，须延迟接种疫苗，以使身体有时间从可的松治疗中恢复。相反，如果最近刚接种过甲型 H1N1 流感病毒活疫苗，须推迟可的松治疗数周
决奈达隆	合用可增加出现严重心律失常的风险。如果合用，则可能须定期监测电解质（镁、钾）水平及进行其他测试，以策安全
卡介苗	根据服用可的松的剂量和时间长短，可能有卡介苗感染的风险或对卡介苗的反应降低。在某些情况下，须延迟使用卡介苗的治疗，以使身体有时间从可的松治疗的影响中恢复。此外，由于卡介苗细菌可能在治疗后的几个月内在尿道中持续存在，即使在停止使用卡介苗治疗一段时间后接受可的松治疗，感染的风险仍然很高
卡介苗疫苗	根据使用可的松的剂量和时间长短，可能有疫苗感染或降低对疫苗反应的风险。在某些情况下，须延迟接种疫苗，以使身体有时间从可的松治疗中恢复。相反，如果最近刚接种卡介苗疫苗，须推迟可的松治疗数周
克拉屈滨	合用可增加发生严重感染的风险
来氟米特	合用可增加发生严重感染的风险。来氟米特由于在最后一次给药后可在血液中长期停留，因此即使停止服用，与其他药物的相互作用也可能会持续一段时间

续表

合用药物	临床评价
流感病毒活疫苗	根据使用可的松的剂量和时间长短，可能有疫苗感染或降低对疫苗反应的风险。在某些情况下，须延迟接种疫苗，以使身体有时间从可的松治疗中恢复。相反，如果最近刚接种过流感病毒活疫苗，须推迟可的松治疗数周
轮状病毒疫苗	根据使用可的松的剂量和时间长短，可能有疫苗感染或降低对疫苗反应的风险。在某些情况下，须延迟接种疫苗，以使身体有时间从可的松治疗中恢复。相反，如果最近刚接种过轮状病毒疫苗，须推迟可的松治疗数周
洛美沙星	洛美沙星和其他同类药物可能会导致肌腱炎和肌腱断裂，与可的松合用时，风险可能会增加。60岁以上的老年人及接受肾脏、心脏或肺移植的患者风险更高。在完成洛美沙星治疗后或长达数月之久，仍可能发生肌腱断裂，并且可能须手术或导致残疾
麻疹病毒疫苗	根据使用可的松的剂量和时间长短，可能有疫苗感染或降低对疫苗反应的风险。在某些情况下，须延迟接种疫苗，以使身体有时间从可的松治疗中恢复。相反，如果最近刚接种过麻疹病毒疫苗，须推迟可的松治疗数周
莫西沙星	莫西沙星和其他同类药物可能会导致肌腱炎和肌腱断裂，与可的松合用时，风险可能会增加。60岁以上的老年人及接受肾脏、心脏或肺移植的患者风险更高。在完成莫西沙星治疗后或长达数月之久，仍可能发生肌腱断裂，并且可能须手术或导致残疾
那他珠单抗	那他珠单抗与可的松一起使用或相继使用时，都可能会增加发生严重甚至威胁生命的感染的风险。特别值得关注的是被称为进行性多灶性白质脑病的感染，这是一种罕见但严重的脑部病毒感染，可能导致残疾和死亡。如正在接受治疗或最近接受过可的松治疗，则可能无法使用那他珠单抗，或者须医生进行密切监视和特殊检查，以最大限度地降低治疗期间感染的风险
萘啶酸	萘啶酸和其他同类药物可能会导致肌腱炎和肌腱断裂，与可的松合用时，风险可能会增加。60岁以上的老年人及接受肾脏、心脏或肺移植的患者风险更高。在完成萘啶酸治疗后或长达数月之久，仍可能发生肌腱断裂，并且可能须手术或导致残疾
诺氟沙星	诺氟沙星和其他同类药物可能会导致肌腱炎和肌腱断裂，与可的松合用时，风险可能会增加。60岁以上的老年人及接受肾脏、心脏或肺移植的患者风险更高。在完成诺氟沙星治疗后或长达数月之久，仍可能发生肌腱断裂，并且可能须手术或导致残疾
匹莫齐特	合用可增加出现严重心律失常的风险。如果合用，则可能需要定期监测电解质（镁、钾）水平，以策安全
齐拉西酮	合用可增加出现严重心律失常的风险。如果合用，则可能需要定期监测电解质（镁、钾）水平，以策安全
曲伐沙星	曲伐沙星和其他同类药物可能会导致肌腱炎和肌腱断裂，与可的松合用时，风险可能会增加。60岁以上的老年人及接受肾脏、心脏或肺移植的患者风险更高。在完成曲伐沙星治疗后或长达数月之久，仍可能发生肌腱断裂，并且可能须手术或导致残疾
去氨加压素	合用可增加低血钠的风险，在严重的情况下，可能导致恶心、呕吐、嗜睡、虚弱、肌肉痉挛、抽搐、神志不清、癫痫发作甚至死亡
腮腺炎病毒疫苗	根据使用可的松的剂量和时间长短，可能有疫苗感染或降低对疫苗反应的风险。在某些情况下，须延迟接种疫苗，以使身体有时间从可的松治疗中恢复。相反，如果最近刚接种过腮腺炎病毒疫苗，须推迟可的松治疗数周
赛妥珠单抗	合用可增加发生严重甚至威胁生命的感染的风险
三氧化二砷	合用可增加出现严重心律失常的风险，如果同服，可能需要定期监测电解质（镁、钾）水平及进行其他测试，以策安全
沙利度胺	合用可增加危险血栓的风险，并由于年龄增长、吸烟、高血压或高胆固醇而增加风险。为了安全，可能须抗凝或密切监测

续表

合用药物	临床评价
伤寒活疫苗	根据使用可的松的剂量和时间长短，可能有疫苗感染或降低对疫苗反应的风险。在某些情况下，须延迟接种疫苗，以使身体有时间从可的松治疗中恢复。相反，如果最近刚接种过伤寒活疫苗，须推迟可的松治疗数周
水痘病毒疫苗	根据使用可的松的剂量和时间长短，可能有疫苗感染或降低对疫苗反应的风险。在某些情况下，须延迟接种疫苗，以使身体有时间从可的松治疗中恢复。相反，如果最近刚接种过水痘病毒疫苗，须推迟可的松治疗数周
司帕沙星	司帕沙星和其他同类药物可能会导致肌腱炎和肌腱断裂，与可的松合用时，风险可能会增加。60岁以上的老年人及接受肾脏、心脏或肺移植的患者风险更高。在完成司帕沙星治疗后或长达数月之久，仍可能发生肌腱断裂，并且可能须手术或导致残疾
特立氟胺	合用可增加发生严重感染的风险。特立氟胺由于在最后一次给药后可在血液中长期停留，因此即使停止服用，也可能与其他药物发生相互作用
天花疫苗	根据使用可的松的剂量和时间长短，可能有疫苗感染或降低对疫苗反应的风险。在某些情况下，须延迟接种疫苗，以使身体有时间从可的松治疗中恢复。相反，如果最近刚接种过天花疫苗，须推迟可的松治疗数周
托法替尼	合用可增加发生严重甚至致命的感染的风险
乌帕替尼	合用可能增加感染、淋巴瘤和其他恶性肿瘤的风险
西诺沙星	西诺沙星和其他同类药物可能会导致肌腱炎和肌腱断裂，与可的松合用时，风险可能会增加。60岁以上的老年人及接受肾脏、心脏或肺移植的患者风险更高。在完成西诺沙星治疗后或长达数月之久，仍可能发生肌腱断裂，并且可能须手术或导致残疾
氧氟沙星	氧氟沙星和其他同类药物可能会导致肌腱炎和肌腱断裂，与可的松合用时，风险可能会增加。60岁以上的老年人及接受肾脏、心脏或肺移植的患者风险更高。在完成氧氟沙星治疗后或长达数月之久，仍可能发生肌腱断裂，并且可能须手术或导致残疾
依那西普	合用可增加发生严重甚至威胁生命的感染的风险
依诺沙星	依诺沙星和其他同类药物可能会导致肌腱炎和肌腱断裂，与可的松合用时，风险可能会增加。60岁以上的老年人及接受肾脏、心脏或肺移植的患者风险更高。在完成依诺沙星治疗后或长达数月之久，仍可能发生肌腱断裂，并且可能须手术或导致残疾
英夫利昔单抗	合用可增加发生严重甚至威胁生命的感染的风险
左醋美沙朵	合用可增加出现严重心律失常的风险。如果合用，则可能需要定期监测电解质（镁、钾）水平，以策安全
左氧氟沙星	左氧氟沙星和其他同类药物可能会导致肌腱炎和肌腱断裂，与可的松合用时，风险可能会增加。60岁以上的老年人及接受肾脏、心脏或肺移植的患者风险更高。在完成左氧氟沙星治疗后或长达数月之久，仍可能发生肌腱断裂，并且可能须手术或导致残疾

三、泼尼松龙

参见可的松。

四、泼尼松

参见可的松。

五、甲泼尼龙

与甲泼尼龙合用药物临床评价见表12-7。

表 12-7 与甲泼尼龙合用药物临床评价

合用药物	临床评价
阿达木单抗	合用可增加发生严重甚至威胁生命的感染的风险
阿扎那韦	阿扎那韦可显著升高甲泼尼龙的血药浓度，可能更容易出现不良反应，如肿胀、体重增加、高血压、高血糖、肌无力、抑郁、痤疮、皮肤变薄、妊娠纹、瘀伤、骨密度下降、白内障、月经不调、面部或身体毛发的生长及体内脂肪的异常分布，尤其是在面部、颈部、背部和腰部
艾代拉里斯	艾代拉里斯可显著升高甲泼尼龙的血药浓度，可能更容易出现不良反应，如肿胀、体重增加、高血压、高血糖、肌无力、抑郁、痤疮、皮肤变薄、妊娠纹、瘀伤、骨密度下降、白内障、月经不调、面部或身体毛发的生长及体内脂肪的异常分布，尤其是在面部、颈部、背部和腰部
安非他酮	安非他酮很少会引起癫痫发作，但与甲泼尼龙合用时可能会增加这种风险。如为高龄、正在戒酒或停药、有癫痫病史或影响中枢神经系统的疾病（如脑瘤或头部外伤），则可能更容易发作
安泼那韦	安泼那韦可显著升高甲泼尼龙的血药浓度，可能更容易出现不良反应，如肿胀、体重增加、高血压、高血糖、肌无力、抑郁、痤疮、皮肤变薄、妊娠纹、瘀伤、骨密度下降、白内障、月经不调、面部或身体毛发的生长及体内脂肪的异常分布，尤其是在面部、颈部、背部和腰部
氨己烯酸	长时间使用氨己烯酸和甲泼尼龙，可能会增加与视力丧失相关的严重不良反应的风险，尤其是长时间使用时。氨己烯酸治疗期间需要常规检查视力
巴瑞替尼	合用可增加发生严重甚至能致命的感染的风险
泊沙康唑	泊沙康唑可显著升高甲泼尼龙的血药浓度，可能更容易出现不良反应，如肿胀、体重增加、高血压、高血糖、肌无力、抑郁、痤疮、皮肤变薄、妊娠纹、瘀伤、骨密度下降、白内障、月经不调、面部或身体毛发的生长及体内脂肪的异常分布，尤其是在面部、颈部、背部和腰部
博赛普韦	博赛普韦可显著升高甲泼尼龙的血药浓度，可能更容易出现不良反应，如肿胀、体重增加、高血压、高血糖、肌无力、抑郁、痤疮、皮肤变薄、妊娠纹、瘀伤、骨密度下降、白内障、月经不调、面部或身体毛发的生长及体内脂肪的异常分布，尤其是在面部、颈部、背部和腰部
醋竹桃霉素	醋竹桃霉素可显著升高甲泼尼龙的血药浓度，可能更容易出现不良反应，如肿胀、体重增加、高血压、高血糖、肌无力、抑郁、痤疮、皮肤变薄、妊娠纹、瘀伤、骨密度下降、白内障、月经不调、面部或身体毛发的生长及体内脂肪的异常分布，尤其是在面部、颈部、背部和腰部
带状疱疹活疫苗	根据使用甲泼尼龙的剂量和时间长短，可能有疫苗感染或降低对疫苗反应的风险。在某些情况下，须延迟接种疫苗，以使身体有时间从甲泼尼龙治疗中恢复。相反，如果最近刚接种带状疱疹活疫苗，须推迟甲泼尼龙治疗数周
德拉沙星	德拉沙星和其他同类药物可能会导致肌腱炎和肌腱断裂，与甲泼尼龙合用时，风险可能会增加。60岁以上的老年人及接受肾脏、心脏或肺移植的患者风险更高。在完成德拉沙星治疗后或长达数月之久，仍可能发生肌腱断裂，并且可能须手术或导致残疾
地拉夫定	地拉夫定可显著升高甲泼尼龙的血药浓度，可能更容易出现不良反应，如肿胀、体重增加、高血压、高血糖、肌无力、抑郁、痤疮、皮肤变薄、妊娠纹、瘀伤、骨密度下降、白内障、月经不调、面部或身体毛发的生长及体内脂肪的异常分布，尤其是在面部、颈部、背部和腰部
地拉罗司	合用可增加胃肠道溃疡和出血的风险
地奴昔单抗	合用可增加发生严重甚至致命的感染的风险
地西卢定	合用可增加发生严重甚至威胁生命的出血的风险
碘海醇	不建议合用甲泼尼龙和碘海醇，可能会导致脑膜炎或癫痫发作
碘帕醇	不建议合用甲泼尼龙和碘帕醇，可能会导致脑膜炎或癫痫发作
芬戈莫德	合用可增加发生严重甚至威胁生命的感染的风险。芬戈莫德由于在最后一次给药后可以长时间留在血液中，因此即使停止服用，也可能与其他药物发生相互作用

续表

合用药物	临床评价
风疹病毒疫苗	根据使用甲泼尼龙的剂量和时间长短，可能有疫苗感染或降低对疫苗反应的风险。在某些情况下，须延迟接种疫苗，以使身体有时间从甲泼尼龙治疗中恢复。相反，如果最近刚接种过风疹病毒疫苗，须推迟甲泼尼龙治疗数周
伏立康唑	伏立康唑可显著升高甲泼尼龙的血药浓度，可能更容易出现不良反应，如肿胀、体重增加、高血压、高血糖、肌无力、抑郁、痤疮、皮肤变薄、妊娠纹、瘀伤、骨密度下降、白内障、月经不调、面部或身体毛发的生长及体内脂肪的异常分布，尤其是在面部、颈部、背部和腰部
福沙那韦	福沙那韦可显著升高甲泼尼龙的血药浓度，可能更容易出现不良反应，如肿胀、体重增加、高血压、高血糖、肌无力、抑郁、痤疮、皮肤变薄、妊娠纹、瘀伤、骨密度下降、白内障、月经不调、面部或身体毛发的生长及体内脂肪的异常分布，尤其是在面部、颈部、背部和腰部
戈利木单抗	合用可增加发生严重甚至威胁生命的感染的风险
格帕沙星	格帕沙星和其他同类药物可能会导致肌腱炎和肌腱断裂，与甲泼尼龙合用时，风险可能会增加。60岁以上的老年人及接受肾脏、心脏或肺移植的患者风险更高。在完成格帕沙星治疗后或长达数月之久，仍可能发生肌腱断裂，并且可能须手术或导致残疾
环丙沙星	环丙沙星和其他同类药物可能会导致肌腱炎和肌腱断裂，与甲泼尼龙合用时，风险可能会增加。60岁以上的老年人及接受肾脏、心脏或肺移植的患者风险更高。在完成环丙沙星治疗后或长达数月之久，仍可能发生肌腱断裂，并且可能须手术或导致残疾
黄热病疫苗	根据使用甲泼尼龙的剂量和时间长短，可能有疫苗感染或降低对疫苗反应的风险。在某些情况下，须延迟接种疫苗，以使身体有时间从甲泼尼龙治疗中恢复。相反，如果最近刚接种黄热病疫苗，须推迟甲泼尼龙治疗数周
吉米沙星	吉米沙星和其他同类药物可能会导致肌腱炎和肌腱断裂，与甲泼尼龙合用时，风险可能会增加。60岁以上的老年人及接受肾脏、心脏或肺移植的患者风险更高。在完成吉米沙星治疗后或长达数月之久，仍可能发生肌腱断裂，并且可能须手术或导致残疾
脊髓灰质炎病毒活三价疫苗	根据使用甲泼尼龙的剂量和时间长短，可能有疫苗感染或降低对疫苗反应的风险。在某些情况下，须延迟接种疫苗，以使身体有时间从甲泼尼龙治疗中恢复。相反，如果最近刚接种过脊髓灰质炎病毒活三价疫苗，须推迟甲泼尼龙治疗数周
加替沙星	加替沙星和其他同类药物可能会导致肌腱炎和肌腱断裂，与甲泼尼龙合用时，风险可能会增加。60岁以上的老年人及接受肾脏、心脏或肺移植的患者风险更高。在完成加替沙星治疗后或长达数月之久，仍可能发生肌腱断裂，并且可能须手术或导致残疾
甲型H1N1流感病毒活疫苗	根据使用甲泼尼龙的剂量和时间长短，可能有疫苗感染或降低对疫苗反应的风险。在某些情况下，须延迟接种疫苗，以使身体有时间从甲泼尼龙治疗中恢复。相反，如果最近刚接种过甲型H1N1流感病毒活疫苗，须推迟甲泼尼龙治疗数周
卡介苗	根据服用甲泼尼龙的剂量和时间长短，可能会有卡介苗感染的风险或对卡介苗的反应降低。在某些情况下，须延迟使用卡介苗的治疗，以使身体从甲泼尼龙治疗的影响中恢复。此外，由于卡介苗细菌可能在治疗后的几个月内在尿道中持续存在，即使在停止使用卡介苗治疗一段时间后接受甲泼尼龙治疗，感染的风险仍然很高
卡介苗疫苗	根据使用甲泼尼龙的剂量和时间长短，可能有疫苗感染或降低对疫苗反应的风险。在某些情况下，须延迟接种疫苗，以使身体有时间从甲泼尼龙治疗中恢复。相反，如果最近刚接种过卡介苗疫苗，须推迟甲泼尼龙治疗数周
考尼伐坦	考尼伐坦可显著升高甲泼尼龙的血药浓度，可能更容易出现不良反应，如肿胀、体重增加、高血压、高血糖、肌无力、抑郁、痤疮、皮肤变薄、妊娠纹、瘀伤、骨密度下降、白内障、月经不调、面部或身体毛发的生长及体内脂肪的异常分布，尤其是在面部、颈部、背部和腰部

续表

合用药物	临床评价
可比司他	可比司他可显著升高甲泼尼龙的血药浓度，可能更容易出现不良反应，如肿胀、体重增加、高血压、高血糖、肌无力、抑郁、痤疮、皮肤变薄、妊娠纹、瘀伤、骨密度下降、白内障、月经不调、面部或身体毛发的生长及体内脂肪的异常分布，尤其是在面部、颈部、背部和腰部
克拉霉素	克拉霉素可显著升高甲泼尼龙的血药浓度，可能更容易出现不良反应，如肿胀、体重增加、高血压、高血糖、肌无力、抑郁、痤疮、皮肤变薄、妊娠纹、瘀伤、骨密度下降、白内障、月经不调、面部或身体毛发的生长及体内脂肪的异常分布，尤其是在面部、颈部、背部和腰部
克拉屈滨	合用可增加发生严重感染的风险
来氟米特	合用可能会增加严重感染的风险。来氟米特由于在最后一次给药后可在血液中长期停留，因此即使停止服用，与其他药物的相互作用也可能会持续一段时间
利托那韦	利托那韦可显著升高甲泼尼龙的血药浓度，可能更容易出现不良反应，如肿胀、体重增加、高血压、高血糖、肌无力、抑郁、痤疮、皮肤变薄、妊娠纹、瘀伤、骨密度下降、白内障、月经不调、面部或身体毛发的生长及体内脂肪的异常分布，尤其是在面部、颈部、背部和腰部
流感病毒活疫苗	根据使用甲泼尼龙的剂量和时间长短，可能有疫苗感染或降低对疫苗反应的风险。在某些情况下，须延迟接种疫苗，以使身体有时间从甲泼尼龙治疗中恢复。相反，如果最近刚接种过流感病毒活疫苗，须推迟甲泼尼龙治疗数周
轮状病毒疫苗	根据使用甲泼尼龙的剂量和时间长短，可能有疫苗感染或降低对疫苗反应的风险。在某些情况下，须延迟接种疫苗，以使身体有时间从甲泼尼龙治疗中恢复。相反，如果最近刚接种过轮状病毒疫苗，须推迟甲泼尼龙治疗数周
洛美沙星	洛美沙星和其他同类药物可能会导致肌腱炎和肌腱断裂，与甲泼尼龙合用时，风险可能会增加。60岁以上的老年人及接受肾脏、心脏或肺移植的患者风险更高。在完成洛美沙星治疗后或长达数月之久，仍可能发生肌腱断裂，并且可能须手术或导致残疾
麻疹病毒活疫苗	根据使用甲泼尼龙的剂量和时间长短，可能有疫苗感染或降低对疫苗反应的风险。在某些情况下，须延迟接种疫苗，以使身体有时间从甲泼尼龙治疗中恢复。相反，如果最近刚接种过麻疹病毒活疫苗，须推迟甲泼尼龙治疗数周
莫西沙星	莫西沙星和其他同类药物可能会导致肌腱炎和肌腱断裂，与甲泼尼龙合用时，风险可能会增加。60岁以上的老年人及接受肾脏、心脏或肺移植的患者风险更高。在完成莫西沙星治疗后或长达数月之久，仍可能发生肌腱断裂，并且可能须手术或导致残疾
那他珠单抗	那他珠单抗与甲泼尼龙合用或相继使用，都有可能会增加发生严重甚至威胁生命的感染的风险。特别值得关注的是被称为进行性多灶性白质脑病的感染，这是一种罕见但严重的脑部病毒感染，可能导致残疾和死亡。如正在接受治疗或最近接受过甲泼尼龙治疗，则可能无法使用那他珠单抗，或须医生进行密切监视和特殊检查，以最大限度地降低治疗期间感染的风险
奈非那韦	奈非那韦可显著升高甲泼尼龙的血药浓度，可能更容易出现不良反应，如肿胀、体重增加、高血压、高血糖、肌无力、抑郁、痤疮、皮肤变薄、妊娠纹、瘀伤、骨密度下降、白内障、月经不调、面部或身体毛发的生长及体内脂肪的异常分布，尤其是在面部、颈部、背部和腰部
萘啶酸	萘啶酸和其他同类药物可能会导致肌腱炎和肌腱断裂，与甲泼尼龙合用时，风险可能会增加。60岁以上的老年人及接受肾脏、心脏或肺移植的患者风险更高。在完成萘啶酸治疗后或长达数月之久，仍可能发生肌腱断裂，并且可能须手术或导致残疾
萘法唑酮	萘法唑酮可显著升高甲泼尼龙的血药浓度，可能更容易出现不良反应，如肿胀、体重增加、高血压、高血糖、肌无力、抑郁、痤疮、皮肤变薄、妊娠纹、瘀伤、骨密度下降、白内障、月经不调、面部或身体毛发的生长及体内脂肪的异常分布，尤其是在面部、颈部、背部和腰部

续表

合用药物	临床评价
诺氟沙星	诺氟沙星和其他同类药物可能会导致肌腱炎和肌腱断裂，与甲泼尼龙合用时，风险可能会增加。60岁以上的老年人及接受肾脏、心脏或肺移植的患者风险更高。在完成诺氟沙星治疗后或长达数月之久，仍可能发生肌腱断裂，并且可能须手术或导致残疾
齐拉西酮	合用可增加出现严重心律失常的风险。如合用，则可能须定期监测电解质（镁、钾）水平，以策安全
曲伐沙星	曲伐沙星和其他同类药物可能会导致肌腱炎和肌腱断裂，与甲泼尼龙合用时，风险可能会增加。60岁以上的老年人及接受肾脏、心脏或肺移植的患者风险更高。在完成曲伐沙星治疗后或长达数月之久，仍可能发生肌腱断裂，并且可能须手术或导致残疾
去氨加压素	合用可增加低血钠的风险，在严重的情况下，症状可能包括恶心、呕吐、嗜睡、虚弱、肌肉痉挛、抽搐、神志不清、癫痫发作甚至死亡
腮腺炎病毒疫苗	根据使用甲泼尼龙的剂量和时间长短，可能有疫苗感染或降低对疫苗反应的风险。在某些情况下，须延迟接种疫苗，以使身体有时间从甲泼尼龙治疗中恢复。相反，如果最近刚接种过腮腺炎病毒疫苗，须推迟甲泼尼龙治疗数周
赛妥珠单抗	合用可增加发生严重甚至威胁生命的感染的风险
沙奎那韦	沙奎那韦可显著升高甲泼尼龙的血药浓度，可能更容易出现不良反应，如肿胀、体重增加、高血压、高血糖、肌无力、抑郁、痤疮、皮肤变薄、妊娠纹、瘀伤、骨密度下降、白内障、月经不调、面部或身体毛发的生长及体内脂肪的异常分布，尤其是在面部、颈部、背部和腰部
沙利度胺	合用可增加危险血栓的风险。随着年龄增长、吸烟，高血压或高胆固醇的风险也增加。为了安全使用两种药物，可能需要稀释血液或由医生进行更频繁的监视
伤寒活疫苗	根据使用甲泼尼龙的剂量和时间长短，可能有疫苗感染或降低对疫苗反应的风险。在某些情况下，须延迟接种疫苗，以使身体有时间从甲泼尼龙治疗中恢复。相反，如果最近刚接种伤寒活疫苗，须推迟甲泼尼龙治疗数周
水痘病毒疫苗	根据使用甲泼尼龙的剂量和时间长短，可能有疫苗感染或降低对疫苗反应的风险。在某些情况下，须延迟接种疫苗，以使身体有时间从甲泼尼龙治疗中恢复。相反，如果最近刚接种水痘病毒疫苗，须推迟甲泼尼龙治疗数周
司帕沙星	司帕沙星和其他同类药物可能会导致肌腱炎和肌腱断裂，与甲泼尼龙合用时，风险可能会增加。60岁以上的老年人及接受肾脏、心脏或肺移植的患者风险更高。在完成司帕沙星治疗后或长达数月之久，仍可能发生肌腱断裂，并且可能须手术或导致残疾
泰利霉素	泰利霉素可显著升高甲泼尼龙的血药浓度，可能更容易出现不良反应，如肿胀、体重增加、高血压、高血糖、肌无力、抑郁、痤疮、皮肤变薄、妊娠纹、瘀伤、骨密度下降、白内障、月经不调、面部或身体毛发的生长及体内脂肪的异常分布，尤其是在面部、颈部、背部和腰部
特立氟胺	合用可增加发生严重感染的风险。特立氟胺由于在最后一次给药后可在血液中长期停留，因此即使停止服用，也可能与其他药物发生相互作用
替拉那韦	替拉那韦可显著升高甲泼尼龙的血药浓度，可能更容易出现不良反应，如肿胀、体重增加、高血压、高血糖、肌无力、抑郁、痤疮、皮肤变薄、妊娠纹、瘀伤、骨密度下降、白内障、月经不调、面部或身体毛发的生长及体内脂肪的异常分布，尤其是在面部、颈部、背部和腰部
天花疫苗	根据使用甲泼尼龙的剂量和时间长短，可能有疫苗感染或降低对疫苗反应的风险。在某些情况下，须延迟接种疫苗，以使身体有时间从甲泼尼龙治疗中恢复。相反，如果最近刚接种过天花疫苗，须推迟甲泼尼龙治疗数周
酮康唑	酮康唑可显著升高甲泼尼龙的血药浓度，可能更容易出现不良反应，如肿胀、体重增加、高血压、高血糖、肌无力、抑郁、痤疮、皮肤变薄、妊娠纹、瘀伤、骨密度下降、白内障、月经不调、面部或身体毛发的生长及体内脂肪的异常分布，尤其是在面部、颈部、背部和腰部

续表

合用药物	临床评价
托法替尼	合用可增加发生严重甚至致命的感染的风险
西诺沙星	西诺沙星和其他同类药物可能会导致肌腱炎和肌腱断裂，与甲泼尼龙合用时，风险可能会增加。60岁以上的老年人及接受肾脏、心脏或肺移植的患者风险更高。在完成西诺沙星治疗后或长达数月之久，仍可能发生肌腱断裂，并且可能须手术或导致残疾
氧氟沙星	氧氟沙星和其他同类药物可能会导致肌腱炎和肌腱断裂，与甲泼尼龙合用时，风险可能会增加。60岁以上的老年人及接受肾脏、心脏或肺移植的患者风险更高。在完成氧氟沙星治疗后或长达数月之久，仍可能发生肌腱断裂，并且可能须手术或导致残疾
伊曲康唑	伊曲康唑可显著升高甲泼尼龙的血药浓度，可能更容易出现不良反应，如肿胀、体重增加、高血压、高血糖、肌无力、抑郁、痤疮、皮肤变薄、妊娠纹、瘀伤、骨密度下降、白内障、月经不调、面部或身体毛发的生长及体内脂肪的异常分布，尤其是在面部、颈部、背部和腰部
依那西普	合用可增加发生严重甚至威胁生命的感染的风险
依诺沙星	依诺沙星和其他同类药物可能会导致肌腱炎和肌腱断裂，与甲泼尼龙合用时，风险可能会增加。60岁以上的老年人及接受肾脏、心脏或肺移植的患者风险更高。在完成依诺沙星治疗后或长达数月之久，仍可能发生肌腱断裂，并且可能须手术或导致残疾
茚地那韦	茚地那韦可显著升高甲泼尼龙的血药浓度，可能更容易出现不良反应，如肿胀、体重增加、高血压、高血糖、肌无力、抑郁、痤疮、皮肤变薄、妊娠纹、瘀伤、骨密度下降、白内障、月经不调、面部或身体毛发的生长及体内脂肪的异常分布，尤其是在面部、颈部、背部和腰部
英夫利昔单抗	合用可增加发生严重甚至威胁生命的感染的风险
左醋美沙朵	合用可增加出现严重的心律失常的风险。如果合用，则可能须定期监测电解质（镁、钾）水平及进行其他测试，以策安全
左氧氟沙星	左氧氟沙星和其他同类药物可能会导致肌腱炎和肌腱断裂，与甲泼尼龙合用时，风险可能会增加。60岁以上的老年人及接受肾脏、心脏或肺移植的患者风险更高。在完成左氧氟沙星治疗后或长达数月之久，仍可能发生肌腱断裂，并且可能须手术或导致残疾

六、曲安西龙

参见甲泼尼龙。

七、地塞米松

与地塞米松合用药物临床评价见表12-8。

表12-8 与地塞米松合用药物临床评价

合用药物	临床评价
阿达木单抗	可能会增加发生严重且可能危及生命的感染的风险
阿昔替尼	地塞米松可能会显著降低阿昔替尼的血药浓度
安非他酮	可能会增加癫痫发作风险
氨己烯酸	可能会增加与视力丧失相关的严重不良反应的风险
胺碘酮	可能会降低胺碘酮的作用
奥拉帕尼	可能会显著降低奥拉帕尼的血药浓度，使药物抗肿瘤的效果降低，应避免合用
巴西替尼	可能会增加发生严重且可能危及生命的感染的风险
贝达喹啉	可能会降低贝达喹啉的血药浓度
博舒替尼	地塞米松可以显著降低博舒替尼的血药浓度，应避免合用

续表

合用药物	临床评价
布托啡诺	可能会使药物治疗疼痛的效果降低
达卡他韦	可能会显著降低达卡他韦的血药浓度，降低其治疗丙型肝炎的效力，应避免合用
达鲁他胺	可能会显著降低达鲁他胺的血药浓度，应避免合用
达帕替尼	可能会增加感染及发生淋巴瘤和其他恶性肿瘤的风险
达沙替尼	地塞米松可能会显著降低达沙替尼的血药浓度，应避免合用
带状疱疹活疫苗	可能有遭受疫苗感染或对疫苗反应降低的危险
德拉沙星	可能会增加发生肌腱炎和肌腱断裂的风险
地拉罗司	可能会增加发生胃肠道溃疡和出血的风险
地奴昔单抗	可能增加发生严重和潜在致命感染的风险
地西卢定	可能会增加出血的风险，包括严重的甚至致命的出血
碘海醇	可能会导致脑膜炎或癫痫发作
碘帕醇	可能会导致脑膜炎或癫痫发作
多拉韦林	可能会降低多拉韦林的疗效
厄达替尼	可能会降低厄达替尼的疗效
恩克芬尼	可能会降低恩克芬尼的血药浓度，使药物抗肿瘤的效果降低
恩曲替尼	可能会降低恩曲替尼疗效
芬戈莫德	可能会增加发生严重且可能危及生命的感染的风险
芬太尼	可能会降低芬太尼的血药浓度，使药物治疗疼痛的效果降低，应避免合用
风疹病毒疫苗	可能有遭受疫苗感染或对疫苗反应降低的危险
戈利木单抗	可能会增加发生严重且可能危及生命的感染的风险
格帕沙星	可能会增加发生肌腱炎和肌腱断裂的风险
胍法辛	可能会显著降低胍法辛的血药浓度，使药物对病情无效，应避免合用
环丙沙星	可能会增加发生肌腱炎和肌腱断裂的风险
黄热病疫苗	可能有遭受疫苗感染或对疫苗反应降低的危险
吉米沙星	可能会增加发生肌腱炎和肌腱断裂的风险
脊髓灰质炎病毒活三价疫苗	可能有遭受疫苗感染或对疫苗反应降低的危险
加替沙星	可能会增加发生肌腱炎和肌腱断裂的风险
甲泛葡胺	可能会导致脑膜炎或癫痫发作
卡泊芬净	可能会导致卡泊芬净的疗效降低
卡介苗疫苗	可能有遭受卡介苗感染的风险或对卡介苗的反应降低
可比替尼	可能会显著降低可比替尼的血药浓度，使药物抗肿瘤的效果降低，应避免合用
克拉屈滨	可能会增加发生严重感染的风险
来伐木林	可能会显著降低血浆来伐木林的浓度，应避免合用
来氟米特	可能会增加发生严重感染的风险
劳拉替尼	可能会降低劳拉替尼的血药浓度，使药物抗肿瘤的效果降低，也可能会增加患肝病的风险
雷诺嗪	可能会大大降低雷诺嗪的血药浓度，使药物无效或无效，应避免合用
利匹韦林	可能会显著降低利匹韦林的血药浓度，使其在治疗HIV感染方面的效果较差，应避免合用
流感病毒活疫苗	可能有遭受疫苗感染或对疫苗反应降低的危险
轮状病毒疫苗	可能有遭受疫苗感染或对疫苗反应降低的危险
洛美沙星	可能会增加发生肌腱炎和肌腱断裂的风险

续表

合用药物	临床评价
麻疹病毒疫苗	可能有遭受疫苗感染或对疫苗反应降低的危险
美沙酮	地塞米松可能会降低美沙酮的血药浓度，如果一直在接受美沙酮治疗，合用地塞米松可能会出现戒断症状
米非司酮	可能会大大降低地塞米松的作用
莫西沙星	可能会增加发生肌腱炎和肌腱断裂的风险
那他珠单抗	可能会增加发生严重且可能危及生命的感染的风险
奈拉替尼	可能会显著降低奈拉替尼的血药浓度，使药物抗肿瘤的效果降低，应避免合用
萘啶酸	可能会增加发生肌腱炎和肌腱断裂的风险
尼达尼布	可能会显著降低尼达尼布的血药浓度，使药物治疗效果降低，应避免合用
尼洛替尼	可能会显著降低尼洛替尼的血药浓度，使药物抗肿瘤的效果降低，应避免合用
诺氟沙星	可能会增加发生肌腱炎和肌腱断裂的风险
普瑞玛尼	可降低普瑞玛尼的血药浓度和抗微生物作用
羟考酮	可能会降低血液中的羟考酮水平，使药物治疗疼痛的效果降低，应避免合用
氢可酮	可能会降低氢可酮的血药浓度，使药物治疗疼痛的效果降低，应避免合用
曲伐沙星	可能会增加发生肌腱炎和肌腱断裂的风险
去氨加压素	可能会增加发生低钠血症的风险
腮腺炎病毒疫苗	可能有遭受疫苗感染或对疫苗反应降低的危险
赛妥珠单抗	可能会增加发生严重且可能危及生命的感染的风险
三价流感病毒疫苗	可能有遭受疫苗感染或对疫苗反应降低的危险
沙利度胺	会增加发生危险血栓的风险
伤寒疫苗	可能增加发生播散性感染或对疫苗反应降低的危险
水痘病毒疫苗	可能增加发生播散性感染或对疫苗反应降低的危险
司帕沙星	可能会增加发生肌腱炎和肌腱断裂的风险
索尼德吉	可能会显著降低索尼德吉的血药浓度，使药物抗肿瘤的效果降低，应避免合用
他莫基因拉帕维克	可能发生危及生命的疱疹病毒感染
特立氟胺	可能会增加发生严重感染的风险
替拉替尼	地塞米松可能会降低替拉替尼的血药浓度，应避免合用
天花疫苗	可能增加发生播散性感染的风险，或者对疫苗的反应有所降低
托法替尼	可能会增加发生严重且可能致命的感染的风险
托瑞米芬	可能会显著降低托瑞米芬的血药浓度，使药物抗肿瘤的效果降低，应避免合用
维克洛托	可能显著降低维克洛托的血药浓度和药理作用
维奈托克	可能会显著降低维奈托克的血药浓度，使药物抗肿瘤的效果降低
西波莫德	可能降低西波莫德的血药浓度
西罗莫司	地塞米松可能会降低西罗莫司的血药浓度和作用，应避免合用
西美瑞韦	可能会降低西美瑞韦的血药浓度，降低其治疗丙型肝炎的效力，应避免合用
西诺沙星	可能会增加发生肌腱炎和肌腱断裂的风险
氧氟沙星	可能会增加发生肌腱炎和肌腱断裂的风险
依那西普	可能会增加发生严重且可能危及生命的感染的风险
依诺沙星	可能会增加发生肌腱炎和肌腱断裂的风险
依维莫司	地塞米松可能会降低依维莫司的血药浓度，应避免合用
英夫利昔单抗	可能会增加发生严重且可能危及生命的感染的风险

合用药物	临床评价
赞布替尼	可能显著降低赞布替尼的血药浓度
左醋美沙朵	可能会导致左醋美沙朵副产物的形成增加，引起严重的心血管不良反应
左氧氟沙星	可能会增加发生肌腱炎和肌腱断裂的风险

八、倍他米松

与倍他米松合用药物临床评价见表12-9。

表12-9 与倍他米松合用药物临床评价

合用药物	临床评价
阿达木单抗	可能会增加发生严重且可能危及生命的感染的风险
安非他酮	可能会增加癫痫发作风险
氨己烯酸	可能会增加与视力丧失相关的严重不良反应的风险
巴西替尼	可能会增加发生严重且可能危及生命的感染的风险
达帕替尼	可能会增加感染、淋巴瘤和其他恶性肿瘤的风险
带状疱疹活疫苗	可能有遭受疫苗感染或对疫苗反应降低的危险
德拉沙星	可能会增加发生肌腱炎和肌腱断裂的风险
地拉罗司	可能会增加胃肠道溃疡和出血的风险
地奴昔单抗	可能增加严重和潜在致命感染的风险
地西卢定	可能会增加出血的风险，包括严重甚至致命的出血
碘海醇	可能会导致脑膜炎或癫痫发作
碘帕醇	可能会导致脑膜炎或癫痫发作
芬戈莫德	可能会增加发生严重且可能危及生命的感染的风险
风疹病毒疫苗	可能有遭受疫苗感染或对疫苗反应降低的危险
戈利木单抗	可能会增加发生严重且可能危及生命的感染的风险
格帕沙星	可能会增加发生肌腱炎和肌腱断裂的风险
环丙沙星	可能会增加发生肌腱炎和肌腱断裂的风险
黄热病疫苗	可能有遭受疫苗感染或对疫苗反应降低的危险
活伤寒疫苗	可能有遭受疫苗感染或对疫苗反应降低的危险
吉米沙星	可能会增加发生肌腱炎和肌腱断裂的风险
脊髓灰质炎病毒活三价疫苗	可能有遭受疫苗感染或对疫苗反应降低的危险
加替沙星	可能会增加发生肌腱炎和肌腱断裂的风险
甲泛葡胺	可能会导致脑膜炎或癫痫发作
卡介苗疫苗	可能有遭受卡介苗感染或对卡介苗的反应降低的风险
克拉屈滨	可能会增加发生严重感染的风险
来氟米特	可能会增加发生严重感染的风险
流感病毒疫苗	可能有遭受疫苗感染或对疫苗反应降低的危险
轮状病毒疫苗	可能有遭受疫苗感染或对疫苗反应降低的危险
洛美沙星	可能会增加发生肌腱炎和肌腱断裂的风险
麻疹病毒疫苗	可能有遭受疫苗感染或对疫苗反应降低的危险
米非司酮	可能会大大降低倍他米松的作用

续表

合用药物	临床评价
莫西沙星	可能会增加发生肌腱炎和肌腱断裂的风险
那他珠单抗	可能会增加发生肌腱炎和肌腱断裂的风险
萘啶酸	可能有遭受疫苗感染或对疫苗反应降低的危险
诺氟沙星	可能会增加发生肌腱炎和肌腱断裂的风险
曲伐沙星	可能会增加发生肌腱炎和肌腱断裂的风险
去氨加压素	可能会增加低钠血症的风险
腮腺炎病毒疫苗	可能有遭受疫苗感染或对疫苗反应降低的危险
赛妥珠单抗	可能会增加发生严重且可能危及生命的感染的风险
三价流感病毒疫苗	可能有遭受疫苗感染或对疫苗反应降低的危险
沙利度胺	会增加发生危险血栓的风险
水痘病毒疫苗	可能有遭受疫苗感染或对疫苗反应降低的危险
司帕沙星	可能会增加发生肌腱炎和肌腱断裂的风险
他莫基因拉帕维克	可能发生危及生命的疱疹病毒感染
特立氟胺	可能会增加发生严重感染的风险
天花疫苗	可能增加发生播散性感染的风险，或者对疫苗的反应有所降低
托法替尼	可能会增加发生严重且可能致命的感染的风险
西波莫德	倍他米松降低西波莫德的血药浓度，应避免合用
西诺沙星	可能会增加发生肌腱炎和肌腱断裂的风险
氧氟沙星	可能会增加发生肌腱炎和肌腱断裂的风险
依那西普	可能会增加发生严重且可能危及生命的感染的风险
依诺沙星	可能会增加发生肌腱炎和肌腱断裂的风险
英夫利昔单抗	可能会增加发生严重且可能危及生命的感染的风险
左氧氟沙星	可能会增加发生肌腱炎和肌腱断裂的风险

九、布地奈德

与布地奈德合用药物临床评价见表 12-10。

表 12-10　与布地奈德合用药物临床评价

合用药物	临床评价
阿达木单抗	可能会增加发生严重且可能危及生命的感染的风险
阿扎那韦	可能会显著升高布地奈德的血药浓度，增加发生不良反应的风险
艾代拉里斯	可能会显著升高布地奈德的血药浓度，增加发生不良反应的风险
安泼那韦	可能会显著升高布地奈德的血药浓度，增加发生不良反应的风险
氨己烯酸	可能会增加与视力丧失相关的严重不良反应的风险
巴西替尼	可能会增加发生严重且可能危及生命的感染的风险
泊沙康唑	可能会显著升高布地奈德的血药浓度，增加发生不良反应的风险
博赛普韦	可能会显著升高布地奈德的血药浓度，增加发生不良反应的风险
醋竹桃霉素	可能会显著升高布地奈德的血药浓度，增加发生不良反应的风险
达帕替尼	可能会增加感染、淋巴瘤和其他恶性肿瘤的风险
地拉夫定	可能会显著升高布地奈德的血药浓度，增加发生不良反应的风险

合用药物	临床评价
地奈昔单抗	可能增加发生严重和潜在致命感染的风险
芬戈莫德	可能会增加发生严重且可能危及生命的感染的风险
伏立康唑	可能会显著升高布地奈德的血药浓度，增加发生不良反应的风险
福沙那韦	可能会显著升高布地奈德的血药浓度，增加发生不良反应的风险
戈利木单抗	可能会增加发生严重且可能危及生命的感染的风险
考尼伐坦	可能会显著升高布地奈德的血药浓度，增加发生不良反应的风险
可比司他	可能会显著升高布地奈德的血药浓度，增加发生不良反应的风险
克拉霉素	可能会显著升高布地奈德的血药浓度，增加发生不良反应的风险
克拉屈滨	可能会增加发生严重感染的风险
来氟米特	可能会增加发生严重感染的风险
利托那韦	可能会显著升高布地奈德的血药浓度，增加发生不良反应的风险
米贝地尔	可能会显著升高布地奈德的血药浓度，增加发生不良反应的风险
米非司酮	可能会大大降低布地奈德的作用
那他珠单抗	可能会增加发生严重且可能危及生命的感染的风险
奈非那韦	可能会显著升高布地奈德的血药浓度，增加发生不良反应的风险
萘法唑酮	可能会显著升高布地奈德的血药浓度，增加发生不良反应的风险
去氨加压素	可能会增加发生低钠血症的风险
赛妥珠单抗	可能会增加发生严重且可能危及生命的感染的风险
色瑞替尼	可能会显著升高布地奈德的全身生物利用度，应避免合用
沙奎那韦	可能会显著升高布地奈德的血药浓度，增加发生不良反应的风险
他莫基因拉帕维克	可能发展出危及生命的疱疹病毒感染
泰利霉素	可能会显著升高布地奈德的血药浓度，增加发生不良反应的风险
特立氟胺	可能会增加严重感染的风险
替拉那韦	可能会显著升高布地奈德的血药浓度，增加发生不良反应的风险
天花疫苗	可能增加播散性感染的风险，或者对疫苗的反应有所降低
酮康唑	可能会显著升高布地奈德的血药浓度，增加发生不良反应的风险
托法替尼	可能会增加发生严重且可能致命的感染的风险
西波莫德	可能会增加发生意外的免疫抑制作用的风险
伊曲康唑	可能会显著升高布地奈德的血药浓度，增加发生不良反应的风险
依那西普	可能会增加发生严重且可能危及生命的感染的风险
茚地那韦	可能会显著升高布地奈德的血药浓度，增加发生不良反应的风险
英夫利昔单抗	可能会增加发生严重且可能危及生命的感染的风险

十、倍氯米松

与倍氯米松合用药物临床评价见表 12-11。

表 12-11　与倍氯米松合用药物临床评价

合用药物	临床评价
地奈昔单抗	可能会增加发生严重且可能致命的感染的风险
米非司酮	可能会大大降低倍氯米松的作用
去氨加压素	可能会增加发生低钠血症的风险

十一、氟尼缩松

与氟尼缩松合用药物临床评价见表 12-12。

表 12-12　与氟尼缩松合用药物临床评价

合用药物	临床评价
地奴昔单抗	可能会增加发生严重且可能致命的感染的风险
克拉屈滨	可能会增加发生严重感染的风险
米非司酮	可能会显著降低氟尼缩松的疗效
去氨加压素	可能会增加发生低血钠的风险

十二、氟米龙

与氟米龙合用药物临床评价见表 12-13。

表 12-13　与氟米龙合用药物临床评价

合用药物	临床评价
天花疫苗	可能增加播散性感染的风险,或者对疫苗的反应有所降低

十三、氟替卡松

与氟替卡松合用药物临床评价见表 12-14。

表 12-14　与氟替卡松合用药物临床评价

合用药物	临床评价
阿扎那韦	可能会显著升高氟替卡松的血药浓度,增加发生不良反应的风险
艾代拉里斯	可能会显著升高氟替卡松的血药浓度,增加发生不良反应的风险
安泼那韦	可能会显著升高氟替卡松的血药浓度,增加发生不良反应的风险
泊沙康唑	可能会显著升高氟替卡松的血药浓度,增加发生不良反应的风险
博赛普韦	可能会显著升高氟替卡松的血药浓度,增加发生不良反应的风险
醋竹桃霉素	可能会显著升高氟替卡松的血药浓度,增加发生不良反应的风险
地拉夫定	可能会显著升高氟替卡松的血药浓度,增加发生不良反应的风险
地奴昔单抗	可能会增加发生严重且可能致命的感染的风险
伏立康唑	可能会显著升高氟替卡松的血药浓度,增加发生不良反应的风险
福沙那韦	可能会显著升高氟替卡松的血药浓度,增加发生不良反应的风险
考尼伐坦	可能会显著升高氟替卡松的血药浓度,增加发生不良反应的风险
可比司他	可能会显著升高氟替卡松的血药浓度,增加发生不良反应的风险
克拉霉素	可能会显著升高氟替卡松的血药浓度,增加发生不良反应的风险
克拉屈滨	可能会增加发生严重感染的风险
利托那韦	可能会显著升高氟替卡松的血药浓度,增加发生不良反应的风险
米贝地尔	可能会显著升高氟替卡松的血药浓度,增加发生不良反应的风险
米非司酮	可能会大大降低氟替卡松的作用
奈非那韦	可能会显著升高氟替卡松的血药浓度,增加发生不良反应的风险
萘法唑酮	可能会显著升高氟替卡松的血药浓度,增加发生不良反应的风险

续表

合用药物	临床评价
去氨加压素	可能会增加发生低钠血症的风险
色瑞替尼	可能增加氟替卡松的全身暴露量
沙奎那韦	可能会显著升高氟替卡松的血药浓度，增加发生不良反应的风险
泰利霉素	可能会显著升高氟替卡松的血药浓度，增加发生不良反应的风险
替拉那韦	可能会显著升高氟替卡松的血药浓度，增加发生不良反应的风险
酮康唑	可能会显著升高氟替卡松的血药浓度，增加发生不良反应的风险
伊曲康唑	可能会显著升高氟替卡松的血药浓度，增加发生不良反应的风险
茚地那韦	可能会显著升高氟替卡松的血药浓度，增加发生不良反应的风险

十四、莫米松

与莫米松合用药物临床评价见表 12-15。

表 12-15　与莫米松合用药物临床评价

合用药物	临床评价
地奴昔单抗	可能会增加发生严重且可能致命的感染的风险
克拉屈滨	可能会增加发生严重感染的风险
米非司酮	可能会大大降低莫米松的作用
去氨加压素	可能会增加发生低钠血症的风险

十五、环索奈德

与环索奈德合用药物临床评价见表 12-16。

表 12-16　与环索奈德合用药物临床评价

合用药物	临床评价
地奴昔单抗	可能会增加发生严重且可能致命的感染的风险
克拉屈滨	可能会增加发生严重感染的风险
去氨加压素	可能会增加发生低钠血症的风险

十六、地夫可特

与地夫可特合用药物临床评价见表 12-17。

表 12-17　与地夫可特合用药物临床评价

合用药物	临床评价
阿达木单抗	可能会增加发生严重且可能危及生命的感染的风险
阿帕鲁胺	可能会降低地夫可特的血药浓度，使疗效降低
阿瑞匹坦	可能会显著升高地夫可特活性成分的血药浓度，增加发生不良反应的风险
阿扎那韦	可能会显著升高地夫可特活性成分的血药浓度，增加发生不良反应的风险
艾代拉里斯	可能会显著升高地夫可特活性成分的血药浓度，增加发生不良反应的风险
安非他酮	可能会增加癫痫发作的风险
安泼那韦	可能会显著升高地夫可特活性成分的血药浓度，增加发生不良反应的风险

续表

合用药物	临床评价
氨己烯酸	可能会增加与视力丧失相关的严重不良反应的风险
巴西替尼	可能会增加发生严重且可能致命的感染的风险
苯巴比妥	可能降低地夫可特的血药浓度，使疗效降低
苯妥英	可能降低地夫可特的血药浓度，使疗效降低
波生坦	可能降低地夫可特的血药浓度，使疗效降低
泊沙康唑	可能显著升高地夫可特活性成分的血药浓度，增加发生不良反应的风险
博赛普韦	可能会显著升高地夫可特活性成分的血药浓度，增加发生不良反应的风险
醋竹桃霉素	可能会显著升高地夫可特活性成分的血药浓度，增加发生不良反应的风险
达拉非尼	可能降低地夫可特的血药浓度，使疗效降低
达芦那韦	可能会显著升高地夫可特活性成分的血药浓度，增加发生不良反应的风险
达帕替尼	可能会增加感染、淋巴瘤和其他恶性肿瘤的风险
带状疱疹活疫苗	可增加播散性感染或对疫苗反应降低的风险
德拉沙星	可能会增加发生肌腱炎和肌腱断裂的风险
地尔硫䓬	可能会显著升高地夫可特活性成分的血药浓度，增加发生不良反应的风险
地拉夫定	可能会显著升高地夫可特活性成分的血药浓度，增加发生不良反应的风险
地拉罗司	可能会增加发生胃肠道溃疡和出血的风险
地奴昔单抗	可能会增加发生严重且可能致命的感染的风险
地塞米松	可能降低地夫可特的血药浓度，使疗效降低
地西卢定	可能会增加出血的风险，包括严重的甚至致命的出血
恩杂鲁胺	可能降低地夫可特的血药浓度，使疗效降低
芬戈莫德	可能会增加发生严重且可能危及生命的感染的风险
风疹病毒疫苗	可增加播散性感染的风险，应避免合用
伏立康唑	可能会显著升高地夫可特活性成分的血药浓度，增加发生不良反应的风险
氟康唑	可能会显著升高地夫可特活性成分的血药浓度，增加发生不良反应的风险
福沙那韦	可能会显著升高地夫可特活性成分的血药浓度，增加发生不良反应的风险
戈利木单抗	可能会增加发生严重且可能危及生命的感染的风险
格帕沙星	可能会增加发生肌腱炎和肌腱断裂的风险
贯叶连翘	可能降低地夫可特的血药浓度，使疗效降低
红霉素	可能会显著升高地夫可特活性成分的血药浓度，增加发生不良反应的风险
环丙沙星	可能会增加发生肌腱炎和肌腱断裂的风险
黄热病疫苗	可增加播散性感染的风险，应避免合用
吉米沙星	可能会增加发生肌腱炎和肌腱断裂的风险
脊髓灰质炎病毒活三价疫苗	可增加播散性感染的风险，应避免同用
加替沙星	可能会增加发生肌腱炎和肌腱断裂的风险
决奈达隆	可能会增加出现严重心律失常的风险
卡介苗疫苗	可增加播散性感染或对疫苗反应降低的风险
卡马西平	可能降低地夫可特的血药浓度，使疗效降低
考尼伐坦	可能会显著升高地夫可特的活性成分的血药浓度，增加发生不良反应的风险
可比司他	可能会显著升高地夫可特的活性成分的血药浓度，增加发生不良反应的风险
克拉霉素	可能会显著升高地夫可特的活性成分的血药浓度，增加发生不良反应的风险

续表

合用药物	临床评价
克拉屈滨	可能会增加发生严重感染的风险
克唑替尼	可能会显著升高地夫可特的活性成分的血药浓度，增加发生不良反应的风险
来氟米特	可能会增加发生严重感染的风险
来特莫韦	可能会显著升高地夫可特活性成分的血药浓度，增加发生不良反应的风险
劳拉替尼	可能降低地夫可特的血药浓度，使疗效降低
利福布汀	可能降低地夫可特的血药浓度，使疗效降低
利福喷丁	可能降低地夫可特的血药浓度，使疗效降低
利福平	可能降低地夫可特的血药浓度，使疗效降低
利托那韦	可能会显著升高地夫可特活性成分的血药浓度，增加发生不良反应的风险
磷苯妥英	可能会降低地夫可特的血药浓度，使疗效降低
流感病毒疫苗	可增加播散性感染或对疫苗反应降低的风险
轮状病毒疫苗	可增加播散性感染的风险，应避免合用
洛美沙星	可能会增加发生肌腱炎和肌腱断裂的风险
麻疹病毒疫苗	可增加播散性感染的风险，应避免合用
米贝地尔	可能会显著升高地夫可特活性成分的血药浓度，增加发生不良反应的风险
米非司酮	可能会大大降低地夫可特的作用
米托坦	可能降低地夫可特的血药浓度，使疗效降低
莫达非尼	可能降低地夫可特的血药浓度，使疗效降低
莫西沙星	可能会增加发生肌腱炎和肌腱断裂的风险
那他珠单抗	增加发生严重且可能危及生命的感染的风险
奈非那韦	可能会显著升高地夫可特活性成分的血药浓度，增加发生不良反应的风险
奈韦拉平	可能降低地夫可特的血药浓度，使疗效降低
萘啶酸	可能会增加发生肌腱炎和肌腱断裂的风险
萘法唑酮	可能会显著升高地夫可特活性成分的血药浓度，增加发生不良反应的风险
萘夫西林	可能降低地夫可特的血药浓度，使疗效降低
诺氟沙星	可能会增加发生肌腱炎和肌腱断裂的风险
扑米酮	可能降低地夫可特的血药浓度，使疗效降低
曲伐沙星	可能会增加发生肌腱炎和肌腱断裂的风险
去氨加压素	可能会增加发生低钠血症的风险
腮腺炎病毒疫苗	可增加播散性感染的风险，应避免同用
赛妥珠单抗	可能会增加发生严重且可能危及生命的感染的风险
三价流感病毒疫苗	可增加播散性感染或对疫苗反应降低的风险
色瑞替尼	可能显著增加血浆中地夫可特的浓度
沙奎那韦	可能会显著升高地夫可特活性成分的血药浓度，增加发生不良反应的风险
沙利度胺	会增加危险血栓的风险
伤寒疫苗	可增加播散性感染或对疫苗反应降低的风险
水痘病毒疫苗	可增加播散性感染的风险，应避免合用
司帕沙星	可能会增加发生肌腱炎和肌腱断裂的风险
他莫基因拉帕维克	可能暴露于危及生命的疱疹病毒感染
泰利霉素	可能会显著升高地夫可特活性成分的血药浓度，增加发生不良反应的风险
特立氟胺	可能会增加严重感染的风险

续表

合用药物	临床评价
替拉那韦	可能会显著升高地夫可特活性成分的血药浓度，增加发生不良反应的风险
替拉替尼	可能显著增加地夫可特血浆中的浓度
天花疫苗	可能增加播散性感染的风险，或者对疫苗的反应有所降低
酮康唑	可能会显著升高地夫可特活性成分的血药浓度，增加发生不良反应的风险
托法替尼	可能会增加发生严重且可能致命的感染的风险
维拉帕米	可能会显著升高地夫可特活性成分的血药浓度，增加发生不良反应的风险
西波莫德	可能会增加意外的免疫抑制作用的风险
西诺沙星	可能会增加发生肌腱炎和肌腱断裂的风险
氧氟沙星	可能会增加发生肌腱炎和肌腱断裂的风险
伊马替尼	可能会显著升高地夫可特活性成分的血药浓度，增加发生不良反应的风险
伊曲康唑	可能会显著升高地夫可特活性成分的血药浓度，增加发生不良反应的风险
依法韦仑	可能降低地夫可特的血药浓度，使疗效降低
依那西普	可能会增加发生严重且可能危及生命的感染的风险
依诺沙星	可能会增加发生肌腱炎和肌腱断裂的风险
依他韦仑	可能降低地夫可特的血药浓度，使疗效降低
异氟康唑	可能会显著升高地夫可特活性成分的血药浓度，增加发生不良反应的风险
异戊四烯	可能会显著升高地夫可特活性成分的血药浓度，增加发生不良反应的风险
茚地那韦	可能会显著升高地夫可特活性成分的血药浓度，增加发生不良反应的风险
英夫利昔单抗	可能会增加发生严重且可能危及生命的感染的风险
左氧氟沙星	可能会增加发生肌腱炎和肌腱断裂的风险

第三节 抗糖尿病药

一、胰岛素类

1. 胰岛素 与胰岛素合用药物临床评价见表12-18。

表12-18 与胰岛素合用药物临床评价

合用药物	临床评价
德拉沙星	可影响血糖水平，高血糖和低血糖均有可能出现
格帕沙星	可影响血糖水平，高血糖和低血糖均有可能出现
环丙沙星	可影响血糖水平，高血糖和低血糖均有可能出现
吉米沙星	可影响血糖水平，高血糖和低血糖均有可能出现
加替沙星	可影响血糖水平，高血糖和低血糖均有可能出现
洛美沙星	可影响血糖水平，高血糖和低血糖均有可能出现
莫西沙星	可影响血糖水平，高血糖和低血糖均有可能出现
萘啶酸	可影响血糖水平，高血糖和低血糖均有可能出现
诺氟沙星	可影响血糖水平，高血糖和低血糖均有可能出现
曲伐沙星	可影响血糖水平，高血糖和低血糖均有可能出现
司帕沙星	可影响血糖水平，高血糖和低血糖均有可能出现
西诺沙星	可能会影响血糖水平，高血糖和低血糖均有可能出现

合用药物	临床评价
氧氟沙星	可影响血糖水平，高血糖和低血糖均有可能出现
依诺沙星	可影响血糖水平，高血糖和低血糖均有可能出现
左氧氟沙星	可影响血糖水平，高血糖和低血糖均有可能出现

2. 低精蛋白胰岛素　与低精蛋白胰岛素合用药物临床评价见表12-19。

表12-19　与低精蛋白胰岛素合用药物临床评价

合用药物	临床评价
德拉沙星	可影响血糖水平，高血糖和低血糖均有可能出现
格帕沙星	可影响血糖水平，高血糖和低血糖均有可能出现
环丙沙星	可影响血糖水平，高血糖和低血糖均有可能出现
吉米沙星	可影响血糖水平，高血糖和低血糖均有可能出现
加替沙星	可影响血糖水平，高血糖和低血糖均有可能出现
洛美沙星	可影响血糖水平，高血糖和低血糖均有可能出现
莫西沙星	可影响血糖水平，高血糖和低血糖均有可能出现
萘啶酸	可影响血糖水平，高血糖和低血糖均有可能出现
诺氟沙星	可影响血糖水平，高血糖和低血糖均有可能出现
曲伐沙星	可影响血糖水平，高血糖和低血糖均有可能出现
司帕沙星	可影响血糖水平，高血糖和低血糖均有可能出现
西诺沙星	可影响血糖水平，高血糖和低血糖均有可能出现
氧氟沙星	可影响血糖水平，高血糖和低血糖均有可能出现
依诺沙星	可影响血糖水平，高血糖和低血糖均有可能出现
左氧氟沙星	可影响血糖水平，高血糖和低血糖均有可能出现

3. 重组人胰岛素　参见胰岛素。

二、胰岛素类似物

1. **赖脯胰岛素**　参见低精蛋白胰岛素。
2. **格拉胰岛素**　参见低精蛋白胰岛素。
3. **门冬胰岛素**　参见低精蛋白胰岛素。
4. **甘精胰岛素**　参见低精蛋白胰岛素。
5. **地特胰岛素**　参见低精蛋白胰岛素。
6. **谷赖胰岛素**　参见低精蛋白胰岛素。
7. **德谷胰岛素**　参见低精蛋白胰岛素。

三、胰高血糖素样肽-1（GLP-1）类似物

1. 艾塞那肽　与艾塞那肽合用药物临床评价见表12-20。

表12-20　与艾塞那肽合用药物临床评价

合用药物	临床评价
贝沙罗汀	可能会增加胰腺炎的风险
加替沙星	可影响血糖水平，高血糖和低血糖均有可能出现

2. **利拉鲁肽** 参见艾塞那肽。

3. **利西那肽** 参见艾塞那肽。

4. **阿必鲁肽** 参见艾塞那肽。

四、口服降血糖药

1. **磺酰脲类**

(1) 甲苯磺丁脲：与甲苯磺丁脲合用药物临床评价见表 12-21。

表 12-21 与甲苯磺丁脲合用药物临床评价

合用药物	临床评价
氨基乙酰丙酸	可能会增加发生光毒性皮肤反应（严重晒伤）的风险
德拉沙星	可影响血糖水平，高血糖和低血糖均有可能出现
伏立康唑	可影响血糖水平，高血糖和低血糖均有可能出现
氟康唑	可影响血糖水平，高血糖和低血糖均有可能出现
格帕沙星	可影响血糖水平，高血糖和低血糖均有可能出现
环丙沙星	可影响血糖水平，高血糖和低血糖均有可能出现
吉米沙星	可影响血糖水平，高血糖和低血糖均有可能出现
加替沙星	可影响血糖水平，高血糖和低血糖均有可能出现
洛美沙星	可影响血糖水平，高血糖和低血糖均有可能出现
咪康唑	可影响血糖水平，高血糖和低血糖均有可能出现
莫西沙星	可影响血糖水平，高血糖和低血糖均有可能出现
萘啶酸	可影响血糖水平，高血糖和低血糖均有可能出现
诺氟沙星	可影响血糖水平，高血糖和低血糖均有可能出现
曲伐沙星	可影响血糖水平，高血糖和低血糖均有可能出现
司帕沙星	可影响血糖水平，高血糖和低血糖均有可能出现
西诺沙星	可影响血糖水平，高血糖和低血糖均有可能出现
氧氟沙星	可影响血糖水平，高血糖和低血糖均有可能出现
依诺沙星	可影响血糖水平，高血糖和低血糖均有可能出现
左氧氟沙星	可影响血糖水平，高血糖和低血糖均有可能出现

(2) 妥拉磺脲：参见甲苯磺丁脲。

(3) 氯磺丙脲：参见甲苯磺丁脲。

(4) 格列本脲：与格列本脲合用药物临床评价见表 12-22。

表 12-22 与格列本脲合用药物临床评价

合用药物	临床评价
氨基乙酰丙酸	可能会增加发生光毒性皮肤反应（严重晒伤）的风险
波生坦	会引起恶心、发热、疲倦、腹痛或黄疸（皮肤或眼睛发黄）等症状
德拉沙星	可能会影响血糖水平，高血糖和低血糖均有可能出现
伏立康唑	可能更容易出现高血糖或低血糖
氟康唑	可能更容易出现高血糖或低血糖
格帕沙星	可能会影响血糖水平，高血糖和低血糖均有可能出现
环丙沙星	可能会影响血糖水平，高血糖和低血糖均有可能出现

合用药物	临床评价
吉米沙星	可能会影响血糖水平，高血糖和低血糖均有可能出现
加替沙星	可能会影响血糖水平，高血糖和低血糖均有可能出现
洛美沙星	可能会影响血糖水平，高血糖和低血糖均有可能出现
咪康唑	合用时可能更容易出现高血糖或低血糖
莫西沙星	可能会影响血糖水平，高血糖和低血糖均有可能出现
萘啶酸	可能会影响血糖水平，高血糖和低血糖均有可能出现
诺氟沙星	可能会影响血糖水平，高血糖和低血糖均有可能出现
曲伐沙星	可能会影响血糖水平，高血糖和低血糖均有可能出现
司帕沙星	可能会影响血糖水平，高血糖和低血糖均有可能出现
西诺沙星	可能会影响血糖水平，高血糖和低血糖均有可能出现
氧氟沙星	可能会影响血糖水平，高血糖和低血糖均有可能出现
依诺沙星	可能会影响血糖水平，高血糖和低血糖均有可能出现
左氧氟沙星	可能会影响血糖水平，高血糖和低血糖均有可能出现

（5）格列吡嗪：参见甲苯磺丁脲。

2. 双胍类

二甲双胍：与二甲双胍合用药物临床评价见表12-23。

表12-23　与二甲双胍合用药物临床评价

合用药物	临床评价
泛影酸盐	可能影响造影结果，应避免合用
含碘造影剂	可能影响造影结果，应避免合用
加替沙星	可影响血糖水平，高血糖和低血糖均有可能出现

3. 噻唑烷酮类

（1）罗格列酮：与罗格列酮合用药物临床评价见表12-24。

表12-24　与罗格列酮合用药物临床评价

合用药物	临床评价
加替沙星	可能会影响血糖水平，高血糖和低血糖均有可能出现
来氟米特	可能会增加肝损伤的风险
洛美他派	可能会增加肝损伤的风险
米泊美生	可能会增加肝损伤的风险
培西达替尼	可能会增加肝损伤的风险，应该避免合用
特立氟胺	可能会增加肝损伤的风险

（2）吡格列酮：参见罗格列酮。

（3）曲格列酮：参见罗格列酮。

4. 美格列奈类

（1）瑞格列奈：与瑞格列奈合用药物临床评价见表12-25。

表 12-25　与瑞格列奈合用药物临床评价

合用药物	临床评价
德拉沙星	可能会影响血糖水平，高血糖和低血糖均有可能出现
格帕沙星	可影响血糖水平，高血糖和低血糖均有可能出现
环孢素	可能会显著升高瑞格列奈的血药浓度，导致严重的高血糖症或低血糖症
环丙沙星	可能会影响血糖水平，高血糖和低血糖均有可能出现
吉非罗齐	可将瑞格列奈的血药浓度提高至危险水平，导致严重的高血糖症或低血糖症
吉米沙星	可影响血糖水平，高血糖和低血糖均有可能出现
加替沙星	可影响血糖水平，高血糖和低血糖均有可能出现
洛美沙星	可影响血糖水平，高血糖和低血糖均有可能出现
氯吡格雷	可能会显著增加瑞格列奈的作用，导致严重的低血糖
莫西沙星	可影响血糖水平，高血糖和低血糖均有可能出现
萘啶酸	可影响血糖水平，高血糖和低血糖均有可能出现
诺氟沙星	可影响血糖水平，高血糖和低血糖均有可能出现
曲伐沙星	可影响血糖水平，高血糖和低血糖均有可能出现
司帕沙星	可影响血糖水平，高血糖和低血糖均有可能出现
西诺沙星	可能会影响血糖水平，高血糖和低血糖均有可能出现
氧氟沙星	可影响血糖水平，高血糖和低血糖均有可能出现
依诺沙星	可能会影响血糖水平，高血糖和低血糖均有可能出现
左氧氟沙星	可影响血糖水平，高血糖和低血糖均有可能出现

（2）那格列奈：与那格列奈合用药物临床评价见表 12-26。

表 12-26　与那格列奈合用药物临床评价

合用药物	临床评价
德拉沙星	合用可能会影响血糖水平，高血糖和低血糖均有可能出现
格帕沙星	可影响血糖水平，高血糖和低血糖均有可能出现
环丙沙星	合用可能会影响血糖水平，高血糖和低血糖均有可能出现
吉米沙星	可影响血糖水平，高血糖和低血糖均有可能出现
加替沙星	可影响血糖水平，高血糖和低血糖均有可能出现
洛美沙星	可影响血糖水平，高血糖和低血糖均有可能出现
莫西沙星	可影响血糖水平，高血糖和低血糖均有可能出现
萘啶酸	可影响血糖水平，高血糖和低血糖均有可能出现
诺氟沙星	可影响血糖水平，高血糖和低血糖均有可能出现
曲伐沙星	可影响血糖水平，高血糖和低血糖均有可能出现
司帕沙星	可影响血糖水平，高血糖和低血糖均有可能出现
西诺沙星	合用可能会影响血糖水平，高血糖和低血糖均有可能出现
氧氟沙星	可影响血糖水平，高血糖和低血糖均有可能出现
依诺沙星	合用可能会影响血糖水平，高血糖和低血糖均有可能出现
左氧氟沙星	可影响血糖水平，高血糖和低血糖均有可能出现

五、α-葡萄糖苷酶抑制剂

1. **阿卡波糖** 与阿卡波糖合用药物临床评价见表 12-27。

表 12-27 与阿卡波糖合用药物临床评价

合用药物	临床评价
加替沙星	可影响血糖水平，高血糖和低血糖均有可能出现
来氟米特	可能会增加肝损伤的风险
洛美他派	可能会增加肝损伤的风险
米泊美生	可能会增加肝损伤的风险
培西达替尼	可能会增加肝损伤的风险，应避免合用
特立氟胺	可能会增加肝损伤的风险

2. **米格列醇** 与米格列醇合用药物临床评价见表 12-28。

表 12-28 与米格列醇合用药物临床评价

合用药物	临床评价
加替沙星	可影响血糖水平，高血糖和低血糖均有可能出现

六、二肽基肽酶-Ⅳ（DPP-4）抑制剂

1. **西格列汀** 与西格列汀合用药物临床评价见表 12-29。

表 12-29 与西格列汀合用药物临床评价

合用药物	临床评价
贝沙罗汀	可能会增加胰腺炎或胰腺炎症的风险，不宜合用
加替沙星	可影响血糖水平，不宜合用

2. **维格列汀、利格列汀、阿格列汀、阿格那列汀、吉格列汀、沙格列汀** 参见西格列汀。

七、钠-葡萄糖协同转运蛋白2（SGLT2）抑制剂

1. **坎格列净** 与坎格列净合用药物临床评价见表 12-30。

表 12-30 与坎格列净合用药物临床评价

合用药物	临床评价
加替沙星	可影响血糖水平，糖尿病患者不宜使用

2. **达格列净、伊格列净、依帕列净、鲁格列净、托格列净** 参见坎格列净。

八、胰淀粉样多肽类似物

普兰林肽 与普兰林肽合用药物临床评价见表 12-31。

表 12-31 与普兰林肽合用药物临床评价

合用药物	临床评价
加替沙星	可影响血糖水平，糖尿病患者不宜使用

第四节 甲状腺疾病用药

硫脲类

1. 丙硫氧嘧啶 与丙硫氧嘧啶合用药物临床评价见表12-32。

表12-32 与丙硫氧嘧啶合用药物临床评价

合用药物	临床评价
氟奋乃静	可能会增加粒细胞缺乏症的风险
来氟米特	可能会增加肝损伤的风险
洛美他派	可能会增加肝损伤的风险
米泊美生	可能会增加肝损伤的风险
培西达替尼	可能会增加肝损伤的风险,应避免合用
去铁酮	可能会增加发生严重且可能危及生命的感染的风险性
特立氟胺	可能会增加肝损伤的风险

2. 甲巯咪唑 与甲巯咪唑合用药物临床评价见表12-33。

表12-33 与甲巯咪唑合用药物临床评价

合用药物	临床评价
氟奋乃静	可能会增加粒细胞缺乏症的风险
来氟米特	可能会增加肝损伤的风险
洛美他派	可能会增加肝损伤的风险
氯氮平	可能增加奥氮平的作用,导致疲劳、虚弱、喉咙痛、发热或类似流感的症状
米泊美生	可能会增加肝损伤的风险
培西达替尼	可能会增加肝损伤的风险,应避免合用
去铁酮	可能会增加发生严重且可能危及生命的感染的风险性
特立氟胺	可能会增加肝损伤的风险

第五节 性激素、雌激素类药物

一、睾酮

与睾酮合用药物临床评价见表12-34。

表12-34 与睾酮合用药物临床评价

合用药物	临床评价
华法林	可能会增加出血的风险
茴茚二酮	可能会增加出血的风险
卡非佐米	可能会增加血栓栓塞的风险
来氟米特	可能会增加肝损伤的风险
洛美他派	可能会增加肝损伤的风险
米泊美生	可能会增加肝损伤的风险

合用药物	临床评价
培西达替尼	可能会引起严重的肝毒性
双香豆素	可能会增加出血的风险
特立氟胺	可能会增加肝损伤的风险

二、甲睾酮、氧雄龙、司坦唑醇、羟甲烯龙

参见睾酮。

三、达那唑

与达那唑合用药物临床评价见表 12-35。

表 12-35　与达那唑合用药物临床评价

合用药物	临床评价
阿托伐他汀	可能会显著升高阿托伐他汀的血药浓度，增加发生不良反应的风险
华法林	可能会增加出血的风险
茚茚二酮	可能会增加出血的风险
卡非佐米	可能会增加血栓栓塞的风险
来氟米特	可能会增加肝损伤的风险
卤泛群	可能会显著升高卤泛群的血药浓度，增加心律失常的风险，应避免合用
洛伐他汀	可能会显著增加洛伐他汀的血药浓度，增加发生不良反应的风险
洛美他派	可能会增加肝损伤的风险
米泊美生	可能会增加肝损伤的风险
纳洛塞醇	可能会显著升高纳洛塞醇的血药浓度
培西达替尼	可能会引起严重的肝毒性
匹莫齐特	可能会显著增加匹莫齐特的血药浓度，增加发生心律失常的风险，应避免合用
双香豆素	可能会增加出血的风险
特立氟胺	可能会增加肝损伤的风险
西立伐他汀	可能会显著升高西立伐他汀的血药浓度，增加发生不良反应的风险
西沙必利	可能会显著升高西沙必利的血药浓度，增加心律失常的风险，应避免合用
辛伐他汀	可能会显著升高辛伐他汀的血药浓度，增加发生不良反应的风险
血红素	可能会导致血红素药效降低
左醋美沙朵	可能会显著升高左醋美沙朵的血药浓度，增加发生心律失常的风险，应避免合用

第六节　治疗男女性功能障碍的药物

一、西地那非

与西地那非合用药物临床评价见表 12-36。

表 12-36　与西地那非合用药物临床评价

合用药物	临床评价
阿扎那韦	可能会显著升高西地那非的血药浓度，合用时应密切监测
艾代拉里斯	可能会显著升高西地那非的血药浓度，合用时应密切监测
安泼那韦	可能会显著升高西地那非的血药浓度，合用时应密切监测
博赛普韦	可能会显著升高西地那非的血药浓度，合用时应密切监测
醋竹桃霉素	可能会显著升高西地那非的血药浓度，合用时应密切监测
达芦那韦	可能会显著升高西地那非的血药浓度，合用时应密切监测
单硝酸异山梨酯	不建议合用，合用可能会导致血压过度下降，从而导致心力衰竭。其他不良反应的风险也可能增加，如头晕、晕厥、头痛、潮红、心悸和阴茎异常勃起（与性活动无关的长时间勃起和疼痛）
地拉夫定	可能会显著升高西地那非的血药浓度，合用时应密切监测
伏立康唑	可能会显著升高西地那非的血药浓度，合用时应密切监测
红霉素	可能会显著升高西地那非的血药浓度，合用时应密切监测
可比司他	可能会显著升高西地那非的血药浓度，合用时应密切监测
克拉霉素	可能会显著升高西地那非的血药浓度，合用时应密切监测
利奥西呱	不推荐合用，可显著降低血压，易出现不良反应，如头痛、头晕、晕厥、潮红和鼻塞等
利托那韦	可能会显著升高西地那非的血药浓度，合用时应密切监测
奈非那韦	可能会显著升高西地那非的血药浓度，合用时应密切监测
萘法唑酮	可能会显著升高西地那非的血药浓度，合用时应密切监测
沙奎那韦	可能会显著升高西地那非的血药浓度，合用时应密切监测
泰利霉素	可能会显著升高西地那非的血药浓度，合用时应密切监测
替拉瑞韦	可能会显著升高西地那非的血药浓度，合用时应密切监测
酮康唑	可能会显著升高西地那非的血药浓度，合用时应密切监测
硝普钠	不建议合用，合用可能会导致血压过度下降，从而导致心力衰竭。其他不良反应的风险也可能增加，如头晕、晕厥、头痛、潮红、心悸和阴茎异常勃起（与性活动无关的长时间勃起和疼痛）
硝酸甘油	不建议合用，合用可能会导致血压过度下降，从而导致心力衰竭。其他不良反应的风险也可能增加，如头晕、晕厥、头痛、潮红、心悸和阴茎异常勃起（与性活动无关的长时间勃起和疼痛）
硝酸异山梨酯	不建议合用，合用可能会导致血压过度下降，从而导致心力衰竭。其他不良反应的风险也可能增加，如头晕、晕厥、头痛、潮红、心悸和阴茎异常勃起（与性活动无关的长时间勃起和疼痛）
亚硝酸戊酯	可能会导致血压过度下降，从而导致心血管崩溃，不建议合用
伊曲康唑	可能会显著升高西地那非的血药浓度，合用时应密切监测
茚地那韦	可能会显著升高西地那非的血药浓度，合用时应密切监测

二、伐地那非

与伐地那非合用药物临床评价见表 12-37。

表 12-37　与伐地那非合用药物临床评价

合用药物	临床评价
阿那格雷	合用可能会增加出现严重心律失常的风险并危及生命
艾司西酞普兰	合用可能会增加出现严重心律失常的风险并危及生命
胺碘酮	合用可能会增加出现严重心律失常的风险
奥西替尼	合用可能会增加出现严重心律失常的风险并危及生命

续表

合用药物	临床评价
贝达喹啉	合用可增加出现严重心律失常的风险并危及生命
苄普地尔	合用可能会增加出现严重心律失常的风险
丙吡胺	合用可能会增加出现心律失常的风险
博赛普韦	合用可能会显著升高伐地那非的血药浓度，合用时应密切监测
单硝酸异山梨酯	不建议合用，合用可能会导致血压过度下降，从而导致心力衰竭。其他不良反应的风险也可能增加，如头晕、晕厥、头痛、潮红、心悸和阴茎异常勃起（与性活动无关的长时间勃起和疼痛）
多非利特	合用可能会增加出现心律失常的风险
多拉司琼	合用可能会增加出现严重心律失常的风险并危及生命
凡德他尼	合用可能会增加出现严重心律失常的风险并危及生命
芬地林	不建议合用，合用可能会增加出现严重心律失常的风险并危及生命
芬戈莫德	合用可能会增加出现严重心律失常的风险并危及生命
氟哌啶醇	合用可增加出现严重心律失常的风险并危及生命
氟哌利多	合用可能会增加出现严重心律失常的风险并危及生命
红霉素	合用可能会显著升高伐地那非的血药浓度，合用时应密切监测
加替沙星	合用可增加出现严重心律失常的风险并危及生命
决奈达隆	不建议合用，合用可能会增加出现严重心律失常的风险并危及生命
卡博替尼	合用可增加出现严重心律失常的风险
可比司他	合用可能会显著升高伐地那非的血药浓度，合用时应密切监测
克拉霉素	合用可能会显著升高伐地那非的血药浓度，合用时应密切监测
克唑替尼	合用可增加出现严重心律失常的风险并危及生命
奎尼丁	合用可能会增加出现严重心律失常的风险
利奥西呱	不建议合用，合用可能会显著降低血压，更容易出现头晕、晕厥、潮红、头痛和鼻塞等不良反应
利托那韦	合用可能会显著升高伐地那非的血药浓度，合用时应密切监测
硫利达嗪	不建议合用，合用可能会增加出现严重心律失常的风险并危及生命
氯氮平	合用可能会增加出现严重心律失常的风险并危及生命
美沙酮	不建议合用，合用可能会增加出现严重心律失常的风险并危及生命
美索达嗪	不建议合用，合用可能会增加出现严重心律失常的风险并危及生命
米非司酮	合用可能会增加出现严重心律失常的风险并危及生命
莫西沙星	合用可能会增加出现严重心律失常的风险并危及生命
尼洛替尼	合用可能会增加出现严重心律失常的风险并危及生命
帕比司他	合用可能会增加出现严重心律失常的风险并危及生命
帕瑞肽	合用可能会增加出现严重心律失常的风险并危及生命
匹莫齐特	不建议合用，合用可能会增加出现严重心律失常的风险并危及生命
普鲁卡因胺	合用可能会增加出现严重心律失常的风险
齐拉西酮	不建议合用，合用可能会增加出现严重心律失常的风险并危及生命
瑞博西利	合用可能会增加出现严重心律失常的风险
三氧化二砷	合用可能会增加出现严重心律失常的风险并危及生命
色瑞替尼	合用可能会增加出现严重心律失常的风险
沙奎那韦	合用可能会显著升高伐地那非的血药浓度，合用时应密切监测
索他洛尔	合用可能会增加出现严重心律失常的风险
替拉瑞韦	合用可能会显著升高伐地那非的血药浓度，合用时应密切监测

续表

合用药物	临床评价
酮康唑	合用可能会显著升高伐地那非的血药浓度，合用时应密切监测
托瑞米芬	合用可能会增加出现严重心律失常的风险并危及生命
威罗非尼	合用可能会增加出现严重心律失常的风险并危及生命
西沙必利	不建议合用，合用可能会增加出现严重心律失常的风险并危及生命
西酞普兰	合用可增加出现严重心律失常的风险并危及生命
硝普钠	不建议合用，合用可能会导致血压过度下降，从而导致心力衰竭。其他不良反应的风险也可能增加，如头晕、晕厥、头痛、潮红、心悸和阴茎异常勃起（与性活动无关的长时间勃起和疼痛）
硝酸甘油	不建议合用，合用可能会导致血压过度下降，从而导致心力衰竭。其他不良反应的风险也可能增加，如头晕、晕厥、头痛、潮红、心悸和阴茎异常勃起（与性活动无关的长时间勃起和疼痛）
硝酸异山梨酯	不建议合用，合用可能会导致血压过度下降，从而导致心力衰竭。其他不良反应的风险也可能增加，如头晕、晕厥、头痛、潮红、心悸和阴茎异常勃起（与性活动无关的长时间勃起和疼痛）
亚硝酸戊酯	不建议合用，合用可能会导致血压过度下降，从而导致心力衰竭。其他不良反应的风险也可能增加，如头晕、晕厥、头痛、潮红、心悸和阴茎异常勃起（与性活动无关的长时间勃起和疼痛）
伊布利特	合用可能会增加出现严重心律失常的风险并危及生命
伊伐布雷定	合用可增加出现严重心律失常的风险并危及生命
伊潘立酮	合用可能会增加出现严重心律失常的风险并危及生命
伊曲康唑	合用可能会显著升高伐地那非的血药浓度，合用时应密切监测
依法韦仑	合用可能会增加出现严重心律失常的风险并危及生命
依福德尼	合用可能会增加出现严重心律失常的风险并危及生命
茚地那韦	合用可能会显著升高伐地那非的血药浓度，合用时应密切监测

三、他达那非

与他达那非合用药物临床评价见表12-38。

表12-38 与他达那非合用药物临床评价

合用药物	临床评价
博赛普韦	合用可能会显著升高他达那非的血药浓度，合用时应密切监测
单硝酸异山梨酯	不建议合用，合用可能会导致血压过度下降，从而导致心力衰竭。其他不良反应的风险也可能增加，如头晕、晕厥、头痛、潮红、心悸和阴茎异常勃起（与性活动无关的长时间勃起和疼痛）
利奥西呱	不建议合用，合用可能会显著降低血压，更容易出现头晕、晕厥、潮红、头痛和鼻塞等不良反应
替拉瑞韦	合用可能会显著升高他达那非的血药浓度，合用时应密切监测
硝酸甘油	不建议合用，合用可能会导致血压过度下降，从而导致心力衰竭。其他不良反应的风险也可能增加，如头晕、晕厥、头痛、潮红、心悸和阴茎异常勃起（与性活动无关的长时间勃起和疼痛）
亚硝酸戊酯	不建议合用，合用可能会导致血压过度下降，从而导致心力衰竭。其他不良反应的风险也可能增加，如头晕、晕厥、头痛、潮红、心悸和阴茎异常勃起（与性活动无关的长时间勃起和疼痛）

四、阿伐那非

与阿伐那非合用药物临床评价见表12-39。

表 12-39 与阿伐那非合用药物临床评价

合用药物	临床评价
阿瑞匹坦	合用可能会显著升高阿伐那非的血药浓度,合用时应密切监测
艾代拉里斯	不建议合用,合用可能会显著升高阿伐那非的血药浓度,会增加发生严重不良反应的风险
艾沙康唑	合用可能会显著升高阿伐那非的血药浓度,会增加发生严重不良反应的风险
泊沙康唑	不建议合用,合用可能会显著升高阿伐那非的血药浓度,会增加发生严重不良反应的风险
博赛普韦	不建议合用,合用可能会显著升高阿伐那非的血药浓度,会增加发生严重不良反应的风险
醋竹桃霉素	不建议合用,合用可能会显著升高阿伐那非的血药浓度,会增加发生严重不良反应的风险
达芦那韦	合用可能会显著升高阿伐那非的血药浓度,会增加发生严重不良反应的风险
单硝酸异山梨酯	不建议合用,合用可能会导致血压过度下降,从而导致心力衰竭。其他不良反应的风险也可能增加,如头晕、晕厥、头痛、潮红、心悸和阴茎异常勃起(与性活动无关的长时间勃起和疼痛)
地尔硫䓬	合用可能会显著升高阿伐那非的血药浓度,会增加发生严重不良反应的风险
地拉夫定	不建议合用,合用可能会显著升高阿伐那非的血药浓度,会增加发生严重不良反应的风险
伏立康唑	不建议合用,合用可能会显著升高阿伐那非的血药浓度,会增加发生严重不良反应的风险
氟康唑	合用可能会显著升高阿伐那非的血药浓度,会增加发生严重不良反应的风险
氟哌丁烷	合用可能会显著升高阿伐那非的血药浓度,会增加发生严重不良反应的风险
福沙那韦	合用可能会显著升高阿伐那非的血药浓度,会增加发生严重不良反应的风险
红霉素	合用可能会显著升高阿伐那非的血药浓度,会增加发生严重不良反应的风险
环丙沙星	合用可能会显著升高阿伐那非的血药浓度,会增加发生严重不良反应的风险
决奈达隆	合用可能会显著升高阿伐那非的血药浓度,会增加发生严重不良反应的风险
考尼伐坦	不建议合用,合用可能会显著升高阿伐那非的血药浓度,会增加发生严重不良反应的风险
可比司他	不建议合用,合用可能会显著升高阿伐那非的血药浓度,会增加发生严重不良反应的风险
克拉霉素	不建议合用,合用可能会显著升高阿伐那非的血药浓度,会增加发生严重不良反应的风险
克唑替尼	合用可能会显著升高阿伐那非的血药浓度,会增加发生严重不良反应的风险
来特莫韦	合用可能会显著升高阿伐那非的血药浓度,会增加发生严重不良反应的风险
利奥西呱	不建议合用,合用可能会显著降低血压,更容易出现头晕、晕厥、潮红、头痛和鼻塞等不良反应
利托那韦	不建议合用,合用可能会显著升高阿伐那非的血药浓度,会增加发生严重不良反应的风险
米贝地尔	不建议合用,合用可能会显著升高阿伐那非的血药浓度,会增加发生严重不良反应的风险
米非司酮	合用可能会显著升高阿伐那非的血药浓度,会增加发生严重不良反应的风险
奈非那韦	不建议合用,合用可能会显著升高阿伐那非的血药浓度,会增加发生严重不良反应的风险
萘法唑酮	不建议合用,合用可能会显著升高阿伐那非的血药浓度,会增加发生严重不良反应的风险
沙奎那韦	不建议合用,合用可能会显著升高阿伐那非的血药浓度,会增加发生严重不良反应的风险
泰利霉素	不建议合用,合用可能会显著升高阿伐那非的血药浓度,会增加发生严重不良反应的风险
替拉瑞韦	不建议合用,合用可能会显著升高阿伐那非的血药浓度,会增加发生严重不良反应的风险
酮康唑	不建议合用,合用可能会显著升高阿伐那非的血药浓度,会增加发生严重不良反应的风险
维拉帕米	合用可能会显著升高阿伐那非的血药浓度,会增加发生严重不良反应的风险
硝普钠	不建议合用,合用可能会导致血压过度下降,从而导致心力衰竭。其他不良反应的风险也可能增加,如头晕、晕厥、头痛、潮红、心悸和阴茎异常勃起(与性活动无关的长时间勃起和疼痛)
硝酸甘油	不建议合用,合用可能会导致血压过度下降,从而导致心力衰竭。其他不良反应的风险也可能增加,如头晕、晕厥、头痛、潮红、心悸和阴茎异常勃起(与性活动无关的长时间勃起和疼痛)
硝酸异山梨酯	不建议合用,合用可能会导致血压过度下降,从而导致心力衰竭。其他不良反应的风险也可能增加,如头晕、晕厥、头痛、潮红、心悸和阴茎异常勃起(与性活动无关的长时间勃起和疼痛)

续表

合用药物	临床评价
伊马替尼	合用可能会显著升高阿伐那非的血药浓度，会增加发生严重不良反应的风险
伊曲康唑	不建议合用，合用可能会显著升高阿伐那非的血药浓度，会增加发生严重不良反应的风险
茚地那韦	不建议合用，合用可能会显著升高阿伐那非的血药浓度，会增加发生严重不良反应的风险

五、达泊西汀

与达泊西汀合用药物临床评价见表12-40。

表12-40　与达泊西汀合用药物临床评价

合用药物	临床评价
L-色氨酸	合用可能会导致5-羟色胺效应的发生，禁止合用，也不能在L-色氨酸停用后14天内服用。同样，在停用达泊西汀后7天内也不能使用L-色氨酸
阿莫曲坦	合用可能会导致5-羟色胺效应的发生，禁止合用，也不能在阿莫曲坦停用后14天内服用。同样，在停用达泊西汀后7天内也不能使用阿莫曲坦
阿扎那韦	阿扎那韦可显著升高达泊西汀的血药浓度，禁止合用
艾司西酞普兰	合用可能会导致5-羟色胺效应的发生，禁止合用，也不能在艾司西酞普兰停用后14天内服用。同样，在停用达泊西汀后7天内也不能使用艾司西酞普兰
安非他酮	合用可能会导致5-羟色胺效应的发生，禁止合用，也不能在安非他酮停用后14天内服用。同样，在停用达泊西汀后7天内也不能使用安非他酮
安泼那韦	安泼那韦可能会显著增加达泊西汀和去甲基达泊西汀的暴露量，特别是CYP2D6乏代谢者。合用时，达泊西汀的最大剂量限于30mg，并且建议慎用
单胺氧化酶抑制剂	达泊西汀不能与单胺氧化酶抑制剂合用，也不能在停止单胺氧化酶抑制剂治疗后14天内使用。同样，在停用达泊西汀后7天内也不能使用单胺氧化酶抑制剂
地尔硫䓬	地尔硫䓬可能会显著增加达泊西汀和去甲基达泊西汀的暴露量，特别是CYP2D6乏代谢者。合用时，达泊西汀的最大剂量限于30mg，并且建议慎用
度洛西汀	合用可能会导致5-羟色胺效应的发生，禁止合用，也不能在度洛西汀停用后14天内服用。同样，在停用达泊西汀后7天内也不能使用度洛西汀
氟伏沙明	合用可能会导致5-羟色胺效应的发生，禁止合用，也不能在氟伏沙明停用后14天内服用。同样，在停用达泊西汀后7天内也不能使用氟伏沙明
氟康唑	氟康唑可能会显著增加达泊西汀和去甲基达泊西汀的暴露量，特别是CYP2D6乏代谢者。合用时，达泊西汀的最大剂量限于30mg，并且建议慎用
氟西汀	合用可能会导致5-羟色胺效应的发生，禁止合用，也不能在氟西汀停用后14天内服用。同样，在停用达泊西汀后7天内也不能使用氟西汀
福伐曲坦	合用可能会导致5-羟色胺效应的发生，禁止合用，也不能在福伐曲坦停用后14天内服用。同样，在停用达泊西汀后7天内也不能使用福伐曲坦
福沙那韦	福沙那韦可能会显著增加达泊西汀和去甲基达泊西汀的暴露量，特别是CYP2D6乏代谢者。合用时，达泊西汀的最大剂量限于30mg，并且建议慎用
贯叶连翘	合用可能会导致5-羟色胺效应的发生，禁止合用，也不能在贯叶连翘停用后14天内服用。同样，在停用达泊西汀后7天内也不能使用贯叶连翘
红霉素	红霉素可能会显著增加达泊西汀和去甲基达泊西汀的暴露量，特别是CYP2D6乏代谢者。合用时，达泊西汀的最大剂量限于30mg，并且建议慎用

续表

合用药物	临床评价
克拉霉素	克拉霉素可能会显著增加达泊西汀和去甲基达泊西汀的暴露量，特别是CYP2D6乏代谢者。合用时，达泊西汀的最大剂量限于30mg，并且建议慎用
锂剂	合用可能会导致5-羟色胺效应的发生，禁止合用，也不能在锂剂停用后14天内服用。同样，在停用达泊西汀后7天内也不能使用锂剂
利奈唑胺	合用可能会导致5-羟色胺效应的发生，禁止合用，也不能在利奈唑胺停用后14天内服用。同样，在停用达泊西汀后7天内也不能使用利奈唑胺
利托那韦	利托那韦可显著升高达泊西汀的血药浓度，禁止合用
利扎曲坦	合用可能会导致5-羟色胺效应的发生，禁止合用，也不能在利扎曲坦停用后14天内服用。同样，在停用达泊西汀后7天内也不能使用利扎曲坦
硫利达嗪	达泊西汀能够抑制硫利达嗪的代谢，从而升高其血药浓度，增强对QTc间期的延长作用。达泊西汀不能与硫利达嗪合用，也不能在停止硫利达嗪治疗后14天内使用。同样，在停用达泊西汀后7天内也不能使用硫利达嗪
米那普仑	合用可能会导致5-羟色胺效应的发生，禁止合用，也不能在米那普仑停用后14天内服用。同样，在停用达泊西汀后7天内也不能使用米那普仑
那拉曲坦	合用可能会导致5-羟色胺效应的发生，禁止合用，也不能在那拉曲坦停用后14天内服用。同样，在停用达泊西汀后7天内也不能使用那拉曲坦
奈非那韦	奈非那韦可显著升高达泊西汀的血药浓度，禁止合用
萘法唑酮	萘法唑酮可显著升高达泊西汀的血药浓度，禁止合用
帕罗西汀	合用可能会导致5-羟色胺效应的发生，禁止合用，也不能在帕罗西汀停用后14天内服用。同样，在停用达泊西汀后7天内也不能使用帕罗西汀
曲马多	合用可能会导致5-羟色胺效应的发生，禁止合用，也不能在曲马多停用后14天内服用。同样，在停用达泊西汀后7天内也不能使用曲马多
曲唑酮	合用可能会导致5-羟色胺效应的发生，禁止合用，也不能在曲唑酮停用后14天内服用。同样，在停用达泊西汀后7天内也不能使用曲唑酮
去甲文拉法辛	合用可能会导致5-羟色胺效应的发生，禁止合用，也不能在去甲文拉法辛停用后14天内服用。同样，在停用达泊西汀后7天内也不能使用去甲文拉法辛
沙奎那韦	沙奎那韦可显著升高达泊西汀的血药浓度，禁止合用
舍曲林	合用可能会导致5-羟色胺效应的发生，禁止合用，也不能在舍曲林停用后14天内服用。同样，在停用达泊西汀后7天内也不能使用舍曲林
舒马曲坦	合用可能会导致5-羟色胺效应的发生，禁止合用，也不能在舒马曲坦停用后14天内服用。同样，在停用达泊西汀后7天内也不能使用舒马曲坦
泰利霉素	泰利霉素可显著升高达泊西汀的血药浓度，禁止合用
酮康唑	酮康唑可显著升高达泊西汀的血药浓度，禁止合用
维拉帕米	维拉帕米可能会显著增加达泊西汀和去甲基达泊西汀的暴露量，特别是CYP2D6乏代谢者。合用时，达泊西汀的最大剂量限于30mg，并且建议慎用
文拉法辛	合用可能会导致5-羟色胺效应的发生，禁止合用，也不能在文拉法辛停用后14天内服用。同样，在停用达泊西汀后7天内也不能使用文拉法辛
西酞普兰	合用可能会导致5-羟色胺效应的发生，禁止合用，也不能在西酞普兰停用后14天内服用。同样，在停用达泊西汀后7天内也不能使用西酞普兰
伊曲康唑	伊曲康唑可显著升高达泊西汀的血药浓度，禁止合用

续表

合用药物	临床评价
依立曲坦	合用可能会导致 5-羟色胺效应的发生，禁止合用，也不能在依立曲坦停用后 14 天内服用。同样，在停用达泊西汀后 7 天内也不能使用依立曲坦
左米那普仑	合用可能会导致 5-羟色胺效应的发生，禁止合用，也不能在左米那普仑停用后 14 天内服用。同样，在停用达泊西汀后 7 天内也不能使用左米那普仑
佐米曲坦	合用可能会导致 5-羟色胺效应的发生，禁止合用，也不能在佐米曲坦停用后 14 天内服用。同样，在停用达泊西汀后 7 天内也不能使用佐米曲坦

六、氟班色林

与氟班色林合用药物（食物）临床评价见表 12-41。

表 12-41 与氟班色林合用药物（食物）临床评价

合用药物（食物）	临床评价
阿片类药物	合用可增加中枢神经系统抑制的风险，谨慎合用
阿扎那韦	阿扎那韦会明显升高氟班色林的血药浓度，增加低血压和晕厥的危险，所以禁止合用
安泼那韦	安泼那韦会明显升高氟班色林的血药浓度，增加低血压和晕厥的危险，所以禁止合用
奥美拉唑	奥美拉唑会增加氟班色林的不良反应，须权衡利弊后使用
苯巴比妥	苯巴比妥会降低氟班色林的血药浓度，不建议合用
苯海拉明	合用可增加中枢神经系统抑制的风险，谨慎合用
苯妥英	苯妥英会降低氟班色林的血药浓度，不建议合用
泊沙康唑	泊沙康唑会明显升高氟班色林的血药浓度，增加低血压和晕厥的危险，所以禁止合用
地尔硫䓬	地尔硫䓬会明显升高氟班色林的血药浓度，增加低血压和晕厥的危险，所以禁止合用
地高辛	氟班色林会升高地高辛等 P-糖蛋白底物的血药浓度，需对这些治疗指数窄的药物进行血药浓度监测
氟康唑	氟康唑会明显升高氟班色林的血药浓度，增加低血压和晕厥的危险，所以禁止合用
氟西汀	氟西汀会增加氟班色林的不良反应，须权衡利弊后使用
福沙那韦	福沙那韦会明显升高氟班色林的血药浓度，增加低血压和晕厥的危险，所以禁止合用
贯叶连翘	贯叶连翘会降低氟班色林的血药浓度，不建议合用
红霉素	红霉素会明显升高氟班色林的血药浓度，增加低血压和晕厥的危险，所以禁止合用
环丙沙星	环丙沙星会明显升高氟班色林的血药浓度，增加低血压和晕厥的危险，所以禁止合用
卡马西平	卡马西平会降低氟班色林的血药浓度，不建议合用
考尼伐坦	考尼伐坦会明显升高氟班色林的血药浓度，增加低血压和晕厥的危险，所以禁止合用
克拉霉素	克拉霉素会明显升高氟班色林的血药浓度，增加低血压和晕厥的危险，所以禁止合用
口服避孕药	口服避孕药会增加氟班色林的不良反应，须权衡利弊后使用
雷尼替丁	雷尼替丁会增加氟班色林的不良反应，须权衡利弊后使用
利福布汀	利福布汀会降低氟班色林的血药浓度，不建议合用
利福喷丁	利福喷丁会降低氟班色林的血药浓度，不建议合用
利福平	利福平会降低氟班色林的血药浓度，不建议合用
利托那韦	利托那韦会明显升高氟班色林的血药浓度，增加低血压和晕厥的危险，所以禁止合用
奈非那韦	奈非那韦会明显升高氟班色林的血药浓度，增加低血压和晕厥的危险，所以禁止合用
萘法唑酮	萘法唑酮会明显升高氟班色林的血药浓度，增加低血压和晕厥的危险，所以禁止合用

续表

合用药物（食物）	临床评价
沙奎那韦	沙奎那韦会明显升高氟班色林的血药浓度，增加低血压和晕厥的危险，所以禁止合用
泰利霉素	泰利霉素会明显升高氟班色林的血药浓度，增加低血压和晕厥的危险，所以禁止合用
替拉那韦	替拉那韦会明显升高氟班色林的血药浓度，增加低血压和晕厥的危险，所以禁止合用
酮康唑	酮康唑会明显升高氟班色林的血药浓度，增加低血压和晕厥的危险，所以禁止合用
维拉帕米	维拉帕米会明显升高氟班色林的血药浓度，增加低血压和晕厥的危险，所以禁止合用
西罗莫司	氟班色林会升高西罗莫司等 P-糖蛋白底物的血药浓度，需对这些治疗指数窄的药物进行血药浓度监测
西咪替丁	西咪替丁增加氟班色林的不良反应，须权衡利弊后使用
西柚汁	西柚汁会明显升高氟班色林的血药浓度，增加低血压和晕厥的危险，所以禁止合用
伊曲康唑	伊曲康唑会明显升高氟班色林的血药浓度，增加低血压和晕厥的危险，所以禁止合用
乙醇	与乙醇同时使用时会增加低血压、晕厥和中枢神经系统抑制的风险，所以用药时禁止饮酒
茚地那韦	茚地那韦会明显升高氟班色林的血药浓度，增加低血压和晕厥的危险，所以禁止合用
镇静催眠药	合用可增加中枢神经系统抑制的风险，谨慎合用

第七节 雌激素和孕激素

一、雌激素类药物

1. **雌二醇** 与雌二醇合用药物临床评价见表 12-42。

表 12-42 与雌二醇合用药物临床评价

合用药物	临床评价
氨甲环酸	合用可能会增加血栓形成的风险
泊马度胺	泊马度胺可导致血栓形成，与雌二醇合用可能会增加血栓形成的风险
丹曲林	合用会导致严重的不良反应，可能会导致肝毒性
卡非佐米	卡非佐米有时会引起血栓，与雌二醇合用可能会使血栓形成的风险增加
来那度胺	合用可能会增加血栓形成的风险
沙利度胺	合用可能会增加血栓形成的风险
血红素	合用可能会导致血红素药效降低

2. **己烯雌酚** 与己烯雌酚合用药物临床评价见表 12-43。

表 12-43 与己烯雌酚合用药物临床评价

合用药物	临床评价
氨甲环酸	合用可能会增加血栓形成的风险
贝沙罗汀	合用可能会增加使用贝沙罗汀引起胰腺炎的风险，应密切监测
泊马度胺	泊马度胺可导致血栓形成，与己烯雌酚合用可能会增加血栓形成的风险
丹曲林	合用会导致严重的不良反应，可能会导致肝毒性
卡非佐米	合用可能会增加血栓形成的风险
来那度胺	合用可能会增加血栓形成的风险
沙利度胺	合用可能会增加血栓形成的风险
血红素	合用可能会导致血红素药效降低

3. 结合雌激素 与结合雌激素合用药物临床评价见表 12-44。

表 12-44 与结合雌激素合用药物临床评价

合用药物	临床评价
氨甲环酸	合用可能会增加血栓形成的风险,合用时应密切监测潜在并发症
泊马度胺	泊马度胺可引起血栓,合用会增加血栓形成的风险,合用时应密切监测
丹曲林	合用会导致严重的不良反应,可能会影响肝脏
卡非佐米	卡非佐米可引起血栓,合用会增加血栓形成的风险,合用时应密切监测潜在并发症
来那度胺	合用可能会增加血栓形成的风险,合用时应密切监测
沙利度胺	合用可能会增加血栓形成的风险,合用时应密切监测
血红素	合用可能会导致血红素药效降低

4. 美雌醇 与美雌醇合用药物临床评价见表 12-45。

表 12-45 与美雌醇合用药物临床评价

合用药物	临床评价
艾司利卡西平	艾司利卡西平可能会降低美雌醇的血药浓度和疗效,合用时应密切监测
安泼那韦	合用可能会导致美雌醇的疗效降低
氨甲环酸	不建议合用,合用会增加血栓形成的风险,可能导致严重的疾病,如卒中、心脏病发作、心力衰竭、休克和肾衰竭等
奥卡西平	奥卡西平可能会降低美雌醇的血药浓度和疗效,合用时应密切监测
贝沙罗汀	贝沙罗汀可能会降低美雌醇的疗效
苯巴比妥	苯巴比妥可能会降低美雌醇的血药浓度和疗效
苯妥英	苯妥英可能会降低美雌醇的血药浓度和疗效,合用时应密切监测
波生坦	波生坦可能会降低美雌醇的血药浓度和疗效
泊马度胺	泊马度胺可能会引起血栓,与美雌醇合用可能会增加血栓形成的风险
博赛普韦	博赛普韦可能会降低美雌醇的血药浓度和疗效
布加替尼	布加替尼可能会降低美雌醇的血药浓度和疗效
达拉非尼	达拉非尼可能会降低美雌醇的血药浓度和疗效
丹曲林	合用会导致严重的不良反应,可能会导致肝毒性
恩克芬尼	恩克芬尼可能会降低美雌醇的血药浓度和疗效
非尔氨酯	非尔氨酯可能会降低美雌醇的血药浓度和疗效,合用时应密切监测
福沙那韦	合用可能会降低福沙那韦的作用
灰黄霉素	灰黄霉素可能会降低美雌醇的血药浓度和疗效,合用时应密切监测
卡非佐米	卡非佐米可能会引起血栓,与美雌醇合用可能会增加血栓形成的风险
卡马西平	卡马西平可能会降低美雌醇的血药浓度和疗效
来那度胺	合用可能会增加血栓形成的风险
利福布汀	利福布汀可能会降低美雌醇的血药浓度和疗效,合用时应密切监测
利福喷丁	利福喷丁可能会降低美雌醇的血药浓度和疗效,合用时应密切监测
利福平	利福平可能会降低美雌醇的血药浓度和疗效,合用时应密切监测
磷苯妥英	磷苯妥英可能会降低美雌醇的血药浓度和疗效
吗替麦考酚酯	吗替麦考酚酯可能会降低美雌醇的血药浓度和疗效
扑米酮	扑米酮可能会降低美雌醇的血药浓度和疗效,合用时应密切监测

合用药物	临床评价
沙利度胺	沙利度胺可能会增加血栓形成的风险
替拉瑞韦	替拉瑞韦可能会降低美雌醇的血药浓度和疗效
血红素	合用可能会导致血红素药效降低

5. 替勃龙 与替勃龙合用药物临床评价见表12-46。

表12-46 与替勃龙合用药物临床评价

合用药物	临床评价
口服降血糖药	替勃龙可降低糖耐量，合用时须增加口服降血糖药的剂量
口服抗凝血药	替勃龙可能会增强抗凝血药的作用
胰岛素	替勃龙可降低糖耐量，合用时须增加胰岛素的剂量

二、雌激素受体调整药物

1. 奥培米芬 与奥培米芬合用药物临床评价见表12-47。

表12-47 与奥培米芬合用药物临床评价

合用药物	临床评价
氨甲环酸	合用可能会增加血栓形成的风险
泊马度胺	泊马度胺可能会引起血栓，与奥培米芬合用可能会增加血栓形成的风险，合用时应密切监测
氟康唑	合用可能会升高奥培米芬的血药浓度，增强其作用
卡非佐米	卡非佐米可能会引起血栓，与奥培米芬合用可能会增加血栓形成的风险
来那度胺	合用可能会增加血栓形成的风险，合用时应密切监测
沙利度胺	合用可能会增加血栓形成的风险，合用时应密切监测

2. 拉索昔芬 与拉索昔芬合用药物临床评价见表12-48。

表12-48 与拉索昔芬合用药物临床评价

合用药物	临床评价
苯巴比妥	苯巴比妥会使拉索昔芬的清除率增加，从而使稳态浓度下降、疗效降低
苯妥英钠	苯妥英钠会使拉索昔芬的清除率增加，从而使稳态浓度下降、疗效降低
雌激素	不建议合用
贯叶连翘	贯叶连翘会使拉索昔芬的清除率增加，从而使稳态浓度下降、疗效降低
卡马西平	卡马西平会使拉索昔芬的清除率增加，从而使稳态浓度下降、疗效降低

三、孕激素类药物

1. 黄体酮 与黄体酮合用药物临床评价见表12-49。

表12-49 与黄体酮合用药物临床评价

合用药物	临床评价
维奈托克	不建议合用，合用可能会显著升高维奈托克的血药浓度，增强其作用，可能会增加患上肿瘤溶解综合征的风险
依度沙班	黄体酮可能会升高依度沙班的血药浓度，从而增加发生严重或威胁生命的出血并发症的风险

2. 甲羟孕酮 与甲羟孕酮合用药物临床评价见表 12-50。

表 12-50 与甲羟孕酮合用药物临床评价

合用药物	临床评价
阿维 A	不推荐合用，在妊娠期间服用阿维 A 可能导致严重的、危及生命的出生缺陷，妊娠期间切勿使用阿维 A
安泼那韦	合用可能会导致甲羟孕酮的疗效降低
氨甲环酸	不推荐合用，合用会增加血栓形成的风险，可能导致严重的疾病，如脑卒中、心脏病发作、心力衰竭、虚脱和肾衰竭等
贝沙罗汀	贝沙罗汀可能会降低甲羟孕酮的疗效
波生坦	波生坦可能会降低甲羟孕酮的血药浓度和作用
博赛普韦	博赛普韦可能会降低甲羟孕酮的血药浓度和作用，可能会使其作为避孕方法的可靠性降低
布加替尼	布加替尼可能会降低甲羟孕酮的血药浓度和作用
达拉非尼	达拉非尼可能会降低甲羟孕酮的血药浓度和作用
恩克芬尼	恩克芬尼可能会降低甲羟孕酮的血药浓度和作用
福沙那韦	合用可降低安泼那韦(福沙那韦的活性代谢产物)的血药浓度，应避免合用
灰黄霉素	合用可能会降低甲羟孕酮的血药浓度和作用，合用时应密切监测
吗替麦考酚酯	合用可能会降低甲羟孕酮的血药浓度和作用
舒更葡萄糖	舒更葡萄糖可能降低甲羟孕酮的血药浓度和激素类避孕药的效果
替拉瑞韦	替拉瑞韦可能会降低甲羟孕酮的血药浓度和作用
维 A 酸	不推荐合用，在妊娠期间服用维 A 酸可能导致严重的、危及生命的出生缺陷，妊娠期间切勿使用维 A 酸

3. 甲地孕酮 与甲地孕酮合用药物临床评价见表 12-51。

表 12-51 与甲地孕酮合用药物临床评价

合用药物	临床评价
多非利特	不建议合用，合用可能会明显升高多非利特的血药浓度，从而增加心律失常发生的风险
沙利度胺	合用会增加血栓形成的风险

4. 左炔诺孕酮 与左炔诺孕酮合用药物临床评价见表 12-52。

表 12-52 与左炔诺孕酮合用药物临床评价

合用药物	临床评价
阿维 A	不建议合用，妊娠期间服用阿维 A 可能导致严重的、危及生命的出生缺陷
艾司利卡西平	可能会降低左炔诺孕酮的血药浓度和作用，使突破性出血和意外妊娠的风险增加，合用时应密切监测
安泼那韦	可能会导致左炔诺孕酮效果较差
氨甲环酸	不建议合用，合用可能会增加血栓形成的风险，从而导致严重的疾病，如脑卒中、心脏病发作、心力衰竭、虚脱和肾衰竭
奥卡西平	可能会降低左炔诺孕酮的血药浓度和作用，使突破性出血和意外妊娠的风险增加，合用时应密切监测
贝沙罗汀	贝沙罗汀可能会降低左炔诺孕酮的有效性，若使用低剂量避孕药，则在与贝沙罗汀联合治疗期间意外妊娠的风险会增加
苯巴比妥	可能会降低左炔诺孕酮的血药浓度和作用，使突破性出血和意外妊娠的风险增加，合用时应密切监测
苯妥英	可能会降低左炔诺孕酮的血药浓度和作用，使突破性出血和意外妊娠的风险增加，合用时应密切监测
波生坦	可能会降低左炔诺孕酮的血药浓度和作用，使其作为一种避育方法的可靠性降低
博赛普韦	可能会降低左炔诺孕酮的血药浓度和作用，使避孕的可靠性降低

续表

合用药物	临床评价
布加替尼	可能会降低左炔诺孕酮的血药浓度和作用，使其作为一种避育方法的可靠性降低
达拉非尼	可能会降低左炔诺孕酮的血药浓度和作用，使其作为一种避育方法的可靠性降低
恩克芬尼	可能会降低左炔诺孕酮的血药浓度和作用，使其作为一种避育方法的可靠性降低
非尔氨酯	可能会降低左炔诺孕酮的血药浓度和作用，使突破性出血和意外妊娠的风险增加，合用时应密切监测
福沙那韦	左炔诺孕酮可降低福沙那韦活性代谢产物安泼那韦的血药浓度，使其药效降低，应避免合用，除非同时合用增效剂利托那韦
灰黄霉素	可能会降低左炔诺孕酮的血药浓度和作用，使突破性出血和意外妊娠的风险增加，合用时应密切监测
卡非佐米	卡非佐米偶尔会引起血栓，与左炔诺孕酮合用可能会增加风险
卡马西平	可能会降低左炔诺孕酮的血药浓度和作用，使突破性出血和意外妊娠的风险增加，合用时应密切监测
利福布汀	可能会降低左炔诺孕酮的血药浓度和作用，使突破性出血和意外妊娠的风险增加，合用时应密切监测
利福喷丁	可能会降低左炔诺孕酮的血药浓度和作用，使突破性出血和意外妊娠的风险增加，合用时应密切监测
利福平	可能会降低左炔诺孕酮的血药浓度和作用，使突破性出血和意外妊娠的风险增加，合用时应密切监测
磷苯妥英	可能会降低左炔诺孕酮的血药浓度和作用，使突破性出血和意外妊娠的风险增加，合用时应密切监测
吗替麦考酚酯	可能会降低左炔诺孕酮的血药浓度和作用，使其作为一种避育方法的可靠性降低
扑米酮	可能会降低左炔诺孕酮的血药浓度和作用，使突破性出血和意外妊娠的风险增加，合用时应密切监测
替拉瑞韦	可能会降低左炔诺孕酮的血药浓度和作用，使其作为一种避育方法的可靠性降低
替扎尼定	可引起嗜睡、意识模糊、心率减慢、头晕、晕厥或昏迷。如果同时服用两种药物，可能需要调整剂量
维 A 酸	不建议合用，妊娠期间服用维 A 酸可能导致严重的、危及生命的出生缺陷

5. 去氧孕烯 与去氧孕烯合用药物临床评价见表 12-53。

表 12-53 与去氧孕烯合用药物临床评价

合用药物	临床评价
艾司利卡西平	可能会降低去氧孕烯的血药浓度和作用，使突破性出血和意外妊娠的风险增加，合用时应密切监测
安泼那韦	可能会导致去氧孕烯效果较差
氨甲环酸	不建议合用，合用可能会增加血栓形成的风险，从而导致严重的疾病，如脑卒中、心脏病发作、心力衰竭、虚脱和肾衰竭
奥卡西平	可能会降低去氧孕烯的血药浓度和作用，使突破性出血和意外妊娠的风险增加，合用时应密切监测
贝沙罗汀	可能会降低去氧孕烯的药效，使用低剂量避孕药与贝沙罗汀联合治疗期间意外妊娠的风险会增加
苯巴比妥	可能会降低去氧孕烯的血药浓度和作用，使突破性出血和意外妊娠的风险增加，合用时应密切监测
苯妥英	可能会降低去氧孕烯的血药浓度和作用，使突破性出血和意外妊娠的风险增加，合用时应密切监测
波生坦	可能会降低去氧孕烯的血药浓度和作用，使其作为一种避育方法的可靠性降低
博赛普韦	可能会降低去氧孕烯的血药浓度和作用，使其作为一种避育方法的可靠性降低
布加替尼	可能会降低去氧孕烯的血药浓度和作用，使其作为一种避育方法的可靠性降低
达拉非尼	可能会降低去氧孕烯的血药浓度和作用，使其作为一种避育方法的可靠性降低
恩克芬尼	可能会降低去氧孕烯的血药浓度和作用，使其作为一种避育方法的可靠性降低
非尔氨酯	可能会降低去氧孕烯的血药浓度和作用，使突破性出血和意外妊娠的风险增加，合用时应密切监测
灰黄霉素	可能会降低去氧孕烯的血药浓度和作用，使突破性出血和意外妊娠的风险增加，合用时应密切监测
卡非佐米	卡非佐米偶尔会引起血栓，与左炔诺孕酮合用可能会增加风险
卡马西平	可能会降低去氧孕烯的血药浓度和作用，使突破性出血和意外妊娠的风险增加，合用时应密切监测
利福布汀	可能会降低去氧孕烯的血药浓度和作用，使突破性出血和意外妊娠的风险增加，合用时应密切监测

续表

合用药物	临床评价
利福喷丁	可能会降低去氧孕烯的血药浓度和作用，使突破性出血和意外妊娠的风险增加，合用时应密切监测
利福平	可能会降低去氧孕烯的血药浓度和作用，使突破性出血和意外妊娠的风险增加，合用时应密切监测
磷苯妥英	可能会降低去氧孕烯的血药浓度和作用，使突破性出血和意外妊娠的风险增加，合用时应密切监测
吗替麦考酚酯	可能会降低去氧孕烯的血药浓度和作用，使其作为一种避育方法的可靠性降低
扑米酮	可能会降低去氧孕烯的血药浓度和作用，使突破性出血和意外妊娠的风险增加，合用时应密切监测
替拉瑞韦	可能会降低去氧孕烯的血药浓度和作用，使其作为一种避育方法的可靠性降低
替扎尼定	可引起嗜睡、意识模糊、心率减慢、头晕、晕厥或昏迷。如果同时服用两种药物，可能需要调整剂量

6. 地诺孕素　与地诺孕素合用药物临床评价见表12-54。

表12-54　与地诺孕素合用药物临床评价

合用药物	临床评价
艾司利卡西平	可能会降低地诺孕素的血药浓度和作用，合用时应密切监测
氨甲环酸	可能会增加血栓形成的风险
奥卡西平	可能会降低地诺孕素的血药浓度和作用，合用时应密切监测
贝沙罗汀	可能会降低地诺孕素的有效性
苯巴比妥	可能会降低地诺孕素的血药浓度和作用，合用时应密切监测
苯妥英	可能会降低地诺孕素的血药浓度和作用，合用时应密切监测
波生坦	可能会降低地诺孕素的血药浓度和作用
泊马度胺	泊马度胺可能会引起血栓，与地诺孕素合用可能会增加风险，合用时应密切监测
博赛普韦	可能会降低地诺孕素的血药浓度和作用
布加替尼	可能会降低地诺孕素的血药浓度和作用
达拉非尼	可能会降低地诺孕素的血药浓度和作用
恩克芬尼	可能会降低地诺孕素的血药浓度和作用
非尔氨酯	可能会降低地诺孕素的血药浓度和作用，合用时应密切监测
灰黄霉素	可能会降低地诺孕素的血药浓度和作用，合用时应密切监测
卡非佐米	卡非佐米偶尔会引起血栓，与地诺孕素合用可能会增加风险
卡马西平	可能会降低地诺孕素的血药浓度和作用，合用时应密切监测
来那度胺	可能会增加血栓形成的风险
利福布汀	可能会降低地诺孕素的血药浓度和作用，合用时应密切监测
利福喷丁	可能会降低地诺孕素的血药浓度和作用，合用时应密切监测
利福平	可能会降低地诺孕素的血药浓度和作用，合用时应密切监测
磷苯妥英	可能会降低地诺孕素的血药浓度和作用，合用时应密切监测
吗替麦考酚酯	可能会降低地诺孕素的血药浓度和作用
扑米酮	可能会降低地诺孕素的血药浓度和作用，合用时应密切监测
沙利度胺	可能会增加血栓形成的风险，合用时应密切监测
替拉瑞韦	可能会降低地诺孕素的血药浓度和作用
替扎尼定	可能会导致困倦、意识混乱、心率缓慢、呼吸浅、头晕目眩、晕厥或昏迷，如合用，可能须调整剂量
血红素	可能会导致血红素药效降低

7. 乌利司他 与乌利司他合用药物临床评价见表 12-55。

表 12-55　与乌利司他合用药物临床评价

合用药物	临床评价
秋水仙碱	乌利司他可能将秋水仙碱的血药浓度提高到危险水平，增加发生严重不良反应的风险，这些不良反应可能会影响肌肉、血细胞、神经系统及包括肝脏和肾脏在内的多个器官。如果正在使用或在过去 14 天内使用了乌利司他，则可能需要较低剂量的秋水仙碱。若患有肝脏或肾脏疾病，则可能无法一起服用
依度沙班	乌利司他可能会升高依度沙班的血药浓度，会增加发生严重或威胁生命的出血并发症的风险，合用时应密切监测

第八节　性激素拮抗药

一、氯米芬

与氯米芬合用药物临床评价见表 12-56。

表 12-56　与氯米芬合用药物临床评价

合用药物	临床评价
贝沙罗汀	合用可能会增加胰腺炎或胰腺炎症的风险，合用时应密切监测

二、他莫昔芬

与他莫昔芬合用药物临床评价见表 12-57。

表 12-57　与他莫昔芬合用药物临床评价

合用药物	临床评价
阿比特龙	长期使用阿比特龙，可能会降低他莫昔芬在治疗乳腺癌中的有效性
阿那格雷	合用可能会增加心律失常发生的风险，这种心律失常可能是严重的，甚至可能危及生命，尽管此不良反应相对罕见。合用时应密切监测潜在并发症
艾司西酞普兰	合用可能会增加心律失常发生的风险，这种心律失常可能是严重的，甚至可能危及生命，尽管此不良反应相对罕见。合用时应密切监测潜在并发症
安非他酮	长期使用安非他酮，可能会降低他莫昔芬在治疗乳腺癌中的有效性
氨己烯酸	将氨己烯酸与他莫昔芬一起使用，尤其是长期使用，可能会增加与视力丧失相关的严重不良反应的风险。在合用氨己烯酸治疗期间需要进行常规视力测试，合用时应密切监测
氨甲环酸	合用可能会增加血栓形成的风险，合用时应密切监测
胺碘酮	合用可能会增加心律失常发生的风险，这种心律失常可能是严重的，甚至可能危及生命，尽管此不良反应相对罕见。合用时应密切监测潜在并发症
奥西替尼	合用可能会增加心律失常发生的风险，这种心律失常可能是严重的，甚至可能危及生命，尽管此不良反应相对罕见。合用时应密切监测潜在并发症
贝达喹啉	合用可能会增加心律失常发生的风险，这种心律失常可能是严重的，甚至可能危及生命，尽管此不良反应相对罕见。合用时应密切监测潜在并发症
苯海拉明	长期使用苯海拉明，可能会降低他莫昔芬在治疗乳腺癌中的有效性
苯甲醚	合用可能会显著升高苯甲醚的作用，更容易出血。合用时应密切监测

合用药物	临床评价
苄普地尔	合用可能会增加心律失常发生的风险,这种心律失常可能是严重的,甚至可能危及生命,尽管此不良反应相对罕见。合用时应密切监测潜在并发症
丙吡胺	合用可能会增加心律失常发生的风险,这种心律失常可能是严重的,甚至可能危及生命,尽管此不良反应相对罕见。合用时应密切监测潜在并发症
丙氧芬	长期使用丙氧芬,可能会降低他莫昔芬在治疗乳腺癌中的有效性
泊马度胺	泊马度胺可能会引起血栓,与他莫昔芬合用可能会增加风险
达非那新	长期使用达非那新,可能会降低他莫昔芬在治疗乳腺癌中的有效性
达克替尼	长期使用达克替尼,可能会降低他莫昔芬在治疗乳腺癌中的有效性
度洛西汀	长期使用度洛西汀,可能会降低他莫昔芬在治疗乳腺癌中的有效性
多非利特	合用可能会增加心律失常发生的风险,这种心律失常可能是严重的,甚至可能危及生命,尽管此不良反应相对罕见。合用时应密切监测潜在并发症
多拉司琼	合用可能会增加心律失常发生的风险,这种心律失常可能是严重的,甚至可能危及生命,尽管此不良反应相对罕见。合用时应密切监测潜在并发症
凡德他尼	合用可能会增加心律失常发生的风险,这种心律失常可能是严重的,甚至可能危及生命,尽管此不良反应相对罕见。合用时应密切监测潜在并发症
芬氟拉明	长期使用芬氟拉明,可能会降低他莫昔芬在治疗乳腺癌中的有效性
芬戈莫德	合用可能会增加心律失常发生的风险,这种心律失常可能是严重的,甚至可能危及生命,尽管此不良反应相对罕见
氟哌啶醇	合用可能会增加心律失常发生的风险,这种心律失常可能是严重的,甚至可能危及生命,尽管此不良反应相对罕见。合用时应密切监测潜在并发症
氟哌利多	合用可能会增加心律失常发生的风险,这种心律失常可能是严重的,甚至可能危及生命,尽管此不良反应相对罕见。合用时应密切监测潜在并发症
氟西汀	长期使用氟西汀,可能会降低他莫昔芬在治疗乳腺癌中的有效性
华法林	合用可能会显著升高华法林的疗效,更容易出血。合用时应密切监测
吉福司兰	长期使用吉福司兰,可能会降低他莫昔芬在治疗乳腺癌中的有效性
加替沙星	合用可能会增加心律失常发生的风险,这种心律失常可能是严重的,甚至可能危及生命,尽管此不良反应相对罕见。合用时应密切监测潜在并发症
决奈达隆	不建议合用,合用可能会增加心律失常发生的风险,这种心律失常可能是严重的,甚至可能危及生命,尽管此不良反应相对罕见
卡博替尼	合用可能会增加心律失常发生的风险,这种心律失常可能是严重的,甚至可能危及生命,尽管此不良反应相对罕见
卡非佐米	卡非佐米偶尔会引起血栓,与他莫昔芬合用可能会增加风险
克唑替尼	合用可能会增加心律失常发生的风险,这种心律失常可能是严重的,甚至可能危及生命,尽管此不良反应相对罕见。合用时应密切监测潜在并发症
奎尼丁	长期使用奎尼丁,可能会降低他莫昔芬在治疗乳腺癌中的有效性
来伐木林	来伐木林与其他能延长QT间期的药物,包括他莫昔芬合用时,可能导致附加效应,增加室性心律失常的风险,包括心律失常和猝死
来氟米特	来氟米特可能会引起肝脏问题,将其与其他也会影响肝脏的药物(如他莫昔芬)合用可能会增加该风险。来氟米特半衰期较长,因此即使停止服用也可能与其他药物发生相互作用
来那度胺	合用可能会增加血栓形成的风险,合用时应密切监测

续表

合用药物	临床评价
雷诺嗪	长期使用雷诺嗪,可能会降低他莫昔芬在治疗乳腺癌中的有效性
利托那韦	长期使用利托那韦,可能会降低他莫昔芬在治疗乳腺癌中的有效性
硫利达嗪	不建议合用,合用可能会增加心律失常发生的风险,这种心律失常可能是严重的,甚至可能危及生命,尽管此不良反应相对罕见
卤泛群	不建议合用,合用可能会增加心律失常发生的风险,这种心律失常可能是严重的,甚至可能危及生命,尽管此不良反应相对罕见
罗拉吡坦	长期使用罗拉吡坦,可能会降低他莫昔芬在治疗乳腺癌中的有效性
洛美他派	洛美他派可能会引起肝脏问题,与其他可能影响肝脏的药物(如他莫昔芬)合用可能会增加该风险
氯氮平	合用可能会增加心律失常发生的风险,这种心律失常可能是严重的,甚至可能危及生命,尽管此不良反应相对罕见。合用时应密切监测潜在并发症
氯卡色林	长期使用氯卡色林,可能会降低他莫昔芬在治疗乳腺癌中的有效性
美沙酮	合用可能会增加心律失常发生的风险,这种心律失常可能是严重的,甚至可能危及生命,尽管此不良反应相对罕见。合用时应密切监测潜在并发症
美索达嗪	合用可能会增加心律失常发生的风险,这种心律失常可能是严重的,甚至可能危及生命,尽管此不良反应相对罕见。合用时应密切监测潜在并发症
米泊美生	米泊美生可能会引起肝脏问题,与其他也会影响肝脏的药物(如他莫昔芬)合用可能会增加该风险
米非司酮	合用可能会增加心律失常发生的风险,这种心律失常可能是严重的,甚至可能危及生命,尽管此不良反应相对罕见。合用时应密切监测潜在并发症
米拉贝隆	长期使用米拉贝隆,可能会降低他莫昔芬在治疗乳腺癌中的有效性
莫西沙星	合用可能会增加心律失常发生的风险,这种心律失常可能是严重的,甚至可能危及生命,尽管此不良反应相对罕见。合用时应密切监测潜在并发症
尼洛替尼	合用可能会增加心律失常发生的风险,这种心律失常可能是严重的,甚至可能危及生命,尽管此不良反应相对罕见。合用时应密切监测潜在并发症
帕罗西汀	长期使用帕罗西汀,可能会降低他莫昔芬在治疗乳腺癌中的有效性
帕瑞肽	合用可能会增加心律失常发生的风险,这种心律失常可能是严重的,甚至可能危及生命,尽管此不良反应相对罕见。合用时应密切监测潜在并发症
培西达替尼	培西达替尼可导致严重的肝毒性甚至致命,与他莫昔芬合用这种风险增加
匹莫齐特	不建议合用,合用可能会增加心律失常发生的风险,这种心律失常可能是严重的,甚至可能危及生命,尽管此不良反应相对罕见
普鲁卡因胺	合用可能会增加心律失常发生的风险,这种心律失常可能是严重的,甚至可能危及生命,尽管此不良反应相对罕见。合用时应密切监测潜在并发症
普罗帕酮	长期使用普罗帕酮,可能会降低他莫昔芬在治疗乳腺癌中的有效性
齐拉西酮	不建议合用,合用可能会增加心律失常发生的风险,这种心律失常可能是严重的,甚至可能危及生命,尽管此不良反应相对罕见
秋水仙碱	他莫昔芬可能将秋水仙碱的血药浓度提高到危险水平,增加发生严重不良反应的风险,这些不良反应可能会影响肌肉、血细胞、神经系统及包括肝脏和肾脏在内的多个器官。如果正在使用或在过去14天内使用了他莫昔芬,则可能需要较低剂量的秋水仙碱。若患有肝脏或肾脏疾病,则可能无法一起服用
塞来昔布	长期使用塞来昔布,可能会降低他莫昔芬在治疗乳腺癌中的有效性
三氧化二砷	合用可能会增加心律失常发生的风险,这种心律失常可能是严重的,甚至可能危及生命,尽管此不良反应相对罕见。合用时应密切监测潜在并发症

续表

合用药物	临床评价
色瑞替尼	合用可能会增加心律失常发生的风险，这种心律失常可能是严重的，甚至可能危及生命，尽管此不良反应相对罕见。合用时应密切监测潜在并发症
沙奎那韦	不建议合用，合用可能会增加心律失常发生的风险，这种心律失常可能是严重的，甚至可能危及生命，尽管此不良反应相对罕见
沙利度胺	合用可能会增加血栓形成的风险，合用时应密切监测
舍曲林	长期使用舍曲林，可能会降低他莫昔芬在治疗乳腺癌中的有效性
双香豆素	合用可能会显著升高双香豆素的作用，更容易出血，合用时应密切监测
索他洛尔	合用可能会增加心律失常发生的风险，这种心律失常可能是严重的，甚至可能危及生命，尽管此不良反应相对罕见。合用时应密切监测潜在并发症
特比萘芬	长期使用特比萘芬，可能会降低他莫昔芬在治疗乳腺癌中的有效性
特氟米特	特氟米特可能会引起肝脏问题，将其与其他也会影响肝脏的药物（如他莫昔芬）一起使用可能会增加这种风险。特氟米特半衰期较长，因此即使停止服用也可能与其他药物发生相互作用
托瑞米芬	合用可能会增加心律失常发生的风险，这种心律失常可能是严重的，甚至可能危及生命，尽管此不良反应相对罕见。合用时应密切监测潜在并发症
威罗非尼	合用可能会增加心律失常发生的风险，这种心律失常可能是严重的，甚至可能危及生命，尽管此不良反应相对罕见。合用时应密切监测潜在并发症
维奈托克	一般应避免合用。如须合用，建议降低维奈托克的剂量50%，在停用他莫昔芬后2~3天恢复原剂量
西咪替丁	长期使用西咪替丁，可能会降低他莫昔芬在治疗乳腺癌中的有效性
西那卡塞	长期使用西那卡塞，可能会降低他莫昔芬在治疗乳腺癌中的有效性
西沙必利	不建议合用，合用可能会增加心律失常发生的风险，这种心律失常可能是严重的，甚至可能危及生命，尽管此不良反应相对罕见
西酞普兰	与他莫昔芬合用可能会增加心律失常发生的风险，这种心律失常可能是严重的，甚至可能危及生命，尽管此不良反应相对罕见。合用时应密切监测潜在并发症
伊布利特	不建议合用，合用可能会增加心律失常发生的风险，这种心律失常可能是严重的，甚至可能危及生命，尽管此不良反应相对罕见
伊伐布雷定	合用可能会增加心律失常发生的风险，这种心律失常可能是严重的，甚至可能危及生命，尽管此不良反应相对罕见。合用时应密切监测潜在并发症
伊潘立酮	合用可能会增加心律失常发生的风险，这种心律失常可能是严重的，甚至可能危及生命，尽管此不良反应相对罕见。合用时应密切监测潜在并发症
依度沙班	他莫昔芬可能会升高依度沙班的血药浓度，增加发生严重或威胁生命的出血并发症的风险
依法韦仑	合用可能会增加心律失常发生的风险，这种心律失常可能是严重的，甚至可能危及生命，尽管此不良反应相对罕见。合用时应密切监测潜在并发症
依福替尼	合用可能会增加心律失常发生的风险，这种心律失常可能是严重的，甚至可能危及生命，尽管此不良反应相对罕见。合用时应密切监测潜在并发症
依利格鲁司特	长期使用依利格鲁司特，可能会降低他莫昔芬在治疗乳腺癌中的有效性
罂粟碱	合用可能会增加心律失常发生的风险，这种心律失常可能是严重的，甚至可能危及生命，尽管此不良反应相对罕见。合用时应密切监测潜在并发症
右芬氟拉明	长期使用右芬氟拉明，可能会降低他莫昔芬在治疗乳腺癌中的有效性
左醋美沙朵	不建议合用，合用可能会增加心律失常发生的风险，这种心律失常可能是严重的，甚至可能危及生命，尽管此不良反应相对罕见

三、雷洛昔芬

与雷洛昔芬合用药物临床评价见表 12-58。

表 12-58 与雷洛昔芬合用药物临床评价

合用药物	临床评价
氨甲环酸	合用可能会增加血栓形成的风险，合用时应密切监测潜在并发症
贝沙罗汀	合用可能会增加胰腺炎的风险，合用时应密切监测
泊马度胺	泊马度胺可能会引起血栓，合用可能会增加风险，合用时应密切监测
卡非佐米	卡非佐米有时会引起血栓，合用可能会增加风险，合用时应密切监测潜在并发症
来那度胺	合用可能会增加血栓形成的风险，合用时应密切监测
沙利度胺	合用可能会增加血栓形成的风险，合用时应密切监测

第十三章 利尿药

第一节 碳酸酐酶抑制药

一、乙酰唑胺

与乙酰唑胺合用药物临床评价见表 13-1。

表 13-1 与乙酰唑胺合用药物临床评价

合用药物	临床评价
$β_2$拟交感神经药	合用增加低钾血症风险
阿片	合用会增加阿片的不良反应的风险或严重性
阿司匹林	阿司匹林与乙酰唑胺相互竞争与血浆蛋白的结合，并抑制肾小管分泌，使游离的乙酰唑胺增加。水杨酸盐水平上升造成代谢性酸中毒。如果确须同时用药，应对患者的乙酰唑胺、水杨酸盐的血药浓度、毒性进行监测，必要时调整药物剂量
阿托品	合用时由于形成碱性尿，乙酰唑胺排泄减少，会使不良反应加重或延长
胺碘酮	合用时如果利尿药已经引起低钾血症，则增加心脏毒性
巴比妥	乙酰唑胺使尿液碱化后，可使巴比妥排泄增多，影响疗效
苯巴比妥	合用可引起骨软化发病率上升
苯丙胺	合用时由于形成碱性尿，乙酰唑胺排泄减少，会使不良反应加重或延长
苯妥英	合用可引起骨软化发病率上升
丙吡胺	丙吡胺与可能引起低血钾的乙酰唑胺相关利尿药合用增加心脏毒性
丙泊酚	合用会增加丙泊酚的不良反应的风险或严重性
铂类药物	合用增加肾毒性和耳毒性风险
布比卡因	合用会增加布比卡因的不良反应的风险或严重性
茶碱	合用增加低钾血症风险
碘	合用可增强碳酸酐酶的活性而减弱乙酰唑胺的作用
丁丙诺啡	合用会增加丁丙诺啡的不良反应的风险或严重性
二甲双胍	合用会增加不良反应的风险或严重性
芬太尼	合用会增加芬太尼的不良反应的风险或严重性
呋喃妥因	乙酰唑胺使尿液碱化后，可使呋喃妥因排泄增多，影响疗效
氟卡尼	合用增加心脏毒性
钙	合用可增强碳酸酐酶的活性而减弱乙酰唑胺的作用
甘露醇	合用在增强降低眼压作用的同时可增加尿量
格列美脲	合用可能会减弱降血糖的作用及升高血糖水平
广谱抗生素	合用可增强碳酸酐酶的活性而减弱乙酰唑胺的作用
环孢素	合用升高环孢素（全身）的血药浓度
磺胺	乙酰唑胺使尿液碱化后，可使磺胺排泄增多，影响疗效
甲氨蝶呤	乙酰唑胺所致碱性尿液可增加甲氨蝶呤的排泄

续表

合用药物	临床评价
卡马西平	合用可引起骨软化发病率上升，增加低钠血症风险，乙酰唑胺可升高卡马西平的血药浓度
奎尼丁	合用时由于形成碱性尿，乙酰唑胺排泄减少，会使不良反应加重或时间延长
锂盐	可减少锂盐在近曲小管的重吸收，降低锂的血药浓度
氯化铵	合用时因氯化铵为酸性盐，可减弱托拉塞米的效力
吗啡	合用会增加吗啡的不良反应的风险或严重性
美金刚	乙酰唑胺可能会增加美金刚的排泄率，从而导致美金刚血药浓度较低和潜在的疗效降低
尿素	合用在增强降低眼压作用的同时可增加尿量
诺氟沙星	乙酰唑胺使尿液碱化后，可使诺氟沙星排泄增多，影响疗效
排钾利尿药	不宜合用，以免增加低钾血症的风险
哌替啶	合用会增加哌替啶的不良反应的风险或严重性
皮质激素	合用可以导致严重的低血钾，在联合用药时应注意监护血钾水平及心脏功能，亦应考虑到长期同时使用有增加低血钙的危险，可以造成骨质疏松，因为这些药都能增加钙的排泄
扑米酮	合用增加骨软化风险，乙酰唑胺可能降低扑米酮的血药浓度
普鲁卡因	乙酰唑胺抑制碳酸酐酶，对普鲁卡因在体内的水解也产生影响，可使普鲁卡因的作用加强且时间延长
曲马多	合用会增加曲马多的不良反应的风险或严重性
瑞芬太尼	合用会增加瑞芬太尼的不良反应的风险或严重性
噻吗洛尔	合用于慢性阻塞性肺疾病患者，可引起酸中毒，避免合用
三氧化二砷	乙酰唑胺引起的低血钾可增强三氧化二砷的致室性心律失常风险
双嘧达莫	合用时增加不良反应的风险或严重性
乌洛托品	乙酰唑胺可拮抗乌洛托品的效应
洋地黄苷类	合用可提高洋地黄的毒性，并可发生低钾血症

二、醋甲唑胺

与醋甲唑胺合用药物临床评价见表 13-2。

表 13-2 与醋甲唑胺合用药物临床评价

合用药物	临床评价
阿片	合用会增加阿片的不良反应的风险或严重性
阿司匹林	醋甲唑胺与大剂量阿司匹林合用可引起严重的代谢紊乱，合用要慎重
丙泊酚	合用会增加醋甲唑胺的不良反应的风险或严重性
布比卡因	合用会增加醋甲唑胺的不良反应的风险或严重性
丁丙诺啡	合用会增加丁丙诺啡的不良反应的风险或严重性
二甲双胍	合用会增加不良反应的风险或严重性
二氢埃托啡	合用会增加二氢埃托啡的不良反应的风险或严重性
芬太尼	合用会增加芬太尼的不良反应的风险或严重性
吗啡	合用会增加吗啡的不良反应的风险或严重性
美金刚	醋甲唑胺可能会增加美金刚的排泄率，从而导致美金刚血药浓度较低和潜在的疗效降低
哌替啶	合用会增加哌替啶的不良反应的风险或严重性

合用药物	临床评价
皮质激素	与皮质激素联合使用可以导致严重的低血钾,在联合用药时应注意监护血钾水平及心脏功能。亦应考虑到长期同时使用有增加低血钙的危险,可以造成骨质疏松,因为这些药增加钙的排泄
曲马多	合用会增加曲马多的不良反应的风险或严重性
瑞芬太尼	合用会增加瑞芬太尼的不良反应的风险或严重性
双嘧达莫	合用会增加不良反应的风险或严重性
西洛他唑	合用会升高西洛他唑的血药浓度

三、双氯非那胺

参见氯非那胺。

四、氯非那胺

与氯非那胺合用药物临床评价见表 13-3。

表 13-3　与氯非那胺合用药物临床评价

合用药物	临床评价
阿司匹林	碳酸酐酶抑制药与大剂量阿司匹林合用可引起严重的代谢紊乱,合用要慎重
美金刚	氯非那胺可能会增加美金刚的排泄率,从而导致美金刚血药浓度较低和潜在的疗效降低

第二节　袢利尿药

一、呋塞米

与呋塞米合用药物临床评价见表 13-4。

表 13-4　与呋塞米合用药物临床评价

合用药物	临床评价
阿芬太尼	合用会增加阿芬太尼的不良反应的风险或严重性
阿夫唑嗪	阿夫唑嗪可能会增强呋塞米的降压作用
阿格列汀	合用会减弱阿格列汀的治疗效果
阿利吉仑	阿利吉仑减少呋塞米的血药浓度
阿片	合用会增加阿片的不良反应的风险或严重性
阿曲库铵	呋塞米可能会降低阿曲库铵的神经肌肉阻断活性
氨磷汀	呋塞米可能会增强氨磷汀的降压作用
奥西那林	奥西那林可能会增强呋塞米的降压作用
巴比妥类药物	与巴比妥类药物合用,易引起直立性低血压
白介素	合用会增加白介素的不良反应的风险或严重性
贝那普利	贝那普利的药代动力学不会受到呋塞米的影响
苯妥英	苯妥英拮抗呋塞米的效应
苯乙肼	苯乙肼可能会增加呋塞米的致直立性低血压作用
苯扎贝特	苯扎贝特与其他高蛋白结合率的药物合用时,可将它们从蛋白结合位点上替换下来,导致其作用加强,如呋塞米等,在降血脂治疗期间服用时,应调整降血糖药及其他药的剂量

续表

合用药物	临床评价
丙泊酚	合用会增加呋塞米的不良反应的风险或严重性
布比卡因	合用会增加呋塞米的不良反应的风险或严重性
布托啡诺	合用会增加布托啡诺的不良反应的风险或严重性
茶碱	呋塞米可以减轻肝充血，减少茶碱与血清蛋白结合而增加茶碱清除，从而降低茶碱的血药浓度，合用应监测茶碱的血药浓度，尽量分开使用
雌激素	雌激素能降低呋塞米的利尿作用，并增加电解质紊乱尤其是低钾血症的发生率
促皮质素	促皮质素能降低呋塞米的利尿作用，并增加电解质紊乱尤其是低钾血症的发生率
醋磺环己脲	合用会减弱醋磺环己脲的治疗效果
地高辛	合用可引起心律失常，呋塞米和其他排钾利尿药引起的低血钾可使地高辛作用和毒性增强。合用会增加呋塞米的不良反应的风险或严重性
地特胰岛素	合用会减弱地特胰岛素的治疗效应
丁丙诺啡	合用会增加丁丙诺啡的不良反应的风险或严重性
度洛西汀	可能会增加度洛西汀的致直立性低血压作用
多巴胺	合用时利尿作用加强
二氮嗪	二氮嗪可能会增强呋塞米的降压效果
二甲双胍	合用时二甲双胍 AUC 增加，但肾清除无变化，同时呋塞米的 C_{max} 和 AUC 均下降，终末半衰期缩短，肾清除无改变
二氢埃托啡	合用会增加二氢埃托啡的不良反应的风险或严重性
伐地那非	伐地那非可能会增强呋塞米的抗高血压活性
反苯环丙胺	反苯环丙胺可能会增加呋塞米的致直立性低血压作用
非甾体抗炎镇痛药	非甾体抗炎镇痛药能降低呋塞米的利尿作用，肾损害率也增加，这与非甾体抗炎镇痛药抑制前列腺素合成、减少肾血流量有关
芬太尼	合用会增加芬太尼的不良反应的风险或严重性
甘草	甘草可能会增加呋塞米的降压作用
甘精胰岛素	合用会减弱甘精胰岛素的治疗效应
格列本脲	合用会减弱格列本脲的治疗效应
格列喹酮	合用会减弱格列喹酮的治疗效果
格列美脲	合用会减弱格列美脲的治疗效果
格列齐特	合用会减弱格列齐特的治疗效应
含人参制剂	人参中含锗，长期应用可能引起远曲肾小管上皮细胞内脂肪微粒沉积而导致细胞损伤，可导致呋塞米的利尿作用减弱
核糖霉素	合用会增加呋塞米的不良反应的风险或严重性
琥珀酰胆碱	呋塞米可能会降低琥珀酰胆碱的神经肌肉阻断活性
华法林	呋塞米对华法林不产生影响，可以适当合用
含人参制剂	人参中含锗，长期应用可能引起远曲肾小管上皮细胞内脂肪微粒沉积而导致细胞损伤，可导致呋塞米的利尿作用减弱
核糖霉素	合用会增加呋塞米的不良反应的风险或严重性
环孢素	合用会增加环孢素的不良反应的风险或严重性
活性炭	合用时呋塞米的吸收减少，利尿作用减弱
己酮可可碱	己酮可可碱可能会增强呋塞米的降压作用

续表

合用药物	临床评价
甲氨蝶呤	袢利尿药（如呋塞米）升高甲氨蝶呤的血药浓度。甲氨蝶呤升高袢利尿药的血药浓度
甲苯磺丁脲	合用会减弱甲苯磺丁脲的治疗效应
咖啡因	合用会增加咖啡因的不良反应的风险或严重性
卡那霉素	卡那霉素会增加呋塞米的不良反应的风险或严重性
卡托普利	利尿药本身可以减少水钠潴留，降低血压。有资料显示，两药同时应用可以导致严重的一过性直立性低血压。如果患者发生此反应，应立即采取卧位，必要时采用常规液体扩容
坎格列净	坎格列净可能会增加呋塞米的降压作用
抗凝血药	降低抗凝血药的作用，主要与利尿后血容量下降，致血中凝血因子浓度升高，以及利尿使肝血液供应改善、肝脏合成凝血因子增多有关
抗痛风药	呋塞米可使尿酸排泄减少、血尿酸升高，故与治疗痛风的药物合用时，抗痛风药的剂量应适当调整
抗纤溶药	降低抗纤溶药的作用，主要与利尿后血容量下降，致血中凝血因子浓度升高，以及利尿使肝血液供应改善、肝脏合成凝血因子增多有关
考来替泊	考来替泊是一种阴离子交换树脂，可吸附酸性的呋塞米而使其利尿作用减弱
考来维仑	考来维仑会引起呋塞米的吸收减少并导致呋塞米的血药浓度降低、疗效下降
考来烯胺	考来烯胺是一种阴离子交换树脂，可吸附酸性的呋塞米，而使其利尿作用减弱
可待因	合用会增加可待因的不良反应的风险或严重性
奎宁	奎宁可能会增强呋塞米的降压作用
赖脯胰岛素	合用会减弱赖脯胰岛素的治疗效应
锂剂	合用时肾毒性明显增加，应尽量避免
利格列汀	呋塞米会降低利格列汀的治疗效果
利培酮	利培酮会增加呋塞米的不良反应的风险或严重性
利妥昔单抗	呋塞米可能会增强利妥昔单抗的降压作用
链霉素	合用会增加呋塞米的不良反应的风险或严重性
两性霉素	合用时肾毒性和耳毒性增加，尤其是原有肾损害时
磷苯妥英	磷苯妥英会增加呋塞米的利尿作用
膦甲酸钠	合用会升高膦甲酸钠的血药浓度
硫糖铝	硫糖铝降低呋塞米的血药浓度，减少呋塞米吸收
罗库溴铵	呋塞米可能会增强罗库溴铵的神经肌肉阻断作用
洛芬待因	合用时呋塞米的排钠和降压作用减弱
氯贝丁酯	合用时两药的作用均增强，并可出现肌肉酸痛、强直
氯磺丙脲	合用会减弱氯磺丙脲的治疗效果
氯苯那敏	合用会增加马来酸氯苯那敏的不良反应的风险或严重性
吗多明	吗多明可能会增强呋塞米的降压作用
吗啡	合用会增加吗啡的不良反应的风险或严重性
美加明	合用会增加呋塞米的不良反应的风险或严重性
美沙酮	合用会增加美沙酮的不良反应的风险或严重性
美托拉宗	合用可能产生深度利尿作用
门冬胰岛素	合用会降低门冬胰岛素的治疗效果
莫索尼定	莫索尼定可能会增强呋塞米的降压作用
纳布啡	合用会增加纳布啡的不良反应的风险或严重性

续表

合用药物	临床评价
奈替米星	合用会增加呋塞米的不良反应的风险或严重性
尼可地尔	尼可地尔可能会增强呋塞米的降压作用
哌甲酯	哌甲酯可能会降低呋塞米的抗高血压作用
哌库溴铵	呋塞米可能会降低哌库溴铵的神经肌肉阻断活性
哌替啶	合用可能会增加哌替啶的不良反应的风险或严重性
泮库溴铵	呋塞米降低细胞外钾离子浓度，使泮库溴铵的肌松作用增强且时间延长。需监测血清钾离子水平和肌松作用时间的延长，必要时需适当调整。相似反应发生在筒箭毒碱与排钾利尿药和噻嗪类利尿药之间。其他非去极化型肌松药与呋塞米也有类似反应。呋塞米可能会降低泮库溴铵的神经肌肉阻断活性
培哚普利	可能会增强培哚普利的降压作用
喷他佐辛	合用会增加喷他佐辛的不良反应的风险或严重性
皮质激素	皮质激素能降低呋塞米的利尿作用，并增加电解质紊乱尤其是低钾血症的发生率
扑米酮	扑米酮可能会增加呋塞米的降压作用
普萘洛尔	由于呋塞米引起细胞外液减少，普萘洛尔的血药浓度升高，从而使β受体阻滞作用增强。普萘洛尔与其他袢利尿药可能出现类似的相互作用
羟考酮	合用会增加羟考酮的不良反应的风险或严重性
羟吗啡酮	合用会增加羟吗啡酮的不良反应的风险或严重性
氢可酮	合用会增加氢可酮的不良反应的风险或严重性
氢吗啡酮	合用会增加氢吗啡酮的不良反应的风险或严重性
庆大霉素	袢利尿药呋塞米有耳毒性，与氨基糖苷类药物合用可致耳毒性增强
曲马多	合用可能会增加曲马多的不良反应的风险或严重性
曲前列尼尔	曲前列尼尔可能会增强呋塞米的降压作用
瑞芬太尼	合用会增加瑞芬太尼的不良反应的风险或严重性
瑞格列奈	合用会减弱瑞格列奈的治疗作用
三氯福司	三氯福司与肠外途径的呋塞米合用可能置换甲状腺激素的结合部位
沙格列汀	合用会降低沙格列汀的治疗效果
舒必利	合用会增加呋塞米的不良反应的风险或严重性
舒芬太尼	合用会增加舒芬太尼的不良反应的风险或严重性
双嘧达莫	合用会增加不良反应的风险或严重性
双氢可待因	合用会增加双氢可待因的不良反应的风险或严重性
水合氯醛	由于呋塞米可将水合氯醛的代谢物从血浆蛋白结合状态取代而出，此代谢物可取代甲状腺素而引起高代谢症状，在少数患者中可见焦虑不安、出汗、潮红和血压升高。合用增加呋塞米的不良反应的风险或严重性
顺苯磺酸阿曲库铵	呋塞米可能会降低顺苯磺酸阿曲库铵的神经肌肉阻断活性
顺铂	呋塞米可能会增加顺铂的肾毒性
他达拉非	他达拉非可能会增加呋塞米的抗高血压作用
他喷他多	合用会增加他喷他多的不良反应的风险或严重性
碳酸氢钠	合用低氯性碱中毒发生率增加
特立氟胺	合用会升高呋塞米的血药浓度
筒箭毒碱	呋塞米可能会降低筒箭毒碱的神经肌肉阻断活性
头孢噻吩	合用时肾毒性和耳毒性增加，尤其是原有肾损害时

合用药物	临床评价
头孢孟多	合用时可增加肾毒性的风险
头孢噻啶	两药都可以刺激肾素的释放，合用可引起急性肾衰竭，同时呋塞米可以抑制水钠的重吸收，造成头孢噻啶浓度升高而增强肾毒性。对肾病患者两药合用是禁止的
头孢唑林	合用有增加肾毒性的可能
托吡酯	呋塞米可能会增强托吡酯的降压作用
妥布霉素	妥布霉素与神经肌肉阻滞药合用，可加重神经肌肉阻滞作用，导致肌肉软弱、呼吸抑制或呼吸麻痹（呼吸暂停）。与呋塞米合用，或先后连续局部或全身应用，可增加耳毒性与肾毒性，可能发生听力损害，且停药后仍可能发展至耳聋，听力损害可能恢复或呈永久性。合用会增加呋塞米的不良反应的风险或严重性
维格列汀	合用会减弱维格列汀的治疗作用
维库溴铵	呋塞米可能会降低维库溴铵的神经肌肉阻断活性
新霉素	合用会增加呋塞米的不良反应的风险或严重性
溴莫尼定	溴莫尼定可能会增加呋塞米的抗高血压活性
伊伐布雷定	可能会增加伊伐布雷定的致心律失常的作用
依他尼酸	可能会增加依他尼酸的耳毒性
依替米星	依替米星应当避免与其他具有潜在耳、肾毒性的药物如呋塞米联合使用，以免增加肾毒性和耳毒性
胰岛素	合用会减弱胰岛素的治疗效应
乙醇	饮酒及应用含乙醇制剂能增强呋塞米的利尿和降压作用
异甘草酸镁	异甘草酸镁与呋塞米等降压利尿药合用时，其利尿作用可增强呋塞米的排钾作用，易导致血清钾值的下降，应注意观察血清钾值的测定等
英夫利昔单抗	英夫利昔单抗可能会降低呋塞米的利尿作用
育亨宾	育亨宾可能会降低呋塞米的抗高血压活性
左啡诺	合用会增加左啡诺的不良反应的风险或严重性

二、依他尼酸

与依他尼酸合用药物临床评价见表 13-5。

表 13-5　与依他尼酸合用药物临床评价

合用药物	临床评价
阿米卡星	合用或者先后连续局部或全身应用，可能增加耳毒性与肾毒性
阿片	合用会增加阿片的不良反应的风险或严重性
阿曲库铵	依他尼酸可能会降低阿曲库铵的神经肌肉阻断活性
别嘌醇	依他尼酸或噻嗪类利尿药均可增加血清中的尿酸含量。控制痛风和高尿酸血症时，应用别嘌醇要注意用量的调整
丙泊酚	合用会增加依他尼酸的不良反应的风险或严重性
布比卡因	合用会增加依他尼酸的不良反应的风险或严重性
地高辛	合用可引起低血钾而致洋地黄中毒
地特胰岛素	合用会减弱地特胰岛素的治疗效应
丁丙诺啡	合用会增加丁丙诺啡的不良反应的风险或严重性
二氢埃托啡	合用会增加二氢埃托啡的不良反应的风险或严重性

续表

合用药物	临床评价
芬太尼	合用会增加芬太尼的不良反应的风险或严重性
呋塞米	呋塞米可能会增加依他尼酸的耳毒性
琥珀酰胆碱	依他尼酸可能会降低琥珀酰胆碱的神经肌肉阻断活性
华法林	依他尼酸可从血浆中置换华法林,从而加强华法林的抗凝血作用
甲氨蝶呤	袢利尿药升高甲氨蝶呤的血药浓度,甲氨蝶呤升高袢利尿药的血药浓度
卡那霉素	由于协同作用,两药同时应用可以使耳毒性发生率升高。其他氨基糖苷类抗生素与依他尼酸之间都有类似的相互作用。两药同时应用是禁忌的
链霉素	合用会增加依他尼酸的不良反应的风险或严重性
硫酸庆大霉素	合用或者先后连续局部或全身应用,可能增加耳毒性与肾毒性
罗库溴铵	依他尼酸可能会增强罗库溴铵的神经肌肉阻断作用
吗啡	合用会增加吗啡的不良反应的风险或严重性
哌库溴铵	依他尼酸可能会降低哌库溴铵的神经肌肉阻断活性
哌替啶	合用会增加哌替啶的不良反应的风险或严重性
泮库溴铵	依他尼酸可能会降低泮库溴铵的神经肌肉阻断活性
曲马多	合用会增加曲马多的不良反应的风险或严重性
去乙酰毛花苷	合用可引起低血钾而致洋地黄中毒
瑞芬太尼	合用会增加瑞芬太尼的不良反应的风险或严重性
顺苯磺酸阿曲库铵	依他尼酸可能会降低顺苯磺酸阿曲库铵的神经肌肉阻断活性
顺铂	动物实验发现两药合用可引起长期和永久性耳毒性,这是两药毒性协同作用所致
筒箭毒碱	依他尼酸可能会降低筒箭毒碱的神经肌肉阻断活性
头孢孟多	合用有增加肾毒性的可能
头孢唑林	合用有增加肾毒性的可能
妥布霉素	合用或者先后连续局部或全身应用,可增加耳毒性与肾毒性,可能发生听力损害,且停药后仍可能发展至耳聋,听力损害可能恢复或呈永久性
维库溴铵	依他尼酸可能会降低维库溴铵的神经肌肉阻断活性
胰岛素	合用会减弱胰岛素的治疗效应
异甘草酸镁	合用时利尿作用可增强异甘草酸镁的排钾作用,易导致血清钾值的下降,应注意监测血清钾值等

三、布美他尼

与布美他尼合用药物临床评价见表 13-6。

表 13-6 与布美他尼合用药物临床评价

合用药物	临床评价
阿片	合用会增加阿片的不良反应的风险或严重性
阿曲库铵	布美他尼可能会降低阿曲库铵的神经肌肉阻断活性
阿司匹林	阿司匹林减弱布美他尼的利尿作用
丙泊酚	合用会增加布美他尼的不良反应的风险或严重性
布比卡因	合用会增加布美他尼的不良反应的风险或严重性

续表

合用药物	临床评价
地高辛	合用时可引起低血钾而致洋地黄中毒
地特胰岛素	合用会减弱地特胰岛素的治疗效应
丁丙诺啡	合用会增加丁丙诺啡的不良反应的风险或严重性
二甲双胍	合用会减弱二甲双胍的治疗效果
二氢埃托啡	合用会增加二氢埃托啡的不良反应的风险或严重性
芬太尼	合用会增加芬太尼的不良反应的风险或严重性
甘精胰岛素	合用会减弱甘精胰岛素的治疗效应
格列本脲	合用会减弱格列本脲的治疗效应
格列喹酮	合用会减弱格列喹酮的治疗效果
格列美脲	合用会减弱格列美脲的治疗效果
格列齐特	合用会减弱格列齐特的治疗效应
琥珀酰胆碱	布美他尼可能会降低琥珀酰胆碱的神经肌肉阻断活性
华法林	布美他尼对华法林不产生影响
甲氨蝶呤	布美他尼升高甲氨蝶呤的血药浓度，甲氨蝶呤升高布美他尼的血药浓度
甲苯磺丁脲	合用会减弱甲苯磺丁脲的治疗效应
卡那霉素	由于协同作用，两药同时应用可以使耳毒性发生率升高。其他氨基糖苷类抗生素与布美他尼之间都有类似的相互作用。两药同时应用是禁忌的
赖脯胰岛素	合用会减弱赖脯胰岛素的治疗效应
链霉素	合用会增加布美他尼的不良反应的风险或严重性
罗库溴铵	布美他尼可能会增强罗库溴铵的神经肌肉阻断作用
吗啡	合用会增加吗啡的不良反应的风险或严重性
门冬胰岛素	合用会减弱门冬胰岛素的治疗效应
哌库溴铵	布美他尼可能会降低哌库溴铵的神经肌肉阻断活性
哌替啶	合用会增加哌替啶的不良反应的风险或严重性
泮库溴铵	布美他尼可能会降低泮库溴铵的神经肌肉阻断活性
皮质激素	皮质激素加重布美他尼的致低血钾作用
庆大霉素	合用会增加布美他尼的不良反应的风险或严重性
曲马多	合用会增加曲马多的不良反应的风险或严重性
去乙酰毛花苷	合用可引起低血钾而致洋地黄中毒
瑞芬太尼	合用会增加瑞芬太尼的不良反应的风险或严重性
瑞格列奈	合用会减弱瑞格列奈的治疗作用
双嘧达莫	合用会增加不良反应的风险或严重性
顺苯磺酸阿曲库铵	布美他尼可能会降低顺苯磺酸阿曲库铵的神经肌肉阻断活性
筒箭毒碱	布美他尼可能会降低筒箭毒碱的神经肌肉阻断活性
头孢唑林	合用有增加肾毒性的可能
维格列汀	合用会减弱维格列汀的治疗作用
维库溴铵	布美他尼可能会降低维库溴铵的神经肌肉阻断活性
胰岛素	合用会减弱胰岛素的治疗效应
吲哚美辛	吲哚美辛可能通过抑制前列腺素合成降低布美他尼的利尿作用。布美他尼与许多非甾体抗炎药之间均可出现此类相互作用

四、吡咯他尼

与吡咯他尼合用药物临床评价见表 13-7。

表 13-7　与吡咯他尼合用药物临床评价

合用药物	临床评价
阿片	合用会增加阿片的不良反应的风险或严重性
阿曲库铵	吡咯他尼可能会降低阿曲库铵的神经肌肉阻断活性
阿司匹林	阿司匹林减弱吡咯他尼的利尿作用
丁丙诺啡	合用会增加丁丙诺啡的不良反应的风险或严重性
二氢埃托啡	合用会增加二氢埃托啡的不良反应的风险或严重性
芬太尼	合用会增加芬太尼的不良反应的风险或严重性
琥珀酰胆碱	吡咯他尼可能会降低琥珀酰胆碱的神经肌肉阻断活性
链霉素	合用会增加吡咯他尼的不良反应的风险或严重性
罗库溴铵	吡咯他尼可能会降低罗库溴铵的神经肌肉阻断作用
吗啡	合用会增加吗啡的不良反应的风险或严重性
哌库溴铵	吡咯他尼可能会降低哌库溴铵的神经肌肉阻断活性
哌替啶	合用会增加哌替啶的不良反应的风险或严重性
泮库溴铵	吡咯他尼可能会降低泮库溴铵的神经肌肉阻断活性
皮质激素	皮质激素加重吡咯他尼的致低血钾作用
庆大霉素	合用会增加吡咯他尼的不良反应的风险或严重性
曲马多	合用会增加曲马多的不良反应的风险或严重性
瑞芬太尼	合用会增加瑞芬太尼的不良反应的风险或严重性
顺苯磺酸阿曲库铵	吡咯他尼可能会增强顺苯磺酸阿曲库铵的神经肌肉阻断活性
筒箭毒碱	吡咯他尼可能会降低筒箭毒碱的神经肌肉阻断活性
维库溴铵	吡咯他尼可能会降低维库溴铵的神经肌肉阻断活性

五、托拉塞米

与托拉塞米合用药物临床评价见表 13-8。

表 13-8　与托拉塞米合用药物临床评价

合用药物	临床评价
阿片	合用会增加阿片的不良反应的风险或严重性
阿曲库铵	托拉塞米可能会增强阿曲库铵的神经肌肉阻断活性
丙泊酚	合用会增加托拉塞米的不良反应的风险或严重性
丙磺舒	同时服用丙磺舒会使托拉塞米分泌到近曲小管的量减少，使托拉塞米的利尿作用下降
茶碱类	托拉塞米可加强箭毒样肌松药和茶碱类药物的作用
地特胰岛素	合用会减弱地特胰岛素的治疗效应
丁丙诺啡	合用会增加丁丙诺啡的不良反应的风险或严重性
二甲双胍	合用会减弱二甲双胍的治疗效果
二氢埃托啡	合用会增加二氢埃托啡的不良反应的风险或严重性
芬太尼	合用会增加芬太尼的不良反应的风险或严重性
甘精胰岛素	合用会减弱甘精胰岛素的治疗效应

续表

合用药物	临床评价
格列本脲	合用会时减弱格列本脲的治疗效应
格列喹酮	合用会减弱格列喹酮的治疗效果
格列美脲	合用会减弱格列美脲的治疗效果
格列齐特	合用会减弱格列齐特的治疗效果
琥珀酰胆碱	托拉塞米可能会降低琥珀酰胆碱的神经肌肉阻断活性
华法林	合用会升高华法林的血药浓度
甲氨蝶呤	托拉塞米升高甲氨蝶呤的血药浓度，甲氨蝶呤升高托拉塞米的血药浓度
甲苯磺丁脲	合用会减弱甲苯磺丁脲的治疗效应
卡那霉素	托拉塞米在大剂量使用时可能会加重氨基糖苷类抗生素的耳毒性与肾毒性
抗高血压药	托拉塞米可加强抗高血压药的作用
考来烯胺	未对合用托拉塞米和考来烯胺的人体药物相互作用进行过研究，但在动物实验中，考来烯胺会使口服托拉塞米的吸收率下降，故不推荐两药合用
赖脯胰岛素	合用会减弱赖脯胰岛素的治疗效应
锂剂	已知其他利尿药可降低锂的肾清除率，使发生锂中毒的风险增加，所以两类药物合用必须慎重。未对托拉塞米与锂剂合用后的药物相互作用进行过研究
链霉素	合用会增加托拉塞米的不良反应的风险或严重性
罗格列酮	合用会减少托拉塞米的代谢
罗库溴铵	托拉塞米可能会增强罗库溴铵的神经肌肉阻断作用
氯吡格雷	合用会减少托拉塞米的代谢
吗啡	合用会增加吗啡的不良反应的风险或严重性
门冬胰岛素	合用会减弱门冬胰岛素的治疗效应
米非司酮	米非司酮可以升高托拉塞米的血药浓度
哌库溴铵	托拉塞米可能会降低哌库溴铵的神经肌肉阻断活性
哌替啶	合用会增加哌替啶的不良反应的风险或严重性
泮库溴铵	托拉塞米可能会降低泮库溴铵的神经肌肉阻断活性
皮质激素	托拉塞米可加强皮质激素的钾消耗作用
强心苷类	托拉塞米引起的低血钾可加重强心苷类的不良反应
庆大霉素	托拉塞米在大剂量使用时可能会加重氨基糖苷类抗生素的耳毒性与肾毒性
曲马多	合用会增加曲马多的不良反应的风险或严重性
去甲肾上腺素	托拉塞米可降低去甲肾上腺素的作用
瑞芬太尼	合用会增加瑞芬太尼的不良反应的风险或严重性
瑞格列奈	合用会减弱瑞格列奈的治疗作用
噻氯匹定	合用会减少托拉塞米的代谢
肾上腺素	托拉塞米可降低肾上腺素的作用
双嘧达莫	合用会增加不良反应的风险或严重性
水杨酸类药物	由于水杨酸类药物与托拉塞米竞争肾小管分泌，所以在与托拉塞米合用后，水杨酸类药物的血药浓度会升高，可导致毒性
顺苯磺酸阿曲库铵	托拉塞米可能会降低顺苯磺酸阿曲库铵的神经肌肉阻断活性
铂类药物	托拉塞米在大剂量使用时可能会加重铂类药物的耳毒性与肾毒性
他莫昔芬	合用会减少托拉塞米的代谢
筒箭毒碱	托拉塞米可能会降低筒箭毒碱的神经肌肉阻断活性

合用药物	临床评价
头孢菌素类	托拉塞米在大剂量使用时可能会加重头孢菌素类的耳毒性与肾毒性
妥布霉素	托拉塞米在大剂量使用时可能会加重妥布霉素的耳毒性与肾毒性
维格列汀	合用会减弱维格列汀的治疗作用
维库溴铵	托拉塞米可能会降低维库溴铵的神经肌肉阻断活性
西洛他唑	合用会升高西洛他唑的血药浓度
血管紧张素转换酶抑制剂	托拉塞米连续用药或开始与一种血管紧张素转换酶抑制剂合用可能会使血压过度降低
胰岛素	合用会减弱胰岛素的治疗效应
吲哚美辛	吲哚美辛会部分抑制托拉塞米的促尿钠排泄作用。在限制钠摄取（50mEq/d）的患者中可观察到上述现象，但在钠摄取正常（150mEq/d）的患者中未观察到此现象

六、阿佐塞米

与阿佐塞米合用药物临床评价见表 13-9。

表 13-9 与阿佐塞米合用药物临床评价

合用药物	临床评价
阿司咪唑	合用可能导致 QT 间期延长、室性心律失常，应避免合用
苄普地尔	合用可因低钾血症而发生尖端扭转型室性心动过速。合用时应密切监测血钾和血镁浓度，也可换用或合用保钾利尿药
地高辛	与洋地黄类药物（如地高辛）合用，可致洋地黄中毒，应避免合用
丁丙诺啡	合用会增加丁丙诺啡的不良反应的风险或严重性
二氢埃托啡	合用会增加二氢埃托啡的不良反应的风险或严重性
非甾体抗炎药	非甾体抗炎药可减弱阿佐塞米的利尿及抗高血压作用，应避免合用
芬太尼	合用会增加芬太尼的不良反应的风险或严重性
锂剂	与锂剂合用，可因近端小管对钠和锂离子的重吸收增加而导致血清锂浓度升高，从而增加锂的毒性，可表现为乏力、震颤、极度口渴、意识模糊等，故应避免合用
吗啡	合用会增加吗啡的不良反应的风险或严重性
哌替啶	合用会增加哌替啶的不良反应的风险或严重性
曲马多	合用会增加曲马多的不良反应的风险或严重性
瑞芬太尼	合用会增加瑞芬太尼的不良反应的风险或严重性
特非那定	合用导致 QT 间期延长、室性心律失常，故应避免合用
酮色林	合用可发生室性心律失常
血管紧张素转换酶抑制剂	合用可致严重的直立性低血压

第三节 噻嗪类及噻嗪样利尿药

一、氢氯噻嗪

与氢氯噻嗪合用药物临床评价见表 13-10。

表13-10　与氢氯噻嗪合用药物临床评价

合用药物	临床评价
β受体阻滞剂	噻嗪类利尿药可能增加β受体阻滞剂的致高血糖效应
阿利吉仑	联合禁用于糖尿病患者或中度至重度肾功能损害[肾小球滤过率＜60ml/（min·1.73m^2）的患者
阿片	氢氯噻嗪会增加阿片的不良反应的风险或严重性
阿曲库铵	合用会升高氢氯噻嗪的血药浓度
阿托品	可能通过降低胃肠动力和胃排空率而增加噻嗪类利尿药的生物利用度
胺碘酮	合用时应慎防由低钾血症引起的不良反应
巴比妥类	可能加重直立性低血压
比哌立登	可增加噻嗪类利尿药的生物利用度，这可能是胃肠运动减弱和胃排空速率减慢的结果
别嘌醇	联合使用可能增加对别嘌醇发生过敏反应的概率
丙泊酚	合用会增加氢氯噻嗪的不良反应的风险或严重性
丙磺舒	由于氢氯噻嗪能增加血清尿酸的水平，合用时可能需要调整其药物剂量，可能需要增加丙磺舒的用量）
布比卡因	合用会增加氢氯噻嗪的不良反应的风险或严重性
雌激素	能降低氢氯噻嗪的利尿作用，增加发生电解质紊乱（）尤其是低钾血症）的概率
促皮质素	电解质丢失可能增加，尤其是低钾血症
地特胰岛素	合用会减弱地特胰岛素的治疗效应
丁丙诺啡	氢氯噻嗪会增加丁丙诺啡的不良反应的风险或严重性
多巴胺	合用时利尿作用加强
二氮嗪	噻嗪类利尿药（如氢氯噻嗪）可能会增强二氮嗪升高血糖的作用
二甲双胍	合用会减弱二甲双胍的治疗效果
二氢埃托啡	氢氯噻嗪会增加二氢埃托啡的不良反应的风险或严重性
二氮嗪	噻嗪类利尿药可能增强二氮嗪的致高血糖效应
非甾体抗炎药[包括COX-2抑制剂]	老年、血容量减少（包括使用利尿药治疗的患者）或原有肾功能损坏患者合用血管紧张素Ⅱ受体阻滞药（包括厄贝沙坦）与非甾体抗炎药（包括COX-2抑制剂）治疗可能导致肾功能恶化风险增加，包括可能的急性肾衰竭，通常是可逆的。联合用药应当谨慎，并应当定期监测肾功能
芬氟拉明	两药合用可引起血压下降。可能是由于芬氟拉明可降低血浆去甲肾上腺素水平，增强氢氯噻嗪的降压作用
芬太尼	氢氯噻嗪会增加芬太尼的不良反应的风险或严重性
氟康唑	一项药代动力学相互作用研究中，使用氟康唑治疗的健康受试者联合应用多剂量氢氯噻嗪，结果氟康唑的血药浓度升高了40%。这种幅度的作用提示联合使用利尿药的患者无须调整氟康唑的用药剂量
氟尿嘧啶-甲氨蝶呤联合化疗	氢氯噻嗪加入氟尿嘧啶-甲氨蝶呤联合化疗中，可导致中性粒细胞计数下降，应密切观察，必要时减量或停药
钙盐	噻嗪类利尿药（如氢氯噻嗪）能降低钙的分泌而可能增加血清钙水平，可通过增加肾小管的钙吸收而引起高钙血症。如果必须使用钙补充剂或保钙药（如维生素D治疗），应监测血清钙水平并调整相应的钙剂量
甘精胰岛素	合用会减弱甘精胰岛素的治疗效应
甘珀酸	氢氯噻嗪对血清钾的效应可被其他有关钾丢失和引起低钾血症的药物（如甘珀酸）所增强

续表

合用药物	临床评价
格列本脲	合用会减弱格列本脲的治疗效应
格列喹酮	合用会减弱格列喹酮的治疗效果
格列美脲	合用会减弱格列美脲的治疗效果
格列齐特	合用会减弱格列齐特的治疗效应
胍乙啶	噻嗪类可加强胍乙啶的降压作用，但两药长期同时应用可以导致水钠潴留和血容量的增多，从而降低降压效果。利尿降压药和胍乙啶、苄甲胍等药物都有类似的相互作用。对长期应用胍乙啶治疗的患者，加入氢氯噻嗪后，胍乙啶需要减量
环孢素	联合使用环孢素可能增加发生高尿酸血症和痛风并发症的风险
环磷酰胺	噻嗪类利尿药（如氢氯噻嗪）可减少肾脏对环磷酰胺的排泄，并增强骨髓抑制作用。
磺吡酮	由于氢氯噻嗪能增加血清尿酸的水平，合用时可能需要调整其药物剂量（可能需要增加磺吡酮的用量）
甲氨蝶呤	噻嗪类利尿药可减少肾脏对甲氨蝶呤的排泄，并增强骨髓抑制作用
甲苯磺丁脲	合用会减弱甲苯磺丁脲的治疗效应
甲基多巴	氢氯噻嗪可增加甲基多巴的降压作用。文献中报告联合使用氢氯噻嗪和甲基多巴可引起溶血性贫血
箭毒衍生物	氢氯噻嗪能够增加箭毒衍生物的作用
金刚烷胺	合用可能增加金刚烷胺发生不良反应的风险。有资料显示金刚烷胺与利尿药同时使用可使金刚烷胺肾小管分泌减少、清除率降低、血药浓度升高、毒性增强。如果出现金刚烷胺中毒症状，应减少剂量。金刚烷胺与氨苯蝶啶合用也可能出现类似相互作用
卡马西平	由于两药的协同作用，同用可能引起低钠血症。联合用药或合用后提高卡马西平剂量均需监测患者血钠水平
抗凝血药	合用时抗凝血药作用减弱，主要是由于利尿后机体血浆容量下降，血中凝血因子水平升高，加上利尿使肝脏血液供应改善，合成凝血因子增多
考来替泊	能够减少氢氯噻嗪的吸收。错开氢氯噻嗪和树脂类药物（如考来替泊）的给药时间，如在给予树脂类药物之前至少4小时或之后4~6小时给予氢氯噻嗪，可使这种相互作用最小化
考来烯胺	当与阴离子树脂（如考来烯胺）合用时，考来烯胺能减少胃肠道对氢氯噻嗪的吸收，故应在口服考来烯胺前1小时或后4小时服用氢氯噻嗪。错开氢氯噻嗪和树脂类药物的给药时间，如在给予树脂类药物之前至少4小时或之后4~6小时给予氢氯噻嗪，可使这种相互作用最小化
赖脯胰岛素	合用会减弱赖脯胰岛素的治疗效应
锂剂	有报告显示联合使用锂剂可引起可逆性血清锂浓度升高和锂中毒。由于噻嗪类利尿药可能降低锂的肾清除率，锂中毒的风险可能会随着氢氯噻嗪的使用进一步增加。因此，合用药物期间建议小心监测血清锂浓度水平
两性霉素B	氢氯噻嗪对血清钾的效应可被其他有关钾丢失和引起低钾血症的药物（如两性霉素B）所增强。静脉用药能降低氢氯噻嗪的利尿作用，增加发生电解质紊乱的概率，尤其是低钾血症
氯磺丙脲	合用抑制胰腺分泌胰岛素，使降血糖药的作用降低，并引起低血钾。其他噻嗪类利尿药有同样作用。建议在应用噻嗪类利尿药前后密切检测血糖
门冬胰岛素	合用会减弱门冬胰岛素的治疗效应
尼古丁	合用可能加重直立性低血压
帕拉米松	合用加重氢氯噻嗪的致低血钾作用
哌库溴铵	合用会升高氢氯噻嗪的血药浓度
哌替啶	氢氯噻嗪会增加哌替啶的不良反应的风险或严重性
泮库溴铵	合用会升高氢氯噻嗪的血药浓度

续表

合用药物	临床评价
喷他佐辛	合用时有发生直立性低血压的危险，给药后立即随访监测
青霉素 G 钠盐	合用会加重氢氯噻嗪的致低血钾作用
轻泻药	合用会加重氢氯噻嗪的致低血钾作用
曲安奈德	合用会加重氢氯噻嗪的致低血钾作用
曲安西龙	合用会加重氢氯噻嗪的致低血钾作用
曲马多	氢氯噻嗪会增加曲马多的不良反应的风险或严重性
去甲肾上腺素	去甲肾上腺素效应可能降低，但不足以停止使用
瑞格列奈	氢氯噻嗪合用会减弱瑞格列奈的治疗作用
水杨酸衍生物	氢氯噻嗪对血清钾的效应可被水杨酸衍生物所增强
碳酸氢钠	合用可使低氯性碱中毒的发生率增加
筒箭毒碱	筒箭毒碱的作用可能被氢氯噻嗪增强，合用会升高氢氯噻嗪的血药浓度
托吡酯	氢氯噻嗪可能升高托吡酯的血药浓度
维格列汀	合用会减弱维格列汀的治疗作用
维库溴铵	氢氯噻嗪会升高维库溴铵的血药浓度
维生素 D	联合使用氢氯噻嗪与维生素 D 或钙盐可引起血钙升高
乌洛托品	合用时乌洛托品转化为甲醛受抑制，疗效下降
西沙必利	合用时可能降低噻嗪类利尿药（如氢氯噻嗪）的生物利用度
硝苯地平	合用对硝苯地平的药代动力学没有影响
血管紧张素受体阻滞药（ARB）	氢氯噻嗪可增加 ARB 的降压作用
血管紧张素转换酶抑制剂	氢氯噻嗪可增加血管紧张素转换酶抑制剂的降压作用
洋地黄苷类	噻嗪类诱发的低钾血症和低镁血症有利于洋地黄诱发的心律失常的发生，合用时推荐对血清钾进行定期监测
伊曲康唑	氢氯噻嗪升高伊曲康唑的血药浓度
胰岛素	合用会减弱胰岛素的治疗效应
乙醇	可能加重直立性低血压

二、苄氟噻嗪

与苄氟噻嗪合用药物临床评价见表 13-11。

表 13-11 与苄氟噻嗪合用药物临床评价

合用药物	临床评价
阿片	合用会增加阿片的不良反应的风险或严重性
阿曲库铵	合用会升高苄氟噻嗪的血药浓度
阿司匹林	合用会减弱苄氟噻嗪的治疗作用
氨鲁米特	有资料显示两药合用可引起低血钠，应停用苄氟噻嗪。噻嗪类利尿药与氨鲁米特有类似的相互作用
奥曲肽	合用会加重苄氟噻嗪减慢心率作用
倍他米松	合用会加重苄氟噻嗪的致低血钾作用
丙泊酚	合用会增加苄氟噻嗪的不良反应的风险或严重性
倍氯米松	合用会加重苄氟噻嗪的致低血钾作用
布比卡因	合用会增加苄氟噻嗪的不良反应的风险或严重性

续表

合用药物	临床评价
地塞米松	合用会加重苄氟噻嗪的致低血钾作用
地特胰岛素	合用会减弱地特胰岛素的治疗效应
丁丙诺啡	合用会增加丁丙诺啡的不良反应的风险或严重性
二氮嗪	合用可引起高血糖
二甲双胍	合用会减弱二甲双胍的治疗效果
二氢埃托啡	合用会增加二氢埃托啡的不良反应的风险或严重性
芬太尼	合用会增加芬太尼的不良反应的风险或严重性
氟氢可的松	合用会加重苄氟噻嗪的致低血钾作用
甘精胰岛素	合用会减弱甘精胰岛素的治疗效应
格列本脲	合用会减弱格列本脲的治疗效应
格列喹酮	合用会减弱格列喹酮的治疗效果
格列美脲	合用会减弱格列美脲的治疗效果
格列齐特	合用会减弱格列齐特的治疗效应
加兰他敏	合用时可能会增加苄氟噻嗪的致心动过缓的作用
甲苯磺丁脲	合用会减弱甲苯磺丁脲的治疗效应
赖脯胰岛素	合用会减弱赖脯胰岛素的治疗效应
兰瑞肽	苄氟噻嗪加重兰瑞肽减慢心率的作用
利斯的明	苄氟噻嗪可能会增强利斯的明减慢心率的作用
吗啡	合用会增加吗啡的不良反应的风险或严重性
门冬胰岛素	合用会减弱门冬胰岛素的治疗效应
帕拉米松	合用会加重苄氟噻嗪的致低血钾作用
哌库溴铵	合用会升高苄氟噻嗪的血药浓度
哌替啶	合用会增加哌替啶的不良反应的风险或严重性
泮库溴铵	合用会升高苄氟噻嗪的血药浓度
曲安奈德	合用会加重苄氟噻嗪的致低血钾作用
曲安西龙	合用会加重苄氟噻嗪的致低血钾作用
曲马多	合用会增加曲马多的不良反应的风险或严重性
瑞芬太尼	合用会增加瑞芬太尼的不良反应的风险或严重性
瑞格列奈	合用会减弱瑞格列奈的治疗作用
双嘧达莫	合用会增加不良反应的风险或严重性
筒箭毒碱	合用会升高苄氟噻嗪的血药浓度
维格列汀	合用会减弱维格列汀的治疗作用
维库溴铵	合用会升高苄氟噻嗪的血药浓度
胰岛素	合用会减弱胰岛素的治疗效应
吲哚美辛	吲哚美辛可减弱苄氟噻嗪降低血压的作用。前列腺素引起血管舒张，而吲哚美辛可抑制其合成，使血压升高，还能明显减少水钠排泄。两药合用应密切监测患者血压，苄氟噻嗪的剂量需增加

三、氯噻酮

与氯噻酮合用药物临床评价见表 13-12。

表 13-12　与氯噻酮合用药物临床评价

合用药物	临床评价
阿片	合用会增加阿片的不良反应的风险或严重性
阿曲库铵	合用会升高氯噻酮的血药浓度
阿司匹林	合用会减弱氯噻酮的治疗作用
贝那普利	贝那普利的药代动力学不会受到氯噻酮的影响，同样盐酸贝那普利给药也不会对氯噻酮的药代动力学造成显著影响
别嘌醇	氯噻酮可增加血清中尿酸含量。控制痛风和高尿酸血症时，应注意调整别嘌醇的剂量
丙泊酚	合用会增加氯噻酮的不良反应的风险或严重性
布比卡因	合用会增加氯噻酮的不良反应的风险或严重性
地特胰岛素	合用会减弱地特胰岛素的治疗效应
丁丙诺啡	合用会增加丁丙诺啡的不良反应的风险或严重性
二甲双胍	合用会减弱二甲双胍的治疗效果
二氢埃托啡	合用会增加二氢埃托啡的不良反应的风险或严重性
芬太尼	合用会增加芬太尼的不良反应的风险或严重性
复方甘草酸苷	合用时可能出现低钾血症（乏力感、肌力低下），需充分注意观察血清钾值
甘精胰岛素	合用会减弱甘精胰岛素的治疗效应
格列本脲	合用会减弱格列本脲的治疗效应
格列喹酮	合用会减弱格列喹酮的治疗效果
格列美脲	合用会减弱格列美脲的治疗效果
格列齐特	合用会减弱格列齐特的治疗效应
华法林	氯噻酮降低华法林的作用。氯噻酮可诱导肝药酶，并增加凝血因子的合成。两药合用可导致凝血酶原增加，可能需要较高的华法林剂量。必要时监测凝血酶原水平并调整抗凝血药的剂量。在其他口服抗凝血药与噻嗪类利尿药之间也存在类似相互作用
甲苯磺丁脲	合用会减弱甲苯磺丁脲的治疗效应
可乐定	曾有一名患者使用可乐定和氯噻酮加用氟奋乃静导致急性中枢神经系统不良反应
赖脯胰岛素	合用会减弱赖脯胰岛素的治疗效应
吗啡	合用会增加吗啡的不良反应的风险或严重性
门冬胰岛素	合用会减弱门冬胰岛素的治疗效应
哌库溴铵	合用会升高氯噻酮的血药浓度
哌替啶	合用会增加哌替啶的不良反应的风险或严重性
泮库溴铵	合用会升高氯噻酮的血药浓度
皮质激素	合用会加重氯噻酮的致低血钾作用
曲马多	合用会增加曲马多的不良反应的风险或严重性
瑞芬太尼	合用会增加瑞芬太尼的不良反应的风险或严重性
瑞格列奈	合用会减弱瑞格列奈的治疗作用
双嘧达莫	合用会增加不良反应的风险或严重性
筒箭毒碱	合用会升高氯噻酮的血药浓度
维格列汀	合用会减弱维格列汀的治疗作用
维库溴铵	合用会升高氯噻酮的血药浓度
胰岛素	合用会减弱胰岛素的治疗效应
异甘草酸镁	合用会加重氯噻酮的致低血钾作用

四、美托拉宗

与美托拉宗合用药物临床评价见表 13-13。

表 13-13 与美托拉宗合用药物临床评价

合用药物	临床评价
阿片	合用会增加阿片的不良反应的风险或严重性
阿曲库铵	合用会升高美托拉宗的血药浓度
阿司匹林	合用会减弱美托拉宗的治疗作用
别嘌醇	美托拉宗可增加血清中尿酸含量。控制痛风和高尿酸血症时，应用别嘌醇要注意用量的调整
丙泊酚	合用会增加美托拉宗的不良反应的风险或严重性
布比卡因	合用会增加美托拉宗的不良反应的风险或严重性
地特胰岛素	合用会减弱地特胰岛素的治疗效应
丁丙诺啡	合用会增加丁丙诺啡的不良反应的风险或严重性
二甲双胍	合用会减弱二甲双胍的治疗效果
二氢埃托啡	合用会增加二氢埃托啡的不良反应的风险或严重性
芬太尼	合用会增加芬太尼的不良反应的风险或严重性
呋塞米	合用可能产生深度利尿作用
甘精胰岛素	合用会减弱甘精胰岛素的治疗效应
格列本脲	合用会减弱格列本脲的治疗效应
格列喹酮	合用会减弱格列喹酮的治疗效果
格列美脲	合用会减弱格列美脲的治疗效果
格列齐特	合用会减弱格列齐特的治疗效应
华法林	美托拉宗可增加华法林的作用
甲苯磺丁脲	合用会减弱甲苯磺丁脲的治疗效应
赖脯胰岛素	合用会减弱赖脯胰岛素的治疗效应
吗啡	合用会增加吗啡的不良反应的风险或严重性
门冬胰岛素	合用会减弱门冬胰岛素的治疗效应
哌库溴铵	合用会升高美托拉宗的血药浓度
哌替啶	合用会增加哌替啶的不良反应的风险或严重性
泮库溴铵	合用会升高美托拉宗的血药浓度
皮质激素	合用会加重美托拉宗的致低血钾作用
曲马多	合用会增加曲马多的不良反应的风险或严重性
瑞芬太尼	合用会增加瑞芬太尼的不良反应的风险或严重性
瑞格列奈	合用会减弱瑞格列奈的治疗作用
双嘧达莫	合用会增加不良反应的风险或严重性
筒箭毒碱	合用会升高美托拉宗的血药浓度
维格列汀	合用会减弱维格列汀的治疗作用
维库溴铵	合用会升高美托拉宗的血药浓度
胰岛素	合用会减弱胰岛素的治疗效应

五、氢氟噻嗪

与氢氟噻嗪合用药物临床评价见表 13-14。

表 13-14　与氢氟噻嗪合用药物临床评价

合用药物	临床评价
阿司匹林	合用会减弱氢氟噻嗪的治疗作用
芬太尼	合用会增加瑞芬太尼的不良反应的风险或严重性
吗啡	合用会增加吗啡的不良反应的风险或严重性
皮质激素	合用会加重氢氟噻嗪的致低血钾作用

六、喹乙宗

与喹乙宗合用药物临床评价见表 13-15。

表 13-15　与喹乙宗合用药物临床评价

合用药物	临床评价
阿片	合用会增加阿片的不良反应的风险或严重性
阿曲库铵	合用会升高喹乙宗的血药浓度
丁丙诺啡	合用会增加丁丙诺啡的不良反应的风险或严重性
二氢埃托啡	合用会增加二氢埃托啡的不良反应的风险或严重性
芬太尼	合用会增加芬太尼的不良反应的风险或严重性
吗啡	合用会增加吗啡的不良反应的风险或严重性
哌库溴铵	合用会升高喹乙宗的血药浓度
哌替啶	合用会增加哌替啶的不良反应的风险或严重性
泮库溴铵	合用会升高喹乙宗的血药浓度
皮质激素	合用会加重喹乙宗的致低血钾作用
曲马多	合用会增加曲马多的不良反应的风险或严重性
瑞芬太尼	合用会增加瑞芬太尼的不良反应的风险或严重性
筒箭毒碱	合用会升高喹乙宗的血药浓度
维库溴铵	合用会升高喹乙宗的血药浓度

七、西氯他宁

参见喹乙宗。

八、环噻嗪

参见喹乙宗。

九、甲氯噻嗪

参见美托拉宗。

十、泊利噻嗪

参见美托拉宗。

十一、三氯噻嗪

与三氯噻嗪合用药物临床评价见表 13-16。

表 13-16 与三氯噻嗪合用药物临床评价

合用药物	临床评价
阿卡波糖	合用会减弱阿卡波糖的治疗作用
阿司匹林	合用会减弱三氯噻嗪的治疗作用
阿托品	合用会升高三氯噻嗪的血药浓度
吡格列酮	合用会减弱吡格列酮的治疗作用
地特胰岛素	合用会减弱地特胰岛素的治疗效应
东莨菪碱	合用会升高三氯噻嗪的血药浓度
二氮嗪	合用产生独特的升高血糖的作用。二氮嗪和噻嗪类利尿药具有协同抑制胰岛素分泌的作用。有报道利尿药可加快隐性糖尿病的进程,或使血糖水平升高
二甲双胍	合用会减弱二甲双胍的治疗效果
甘精胰岛素	合用会减弱甘精胰岛素的治疗效应
格列本脲	合用会减弱格列本脲的治疗效应
格列吡嗪	合用会减弱格列吡嗪的治疗效果
格列喹酮	合用会减弱格列喹酮的治疗效果
格列美脲	合用会减弱格列美脲的治疗效果
格列齐特	合用会减弱格列齐特的治疗效应
甲苯磺丁脲	合用会减弱甲苯磺丁脲的治疗效应
赖脯胰岛素	合用会减弱赖脯胰岛素的治疗效应
罗格列酮	合用会减弱罗格列酮的治疗作用
门冬胰岛素	合用会减弱门冬胰岛素的治疗效应
那格列奈	合用会减弱那格列奈的治疗作用
皮质激素	合用会加重三氯噻嗪的致低血钾作用
瑞格列奈	合用会减弱瑞格列奈的治疗作用
西格列汀	合用会减弱西格列汀的治疗效果
胰岛素	合用会减弱胰岛素的治疗效应

十二、吲达帕胺

参见美托拉宗。

十三、替尼酸

与替尼酸合用药物临床评价见表 13-17。

表 13-17 与替尼酸合用药物临床评价

合用药物	临床评价
阿片	合用会增加阿片的不良反应的风险或严重性
丁丙诺啡	合用会增加丁丙诺啡的不良反应的风险或严重性
二氢埃托啡	合用会增加二氢埃托啡的不良反应的风险或严重性
芬太尼	合用会增加芬太尼的不良反应的风险或严重性
吗啡	合用会增加吗啡的不良反应的风险或严重性
哌替啶	合用会增加哌替啶的不良反应的风险或严重性
曲马多	合用会增加曲马多的不良反应的风险或严重性

第四节 保钾利尿药

一、氨苯蝶啶

与氨苯蝶啶合用药物临床评价见表 13-18。

表 13-18　与氨苯蝶啶合用药物临床评价

合用药物	临床评价
阿司匹林	合用会减弱氨苯蝶啶的降压作用
丙泊酚	合用会增加氨苯蝶啶的不良反应的风险或严重性
丙磺舒	丙磺舒干扰氨苯蝶啶的利尿作用。噻嗪类利尿药减弱丙磺舒的排尿酸作用（Ⅶ），而氨苯蝶啶则增强此作用
布比卡因	合用会增加氨苯蝶啶的不良反应的风险或严重性
布洛芬	非甾体抗炎药抑制前列腺素，可能使氨苯蝶啶毒性增强。一项研究及 4 例病例报告显示，两药合用可能出现可逆的急性肾衰竭
雌二醇	合用会加重氨苯蝶啶的致高血钾作用
碘化钾	合用会加重氨苯蝶啶的致高血钾作用
丁丙诺啡	合用会增加丁丙诺啡的不良反应的风险或严重性
厄贝沙坦	合用时应避免血钾升高
二甲双胍	合用会加重氨苯蝶啶的致高血钾作用。理论上氨苯蝶啶可能与二甲双胍竞争肾小管转运系统，发生相互作用，因此建议密切监测，调整氨苯蝶啶和（或）相互作用的药物剂量
二氢埃托啡	合用会增加二氢埃托啡的不良反应的风险或严重性
芬太尼	合用会增加芬太尼的不良反应的风险或严重性
氟比洛芬	非甾体抗炎药抑制前列腺素，可能使氨苯蝶啶毒性增强。一项研究及 4 例病例报告显示，两药合用可能出现可逆的急性肾衰竭
肝素钠	合用会加重氨苯蝶啶的致高血钾作用
金刚烷胺	有资料显示同时使用可使金刚烷胺肾小管分泌减少、清除率降低、血药浓度升高、毒性增强。如果出现金刚烷胺中毒症状，应减少剂量
卡托普利	合用可能引起血钾过高
利多卡因	合用会降低氨苯蝶啶的代谢
吗啡	合用会增加吗啡的不良反应的风险或严重性
那曲肝素	合用会加重氨苯蝶啶的致高血钾作用
哌替啶	合用会增加哌替啶的不良反应的风险或严重性
硼替佐米	合用会减少氨苯蝶啶的代谢
曲马多	合用会增加曲马多的不良反应的风险或严重性
噻氯匹定	合用会减少氨苯蝶啶的代谢
噻嗪类	合用可加强利尿作用并减轻不良反应，但必须注意血钾和血钠的变化。氨苯蝶啶和噻嗪类合用，除有上述优点外，还可使噻嗪类的尿酸潴钠作用减轻
双嘧达莫	合用会增加不良反应的风险或严重性
头孢曲松	据文献报道，头孢曲松与氨苯蝶啶具有不相容性
西咪替丁	有资料显示西咪替丁减少肝脏对氨苯蝶啶的羟基化代谢和肾小管分泌，虽也减少吸收，但总清除率下降，应注意利尿作用的变化
硝苯地平	合用对硝苯地平的药代动力学没有影响

续表

合用药物	临床评价
缬沙坦	联合应用时，补钾或使用含钾制剂可导致血钾浓度升高，引起心力衰竭患者血肌酐升高。因此，联合用药时需要注意
依那普利	合用会加重氨苯蝶啶的致高血钾作用
依诺肝素	合用会加重氨苯蝶啶的致高血钾作用
吲哚美辛	偶见合用降低肾功能的报道，应避免合用。非甾体抗炎药抑制前列腺素，可能使氨苯蝶啶毒性增强。一项研究及4例病例报告显示，两药合用可能出现可逆的急性肾衰竭

二、阿米洛利

与阿米洛利合用药物临床评价见表13-19。

表13-19 与阿米洛利合用药物临床评价

合用药物	临床评价
阿司匹林	合用会减弱阿米洛利的降压作用
丙泊酚	合用会增加阿米洛利的不良反应的风险或严重性
布比卡因	合用会增加阿米洛利的不良反应的风险或严重性
达肝素	合用会加重阿米洛利的致高血钾作用
丁丙诺啡	合用会增加丁丙诺啡的不良反应的风险或严重性
二氢埃托啡	合用会增加二氢埃托啡的不良反应的风险或严重性
芬太尼	合用会增加芬太尼的不良反应的风险或严重性
肝素钠	合用会加重阿米洛利的致高血钾作用
卡托普利	合用可能引起血钾过高
吗啡	合用会增加吗啡的不良反应的风险或严重性
那曲肝素	合用会加重阿米洛利的致高血钾作用
哌替啶	合用会增加哌替啶的不良反应的风险或严重性
曲马多	合用会增加曲马多的不良反应的风险或严重性
双嘧达莫	合用会增加不良反应的风险或严重性
缬沙坦	联合应用时，补钾或使用含钾制剂可导致血钾浓度升高和引起心力衰竭患者血肌酐升高。因此，联合用药时需要注意
依诺肝素	合用会加重阿米洛利的致高血钾作用
吲哚美辛	非甾体抗炎药抑制前列腺素，可能使阿米洛利的毒性增强

第五节 醛固酮拮抗剂

一、螺内酯

与螺内酯合用药物临床评价见表13-20。

表13-20 与螺内酯合用药物临床评价

合用药物	临床评价
阿片	合用会增加阿片的不良反应的风险或严重性
阿曲库铵	可能会增强阿曲库铵的神经肌肉阻断活性

续表

合用药物	临床评价
阿司匹林	合用会拮抗螺内酯的利尿效应，使螺内酯利尿作用减弱。其原理尚不清楚，可能是由于阿司匹林阻滞螺内酯活性代谢物在肾小管的分泌
丙泊酚	合用会增加螺内酯的不良反应的风险或严重性
布比卡因	合用会增加螺内酯的不良反应的风险或严重性
雌激素	合用能引起水钠潴留，从而减弱螺内酯的利尿作用
促皮质素	合用能减弱螺内酯的利尿作用，而拮抗螺内酯的潴钾作用
地高辛	螺内酯可延长地高辛半衰期，需调整剂量或给药间期，由于螺内酯的竞争性阻滞作用，两药合用可引起地高辛分布容积减少、血浆清除率和肾小管清除率下降、血药浓度升高及血钾水平的波动。应密切监测地高辛的血药浓度及血钾的变化
丁丙诺啡	合用会增加丁丙诺啡的不良反应的风险或严重性
多巴胺	合用会加强螺内酯的利尿作用
二氟尼柳	合用会减弱螺内酯的利尿作用，而二氟尼柳可降低肌苷清除率
二氢埃托啡	合用会增加二氢埃托啡的不良反应的风险或严重性
芬太尼	合用会增加芬太尼的不良反应的风险或严重性
甘草类制剂	合用时具有醛固酮样作用，可降低螺内酯的利尿作用
甘珀酸钠	合用时具有醛固酮样作用，可降低螺内酯的利尿作用
含钾药物	合用时高钾血症的发生率增加
华法林	合用会促使华法林的代谢加速而降效。螺内酯类利尿药可以因利尿使血浆中凝血因子浓集而减弱抗凝血药的作用。与双香豆素、苯丙香豆素、茴茚二酮或苯茚二酮之间有相互作用。其他排钾利尿药与华法林之间有相似的相互作用。长期合用可引起抗凝血作用的降低
环孢素	合用时高钾血症的发生率增加
碱剂	合用时高钾血症的发生率减少
考来烯胺	考来烯胺是阴离子交换树脂，由氯型转化为碳酸氢盐型，释放出氯离子，螺内酯除引起高钾血症外，也可起排出碳酸氢盐和保留氯离子作用。两药同时应用可能导致酸中毒症和高钾血症。对于肝功能障碍的患者更应注意监测
库存血（含钾 30mmol/L，如库存 10 日以上含钾高达 65mmol/L）	合用时高钾血症的发生率增加
氯化铵	合用易发生代谢性酸中毒
氯化钾	保钾利尿药与补钾制剂合用可引起严重的高血钾，不应合用
吗啡	合用会增加吗啡的不良反应的风险或严重性
麦角胺	螺内酯可能会降低麦角胺的血管收缩活性
咪达唑仑	合用会升高咪达唑仑的血药浓度
米托坦	避免螺内酯与米托坦合用（拮抗效应）。两药合用可拮抗米托坦的抗癌疗效。密切观察，必要时改变治疗方案。其他保钾利尿药也可能发生相似的相互作用
钠型降钾交换树脂	合用时高钾血症的发生率减少
拟交感神经药	合用会降低螺内酯的降压作用
哌替啶	合用会增加哌替啶的不良反应的风险或严重性
曲马多	合用会增加曲马多的不良反应的风险或严重性
去乙酰毛花苷	螺内酯可延长去乙酰毛花苷半衰期，需调整剂量或给药间期，随访监测去乙酰毛花苷的血药浓度

续表

合用药物	临床评价
瑞芬太尼	合用会增加瑞芬太尼的不良反应的风险或严重性
顺铂	动物实验发现两药合用可引起长期和永久性耳毒性，这是两药毒性协同作用所致
维库溴铵	合用会升高维库溴铵的血药浓度
溴隐亭	合用会升高溴隐亭的血药浓度
血管紧张素Ⅱ受体阻滞药	合用时高钾血症的发生率增加
血管紧张素转换酶抑制剂	合用增强降压效应，保钾利尿药或醛固酮拮抗剂与血管紧张素转换酶抑制剂合用增加严重高钾血症风险（心力衰竭患者应用低剂量的螺内酯时应监测血钾浓度）
吲哚美辛	合用会降低螺内酯的利尿作用，且肾毒性增加

二、坎利酸钾

与坎利酸钾合用药物临床评价见表 13-21。

表 13-21 与坎利酸钾合用药物临床评价

合用药物	临床评价
地高辛	坎利酸钾可能升高地高辛的血药浓度
非甾体抗炎药	合用可能拮抗坎利酸钾的利尿效应

三、坎利酮

与坎利酮合用药物临床评价见表 13-22。

表 13-22 与坎利酮合用药物临床评价

合用药物	临床评价
阿片	合用会增加阿片的不良反应的风险或严重性
丁丙诺啡	合用会增加丁丙诺啡的不良反应的风险或严重性
二氢埃托啡	合用会增加二氢埃托啡的不良反应的风险或严重性
芬太尼	合用会增加芬太尼的不良反应的风险或严重性
吗啡	合用会增加吗啡的不良反应的风险或严重性
哌替啶	合用会增加哌替啶的不良反应的风险或严重性
曲马多	合用会增加曲马多的不良反应的风险或严重性
瑞芬太尼	合用会增加瑞芬太尼的不良反应的风险或严重性

四、依普利酮

与依普利酮合用药物临床评价见表 13-23。

表 13-23 与依普利酮合用药物临床评价

合用药物	临床评价
阿片	合用会增加阿片的不良反应的风险或严重性
阿司匹林	合用减弱依普利酮降压作用
胺碘酮	合用升高依普利酮的血药浓度，应减少依普利酮剂量
苯巴比妥	合用降低依普利酮的血药浓度，应避免合用

续表

合用药物	临床评价
苯妥英	合用降低依普利酮的血药浓度,应避免合用
丙泊酚	合用会增加依普利酮的不良反应的风险或严重性
布比卡因	合用会增加依普利酮的不良反应的风险或严重性
达肝素	合用加重依普利酮的致高血钾作用
地尔硫䓬	合用升高依普利酮的血药浓度,应减少依普利酮的给药剂量
地塞米松	合用会降低依普利酮的血药浓度
碘化钾	依普利酮加重碘化钾的致高血钾作用
丁丙诺啡	合用会增加丁丙诺啡的不良反应的风险或严重性
二氢埃托啡	合用会增加二氢埃托啡的不良反应的风险或严重性
芬太尼	合用会增加芬太尼的不良反应的风险或严重性
氟康唑	合用增强依普利酮的血药浓度,应减少依普利酮的剂量
肝素钠	合用加重依普利酮的致高血钾作用
贯叶连翘	合用降低依普利酮的血药浓度,避免合用
贯叶连翘提取物	合用降低依普利酮的血药浓度,应避免同时使用
红霉素	合用升高依普利酮的血药浓度,应减少依普利酮的给药剂量
环孢素	合用加重环孢素(全身)的致高血钾作用
甲氧苄啶	合用增加利尿药的高钾血症风险
卡马西平	合用降低依普利酮的血药浓度,应避免合用
克拉霉素	合用升高依普利酮的血药浓度,应避免合用
利福平	合用降低依普利酮的血药浓度,应避免合用
利托那韦	合用升高依普利酮的血药浓度,应避免合用
吗啡	合用会增加吗啡的不良反应的风险或严重性
米非司酮	合用可以升高依普利酮的血药浓度
那曲肝素	合用加重依普利酮的致高血钾作用
奈非那韦	合用升高依普利酮的血药浓度,避免合用
哌替啶	合用会增加哌替啶的不良反应的风险或严重性
硼替佐米	合用会减少依普利酮的代谢
曲马多	合用会增加曲马多的不良反应的风险或严重性
瑞芬太尼	合用会增加瑞芬太尼的不良反应的风险或严重性
噻氯匹定	合用会减少依普利酮的代谢
沙奎那韦	合用升高依普利酮的血药浓度,应降低依普利酮的给药剂量
双嘧达莫	合用会增加不良反应的风险或严重性
泰利霉素	合用升高依普利酮的血药浓度,避免合用
酮康唑	合用升高依普利酮的血药浓度,避免合用
维拉帕米	合用升高依普利酮的血药浓度,应降低依普利酮的给药剂量
伊曲康唑	合用升高依普利酮的血药浓度,避免合用
依诺肝素	合用加重依普利酮的致高血钾作用
茚地那韦	尚无可靠的参考资料

续表

合用药物	临床评价
瑞芬太尼	合用会增加瑞芬太尼的不良反应的风险或严重性
顺铂	动物实验发现两药合用可引起长期和永久性耳毒性，这是两药毒性协同作用所致
维库溴铵	合用会升高维库溴铵的血药浓度
溴隐亭	合用会升高溴隐亭的血药浓度
血管紧张素Ⅱ受体阻滞药	合用时高钾血症的发生率增加
血管紧张素转换酶抑制剂	合用增强降压效应，保钾利尿药或醛固酮拮抗剂与血管紧张素转换酶抑制剂合用增加严重高钾血症风险（心力衰竭患者应用低剂量的螺内酯时应监测血钾浓度）
吲哚美辛	合用会降低螺内酯的利尿作用，且肾毒性增加

二、坎利酸钾

与坎利酸钾合用药物临床评价见表13-21。

表13-21　与坎利酸钾合用药物临床评价

合用药物	临床评价
地高辛	坎利酸钾可能升高地高辛的血药浓度
非甾体抗炎药	合用可能拮抗坎利酸钾的利尿效应

三、坎利酮

与坎利酮合用药物临床评价见表13-22。

表13-22　与坎利酮合用药物临床评价

合用药物	临床评价
阿片	合用会增加阿片的不良反应的风险或严重性
丁丙诺啡	合用会增加丁丙诺啡的不良反应的风险或严重性
二氢埃托啡	合用会增加二氢埃托啡的不良反应的风险或严重性
芬太尼	合用会增加芬太尼的不良反应的风险或严重性
吗啡	合用会增加吗啡的不良反应的风险或严重性
哌替啶	合用会增加哌替啶的不良反应的风险或严重性
曲马多	合用会增加曲马多的不良反应的风险或严重性
瑞芬太尼	合用会增加瑞芬太尼的不良反应的风险或严重性

四、依普利酮

与依普利酮合用药物临床评价见表13-23。

表13-23　与依普利酮合用药物临床评价

合用药物	临床评价
阿片	合用会增加阿片的不良反应的风险或严重性
阿司匹林	合用减弱依普利酮降压作用
胺碘酮	合用升高依普利酮的血药浓度，应减少依普利酮剂量
苯巴比妥	合用降低依普利酮的血药浓度，应避免合用

续表

合用药物	临床评价
苯妥英	合用降低依普利酮的血药浓度，应避免合用
丙泊酚	合用会增加依普利酮的不良反应的风险或严重性
布比卡因	合用会增加依普利酮的不良反应的风险或严重性
达肝素	合用加重依普利酮的致高血钾作用
地尔硫䓬	合用升高依普利酮的血药浓度，应减少依普利酮的给药剂量
地塞米松	合用会降低依普利酮的血药浓度
碘化钾	依普利酮加重碘化钾的致高血钾作用
丁丙诺啡	合用会增加丁丙诺啡的不良反应的风险或严重性
二氢埃托啡	合用会增加二氢埃托啡的不良反应的风险或严重性
芬太尼	合用会增加芬太尼的不良反应的风险或严重性
氟康唑	合用增强依普利酮的血药浓度，应减少依普利酮的剂量
肝素钠	合用加重依普利酮的致高血钾作用
贯叶连翘	合用降低依普利酮的血药浓度，避免合用
贯叶连翘提取物	合用降低依普利酮的血药浓度，应避免同时使用
红霉素	合用升高依普利酮的血药浓度，应减少依普利酮的给药剂量
环孢素	合用加重环孢素（全身）的致高血钾作用
甲氧苄啶	合用增加利尿药的高钾血症风险
卡马西平	合用降低依普利酮的血药浓度，应避免合用
克拉霉素	合用升高依普利酮的血药浓度，应避免合用
利福平	合用降低依普利酮的血药浓度，应避免合用
利托那韦	合用升高依普利酮的血药浓度，应避免合用
吗啡	合用会增加吗啡的不良反应的风险或严重性
米非司酮	合用可以升高依普利酮的血药浓度
那曲肝素	合用加重依普利酮的致高血钾作用
奈非那韦	合用升高依普利酮的血药浓度，避免合用
哌替啶	合用会增加哌替啶的不良反应的风险或严重性
硼替佐米	合用会减少依普利酮的代谢
曲马多	合用会增加曲马多的不良反应的风险或严重性
瑞芬太尼	合用会增加瑞芬太尼的不良反应的风险或严重性
噻氯匹定	合用会减少依普利酮的代谢
沙奎那韦	合用升高依普利酮的血药浓度，应降低依普利酮的给药剂量
双嘧达莫	合用会增加不良反应的风险或严重性
泰利霉素	合用升高依普利酮的血药浓度，避免合用
酮康唑	合用升高依普利酮的血药浓度，避免合用
维拉帕米	合用升高依普利酮的血药浓度，应降低依普利酮的给药剂量
伊曲康唑	合用升高依普利酮的血药浓度，避免合用
依诺肝素	合用加重依普利酮的致高血钾作用
茚地那韦	尚无可靠的参考资料

第六节 渗透性利尿药

一、甘露醇

与甘露醇合用药物临床评价见表 13-24。

表 13-24 与甘露醇合用药物临床评价

合用药物	临床评价
阿贝卡星	合用可能会增加阿贝卡星的肾毒性
阿夫唑嗪	合用可能会增强甘露醇的降压作用
阿米卡星	合用可能会增加阿米卡星的肾毒性
阿片	合用会增加阿片的不良反应的风险或严重性
氨磷汀	合用可能会增强氨磷汀的降压作用
巴比妥类药	合用可能会增强甘露醇的降压作用
白介素	合用会增加白介素的不良反应的风险或严重性
苯乙肼	合用可能会增强甘露醇的致直立性低血压活性
苯佐卡因	合用会升高甘露醇的血药浓度
丙泊酚	合用会增加甘露醇的不良反应的风险或严重性
布比卡因	合用会增加甘露醇的不良反应的风险或严重性
大观霉素	合用可能会增加大观霉素的肾毒性
阿特珠单抗	合用可能会增强阿特珠单抗的降压作用
地塞米松	合用会降低甘露醇的血药浓度
丁丙诺啡	合用会增加丁丙诺啡的不良反应的风险或严重性
度洛西汀	合用可能会增强度洛西汀的致直立性低血压的作用
二氮嗪	合用可能会增强甘露醇的降压作用
二氢埃托啡	合用会增加二氢埃托啡的不良反应的风险或严重性
伐地那非	合用会增加甘露醇的抗高血压活性
反苯环丙胺	合用可能会增强甘露醇的致直立性低血压活性
芬太尼	合用会增加芬太尼的不良反应的风险或严重性
核糖霉素	合用可能会增加核糖霉素的肾毒性
环孢素	合用可能增加肾毒性风险
己酮可可碱	合用可能会增强甘露醇的降压作用
卡那霉素	合用可能会增加卡那霉素的肾毒性
利多卡因	合用会升高甘露醇的血药浓度
利培酮	合用可能会增强利培酮的降压作用
利妥昔单抗	合用可能会增强利妥昔单抗的降压作用
链霉素	合用可能会增强链霉素的肾毒性
氯胺酮	合用会升高甘露醇的血药浓度
吗多明	合用可能会增强甘露醇的降压作用
吗啡	合用会增加吗啡的不良反应的风险或严重性
麦角胺	合用会升高甘露醇的血药浓度
咪达唑仑	合用会降低甘露醇的血药浓度

续表

合用药物	临床评价
奈替米星	合用可能会增加奈替米星的肾毒性
尼可地尔	合用可能会增强甘露醇的降压作用
哌甲酯	合用可能会增强甘露醇的抗高血压活性
哌替啶	合用会增加哌替啶的不良反应的风险或严重性
扑米酮	合用可能会增强甘露醇的降压作用
庆大霉素	合用可能会增强庆大霉素的肾毒性
曲马多	合用会增加曲马多的不良反应的风险或严重性
曲前列尼尔	合用可能会增强甘露醇的降压作用
瑞芬太尼	合用会增加瑞芬太尼的不良反应的风险或严重性
双嘧达莫	合用会增加不良反应的风险或严重性
他达拉非	合用可能会增强甘露醇的抗高血压活性
妥布霉素	合用可能会增加妥布霉素的肾毒性
缬沙坦	合用会增加缬沙坦的不良反应的风险或严重性
新霉素	合用可能会增加新霉素的肾毒性
新斯的明	合用会升高甘露醇的血药浓度
溴莫尼定	合用可能会增强甘露醇的抗高血压活性
溴隐亭	合用升高甘露醇的血药浓度
育亨宾	合用可能会降低甘露醇的抗高血压活性
左旋多巴	合用可能会增强左旋多巴的致直立性低血压活性

二、山梨醇

与山梨醇合用药物临床评价见表 13-25。

表 13-25　与山梨醇合用药物临床评价

合用药物	临床评价
聚磺苯乙烯	合用导致肠坏死

三、异山梨醇

与异山梨醇合用药物临床评价见表 13-26。

表 13-26　与异山梨醇合用药物临床评价

合用药物	临床评价
罗格列酮	合用增加不良反应的风险或严重性
米非司酮	合用可以升高异山梨醇的血药浓度
亚硝酸钠	合用时不良反应的风险和严重性增加

第七节 其他类利尿药

可可碱

与可可碱合用药物临床评价见表 13-27。

表 13-27 与可可碱合用药物临床评价

合用药物	临床评价
阿片	合用会增加阿片的不良反应的风险或严重性
丁丙诺啡	合用会增加丁丙诺啡的不良反应的风险或严重性
二氢埃托啡	合用会增加二氢埃托啡的不良反应的风险或严重性
芬太尼	合用会增加芬太尼的不良反应的风险或严重性
利多卡因	合用会降低可可碱的代谢
吗啡	合用会增加吗啡的不良反应的风险或严重性
哌替啶	合用会增加哌替啶的不良反应的风险或严重性
硼替佐米	合用会减少可可碱的代谢
曲马多	合用会增加曲马多的不良反应的风险或严重性
瑞芬太尼	合用会增加瑞芬太尼的不良反应的风险或严重性
噻氯匹定	合用会减少可可碱的代谢

第十四章 抗变态反应药

一、阿司咪唑

与阿司咪唑合用药物临床评价见表 14-1。

表 14-1 与阿司咪唑合用药物临床评价

合用药物	临床评价
阿那格雷	阿那格雷可导致 QT 间期的剂量依赖性延长，增加室性心律失常的风险，包括扭转型室性心动过速和猝死
阿瑞匹坦	与阿瑞匹坦或其前药福沙普瑞特合用可能升高阿司咪唑的血药浓度
阿扎那韦	合用可能会显著升高阿司咪唑的血药浓度
安泼那韦	合用可能会显著升高阿司咪唑的血药浓度
氨磺必利	氨磺必利可能导致 QT 间期的剂量和浓度依赖性延长，增加室性心律失常的风险，包括扭转型室性心动过速和猝死
胺碘酮	胺碘酮可引起剂量相关的 QT 间期延长，增加室性心律失常的风险，包括扭转型室性心动过速和猝死
贝达喹啉	合用可能导致危及生命的心律失常
丙吡胺	丙吡胺可引起剂量相关的 QT 间期延长，增加室性心律失常的风险，包括扭转型室性心动过速和猝死
泊沙康唑	合用可能会显著升高阿司咪唑的血药浓度
醋竹桃霉素	合用可能会显著升高阿司咪唑的血药浓度
达芦那韦	合用可能会显著升高阿司咪唑的血药浓度
地拉夫定	合用可能会显著升高阿司咪唑的血药浓度
多非利特	多非利特可引起剂量相关的 QT 间期延长，增加室性心律失常的风险，包括扭转型室性心动过速和猝死
多拉司琼	多拉司琼可以通过其药理活性代谢产物氢多拉西酮引起剂量相关的 QT 间期延长，增加室性心律失常的风险，包括扭转型室性心动过速和猝死
凡德他尼	凡德他尼可能导致 QT 间期的浓度依赖性延长，增加室性心律失常的风险，包括扭转型室性心动过速和猝死
芬戈莫德	合用可使 QT 间期延长、尖端扭转型心律失常的风险可能增加
伏立康唑	合用可能会显著升高阿司咪唑的血药浓度
氟伏沙明	氟伏沙明是 CYP3A4 抑制剂，可能干扰阿司咪唑的代谢
氟康唑	合用可能会显著升高阿司咪唑的血药浓度
氟哌啶醇	氟哌啶醇可导致剂量相关的 QT 间期延长，增加室性心律失常的风险，包括扭转型室性心动过速和猝死
氟哌利多	合用可能会增加长 QT 间期综合征的风险
氟西汀	合用可能与心脏毒性作用有关，包括延长 QT 间期
福沙那韦	合用可能会显著升高阿司咪唑的血药浓度
福沙匹坦	合用可能会升高阿司咪唑的血药浓度
复方聚乙二醇电解质	在使用延长 QT 间期的药物治疗的患者中，使用肠清洁制剂（如复方聚乙二醇电解质）可能会增加室性心律失常的风险，特别是扭转型室性心动过速

合用药物	临床评价
格帕沙星	格帕沙星可导致剂量相关的 QT 间期延长,增加室性心律失常的风险,包括扭转型室性心动过速和猝死
红霉素	合用可能会显著升高阿司咪唑的血药浓度
加替沙星	加替沙星可能会导致某些患者的 QT 间期与剂量相关的延长,增加室性心律失常的风险,包括扭转型室性心动过速和猝死
决奈达隆	决奈达隆可能会导致剂量相关的 QT 间期延长,增加室性心律失常的风险,包括扭转型室性心动过速和猝死
卡博替尼	卡博替尼可导致 QT 间期延长,增加室性心律失常的风险,包括扭转型室性心动过速和猝死
考尼伐坦	合用可能会显著升高阿司咪唑的血药浓度
克拉霉素	合用可能会显著升高阿司咪唑的血药浓度
克霉唑	合用可能会显著升高阿司咪唑的血药浓度
克唑替尼	克唑替尼会导致 QT 间期的浓度依赖性延长,增加室性心律失常的风险,包括扭转型室性心动过速和猝死
奎尼丁	奎尼丁可引起剂量相关的 QT 间期延长,增加室性心律失常的风险,包括扭转型室性心动过速和猝死
奎宁	合用会升高阿司咪唑及其代谢产物的血药浓度
来伐木林	合用可能会增加室性心律失常的风险,包括尖端扭转型室性心动过速和猝死
利托那韦	合用可能会显著升高阿司咪唑的血药浓度
硫利达嗪	硫利达嗪可导致剂量相关的 QT 间期延长,增加室性心律失常的风险,包括扭转型室性心动过速和猝死
卤泛群	卤泛群可以导致 QT 间期的剂量相关性延长,增加室性心律失常的风险,包括扭转型室性心动过速和猝死
氯氮平	氯氮平可能会延长心电图的 QT 间期,合用可能导致加和效应,并增加室性心律失常的风险,包括扭转型室性心动过速和猝死
美沙酮	美沙酮可能会导致剂量相关的 QT 间期延长,增加室性心律失常的风险,包括扭转型室性心动过速和猝死
美索达嗪	美索达嗪可导致剂量相关的 QT 间期延长,增加室性心律失常的风险,包括扭转型室性心动过速和猝死
咪康唑	合用可能会显著升高阿司咪唑的血药浓度
米贝地尔	合用可能会增加阿司咪唑的血清浓度
米非司酮	合用可能会显著升高阿司咪唑的血药浓度
莫西沙星	莫西沙星可能会导致某些患者的 QT 间期剂量相关性延长,增加室性心律失常的风险,包括扭转型室性心动过速和猝死
奈非那韦	合用可能会显著升高阿司咪唑的血药浓度
萘法唑酮	萘法唑酮已在体外显示可抑制 CYP3A4(负责阿司咪唑代谢的同工酶)
尼洛替尼	尼洛替尼可导致 QT 间期的浓度依赖性延长,增加室性心律失常的风险,包括扭转型室性心动过速和猝死
帕比司他	帕比司他可能导致 QT 间期的剂量依赖性延长,增加室性心律失常的风险,包括扭转型室性心动过速和猝死
帕罗西汀	合用可能导致心脏毒性,包括延长 QT 间期

续表

合用药物	临床评价
帕瑞肽	帕瑞肽可导致心动过缓和 QT 间期延长，增加室性心律失常的风险，包括扭转型室性心动过速和猝死
匹莫齐特	匹莫齐特可导致 QT 间期的剂量相关性延长，增加室性心律失常的风险，包括扭转型室性心动过速和猝死
普鲁卡因胺	普鲁卡因胺可引起剂量相关的 QT 间期延长，增加室性心律失常的风险，包括扭转型室性心动过速和猝死
齐拉西酮	齐拉西酮可导致剂量相关的 QT 间期延长，增加室性心律失常的风险，包括扭转型室性心动过速和猝死
瑞博西利	瑞博西利可导致剂量相关的 QT 间期延长，增加室性心律失常的风险，包括扭转型室性心动过速和猝死
三氧化二砷	三氧化二砷可导致 QT 间期延长和完全房室传导阻滞，增加室性心律失常的风险，包括扭转型室性心动过速和猝死
色瑞替尼	色瑞替尼可引起 QT 间期的浓度依赖性延长，增加室性心律失常的风险，包括扭转型室性心动过速和猝死
沙奎那韦	合用可能会显著升高阿司咪唑的血药浓度
舍曲林	合用可能导致心脏毒性，包括延长 QT 间期
司帕沙星	司帕沙星可能会导致某些患者的 QT 间期剂量相关性延长，增加室性心律失常的风险，包括扭转型室性心动过速和猝死
索他洛尔	合用可能增加扭转型室性心动过速的风险
泰利霉素	合用可能会显著升高阿司咪唑的血药浓度
酮康唑	合用可显著升高阿司咪唑的血药浓度
托瑞米芬	托瑞米芬有可能延长某些患者的 QT 间期，增加室性心律失常的风险，包括扭转型室性心动过速和猝死
威罗非尼	威罗非尼可引起 QT 间期的浓度依赖性延长，增加室性心律失常的风险，包括扭转型室性心动过速和猝死
西波莫德	合用可能会增加 QT 间期延长和尖端扭转型心律失常的风险
西咪替丁	西咪替丁会抑制 CYP，并可能干扰抗组胺药阿司咪唑的代谢
西沙必利	西沙必利可导致剂量相关的 QT 间期延长，增加室性心律失常的风险，包括扭转型室性心动过速和猝死
西酞普兰	西酞普兰可导致剂量相关的 QT 间期延长，增加室性心律失常的风险，包括扭转型室性心动过速和猝死
腺苷	腺苷可导致先前存在长 QT 间期综合征的患者发生扭转型室性心律失常，腺苷与可延长 QT 间期的药物合用（如阿司咪唑）可能也会增加这种风险
伊伐布雷定	由于伊伐布雷定有致心动过缓作用，与延长 QT 间期的药物一起使用时可能会增加 QT 间期延长和扭转型心律失常的风险
伊潘立酮	伊潘立酮可能会导致剂量相关的 QT 间期延长，增加室性心律失常的风险，包括扭转型室性心动过速和猝死
伊曲康唑	合用可显著升高阿司咪唑的血药浓度
依布利特	依布利特可导致剂量相关的 QT 间期延长，增加室性心律失常的风险，包括扭转型室性心动过速和猝死
依法韦仑	依法韦仑抑制 CYP3A4，可能干扰阿司咪唑的代谢

续表

合用药物	临床评价
依福德尼	依福德尼可能会延长 QT 间期，增加室性心律失常的风险，包括扭转型室性心动过速和猝死
依他普仑	依他普仑可导致 QT 间期的剂量依赖性延长，增加室性心律失常的风险，包括扭转型室性心动过速和猝死
茚地那韦	合用可能会显著升高阿司咪唑的血药浓度
罂粟碱	罂粟碱的冠状动脉内给药与 QT 间期延长和尖端扭转型室性心律失常有关，同时服用延长 QT 间期或引起心动过缓的药物，该风险可能会增加
左醋美沙朵	左醋美沙朵可能导致剂量相关的 QT 间期延长，增加室性心律失常的风险，包括扭转型室性心动过速和猝死

二、特非那定

与特非那定合用药物临床评价见表 14-2。

表 14-2　与特非那定合用药物临床评价

合用药物	临床评价
阿那格雷	阿那格雷可导致 QT 间期的剂量依赖性延长，增加室性心律失常的风险，包括扭转型室性心动过速和猝死
阿瑞匹坦	与阿瑞匹坦或其前药福沙普瑞特合用可能升高特非那定的血药浓度
阿扎那韦	合用可能会显著升高特非那定的血药浓度
安泼那韦	合用可能会显著升高特非那定的血药浓度
氨磺必利	氨磺必利可能导致 QT 间期呈剂量和浓度依赖性延长，增加室性心律失常的风险，包括扭转型室性心动过速和猝死
胺碘酮	胺碘酮可引起剂量相关的 QT 间期延长，增加室性心律失常的风险，包括扭转型室性心动过速和猝死
贝达喹啉	合用可能导致危及生命的心律失常
比卡鲁胺	比卡鲁胺在体外抑制 CYP3A4，理论上可能干扰特非那定的代谢
苄普地尔	合用可能导致危及生命的心律失常
丙吡胺	丙吡胺可引起剂量相关的 QT 间期延长，增加室性心律失常的风险，包括扭转型室性心动过速和猝死
泊沙康唑	合用可能会显著升高特非那定的血药浓度
醋竹桃霉素	合用可能会显著升高特非那定的血药浓度
达芦那韦	合用可能会显著升高特非那定的血药浓度
地拉夫定	合用可能会显著升高特非那定的血药浓度
多非利特	多非利特可引起剂量相关的 QT 间期延长，增加室性心律失常的风险，包括扭转型室性心动过速和猝死
多拉司琼	多拉司琼可以通过其药理活性代谢产物氢多拉西酮引起剂量相关的 QT 间期延长，增加室性心律失常的风险，包括扭转型室性心动过速和猝死
凡德他尼	凡德他尼可能导致 QT 间期的浓度依赖性延长，增加室性心律失常的风险，包括扭转型室性心动过速和猝死
芬戈莫德	合用 QT 间期延长和尖端扭转型心律失常的风险可能增加
伏立康唑	合用可能会显著升高特非那定的血药浓度
氟伏沙明	氟伏沙明是 CYP3A4 的抑制剂，可能干扰特非那定的代谢
氟康唑	合用可能会显著升高特非那定的血药浓度
氟哌啶醇	氟哌啶醇可导致剂量相关的 QT 间期延长，增加室性心律失常的风险，包括扭转型室性心动过速和猝死
氟哌利多	合用可能会增加 QT 综合征延长的风险
氟西汀	合用可能导致心脏毒性，包括延长 QT 间期

续表

合用药物	临床评价
福沙那韦	与蛋白酶抑制剂可能会显著升高特非那定的血药浓度
福沙匹坦	合用可能升高特非那定的血药浓度
复方聚乙二醇电解质	在使用延长QT间期的药物治疗的患者中，使用肠清洁制剂可能会增加室性心律失常的风险，特别是扭转型室性心动过速
格帕沙星	格帕沙星可导致剂量相关的QT间期延长，增加室性心律失常的风险，包括扭转型室性心动过速和猝死
红霉素	合用可能会显著升高特非那定的血药浓度
加替沙星	加替沙星可能会导致某些患者的QT间期与剂量相关的延长，增加室性心律失常的风险，包括扭转型室性心动过速和猝死
决奈达隆	决奈达隆可能会导致剂量相关的QT间期延长，增加室性心律失常的风险，包括扭转型室性心动过速和猝死
卡博替尼	卡博替尼可导致QT间期延长，增加室性心律失常的风险，包括扭转型室性心动过速和猝死
考尼伐坦	合用可能会显著升高特非那定的血药浓度
克拉霉素	合用可能会显著升高特非那定的血药浓度
克霉唑	与唑类抗真菌药合用可能会显著升高特非那定的血药浓度
克唑替尼	克唑替尼会导致QT间期的浓度依赖性延长，增加室性心律失常的风险，包括扭转型室性心动过速和猝死
奎尼丁	奎尼丁可引起剂量相关的QT间期延长，增加室性心律失常的风险，包括扭转型室性心动过速和猝死
奎宁	合用会升高特非那定及其代谢产物的血药浓度
来伐木林	合用可能会增加室性心律失常的风险，包括尖端扭转型室性心动过速和猝死
利托那韦	合用可能会显著升高特非那定的血药浓度
硫利达嗪	硫利达嗪可导致剂量相关的QT间期延长，增加室性心律失常的风险，包括扭转型室性心动过速和猝死
卤泛群	卤泛群可以导致QT间期的剂量相关性延长，增加室性心律失常的风险，包括扭转型室性心动过速和猝死
氯氮平	氯氮平可能会延长心电图的QT间期，合用可能导致加和效应，并增加室性心律失常的风险，包括扭转型室性心动过速和猝死
美沙酮	美沙酮可能会导致剂量相关的QT间期延长，增加室性心律失常的风险，包括扭转型室性心动过速和猝死
美索达嗪	美索达嗪可导致剂量相关的QT间期延长，增加室性心律失常的风险，包括扭转型室性心动过速和猝死
咪康唑	合用可能会显著升高特非那定的血药浓度
米贝地尔	合用可能增加特非那定的血清浓度
米非司酮	合用可能会显著升高特非那定的血药浓度
莫西沙星	莫西沙星可能会导致某些患者QT间期的剂量相关性延长，增加室性心律失常的风险，包括扭转型室性心动过速和猝死
奈非那韦	合用可能会显著升高特非那定的血药浓度
萘法唑酮	萘法唑酮已在体外显示抑制CYP3A4（负责特非那定代谢的同工酶）
尼洛替尼	尼洛替尼可导致QT间期的浓度依赖性延长，增加室性心律失常的风险，包括扭转型室性心动过速和猝死
帕比司他	帕比司他可能导致QT间期的剂量依赖性延长，增加室性心律失常的风险，包括扭转型室性心动过速和猝死
帕瑞肽	帕瑞肽可导致心动过缓和QT间期延长，增加室性心律失常的风险，包括扭转型室性心动过速和猝死
匹莫齐特	匹莫齐特可导致QT间期的剂量相关性延长，增加室性心律失常的风险，包括扭转型室性心动过速和猝死
普鲁卡因胺	普鲁卡因胺可引起剂量相关的QT间期延长，增加室性心律失常的风险，包括扭转型室性心动过速和猝死
齐拉西酮	齐拉西酮可导致剂量相关的QT间期延长，增加室性心律失常的风险，包括扭转型室性心动过速和猝死
齐留通	有研究显示齐留通可将特非那定的清除率降低约35%
瑞博西利	瑞博西利可导致剂量相关的QT间期延长，增加室性心律失常的风险，包括扭转型室性心动过速和猝死

续表

合用药物	临床评价
三氧化二砷	三氧化二砷可导致 QT 间期延长和完全房室传导阻滞，增加室性心律失常的风险，包括扭转型室性心动过速和猝死
色瑞替尼	色瑞替尼可引起 QT 间期的浓度依赖性延长，增加室性心律失常的风险，包括扭转型室性心动过速和猝死
沙奎那韦	合用可能会显著升高特非那定的血药浓度
司帕沙星	司帕沙星可能会导致某些患者的 QT 间期剂量相关性延长，增加室性心律失常的风险，包括扭转型室性心动过速和猝死
索他洛尔	合用可能增加扭转型室性心动过速的风险
泰利霉素	合用可能会显著升高特非那定的血药浓度
酮康唑	合用可显著升高特非那定的血药浓度
托瑞米芬	托瑞米芬有可能延长某些患者的 QT 间期，增加室性心律失常的风险，包括扭转型室性心动过速和猝死
威罗非尼	威罗非尼可引起 QT 间期的浓度依赖性延长，增加室性心律失常的风险，包括扭转型室性心动过速和猝死
西波莫德	合用可能会增加 QT 间期延长和尖端扭转型心律失常的风险
西咪替丁	西咪替丁会抑制 CYP，并可能干扰抗组胺药特非那定的代谢
西沙必利	西沙必利可导致剂量相关的 QT 间期延长，增加室性心律失常的风险，包括扭转型室性心动过速和猝死
西酞普兰	西酞普兰可导致剂量相关的 QT 间期延长，增加室性心律失常的风险，包括扭转型室性心动过速和猝死
腺苷	腺苷可导致先前存在长 QT 间期综合征的患者发生扭转型室性心律失常，腺苷与可延长 QT 间期的药物合用可能也会增加这种风险
伊伐布雷定	由于伊伐布雷定的致心动过缓作用，与延长 QT 间期的药物一起使用时可能会增加 QT 间期延长和扭转型心律失常的风险
伊潘立酮	伊潘立酮可能会导致剂量相关的 QT 间期延长，增加室性心律失常的风险，包括扭转型室性心动过速和猝死
伊曲康唑	合用可显著升高特非那定的血药浓度
依布利特	依布利特可导致剂量相关的 QT 间期延长，增加室性心律失常的风险，包括扭转型室性心动过速和猝死
依法韦仑	依法韦仑抑制 CYP3A4，可能干扰特非那定的代谢
依福德尼	依福德尼可能会延长 QT 间期，增加室性心律失常的风险，包括扭转型室性心动过速和猝死
依他普仑	依他普仑可能导致 QT 间期的剂量依赖性延长，增加室性心律失常的风险，包括扭转型室性心动过速和猝死
茚地那韦	合用可能会显著升高特非那定的血药浓度
罂粟碱	罂粟碱的冠状动脉内给药与 QT 间期延长和尖端扭转型室性心律失常有关，同时服用延长 QT 间期或引起心动过缓的药物，其风险可能会增加
左醋美沙朵	左醋美沙朵可导致剂量相关的 QT 间期延长，增加室性心律失常的风险，包括扭转型室性心动过速和猝死

三、曲普利啶

与曲普利啶合用药物临床评价见表 14-3。

表 14-3　与曲普利啶合用药物临床评价

合用药物	临床评价
丙氧芬	合用可能会增加不良反应，如头晕、嗜睡、精神错乱和难以集中注意力，可能会使老年人在思维、判断和运动协调方面受到损害
枸橼酸钾	将枸橼酸钾片剂或胶囊与曲普利啶合用可能会增加钾对胃和肠道的刺激作用

续表

合用药物	临床评价
氯化钾	将氯化钾片剂或胶囊与曲普利啶合用可能会增加钾对胃和肠道的刺激作用
羟丁酸钠	合用可能会增加不良反应，如嗜睡、头晕、神志不清、抑郁、低血压、呼吸缓慢或较浅，以及思维、判断和运动协调障碍，合用时应密切监测
托吡酯	托吡酯可导致体温升高和出汗减少，与曲普利啶等药物合用时，这些作用可能会加剧，应密切监测。合用时还会出现嗜睡或头晕眼花的情况，因此应避免驾驶或操作危险机器
唑尼沙胺	唑尼沙胺可导致体温升高和出汗减少，与曲普利啶等药物合用时，这些作用可能会加剧，应密切监测。合用时还会出现嗜睡或头晕眼花的情况，因此应避免驾驶或操作危险机器

四、氯马斯汀

参见曲普利啶。

五、苯海拉明

与苯海拉明合用药物临床评价见表14-4。

表14-4 与苯海拉明合用药物临床评价

合用药物	临床评价
丙氧芬	合用可能会增加不良反应，如头晕、嗜睡、精神错乱和难以集中注意力，可能会使老年人在思维、判断和运动协调方面受到损害
枸橼酸钾	将枸橼酸钾片剂或胶囊与苯海拉明合用可能会增加钾对胃和肠道的刺激作用
硫利达嗪	不建议合用，合用可能会使硫利达嗪的血药浓度升高至危险水平，并导致严重的甚至危及生命的心律失常
氯化钾	将氯化钾片剂或胶囊与苯海拉明合用可能会增加钾对胃和肠道的刺激作用
羟丁酸钠	不建议合用，合用会大大增加严重不良反应的风险，如呼吸抑制、低血压、晕厥、昏迷甚至死亡。应避免驾驶或操作危险的机械
托吡酯	托吡酯可导致体温升高和出汗减少，与苯海拉明等药物合用时，这些作用可能会加剧，应密切监测。合用时还会出现嗜睡或头晕眼花的情况，因此应避免驾驶或操作危险机器
依利格鲁司特	不建议合用，苯海拉明可以显著升高依利格鲁司特的血药浓度，这可能会增加严重且可能危及生命的心脏不良反应（如心律不规则、心脏传导阻滞和心搏骤停）发生的风险
依匹哌唑	苯海拉明可能会升高依匹哌唑的血药浓度，增加诸如嗜睡、癫痫发作、帕金森样症状、异常肌肉运动和低血压等不良反应，合用时应密切监测
左醋美沙朵	合用可能会增加不良反应，如嗜睡、头晕、神志不清、抑郁、低血压、呼吸缓慢或较浅，以及思维、判断和运动协调障碍，合用时应密切监测
唑尼沙胺	唑尼沙胺可导致体温升高和出汗减少，与苯海拉明等药物合用时，这些作用可能会加剧，应密切监测。合用时还会出现嗜睡或头晕眼花的情况，因此应避免驾驶或操作危险机器

六、茶苯海明

与茶苯海明合用药物临床评价见表14-5。

表14-5 与茶苯海明合用药物临床评价

合用药物	临床评价
丙氧芬	合用可能会增加不良反应，如头晕、嗜睡、精神错乱和难以集中注意力，可能会使老年人在思维、判断和运动协调方面受到损害

合用药物	临床评价
枸橼酸钾	将枸橼酸钾片剂或胶囊与茶苯海明合用可能会增加钾对胃和肠道的刺激作用
氯化钾	将氯化钾片剂或胶囊与茶苯海明合用可能会增加钾对胃和肠道的刺激作用
羟丁酸钠	合用可能会增加不良反应的风险,如嗜睡、头晕、精神错乱、抑郁、低血压、呼吸缓慢或较浅,以及思维、判断和运动协调障碍。合用时应密切监测,避免驾驶或操作危险的机械
托吡酯	托吡酯可导致体温升高和出汗减少,与茶苯海明等药物合用时,这些作用可能会加剧,应密切监测。合用时还会出现嗜睡或头晕眼花的情况,因此应避免驾驶或操作危险机器
唑尼沙胺	唑尼沙胺可导致体温升高和出汗减少,与茶苯海明等药物合用时,这些作用可能会加剧,应密切监测。合用时还会出现嗜睡或头晕眼花的情况,因此应避免驾驶或操作危险机器

七、曲美苄胺

与曲美苄胺合用药物临床评价见表 14-6。

表 14-6　与曲美苄胺合用药物临床评价

合用药物	临床评价
丙氧芬	合用可能会增加不良反应,如头晕、嗜睡、精神错乱和难以集中注意力,可能会使老年人在思维、判断和运动协调方面受到损害
羟丁酸钠	合用可能会增加不良反应的风险,如嗜睡、头晕、精神错乱、抑郁、低血压、呼吸缓慢或较浅及思维、判断和运动协调障碍,应密切监测。应避免驾驶或操作危险的机械

八、卡比沙明

与卡比沙明合用药物临床评价见表 14-7。

表 14-7　与卡比沙明合用药物临床评价

合用药物	临床评价
丙氧芬	合用可能会增加不良反应,如头晕、嗜睡、精神错乱和难以集中注意力,可能会使老年人在思维、判断和运动协调方面受到损害
枸橼酸钾	将枸橼酸钾片剂或胶囊与卡比沙明合用可能会增加钾对胃和肠道的刺激作用
氯化钾	将氯化钾片剂或胶囊与卡比沙明合用可能会增加钾对胃和肠道的刺激作用
羟丁酸钠	合用可能会增加不良反应的风险,如嗜睡、头晕、精神错乱、抑郁、低血压、呼吸缓慢或较浅及思维、判断和运动协调障碍,严重的可能导致昏迷甚至死亡。合用时应密切监测,避免驾驶或操作危险的机械
托吡酯	托吡酯可导致体温升高和出汗减少,与卡比沙明等药物合用时,这些作用可能会加剧,应密切监测。合用时还会出现嗜睡或头晕眼花的情况,因此应避免驾驶或操作危险机器
唑尼沙胺	唑尼沙胺可导致体温升高和出汗减少,与卡比沙明等药物合用时,这些作用可能会加剧,应密切监测。合用时还会出现嗜睡或头晕眼花的情况,因此应避免驾驶或操作危险机器

九、异丙嗪

与异丙嗪合用药物临床评价见表 14-8。

表 14-8　与异丙嗪合用药物临床评价

合用药物	临床评价
阿那格雷	合用可能会增加出现严重心律失常的风险，合用时应密切监测潜在并发症
艾福替尼	合用可能会增加出现严重心律失常的风险，合用时应密切监测潜在并发症
安非他酮	合用可能会增加癫痫发作的风险。安非他酮可升高异丙嗪的血药浓度，这可能会增加其他不良反应。合用时应密切监测
胺碘酮	合用可能会增加出现严重心律失常的风险，合用时应密切监测潜在并发症
奥西替尼	合用可能会增加出现严重心律失常的风险，合用时应密切监测潜在并发症
贝达喹啉	合用可能会增加出现严重心律失常的风险，合用时应密切监测潜在并发症
贝达喹啉	合用可能会增加出现严重心律失常的风险。贝达喹啉会增加与异丙嗪相关的神经系统不良反应的风险和严重程度，包括躁动不安、异常的不自主肌肉运动和帕金森样的症状
苄普地尔	合用可能会增加出现严重心律失常的风险，合用时应密切监测潜在并发症
丙吡胺	合用可能会增加出现严重心律失常的风险，合用时应密切监测潜在并发症
丙氧芬	合用会增加两种药物的不良反应
丁苯那嗪	合用可能会增加出现严重心律失常的风险。丁苯那嗪可增加与异丙嗪相关不良反应的风险和严重程度，包括帕金森样症状和异常肌肉运动
多非利特	合用可能会增加出现严重心律失常的风险，合用时应密切监测潜在并发症
多拉司琼	合用可能会增加出现严重心律失常的风险，合用时应密切监测潜在并发症
凡德他尼	合用可能会增加出现严重心律失常的风险，合用时应密切监测潜在并发症
芬戈莫德	合用可能会增加出现严重心律失常的风险
氟哌啶醇	合用可能会增加出现严重心律失常的风险，合用时应密切监测潜在并发症
氟哌利多	合用可能会增加出现严重心律失常的风险，合用时应密切监测潜在并发症
枸橼酸钾	将枸橼酸钾片剂或胶囊剂与异丙嗪合用，可能会增加钾对胃肠道的刺激作用
加替沙星	合用可能会增加出现严重心律失常的风险，合用时应密切监测潜在并发症
甲氧氯普胺	不建议合用。单独使用这两种药物进行治疗都可能导致帕金森样症状和肌肉异常运动，合用可能会增加这种风险
决奈达隆	不建议合用，合用可能会增加出现严重心律失常的风险
卡博替尼	合用可能会增加出现严重心律失常的风险
克唑替尼	合用可能会增加出现严重心律失常的风险，合用时应密切监测潜在并发症
奎尼丁	合用可能会增加出现严重心律失常的风险，合用时应密切监测潜在并发症
硫利达嗪	不建议合用，合用会增加两种药物的作用，还会导致口、舌、面颊、下颌、手臂或腿部无法控制的运动，发热，肌肉僵硬，脉搏不规则或心率加快或心律不规则
卤泛群	不建议合用，合用可能会增加出现严重心律失常的风险
氯化钾	将氯化钾片剂或胶囊剂与异丙嗪合用，可能会增加钾对胃肠道的刺激作用
美沙酮	合用可能会增加出现严重心律失常的风险，合用时应密切监测潜在并发症
美索达嗪	不建议合用，合用可能会增加出现严重心律失常的风险
米非司酮	合用可能会增加出现严重心律失常的风险，合用时应密切监测潜在并发症
莫西沙星	合用可能会增加出现严重心律失常的风险，合用时应密切监测潜在并发症
尼洛替尼	合用可能会增加出现严重心律失常的风险，合用时应密切监测潜在并发症
帕比司他	合用可能会增加出现严重心律失常的风险，合用时应密切监测潜在并发症
帕瑞肽	合用可能会增加出现严重心律失常的风险，合用时应密切监测潜在并发症
匹莫齐特	不建议合用，合用可能会增加出现严重心律失常的风险

续表

合用药物	临床评价
普鲁卡因胺	合用可能会增加出现严重心律失常的风险，合用时应密切监测潜在并发症
齐拉西酮	不建议合用，合用可能会增加出现严重心律失常的风险
羟丁酸钠	合用可能会增加不良反应，如嗜睡、头晕、神志不清、抑郁、低血压、呼吸缓慢或较浅，以及思维、判断和运动协调障碍，合用时应密切监测
曲马多	曲马多很少会引起癫痫发作，将其与会引起癫痫发作的药物（如异丙嗪）合用可能会增加这种风险，合用时应密切监测
瑞博西利	合用可能会增加出现严重心律失常的风险，合用时应密切监测潜在并发症
三氧化二砷	合用可能会增加出现严重心律失常的风险，合用时应密切监测潜在并发症
色瑞替尼	合用可能会增加出现严重心律失常的风险，合用时应密切监测潜在并发症
沙奎那韦	不建议合用，合用可能会增加出现严重心律失常的风险
索他洛尔	合用可能会增加出现严重心律失常的风险，合用时应密切监测潜在并发症
托吡酯	托吡酯可导致体温升高和出汗减少，与异丙嗪等药物合用时，这些作用可能会加剧，应密切监测。合用时还会出现嗜睡或头晕眼花的情况，因此应避免驾驶或操作危险机器
托瑞米芬	合用可能会增加出现严重心律失常的风险，合用时应密切监测潜在并发症
威罗非尼	合用可能会增加出现严重心律失常的风险，合用时应密切监测潜在并发症
伊布利特	合用可能会增加出现严重心律失常的风险，合用时应密切监测潜在并发症
伊伐布雷定	合用可能会增加出现严重心律失常的风险，合用时应密切监测潜在并发症
伊潘立酮	合用可能会增加出现严重心律失常的风险，合用时应密切监测潜在并发症
依法韦仑	合用可能会增加出现严重心律失常的风险，合用时应密切监测潜在并发症
左醋美沙朵	不建议合用，合用可能会增加出现严重心律失常的风险
唑尼沙胺	唑尼沙胺可导致体温升高和出汗减少，与异丙嗪等药物合用时，这些作用可能会加剧，应密切监测。合用时还会出现嗜睡或头晕眼花的情况，因此应避免驾驶或操作危险机器

十、赛庚啶

与赛庚啶合用药物临床评价见表14-9。

表14-9 与赛庚啶合用药物临床评价

合用药物	临床评价
丙氧芬	合用可能会增加不良反应，如头晕、嗜睡、精神错乱和难以集中注意力，可能会使老年人在思维、判断和运动协调方面受到损害
枸橼酸钾	将枸橼酸钾片剂或胶囊与赛庚啶合用可能会增加钾对胃和肠道的刺激作用
氯化钾	将氯化钾片剂或胶囊与赛庚啶合用可能会增加钾对胃和肠道的刺激作用
羟丁酸钠	合用可能会增加不良反应，如嗜睡、头晕、神志不清、抑郁、低血压、呼吸缓慢或较浅，以及思维、判断和运动协调障碍，合用时应密切监测
托吡酯	托吡酯可导致体温升高和出汗减少，与赛庚啶等药物合用时，这些作用可能会加剧，应密切监测。合用时还会出现嗜睡或头晕眼花的情况，因此应避免驾驶或操作危险机器
唑尼沙胺	唑尼沙胺可导致体温升高和出汗减少，与赛庚啶等药物合用时，这些作用可能会加剧，应密切监测。合用时还会出现嗜睡或头晕眼花的情况，因此应避免驾驶或操作危险机器

十一、溴苯那敏

与溴苯那敏合用药物临床评价见表14-10。

表 14-10　与溴苯那敏合用药物临床评价

合用药物	临床评价
丙氧芬	合用可能会增加不良反应，如头晕、嗜睡、精神错乱和难以集中注意力，可能会使老年人在思维、判断和运动协调方面受到损害
枸橼酸钾	将氯化钾片剂或胶囊与枸橼酸钾合用可能会增加钾对胃和肠道的刺激作用
氯化钾	将氯化钾片剂或胶囊与溴苯那敏合用可能会增加钾对胃和肠道的刺激作用
羟丁酸钠	合用可能会增加不良反应，如嗜睡、头晕、神志不清、抑郁、低血压、呼吸缓慢或较浅，以及思维、判断和运动协调障碍，合用时应密切监测
托吡酯	托吡酯可导致体温升高和出汗减少，与溴苯那敏等药物合用时，这些作用可能会加剧，应密切监测。合用时还会出现嗜睡或头晕眼花的情况，因此应避免驾驶或操作危险机器
唑尼沙胺	唑尼沙胺可导致体温升高和出汗减少，与溴苯那敏等药物合用时，这些作用可能会加剧，应密切监测。合用时还会出现嗜睡或头晕眼花的情况，因此应避免驾驶或操作危险机器

十二、羟嗪

与羟嗪合用药物临床评价见表 14-11。

表 14-11　与羟嗪合用药物临床评价

合用药物	临床评价
阿芬太尼	合用会导致严重的不良反应，如呼吸窘迫、昏迷甚至死亡
阿那格雷	合用会增加严重心律失常发生的风险，合用时应密切监测潜在并发症
艾司西酞普兰	合用会增加严重心律失常发生的风险，合用时应密切监测潜在并发症
胺碘酮	合用会增加严重心律失常发生的风险，合用时应密切监测潜在并发症
奥西替尼	合用会增加严重心律失常发生的风险，合用时应密切监测潜在并发症
丙吡胺	合用会增加严重心律失常发生的风险，合用时应密切监测潜在并发症
丙氧芬	合用可能会增加不良反应，如头晕、嗜睡、精神错乱和难以集中注意力，可能会使老年人在思维、判断和运动协调方面受到损害
布托啡诺	合用会导致严重的不良反应，如呼吸窘迫、昏迷甚至死亡，合用时应密切监测
地佐辛	合用会导致严重的不良反应，如呼吸窘迫、昏迷甚至死亡，合用时应密切监测
丁丙诺啡	合用会导致严重的不良反应，如呼吸窘迫、昏迷甚至死亡，合用时应密切监测
多非利特	合用会增加严重心律失常发生的风险，合用时应密切监测潜在并发症
多拉司琼	合用会增加严重心律失常发生的风险，合用时应密切监测潜在并发症
凡德他尼	合用会增加严重心律失常发生的风险，合用时应密切监测潜在并发症
芬戈莫德	合用会增加严重心律失常发生的风险
芬太尼	合用会导致严重的不良反应，如呼吸窘迫、昏迷甚至死亡，合用时应密切监测
氟哌啶醇	合用会增加严重心律失常发生的风险，合用时应密切监测潜在并发症
氟哌利多	合用会增加严重心律失常发生的风险，合用时应密切监测潜在并发症
枸橼酸钾	将枸橼酸钾片剂或胶囊与羟嗪合用可能会增加钾对胃和肠道的刺激作用
加替沙星	合用会增加严重心律失常发生的风险，合用时应密切监测潜在并发症
决奈达隆	不建议合用，合用会增加严重心律失常发生的风险
卡博替尼	合用会增加严重心律失常发生的风险
可待因	合用会导致严重的不良反应，如呼吸窘迫、昏迷甚至死亡，合用时应密切监测
克唑替尼	合用会增加严重心律失常发生的风险，合用时应密切监测潜在并发症

续表

合用药物	临床评价
奎尼丁	合用会增加严重心律失常发生的风险，合用时应密切监测潜在并发症
硫利达嗪	不建议合用，合用会增加严重心律失常发生的风险
卤泛群	不建议合用，合用会增加严重心律失常发生的风险
氯氮平	合用会增加严重心律失常发生的风险，合用时应密切监测潜在并发症
氯化钾	将氯化钾片剂或胶囊与羟嗪合用可能会增加钾对胃和肠道的刺激作用
吗啡	合用会导致严重的不良反应，如呼吸窘迫、昏迷甚至死亡，合用时应密切监测
美沙酮	合用会导致严重的不良反应，如呼吸窘迫、昏迷甚至死亡，合用时应密切监测
美索达嗪	不建议合用，合用会增加严重心律失常发生的风险
米非司酮	合用会增加严重心律失常发生的风险，合用时应密切监测潜在并发症
莫西沙星	合用会增加严重心律失常发生的风险，合用时应密切监测潜在并发症
纳布啡	合用会导致严重的不良反应，如呼吸窘迫、昏迷甚至死亡，合用时应密切监测
尼洛替尼	合用会增加严重心律失常发生的风险，合用时应密切监测潜在并发症
帕比司他	合用会增加严重心律失常发生的风险，合用时应密切监测潜在并发症
帕瑞肽	合用会增加严重心律失常发生的风险，合用时应密切监测潜在并发症
哌替啶	合会导致严重的不良反应，如呼吸窘迫、昏迷甚至死亡，合用时应密切监测
喷他佐辛	合用会导致严重的不良反应，如呼吸窘迫、昏迷甚至死亡，合用时应密切监测
匹莫齐特	不建议合用，合用会增加严重心律失常发生的风险
普鲁卡因胺	合用会增加严重心律失常发生的风险，合用时应密切监测潜在并发症
齐拉西酮	不建议合用，合用会增加严重心律失常发生的风险
羟丁酸钠	合用可能会增加不良反应，如嗜睡、头晕、神志不清、抑郁、低血压、呼吸缓慢或较浅，以及思维、判断和运动协调障碍，合用时应密切监测
羟考酮	合会导致严重的不良反应，如呼吸窘迫、昏迷甚至死亡，合用时应密切监测
羟吗啡酮	合用会导致严重的不良反应，如呼吸窘迫、昏迷甚至死亡，合用时应密切监测
氢可酮	合用会导致严重的不良反应，如呼吸窘迫、昏迷甚至死亡，合用时应密切监测
氢吗啡酮	合用会导致严重的不良反应，如呼吸窘迫、昏迷甚至死亡，合用时应密切监测
曲马多	合用会导致严重的不良反应，如呼吸窘迫、昏迷甚至死亡，合用时应密切监测
瑞芬太尼	合用会导致严重的不良反应，如呼吸窘迫、昏迷甚至死亡，合用时应密切监测
三氧化二砷	合用会增加严重心律失常发生的风险，合用时应密切监测潜在并发症
色瑞替尼	合用会增加严重心律失常发生的风险，合用时应密切监测潜在并发症
沙奎那韦	不建议合用，合用会增加严重心律失常发生的风险
舒芬太尼	合用会导致严重的不良反应，如呼吸窘迫、昏迷甚至死亡，合用时应密切监测
索他洛尔	合用会增加严重心律失常发生的风险，合用时应密切监测潜在并发症
他喷他多	合用会导致严重的不良反应，如呼吸窘迫、昏迷甚至死亡，合用时应密切监测
托吡酯	托吡酯可导致体温升高和出汗减少，与羟嗪等药物合用时，这些作用可能会加剧，合用时应密切监测。合用还会出现嗜睡或头晕眼花的情况，因此应避免驾驶或操作危险机器
托瑞米芬	合用会增加严重心律失常发生的风险，合用时应密切监测潜在并发症
威罗非尼	合用会增加严重心律失常发生的风险，合用时应密切监测潜在并发症
西酞普兰	合用会增加严重心律失常发生的风险，合用时应密切监测潜在并发症
伊布利特	合用会增加严重心律失常发生的风险，合用时应密切监测潜在并发症
伊伐布雷定	合用会增加严重心律失常发生的风险，合用时应密切监测潜在并发症
伊潘立酮	合用会增加严重心律失常发生的风险，合用时应密切监测潜在并发症

续表

合用药物	临床评价
依法韦仑	合用会增加严重心律失常发生的风险,合用时应密切监测潜在并发症
依福替尼	合用会增加严重心律失常发生的风险,合用时应密切监测潜在并发症
罂粟碱	合用会增加严重心律失常发生的风险,合用时应密切监测潜在并发症
左醋美沙朵	不建议合用,合用会增加严重心律失常发生的风险
左啡诺	合用会导致严重的不良反应,如呼吸窘迫、昏迷甚至死亡,合用时应密切监测
唑尼沙胺	唑尼沙胺可导致体温升高和出汗减少,与羟嗪等药物合用时,这些作用可能会加剧,合用时应密切监测。合用时还会出现嗜睡或头晕眼花的情况,因此应避免驾驶或操作危险机器

第十五章 免疫系统用药

第一节 免疫抑制剂

一、环孢素

与环孢素合用药物（食物）临床评价见表 15-1。

表 15-1 与环孢素合用药物（食物）临床评价

合用药物（食物）	临床评价
阿贝卡星	合用加重环孢素（全身）的肾毒性
阿达木单抗	合用降低环孢素（全身）的血药浓度
阿法替尼	环孢素可升高阿法替尼的血药浓度
阿立哌唑	环孢素可升高阿立哌唑的血药浓度
阿利吉仑	环孢素（全身）升高阿利吉仑的血药浓度
阿米卡星	合用加重环孢素（全身）的肾毒性
阿莫非尼	合用降低环孢素（全身）的血药浓度
阿瑞匹坦	环孢素可升高阿瑞匹坦的血药浓度
阿托伐他汀	环孢素（全身）升高阿托伐他汀的血药浓度
艾代拉里斯	环孢素可升高艾代拉里斯的血药浓度
安贝生坦	环孢素（全身）升高安贝生坦的血药浓度
胺碘酮	胺碘酮减少环孢素（全身）的代谢
奥利司他	奥利司他可降低环孢素（全身）的血药浓度
奥美拉唑	奥美拉唑升高环孢素（全身）的血药浓度
奥曲肽	奥曲肽会减少肠道对环孢素的吸收
保钾利尿药和含高钾的药物	合用可使血钾增高
苯丁酸氮芥	合用可能会增加感染和淋巴增生性疾病的危险性，故应谨慎
苯妥英	苯妥英加速环孢素（全身）的代谢
苯扎贝特	合用可升高环孢素的血药浓度和肾毒性，有导致肾功能恶化的危险，应减量或停药
吡美莫司	合用加重免疫抑制剂的不良/毒性作用
吡嗪酰胺	合用时环孢素的血药浓度可能降低，因此需监测血药浓度，据此调整剂量
表柔比星	环孢素可升高表柔比星的血药浓度
波生坦	环孢素（全身）升高波生坦的血药浓度，波生坦降低环孢素（全身）的血药浓度
博赛普韦	环孢素（全身）升高博赛普韦的血药浓度，博赛普韦升高环孢素（全身）的血药浓度
博舒替尼	环孢素升高博舒替尼的血药浓度
雌激素	雌激素可升高环孢素的血药浓度，增加肝肾毒性
达比加群酯	环孢素可升高达比加群酯活性代谢物的血药浓度
达拉非尼	环孢素可升高达拉非尼的血药浓度
达沙替尼	环孢素可升高达沙替尼的血药浓度

续表

合用药物（食物）	临床评价
达托霉素	合用增加肌病风险，最好避免合用
大观霉素	合用加重环孢素（全身）肾毒性
大环内酯类（阿奇霉素除外）	合用会升高环孢素的血药浓度
胆酸	环孢素可减少胆酸排泄
地尔硫䓬	合用可升高环孢素的血浓度，增加肝、肾毒性
地高辛	环孢素（全身）升高地高辛的血药浓度
地诺单抗	合用时严重感染的风险可能增加
多非利特	环孢素升高多非利特的血药浓度
多柔比星	合用增加肾毒性风险
恩杂鲁胺	恩杂鲁胺可降低环孢素（全身）的血药浓度
二氢睾酮	合用加重环孢素（全身）肝毒性，二氢睾酮升高环孢素（全身）的血药浓度
非洛地平	合用时非洛地平的血药浓度增加150%，AUC增加60%
非甾体抗炎药	合用时发生肾衰竭的危险性增加
汉防己甲素	合用使口服环孢素的血药峰值升高
氟班色林	环孢素可升高氟班色林的血药浓度
氟伐他汀	环孢素可升高氟伐他汀的血药浓度
氟康唑	氟康唑升高环孢素（全身）的血药浓度
福沙匹坦	环孢素可升高福沙匹坦的血药浓度
睾酮	合用加重环孢素（全身）肝毒性
格列本脲	环孢素（全身）减弱格列本脲治疗作用，格列本脲升高环孢素（全身）的血药浓度
核糖霉素	核糖霉素可加重环孢素（全身）肾毒性
环己巴比妥	环己巴比妥可加速环孢素（全身）的代谢
环磷酰胺	环磷酰胺增强环孢素（全身）的免疫抑制剂作用，降低环孢素（全身）的血药浓度
磺吡酮	磺吡酮可降低环孢素（全身）的血药浓度
甲氨蝶呤	环孢素（全身）升高甲氨蝶呤的血药浓度，可能导致恶心、呕吐、口腔溃疡、肝毒性和（或）肾毒性
甲氧氯普胺	合用增加环孢素（全身）吸收
决奈达隆	环孢素（全身）升高决奈达隆的血药浓度
卡泊芬净	环孢素（全身）增强卡泊芬净不良/毒性作用
卡马西平	卡马西平降低环孢素（全身）的血药浓度
卡那霉素	卡那霉素加重环孢素（全身）肾毒性
卡维地洛	卡维地洛升高环孢素（全身）的血药浓度
考来维仑	考来维仑降低环孢素（全身）的血药浓度
考尼伐坦	考尼伐坦升高环孢素的血药浓度
克唑替尼	克唑替尼升高环孢素（全身）的血药浓度
奎奴普丁	奎奴普丁升高环孢素（全身）的血药浓度
来地帕韦	环孢素可升高来地帕韦的血药浓度
来氟米特	合用可增强来氟米特的不良/毒性作用，血液系统毒性如血细胞减少、粒细胞缺乏和（或）血小板减少的风险可能增加
乐卡地平	合用时乐卡地平和环孢素的血药浓度均升高

续表

合用药物（食物）	临床评价
雷诺嗪	环孢素可升高雷诺嗪的血药浓度
利福昔明	环孢素（全身）升高利福昔明的血药浓度
利托那韦	利托那韦升高环孢素（全身）的血药浓度
链霉素	链霉素加重环孢素（全身）肾毒性
两性霉素 B	两性霉素 B 加重环孢素（全身）的肾毒性
磷苯妥英	磷苯妥英降低环孢素（全身）的血药浓度
膦甲酸	膦甲酸加重环孢素（全身）肾毒性
硫唑嘌呤	合用时可能会增加感染和淋巴增生性疾病的危险性，故应谨慎
卢立康唑	卢立康唑升高环孢素的血药浓度
氯霉素	氯霉素升高环孢素（全身）的血药浓度
罗氟司特	合用增强免疫抑制作用
洛美他派	环孢素升高洛美他派的血药浓度
麦考酚酸	环孢素（全身）降低麦考酚酸的血药浓度
美法仑	合用加重环孢素（全身）肾毒性
美曲普汀	合用降低环孢素（全身）的血药浓度
美索比妥	合用增加环孢素（全身）代谢
米伐木肽	米伐木肽的制造商建议避免其与环孢素合用
米非司酮	米非司酮升高环孢素（全身）的血药浓度
米托蒽醌	环孢素（全身）升高米托蒽醌的血药浓度
米托坦	米托坦降低环孢素（全身）的血药浓度
莫达非尼	合用降低环孢素（全身）的血药浓度
那他珠单抗	免疫抑制剂加重那他珠单抗的不良/毒性作用
纳洛塞醇	环孢素可升高纳洛塞醇的血药浓度
奈替米星	合用加重环孢素（全身）肾毒性
奈妥吡坦	奈妥吡坦升高环孢素的血药浓度
萘夫西林	萘夫西林可升高环孢素（全身）代谢
尼莫地平	环孢素可升高尼莫地平的血药浓度
诺氟沙星	合用减少环孢素（全身）代谢
帕博西利	合用升高 CYP3A4 底物（如环孢素）的血药浓度
帕唑帕尼	环孢素升高帕唑帕尼的血药浓度
匹伐他汀	环孢素（全身）升高匹伐他汀的血药浓度
匹莫齐特	环孢素可升高匹莫齐特的血药浓度
扑米酮	扑米酮可加速环孢素（全身）代谢
普伐他汀	环孢素（全身）升高普伐他汀的血药浓度
普卡必利	环孢素升高普卡必利的血药浓度
普罗布考	普罗布考可明显降低环孢素的血药浓度
氢可酮	环孢素可升高氢可酮的血药浓度
庆大霉素	合用加重环孢素（全身）的肾毒性
秋水仙碱	环孢素升高秋水仙碱的血药浓度
曲妥珠单抗	合用加重环孢素的致中性粒细胞减少作用

合用药物（食物）	临床评价
瑞格列奈	环孢素可能增强和（或）延长瑞格列奈的降血糖作用
瑞舒伐他汀	环孢素可明显升高瑞舒伐他汀的血药浓度
司可巴比妥	司可巴比妥加速环孢素（全身）代谢
司替戊醇	司替戊醇可升高环孢素的血药浓度
司妥昔单抗	司妥昔单抗降低环孢素的血药浓度
司维拉姆	司维拉姆可降低环孢素（全身）的血药浓度
他克莫司	合用加重环孢素（全身）不良/毒性作用
替格瑞洛	环孢素（全身）升高替格瑞洛的血药浓度
替拉那韦	替拉那韦可升高环孢素（全身）的血药浓度
酮康唑	合用可升高环孢素的血药浓度，增加肝肾毒性
托泊替康	环孢素升高托泊替康的血药浓度
托法替尼	合用增强托法替尼的免疫抑制作用
托珠单抗	合用降低环孢素的血药浓度
妥布霉素	合用加重环孢素（全身）肾毒性
维生素 B_6	环孢素可拮抗维生素 B_6 或增强维生素 B_6 经肾排泄，甚至可引起贫血或周围神经炎
戊巴比妥	合用加速环孢素（全身）的代谢
西罗莫司	合用增强环孢素（全身）不良/毒性作用
西洛多辛	环孢素可升高西洛多辛的血药浓度
西美瑞韦	合用升高环孢素（全身）的血药浓度，降低西美瑞韦的血药浓度
西咪替丁	合用可升高环孢素的血药浓度，增加肝、肾毒性
西他生坦	环孢素（全身）升高西他生坦的血药浓度
西柚汁	西柚汁可升高环孢素的血药浓度，增加中毒风险
缬沙坦	合用可能会增加缬沙坦的全身暴露量
缬沙坦氢氯噻嗪	合用可能增加发生高尿酸血症和痛风并发症的风险
新霉素	合用加重环孢素（全身）肾毒性
雄激素	合用可升高环孢素的血药浓度，增加肝肾毒性
熊去氧胆酸	熊去氧胆酸胶囊可以增加环孢素在肠道的吸收，合用时应监测环孢素的血药浓度，必要时要调整环孢素的剂量
溴隐亭	合用升高环孢素（全身）的血药浓度
血管紧张素转换酶抑制剂	血管紧张素转换酶抑制剂和环孢素 A 能抑制醛固酮分泌，使尿钾排泄减少，故合用时易发生高钾血症
亚胺培南	环孢素（全身）加重亚胺培南的神经毒性
伊马替尼	合用升高环孢素（全身）的血药浓度
依度沙班	环孢素升高依度沙班的血药浓度
依伐卡托	依伐卡托升高环孢素的血药浓度
依法韦仑	依法韦仑降低环孢素（全身）的血药浓度
依普利酮	合用加重环孢素（全身）升高血钾作用
依托泊苷	环孢素（全身）升高依托泊苷的血药浓度
依维莫司	环孢素（全身）升高依维莫司的血药浓度
依折麦布	合用升高环孢素（全身）的血药浓度

续表

合用药物（食物）	临床评价
乙酰唑胺	合用升高环孢素（全身）的血药浓度
异氟磷	合用升高环孢素（全身）的血药浓度
仲丁巴比妥	合用加速环孢素（全身）代谢

二、硫唑嘌呤

与硫唑嘌呤合用药物临床评价见表 15-2。

表 15-2　与硫唑嘌呤合用药物临床评价

合用药物	临床评价
氨基水杨酸盐	合用增加白细胞减少症的风险
血管紧张素转换酶抑制剂	血管紧张素转换酶抑制剂加重硫唑嘌呤的骨髓抑制作用
吡美莫司	合用加重免疫抑制剂的不良/毒性作用
别嘌醇	合用可抑制硫唑嘌呤的代谢，合用时硫唑嘌呤剂量应减量至 1/4 的常规剂量
醋硝香豆素	合用减弱维生素 K 拮抗剂（如醋硝香豆素）的抗凝血作用
地诺单抗	合用加重免疫抑制剂的不良/毒性作用
非布司他	合用升高硫唑嘌呤的血药浓度
非布索坦	非布索坦的制造商建议其避免与硫唑嘌呤合用
肝毒性药物	与其他具有肝毒性的药物合用，会使肝毒性明显加重
琥珀胆碱	硫唑嘌呤可增强琥珀胆碱的作用
华法林	合用减弱维生素 K 拮抗剂（如华法林）的抗凝作用
环孢素	合用可能会增加引起感染和淋巴增生性疾病的危险性，故应谨慎
环磷酰胺	硫唑嘌呤加重环磷酰胺肝毒性
磺胺甲噁唑	合用加重硫唑嘌呤的骨髓抑制作用，增加血液毒性风险
甲氧苄啶	合用增加血液毒性风险
来氟米特	硫唑嘌呤加重来氟米特的不良/毒性作用，包括血液系统的风险如血细胞减少、粒细胞缺乏和（或）血小板减少可能增加
利巴韦林	利巴韦林可能增强硫唑嘌呤的骨髓抑制效应
罗氟司特	合用增强免疫抑制剂的免疫抑制作用
那他珠单抗	硫唑嘌呤加重那他珠单抗不良/毒性作用，包括合并感染的风险可能增加
泮库溴铵	硫唑嘌呤激活 cAMP，促进递质释放，可对抗泮库溴铵的肌松作用，故避免同用，如须同用，泮库溴铵的剂量应增加
巯嘌呤	合用加重巯嘌呤的骨髓抑制作用
曲妥珠单抗	合用加重免疫抑制剂的致中性粒细胞减少作用
筒箭毒碱	硫唑嘌呤可对抗筒箭毒碱产生的肌松作用，使用其他非去极化型肌松药可引起类似反应
托法替尼	硫唑嘌呤加重托法替尼的免疫抑制作用

三、他克莫司

与他克莫司合用药物（食物）临床评价见表 15-3。

表 15-3 与他克莫司合用药物（食物）临床评价

合用药物（食物）	临床评价
阿司匹林	阿司匹林加重他克莫司的肾毒性
阿昔洛韦	合用可能增加肾毒性风险
阿扎那韦	阿扎那韦可能增强他克莫司的血药浓度
埃索美拉唑	合用升高他克莫司（系统）的血药浓度
氨基糖苷类	合用增加肾毒性
奥美拉唑	合用升高他克莫司（系统）的血药浓度
保钾利尿药	合用增加高钾血症风险
倍他米松	合用增加不良反应的风险或严重性
苯巴比妥	苯巴比妥降低他克莫司的血药浓度
苯佐卡因	苯佐卡因会升高他克莫司的血药浓度
泊沙康唑	合用升高他克莫司的血药浓度，建议减少他克莫司的剂量
布洛芬	合用增加肾毒性
茶碱	茶碱使他克莫司的血药浓度和血清肌酐值升高，应严密监测他克莫司的血药浓度和肾功能，可能需要调整剂量
促皮质素	合用增加不良反应的风险或严重性
达福普汀	合用升高他克莫司的血药浓度
达那唑	达那唑可能升高他克莫司的血药浓度
地尔硫䓬	地尔硫䓬可能升高他克莫司的血药浓度
地特胰岛素	合用会减弱地特胰岛素的治疗效应
丁丙诺啡	合用会升高他克莫司的血药浓度
二甲双胍	合用会减弱二甲双胍的治疗作用
非洛地平	非洛地平可能使他克莫司的血药浓度升高
芬太尼	合用会升高他克莫司的血药浓度
伏立康唑	合用会升高他克莫司的血药浓度，建议降低他克莫司的剂量
氟康唑	氟康唑与口服他克莫司合用时，需根据他克莫司的血药浓度适当降低用药剂量
氟哌利多	建议避免合用，合用可增加室性心律失常的风险
福沙那韦	合用会升高他克莫司的血药浓度
甘精胰岛素	合用会减弱甘精胰岛素的治疗效应
戈舍瑞林	他克莫司会增加戈舍瑞林的延长 QTc 间期效应
格列本脲	合用会减弱格列本脲的治疗效应
格列喹酮	合用会减弱格列喹酮的治疗效果
格列美脲	合用会减弱格列美脲的治疗效果
格列齐特	合用会减弱格列齐特的治疗效果
更昔洛韦	合用增加肾毒性风险
红霉素	合用会升高他克莫司的血药浓度
环孢素	他克莫司升高环孢素的血药浓度，勿与环孢素同时服用，以免引起严重肾毒性
甲苯磺丁脲	合用会减弱甲苯磺丁脲的治疗效应
甲硝唑	甲硝唑抑制他克莫司肝代谢，使他克莫司的血药浓度上升，合用时应监测患者的肾功能和他克莫司的血药浓度
钾盐	合用增加高血钾的危险

续表

合用药物（食物）	临床评价
决奈达隆	谨慎合用，因增加心律失常的风险
卡泊芬净	卡泊芬净可降低他克莫司的血药浓度
克霉唑	克霉唑会升高他克莫司的血药浓度
奎奴普丁	合用可升高他克莫司的血药浓度
赖脯胰岛素	合用会减弱赖脯胰岛素的治疗效应
兰索拉唑	合用升高他克莫司的血药浓度
利多卡因	利多卡因会升高他克莫司的血药浓度
利伐沙班	合用会减少他克莫司代谢，降低利伐沙班的血药浓度
利福平	合用降低他克莫司的血药浓度
利托那韦	合用可能升高他克莫司的血药浓度
两性霉素	合用增加肾毒性风险
氯胺酮	氯胺酮会升高他克莫司的血药浓度
氯吡格雷	他克莫司可降低氯吡格雷的血药浓度
氯霉素	氯霉素可能升高他克莫司的血药浓度
吗啡	他克莫司会降低吗啡的血药浓度
麦角胺	麦角胺会升高他克莫司的血药浓度
门冬胰岛素	他克莫司可减弱门冬胰岛素的治疗效应
咪达唑仑	他克莫司会降低咪达唑仑的血药浓度
奈非那韦	合用可能升高他克莫司的血药浓度
萘法唑酮	萘法唑酮抑制他克莫司肝、肠代谢，使他克莫司的血药浓度升高和不良反应增强，应严密监测他克莫司浓度和不良反应症状，可能需要调整剂量或停用萘法唑酮
尼卡地平	合用可能升高他克莫司的血药浓度
硼替佐米	硼替佐米可减少他克莫司的代谢
曲唑酮	曲唑酮抑制他克莫司肝、肠代谢，使他克莫司的血药浓度上升和不良反应增强，应严密监测他克莫司浓度和不良反应症状，可能需要调整剂量或停用曲唑酮
炔雌醇	合用可能升高他克莫司的血药浓度
瑞格列奈	合用会减弱瑞格列奈的治疗作用
噻氯匹定	合用会减少他克莫司的代谢
沙奎那韦	合用升高他克莫司的血药浓度（考虑降低他克莫司的剂量）
双嘧达莫	合用会降低双嘧达莫的血药浓度，升高他克莫司的血药浓度
泰利霉素	他克莫司可能升高泰利霉素的血药浓度
酮康唑	酮康唑可升高他克莫司的血药浓度，建议减少他克莫司的给药剂量
万古霉素	合用可能增加肾毒性风险
维格列汀	合用会减弱维格列汀的治疗作用
维库溴铵	他克莫司会降低维库溴铵的血药浓度
维拉帕米	合用可能升高他克莫司的血药浓度
西柚汁	合用升高他克莫司的血药浓度
硝苯地平	合用时应监测他克莫司的血药浓度，必要时降低他克莫司的用药剂量
新斯的明	新斯的明会升高他克莫司的血药浓度
溴隐亭	合用会降低溴隐亭的血药浓度，升高他克莫司的血药浓度

续表

合用药物（食物）	临床评价
血管紧张素Ⅱ受体阻滞药	血管紧张素Ⅱ受体阻滞药与他克莫司合用增加高钾血症风险
伊曲康唑	合用升高他克莫司的血药浓度（建议减少他克莫司的剂量）
依法韦仑	合用可能降低他克莫司的血药浓度
胰岛素	合用会减弱胰岛素的治疗效应
孕激素	他克莫司可能抑制孕激素的代谢

四、咪唑立宾

与咪唑立宾合用药物临床评价见表15-4。

表15-4 与咪唑立宾合用药物临床评价

合用药物	临床评价
达肝素	咪唑立宾增强达肝素的抗凝作用
肝素钠	咪唑立宾增强肝素钠的抗凝作用
华法林	咪唑立宾增强华法林的抗凝作用
磺达肝素	咪唑立宾增强磺达肝素的抗凝作用
利伐沙班	咪唑立宾增强利伐沙班的抗凝作用
那曲肝素	咪唑立宾增强那曲肝素的抗凝作用
依诺肝素	咪唑立宾增强依诺肝素的抗凝作用

五、麦考酚酸

与麦考酚酸合用药物临床评价见表15-5。

表15-5 与麦考酚酸合用药物临床评价

合用药物	临床评价
阿司匹林	合用会增加不良反应的风险或严重性
阿昔洛韦	阿昔洛韦对麦考酚酸的 AUC 和峰值没有影响，而麦考酚酸葡萄糖醛酸结合物的和阿昔洛韦的 AUC 却分别升高 12.0%和 21.9%
埃索美拉唑	质子泵抑制剂（如埃索美拉唑）降低麦考酚酯的血药浓度
奥美拉唑	质子泵抑制剂（如奥美拉唑）降低麦考酚酯的血药浓度
丙磺舒	合用丙磺舒或其他经肾小管排泄的药物，可以与麦考酚酸葡萄糖醛酸结合物竞争，从而使两者的血药浓度升高
醋酸甲羟孕酮	合用会降低醋酸甲羟孕酮的血药浓度
达肝素	麦考酚酸增强达肝素的抗凝作用
肝素钠	麦考酚酸增强肝素钠的抗凝作用
华法林	麦考酚酸增强华法林的抗凝作用
环孢素	在麦考酚酸和环孢素合用的治疗方案中，停用环孢素可以大大升高麦考酚酸的谷浓度，应监测不良反应
磺达肝素	麦考酚酸增强磺达肝素的抗凝作用
甲硝唑	合用会降低麦考酚酸的血药浓度

续表

合用药物	临床评价
抗酸药	同时服用抗酸药可使麦考酚酸吸收减少
兰索拉唑	质子泵抑制剂（如兰索拉唑）降低麦考酚酸的血药浓度，使活性麦考酚酸浓度降低
利伐沙班	麦考酚酸增强利伐沙班的抗凝作用
吗替麦考酚酯	合用降低麦考酚酸的血药浓度
那曲肝素	麦考酚酸增强那曲肝素的抗凝作用
前列地尔	合用会减弱前列地尔的治疗作用
去氨加压素	合用会增加不良反应的风险或严重性
炔诺酮	合用会降低炔诺酮的血药浓度
依诺肝素	麦考酚酸增强依诺肝素的抗凝作用
右旋糖酐40	麦考酚酸增强右旋糖酐40的抗凝作用
左炔诺孕酮	合用会降低左炔诺孕酮的血药浓度

六、西罗莫司

与西罗莫司合用药物（食物）临床评价见表15-6。

表15-6 与西罗莫司合用药物（食物）临床评价

合用药物（食物）	临床评价
阿扎那韦	阿扎那韦可能升高西罗莫司的血药浓度
奥美拉唑	合用可能影响环孢素的血药浓度
倍他米松	合用会降低倍他米松的血药浓度
泊沙康唑	泊沙康唑可能升高西罗莫司的血药浓度
地尔硫䓬	地尔硫䓬升高西罗莫司的血药浓度
地塞米松	合用会降低西罗莫司的血药浓度
地特胰岛素	合用会减弱地特胰岛素的治疗效应
二甲双胍	合用会减弱二甲双胍的治疗效果
伏立康唑	伏立康唑可升高西罗莫司的血药浓度
氟康唑	氟康唑可升高西罗莫司的血药浓度
甘精胰岛素	合用会减弱甘精胰岛素的治疗效应
格列本脲	合用会减弱格列本脲的治疗效应
格列喹酮	合用会减弱格列喹酮的治疗效果
格列美脲	合用会减弱格列美脲的治疗效果
格列齐特	合用会减弱格列齐特的治疗效应
红霉素	合用时两药的血药浓度均增加，避免合用
环孢素	环孢素升高西罗莫司的血药浓度，合用加重肾毒性
磺吡酮	磺吡酮可降低环孢素的血药浓度
甲苯磺丁脲	合用会减弱甲苯磺丁脲的治疗效应
决奈达隆	谨慎合用
克拉霉素	合用升高西罗莫司的血药浓度，避免同时使用
克霉唑	克霉唑会升高西罗莫司的血药浓度
赖脯胰岛素	合用会减弱赖脯胰岛素的治疗效应

续表

合用药物（食物）	临床评价
利伐沙班	合用会降低利伐沙班的血药浓度
利福布汀	合用降低西罗莫司的血药浓度，避免合用
利福平	合用降低西罗莫司的血药浓度，避免合用
洛匹那韦	合用可能升高西罗莫司的血药浓度
氯吡格雷	合用会降低氯吡格雷的血药浓度
吗啡	合用会降低吗啡的血药浓度
门冬胰岛素	合用会减弱门冬胰岛素的治疗效应
咪达唑仑	合用会降低咪达唑仑的血药浓度
咪康唑	咪康唑可升高西罗莫司的血药浓度
米非司酮	米非司酮可升高西罗莫司酯化物的血药浓度
硼替佐米	合用会减少西罗莫司的代谢
瑞格列奈	合用会减弱瑞格列奈的治疗作用
噻氯匹定	合用会减少西罗莫司的代谢
双嘧达莫	合用会降低双嘧达莫的血药浓度
他汀类调脂药	合用可能会发生横纹肌溶解症
泰利霉素	合用升高西罗莫司的血药浓度，避免合用
酮康唑	酮康唑升高西罗莫司的血药浓度，避免合用
维格列汀	合用会减弱维格列汀的治疗作用
维库溴铵	合用会降低维库溴铵的血药浓度
维拉帕米	合用时两药的血药浓度均升高
西咪替丁	合用可能升高西罗莫司的血药浓度
西他生坦	西罗莫司升高西他生坦的血药浓度，避免合用
西柚汁	合用升高西罗莫司的血药浓度，避免合用
溴隐亭	合用会降低溴隐亭的血药浓度
伊曲康唑	伊曲康唑增强西罗莫司的血药浓度，避免合用
胰岛素	合用会减弱胰岛素的治疗效应

七、抗人T淋巴细胞免疫球蛋白

与抗人T淋巴细胞免疫球蛋白合用药物临床评价见表15-7。

表15-7 与抗人T淋巴细胞免疫球蛋白合用药物临床评价

合用药物	临床评价
活疫苗	使用抗人T淋巴细胞免疫球蛋白的患者，不能使用减毒活疫苗，使用其他疫苗免疫效果不佳
免疫抑制剂	与其他免疫抑制剂（皮质激素、硫唑嘌呤、环孢素）合用，有增加感染、血小板减少和贫血的危险性

八、阿法赛特

与阿法赛特合用药物临床评价见表15-8。

表 15-8　与阿法赛特合用药物临床评价

合用药物	临床评价
茶碱	阿法赛特开始或停药时，推荐监测合用药物茶碱的浓度，必要时调整剂量
华法林	阿法赛特开始或停药时，推荐监测合用药物华法林的效应，必要时调整剂量
环孢素	阿法赛特开始或停药时，推荐监测合用药物环孢素的浓度，必要时调整剂量

九、巴利昔单抗

与巴利昔单抗合用药物临床评价见表 15-9。

表 15-9　与巴利昔单抗合用药物临床评价

合用药物	临床评价
松果菊	松果菊具有免疫系统刺激作用，可能降低巴利昔单抗的疗效，从而危及器官移植患者的生命，故两者应避免合用
他克莫司	合用可使他克莫司血浆谷浓度升高，增加中毒的危险性，合用时应在移植后 1～2 个月密切监测他克莫司的血药浓度，必要时据此调整剂量

十、芬戈莫德

与芬戈莫德合用药物临床评价见表 15-10。

表 15-10　与芬戈莫德合用药物临床评价

合用药物	临床评价
Ⅰa 类或Ⅲ类抗心律失常药	芬戈莫德初始治疗可减慢心率，正在使用Ⅰa 类或Ⅲ类抗心律失常药的患者，使用芬戈莫德时须密切监测
奥曲肽	奥曲肽加重芬戈莫德的减慢心率作用
促皮质素	促皮质素增强芬戈莫德的免疫抑制作用
戈舍瑞林	芬戈莫德会增加戈舍瑞林的 QTc 间期延长效应
加兰他敏	加兰他敏可能会增加芬戈莫德的致心动过缓的作用
可待因	合用会降低芬戈莫德的代谢
兰瑞肽	兰瑞肽加重芬戈莫德减慢心率的作用
利斯的明	利斯的明可能会增强芬戈莫德减慢心率的作用
亮丙瑞林	芬戈莫德会增加亮丙瑞林的 QTc 间期延长效应
米非司酮	米非司酮会增加芬戈莫德的 QTc 间期延长的活性
硼替佐米	合用会减少芬戈莫德的代谢
普萘洛尔	普萘洛尔加重芬戈莫德减慢心率的作用
噻氯匹定	合用会减少芬戈莫德的代谢
酮康唑	酮康唑可升高芬戈莫德的血药浓度

十一、青霉胺

与青霉胺合用药物临床评价见表 15-11。

表 15-11　与青霉胺合用药物临床评价

合用药物	临床评价
保泰松	青霉胺可加重保泰松对造血系统和肾脏的不良反应
地高辛	合用可以降低青霉胺的血药浓度
地西泮	有口服青霉胺加重静脉给予地西泮诱发静脉炎的报道
枸橼酸铁	合用会导致青霉胺的吸收减少、血清浓度降低，从而使治疗效应减弱
金制剂	青霉胺可加重金制剂对造血系统和肾脏的不良反应
聚普瑞锌	合用可以降低青霉胺的血药浓度
抗疟药	青霉胺可加重抗疟药对造血系统和肾脏的不良反应
氯氮平	避免合用，可增强粒细胞缺乏症风险
免疫抑制剂	青霉胺可加重免疫抑制剂对造血系统和肾脏的不良反应
氢氧化铝	合用可以降低青霉胺的血药浓度
氢氧化镁	合用可以降低青霉胺的血药浓度
顺铂	青霉胺会减弱顺铂的活性，故不应与青霉胺同时应用
碳酸钙	合用可以降低青霉胺的血药浓度
碳酸氢钠	合用可以降低青霉胺的血药浓度
铁剂	口服铁剂者，宜在服用铁剂前 2 小时口服，以免减弱青霉胺疗效
维生素 B_6	合用可拮抗维生素 B_6 或增强维生素 B_6 经肾排泄，甚至可引起贫血或周围神经炎
锌	青霉胺减少锌的吸收，锌也可减少青霉胺的吸收
氧化镁	合用可以降低青霉胺的血药浓度
吲哚美辛	合用可使青霉胺的血药浓度上升，合用时应监测青霉胺的毒性，其剂量可能需要减少

十二、来氟米特

与来氟米特合用药物临床评价见表 15-12。

表 15-12　与来氟米特合用药物临床评价

合用药物	临床评价
阿普唑仑	合用会减少阿普唑仑的代谢
阿司匹林	合用会增加不良反应的风险或严重性
苯妥英	来氟米特可能升高苯妥英的血药浓度
丙泊酚	合用会减少丙泊酚的代谢
达肝素	来氟米特增强达肝素的抗凝作用
丁丙诺啡	合用会减少丁丙诺啡的代谢
肝素钠	来氟米特增强肝素钠的抗凝作用
华法林	来氟米特可能增强华法林的抗凝效应
磺达肝素	来氟米特增强磺达肝素的抗凝作用
活性炭	合用可降低来氟米特的血药浓度
甲氨蝶呤	甲氨蝶呤加重来氟米特的不良/毒性作用
甲苯磺丁脲	来氟米特可能增强甲苯磺丁脲的降血糖效应
考来烯胺	合用显著降低来氟米特的效应（增加消除），避免合用，除非希望增加来氟米特的消除
利多卡因	合用会降低来氟米特的代谢
利伐沙班	合用可增强利伐沙班的抗凝作用

续表

合用药物	临床评价
利福平	联合使用时来氟米特峰浓度较单独使用高约 40%，随着利福平的使用，来氟米特浓度可能继续升高，因此两药合用时应慎重
链佐星	合用可增加发生严重感染的风险
氯胺酮	合用会减少氯胺酮的代谢
氯吡格雷	合用会减少氯吡格雷的代谢
那曲肝素	来氟米特增强那曲肝素的抗凝作用
硼替佐米	合用会减少来氟米特的代谢
皮质激素	合用会增加不良反应的风险或严重性
前列地尔	合用会减弱前列地尔的治疗作用
庆大霉素	来氟米特可能会导致庆大霉素的血药浓度降低、疗效减弱
巯嘌呤	免疫抑制剂（如巯嘌呤）加重来氟米特的不良/毒性作用
去氨加压素	合用会增加不良反应的风险或严重性
噻氯匹定	合用会减少来氟米特的代谢
依诺肝素	来氟米特增强依诺肝素的抗凝作用
疫苗	来氟米特避免与活菌疫苗合用
英夫利昔单抗	英夫利昔单抗加重来氟米特的不良/毒性作用
右旋糖酐 40	来氟米特增强右旋糖酐 40 的抗凝作用

十三、特立氟胺

与特立氟胺合用药物临床评价见表 15-13。

表 15-13 与特立氟胺合用药物临床评价

合用药物	临床评价
BCRP/ABCG2 底物	特立氟胺升高 BCRP/ABCG2 底物的血药浓度
CYP1A2 代谢药	特立氟胺可能降低通过 CYP1A2 代谢的药物浓度，如度洛西汀、阿洛司琼、茶碱和替扎尼定的作用
CYP2C8 代谢药	特立氟胺与通过 CYP2C8 代谢的药物，如瑞格列奈、紫杉醇、吡格列酮、罗格列酮合用，可能使这些药物暴露量增加
阿司匹林	合用会增加不良反应的风险或严重性
布比卡因	合用会降低布比卡因的血药浓度
雌二醇	合用会降低雌二醇的血药浓度
达肝素	特立氟胺增强达肝素的抗凝作用
丁丙诺啡	合用会降低丁丙诺啡的代谢
呋塞米	合用会升高呋塞米的血药浓度
肝素钠	特立氟胺增强肝素钠的抗凝作用
华法林	合用时推荐随访并密切监测 INR
磺达肝素	特立氟胺增强磺达肝素的抗凝作用
利多卡因	合用会降低利多卡因的血药浓度
氯胺酮	合用会减少氯胺酮的代谢
氯吡格雷	合用会降低氯吡格雷的血药浓度
吗啡	合用会减少吗啡的代谢
麦角胺	合用会降低麦角胺的血药浓度

续表

合用药物	临床评价
那格列奈	合用会升高那格列奈的血药浓度
那曲肝素	特立氟胺增强那曲肝素的抗凝作用
硼替佐米	合用会降低硼替佐米的血药浓度
普萘洛尔	合用会降低普萘洛尔的血药浓度
前列地尔	合用会减弱前列地尔的治疗作用
庆大霉素	特立氟胺可能会降低庆大霉素的疗效
去氨加压素	合用会增加不良反应的风险或严重性
炔雌醇	特立氟胺重复剂量给药后，增加口服避孕药炔雌醇的 C_{max} 和 $AUC_{0\sim24h}$，合用时应考虑避孕药的类型和剂量
瑞格列奈	合用会升高瑞格列奈的血药浓度
西洛他唑	合用会降低西洛他唑的血药浓度
依诺肝素	特立氟胺增强依诺肝素的抗凝作用
右旋糖酐 40	特立氟胺增强右旋糖酐 40 的抗凝作用

十四、贝拉西普

与贝拉西普合用药物临床评价见表 15-14。

表 15-14　与贝拉西普合用药物临床评价

合用药物	临床评价
吗替麦考酚酯	吗替麦考酚酯与贝拉西普合用，与合用环孢素相比，吗替麦考酚酯的 C_{max} 和 AUC 分别升高 20% 和 40%

十五、依那西普

与依那西普合用药物临床评价见表 15-15。

表 15-15　与依那西普合用药物临床评价

合用药物	临床评价
阿巴西普	依那西普避免与阿巴西普合用
阿那白滞素	合用可提高感染的风险，合用时应谨慎
阿司匹林	合用会增加不良反应的风险或严重性
达肝素	依那西普增强达肝素的抗凝作用
肝素钠	依那西普增强肝素钠的抗凝作用
华法林	依那西普增强华法林的抗凝作用
磺达肝素	依那西普增强磺达肝素的抗凝作用
活疫苗	使用依那西普期间接种活疫苗，可能由于细胞免疫反应被改变而发生疫苗感染，不推荐使用依那西普期间接种活疫苗
利伐沙班	依那西普增强利伐沙班的抗凝作用
那曲肝素	依那西普增强那曲肝素的抗凝作用
前列地尔	合用会减弱前列地尔的治疗作用
去氨加压素	合用会增加不良反应的风险或严重性

续表

合用药物	临床评价
依诺肝素	依那西普增强依诺肝素的抗凝作用
英夫利昔单抗	合用加重英夫利昔单抗的免疫抑制作用
右旋糖酐 40	依那西普增强右旋糖酐 40 的抗凝作用

十六、阿达木单抗

与阿达木单抗合用药物临床评价见表 15-16。

表 15-16　与阿达木单抗合用药物临床评价

合用药物	临床评价
阿巴西普	合用增加不良反应的风险
阿那白滞素	阿达木单抗避免与阿那白滞素合用
华法林	合用会降低华法林的血药浓度
活疫苗	阿达木单抗避免与活菌疫苗合用
英夫利昔单抗	合用加重英夫利昔单抗的免疫抑制作用

十七、赛妥珠单抗

与赛妥珠单抗合用药物临床评价见表 15-17。

表 15-17　与赛妥珠单抗合用药物临床评价

合用药物	临床评价
阿柏西普	不推荐联合应用，因会增加感染风险
阿那白滞素	不推荐联合应用，因会增加感染风险
活疫苗	赛妥珠单抗治疗期间，不能接种活疫苗或减毒疫苗
利妥昔单抗	不推荐联合应用，因会增加感染风险

十八、贝利木单抗

与贝利木单抗合用药物临床评价见表 15-18。

表 15-18　与贝利木单抗合用药物临床评价

合用药物	临床评价
肝炎疫苗	应与贝利木单抗间隔 30 天，因为贝利木单抗可能影响其免疫应答

十九、乌特津单抗

与乌特津单抗合用药物临床评价见表 15-19。

表 15-19　与乌特津单抗合用药物临床评价

合用药物	临床评价
华法林	在慢性炎症期间，某些细胞因子（如 IL-1、IL-6、IL-10、TNFα、IFN）水平的增加可能改变 CYP 的形成，乌特津单抗可使 CYP 的形成正常化，IL-12 和 IL-23 调整 CYP 的作用尚未见报道，然而，正在使用 CYP 的底物，尤其是那些治疗指数狭窄的药物（如华法林）的患者，应监测疗效

续表

合用药物	临床评价
环孢素	合用时应监测环孢素的血药浓度
活疫苗	乌特津单抗不应与活疫苗同时使用，使用本品期间、治疗前1年或治疗后1年都不应使用卡介苗

二十、卡那单抗

与卡那单抗合用药物临床评价见表15-20。

表15-20 与卡那单抗合用药物临床评价

合用药物	临床评价
TNF抑制剂	合用可引起严重感染和中性粒细胞减少症的发生率增加，应避免合用
华法林	在慢性炎症期间，某些细胞因子（如IL-1）水平的增加可抑制CYP的形成，细胞因子抑制剂（如卡那单抗）可使CYP的形成正常化，这对于治疗指数狭窄的CYP底物有临床意义，正在使用这些药物（如华法林）治疗的患者需要个体化调整剂量，开始使用卡那单抗时，需监测疗效或药物浓度，并按照需要个体化调整用药剂量
活疫苗	卡那单抗不应与活疫苗同时使用，建议在可能的情况下，使用卡那单抗治疗前，儿童和成年患者应完成所有免疫接种，包括肺炎球菌疫苗和灭活的流感疫苗
阻滞IL-1或其受体的重组体药物	由于卡那单抗与重组人IL-1受体阻滞剂（IL-1Ra）（如利纳西普、阿那白滞素）有潜在的毒理学交互作用，应避免合用

二十一、戈利木单抗

与戈利木单抗合用药物临床评价见表15-21。

表15-21 与戈利木单抗合用药物临床评价

合用药物	临床评价
茶碱	在慢性炎症中，CYP可能被升高的细胞因子（如TNFα）抑制，因此，细胞因子抑制剂可能恢复CYP的活性至正常，与茶碱合用时监测临床反应，有条件的进行血药浓度监测
肝炎疫苗	不可与肝炎疫苗同时注射
华法林	在慢性炎症中，CYP可能被升高的细胞因子（如TNFα）抑制，因此，细胞因子抑制剂可能恢复CYP的活性至正常，与华法林合用时监测临床反应，有条件的进行血药浓度监测
环孢素	在慢性炎症中，CYP可能被升高的细胞因子（如TNFα）抑制，因此，细胞因子抑制剂可能恢复CYP的活性至正常，与环孢素合用时监测临床反应，有条件的进行血药浓度监测

二十二、依法珠单抗

与依法珠单抗合用药物临床评价见表15-22。

表15-22 与依法珠单抗合用药物临床评价

合用药物	临床评价
活疫苗	用药过程中不能接种活疫苗和减毒活疫苗，接种前至少停用依法珠单抗8周，接种后2周才能使用依法珠单抗

二十三、那他珠单抗

与那他珠单抗合用药物临床评价见表15-23。

续表

合用药物	临床评价
依诺肝素	依那西普增强依诺肝素的抗凝作用
英夫利昔单抗	合用加重英夫利昔单抗的免疫抑制作用
右旋糖酐 40	依那西普增强右旋糖酐 40 的抗凝作用

十六、阿达木单抗

与阿达木单抗合用药物临床评价见表 15-16。

表 15-16　与阿达木单抗合用药物临床评价

合用药物	临床评价
阿巴西普	合用增加不良反应的风险
阿那白滞素	阿达木单抗避免与阿那白滞素合用
华法林	合用会降低华法林的血药浓度
活疫苗	阿达木单抗避免与活菌疫苗合用
英夫利昔单抗	合用加重英夫利昔单抗的免疫抑制作用

十七、赛妥珠单抗

与赛妥珠单抗合用药物临床评价见表 15-17。

表 15-17　与赛妥珠单抗合用药物临床评价

合用药物	临床评价
阿柏西普	不推荐联合应用，因会增加感染风险
阿那白滞素	不推荐联合应用，因会增加感染风险
活疫苗	赛妥珠单抗治疗期间，不能接种活疫苗或减毒疫苗
利妥昔单抗	不推荐联合应用，因会增加感染风险

十八、贝利木单抗

与贝利木单抗合用药物临床评价见表 15-18。

表 15-18　与贝利木单抗合用药物临床评价

合用药物	临床评价
肝炎疫苗	应与贝利木单抗间隔 30 天，因为贝利木单抗可能影响其免疫应答

十九、乌特津单抗

与乌特津单抗合用药物临床评价见表 15-19。

表 15-19　与乌特津单抗合用药物临床评价

合用药物	临床评价
华法林	在慢性炎症期间，某些细胞因子（如 IL-1、IL-6、IL-10、TNFα、IFN）水平的增加可能改变 CYP 的形成，乌特津单抗可使 CYP 的形成正常化，IL-12 和 IL-23 调整 CYP 的作用尚未见报道，然而，正在使用 CYP 的底物，尤其是那些治疗指数狭窄的药物（如华法林）的患者，应监测疗效

合用药物	临床评价
环孢素	合用时应监测环孢素的血药浓度
活疫苗	乌特津单抗不应与活疫苗同时使用，使用本品期间、治疗前1年或治疗后1年都不应使用卡介苗

二十、卡那单抗

与卡那单抗合用药物临床评价见表15-20。

表15-20 与卡那单抗合用药物临床评价

合用药物	临床评价
TNF抑制剂	合用可引起严重感染和中性粒细胞减少症的发生率增加，应避免合用
华法林	在慢性炎症期间，某些细胞因子（如IL-1）水平的增加可抑制CYP的形成，细胞因子抑制剂（如卡那单抗）可使CYP的形成正常化，这对于治疗指数狭窄的CYP底物有临床意义，正在使用这些药物（如华法林）治疗的患者需要个体化调整剂量，开始使用卡那单抗时，需监测疗效或药物浓度，并按照需要个体化调整用药剂量
活疫苗	卡那单抗不应与活疫苗同时使用，建议在可能的情况下，使用卡那单抗治疗前，儿童和成年患者应完成所有免疫接种，包括肺炎球菌疫苗和灭活的流感疫苗
阻滞IL-1或其受体的重组体药物	由于卡那单抗与重组人IL-1受体阻滞剂（IL-1Ra）（如利纳西普、阿那白滞素）有潜在的毒理学交互作用，应避免合用

二十一、戈利木单抗

与戈利木单抗合用药物临床评价见表15-21。

表15-21 与戈利木单抗合用药物临床评价

合用药物	临床评价
茶碱	在慢性炎症中，CYP可能被升高的细胞因子（如TNFα）抑制，因此，细胞因子抑制剂可能恢复CYP的活性至正常，与茶碱合用时监测临床反应，有条件的进行血药浓度监测
肝炎疫苗	不可与肝炎疫苗同时注射
华法林	在慢性炎症中，CYP可能被升高的细胞因子（如TNFα）抑制，因此，细胞因子抑制剂可能恢复CYP的活性至正常，与华法林合用时监测临床反应，有条件的进行血药浓度监测
环孢素	在慢性炎症中，CYP可能被升高的细胞因子（如TNFα）抑制，因此，细胞因子抑制剂可能恢复CYP的活性至正常，与环孢素合用时监测临床反应，有条件的进行血药浓度监测

二十二、依法珠单抗

与依法珠单抗合用药物临床评价见表15-22。

表15-22 与依法珠单抗合用药物临床评价

合用药物	临床评价
活疫苗	用药过程中不能接种活疫苗和减毒活疫苗，接种前至少停用依法珠单抗8周，接种后2周才能使用依法珠单抗

二十三、那他珠单抗

与那他珠单抗合用药物临床评价见表15-23。

表 15-23　与那他珠单抗合用药物临床评价

合用药物	临床评价
抗肿瘤药	合用能进一步增加感染的风险
免疫抑制剂	合用能进一步增加感染的风险
皮质激素	合用会增加不良反应的风险或严重性

二十四、托西珠单抗

与托西珠单抗合用药物临床评价见表 15-24。

表 15-24　与托西珠单抗合用药物临床评价

合用药物	临床评价
生物类改善病情抗风湿药	与其他生物类改善病情抗风湿药，包括 TNF 拮抗剂、IL-1R 拮抗剂、抗 CD20 单克隆抗体和选择性共刺激调整剂合用，可能使免疫抑制和感染的风险增加，避免合用
辛伐他汀	托西珠单抗单次给药后，辛伐他汀血浆水平降低 57%

二十五、英夫利昔单抗

与英夫利昔单抗合用药物临床评价见表 15-25。

表 15-25　与英夫利昔单抗合用药物临床评价

合用药物	临床评价
阿巴西普	合用加重阿巴西普的不良/毒性作用，合用期间严重感染的风险增加
阿那白滞素	合用加重阿那白滞素的不良/毒性作用，已有报道在合用时严重感染的风险增加
贝利木单抗	合用加重贝利木单抗的不良/毒性作用
吡美莫司	合用加重免疫抑制剂（如吡美莫司）的不良/毒性作用
地诺单抗	合用加重免疫抑制剂的不良/毒性作用，严重感染的风险可能增加
活疫苗	虽无资料显示英夫利昔单抗与活疫苗合用会出现接种反应或感染，但不推荐用药期间接种活疫苗
卡那单抗	合用加重卡那单抗的不良/毒性作用，严重感染和（或）中性粒细胞减少的风险可能增加
利纳西普	合用加重利纳西普的不良/毒性作用
罗氟司特	合用加重免疫抑制剂（如罗氟司特）的免疫抑制作用
曲妥珠单抗	合用加重免疫抑制剂（如曲妥珠单抗）的致中性粒细胞减少作用
托法替尼	合用加重托法替尼的不良/毒性作用
托珠单抗	合用加重英夫利昔单抗的免疫抑制作用
维多珠单抗	英夫利昔单抗加重维多珠单抗的不良/毒性作用
乌特津单抗	合用加重英夫利昔单抗的免疫抑制作用
英夫利昔单抗	合用可能会降低呋塞米的利尿作用

二十六、托法替尼

与托法替尼合用药物临床评价见表 15-26。

表 15-26 与托法替尼合用药物临床评价

合用药物	临床评价
CYP3A4 抑制剂	与强效 CYP3A4 抑制剂（如酮康唑）、中效 CYP3A4 抑制剂（如氟康唑）和强效 CYP2C19 抑制剂合用，托法替尼的血药浓度会升高
奥曲肽	托法替尼加重奥曲肽减慢心率的作用
加兰他敏	托法替尼可能会加重加兰他敏的心动过缓现象
兰瑞肽	托法替尼加重兰瑞肽减慢心率的作用
利斯的明	托法替尼可能会增强利斯的明减慢心率的作用
米非司酮	米非司酮可以升高托法替尼的血药浓度
硼替佐米	合用会减少托法替尼的代谢
皮质激素	皮质激素加重托法替尼的免疫抑制作用
普萘洛尔	托法替尼加重普萘洛尔的减慢心率作用
强效 CYP3A4 诱导剂	与强效 CYP3A4 诱导剂（如利福平）合用，托法替尼的血药浓度会降低，疗效随之减弱
强效免疫抑制剂	与强效免疫抑制剂（如硫唑嘌呤、他克莫司、环孢素）合用，会增加发生严重感染和恶性肿瘤的风险
噻氯匹定	噻氯匹定可减少托法替尼的代谢

二十七、维多珠单抗

与维多珠单抗合用药物临床评价见表 15-27。

表 15-27 与维多珠单抗合用药物临床评价

合用药物	临床评价
TNF 抑制剂	合用增加感染的风险，应避免合用
活疫苗	除非潜在的益处大于风险，否则维多珠单抗不可与活疫苗同时使用
那他珠单抗	避免与那他珠单抗合用，因可增加进行性多灶性白质脑病和感染的风险

二十八、羟氯喹

与羟氯喹合用药物临床评价见表 15-28。

表 15-28 与羟氯喹合用药物临床评价

合用药物	临床评价
α和β半乳糖苷酶	羟氯喹可能抑制α和β半乳糖苷酶的效应，避免合用
地高辛	有羟氯喹升高地高辛血药浓度的报道，对接受联合治疗的患者应严密监测患者血清地高辛水平

第二节 免疫增强药

一、乌苯美司

与乌苯美司合用药物临床评价见表 15-29。

表 15-29　与乌苯美司合用药物临床评价

合用药物	临床评价
阿普唑仑	合用会升高阿普唑仑的血药浓度
麦角胺	合用会升高麦角胺的血药浓度
咪达唑仑	合用会升高咪达唑仑的血药浓度
哌替啶	合用会增加乌苯美司的不良反应的风险或严重性
溴隐亭	合用会升高溴隐亭的血药浓度

二、白介素-2

与白介素-2合用药物临床评价见表15-30。

表 15-30　与白介素-2合用药物临床评价

合用药物	临床评价
碘海醇	2周内用白介素-2治疗的患者应用碘海醇发生迟发型超敏反应的危险性会增加（感冒样症状和皮肤反应）
皮质激素	合用可能导致白介素-2的抗肿瘤活性降低

三、干扰素α-2b

与干扰素α-2b合用药物临床评价见表15-31。

表 15-31　与干扰素α-2b合用药物临床评价

合用药物	临床评价
阿地白介素	干扰素α-2b合用高剂量的阿地白介素可增加高敏反应的风险
苯巴比妥	合用可能升高苯巴比妥的血药浓度
丙泊酚	合用会降低丙泊酚的血药浓度
布比卡因	合用会升高布比卡因的血药浓度
茶碱	干扰素α-2b可降低茶碱的清除率，导致茶碱中毒
丁丙诺啡	与聚乙二醇干扰素α-2b注射剂合用会降低丁丙诺啡的血药浓度
活疫苗	干扰素α-2b如合用活疫苗，可能被活疫苗（如轮状病毒疫苗）感染
加兰他敏	与聚乙二醇干扰素α-2b注射剂合用会降低加兰他敏的血药浓度
利多卡因	合用会降低利多卡因的血药浓度
吗啡	与聚乙二醇干扰素α-2b注射剂合用会降低吗啡的血药浓度
麦角胺	与聚乙二醇干扰素α-2b注射剂合用会升高麦角胺的血药浓度
哌替啶	与聚乙二醇干扰素α-2b注射剂合用会降低哌替啶的血药浓度
齐多夫定	合用可对血液系统产生毒性，如发生贫血和中性粒细胞减少
曲马多	与聚乙二醇干扰素α-2b注射剂合用会降低曲马多的血药浓度
双香豆素	干扰素α-2b可抑制双香豆素的代谢，引起双香豆素的凝血功能增强，从而增加血栓形成的风险

四、干扰素β-1a

与干扰素β-1a合用药物临床评价见表15-32。

表 15-32　与干扰素β-1a 合用药物临床评价

合用药物	临床评价
CYP 底物	干扰素α-2b 可抑制 CYP 的活性，可使依赖该酶进行代谢消除的药物受到影响
非甾体抗炎药	非甾体抗炎药（如阿司匹林等）及干扰前列腺素代谢的药物可能削弱干扰素α-2b 品的生物活性，应避免合用
活疫苗	干扰素α-2b 合用活疫苗（轮状病毒疫苗）可增加疫苗感染的概率
齐多夫定	干扰素α-2b 可降低齐多夫定的清除率，从而增强齐多夫定的毒性

五、干扰素 γ-1b

与干扰素 γ-1b 合用药物临床评价见表 15-33。

表 15-33　与干扰素 γ-1b 合用药物临床评价

合用药物	临床评价
CYP 底物	动物研究表明干扰素 γ-1b 可降低肝脏 CYP 活性，可能会影响经该酶代谢药物的血药浓度
骨髓造血抑制剂	不宜与潜在抑制骨髓造血功能的药物合用，可能会引起或加重骨髓抑制

第十六章 水电解质平衡调整药

一、氯化钾

与氯化钾合用药物临床评价见表 16-1。

表 16-1 与氯化钾合用药物临床评价

合用药物	临床评价
阿伐西汀	将氯化钾片剂或胶囊与阿伐西汀合用可能会增加钾对胃和肠道的刺激作用,可以考虑与钾的液体制剂合用
阿利马嗪	将氯化钾片剂或胶囊与阿利马嗪合用可能会增加钾对胃和肠道的刺激作用,可以考虑与钾的液体制剂合用
阿米洛利	合用可能会显著升高钾的血药浓度,高浓度的钾可发展为高钾血症,严重时可导致肾衰竭、肌肉麻痹、不规则的心律和心搏骤停,合用时应密切监测
阿米替林	将氯化钾片剂或胶囊与阿米替林合用可能会增加钾对胃和肠道的刺激作用,可以考虑与钾的液体制剂合用
阿莫沙平	将氯化钾片剂或胶囊与阿莫沙平合用可能会增加钾对胃和肠道的刺激作用,可以考虑与钾的液体制剂合用
阿齐沙坦	合用可能会显著升高钾的血药浓度,高浓度的钾可发展为高钾血症,严重时可导致肾衰竭、肌肉麻痹、不规则的心律和心搏骤停,合用时应密切监测
阿托品	将氯化钾片剂或胶囊与阿托品合用可能会增加钾对胃和肠道的刺激作用,可以考虑与钾的液体制剂合用
阿扎他定	将氯化钾片剂或胶囊与阿扎他定合用可能会增加钾对胃和肠道的刺激作用,可以考虑与钾的液体制剂合用
氨苯蝶啶	合用可能会显著升高钾的血药浓度,高浓度的钾可发展为高钾血症,严重时可导致肾衰竭、肌肉麻痹、不规则的心律和心搏骤停,合用时应密切监测
奥氮平	将氯化钾片剂或胶囊与奥氮平合用可能会增加钾对胃和肠道的刺激作用,可以考虑与钾的液体制剂合用
奥美沙坦	合用可能会显著升高钾的血药浓度,高浓度的钾可发展为高钾血症,严重时可导致肾衰竭、肌肉麻痹、不规则的心律和心搏骤停,合用时应密切监测
奥昔布宁	将氯化钾片剂或胶囊与奥昔布宁合用可能会增加钾对胃和肠道的刺激作用,可以考虑与钾的液体制剂合用
贝那普利	合用可能会显著升高钾的血药浓度,高浓度的钾可发展为高钾血症,严重时可导致肾衰竭、肌肉麻痹、不规则的心律和心搏骤停,合用时应密切监测
苯达明	将氯化钾片剂或胶囊与苯达明合用可能会增加钾对胃和肠道的刺激作用,可以考虑与钾的液体制剂合用
苯海拉明	将氯化钾片剂或胶囊与苯海拉明合用可能会增加钾对胃和肠道的刺激作用,可以考虑与钾的液体制剂合用
苯甲酸	将氯化钾片剂或胶囊与苯甲酸合用可能会增加钾对胃和肠道的刺激作用,可以考虑与钾的液体制剂合用
丙吡胺	将氯化钾片剂或胶囊与丙吡胺合用可能会增加钾对胃和肠道的刺激作用,可以考虑与钾的液体制剂合用
丙米嗪	将氯化钾片剂或胶囊与丙米嗪合用可能会增加钾对胃和肠道的刺激作用,可以考虑与钾的液体制剂合用
丙嗪	将氯化钾片剂或胶囊与丙嗪合用可能会增加钾对胃和肠道的刺激作用,可以考虑与钾的液体制剂合用
达非那新	将氯化钾片剂或胶囊与达非那新合用可能会增加钾对胃和肠道的刺激作用,可以考虑与钾的液体制剂合用
地昔帕明	将氯化钾片剂或胶囊与地昔帕明合用可能会增加钾对胃和肠道的刺激作用,可以考虑与钾的液体制剂合用
多塞平	将氯化钾片剂或胶囊与多塞平合用可能会增加钾对胃和肠道的刺激作用,可以考虑与钾的液体制剂合用
多西拉敏	将氯化钾片剂或胶囊与多西拉敏合用可能会增加钾对胃和肠道的刺激作用,可以考虑与钾的液体制剂合用
厄贝沙坦	合用可能会显著升高钾的血药浓度,高浓度的钾可发展为高钾血症,严重时可导致肾衰竭、肌肉麻痹、不规则的心律和心搏骤停,合用时应密切监测
奋乃静	将氯化钾片剂或胶囊与奋乃静合用可能会增加钾对胃和肠道的刺激作用,可以考虑与钾的液体制剂合用
氟奋乃静	将氯化钾片剂或胶囊与氟奋乃静合用可能会增加钾对胃和肠道的刺激作用,可以考虑与钾的液体制剂合用

续表

合用药物	临床评价
福辛普利	合用可能会显著升高钾的血药浓度，高浓度的钾可发展为高钾血症，严重时可导致肾衰竭、肌肉麻痹、不规则的心律和心搏骤停，合用时应密切监测
格隆溴铵	将氯化钾片剂或胶囊与格隆溴铵合用可能会增加钾对胃和肠道的刺激作用，可以考虑与钾的液体制剂合用
环苯扎林	将氯化钾片剂或胶囊与环苯扎林合用可能会增加钾对胃和肠道的刺激作用，可以考虑与钾的液体制剂合用
黄酮哌酯	将氯化钾片剂或胶囊与黄酮哌酯合用可能会增加钾对胃和肠道的刺激作用，可以考虑与钾的液体制剂合用
甲地拉嗪	将氯化钾片剂或胶囊与甲地拉嗪合用可能会增加钾对胃和肠道的刺激作用，可以考虑与钾的液体制剂合用
甲氧苄啶	合用可能会显著升高钾的血药浓度，高浓度的钾可发展为高钾血症，严重时可导致肾衰竭、肌肉麻痹、不规则的心律和心搏骤停
卡托普利	合用可能会显著升高钾的血药浓度，高浓度的钾可发展为高钾血症，严重时可导致肾衰竭、肌肉麻痹、不规则的心律和心搏骤停，合用时应密切监测
坎地沙坦	合用可能会显著升高钾的血药浓度，高浓度的钾可发展为高钾血症，严重时可导致肾衰竭、肌肉麻痹、不规则的心律和心搏骤停，合用时应密切监测
喹那普利	合用可能会显著升高钾的血药浓度，高浓度的钾可发展为高钾血症，严重时可导致肾衰竭、肌肉麻痹、不规则的心律和心搏骤停，合用时应密切监测
赖诺普利	合用可能会显著升高钾的血药浓度，高浓度的钾可发展为高钾血症，严重时可导致肾衰竭、肌肉麻痹、不规则的心律和心搏骤停，合用时应密切监测
雷公藤胺	将氯化钾片剂或胶囊与雷公藤胺合用可能会增加钾对胃和肠道的刺激作用，可以考虑与钾的液体制剂合用
雷米普利	合用可能会显著升高钾的血药浓度，高浓度的钾可发展为高钾血症，严重时可导致肾衰竭、肌肉麻痹、不规则的心律和心搏骤停，合用时应密切监测
硫利达嗪	将氯化钾片剂或胶囊与硫利达嗪合用可能会增加钾对胃和肠道的刺激作用，可以考虑与钾的液体制剂合用
硫噻吩	将氯化钾片剂或胶囊与硫噻吩合用可能会增加钾对胃和肠道的刺激作用，可以考虑与钾的液体制剂合用
硫乙基哌嗪	将氯化钾片剂或胶囊与硫乙基哌嗪合用可能会增加钾对胃和肠道的刺激作用，可以考虑与钾的液体制剂合用
螺内酯	合用可能会显著升高钾的血药浓度，高浓度的钾可发展为高钾血症，严重时可导致肾衰竭、肌肉麻痹、不规则的心律和心搏骤停，合用时应密切监测
洛沙平	将氯化钾片剂或胶囊与洛沙平合用可能会增加钾对胃和肠道的刺激作用，可以考虑与钾的液体制剂合用
氯苯那敏	将氯化钾片剂或胶囊与氯苯那敏合用可能会增加钾对胃和肠道的刺激作用，可以考虑与钾的液体制剂合用
氯丙嗪	将氯化钾片剂或胶囊与氯丙嗪合用可能会增加钾对胃和肠道的刺激作用，可以考虑与钾的液体制剂合用
氯氮平	将氯化钾片剂或胶囊与氯氮平合用可能会增加钾对胃和肠道的刺激作用，可以考虑与钾的液体制剂合用
氯环嗪	将氯化钾片剂或胶囊与氯环嗪合用可能会增加钾对胃和肠道的刺激作用，可以考虑与钾的液体制剂合用
氯环利嗪	将氯化钾片剂或胶囊与氯环利嗪合用可能会增加钾对胃和肠道的刺激作用，可以考虑与钾的液体制剂合用
氯米帕明	将氯化钾片剂或胶囊与氯米帕明合用可能会增加钾对胃和肠道的刺激作用，可以考虑与钾的液体制剂合用
氯沙坦	合用可能会显著升高钾的血药浓度，高浓度的钾可发展为高钾血症，严重时可导致肾衰竭、肌肉麻痹、不规则的心律和心搏骤停，合用时应密切监测
马普替林	将氯化钾片剂或胶囊与马普替林合用可能会增加钾对胃和肠道的刺激作用，可以考虑与钾的液体制剂合用
美吡拉敏	将氯化钾片剂或胶囊与美吡拉敏合用可能会增加钾对胃和肠道的刺激作用，可以考虑与钾的液体制剂合用
美索达嗪	将氯化钾片剂或胶囊与美索达嗪合用可能会增加钾对胃和肠道的刺激作用，可以考虑与钾的液体制剂合用
莫林酮	将氯化钾片剂或胶囊与莫林酮合用可能会增加钾对胃和肠道的刺激作用，可以考虑与钾的液体制剂合用
莫西普利	合用可能会显著升高钾的血药浓度，高浓度的钾可发展为高钾血症，严重时可导致肾衰竭，肌肉麻痹，不规则的心律和心搏骤停，合用时应密切监测
培哚普利	合用可能会显著升高钾的血药浓度，高浓度的钾可发展为高钾血症，严重时可导致肾衰竭、肌肉麻痹、不规则的心律和心搏骤停，合用时应密切监测

续表

合用药物	临床评价
匹莫齐特	将氯化钾片剂或胶囊与匹莫齐特合用可能会增加钾对胃和肠道的刺激作用，可以考虑与钾的液体制剂合用
羟嗪	将氯化钾片剂或胶囊与羟嗪合用可能会增加钾对胃和肠道的刺激作用，可以考虑与钾的液体制剂合用
曲米帕明	将氯化钾片剂或胶囊与曲米帕明合用可能会增加钾对胃和肠道的刺激作用，可以考虑与钾的液体制剂合用
去甲替林	将氯化钾片剂或胶囊与去甲替林合用可能会增加钾对胃和肠道的刺激作用，可以考虑与钾的液体制剂合用
群多普利	合用可能会显著升高钾的血药浓度，高浓度的钾可发展为高钾血症，严重时可导致肾衰竭、肌肉麻痹、不规则的心律和心搏骤停，合用时应密切监测
赛庚啶	将氯化钾片剂或胶囊与赛庚啶合用可能会增加钾对胃和肠道的刺激作用，可以考虑与钾的液体制剂合用
三氟丙嗪	将氯化钾片剂或胶囊与三氟丙嗪合用可能会增加钾对胃和肠道的刺激作用，可以考虑与钾的液体制剂合用
三氟拉嗪	将氯化钾片剂或胶囊与三氟拉嗪合用可能会增加钾对胃和肠道的刺激作用，可以考虑与钾的液体制剂合用
双环维林	将氯化钾片剂或胶囊与双环维林合用可能会增加钾对胃和肠道的刺激作用，可以考虑与钾的液体制剂合用
双哌啶	将氯化钾片剂或胶囊与双哌啶合用可能会增加钾对胃和肠道的刺激作用，可以考虑与钾的液体制剂合用
羧胺	将氯化钾片剂或胶囊与羧胺合用可能会增加钾对胃和肠道的刺激作用，可以考虑与钾的液体制剂合用
索非那新	将氯化钾片剂或胶囊与索非那新合用可能会增加钾对胃和肠道的刺激作用，可以考虑与钾的液体制剂合用
替米沙坦	合用可能会显著升高钾的血药浓度，高浓度的钾可发展为高钾血症，严重时可导致肾衰竭、肌肉麻痹、不规则的心律和心搏骤停，合用时应密切监测
托特罗定	将氯化钾片剂或胶囊与托特罗定合用可能会增加钾对胃和肠道的刺激作用，可以考虑与钾的液体制剂合用
缬沙坦	合用可能会显著升高钾的血药浓度，高浓度的钾可发展为高钾血症，严重时可导致肾衰竭、肌肉麻痹、不规则的心律和心搏骤停，合用时应密切监测
溴苯那敏	将氯化钾片剂或胶囊与溴苯那敏合用可能会增加钾对胃和肠道的刺激作用，可以考虑与钾的液体制剂合用
依普利酮	不建议合用，合用可能会显著升高钾的血药浓度，高浓度的钾可发展为高钾血症，严重时可导致肾衰竭、肌肉麻痹、不规则的心律和心搏骤停
依普罗沙坦	合用可能会显著升高钾的血药浓度，高浓度的钾可发展为高钾血症，严重时可导致肾衰竭、肌肉麻痹、不规则的心律和心搏骤停，合用时应密切监测
依前列醇	将氯化钾片剂或胶囊与依前列醇合用可能会增加钾对胃和肠道的刺激作用，可以考虑与钾的液体制剂合用
右氯苯那敏	将氯化钾片剂或胶囊与右氯苯那敏合用可能会增加钾对胃和肠道的刺激作用，可以考虑与钾的液体制剂合用
右溴苯那敏	将氯化钾片剂或胶囊与右溴苯那敏合用可能会增加钾对胃和肠道的刺激作用，可以考虑与钾的液体制剂合用

二、碳酸氢钠

与碳酸氢钠合用药物临床评价见表 16-2。

表 16-2　与碳酸氢钠合用药物临床评价

合用药物	临床评价
多洛格韦	多洛格韦和碳酸氢钠不应同时口服。包含铝、钙、铁、镁和（或）其他矿物质的产品可能会干扰多洛格韦的吸收并降低其在治疗 HIV 感染中的有效性。应该在碳酸氢钠给药前至少 2 小时或给药后 6 小时服用多洛格韦

第十七章 钙磷调节药

一、降钙素

与降钙素合用药物临床评价见表 17-1。

表 17-1　与降钙素合用药物临床评价

合用药物	临床评价
强心苷	由于降钙素对血钙的影响,在接受强心苷的患者中用降钙素时有必要调整强心苷的剂量

二、阿仑膦酸

与阿仑膦酸合用药物临床评价见表 17-2。

表 17-2　与阿仑膦酸合用药物临床评价

合用药物	临床评价
阿司匹林	合用会增加不良反应的风险或严重性
氨基糖苷类	合用可能会增强阿仑膦酸的致低血钙作用
碳酸钙	合用会降低阿仑膦酸的血药浓度
质子泵抑制剂	合用可减弱阿仑膦酸的治疗作用

三、氯膦酸钠

与氯膦酸钠合用药物临床评价见表 17-3。

表 17-3　与氯膦酸钠合用药物临床评价

合用药物	临床评价
氨基糖苷类	合用可能会增强氯膦酸钠的致低血钙作用
雌莫司汀	氯膦酸钠可升高雌莫司汀的血药浓度
碳酸钙	合用会降低氯膦酸钠的血药浓度
质子泵抑制剂	合用可减弱氯膦酸钠的治疗作用

四、依替膦酸

与依替膦酸合用药物临床评价见表 17-4。

表 17-4　与依替膦酸合用药物临床评价

合用药物	临床评价
氨基糖苷类	合用可能会增强依替膦酸的致低血钙作用
质子泵抑制剂	合用可减弱依替膦酸的治疗作用

五、伊班膦酸

与伊班膦酸合用药物临床评价见表 17-5。

表 17-5 与伊班膦酸合用药物临床评价

合用药物	临床评价
氨基糖苷类	合用可能会增强伊班膦酸的致低血钙作用
碳酸钙	合用会降低伊班膦酸的血药浓度
质子泵抑制剂	合用可减弱伊班膦酸的治疗作用

六、帕米膦酸

与帕米膦酸合用药物临床评价见表 17-6。

表 17-6 与帕米膦酸合用药物临床评价

合用药物	临床评价
阿司匹林	合用会增加不良反应的风险或严重性
碳酸钙	合用会降低帕米膦酸的血药浓度
质子泵抑制剂	合用可减弱帕米膦酸的治疗作用

七、利塞膦酸

与利塞膦酸合用药物临床评价见表 17-7。

表 17-7 与利塞膦酸合用药物临床评价

合用药物	临床评价
氢氧化铝	合用可降低利塞膦酸的血药浓度
氧化镁	合用可降低利塞膦酸的血药浓度
质子泵抑制剂	合用可减弱利塞膦酸的治疗作用

八、替鲁膦酸

与替鲁膦酸合用药物临床评价见表 17-8。

表 17-8 与替鲁膦酸合用药物临床评价

合用药物	临床评价
氨基糖苷类	氨基糖苷类可能会增强替鲁膦酸的致低血钙作用
碳酸钙	碳酸钙可降低替鲁膦酸的血药浓度
氧化镁	氧化镁可降低替鲁膦酸的血药浓度
吲哚美辛	吲哚美辛可增加替鲁膦酸的生物利用度
质子泵抑制剂	合用可减弱替鲁膦酸的治疗作用

九、唑来膦酸

与唑来膦酸合用药物临床评价见表 17-9。

表 17-9 与唑来膦酸合用药物临床评价

合用药物	临床评价
阿司匹林	合用会增加不良反应的风险或严重性
氨基糖苷类	合用时应慎重，因氨基糖苷类药物具有降低血钙的协同作用，可能延长低血钙持续时间

续表

合用药物	临床评价
沙利度胺	合用会增加多发性骨髓瘤患者肾功能异常的危险性
碳酸钙	合用会降低唑来膦酸的血药浓度
质子泵抑制剂	合用可减弱唑来膦酸的治疗作用

十、米诺膦酸

与米诺膦酸合用药物（食物）临床评价见表17-10。

表17-10　与米诺膦酸合用药物（食物）临床评价

合用药物（食物）	临床评价
钙剂	合用时药物会形成复合物，从而影响吸收，因此，米诺膦酸与含有矿物质的维生素和抗酸药合用应慎重
铝剂	合用时药物会形成复合物，从而影响吸收，因此，米诺膦酸与含有矿物质的维生素和抗酸药合用应慎重
镁剂	合用时药物会形成复合物，从而影响吸收，因此，米诺膦酸与含有矿物质的维生素和抗酸药合用应慎重
食物	米诺膦酸与除纯净水以外的饮料和食品，尤其是含钙量丰富的饮料和食品，如牛奶和奶酪同时服用会影响吸收
铁剂	合用时药物会形成复合物，从而影响吸收，因此，米诺膦酸与含有矿物质的维生素和抗酸药合用应慎重

十一、雷尼酸锶

与雷尼酸锶合用药物临床评价见表17-11。

表17-11　与雷尼酸锶合用药物临床评价

合用药物	临床评价
喹诺酮类	雷尼酸锶减少喹诺酮类药的吸收
四环素类	雷尼酸锶减少四环素类的吸收

第十八章 维生素、肠内外营养药及矿物质类药物

第一节 维 生 素

一、脂溶性维生素

1. 维生素 A 与维生素 A 合用药物临床评价见表 18-1。

表 18-1 与维生素 A 合用药物临床评价

合用药物	临床评价
氟康唑	合用时可出现中枢神经系统相关不良反应（表现为假脑瘤综合征），而氟康唑停药后消失
钙	合用可能引起高钙血症
抗凝血药	大剂量维生素 A（25 000IU/d）应避免与口服抗凝血药合用，因可增强抗凝血药抑制凝血酶原活性的作用
矿物油	矿物油干扰维生素 A 的吸收
硫糖铝	硫糖铝干扰维生素 A 的吸收
四环素类	合用可能增加颅内高压的风险，避免合用
维 A 酸	合用可增加维生素 A 的毒性，应避免合用
新霉素	新霉素能抑制胆酸的活性，并可引起小肠形态的改变，干扰维生素 A 的吸收，应增加维生素 A 的用量
异维 A	合用可增加维生素 A 的毒性，应避免合用

2. 维生素 D 与维生素 D 合用药物临床评价见表 18-2。

表 18-2 与维生素 D 合用药物临床评价

合用药物	临床评价
阿法骨化醇	阿法骨化醇是一种强效的维生素 D 衍生物，应避免同时使用药理剂量的维生素 D 及其类似物，以免产生可能的加和作用及高钙血症
格鲁米特	格鲁米特可使维生素 D 的半衰期明显缩短
骨化三醇	骨化三醇是维生素 D_3 最重要的代谢产物之一，因此在骨化三醇治疗期间禁止使用药理学剂量的维生素 D 及其衍生物，以避免可能发生的附加作用和高钙血症
硫糖铝	维生素 D 及其衍生物可升高硫糖铝的血药浓度，硫糖铝中铝的吸收增加，导致血清中铝的浓度升高
氢氧化铝	维生素 D 及其类似物升高氢氧化铝的血药浓度，铝的吸收增加，导致铝的血药浓度升高
噻嗪类或噻嗪类相关利尿药	合用增加高钙血症的风险

3. 骨化三醇 与骨化三醇合用药物临床评价见表 18-3。

表 18-3 与骨化三醇合用药物临床评价

合用药物	临床评价
倍氯米松	合用会减弱骨化三醇的治疗作用
倍他米松	合用会减弱骨化三醇的治疗作用

续表

合用药物	临床评价
苯巴比妥	苯巴比妥可能会增加骨化三醇的代谢，从而使其血药浓度降低。如同时服用则应增加骨化三醇的药物剂量
达那唑	合用会加重骨化三醇的高血钙作用
地塞米松	合用会减弱骨化三醇的治疗效果
氟氢可的松	合用会减弱骨化三醇的治疗作用
甲泼尼龙	合用会减弱骨化三醇的治疗作用
考来烯胺	考来烯胺可减少骨化三醇的吸收
可的松	合用会减弱骨化三醇的治疗作用
磷结合性制剂	骨化三醇影响磷在肠道、肾脏及骨骼内的输送，合用时应根据血磷浓度调整磷结合性制剂的用量
硫糖铝	维生素 D 衍生物升高硫糖铝的血药浓度，硫糖铝中铝的吸收增加，导致血清中铝的浓度升高
镁盐	骨化三醇升高镁盐的血药浓度
米非司酮	米非司酮可升高骨化三醇的血药浓度
帕拉米松	合用会减弱骨化三醇的治疗作用
硼替佐米	合用会减少骨化三醇的代谢
泼尼松	合用会减弱骨化三醇的治疗作用
氢化可的松	合用会减弱骨化三醇的治疗作用
氢氧化铝	维生素 D 类似物升高氢氧化铝的血药浓度，铝的吸收增加，导致铝的血药浓度升高
曲安奈德	合用会减弱骨化三醇的治疗作用
曲安西龙	合用会减弱骨化三醇的治疗作用
噻氯匹定	合用会减少骨化三醇的代谢
噻嗪类利尿药	合用会增加高钙血症的危险。对正在进行洋地黄类药物治疗的患者，应谨慎制定骨化三醇的用量，因为这类患者如发生高钙血症可能会诱发心律失常
维生素 D 及其衍生物制剂	在骨化三醇治疗期间禁止使用药理学剂量的维生素 D 及其衍生物制剂，以避免可能发生附加作用和高钙血症

4. 阿法骨化醇 与阿法骨化醇合用药物临床评价见表 18-4。

表 18-4 与阿法骨化醇合用药物临床评价

合用药物	临床评价
巴比妥酸盐或其他酶诱导的抗惊厥药	服用巴比妥酸盐或其他酶诱导的抗惊厥药的患者，需要较大剂量的阿法骨化醇才能产生疗效
达那唑	达那唑加重阿法骨化醇升高血钙的作用
含钙制剂	阿法骨化醇与含钙制剂同时服用可能会增加高血钙的危险
含镁的抗酸药或轻泻药	与阿法骨化醇同时服用可能导致高镁血症，因而对慢性肾透析患者应谨慎合用
考来烯胺	同时服用考来烯胺（长期）可能减少阿法骨化醇的吸收
矿物油	同时服用矿物油（长期）可能减少阿法骨化醇的吸收
硫糖铝	维生素 D 衍生物（如阿法骨化醇）升高硫糖铝的血药浓度，使铝的吸收增加，导致血清中铝的浓度升高

续表

合用药物	临床评价
氢氧化铝	维生素 D 类似物（如阿法骨化醇）升高氢氧化铝的血药浓度，使铝的吸收增加，导致铝的血药浓度升高
噻嗪类利尿药	阿法骨化醇与噻嗪类利尿药同时服用可能会增加高血钙的危险
维生素 D 及其类似物	由于阿法骨化醇是一种强效的维生素 D 衍生物，应避免同时使用药理剂量的维生素 D 及其类似物，以免产生可能的加和作用及高钙血症
洋地黄制剂	高血钙患者服用洋地黄制剂可能增加心律失常的风险，所以洋地黄制剂与阿法骨化醇同时应用时必须严密监视患者的情况

5. 度骨化醇 与度骨化醇合用药物临床评价见表 18-5。

表 18-5　与度骨化醇合用药物临床评价

合用药物	临床评价
达那唑	合用加重度骨化醇的致高血钙作用
硫糖铝	度骨化醇升高硫糖铝的血药浓度，增加铝的吸收，导致血清中铝的浓度升高
氢氧化铝	度骨化醇升高氢氧化铝的血药浓度

6. 双氢速甾醇 与双氢速甾醇合用药物临床评价见表 18-6。

表 18-6　与双氢速甾醇合用药物临床评价

合用药物	临床评价
达那唑	合用加重双氢速甾醇的致高血钙作用

7. 马沙骨化醇 与马沙骨化醇合用药物临床评价见表 18-7。

表 18-7　与马沙骨化醇合用药物临床评价

合用药物	临床评价
阿法骨化醇	合用可能导致血清钙浓度升高
骨化三醇	合用可能使血清钙浓度升高
洋地黄制剂	合用可能增强洋地黄的作用，引起心律失常

8. 帕立骨化醇 与帕立骨化醇合用药物临床评价见表 18-8。

表 18-8　与帕立骨化醇合用药物临床评价

合用药物	临床评价
CYP3A 强效抑制剂	与 CYP3A 强效抑制剂（如阿扎那韦、克拉霉素、茚地那韦、伊曲康唑、酮康唑、伏立康唑、萘法唑酮、奈非那韦、利托那韦、沙奎那韦、泰利霉素等）合用，可升高帕立骨化醇的血药浓度，导致甲状旁腺激素（PTH）的过度抑制，应谨慎合用，监测 PTH 和血钙浓度，并可能有必要调整帕立骨化醇的剂量
达那唑	合用加重帕立骨化醇升高血钙的作用
地塞米松	合用会降低帕立骨化醇的血药浓度

合用药物	临床评价
考来烯胺	合用可降低帕立骨化醇的浓度，应监测患者是否出现与维生素 D 缺乏相关的不良反应，如低钙血症和继发性甲状旁腺功能亢进的症状及体征
硫糖铝	维生素 D 衍生物会升高硫糖铝的血药浓度，增加铝的吸收，导致血清中铝的浓度升高
硼替佐米	合用会减少帕立骨化醇的代谢
氢氧化铝	维生素 D 衍生物（如帕立骨化醇）会升高氢氧化铝的血药浓度，增加铝的吸收，导致血清铝浓度升高
噻氯匹定	合用会减少帕立骨化醇的代谢
洋地黄类	帕立骨化醇可能增强洋地黄的作用，引起心律失常

9. **维生素 E** 与维生素 E 合用药物临床评价见表 18-9。

表 18-9　与维生素 E 合用药物临床评价

合用药物	临床评价
阿司匹林	维生素 E 能增强阿司匹林的抗血栓作用
雌激素	合用时如用量较大、疗程较长，则可诱发血栓静脉炎
达肝素	维生素 E 能增强达肝素的抗凝作用
肝素钠	维生素 E 能增强肝素钠的抗凝作用
华法林	维生素 E 能增强华法林的抗凝作用
环孢素	合用降低环孢素（全身）的血药浓度
磺达肝素	维生素 E 能增强磺达肝素的抗凝作用
考来烯胺	因考来烯胺有吸附作用，可降低维生素 E 的吸收率
口服避孕药	口服避孕药可加速维生素 E 的代谢
利伐沙班	维生素 E 能增强利伐沙班的抗凝作用
氯吡格雷	维生素 E 能增强氯吡格雷的抗血栓作用
那曲肝素	维生素 E 能增强那曲肝素的抗凝作用
前列地尔	维生素 E 能增强前列地尔的抗血栓作用
噻氯匹定	维生素 E 能增强噻氯匹定的抗血栓作用
双嘧达莫	维生素 E 能增强双嘧达莫的抗血栓作用
替罗非班	维生素 E 能增强替罗非班的抗血栓作用
维生素 K	维生素 E 具有抗维生素 K 的作用，可使凝血时间延长。二者合用可增加抗凝作用
西洛他唑	维生素 E 能增强西洛他唑的抗血栓作用
香豆素	维生素 E 可能增强香豆素类的抗凝血效应
新霉素	合用影响脂肪吸收的药物，可影响维生素 E 的吸收
洋地黄	合用使洋地黄的作用增强
液状石蜡	合用可影响维生素 E 的吸收
依诺肝素	维生素 E 增强依诺肝素的抗凝作用
右旋糖酐 40	维生素 E 增强右旋糖酐 40 的抗凝作用

二、水溶性维生素

1. 维生素 B_1　与维生素 B_1 合用药物临床评价见表 18-10。

表 18-10　与维生素 B_1 合用药物临床评价

合用药物	临床评价
乙醇	合用可影响维生素 B_1 的吸收

2. 烟酰胺　与烟酰胺合用药物临床评价见表 18-11。

表 18-11　与烟酰胺合用药物临床评价

合用药物	临床评价
卡马西平	烟酰胺可以抑制卡马西平的肝代谢，卡马西平清除率的降低与烟酰胺剂量密切相关。大剂量烟酰胺会降低卡马西平的消除率，升高其血药浓度。治疗中加入、停用烟酰胺或改变其剂量时，需监测卡马西平的血药浓度，必要时降低卡马西平的剂量
氯丙嗪	合用于治疗精神分裂症，可加强氯丙嗪的疗效
异烟肼	异烟肼与烟酰胺化学结构相似，两者有拮抗作用，长期使用异烟肼应补充烟酰胺

3. 维生素 B_6　与维生素 B_6 合用药物临床评价见表 18-12。

表 18-12　与维生素 B_6 合用药物临床评价

合用药物	临床评价
苯巴比妥	维生素 B_6 可加速苯巴比妥在肝内的代谢
雌激素	雌性激素可促进维生素 B_6 的排泄
青霉胺	维生素 B_6 可与青霉胺形成络合物而使排泄增加
左旋多巴	维生素 B_6 能增加左旋多巴的外周脱羧，降低左旋多巴的药效

4. 泛酸　与泛酸合用药物临床评价见表 18-13。

表 18-13　与泛酸合用药物临床评价

合用药物	临床评价
阿片类	合用的过程中会有罕见的、原因不明的过敏反应发生
巴比妥类	合用的过程中会有罕见的、原因不明的过敏反应发生
琥珀胆碱	据报道，泛酸可延长琥珀胆碱的肌松作用时间，对照组未显示出这种作用。生产商建议给予琥珀胆碱 1 小时内不要给予泛酸
抗胆碱酯酶眼用制剂	虽然在临床上的重要性尚未确定，但据报道泛酸可能会增强抗胆碱酯酶眼用制剂（如碘化二乙氧膦酰硫胆碱、异氟磷）的缩瞳作用
抗生素	合用的过程中有罕见的、原因不明的过敏反应发生
新斯的明	在理论上，生产商建议给予新斯的明或其他拟副交感神经药 12 小时内不能给予泛酸

5. 维生素 C　与维生素 C 合用药物临床评价见表 18-14。

表 18-14　与维生素 C 合用药物临床评价

合用药物	临床评价
巴比妥	合用可促使维生素 C 的排泄增加
抗凝血药	大剂量维生素 C 可干扰抗凝血药的抗凝效果
氯丙嗪	维生素 C 能拮抗氯丙嗪的某些中枢神经系统抑制作用
氯烯雌醚	合用可升高氯烯雌醚的血药浓度
硼替佐米	合用可减弱硼替佐米的治疗作用
扑米酮	合用可促使维生素 C 的排泄增加
去铁胺	合用可增加不良反应的风险和严重性
去氧孕烯	合用会升高去氧孕烯的血药浓度
炔雌醇	合用可提高炔雌醇的生物利用度和的血药浓度，但当停用维生素 C 时，炔雌醇水平突然降低，可引起突破性出血
炔诺酮	合用会升高炔诺酮的血药浓度
水杨酸类	合用能增加维生素 C 的排泄

第二节　肠内营养药

一、精氨酸

与精氨酸合用药物临床评价见表 18-15。

表 18-15　与精氨酸合用药物临床评价

合用药物	临床评价
螺内酯	近期用过螺内酯的几例严重肝病患者使用精氨酸治疗代谢性碱中毒，发生了严重的甚至致死的高钾血症。精氨酸与保钾利尿药合用发生高钾血症的风险升高，应避免合用
噻嗪类利尿药、木糖醇和氨茶碱	精氨酸刺激后噻嗪类利尿药、木糖醇和氨茶碱可使血浆中胰岛素浓度进一步升高。木糖醇和氨茶碱还可使本品的胰高血糖素刺激反应下降

二、甘氨酸

与甘氨酸合用药物临床评价见表 18-16。

表 18-16　与甘氨酸合用药物临床评价

合用药物	临床评价
溴隐亭	合用可升高溴隐亭的血药浓度

三、色氨酸

与色氨酸合用药物临床评价见表 18-17。

表 18-17 与色氨酸合用药物临床评价

合用药物	临床评价
5-羟色胺再摄取抑制剂	合用可发生激惹和恶心
单胺氧化酶抑制剂	合用会出现中枢神经系统兴奋和混乱，须降低色氨酸的剂量
去甲肾上腺素再摄取抑制剂、三环类抗抑郁药	合用增加中枢神经中毒的危险（西布曲明生产商建议避免同时使用）

四、肠内营养剂（氨基酸型）

与肠内营养剂（氨基酸型）合用药物临床评价见表 18-18。

表 18-18 与肠内营养剂（氨基酸型）合用药物临床评价

合用药物	临床评价
金属阳离子螯合剂	肠内营养剂与多价金属阳离子螯合剂（如四环素、诺氟沙星、环丙沙星）合用，后者疗效减弱
吸附剂	肠内营养剂与活性炭等吸附剂合用，二者疗效均减弱

五、肠内营养乳剂（TPF-D）

与肠内营养乳剂（TPF-D）合用药物临床评价见表 18-19。

表 18-19 与肠内营养乳剂（TPF-D）合用药物临床评价

合用药物	临床评价
香豆素类抗凝血药	肠内营养乳剂含维生素 K，可能会拮抗香豆素类抗凝血的作用

六、肠内营养乳剂

与肠内营养乳剂合用药物临床评价见表 18-20。

表 18-20 与肠内营养乳剂合用药物临床评价

合用药物	临床评价
香豆素类抗凝血药	肠内营养乳剂含维生素 K，可能会拮抗香豆素类的抗凝血作用

七、α-酮酸

与α-酮酸合用药物临床评价见表 18-21。

表 18-21 与α-酮酸合用药物临床评价

合用药物	临床评价
含钙药物	合用时可能发生高钙血症，故应监测血钙水平，并据此调整用药剂量
环丙沙星	合用可影响α-酮酸的吸收，故合用的间隔时间至少为 2 小时
氢氧化铝	合用可加重低磷血症，应减少氢氧化铝的剂量
四环素类	合用可影响α-酮酸的吸收，故合用的间隔时间至少为 2 小时

第三节 矿 物 质

一、钙

1. 氯化钙 与氯化钙合用药物临床评价见表 18-22。

表 18-22 与氯化钙合用药物临床评价

合用药物	临床评价
碘塞罗宁	合用会减弱碘塞罗宁的治疗效果
硫酸镁	氯化钙会减弱硫酸镁的治疗效应
洋地黄类	使用地高辛治疗时,静脉注射钙盐可引起严重心律失常、心电图改变,通常禁忌合用。如临床确实需要,必须在心电严密监护下谨慎使用

2. 葡萄糖酸钙 与葡萄糖酸钙合用药物临床评价见表 18-23。

表 18-23 与葡萄糖酸钙合用药物临床评价

合用药物	临床评价
碘塞罗宁	合用会减弱碘塞罗宁的治疗效果
洋地黄类	使用洋地黄类治疗时,静脉注射钙盐可引起严重心律失常、心电图改变,通常禁忌合用。如临床确实需要,必须在心电严密监护下谨慎使用

3. 碳酸钙 与碳酸钙合用药物临床评价见表 18-24。

表 18-24 与碳酸钙合用药物临床评价

合用药物	临床评价
阿利马嗪	碳酸钙可减少阿利马嗪的吸收,导致血药浓度降低和疗效减弱
阿替洛尔	钙盐可减少阿替洛尔的吸收,使阿替洛尔的血药浓度和 AUC 降低、β阻滞作用减弱,但对血压的影响较小。应分别间隔时间服用或调整阿替洛尔的给药剂量
阿扎那韦	碳酸钙可减少阿扎那韦的吸收
埃替格韦	合用可降低埃替格韦的血药浓度
安非他酮	碳酸钙可减少安非他酮排泄
安西奈德	合用可降低安西奈德的生物利用度
苯丙胺	碳酸钙可减少苯丙胺排泄
比沙可啶	碳酸钙可减弱比沙可啶的治疗作用,可发生胃刺激和(或)腹部绞痛
苄非他明	碳酸钙可增加苄非他明的吸收,升高其血药浓度,尽量避免合用
别嘌醇	碳酸钙可减少别嘌醇的吸收
丙嗪	碳酸钙减少丙嗪的吸收,导致其血药浓度降低、疗效减弱
博舒替尼	合用可降低博舒替尼的血药浓度
雌酮	合用可降低雌酮的生物利用度
达比加群酯	合用可降低达比加群酯的血药浓度
达拉非尼	合用可降低达拉非尼的血药浓度

续表

合用药物	临床评价
达沙替尼	碳酸钙减少达沙替尼的吸收，导致达沙替尼血药浓度降低和疗效减弱
地拉夫定	合用可降低地拉夫定的血药浓度
碘塞罗宁	合用会减弱碘塞罗宁的治疗效果
厄洛替尼	合用可降低厄洛替尼的血药浓度
非索非那定	碳酸钙可降低非索非那定的血药浓度
氟奋乃静	碳酸钙减少氟奋乃静的吸收，导致氟奋乃静血药浓度降低和疗效减弱
福辛普利	合用可降低福辛普利的血药浓度
辅酶 Q10	合用可降低辅酶 Q10 的血药浓度
吉非替尼	合用可降低吉非替尼的血药浓度
加巴喷丁	合用可降低加巴喷丁的血药浓度
甲基苯丙胺	合用时甲基苯丙胺的血药浓度降低、疗效减弱
甲羟孕酮	合用可降低甲羟孕酮的生物利用度
聚苯乙烯磺酸钙	碳酸钙可加重聚苯乙烯磺酸钙的不良反应
卡托普利	合用可降低卡托普利的血药浓度
奎尼丁	碳酸钙可减少奎尼丁排泄
奎宁	碳酸钙可降低奎宁的血药浓度
喹诺酮类	碳酸钙可减少口服喹诺酮类抗菌药的吸收
来地帕韦	合用可降低来地帕韦的血药浓度
赖右苯丙胺	合用时赖右苯丙胺的血药浓度降低、疗效减弱
利奥西呱	合用可降低利奥西呱的血药浓度
利匹韦林	合用可降低利匹韦林的血药浓度
利塞膦酸	合用可降低利塞膦酸的血药浓度
莨菪碱	合用可降低莨菪碱的血药浓度
硫利达嗪	碳酸钙减少硫利达嗪的吸收，导致其血药浓度降低、疗效减弱
硫酸镁	合用会减弱硫酸镁的治疗效应
氯丙嗪	碳酸钙可减少氯丙嗪的吸收，导致其血药浓度降低、疗效减弱
氯喹	合用可降低氯喹的血药浓度
马烯雌酮	合用可降低马烯雌酮的生物利用度
吗替麦考酚酯	合用可减少吗替麦考酚酯的吸收
美芬丁胺	碳酸钙增加美芬丁胺的排泄，导致其血药浓度降低、疗效减弱
美加明	合用会升高美加明的血药浓度
美金刚	合用会升高美金刚的血药浓度
美沙拉秦	碳酸钙可降低美沙拉秦的治疗作用
美索达嗪	碳酸钙减少美索达嗪的吸收，导致其血药浓度降低、疗效减弱
米索前列醇	合用会增加不良反应的风险或严重性
莫雷西嗪	碳酸钙减少莫雷西嗪的吸收，导致其血药浓度降低、疗效减弱
尼洛替尼	合用可降低尼洛替尼的血药浓度

续表

合用药物	临床评价
帕唑帕尼	合用可降低帕唑帕尼的血药浓度
哌甲酯	碳酸钙增加哌甲酯的吸收,导致其血药浓度升高和不良反应加重
皮质激素	合用可降低口服皮质激素的生物利用度
普鲁氯嗪	碳酸钙减少普鲁氯嗪的吸收,导致其血药浓度降低、疗效减弱
羟乙膦酸	合用可降低羟乙膦酸的血药浓度
青霉胺	可以降低青霉胺的血药浓度
去氢马烯雌酮	合用可降低去氢马烯雌酮的生物利用度
去铁酮	合用可降低去铁酮的血药浓度
三氟拉嗪	碳酸钙减少三氟拉嗪的吸收,导致其血药浓度降低、疗效减弱
舒必利	合用可降低舒必利的血药浓度
双膦酸盐	碳酸钙可降低双膦酸盐的血药浓度
四环素类	碳酸钙可减少四环素类药物的吸收
索他洛尔	合用可降低索他洛尔的血药浓度
酮康唑	合用可降低酮康唑的血药浓度
头孢泊肟	碳酸钙可降低头孢泊肟的血药浓度
头孢呋辛	碳酸钙可降低头孢呋辛的血药浓度
头孢托仑	碳酸钙可降低头孢托仑的血药浓度
脱氢表雄酮	合用可降低脱氢表雄酮的生物利用度
维莫德吉	碳酸钙可降低维莫德吉的血药浓度
乌洛托品	合用会减弱乌洛托品的治疗作用
亚甲蓝	碳酸钙减少亚甲蓝的吸收,导致其血药浓度降低、疗效减弱
伊曲康唑	合用可降低伊曲康唑的血药浓度
异丙嗪	碳酸钙减少异丙嗪的吸收,导致其血药浓度降低、疗效减弱
异烟肼	碳酸钙减少异烟肼的吸收,导致其血药浓度降低、疗效减弱
右哌甲酯	碳酸钙阻碍缓释胶囊(右哌甲酯缓释胶囊)药物正常释放,导致早期吸收增加和延迟吸收减少
孕烯醇酮	合用可降低孕烯醇酮的生物利用度
左甲状腺素	合用可以降低左甲状腺素的作用(有争议),合用应至少间隔4小时。钙盐和左甲状腺素可形成不溶性络合物,降低左甲状腺素的生物利用度
唑来膦酸	合用可降低唑来膦酸的血药浓度

4. 醋酸钙 与醋酸钙合用药物临床评价见表18-25。

表18-25 与醋酸钙合用药物临床评价

合用药物	临床评价
美金刚	合用会升高美金刚的血药浓度

二、钾

1. 复合磷酸氢钾 与复合磷酸氢钾合用药物临床评价见表18-26。

续表

合用药物	临床评价
达沙替尼	碳酸钙减少达沙替尼的吸收，导致达沙替尼血药浓度降低和疗效减弱
地拉夫定	合用可降低地拉夫定的血药浓度
碘塞罗宁	合用会减弱碘塞罗宁的治疗效果
厄洛替尼	合用可降低厄洛替尼的血药浓度
非索非那定	碳酸钙可降低非索非那定的血药浓度
氟奋乃静	碳酸钙减少氟奋乃静的吸收，导致氟奋乃静血药浓度降低和疗效减弱
福辛普利	合用可降低福辛普利的血药浓度
辅酶 Q10	合用可降低辅酶 Q10 的血药浓度
吉非替尼	合用可降低吉非替尼的血药浓度
加巴喷丁	合用可降低加巴喷丁的血药浓度
甲基苯丙胺	合用时甲基苯丙胺的血药浓度降低、疗效减弱
甲羟孕酮	合用可降低甲羟孕酮的生物利用度
聚苯乙烯磺酸钙	碳酸钙可加重聚苯乙烯磺酸钙的不良反应
卡托普利	合用可降低卡托普利的血药浓度
奎尼丁	碳酸钙可减少奎尼丁排泄
奎宁	碳酸钙可降低奎宁的血药浓度
喹诺酮类	碳酸钙可减少口服喹诺酮类抗菌药的吸收
来地帕韦	合用可降低来地帕韦的血药浓度
赖右苯丙胺	合用时赖右苯丙胺的血药浓度降低、疗效减弱
利奥西呱	合用可降低利奥西呱的血药浓度
利匹韦林	合用可降低利匹韦林的血药浓度
利塞膦酸	合用可降低利塞膦酸的血药浓度
莨菪碱	合用可降低莨菪碱的血药浓度
硫利达嗪	碳酸钙减少硫利达嗪的吸收，导致其血药浓度降低、疗效减弱
硫酸镁	合用会减弱硫酸镁的治疗效应
氯丙嗪	碳酸钙可减少氯丙嗪的吸收，导致其血药浓度降低、疗效减弱
氯喹	合用可降低氯喹的血药浓度
马烯雌酮	合用可降低马烯雌酮的生物利用度
吗替麦考酚酯	合用可减少吗替麦考酚酯的吸收
美芬丁胺	碳酸钙增加美芬丁胺的排泄，导致其血药浓度降低、疗效减弱
美加明	合用会升高美加明的血药浓度
美金刚	合用会升高美金刚的血药浓度
美沙拉秦	碳酸钙可降低美沙拉秦的治疗作用
美索达嗪	碳酸钙减少美索达嗪的吸收，导致其血药浓度降低、疗效减弱
米索前列醇	合用会增加不良反应的风险或严重性
莫雷西嗪	碳酸钙减少莫雷西嗪的吸收，导致其血药浓度降低、疗效减弱
尼洛替尼	合用可降低尼洛替尼的血药浓度

续表

合用药物	临床评价
帕唑帕尼	合用可降低帕唑帕尼的血药浓度
哌甲酯	碳酸钙增加哌甲酯的吸收，导致其血药浓度升高和不良反应加重
皮质激素	合用可降低口服皮质激素的生物利用度
普鲁氯嗪	碳酸钙减少普鲁氯嗪的吸收，导致其血药浓度降低、疗效减弱
羟乙膦酸	合用可降低羟乙膦酸的血药浓度
青霉胺	可以降低青霉胺的血药浓度
去氢马烯雌酮	合用可降低去氢马烯雌酮的生物利用度
去铁酮	合用可降低去铁酮的血药浓度
三氟拉嗪	碳酸钙减少三氟拉嗪的吸收，导致其血药浓度降低、疗效减弱
舒必利	合用可降低舒必利的血药浓度
双膦酸盐	碳酸钙可降低双膦酸盐的血药浓度
四环素类	碳酸钙可减少四环素类药物的吸收
索他洛尔	合用可降低索他洛尔的血药浓度
酮康唑	合用可降低酮康唑的血药浓度
头孢泊肟	碳酸钙可降低头孢泊肟的血药浓度
头孢呋辛	碳酸钙可降低头孢呋辛的血药浓度
头孢托仑	碳酸钙可降低头孢托仑的血药浓度
脱氢表雄酮	合用可降低脱氢表雄酮的生物利用度
维莫德吉	碳酸钙可降低维莫德吉的血药浓度
乌洛托品	合用会减弱乌洛托品的治疗作用
亚甲蓝	碳酸钙减少亚甲蓝的吸收，导致其血药浓度降低、疗效减弱
伊曲康唑	合用可降低伊曲康唑的血药浓度
异丙嗪	碳酸钙减少异丙嗪的吸收，导致其血药浓度降低、疗效减弱
异烟肼	碳酸钙减少异烟肼的吸收，导致其血药浓度降低、疗效减弱
右哌甲酯	碳酸钙阻碍缓释胶囊（右哌甲酯缓释胶囊）药物正常释放，导致早期吸收增加和延迟吸收减少
孕烯醇酮	合用可降低孕烯醇酮的生物利用度
左甲状腺素	合用可以降低左甲状腺素的作用（有争议），合用应至少间隔4小时。钙盐和左甲状腺素可形成不溶性络合物，降低左甲状腺素的生物利用度
唑来膦酸	合用可降低唑来膦酸的血药浓度

4. 醋酸钙 与醋酸钙合用药物临床评价见表18-25。

表18-25 与醋酸钙合用药物临床评价

合用药物	临床评价
美金刚	合用会升高美金刚的血药浓度

二、钾

1. 复合磷酸氢钾 与复合磷酸氢钾合用药物临床评价见表18-26。

表18-26　与复合磷酸氢钾合用药物临床评价

合用药物	临床评价
促皮质素	合用可增加水钠潴留的发生率
皮质激素	合用可增加水钠潴留的发生率
乌洛托品	合用可增强乌洛托品的抗菌活性
雄激素	合用可增加水钠潴留的发生率

2. 枸橼酸钾　与枸橼酸钾合用药物临床评价见表18-27。

表18-27　与枸橼酸钾合用药物临床评价

合用药物	临床评价
促皮质素	促皮质素能促进尿钾排泄，合用可降低枸橼酸钾疗效
非甾体抗炎药	合用可加重枸橼酸钾的胃肠道反应
肝素	合用时易发生高钾血症。另外，肝素可使胃肠道出血概率增多
环孢素	合用时易发生高钾血症
抗胆碱药	抗胆碱药物能加重口服钾盐的胃肠道刺激作用
血管紧张素转换酶抑制剂	血管紧张素转换酶抑制剂能抑制醛固酮分泌，使尿钾排泄减少，故合用时易发生高钾血症
血浆	合用库存血（库存10天以下含钾30mmol/L，库存10天以上含钾65mmol/L）时，发生高钾血症的风险增加，尤其是肾功能不全者
盐皮质激素	因盐皮质激素能促进尿钾排泄，合用可降低钾盐疗效

3. 门冬氨酸钾　与门冬氨酸钾合用药物临床评价见表18-28。

表18-28　与门冬氨酸钾合用药物临床评价

合用药物	临床评价
保钾利尿药和（或）血管紧张素转换酶抑制剂	合用时可能会发生高钾血症

三、锌

1. 葡萄糖酸锌　与葡萄糖酸锌合用药物临床评价见表18-29。

表18-29　与葡萄糖酸锌合用药物临床评价

合用药物	临床评价
艾曲波帕	锌可能减少艾曲波帕的吸收（合用时至少间隔4小时）
多价磷酸盐	忌同时服用
青霉素	忌同时服用
四环素	忌同时服用
叶酸	口服大剂量叶酸，可以影响微量元素锌的吸收

2. 甘草锌、枸橼酸锌　参见葡萄糖酸锌。

四、钠

1. 亚硒酸钠 与亚硒酸钠合用药物临床评价见表 18-30。

表 18-30 与亚硒酸钠合用药物临床评价

合用药物	临床评价
艾曲波帕	亚硒酸钠可能减少艾曲波帕的吸收（合用时至少间隔 4 小时）
亚砷酸	避免合用

2. 硒酵母、依布硒 参见亚硒酸钠。

第十九章　妇产科和计划生育用药

第一节　妇产科用药

一、子宫收缩药

1. **缩宫素**　与缩宫素合用药物临床评价见表 19-1。

表 19-1　与缩宫素合用药物临床评价

合用药物	临床评价
恩氟烷	恩氟烷浓度＞1.5%时，子宫对缩宫素的效应减弱，恩氟烷浓度＞3.0%可对抗缩宫素的反应，并可导致子宫出血
氟烷	氟烷浓度＞1.0%吸入全麻时，子宫对缩宫素的效应减弱
环丙烷等碳氢化合物	环丙烷等碳氢化合物吸入全麻时，使用缩宫素可导致产妇出现低血压、窦性心动过缓和（或）房室节律失常
其他宫缩药	合用可使子宫张力过高，产生子宫破裂和（或）宫颈撕裂，应避免合用
去甲肾上腺素	合用促使血管收缩作用加强，引起严重高血压、心动过缓

2. **垂体后叶素**　与垂体后叶素合用药物临床评价见表 19-2。

表 19-2　与垂体后叶素合用药物临床评价

合用药物	临床评价
卡马西平	合用可加强抗利尿作用，两药均需减量

3. **卡贝缩宫素**　与卡贝缩宫素合用药物临床评价见表 19-3。

表 19-3　与卡贝缩宫素合用药物临床评价

合用药物	临床评价
地诺前列酮	合用时风险和不良反应的严重性增加
卡前列素氨丁三醇	合用时风险和不良反应的严重性增加
米索前列醇	合用时风险和不良反应的严重性增加

4. **麦角新碱**　与麦角新碱合用药物临床评价见表 19-4。

表 19-4　与麦角新碱合用药物临床评价

合用药物	临床评价
阿立哌唑	合用时风险和不良反应的严重性增加
阿瑞匹坦	合用可升高麦角新碱的血药浓度
氨磺必利	合用时风险和不良反应的严重性增加
昂丹司琼	合用时风险和不良反应的严重性增加
奥氮平	合用时风险和不良反应的严重性增加
苯喹胺	合用时风险和不良反应的严重性增加
丙氯拉嗪	合用时风险和不良反应的严重性增加

续表

合用药物	临床评价
丙嗪	合用时风险和不良反应的严重性增加
泊沙康唑	合用可升高麦角新碱的血药浓度
博赛普韦	合用可升高麦角新碱的血药浓度
醋奋乃静	合用时风险和不良反应的严重性增加
达泊西汀	合用时风险和不良反应的严重性增加
达沙替尼	合用可升高麦角新碱的血药浓度
地匹福林	合用可升高麦角新碱的血药浓度
芬咖明	合用时风险和不良反应的严重性增加
奋乃静	合用时风险和不良反应的严重性增加
夫西地酸	合用可升高麦角新碱的血药浓度
氟奋乃静	合用时风险和不良反应的严重性增加
氟伏沙明	合用时风险和不良反应的严重性增加
氟康唑	合用会减少麦角新碱的代谢
氟哌啶醇	合用时风险和不良反应的严重性增加
氟哌利多	合用时风险和不良反应的严重性增加
氟哌噻吨	合用时风险和不良反应的严重性增加
福沙匹坦	合用可升高麦角新碱的血药浓度
格拉司琼	合用会增加麦角新碱的5-羟色胺激活效应
甲氧阿利马嗪	合用时风险和不良反应的严重性增加
甲氧氯普胺	合用时风险和不良反应的严重性增加
卡奋乃静	合用时风险和不良反应的严重性增加
考尼伐坦	合用可升高麦角新碱的血药浓度
克拉霉素	合用可升高麦角新碱的血药浓度
喹硫平	合用时风险和不良反应的严重性增加
利培酮	合用时风险和不良反应的严重性增加
利血平	合用时风险和不良反应的严重性增加
卢立康唑	合用可升高麦角新碱的血药浓度
洛沙平	合用时风险和不良反应的严重性增加
氯丙嗪	合用时风险和不良反应的严重性增加
氯氮平	合用时风险和不良反应的严重性增加
氯卡色林	合用时风险和不良反应的严重性增加
氯美扎酮	合用时风险和不良反应的严重性增加
氯普噻吨	合用时风险和不良反应的严重性增加
吗茚酮	合用时风险和不良反应的严重性增加
美索达嗪	合用时风险和不良反应的严重性增加
米多君	麦角新碱会增加米多君的致高血压效应
米非司酮	合用可升高麦角新碱的血药浓度
纳多洛尔	合用会增加麦角新碱的收缩血管效应
奈非那韦	合用会减少麦角新碱的代谢
奈妥吡坦	合用可升高麦角新碱的血药浓度
帕博西利	合用可升高麦角新碱的血药浓度

续表

合用药物	临床评价
帕潘立酮	合用时风险和不良反应的严重性增加
哌西他嗪	合用时风险和不良反应的严重性增加
匹莫齐特	合用时风险和不良反应的严重性增加
去甲肾上腺素	合用促使血管收缩作用加强，引起严重高血压、心动过缓
瑞莫必利	合用时风险和不良反应的严重性增加
舍吲哚	合用时风险和不良反应的严重性增加
舒必利	合用时风险和不良反应的严重性增加
司替戊醇	合用可升高麦角新碱的血药浓度
替拉那韦	合用可升高麦角新碱的血药浓度
酮康唑	合用可升高麦角新碱的血药浓度
西美瑞韦	合用可升高麦角新碱的血药浓度
硝酸甘油	麦角新碱会减少硝酸甘油的舒张血管效应
伊曲康唑	合用可升高麦角新碱的血药浓度
依立曲坦	麦角新碱会增加依立曲坦的收缩血管效应
乙酰丙嗪	合用时风险和不良反应的严重性增加
异氟磷	合用可升高麦角新碱的血药浓度

5. 美西麦角 与美西麦角合用药物临床评价见表19-5。

表 19-5 与美西麦角合用药物临床评价

合用药物	临床评价
大环内酯类	合用增加麦角中毒的风险，避免同时使用
奈非那韦	合用增加麦角中毒的危险，避免同时使用

6. 麦角 参见麦角新碱。

7. 地诺前列酮 与地诺前列酮合用药物临床评价见表19-6。

表 19-6 与地诺前列酮合用药物临床评价

合用药物	临床评价
阿司匹林	合用会减弱地诺前列酮的治疗作用
大环内酯类	合用增加麦角中毒的风险，应避免同时使用
卡贝缩宫素	合用时风险或不良反应的严重性增加
喹硫平	合用时风险和不良反应的严重性增加
利多卡因	合用会减少地诺前列酮的代谢
利培酮	合用时风险和不良反应的严重性增加
利血平	合用时风险和不良反应的严重性增加
硼替佐米	合用会减少地诺前列酮的代谢
瑞莫必利	合用时风险和不良反应的严重性增加
噻氯匹定	合用会减少地诺前列酮的代谢
舍吲哚	合用时风险和不良反应的严重性增加
舒必利	合用时风险和不良反应的严重性增加
缩宫素	合用时风险和不良反应的严重性增加

8. 吉美前列素　与吉美前列素合用药物临床评价见表 19-7。

表 19-7　与吉美前列素合用药物临床评价

合用药物	临床评价
阿司匹林	合用会减弱吉美前列素治疗作用

9. 硫前列酮　与硫前列酮合用药物临床评价见表 19-8。

表 19-8　与硫前列酮合用药物临床评价

合用药物	临床评价
非甾体抗炎药	合用可减弱硫前列酮的作用，避免合用
其他前列腺素	合用可增强硫前列酮的作用，避免合用
缩宫素	合用可使子宫张力过高，产生子宫破裂和（或）宫颈撕裂，应避免合用

二、子宫舒张药

利托君　与利托君合用药物临床评价见表 19-9。

表 19-9　与利托君合用药物临床评价

合用药物	临床评价
阿莫非尼	合用时风险或不良反应的严重性增加
阿司匹林	合用时风险或不良反应的严重性增加
阿替卡因	合用时风险或不良反应的严重性增加
安非拉酮	合用时风险或不良反应的严重性增加
安非他酮	合用时风险或不良反应的严重性增加
氨茶碱	合用时风险或不良反应的严重性增加
奥达特罗	合用时风险或不良反应的严重性增加
苯甲曲秦	合用时风险或不良反应的严重性增加
吡布特罗	合用时风险或不良反应的严重性增加
苄非他明	合用时风险或不良反应的严重性增加
丙己君	合用时风险或不良反应的严重性增加
布比卡因	合用可造成对心脏的β受体刺激，导致室性心动过速、心室颤动和低血压。早产患者用过利托君后在剖宫产中使用麻醉剂时应格外谨慎，应等待利托君的拟β效应消退后再进行麻醉
布他比妥	合用时风险或不良反应的严重性增加
茶碱	合用时风险或不良反应的严重性增加
大麻隆	会增加利托君的心动过速效应
地匹福林	合用时风险性或不良反应的严重性增加
碘[131I]苄胍	利托君会减弱碘[131I]苄胍的治疗效应
对乙酰氨基酚	合用时风险或不良反应的严重性增加
多巴胺	合用时风险或不良反应的严重性增加
多巴酚丁胺	合用时风险或不良反应的严重性增加
多沙普仑	合用时风险或不良反应的严重性增加

续表

合用药物	临床评价
二羟丙茶碱	合用时风险或不良反应的严重性增加
二氢可待因	合用时风险或不良反应的严重性增加
非尼拉敏	合用时风险或不良反应的严重性增加
非诺特罗	合用时风险或不良反应的严重性增加
芬特明	合用时风险或不良反应的严重性增加
氟替卡松	合用时风险或不良反应的严重性增加
福莫特罗	合用时风险或不良反应的严重性增加
格隆溴铵	利托君可引起心率加快，格隆溴铵也可以加快心率，两药合用可导致严重的心动过速，应谨慎
甲基苯丙胺	合用时风险或不良反应的严重性增加
甲哌卡因	合用时风险或不良反应的严重性增加
咖啡因	合用时风险或不良反应的严重性增加
可卡因	合用时风险或不良反应的严重性增加
赖右苯丙胺	合用时风险或不良反应的严重性增加
利奈唑胺	会增加利托君的致高血压活性
麻黄碱	合用时风险或不良反应的严重性增加
麦角胺	麦角胺可能会增强利托君的降压作用
米多君	合用时风险或不良反应的严重性增加
莫达非尼	合用时风险或不良反应的严重性增加
萘甲唑林	合用时风险或不良反应的严重性增加
哌甲酯	合用时风险或不良反应的严重性增加
羟甲唑啉	合用时风险或不良反应的严重性增加
屈大麻酚	合用会加重利托君的致心动过速作用
曲普利啶	合用时风险或不良反应的严重性增加
去甲肾上腺素	合用时风险或不良反应的严重性增加
去氧肾上腺素	合用时风险或不良反应的严重性增加
沙丁胺醇	合用时风险或不良反应的严重性增加
沙美特罗	合用时风险或不良反应的严重性增加
肾上腺素	合用时风险或不良反应的严重性增加
泰地唑胺	合用会增强利托君升高血压的作用
特布他林	合用时风险或不良反应的严重性增加
托莫西汀	合用会增加利托君的致高血压活性
维兰特罗	合用时风险或不良反应的严重性增加
伪麻黄碱	合用时风险或不良反应的严重性增加
异丙托溴铵	合用时风险或不良反应的严重性增加
异美汀	合用时风险或不良反应的严重性增加
茚达特罗	合用时风险或不良反应的严重性增加

三、促进子宫成熟的药物

普拉睾酮 与普拉睾酮合用药物临床评价见表19-10。

表 19-10 与普拉睾酮合用药物临床评价

合用药物	临床评价
雌二醇	合用时不良反应的严重性和风险增加
睾酮	合用时不良反应的严重性和风险增加
华法林	合用增强华法林的抗凝作用
筒箭毒碱	合用会增加普拉睾酮不良反应的风险或严重性

第二节 计划生育用药

终止妊娠药

1. 米非司酮 与米非司酮合用药物临床评价见表 19-11。

表 19-11 与米非司酮合用药物临床评价

合用药物	临床评价
阿伐那非	米非司酮可升高阿伐那非的血药浓度
阿夫唑嗪	米非司酮可升高阿夫唑嗪的血药浓度
阿格列汀	合用可以增强米非司酮降低血糖的效应
阿立哌唑	米非司酮可升高阿立哌唑的血药浓度
阿利维 A 酸	米非司酮可升高阿利维 A 酸的血药浓度
阿米替林	米非司酮会增强阿米替林的 QTc 间期延长效应
阿莫地喹	米非司酮可升高阿莫地喹的血药浓度
阿莫沙平	米非司酮会增强阿莫沙平的 QTc 间期延长效应
阿那格雷	米非司酮会增强阿那格雷的 QTc 间期延长效应
阿哌沙班	米非司酮可升高阿哌沙班的血药浓度
阿扑吗啡	米非司酮会增强阿扑吗啡的 QTc 间期延长效应
阿普唑仑	米非司酮可升高阿普唑仑的血药浓度
阿奇霉素	米非司酮会增强阿奇霉素的 QTc 间期延长效应
阿瑞匹坦	米非司酮可升高阿瑞匹坦的血药浓度
阿塞那平	米非司酮会增强阿塞那平的 QTc 间期延长效应
阿司匹林	阿司匹林可以增强米非司酮降低血糖的效应
阿托伐他汀	米非司酮可升高阿托伐他汀的血药浓度
阿昔替尼	米非司酮可升高阿昔替尼的血药浓度
阿扎那韦	米非司酮可升高阿扎那韦的血药浓度
艾日布林	米非司酮会增强艾日布林的 QTc 间期延长效应
艾司西酞普兰	米非司酮会增强艾司西酞普兰的 QTc 间期延长效应
安非他酮	米非司酮可升高安非他酮的血药浓度
氨苯砜	米非司酮可升高氨苯砜的血药浓度
氨茶碱	米非司酮可升高氨茶碱的血药浓度
氨氯地平	米非司酮可升高氨氯地平的血药浓度
胺碘酮	米非司酮会增强胺碘酮的 QTc 间期延长效应
奥达特罗	米非司酮会增强奥达特罗的 QTc 间期延长效应

续表

合用药物	临床评价
奥拉帕尼	米非司酮可升高奥拉帕尼的血药浓度
奥曲肽	米非司酮会增强奥曲肽的QTc间期延长效应
贝达喹啉	米非司酮会增强贝达喹啉的QTc间期延长效应
贝沙罗汀	贝沙罗汀可以降低米非司酮的血药浓度
倍他米松	米非司酮可以减弱倍他米松的治疗效果
苯巴比妥	苯巴比妥可以降低米非司酮的血药浓度
苯海拉明	米非司酮会增强苯海拉明的QTc间期延长效应
苯妥英	苯妥英可以降低米非司酮的血药浓度
苯乙肼	苯乙肼会增强米非司酮的致低血糖作用
比索洛尔	米非司酮可升高比索洛尔的血药浓度
吡格列酮	米非司酮可升高吡格列酮的血药浓度
吡喹酮	米非司酮可升高吡喹酮的血药浓度
吡罗昔康	米非司酮可升高吡罗昔康的血药浓度
吡美莫司	米非司酮会降低吡美莫司的新陈代谢
苄非他明	米非司酮可升高苄非他明的血药浓度
丙吡胺	米非司酮会增强丙吡胺的QTc间期延长效应
丙泊酚	米非司酮会增强丙泊酚的QTc间期延长效应
丙米嗪	米非司酮会增强丙米嗪的QTc间期延长效应
丙嗪	米非司酮会增强丙嗪的QTc间期延长效应
伯氨喹	米非司酮会增强伯氨喹的QTc间期延长效应
泊沙康唑	泊沙康唑可升高米非司酮的血药浓度
博赛普韦	博赛普韦可升高米非司酮的血药浓度,米非司酮会增强博赛普韦的QTc间期延长效应
博舒替尼	米非司酮可升高博舒替尼的血药浓度
布地奈德	米非司酮可升高布地奈德的血药浓度
布舍瑞林	米非司酮会增加布舍瑞林的QTc间期延长效应
茶碱	米非司酮可升高茶碱的血药浓度
长春地辛	米非司酮可升高长春地辛的血药浓度
长春碱	米非司酮可升高硫酸长春碱的血药浓度
长春瑞滨	米非司酮可升高长春瑞滨的血药浓度
长春新碱	米非司酮可升高长春新碱的血药浓度
促皮质素	米非司酮会减弱促皮质素的治疗效应
醋酸己脲	醋酸己脲可以增强米非司酮降低血糖的效应
醋硝香豆素	米非司酮可升高醋硝香豆素的血药浓度
达泊西汀	米非司酮可升高达泊西汀的血药浓度
达非那新	米非司酮可升高达非那新的血药浓度
达卡巴嗪	米非司酮可升高达卡巴嗪的血药浓度
达卡他韦	米非司酮可升高达卡他韦的血药浓度
达拉非尼	达拉非尼可升高米非司酮的血药浓度
达芦那韦	达芦那韦可升高米非司酮的血药浓度
达沙替尼	米非司酮可升高达沙替尼的血药浓度
丹曲林	米非司酮可升高丹曲林的血药浓度

续表

合用药物	临床评价
单硝酸异山梨酯	米非司酮可升高单硝酸异山梨酯的血药浓度
地尔硫䓬	米非司酮可升高地尔硫䓬的血药浓度
地氟烷	米非司酮会增强地氟烷的QTc间期延长效应
地高辛	米非司酮可升高地高辛的血药浓度
地加瑞克	米非司酮会增强地加瑞克的QTc间期延长效应
地拉罗司	地拉罗司可升高米非司酮的血药浓度
地诺孕素	米非司酮会减弱地诺孕素的治疗效应
地塞米松	米非司酮会减弱地塞米松的治疗效应
地特胰岛素	地特胰岛素会增强米非司酮的致低血糖作用
地西泮	米非司酮可升高地西泮的血药浓度
地昔帕明	米非司酮会增强地昔帕明的QTc间期延长效应
丁苯那嗪	米非司酮会增强丁苯那嗪的QTc间期延长效应
丁丙诺啡	米非司酮可升高丁丙诺啡的血药浓度
丁螺环酮	米非司酮可升高丁螺环酮的血药浓度
多非利特	米非司酮会增强多非利特的QTc间期延长效应
多拉司琼	米非司酮会增强多拉司琼的QTc间期延长效应
多潘立酮	米非司酮可升高多潘立酮的血药浓度
多柔比星	米非司酮可升高多柔比星的血药浓度
多塞平	米非司酮会增强多塞平的QTc间期延长效应
多沙唑嗪	米非司酮可升高达多沙唑嗪的血药浓度
多西他赛	米非司酮可升高多西他赛的血药浓度
厄洛替尼	米非司酮可升高厄洛替尼的血药浓度
恩杂鲁胺	恩杂鲁胺可以降低米非司酮的血药浓度
二甲双胍	二甲双胍会增强米非司酮的降血糖作用
伐地那非	米非司酮可升高伐地那非的血药浓度
法莫替丁	米非司酮会增强法莫替丁的QTc间期延长效应
凡德他尼	米非司酮会增强凡德他尼的QTc间期延长效应
反苯环丙胺	反苯环丙胺会增强米非司酮的降血糖作用
非尔氨酯	米非司酮可升高非尔氨酯的血药浓度
非洛地平	米非司酮可升高非洛地平的血药浓度
非索罗定	米非司酮可升高非索罗定的血药浓度
芬戈莫德	米非司酮会增强芬戈莫德的QTc间期延长效应
芬太尼	米非司酮可升高芬太尼的血药浓度
夫西地酸	米非司酮可升高夫西地酸的血药浓度
伏立康唑	米非司酮可升高伏立康唑的血药浓度
伏立司他	米非司酮会增强伏立司他的QTc间期延长效应
氟班色林	米非司酮可升高氟班色林的血药浓度
氟伐他汀	米非司酮可升高氟伐他汀的血药浓度
氟卡尼	米非司酮会增强氟卡尼的QTc间期延长效应
氟康唑	米非司酮会增强氟康唑的QTc间期延长效应
氟哌啶醇	米非司酮会增强氟哌啶醇的QTc间期延长效应

续表

合用药物	临床评价
氟哌利多	米非司酮会增强氟哌利多的 QTc 间期延长效应
氟哌噻吨	米非司酮会增强氟哌噻吨的 QTc 间期延长效应
氟氢可的松	米非司酮可以减弱氟氢可的松的治疗效应
氟他胺	米非司酮可升高氟他胺的血药浓度
氟西泮	米非司酮可升高氟西泮的血药浓度
氟西汀	米非司酮会增强氟西汀的 QTc 间期延长效应
福莫特罗	米非司酮会增强福莫特罗的 QTc 间期延长效应
钆贝酸	米非司酮会增强钆贝酸的 QTc 间期延长效应
甘精胰岛素	甘精胰岛素会增强米非司酮的致低血糖作用
睾酮	睾酮会增强米非司酮的降血糖的作用
戈舍瑞林	米非司酮会增强戈舍瑞林的 QTc 间期延长效应
格拉司琼	米非司酮会增强格拉司琼的 QTc 间期延长效应
格列本脲	米非司酮可升高格列本脲的血药浓度
格列吡嗪	米非司酮可升高格列吡嗪的血药浓度
格列喹酮	格列喹酮会增加米非司酮的致低血糖活性
格列美脲	米非司酮可升高格列美脲的血药浓度
格列齐特	米非司酮可升高格列齐特的血药浓度
骨化三醇	米非司酮可升高骨化三醇的血药浓度
贯叶连翘	米非司酮可升高贯叶连翘的血药浓度
红霉素	米非司酮会增强红霉素的 QTc 间期延长效应
华法林	米非司酮可升高华法林的血药浓度
环孢素	米非司酮可升高环孢素的血药浓度
环丙沙星	米非司酮会增强环丙沙星的 QTc 间期延长效应
环丙孕酮	米非司酮可升高环丙孕酮的血药浓度
黄体素	米非司酮会减弱黄体素的治疗效应
磺胺嘧啶	米非司酮可升高磺胺嘧啶的血药浓度
吉非替尼	米非司酮可升高吉非替尼的血药浓度
吉米沙星	米非司酮会增强吉米沙星的 QTc 间期延长效应
己酸羟孕酮	米非司酮可升高己酸羟孕酮的血药浓度
加兰他敏	米非司酮会增强加兰他敏的 QTc 间期延长效应
甲苯磺丁脲	米非司酮可升高甲苯磺丁脲的血药浓度
甲氟喹	米非司酮可升高甲氟喹的血药浓度
甲泼尼龙	米非司酮会减弱甲泼尼龙的治疗效应
甲羟孕酮	米非司酮会减弱甲羟孕酮的治疗效应
甲硝唑	米非司酮会增强甲硝唑的 QTc 间期延长效应
甲氧阿利马嗪	米非司酮会增强甲氧阿利马嗪的 QTc 间期延长效应
甲氧苄啶	米非司酮可升高甲氧苄啶的血药浓度
甲氧氯普胺	米非司酮会增强甲氧氯普胺的 QTc 间期延长效应
金刚烷胺	米非司酮会增强金刚烷胺的 QTc 间期延长效应
决奈达隆	米非司酮会增强决奈达隆的 QTc 间期延长效应
卡巴他赛	米非司酮可升高卡巴他赛的血药浓度

续表

合用药物	临床评价
卡博替尼	米非司酮可升高卡博替尼的血药浓度
卡马西平	卡马西平可以降低米非司酮的血药浓度
考尼伐坦	考尼伐坦可升高米非司酮的血药浓度
可的松	米非司酮会减弱可的松的治疗效应
可卡因	米非司酮可升高可卡因的血药浓度
克拉霉素	米非司酮会增强克拉霉素的QTc间期延长效应
克唑替尼	米非司酮会增强克唑替尼的QTc间期延长效应
奎尼丁	米非司酮会增强奎尼丁的QTc间期延长效应
奎宁	米非司酮会增强奎宁的QTc间期延长效应
喹硫平	米非司酮会增强喹硫平的QTc间期延长效应
拉帕替尼	米非司酮可升高拉帕替尼的血药浓度
赖谷胰岛素	赖谷胰岛素会增强米非司酮的致低血糖作用
赖脯胰岛素	赖脯胰岛素会增强米非司酮的致低血糖作用
乐伐替尼	米非司酮会增强乐伐替尼的QTc间期延长效应
雷诺嗪	米非司酮可升高雷诺嗪的血药浓度
锂剂	米非司酮会增强锂剂的QTc间期延长效应
利多卡因	米非司酮可升高利多卡因的血药浓度
利福布汀	利福布汀会降低米非司酮的血药浓度
利福喷丁	利福喷丁可以降低米非司酮的血药浓度
利福平	利福平可以降低米非司酮的血药浓度
利格列汀	利格列汀会增强米非司酮的降血糖作用
利培酮	米非司酮会增强利培酮的QTc间期延长效应
利匹韦林	米非司酮会增强利匹韦林的QTc间期延长效应
利托那韦	利托那韦可以升高米非司酮的血药浓度
亮丙瑞林	米非司酮会增强亮丙瑞林的QTc间期延长效应
磷苯妥英	米非司酮可升高磷苯妥英的血药浓度
膦甲酸钠	米非司酮会增强膦甲酸钠的QTc间期延长效应
硫利达嗪	米非司酮会增强硫利达嗪的QTc间期延长效应
卢立康唑	卢立康唑可升高米非司酮的血药浓度
鲁拉西酮	米非司酮可升高鲁拉西酮的血药浓度
罗格列酮	米非司酮可升高罗格列酮的血药浓度
螺旋霉素	米非司酮可升高螺旋霉素的血药浓度
洛伐他汀	米非司酮可升高洛伐他汀的血药浓度
洛美他派	米非司酮可升高洛美他派的血药浓度
氯胺酮	米非司酮可升高氯胺酮的血药浓度
氯丙嗪	米非司酮会增强氯丙嗪的QTc间期延长效应
氯氮䓬	米非司酮可升高氯氮䓬的血药浓度
氯氮平	米非司酮会增强氯氮平的QTc间期延长效应
氯磺丙脲	米非司酮可升高氯磺丙脲的血药浓度
氯喹	米非司酮会增强氯喹的QTc间期延长效应
氯米帕明	米非司酮会增强氯米帕明的QTc间期延长效应

续表

合用药物	临床评价
氯哌噻吨	米非司酮会增强氯哌噻吨的QTc间期延长效应
氯沙坦	米非司酮可升高氯沙坦的血药浓度
氯烯雌醚	米非司酮会减弱氯烯雌醚的治疗效应
氯硝西泮	米非司酮可升高氯硝西泮的血药浓度
马拉维若	米非司酮可升高马拉维若的血药浓度
马普替林	米非司酮会增强马普替林的QTc间期延长效应
马西替坦	米非司酮可升高马西替坦的血药浓度
麦角胺	米非司酮可升高麦角胺的血药浓度
麦角新碱	米非司酮可升高麦角新碱的血药浓度
美洛昔康	米非司酮可升高美洛昔康的血药浓度
美沙酮	米非司酮会增强美沙酮的QTc间期延长效应
门冬胰岛素	门冬胰岛素会增强米非司酮的致低血糖作用
咪达唑仑	米非司酮可升高咪达唑仑的血药浓度
米氮平	米非司酮可升高米氮平的血药浓度
米拉贝隆	米非司酮会增强米拉贝隆的QTc间期延长效应
莫达非尼	米非司酮可升高莫达非尼的血药浓度
莫西普利	米非司酮会增强莫西普利的QTc间期延长效应
莫西沙星	米非司酮会增强莫西沙星的QTc间期延长效应
那格列奈	米非司酮可升高那格列奈的血药浓度
奈非那韦	奈非那韦可升高米非司酮的血药浓度
奈妥吡坦	奈妥吡坦可升高米非司酮的血药浓度
萘法唑酮	萘法唑酮可升高米非司酮的血药浓度
尼卡地平	米非司酮可升高尼卡地平的血药浓度
尼洛替尼	米非司酮会增强尼洛替尼的QTc间期延长效应
尼莫地平	米非司酮可升高尼莫地平的血药浓度
尼索地平	米非司酮可升高尼索地平的血药浓度
诺氟沙星	米非司酮会增强诺氟沙星的QTc间期延长效应
帕比司他	米非司酮会增强帕比司他的QTc间期延长效应
帕博西利	米非司酮可升高帕博西利的血药浓度
帕罗西汀	米非司酮会增强帕罗西汀的QTc间期延长效应
帕潘立酮	米非司酮会增强帕潘立酮的QTc间期延长效应
帕瑞肽	米非司酮会增强帕瑞肽的QTc间期延长效应
帕唑帕尼	米非司酮会增强帕唑帕尼的QTc间期延长效应
哌泊噻嗪	米非司酮可升高哌泊噻嗪的血药浓度
培维索孟	培维索孟会增强米非司酮的致低血糖作用
喷他脒	米非司酮会增强喷他脒的QTc间期延长效应
匹莫齐特	米非司酮会增强匹莫齐特的QTc间期延长效应
泼尼松	米非司酮会减弱泼尼松的治疗效应
泼尼松龙	米非司酮会减弱泼尼松龙的治疗效应
扑米酮	扑米酮可以降低米非司酮的血药浓度
普鲁卡因胺	米非司酮会增强普鲁卡因胺的QTc间期延长效应

续表

合用药物	临床评价
普罗帕酮	米非司酮会增强普罗帕酮的QTc间期延长效应
普罗替林	米非司酮会增强普罗替林的QTc间期延长效应
七氟烷	米非司酮会增强七氟烷的QTc间期延长效应
齐拉西酮	米非司酮会增强齐拉西酮的QTc间期延长效应
羟考酮	米非司酮可升高羟考酮的血药浓度
羟嗪	米非司酮会增强羟嗪的QTc间期延长效应
秋水仙碱	米非司酮可升高秋水仙碱的血药浓度
屈大麻酚	米非司酮可升高屈大麻酚的血药浓度
曲安奈德	米非司酮可升高曲安奈德的血药浓度
曲贝替定	米非司酮可升高曲贝替定的血药浓度
曲米帕明	米非司酮可升高曲米帕明的血药浓度
曲普瑞林	米非司酮会增强曲普瑞林的QTc间期延长效应
曲前列尼尔	米非司酮会增强曲前列尼尔的QTc间期延长效应
曲唑酮	米非司酮可升高曲唑酮的血药浓度
去甲替林	米非司酮会增强去甲替林的QTc间期延长效应
炔诺酮	米非司酮会减弱炔诺酮的治疗效应
人胰岛素	人胰岛素会增强米非司酮的致低血糖作用
瑞戈非尼	米非司酮可升高瑞戈非尼的血药浓度
塞来昔布	米非司酮可升高塞来昔布的血药浓度
噻加宾	米非司酮可升高噻加宾的血药浓度
三氧化二砷	米非司酮会增强三氧化二砷的QTc间期延长效应
三唑仑	米非司酮可升高三唑仑的血药浓度
色瑞替尼	米非司酮会增强色瑞替尼的QTc间期延长效应
沙丁胺醇	米非司酮会增强沙丁胺醇的QTc间期延长效应
沙格列汀	米非司酮可升高沙格列汀的血药浓度
沙奎那韦	米非司酮会增强沙奎那韦的QTc间期延长效应
沙美特罗	米非司酮可升高沙美特罗的血药浓度
舍曲林	米非司酮会增强舍曲林的QTc间期延长效应
舒芬太尼	米非司酮可升高舒芬太尼的血药浓度
舒尼替尼	米非司酮可升高舒尼替尼的血药浓度
双氢睾酮	双氢睾酮会增强米非司酮的降血糖效应
双氢可待因	米非司酮可升高双氢可待因的血药浓度
双氢麦角胺	米非司酮可升高双氢麦角胺的血药浓度
司帕沙星	司帕沙星会增强米非司酮的降血糖作用
司替戊醇	米非司酮可升高司替戊醇的血药浓度
缩宫素	米非司酮可能会增强缩宫素的QTc间期延长效应
索拉非尼	米非司酮会增强索拉非尼的QTc间期延长效应
索利那新	米非司酮可升高索利那新的血药浓度
索他洛尔	米非司酮会增强索他洛尔的QTc间期延长效应
泰利霉素	米非司酮会增强泰利霉素的QTc间期延长效应
坦索罗辛	米非司酮可升高坦索罗辛的血药浓度

续表

合用药物	临床评价
特拉万星	米非司酮会增强特拉万星的 QTc 间期延长效应
替拉那韦	米非司酮可升高替拉那韦的血药浓度
替尼泊苷	米非司酮可升高替尼泊苷的血药浓度
替沃噻吨	米非司酮会增强替沃噻吨的 QTc 间期延长效应
替扎尼定	米非司酮会增强替扎尼定的 QTc 间期延长效应
酮康唑	酮康唑可升高米非司酮的血药浓度
托伐普坦	米非司酮可升高托伐普坦的血药浓度
托法替尼	米非司酮可升高托法替尼的血药浓度
托拉塞米	米非司酮可升高托拉塞米的血药浓度
托莫西汀	米非司酮会增强托莫西汀的 QTc 间期延长效应
托瑞米芬	米非司酮会增强托瑞米芬的 QTc 间期延长效应
托特罗定	米非司酮可升高托特罗定的血药浓度
托珠单抗	托珠单抗可以降低米非司酮的血药浓度
威罗非尼	米非司酮会增强威罗非尼的 QTc 间期延长效应
维 A 酸	米非司酮可升高维 A 酸的血药浓度
维格列汀	维格列汀会增强米非司酮的降血糖作用
维拉帕米	米非司酮可升高维拉帕米的血药浓度
维拉佐酮	米非司酮可升高维拉佐酮的血药浓度
文拉法辛	米非司酮可升高文拉法辛的血药浓度
西地那非	米非司酮可升高西地那非的血药浓度
西罗莫司	米非司酮可升高西罗莫司的血药浓度
西洛多辛	米非司酮可升高西洛多辛的血药浓度
西洛他唑	米非司酮可升高西洛他唑的血药浓度
西美瑞韦	米非司酮可升高西美瑞韦的血药浓度
西那卡塞	米非司酮可升高西那卡塞的血药浓度
西沙必利	米非司酮会增强西沙必利的 QTc 间期延长效应
西酞普兰	米非司酮会增强西酞普兰的 QTc 间期延长效应
硝苯地平	米非司酮可升高硝苯地平的血药浓度
硝酸异山梨酯	米非司酮可升高硝酸异山梨酯的血药浓度
辛伐他汀	米非司酮可升高辛伐他汀的血药浓度
溴隐亭	米非司酮可升高溴隐亭的血药浓度
氧氟沙星	米非司酮会增强氧氟沙星的 QTc 间期延长效应
伊班膦酸钠	米非司酮会增强伊班膦酸钠的 QTc 间期延长效应
伊布利特	米非司酮会增强伊布利特的 QTc 间期延长效应
伊伐布雷定	米非司酮可升高伊伐布雷定的血药浓度
伊拉地平	米非司酮可升高伊拉地平的血药浓度
伊立替康	米非司酮可升高伊立替康的血药浓度
伊马替尼	米非司酮可升高伊马替尼的血药浓度
伊潘立酮	米非司酮会增强伊潘立酮的 QTc 间期延长效应
伊曲康唑	米非司酮可升高伊曲康唑的血药浓度
伊沙匹隆	米非司酮可升高伊沙匹隆的血药浓度

续表

合用药物	临床评价
依伐卡托	米非司酮可升高依伐卡托的血药浓度
依法韦仑	米非司酮可升高依法韦仑的血药浓度
依立曲坦	米非司酮可升高依立曲坦的血药浓度
依鲁替尼	米非司酮可升高依鲁替尼的血药浓度
依匹唑派	米非司酮可升高依匹唑派的血药浓度
依普利酮	米非司酮可升高依普利酮的血药浓度
依托泊苷	米非司酮可升高依托泊苷的血药浓度
依维莫司	米非司酮可升高依维莫司的血药浓度
依佐加滨	米非司酮会增强依佐加滨的QTc间期延长效应
乙琥胺	米非司酮可升高乙琥胺的血药浓度
异丙嗪	米非司酮会增强异丙嗪的QTc间期延长效应
异氟烷	米非司酮会增强异氟烷的QTc间期延长效应
异环磷酰胺	米非司酮会降低异环磷酰胺代谢物的血药浓度，使其失去疗效
异山梨醇	米非司酮可升高异山梨醇的血药浓度
吲达帕胺	米非司酮会增强吲达帕胺的QTc间期延长效应
茚达特罗	米非司酮会增强茚达特罗的QTc间期延长效应
茚地那韦	茚地那韦可升高米非司酮的血药浓度
右酮洛芬	右酮洛芬会减弱米非司酮的治疗效应
右佐匹克隆	米非司酮可升高右佐匹克隆的血药浓度
扎鲁司特	米非司酮可升高扎鲁司特的血药浓度
紫杉醇	米非司酮可升高紫杉醇的血药浓度
组氨瑞林	米非司酮会增强组氨瑞林的QTc间期延长效应
左米那普仑	米非司酮可升高左米那普仑的血药浓度
左炔诺孕酮	米非司酮会减弱左炔诺孕酮的治疗效应
左氧氟沙星	米非司酮会增强左氧氟沙星的QTc间期延长效应
佐匹克隆	米非司酮可升高佐匹克隆的血药浓度
唑吡坦	米非司酮可升高唑吡坦的血药浓度
唑尼沙胺	米非司酮可升高唑尼沙胺的血药浓度

2. 依沙吖啶 与依沙吖啶合用药物临床评价见表19-12。

表19-12 与依沙吖啶合用药物临床评价

合用药物	临床评价
阿司匹林	使用依沙吖啶8～12天避免使用阿司匹林和其他非甾体抗炎药，以免增加出血风险

第二十章 专科用药

一、耳鼻科用药

1. **萘甲唑啉** 与萘甲唑啉合用药物临床评价见表20-1。

表20-1 与萘甲唑啉合用药物临床评价

合用药物	临床评价
麦角胺	麦角胺可能会增强萘甲唑啉的降压作用

2. **赛洛唑啉** 与赛洛唑啉合用药物临床评价见表20-2。

表20-2 与赛洛唑啉合用药物临床评价

合用药物	临床评价
阿曲库铵	赛洛唑啉可能会增强阿曲库铵的神经肌肉阻断活性

二、皮肤科用药

1. **马拉硫磷** 与马拉硫磷合用药物临床评价见表20-3。

表20-3 与马拉硫磷合用药物临床评价

合用药物	临床评价
阿曲库铵	合用会降低阿曲库铵的治疗效果
倍他米松	合用会增加不良反应的风险或严重性
地塞米松	合用会增加不良反应的风险或严重性
氟氢可的松	合用会增加不良反应的风险或严重性
琥珀酰胆碱	合会升高琥珀酰胆碱的血药浓度
利多卡因	合用会减少马拉硫磷的代谢
氯吡格雷	合用会减少马拉硫磷的代谢
帕拉米松	合用会增加不良反应的风险或严重性
哌库溴铵	合用会降低哌库溴铵的治疗效果
泮库溴铵	合用会降低泮库溴铵的治疗效果
硼替佐米	合用会减少马拉硫磷的代谢
曲安西龙	合用会增加不良反应的风险或严重性
噻氯匹定	合用会减少马拉硫磷的代谢
双嘧达莫	合用会减弱马拉硫磷的治疗作用
筒箭毒碱	合用会降低筒箭毒碱的治疗效果
维库溴铵	合用会降低维库溴铵的治疗效果

2. **伊维菌素** 与伊维菌素合用药物临床评价见表20-4。

表 20-4 与伊维菌素合用药物临床评价

合用药物	临床评价
阿司匹林	合用会升高阿司匹林的血药浓度
苯佐卡因	合用会升高伊维菌素的血药浓度
地塞米松	合用会降低伊维菌素的血药浓度
丁丙诺啡	合用会升高伊维菌素的血药浓度
芬太尼	合用会升高伊维菌素的血药浓度
利多卡因	合用会升高伊维菌素的血药浓度
利伐沙班	合用会升高利伐沙班的血药浓度
氯胺酮	合用会升高伊维菌素的血药浓度
吗啡	合用会升高伊维菌素的血药浓度
麦角胺	合用会升高伊维菌素的血药浓度
咪达唑仑	合用会升高咪达唑仑的血药浓度
硼替佐米	合用会减少伊维菌素的代谢
噻氯匹定	合用会减少伊维菌素的代谢
双嘧达莫	合用会升高伊维菌素的血药浓度
维库溴铵	合用会升高维库溴铵的血药浓度
新斯的明	合用会升高伊维菌素的血药浓度
溴隐亭	合用会升高伊维菌素的血药浓度

3. **苯甲醇** 与苯甲醇合用药物临床评价见表 20-5。

表 20-5 与苯甲醇合用药物临床评价

合用药物	临床评价
地塞米松	合用会降低苯甲醇的血药浓度
氯吡格雷	合用会减少苯甲醇的代谢
硼替佐米	合用会减少苯甲醇的代谢
噻氯匹定	合用会减少苯甲醇的代谢

4. **呋喃西林** 与呋喃西林合用药物临床评价见表 20-6。

表 20-6 与呋喃西林合用药物临床评价

合用药物	临床评价
噻氯匹定	合用会减少呋喃西林的代谢

5. **瑞他帕林** 与瑞他帕林合用药物临床评价见表 20-7。

表 20-7 与瑞他帕林合用药物临床评价

合用药物	临床评价
噻氯匹定	合用会减少瑞他帕林的代谢

6. 奥昔康唑 与奥昔康唑合用药物临床评价见表 20-8。

表 20-8 与奥昔康唑合用药物临床评价

合用药物	临床评价
噻氯匹定	合用会减少奥昔康唑的代谢

7. 咪喹莫特 与咪喹莫特合用药物临床评价见表 20-9。

表 20-9 与咪喹莫特合用药物临床评价

合用药物	临床评价
噻氯匹定	合用会减少咪喹莫特的代谢

8. 维 A 酸 与维 A 酸合用药物临床评价见表 20-10。

表 20-10 与维 A 酸合用药物临床评价

合用药物	临床评价
氯烯雌醚	合用会减弱氯烯雌醚的治疗作用

9. 异维 A 酸 与异维 A 酸合用药物临床评价见表 20-11。

表 20-11 与异维 A 酸合用药物临床评价

合用药物	临床评价
炔诺酮	合用会减弱炔诺酮的治疗作用

10. 阿维 A 酯 与阿维 A 酯合用药物临床评价见表 20-12。

表 20-12 与阿维 A 酯合用药物临床评价

合用药物	临床评价
甲氨蝶呤	甲氨蝶呤具有潜在肝毒性，合用能增加肝脏毒性
来氟米特	来氟米特具有潜在肝毒性，合用能增加肝脏毒性
类视黄醇	类视黄醇具有潜在肝毒性，合用能增加肝脏毒性
硫唑嘌呤	硫唑嘌呤具有潜在肝毒性，合用能增加肝脏毒性
柳氮磺吡啶	柳氮磺吡啶具有潜在肝毒性，合用能增加肝脏毒性

11. 他扎罗汀 与他扎罗汀合用药物临床评价见表 20-13。

表 20-13 与他扎罗汀合用药物临床评价

合用药物	临床评价
氯吡格雷	合用能减少他扎罗汀的代谢

12. 卡泊三醇 与卡泊三醇合用药物临床评价见表 20-14。

表 20-14 与卡泊三醇合用药物临床评价

合用药物	临床评价
氢氧化铝	卡泊三醇升高氢氧化铝的血药浓度

13. 甲氧沙林 与甲氧沙林合用药物临床评价见表 20-15。

表 20-15 与甲氧沙林合用药物临床评价

合用药物	临床评价
咖啡因	甲氧沙林选择性抑制咖啡因代谢,可以降低咖啡因的消除率并延长其半衰期,增加咖啡因不良反应,应避免合用

14. 吡美莫司 与吡美莫司合用药物临床评价见表 20-16。

表 20-16 与吡美莫司合用药物临床评价

合用药物	临床评价
肝素钠	吡美莫司增强肝素钠的抗凝作用

15. 胶原酶 与胶原酶合用药物临床评价见表 20-17。

表 20-17 与胶原酶合用药物临床评价

合用药物	临床评价
阿司匹林	合用会增加不良反应的风险或严重性
达肝素	合用会增加不良反应的风险或严重性
肝素钠	合用会增加不良反应的风险或严重性
华法林	合用会增加不良反应的风险或严重性
磺达肝素	合用会增加不良反应的风险或严重性
利伐沙班	合用会增加不良反应的风险或严重性
氯吡格雷	合用会增加不良反应的风险或严重性
那曲肝素	合用会增加不良反应的风险或严重性
前列地尔	合用会增加不良反应的风险或严重性
噻氯匹定	合用会增加不良反应的风险或严重性
双嘧达莫	合用会增加不良反应的风险或严重性
替罗非班	合用会增加不良反应的风险或严重性
西洛他唑	合用会增加不良反应的风险或严重性
依诺肝素	合用会增加不良反应的风险或严重性
右旋糖酐 40	合用会增加不良反应的风险或严重性

三、眼科用药

1. 利美索龙 与利美索龙合用药物临床评价见表 20-18。

表 20-18 与利美索龙合用药物临床评价

合用药物	临床评价
华法林	利美索龙增强华法林的抗凝作用

2. 维生素 B_{12} 与维生素 B_{12} 合用药物临床评价见表 20-19。

表 20-19 与维生素 B_{12} 合用药物临床评价

合用药物	临床评价
氨基水杨酸	氨基水杨酸可减弱维生素 B_{12} 的作用
奥美拉唑	同时应用可能因胃酸缺乏引起维生素 B_{12} 吸收减少。维生素 B_{12} 水平的降低可对造血功能和神经系统造成影响,所以长期应用奥美拉唑时应监测维生素 B_{12} 的水平。应谨慎补充维生素 B_{12}
考来烯胺	考来烯胺可结合维生素 B_{12},减少其吸收
氯化钾	缓释型钾盐能抑制肠道对维生素 B_{12} 的吸收
氯霉素	合用可减弱维生素 B_{12} 的作用
羟钴胺	维生素 B_{12} 对大剂量羟钴胺治疗某些神经疾病有不利影响

3. 后马托品 与后马托品合用药物临床评价见表 20-20。

表 20-20 与后马托品合用药物临床评价

合用药物	临床评价
阿片	合用会增加后马托品的不良反应的风险或严重性
阿曲库铵	合用会增加阿曲库铵的不良反应的风险或严重性
丁丙诺啡	合用会增加后马托品的不良反应的风险或严重性
二氢埃托啡	合用会增加后马托品的不良反应的风险或严重性
芬太尼	合用会增加后马托品的不良反应的风险或严重性
加兰他敏	合用会降低后马托品的治疗效果
利斯的明	合用会降低后马托品的治疗效果
吗啡	合用会增加后马托品的不良反应的风险或严重性
哌库溴铵	合用会增加哌库溴铵的不良反应的风险或严重性
哌替啶	合用会增加后马托品的不良反应的风险或严重性
泮库溴铵	合用会增加泮库溴铵的不良反应的风险或严重性
曲马多	合用会增加后马托品的不良反应的风险或严重性
瑞芬太尼	合用会增加后马托品的不良反应的风险或严重性
筒箭毒碱	合用会增加筒箭毒碱的不良反应的风险或严重性
维库溴铵	合用会增加维库溴铵的不良反应的风险或严重性
新斯的明	合用会降低后马托品的治疗效果
溴吡斯的明	合用会降低后马托品的治疗效果
依酚氯铵	依酚氯铵会降低后马托品的治疗效果

4. 羟甲唑啉 与羟甲唑啉合用药物临床评价见表 20-21。

表 20-21 与羟甲唑啉合用药物临床评价

合用药物	临床评价
利托君	合用时风险或不良反应的严重性增加
麦角胺	麦角胺可能会增强羟甲唑啉的降压作用

5. 碘依可酯 与碘依可酯合用药物临床评价见表 20-22。

表 20-22　与碘依可酯合用药物临床评价

合用药物	临床评价
琥珀胆碱	碘依可酯可抑制琥珀胆碱代谢，可致神经肌肉阻滞延长及呼吸暂停

6. 地美溴铵　与地美溴铵合用药物临床评价见表 20-23。

表 20-23　与地美溴铵合用药物临床评价

合用药物	临床评价
双嘧达莫	合用会减弱地美溴铵的治疗作用
眼用皮质激素	合用会增加不良反应的风险或严重性

7. 曲伏前列素　与曲伏前列素合用药物临床评价见表 20-24。

表 20-24　与曲伏前列素合用药物临床评价

合用药物	临床评价
阿司匹林	合用会减弱曲伏前列素的治疗作用
贝美前列素	合用会减弱贝美前列素的治疗作用

8. 多佐胺　与多佐胺合用药物临床评价见表 20-25。

表 20-25　与多佐胺合用药物临床评价

合用药物	临床评价
地塞米松	合用会降低多佐胺的血药浓度
硼替佐米	合用会减少多佐胺的代谢
噻氯匹定	合用会减少多佐胺的代谢

四、解毒药

1. 二巯丙醇　与二巯丙醇合用药物临床评价见表 20-26。

表 20-26　与二巯丙醇合用药物临床评价

合用药物	临床评价
枸橼酸铁	二巯丙醇会增加枸橼酸铁的肾毒性
焦磷酸铁	二巯丙醇会增加焦磷酸铁的肾毒性
葡萄糖酸钠铁	二巯丙醇会增加葡萄糖酸钠铁的肾毒性
右旋糖酐铁	二巯丙醇会增加右旋糖酐铁的肾毒性

2. 去铁胺　与去铁胺合用药物临床评价见表 20-27。

表 20-27　与去铁胺合用药物临床评价

合用药物	临床评价
丙氯拉嗪	合用时风险和不良反应的严重性增加
维生素 C	合用时风险和不良反应的严重性增加

3. 去铁酮 与去铁酮合用药物临床评价见表 20-28。

表 20-28 与去铁酮合用药物临床评价

合用药物	临床评价
抗酸药	抗酸药会降低去铁酮的血药浓度
镁盐	镁盐会降低去铁酮的血药浓度

4. 亚硝酸钠 与亚硝酸钠合用药物临床评价见表 20-29。

表 20-29 与亚硝酸钠合用药物临床评价

合用药物	临床评价
苯佐卡因	合用会增加苯佐卡因的不良反应的风险或严重性
丙泊酚	合用会增加丙泊酚的不良反应的风险或严重性
布比卡因	合用会增加布比卡因的不良反应的风险或严重性
对乙酰氨基酚	合用时不良反应的风险或严重性增加
利多卡因	合用会增加利多卡因的不良反应的风险或严重性
瑞芬太尼	合用会增加瑞芬太尼的不良反应的风险或严重性

5. 亚硝酸异戊酯 与亚硝酸异戊酯合用药物临床评价见表 20-30。

表 20-30 与亚硝酸异戊酯合用药物临床评价

合用药物	临床评价
阿地白介素	合用时风险和不良反应的严重性会增加
阿伐那非	阿伐那非可能会增加亚硝酸戊酯的活性
氨苯砜	合用时风险和不良反应的严重性会增加
丙胺卡因	合用时风险增加
丙泊酚	合用会增加亚硝酸异戊酯的不良反应的风险或严重性
布比卡因	合用会增加亚硝酸异戊酯的不良反应的风险或严重性
吗啡	合用会增加亚硝酸异戊酯的不良反应的风险或严重性
瑞芬太尼	合用会增加亚硝酸异戊酯的不良反应的风险或严重性
双嘧达莫	合用会增加不良反应的风险或严重性
缬沙坦	合用时风险和不良反应的严重性增加
亚硝酸钠	合用时风险和不良反应的严重性增加
一氧化氮	合用时风险增加

6. 亚甲蓝 与亚甲蓝合用药物临床评价见表 20-31。

表 20-31 与亚甲蓝合用药物临床评价

合用药物	临床评价
阿片	亚甲蓝可能会增强阿片的降压作用
奥曲肽	亚甲蓝增强奥曲肽的降糖作用
丙酸睾酮	合用会增加不良反应的风险或严重性

续表

合用药物	临床评价
丁丙诺啡	合用会增加丁丙诺啡的不良反应的风险或严重性
二氢埃托啡	亚甲蓝可能会增强二氢埃托啡的降压作用
芬太尼	芬太尼可能会增强亚甲蓝的5-羟色胺活性
兰瑞肽	亚甲蓝加重兰瑞肽的降糖作用
吗啡	合用会增加亚甲蓝的不良反应的风险或严重性
麦角胺	亚甲蓝可能会增强麦角胺的降压作用
哌替啶	亚甲蓝可能会增强哌替啶的5-羟色胺活性
曲马多	曲马多可能会增强亚甲蓝的神经兴奋活性
瑞芬太尼	瑞芬太尼可能会增强亚甲蓝的5-羟色胺效应
碳酸钙	碳酸钙减少亚甲蓝的吸收，导致其血药浓度降低和疗效减弱
溴隐亭	合用会减少溴隐亭的代谢

7. 乙酰胺 与乙酰胺合用药物临床评价见表20-32。

表20-32 与乙酰胺合用药物临床评价

合用药物	临床评价
米非司酮	米非司酮可以升高乙酰胺的血药浓度

8. 氟马西尼 与氟马西尼合用药物临床评价见表20-33。

表20-33 与氟马西尼合用药物临床评价

合用药物	临床评价
苯妥英	合用会升高苯妥英的血药浓度
玻璃酸酶	合用会降低氟马西尼的治疗效果
二羟丙茶碱	合用会降低氟马西尼的疗效
磷苯妥英	合用会升高磷苯妥英的血药浓度
氯氮平	合用会增加氟马西尼的不良反应的风险或严重性
美沙酮	氟马西尼可能会增强美沙酮的中枢神经系统抑制作用
羟丁酸钠	氟马西尼可能会增强羟丁酸钠的中枢神经系统抑制作用
他司美琼	氟马西尼可能会降低他司美琼的镇静作用
右佐匹克隆	氟马西尼可能会降低右佐匹克隆的镇静作用

9. 纳洛酮 与纳洛酮合用药物临床评价见表20-34。

表20-34 与纳洛酮合用药物临床评价

合用药物	临床评价
苯佐卡因	合用会升高纳洛酮的血药浓度
地塞米松	合用会降低纳洛酮的血药浓度
丁丙诺啡	合用会升高纳洛酮的血药浓度
芬太尼	合用会升高纳洛酮的血药浓度

续表

合用药物	临床评价
甲基纳曲酮	合用时风险和不良反应的严重性增加
卡托普利	阿片受体拮抗剂可以减弱卡托普利的降压作用，合用时需要注意监测患者的血压
可乐定	纳洛酮可以降低可乐定的降血压作用。如果合用时出现血压控制失败，那么需要停用纳洛酮，或者选择其他类型的降血压药物
利多卡因	合用会升高纳洛酮的血药浓度
氯胺酮	合用会升高纳洛酮的血药浓度
氯吡格雷	合用会减少纳洛酮的代谢
吗啡	合用会升高纳洛酮的血药浓度
麦角胺	合用会升高纳洛酮的血药浓度
咪达唑仑	合用会降低纳洛酮的血药浓度
哌替啶	合用会降低哌替啶的治疗效果
硼替佐米	合用会减少纳洛酮的代谢
噻氯匹定	合用会减少纳洛酮的代谢
双嘧达莫	合用会升高纳洛酮的血药浓度
新斯的明	合用会升高纳洛酮的血药浓度
溴隐亭	合用会升高纳洛酮的血药浓度

10. 甲基纳曲酮　与甲基纳曲酮合用药物临床评价见表20-35。

表20-35　与甲基纳曲酮合用药物临床评价

合用药物	临床评价
丁丙诺啡	合用会增加甲基纳曲酮的不良反应的风险或严重性
纳洛酮	合用时风险和不良反应的严重性增加

11. 纳美芬　与纳美芬合用药物临床评价见表20-36。

表20-36　与纳美芬合用药物临床评价

合用药物	临床评价
氟马西尼	合用可能引起癫痫

五、诊断用药

1. 泛影葡胺　与泛影葡胺合用药物临床评价见表20-37。

表20-37　与泛影葡胺合用药物临床评价

合用药物	临床评价
β受体阻滞剂	接受β受体阻滞剂的患者，特别是有支气管哮喘的患者，过敏反应可能加重。此外，应认识到接受β受体阻滞剂的患者可能对用β受体兴奋剂治疗过敏反应的标准治疗不敏感
阿莫西林	合用会降低泛影葡胺的血药浓度
阿曲库铵	泛影葡胺可能会增强阿曲库铵的呼吸抑制作用

续表

合用药物	临床评价
白介素	接受白介素治疗的患者造影剂迟发反应（如发热、皮疹、流感样症状、关节疼痛和瘙痒）的发生率较高
放射性同位素	使用含碘造影剂后，甲状腺组织摄取诊断甲状腺异常的放射性同位素的能力降低可达2周，个别病例甚至更长
琥珀酰胆碱	泛影葡胺可能会增强琥珀酰胆碱的呼吸抑制作用
罗库溴铵	泛影葡胺可能会增强罗库溴铵的呼吸抑制作用
哌库溴铵	泛影葡胺可能会增强哌库溴铵的呼吸抑制作用
哌拉西林	合用会降低泛影葡胺的血药浓度
泮库溴铵	泛影葡胺可能会增强泮库溴铵的呼吸抑制作用
双胍类	经肾排泄的血管内X线造影剂的使用可以引起一过性的肾功能损伤。可以导致服用双胍类药物的患者发生乳酸酸中毒。双胍类药物应在造影剂使用前48小时停止使用，直至造影剂使用后至少48小时，待肾功能恢复正常后才能重新服用双胍类药物
顺苯磺酸阿曲库铵	泛影葡胺可能会增强顺苯磺酸阿曲库铵的呼吸抑制作用
替卡西林	合用会降低泛影葡胺的血药浓度
筒箭毒碱	泛影葡胺可能会增强筒箭毒碱的呼吸抑制作用
维库溴铵	泛影葡胺可能会增强维库溴铵的呼吸抑制作用
乙醇	急性或慢性酒精中毒可以增加血脑屏障的通透性，使造影剂容易进入脑组织，可能引发中枢神经系统反应

2. 碘普罗胺 与碘普罗胺合用药物临床评价见表20-38。

表20-38 与碘普罗胺合用药物临床评价

合用药物	临床评价
β受体阻滞剂	发生过敏反应的患者如同时服用β受体阻滞剂，可能对β受体激动剂的治疗发生抵抗作用
白介素-2	以前白介素-2的治疗（长达数周）与使用碘普罗胺发生迟发型超敏反应的风险增加有关
放射同位素	由于碘普罗胺可使甲状腺对放射同位素的摄取减少，在给予碘普罗胺数周内，放射性同位素对甲状腺异常的诊断和治疗作用可能被降低
精神安定剂	合用可以降低癫痫发作的阈值，因而增加癫痫发作的危险性
抗抑郁药	合用可以降低癫痫发作的阈值，因而增加癫痫发作的危险性
双胍类	急性肾衰竭或重度慢性肾脏疾病患者清除双胍类药物的能力降低，能够引起药物蓄积并导致乳酸酸中毒。使用碘普罗胺可能引起肾损伤或使肾损伤加重，因此，接受二甲双胍治疗的患者可能发生乳酸酸中毒的风险增高，特别是已经存在肾损伤的患者。应在使用碘普罗胺前48小时停用双胍类药物，并一直持续到给予碘普罗胺后48小时。仅在基线肾功能恢复后才重新使用双胍类药物

3. 碘海醇 与碘海醇合用药物临床评价见表20-39。

表20-39 与碘海醇合用药物临床评价

合用药物	临床评价
白介素-2	2周内用白介素-2治疗的患者应用碘海醇发生迟发型超敏反应（感冒样症状和皮肤反应）的危险性会增加
二甲双胍	使用含碘造影剂（如碘海醇）可能会导致短暂性肾功能不全，可使服用二甲双胍的糖尿病患者发生乳酸酸中毒

4. 碘帕醇 与碘帕醇合用药物临床评价见表 20-40。

表 20-40　与碘帕醇合用药物临床评价

合用药物	临床评价
二甲双胍	合用会增加不良反应的风险或严重性

5. 甲泛影酸盐 与甲泛影酸盐合用药物临床评价见表 20-41。

表 20-41　与甲泛影酸盐合用药物临床评价

合用药物	临床评价
苯丙胺	合用可能使癫痫发作的阈值降低，增加癫痫的危险，宜在使用甲泛影酸钠前 48 小时及使用甲泛影酸钠后 24 小时内停用
丙卡巴肼	合用可能使癫痫发作的阈值降低，增加癫痫的危险，宜在使用甲泛影酸钠前 48 小时及使用甲泛影酸钠后 24 小时内停用
吩噻嗪类	合用可能使癫痫发作的阈值降低，增加癫痫的危险，宜在使用甲泛影酸钠前 48 小时及使用甲泛影酸钠后 24 小时内停用
呋喃唑酮	合用可能使癫痫发作的阈值降低，增加癫痫的危险，宜在使用甲泛影酸钠前 48 小时及使用甲泛影酸钠后 24 小时内停用
金刚烷胺	合用可能使癫痫发作的阈值降低，增加癫痫的危险，宜在使用甲泛影酸钠前 48 小时及使用甲泛影酸钠后 24 小时内停用
咖啡因	合用可能使癫痫发作的阈值降低，增加癫痫的危险，宜在使用甲泛影酸钠前 48 小时及使用甲泛影酸钠后 24 小时内停用
哌甲酯	合用可能使癫痫发作的阈值降低，增加癫痫的危险，宜在使用甲泛影酸钠前 48 小时及使用甲泛影酸钠后 24 小时内停用
糖皮质激素	合用鞘内注射的糖皮质激素类药品可能增加发生蛛网膜炎的危险

6. 碘美普尔 与碘美普尔合用药物临床评价见表 20-42。

表 20-42　与碘美普尔合用药物临床评价

合用药物	临床评价
苯二氮䓬类精神抑制剂	苯二氮䓬类精神抑制剂可以降低癫痫的发作阈值，因此应在注射造影剂 48 小时前停药，且检查结束后 24 小时才可重新用药。抗惊厥药一定不能中止治疗，且应保证最佳疗效剂量
抗焦虑药	抗焦虑药可以降低癫痫的发作阈值，因此应在注射造影剂 48 小时前停药，且检查结束后 24 小时才可重新用药。抗惊厥药一定不能中止治疗，且应保证最佳疗效剂量
双胍类	对于肾功能不全的患者及正在接受口服双胍类药物降糖治疗的患者，为避免发生乳酸酸中毒，必须在使用造影剂 48 小时前停止服用双胍类药物，且只有在肾功能恢复后才能重新服用

7. 钆喷酸葡胺 与钆喷酸葡胺合用药物临床评价见表 20-43。

表 20-43　与钆喷酸葡胺合用药物临床评价

合用药物	临床评价
奥曲肽	奥曲肽加重钆喷酸葡胺延长 QTc 间期的作用
戈舍瑞林	戈舍瑞林会增强钆喷酸葡胺的 QTc 间期延长效应
亮丙瑞林	亮丙瑞林会增强钆喷酸葡胺的 QTc 间期延长效应

续表

合用药物	临床评价
米非司酮	米非司酮会增强钆喷酸葡胺的QTc间期延长活性
硼替佐米	硼替佐米增强钆喷酸葡胺延长QTc间期的作用

8. 全氟丙烷 与全氟丙烷合用药物临床评价见表20-44。

表20-44 与全氟丙烷合用药物临床评价

合用药物	临床评价
丙泊酚	丙泊酚可能会增强全氟丙烷的致QTc间期延长活性
加兰他敏	加兰他敏可能会增强全氟丙烷的致QTc间期延长活性

9. 组胺 与组胺合用药物临床评价见表20-45。

表20-45 与组胺合用药物临床评价

合用药物	临床评价
抗精神病药	抗精神病药理论上拮抗组胺的效应，避免合用
抗抑郁药	三环类抗抑郁药理论上拮抗组胺的效应，避免合用
可乐定	可乐定拮抗组胺的效应，避免合用
皮质激素	皮质激素拮抗组胺的效应，避免合用
硝酸甘油	合用时疗效可能减弱
组胺H_1受体拮抗剂	组胺H_1受体拮抗剂理论上拮抗组胺的效应，避免合用
组胺H_2受体拮抗剂	组胺H_2受体拮抗剂理论上拮抗组胺的效应，避免合用

10. 美替拉酮 与美替拉酮合用药物临床评价见表20-46。

表20-46 与美替拉酮合用药物临床评价

合用药物	临床评价
苯妥英	苯妥英诱导肝药酶，使美替拉酮代谢增快而降低美替拉酮的血药浓度，合用时美替拉酮的剂量需加倍

11. 普罗替林 与普罗替林合用药物临床评价见表20-47。

表20-47 与普罗替林合用药物临床评价

合用药物	临床评价
α受体阻滞剂	α受体阻滞剂可对普罗瑞林产生抑制作用
多巴胺	多巴胺影响普罗瑞林对促甲状腺激素的调节
去甲肾上腺素	去甲肾上腺素影响普罗瑞林对促甲状腺激素的调节
溴隐亭	溴隐亭影响普罗瑞林的作用
左旋多巴胺	左旋多巴胺可对普罗瑞林产生抑制作用

六、放射性药品

1. 碘[^{123}I]苄胍 与碘[^{123}I]苄胍合用药物临床评价见表20-48。

表 20-48　与碘[123I]苄胍合用药物临床评价

合用药物	临床评价
阿米替林及其衍生物	阿米替林及其衍生物能够抑制去甲肾上腺素的摄取并引起影像结果出现假阴性
苯丙醇胺	拟交感神经胺类（如苯丙醇胺）能够抑制去甲肾上腺素的摄取并引起影像结果出现假阴性
丙米嗪及其衍生物	丙米嗪及其衍生物能够抑制去甲肾上腺素的摄取并引起影像结果出现假阴性
可卡因	合用会降低碘[131I]苄胍的治疗效果
拉贝洛尔	拉贝洛尔能够抑制去甲肾上腺素的摄取并引起影像结果出现假阴性
利托君	利托君会减弱碘[131I]苄胍的治疗效应
利血平	利血平能够抑制去甲肾上腺素的摄取并引起影像结果出现假阴性
麻黄碱	拟交感神经胺类（如麻黄碱）能够降低去甲肾上腺素的摄取并引起影像结果出现假阴性
麦角胺	合用会降低碘[131I]苄胍的治疗效果
去氧肾上腺素	拟交感神经胺类（如去氧肾上腺素）能够抑制去甲肾上腺素的摄取并引起影像结果出现假阴性
伪麻黄碱	拟交感神经胺类（如伪麻黄碱）能够抑制去甲肾上腺素的摄取并引起影像结果出现假阴性
选择性 5-羟色胺再摄取抑制剂	选择性 5-羟色胺再摄取抑制剂能够抑制去甲肾上腺素的摄取并引起影像结果出现假阴性
依托咪酯	合用会降低碘[131I]苄胍的治疗效果

2. 碘[123I]氟潘　与碘[123I]氟潘合用药物临床评价见表 20-49。

表 20-49　与碘[123I]氟潘合用药物临床评价

合用药物	临床评价
芬太尼	芬太尼可能会降低碘[123I]氟潘诊断的有效性

3. 锝[99mTc]亚甲基二磷酸盐　与锝[99mTc]亚甲基二磷酸盐合用药物临床评价见表 20-50。

表 20-50　与锝[99mTc]亚甲基二磷酸盐合用药物临床评价

合用药物	临床评价
长春新碱	长春新碱能影响骨的摄取
环磷酰胺	环磷酰胺能影响骨的摄取
硫酸亚铁	硫酸亚铁能影响骨及肝脏的摄取
铝离子	[99mTc]发生器洗脱液中的铝离子、药盒中亚锡过多，能影响肾脏、肝脏、脾脏对锝[99mTc]亚甲基二磷酸盐的摄取
葡萄糖酸亚铁	葡萄糖酸亚铁能影响骨及肝脏的摄取
氢氧化铝	氢氧化铝能影响骨、肝脏及脾脏的摄取
维生素 D_3	维生素 D_3 能影响心脏及软组织的吸收

4. 枸橼酸镓[67Ga]　与枸橼酸镓[67Ga]合用药物临床评价见表 20-51。

表 20-51　与枸橼酸镓[67Ga]合用药物临床评价

合用药物	临床评价
苯巴比妥	苯巴比妥影响肝摄取
博来霉素	博来霉素影响胃、肾脏摄取
长春碱	长春碱影响胃、肾脏摄取
多柔比星	多柔比星影响胃、肾脏摄取

合用药物	临床评价
克林霉素	克林霉素影响结肠摄取
硫代二苯胺	硫代二苯胺影响乳腺摄取
顺铂	顺铂影响胃、肾脏摄取
硝酸镓	硝酸镓影响骨摄取
右旋糖酐铁	右旋糖酐铁影响肝摄取

七、消毒防腐药

乙醇 与乙醇合用药物临床评价见表20-52。

表20-52 与乙醇合用药物临床评价

合用药物	临床评价
阿米替林	合用增强双硫仑样反应
阿片类	合用增强降压和镇静作用
阿司匹林	阿司匹林和乙醇的累加效应可增加对胃十二指肠黏膜的损害，并延长出血时间
阿托品	阿托品会增强乙醇的中枢神经系统抑制作用
阿维A	乙醇的存在可使阿维A生成阿维A酯，增加潜在的胎儿致畸风险
巴比妥类	乙醇可加强巴比妥类中枢神经系统抑制作用，增加巴比妥类的吸收
苯妥英钠	乙醇可使苯妥英钠代谢加速，若因嗜酒而致肝功能受损，则苯妥英钠代谢减缓，应注意监测
苯茚二酮	饮酒量大幅改变可影响苯茚二酮的抗凝作用
苯佐卡因	苯佐卡因可能会增强乙醇的中枢神经系统抑制作用
丙吡胺	乙醇可以抑制丙吡胺的代谢
丙泊酚	合用可加深镇静作用
丙卡巴肼	合用导致双硫仑样反应
布比卡因	布比卡因可能会增强乙醇的中枢神经系统抑制作用
达克罗宁	达克罗宁可能会增强乙醇的中枢神经系统抑制作用
大麻隆	合用增强镇静效应
地氟烷	地氟烷可能会增强乙醇的中枢神经系统抑制作用
地塞米松	合用会降低乙醇的血药浓度
地西泮	合用可能导致运动神经功能紊乱，并加重中枢神经系统的抑制作用
丁丙诺啡	乙醇可能会增强丁丙诺啡的中枢神经系统抑制作用
丁卡因	丁卡因可能会增强乙醇的中枢神经系统抑制作用
东莨菪碱	东莨菪碱可能会增强乙醇的中枢神经系统抑制活性
对乙酰氨基酚	乙醇增加对乙酰氨基酚的肝毒性，酗酒患者更需注意观察
恩氟烷	恩氟烷可能会增强乙醇的中枢神经系统抑制作用
二氮嗪	合用增强降压效应
二甲双胍	乙醇增加二甲双胍的致乳酸酸中毒风险
二氢埃托啡	二氢埃托啡可能会增强乙醇的中枢神经系统抑制作用
芬太尼	芬太尼可能会增强乙醇的中枢神经系统抑制作用
奋乃静	合用时可彼此增效

续表

合用药物	临床评价
呋喃唑酮	合用时可产生急性乙醇不耐受,与双硫仑反应相似,出现面红、头晕、心动过速、呼吸困难、恶心、呕吐等症状
氟哌啶醇	合用时中枢神经系统抑制作用增强
氟西汀	氟西汀对酒精中毒的治疗有益
副醛	合用增强镇静作用
格鲁米特	合用可产生协同作用,产生比与其他中枢神经系统药合用更严重的中枢神经系统抑制作用,其他中枢神经镇静药如乙氯维诺、甲喹酮与乙醇之间具有相同的相互作用
环丙孕酮	合用可减弱醋酸环丙孕酮的治疗作用
环丝氨酸	合用增加抽搐风险
灰黄霉素	灰黄霉素增强乙醇的效应
甲氨蝶呤	合用可增加对肝脏的毒性
甲基多巴	合用增强降压效应
甲哌卡因	甲哌卡因可能会增强乙醇的中枢神经系统抑制作用
甲硝唑	甲硝唑可阻抑乙醛脱氢酶,加强乙醇的中毒反应
甲氧氯普胺	合用时胃内排空增快,使甲氧氯普胺在小肠内吸收增加、镇静作用增强
卡马西平	乙醇可能增加卡马西平的中枢神经系统不良反应
可卡因	可卡因可能会增强乙醇的中枢神经系统抑制作用
可乐定	合用增强降压效应
雷尼替丁	饮酒引起的胃黏膜损害可因雷尼替丁减少胃液分泌而加重
利多卡因	利多卡因可能会增强乙醇的中枢神经系统抑制作用
利尿药	合用增强降压效应
洛非西定	合用增强镇静效应
氯苯那敏	合用可增强对中枢神经的抑制作用
氯丙嗪	合用可能加重中枢神经系统抑制作用,还可加重锥体外系不良反应,引起短暂的脑功能障碍
氯普鲁卡因	氯普鲁卡因可能会增强乙醇的中枢神经系统抑制作用
吗啡	乙醇会加强吗啡的中枢神经系统抑制作用,可引起呼吸抑制
米氮平	乙醇增强米氮平的镇静作用
哌甲酯	乙醇可能增强哌甲酯的效应
哌替啶	哌替啶可能会增强乙醇的中枢神经系统抑制作用
硼替佐米	合用可减少乙醇的代谢
扑米酮	乙醇可增加扑米酮的镇静效应
普鲁卡因	普鲁卡因可能会增强乙醇的中枢神经系统抑制作用
七氟烷	七氟烷可能会增强乙醇的中枢神经系统抑制作用
羟丁酸钠	乙醇可能会增强羟丁酸钠的中枢神经系统抑制作用
曲马多	曲马多可能会增强乙醇的中枢神经系统抑制作用
瑞芬太尼	瑞芬太尼可能会增强乙醇的中枢神经系统抑制作用
噻氯匹定	合用可减少乙醇代谢
双硫仑	合用可导致双硫仑反应
水合氯醛	合用时中枢神经系统抑制作用显著增强
他克莫司	合用可致面部潮红及皮肤刺激症状

续表

合用药物	临床评价
碳酸锂	乙醇可导致碳酸锂的血药浓度升高、不良反应增加。注意监测锂的血药浓度
替硝唑	合用可能导致双硫仑样反应
替扎尼定	乙醇使替扎尼定的 AUC 增加约 20%、C_{max} 增加 15%，同时使替扎尼定的不良反应增加，乙醇和盐酸替扎尼定的中枢神经系统抑制作用有相加作用
头孢哌酮	头孢哌酮或其他带有甲硫四氮唑侧链的头孢菌素（头孢孟多、头孢美唑、头孢替坦、头孢甲肟、头孢米诺、拉氧头孢等）可以影响乙醛脱氢酶的活性，抑制乙醇毒性代谢物乙醛的生物转化
维拉帕米	维拉帕米可升高乙醇的血药浓度
维生素 B_2	乙醇影响肠道对维生素 B_2 的吸收
维生素 C	长期或大量应用维生素 C 时，能干扰双硫仑对乙醇的作用
西洛他唑	合用会升高西洛他唑的血药浓度
西咪替丁	西咪替丁可增加乙醇的吸收，升高血清中乙醇的浓度，而增加其不良反应
香豆素类	乙醇摄入量的重大改变可能影响香豆素类的抗凝效应
硝酸盐类	合用增强降压效应
溴隐亭	乙醇降低溴隐亭的耐受性
氧化亚氮	氧化亚氮可诱导乙醇的毒性，慢性酒精中毒的患者使用氧化亚氮时会诱发下运动神经元紊乱。需特别注意
依替卡因	依替卡因可能会增强乙醇的中枢神经系统抑制作用
依托咪酯	依托咪酯可能会增强乙醇的中枢神经系统抑制作用
异氟烷	异氟烷可能会增强乙醇的中枢神经系统抑制作用
异烟肼	乙醇可使异烟肼的代谢加速、疗效降低
吲哚拉明	合用增强镇静效应
右丙氧芬	乙醇可增加右丙氧芬的生物利用度，降低其最小致死浓度，引起呼吸和中枢神经系统抑制
左旋咪唑	合用可能导致双硫仑样反应

续表

合用药物	临床评价
呋喃唑酮	合用时可产生急性乙醇不耐受，与双硫仑反应相似，出现面红、头晕、心动过速、呼吸困难、恶心、呕吐等症状
氟哌啶醇	合用时中枢神经系统抑制作用增强
氟西汀	氟西汀对酒精中毒的治疗有益
副醛	合用增强镇静作用
格鲁米特	合用可产生协同作用，产生比与其他中枢神经系统药合用更严重的中枢神经系统抑制作用，其他中枢神经镇静药如乙氯维诺、甲喹酮与乙醇之间具有相同的相互作用
环丙孕酮	合用可减弱醋酸环丙孕酮的治疗作用
环丝氨酸	合用增加抽搐风险
灰黄霉素	灰黄霉素增强乙醇的效应
甲氨蝶呤	合用可增加对肝脏的毒性
甲基多巴	合用增强降压效应
甲哌卡因	甲哌卡因可能会增强乙醇的中枢神经系统抑制作用
甲硝唑	甲硝唑可阻抑乙醛脱氢酶，加强乙醇的中毒反应
甲氧氯普胺	合用时胃内排空增快，使甲氧氯普胺在小肠内吸收增加、镇静作用增强
卡马西平	乙醇可能增加卡马西平的中枢神经系统不良反应
可卡因	可卡因可能会增强乙醇的中枢神经系统抑制作用
可乐定	合用增强降压效应
雷尼替丁	饮酒引起的胃黏膜损害可因雷尼替丁减少胃液分泌而加重
利多卡因	利多卡因可能会增强乙醇的中枢神经系统抑制作用
利尿药	合用增强降压效应
洛非西定	合用增强镇静效应
氯苯那敏	合用可增强对中枢神经的抑制作用
氯丙嗪	合用可能加重中枢神经系统抑制作用，还可加重锥体外系不良反应，引起短暂的脑功能障碍
氯普鲁卡因	氯普鲁卡因可能会增强乙醇的中枢神经系统抑制作用
吗啡	乙醇会加强吗啡的中枢神经系统抑制作用，可引起呼吸抑制
米氮平	乙醇增强米氮平的镇静作用
哌甲酯	乙醇可能增强哌甲酯的效应
哌替啶	哌替啶可能会增强乙醇的中枢神经系统抑制作用
硼替佐米	合用可减少乙醇的代谢
扑米酮	乙醇可增加扑米酮的镇静效应
普鲁卡因	普鲁卡因可能会增强乙醇的中枢神经系统抑制作用
七氟烷	七氟烷可能会增强乙醇的中枢神经系统抑制作用
羟丁酸钠	乙醇可能会增强羟丁酸钠的中枢神经系统抑制作用
曲马多	曲马多可能会增强乙醇的中枢神经系统抑制作用
瑞芬太尼	瑞芬太尼可能会增强乙醇的中枢神经系统抑制作用
噻氯匹定	合用可减少乙醇代谢
双硫仑	合用可导致双硫仑反应
水合氯醛	合用时中枢神经系统抑制作用显著增强
他克莫司	合用可致面部潮红及皮肤刺激症状

续表

合用药物	临床评价
碳酸锂	乙醇可导致碳酸锂的血药浓度升高、不良反应增加。注意监测锂的血药浓度
替硝唑	合用可能导致双硫仑样反应
替扎尼定	乙醇使替扎尼定的 AUC 增加约 20%、C_{max} 增加 15%，同时使替扎尼定的不良反应增加，乙醇和盐酸替扎尼定的中枢神经系统抑制作用有相加作用
头孢哌酮	头孢哌酮或其他带有甲硫四氮唑侧链的头孢菌素（头孢孟多、头孢美唑、头孢替坦、头孢甲肟、头孢米诺、拉氧头孢等）可以影响乙醛脱氢酶的活性，抑制乙醇毒性代谢物乙醛的生物转化
维拉帕米	维拉帕米可升高乙醇的血药浓度
维生素 B_2	乙醇影响肠道对维生素 B_2 的吸收
维生素 C	长期或大量应用维生素 C 时，能干扰双硫仑对乙醇的作用
西洛他唑	合用会升高西洛他唑的血药浓度
西咪替丁	西咪替丁可增加乙醇的吸收，升高血清中乙醇的浓度，而增加其不良反应
香豆素类	乙醇摄入量的重大改变可能影响香豆素类的抗凝效应
硝酸盐类	合用增强降压效应
溴隐亭	乙醇降低溴隐亭的耐受性
氧化亚氮	氧化亚氮可诱导乙醇的毒性，慢性酒精中毒的患者使用氧化亚氮时会诱发下运动神经元紊乱。需特别注意
依替卡因	依替卡因可能会增强乙醇的中枢神经系统抑制作用
依托咪酯	依托咪酯可能会增强乙醇的中枢神经系统抑制作用
异氟烷	异氟烷可能会增强乙醇的中枢神经系统抑制作用
异烟肼	乙醇可使异烟肼的代谢加速、疗效降低
吲哚拉明	合用增强镇静效应
右丙氧芬	乙醇可增加右丙氧芬的生物利用度，降低其最小致死浓度，引起呼吸和中枢神经系统抑制
左旋咪唑	合用可能导致双硫仑样反应